AF267749

STATISTIQUE

MÉDICO-CHIRURGICALE

DE LA

CAMPAGNE D'ITALIE EN 1859 ET 1860

PARIS. — IMPRIMERIE DE COSSE ET J. DUMAINE, RUE CHRISTINE, 2

STATISTIQUE

MÉDICO-CHIRURGICALE

DE LA

CAMPAGNE D'ITALIE EN 1859 ET 1860

SERVICE DES AMBULANCES

ET DES HOPITAUX MILITAIRES ET CIVILS

PAR

LE Dʳ J.-C. CHENU

MÉDECIN PRINCIPAL D'ARMÉE

EN RETRAITE

OFFICIER DE LA LÉGION D'HONNEUR

TOME PREMIER

PARIS

LIBRAIRIE MILITAIRE DE J. DUMAINE, ÉDITEUR DE L'EMPEREUR

RUE ET PASSAGE DAUPHINE, 30

L. HACHETTE ET Cⁱᵉ | VICTOR MASSON ET FILS
BOULEVARD SAINT-GERMAIN, 77 | PLACE DE L'ÉCOLE-DE-MÉDECINE, 17

1869

ERRATA

Page 133,	ligne	2,	J'ai hâté	*lisez :*	J'ai hâte
— 146,	—	23,	Pichon	—	Pichoud
— 221,	—	23,	Brunet	—	Brun et
— 286,	—	1,	Pour recevoir	—	pour recevoir
— 293,	—	2,	L'honneur	—	Lhonneur
— 296,	—	12,	Legrole	—	Le Grole
— 330,	—	1,	2 juillet	—	1er juillet
— 333,	—	13,	D'Andlau	—	D'Andlau
— 850,	—	23,	de marches	—	de marche
— —,	—	35,	pédominantes	—	prédominantes
— 376,	—	29,	d'orfanostrophio	—	d'orfanotrophio
— 437,	—	14,	Casser	—	Casses
— 454,	—	9,	Leclecto	—	Leclech
— 468,	—	12,	impuissanté	—	impuissante
— 480,	—	22,	restant	—	restants
— 757,	—	12,	prompte	—	prompt

Paris, 25 février 1867.

Mon cher Chenu,

L'impression de votre grand ouvrage de statistique sur la campagne d'Italie avance sans doute à travers toutes les difficultés d'un travail aussi considérable.

Je me félicite, en attendant sa publication, de vous avoir confié tous les documents que j'avais recueillis, comme médecin en chef de l'armée : correspondance officielle, rapports périodiques, mouvements des ambulances et des hôpitaux, observations cliniques des blessures, etc.

Mon intention, vous le savez, mon cher ami, était d'écrire moi-même l'histoire médico-chirurgicale de la guerre de 1859, et de mettre en relief deux faits généraux qui dominent pour nous cette histoire :

C'est, d'une part, l'application de l'hygiène militaire à l'état sanitaire des troupes et à la prophylaxie de l'encombrement ou des épidémies par la dissémination des malades et des blessés ;

C'est, d'autre part, le principe de la chirurgie conservatrice substituée au sacrifice des membres, dans un grand nombre de mutilations, malgré l'insuffisance des ressources matérielles et de l'effectif du personnel de santé.

De graves questions se rattachent à ces deux points fondamentaux, et j'espère, mon cher Chenu, que présentées par vous avec la démonstration de la statistique, ces questions doivent réserver à votre ouvrage sur la campagne d'Italie, comme à votre rapport sur la campagne de Crimée, non-seulement de belles pages pour le corps de santé, mais encore d'utiles enseignements pour son organisation et pour son avenir. Je suis heureux de vous fournir ainsi l'occasion de témoigner publiquement votre dévouement à l'Empereur et à l'armée.

Recevez d'avance, mon cher médecin principal, toutes mes félicitations, avec l'assurance de mes sentiments les plus affectueux.

L'inspecteur du service de santé,
Baron Larrey.

A M. le Dr Chenu, médecin principal d'armée.

CONSIDÉRATIONS GÉNÉRALES.

> Les grands souvenirs de la guerre appar-
> tiennent à l'histoire. Aujourd'hui, les mesures
> sages et utiles, aussi bien que les erreurs et
> les fautes, doivent être exposées avec une
> égale loyauté et un double profit, afin que dé-
> sormais, instruit par l'expérience, on puisse
> sûrement adopter les unes et soigneusement
> éviter les autres.
>
> BAUDENS, inspecteur du service de santé de l'armée
> d'Orient, 1855-1856.

> L'histoire nous montre la valeur sociale
> de la médecine s'élevant avec le prix de la vie
> humaine, avec l'importance de l'individualité.
>
> MICHEL LÉVY, inspecteur du service de santé de
> l'armée d'Orient, 1854-1855.

> *Si les pertes des armées, par les maladies,
> sont toujours excessives, c'est qu'avec le même
> système et les mêmes moyens on ne peut jamais
> arriver qu'à des résultats toujours les mêmes.*

La France est, de l'aveu de tous, une grande nation militaire. Le Français naît soldat, il a l'instinct de la guerre. Actif, patient, discipliné, infatigable à la marche, ingénieux au bivouac, il est admirable toujours, à l'attaque comme à la défense, à la tranchée comme à l'assaut, mais sur le champ
de bataille son intelligence et son irrésistible audace le rendent incomparable.

Enorgueillis de ce rare assemblage de qualités, passionnés pour la
gloire et tenant pour noble le mépris de la vie, insouciants d'ailleurs au
fond, comme chacun sait, nous oublions vite nos pertes, après la victoire ;
tout éblouis du triomphe nous ne nous demandons pas ce qu'il nous a
coûté ; et nous trouvons pénible, un peu mesquin peut-être, de compter
avec la gloire.

I.

Cet héroïsme chevaleresque, cette philosophie presque fataliste et surtout la fâcheuse ignorance des sciences sociales ont empêché longtemps les nations de regarder au fond de ces choses. L'art de la guerre consistant à mettre hors de combat le plus grand nombre possible d'ennemis, on ne se préoccupa jamais assez du soin de conserver ses propres soldats, dignes d'envie, à tout prendre, puisqu'ils meurent pour la patrie. Mais enfin, le sens économique s'éveillant peu à peu, on porta un regard plus intelligent et plus profond sur les conséquences de ces glorieux sacrifices ; on comprit, on démontra que l'homme est un capital, qu'il représente à l'âge adulte une valeur accumulée et que sa mort prématurée est une perte matérielle aussi bien qu'une perte morale pour la société comme pour la famille. Alors l'importance de la vie humaine agrandie, relevée par l'économiste saisit plus fortement le bon sens public. On réfléchit aux conditions qui prolongent la vie et la conservent; on voulut savoir les lois qui président à l'accroissement et à la mortalité des populations, d'abord en masse, puis avec plus de fruit, considérées suivant des classes ou des groupes spéciaux : populations rurales ou urbaines, industrielles ou agricoles, riches ou pauvres, civiles ou militaires ; et, dans chacune de ces divisions, la statistique établit encore des catégories qu'elle put comparer entre elles, éclairant, dégageant, déterminant de plus en plus, les influences favorables ou nuisibles à la vie humaine.

Ainsi, — chose remarquable, et qui montre une fois de plus la solidarité de toutes les sciences et leur convergence mutuelle vers le bien physique et moral, — l'étude des conditions matérielles de la production et de la richesse conduit l'économie politique à considérer l'homme au point de vue utilitaire ; la valeur de l'individu comme producteur se révèle et sa dignité s'en accroît; alors la société s'en occupe et compte avec lui ; l'hygiène publique se fonde et l'hygiène privée s'affermit; les gouvernements se sentent désormais responsables envers les peuples des conditions générales de salubrité, et leur prévoyance devenue un impérieux devoir concourt avec la charité pour atténuer les misères humaines. On a bien compris dès lors qu'il fallait s'appliquer à prévenir ces misères au moins autant qu'à les soulager.

Si l'État doit cette sollicitude à la nation tout entière, combien ses obligations ne deviennent-elles pas plus sérieuses à l'égard de cette partie de la population que la société lui confie pour la commune défense des institutions au dedans et de l'indépendance au dehors. Que deviennen t en effet ces contingents versés chaque année dans l'armée? Que revient-il au pays de cette meilleure part de ses forces vives qu'il a prêtée, de ce lourd impôt qu'il prélève avec résignation sur sa population virile? Certes on a bien le droit de le demander et le devoir de le dire, et cependant, naguère encore, on oubliait trop facilement la demande et la réponse : étrange insouciance qu'on a peine à s'expliquer, même après les considé-rations qui précèdent.

Le pays fait sans hésitation le sacrifice des pertes par le feu de l'ennemi; il sait aussi que dans toute agglomération d'hommes il y a des accidents inévitables, des maladies qui dépendent des grands rassemblements, des fatigues, des privations ou des situations obligées d'une armée en campagne; il sait en un mot que la mortalité sera plus grande, mais il ne sait pas la proportion énorme qu'atteint la mortalité, due aux maladies, comparée à celle due au feu de l'ennemi et aux causes prévues ; il ne sait pas que le nombre des pertes sur le champ de bataille pendant une guerre de quelque durée, n'est à celui des pertes par maladies étrangères aux coups de l'ennemi que comme 1 est à 7 ou 8.

On ne tient évidemment pas assez compte des causes de ces maladies, on ne se préoccupe pas assez des moyens de les prévenir; le sol n'est cependant pas plus fertile en hommes qu'en moissons.

Le reproche d'insouciance à l'endroit des pertes subies par les armées pouvait il y a quelques années, s'adresser encore à toutes les nations. La première qui a cessé de le mériter est une nation éclairée, positive et économe de ses ressources ; c'est à l'Angleterre que revient l'honneur de l'initiative : elle avait trouvé et promulgué les principes, il lui appartenait de les appliquer. Un bureau de statistique officielle fut chargé de recueillir et de publier les documents relatifs à l'état civil. Il ne se contenta pas de mettre le chiffre brut des décès en regard de celui des naissances, mais il dressa des tables de mortalité par comté, en distribuant les décès selon les âges, les professions et les maladies. Par là, des faits ignorés furent mis au jour, on put en rechercher les causes, les découvrir souvent et parfois y apporter le remède. Ces recherches poursuivies d'abord sur les populations civiles devaient être évidemment plus faciles, plus exactes et plus efficaces, si on les appliquait à l'armée. Aussi en 1836, le secrétaire de la guerre d'un côté, les lords de l'Amirauté de l'autre, ordonnèrent-ils le dépouillement des rapports sanitaires qui s'accumulaient sans profit depuis 1816 dans leurs bureaux respectifs. A l'aide de ces immenses matériaux, une enquête fut faite sur les causes des maladies qui enlevaient tant d'hommes à l'armée et à la marine. On connut pour chaque année l'état sanitaire de chacune des garnisons, des stations maritimes, et de chacun des vaisseaux de la marine royale que la nation anglaise entretient sur de si nombreux points du globe. Un résumé très-précis sous forme de tableau indiqua la force de chaque corps pour chacune des années comprises dans les rapports, puis le chiffre des malades avec le nom, la durée et le mode de terminaison de leurs maladies et même le nombre et le nom des soldats réformés avec la cause de la réforme. Une fois la lumière faite, d'importantes améliorations furent introduites dans le service médical et dans l'hygiène de l'armée et de la flotte, et l'on ne tarda pas à obtenir des résultats considérables.

Malheureusement, la force de l'habitude est parfois tellement puissante, qu'il fallut en Crimée la cruelle leçon de l'expérience pour faire regretter amèrement à l'Angleterre d'avoir négligé les théories qu'elle connaissait si bien. Le sens pratique et économique, un instant en défaut, se réveilla avec toute sa vigueur; le Gouvernement, éclairé par les rapports du médecin directeur du service de santé, reconnut aussitôt combien il importait de bien traiter, pour les conserver, des hommes représentant un capital considérable, augmenté par le prix du transport à une si grande distance; il prit immédiatement une décision suprême et montra ce que peut une grande nation pour la conservation et le bien-être de son armée.

Mais tandis que la statistique sanitaire naissait, grandissait et donnait des fruits féconds de l'autre côté du détroit, elle demeurait chez nous à l'état de germe stérile, et, pour ne parler ici que de ce qui concerne le service médical, le conseil de santé des armées recevait aussi, comme en Angleterre avant 1836, les rapports trimestriels des médecins des hôpitaux et des corps de troupes, mais ces documents allaient s'enfouir par couches profondes dans de muettes archives d'où nulle main n'avait mission de les exhumer. La loi du 23 janvier 1851, qui ordonne qu'une statistique médicale sera annexée chaque année au compte rendu sur le service du recrutement, ne put même faire cesser immédiatement cette indifférence et ce ne fut qu'en 1861 que, sur les instances du conseil de santé, on adjoignit à son secrétariat un bureau spécialement chargé de concentrer les rapports sanitaires et d'en coordonner les résultats. Pour la première fois enfin, en 1864, parut la statistique médicale de l'armée pour l'année 1862, successivement suivie de celles de 1863, 1864, 1865 et 1866. Cette œuvre considérable est désormais fondée et ce fait capital, accompli sous le ministère du Maréchal Randon, sera un jour un de ses meilleurs titres à la reconnaissance de l'armée et du pays.

Pendant que le ministre de la guerre, en instituant ces précieuses annales de la santé du soldat, cherchait à s'éclairer pour améliorer, j'adressais au conseil de santé des armées un long rapport sur les résultats du service médico-chirurgical pendant la campagne d'Orient et, j'annonçais que, pénétré de l'intérêt qui s'attache pour l'avenir à de semblables recherches et aux enseignements précieux qu'elles fournissent, je préparais de nouveaux rapports plus complets sur la brillante campagne d'Italie et sur les expéditions de Chine, de Cochinchine, de Syrie et du Mexique. J'étais en effet convaincu de l'importance d'étudier sérieusement, en profitant d'une occasion unique peut-être, la question de conservation d'une armée ou d'un corps d'armée, composés des mêmes éléments et subissant l'influence de lointains voyages et de climats différents. J'étais frappé toujours et surtout des idées fausses répandues dans le public et de cette tendance à exagérer nos pertes par le feu de l'ennemi; enfin je désirais après avoir signalé les véritables causes de la mortalité dans notre brave armée, parler aussi des moyens qui doivent assurer un état plus normal de la santé du soldat.

Ainsi en France, du moins jusqu'en ces derniers temps, ceux qui auraient pu être utilement éclairés n'éprouvaient pas le moindre désir de ces salutaires investigations, qui semblaient plutôt embarrassantes, pénibles, inutiles et même périlleuses. Était-il bon, serait-il sage d'exciter de vains regrets, d'inutiles alarmes pour des pertes irréparables, pour des malheurs accomplis? On n'aimait donc pas à se demander, de manière à le bien savoir : Que sont devenus ces centaines de mille hommes qui ont soutenu à l'étranger l'honneur et les intérêts de la France? Combien ont revu leurs foyers? Combien sont restés sur le champ de bataille? Combien sont morts des suites de leurs blessures? Quels ravages la maladie a-t-elle faits dans ces nobles rangs? Quels genres d'affections ont sévi? Dans quelles circonstances se sont-elles montrées? Les réponses une fois données par des chiffres authentiques et partant inexorables devenant alors des faits positifs, l'esprit est invinciblement conduit à remonter à leurs causes, à en discuter les effets. Étaient-elles toutes inévitables, quelles ont été les précautions prises pour les détourner ou pour les rendre moins funestes? Les moyens de secours en personnel, en matériel ont-ils été proportionnés aux besoins et aux souffrances? — Même en faisant la part de l'imprévu qu'il faut toujours regarder comme certain, pendant une guerre, les mesures prises ont-elles été éclairées, opportunes, suffisantes? Si leur insuffisance s'est souvent montrée évidente, était-ce imprévoyance ou maladresse, inexpérience ou fatalité? La faute en est-elle toujours aux circonstances, non à notre système administratif et à un vice de notre organisation sanitaire? Et n'y a-t-il pas là matière à de louables méditations, à de graves enseignements qui conduiront certainement un jour à de sages réformes?

Voilà les éléments de la vraie science administrative, j'entends celle qui descend avec conscience et courage dans la réalité, qui la scrute, qui l'interroge pour y découvrir les besoins et y proportionner les ressources, pour apprendre enfin à prévoir et à pourvoir dans l'intérêt du pays, de l'armée et du soldat qui ne marchande pas sa vie, et qui de l'avis unanime mérite bien qu'on s'occupe sans cesse de tout ce qui est nécessaire pour la lui conserver.

S'il en est ainsi, pourquoi craindre de rappeler des fautes, des erreurs, des lacunes regrettables d'un passé déjà loin de nous? Serait-il plus sage, plus humain de laisser une plaie cachée sous l'appareil qui l'entretient, parce que sa vue doit être désagréable? N'est-ce pas, au contraire, le cas de la mettre courageusement à l'air pour pouvoir la sonder, la guérir et en prévenir le retour en changeant le mauvais appareil? Car cette plaie n'est pas incurable, quoiqu'on en fasse un *noli me tangere ;* trop d'hommes éminents le proclament, trop de preuves irrécusables l'attestent, et la conservation possible de plusieurs milliers d'hommes ne peut être sacrifiée aux émotions de quelques tristes souvenirs. Voilà ce que nous apprennent nos études statistiques et économiques; aussi, loin de nous résigner à un fatalisme coupable, voudrions-nous retracer assez énergiquement les fatigues et les privations parfois exagérées du soldat, les scènes émouvantes des ambulances et des hôpitaux, celles plus émouvantes encore du champ de bataille, les douleurs, les cris, les supplications déchirantes des blessés qui demandent des secours, les malédictions, les blasphèmes de ceux qui les réclament pendant des jours et des nuits d'un siècle et se voient mourir sans assistance, si, par ce tableau d'atroces misères, nous parvenions, pour l'avenir, à soulager plus promptement et plus efficacement les souffrances physiques et morales de ceux qui doivent dire à l'abandon qui les indigne et à la soif qui les dévore : *Nous nous sommes cependant bien battus !*

La statistique médicale de l'armée ne serait en effet qu'une vaine satisfaction de curiosité si elle ne donnait que des chiffres et si les enseignements multipliés qui en découlent ne devaient pas être mis à profit après avoir éveillé l'attention du ministre, de l'administrateur et du médecin.

J'ai eu l'honneur de recevoir de M. le maréchal Randon, ministre de la guerre, des félicitations aussi précieuses qu'encourageantes pour mes travaux, et l'Académie des sciences m'a fait aussi l'insigne honneur de m'accorder le prix Monthyon. Un intendant général, M. Darricau, directeur de l'administration de la guerre pendant la campagne d'Orient, après des éloges que je n'osais attendre d'un haut fonctionnaire pouvant ne pas être satisfait d'une critique résultant des faits exposés dans mon rapport, m'a laissé voir qu'il avait à défendre un système établi plutôt que des convictions, en me donnant ces paroles d'espérance : « Vous dites de cruelles vérités, mais vous les dites si courtoisement que nul ne peut s'en plaindre, et, c'est par des travaux de ce genre que le corps médical militaire obtiendra l'émancipation qu'il demande avec tant de persévérance et qu'il n'est pas impossible de mettre en harmonie avec l'unité de direction. » Ces témoignages sont la seule réponse à opposer à ces esprits inquiets qui supposent toujours qu'on atténue nos pertes par des bulletins incomplets et que les leçons du passé sont perdues pour l'avenir.

La statistique, cette arithmétique des faits, est évidemment appelée à éclairer un grand nombre de questions de la plus haute importance pour l'armée, questions administratives aussi bien que médicales.

En s'occupant de questions administratives intéressant la santé du soldat, le médecin militaire sort-il donc de ses attributions, et l'intendant qui est chargé de l'application des règles les plus importantes de l'hygiène, qu'il connaît à n'en pas douter moins bien que le médecin, est-il placé dans la limite intelligente et utile des siennes? Il nous sera facile de démontrer ce que cet envahissement du domaine médical et ce que la subordination du médecin à l'intendant ont de préjudiciable aux intérêts bien entendus de tous; et nous pensons n'être pas trop téméraire, après quarante années d'expérience, en exposant respectueusement nos vues sur les moyens que nous considérons comme les meilleurs pour conserver le plus de combattants à l'armée, le plus d'hommes au pays et pour obtenir des résultats vraiment économiques.

M. le maréchal Vaillant, ministre de la guerre, écrivait, en juillet 1855, à Baudens, médecin inspecteur du service de santé de l'armée d'Orient :

« Ce sont des faits qu'il nous faut, des appréciations larges et élevées;
« vous ferez connaître vos vues sur l'organisation actuelle du service de
« santé, sur son fonctionnement dans nos hôpitaux, à l'armée, à l'intérieur;
« sur les améliorations qui pourraient être réalisées. Il faut que vous ré-
« digiez un mémoire sur ce que vous aurez vu, sur l'état de nos hôpitaux
« militaires, de nos ambulances, la comparaison de nos établissements de
« santé à l'armée d'Orient avec ce qu'ils étaient dans nos précédentes
« guerres; les efforts du service hospitalier, tout ce que nos médecins ont
« déployé de zèle, de dévouement, d'intelligence et de cœur... J'attache-
« rais un grand prix à connaître vos idées à cet égard. »

A peine de retour en France, Baudens est mort à la suite d'une affection grave contractée à Constantinople et n'a eu le temps de publier qu'une sorte d'introduction au rapport qu'il avait commencé sur toutes les parties du service; mais nous trouvons dans sa correspondance avec le conseil de santé, dans celle de Michel Lévy qu'il a remplacé en Orient, enfin dans celle de Scrive, médecin en chef en Crimée, les éléments les plus complets du mémoire demandé. Cette correspondance nous a été remise par ordre du président du conseil, et, présentée comme pièces à l'appui de nos observations, elle complétera la démonstration fournie par la correspondance médicale et les rapports de chaque jour recueillis avec le plus grand soin pendant la campagne d'Italie, par l'inspecteur baron Larrey, qui, lui aussi, avait l'intention de traiter toutes les questions qui nous occupent en écrivant l'histoire médico-chirurgicale de cette guerre de trois mois et nous en a généreusement laissé l'honneur en nous remettant tous les documents et les notes personnelles qui devaient lui servir.

Ces documents précieux, relatifs à deux grandes guerres, en nous fournissant un grand nombre de faits irrécusables, ont simplifié notre tâche et donné à notre travail la sanction de tout le corps médical militaire. Ces faits, plus éloquents que nos appréciations, fortifieront les sympathies qui n'ont jamais fait défaut aux victimes de la guerre,

mettront en évidence l'importance que peut avoir le rôle du médecin
d'armée, les difficultés d'exécution qu'il serait si nécessaire de voir disparaître de notre réglementation sanitaire et qui ne répondent pas assez
aux intérêts des malades et des blessés; enfin ils seront la justification
des incessantes réclamations formulées, depuis le commencement du
siècle, d'abord par Percy et Larrey et depuis et toujours par tous les
médecins de l'armée.

L'art de faire la guerre, aux jours où nous sommes, s'agrandit et se
complique. Si les nations, poussées par une émulation terrible, rivalisent
à qui inventera les engins les plus meurtriers; si les causes morbides s'aggravent et se multiplient, en raison même des masses toujours croissantes
des combattants, ce progrès funeste appelle, nécessite de plus en plus
l'étude consciencieuse, persévérante, et l'emploi large et judicieux des
meilleurs moyens de conservation pour une armée.

Il n'est pas difficile de conduire les troupes au feu, mais bien de les
faire vivre et de les *conserver*, a dit avec raison le maréchal Bugeaud. —
En effet, le point important en campagne étant la conservation des hommes
et partant le maintien de l'effectif combattant, on n'arrivera à ce résultat
qu'en cherchant à prévenir et à combattre dès le début les causes imminentes de réduction, les maladies qui déciment les régiments et entraînent
l'organisation, aussi coûteuse qu'embarrassante, de nombreux hôpitaux.

« Devant l'ennemi, il suffit de payer un instant de sa personne;
l'exemple des chefs entraîne, électrise; le drapeau fait le reste. — Hors de
là, c'est autre chose, car on ne se bat pas toujours. Dans les marches et
les camps, au milieu de fatigues et d'épreuves souvent nécessaires et glorieuses, c'est par une bonne ou une mauvaise administration qu'on prépare les hommes à vaincre ou qu'on les perd. — Il faut donc savoir faire
durer le soldat, mais c'est à la condition d'en avoir soin, de lui donner
une alimentation suffisamment réparatrice et parfois *tonique* et *variée;* il
sera dès lors en état de braver impunément toutes les autres misères de
la guerre (1). »

L'assistance à donner aux blessés sur le champ de bataille et après la
lutte, si incomplète que l'opinion publique s'en émeut aujourd'hui dans

---

(1) Rapport du colonel comte de Clonard, 81ᵉ de ligne, promu général. *Voir* pages 545
et 610.

I.   B tous les pays civilisés, n'est cependant que l'une des grandes questions qu'il faut résoudre. Toutes ressortissent à la science administrative éclairée par l'hygiène. Elles en sont le but final et la raison d'être ; elles en seront un jour l'honneur ; mais il faut bien avouer qu'elles laissent encore beaucoup à désirer.

Chaque progrès dans la science et la civilisation relevant le prix de la vie humaine, il est important de constater que c'est moins comme stratégie que comme administration que les erreurs théoriques et pratiques se traduisent en grosses pertes d'hommes ; et il est permis d'espérer des modifications dans un système administratif évidemment perfectible, et qui doit être mis en rapport avec les besoins nouveaux d'une armée. L'initiative aussi intelligente que généreuse de l'administration supérieure se hâtera de les introduire, car sa vraie mission est d'économiser les hommes plus encore que les deniers.

La guerre, en effet, ne peut plus se faire aujourd'hui comme il y a trente ans ; la vapeur, la télégraphie électrique, les armes perfectionnées, le développement général des idées philanthropiques et chrétiennes imposent de notables changements dans tous les services chargés d'assurer aux combattants les vivres, le campement, l'habillement et surtout les soins hygiéniques et médicaux.

La réglementation et les moyens qui paraissaient suffire autrefois, seraient aujourd'hui compromettants. D'ailleurs, cette réglementation, utile pour le contrôle, est en quelque sorte la négation de l'administrateur qui, devant surtout s'inspirer des nécessités présentes, n'a plus assez de liberté d'action ; et, en ce qui concerne l'hygiène générale et le service médical, elle est faite par dés intendants sans le concours des médecins qui devraient être appelés à éclairer l'administration. Enfin, et sans qu'on s'en aperçoive, elle s'applique trop à l'économie des deniers et pas assez à l'économie des hommes. Il faut donc apporter des perfectionnements indispensables, qu'il est facile de reconnaître, et ne plus invoquer l'harmonie purement théorique du système, puisque cette harmonie, loin de pouvoir exister, ne donne lieu qu'à des conflits incessants entre l'autorité administrative qui ordonne et les compétences qui sont forcées d'obéir en faisant violence à leurs prévisions ou à leurs convictions ; puisqu'enfin ce mode de fonctionnement rend défectueux et ruineux un système qui ne parviendra jamais à diminuer le chiffre de la mortalité de l'armée ni en temps de paix ni surtout en temps de guerre.

Si la guerre n'est pas une affaire de science exacte, comme l'a dit le général Jomini, mais bien un drame passionné, soumis à quelques principes généraux et subordonné à une foule de complications imprévues, il est bien plus vrai de dire que l'administration d'une armée, soumise aussi à quelques principes généraux, doit être subordonnée à toutes les situations imprévues, pressantes, et dominée surtout par l'esprit conservateur et économique parfois en contradiction avec les règlements écrits et trop souvent pris à la lettre.

Un des principaux mérites de l'armée française, sa mobilité, a, pendant la guerre d'Italie, surpris les services administratifs qui n'ont pu toujours tous répondre à la rapidité des mouvements de nos corps d'armée. « *De là*, dit l'historien officiel du dépôt de la guerre, *de là naquirent les embarras sérieux qui ont pesé, pendant toute la campagne, sur la situation administrative d'une armée marchant sans relâche ; embarras que la sollicitude du ministre de la guerre était impuissante à combattre* (1). »

Cependant, et pour ne citer en ce moment qu'un exemple ; au milieu de ces embarras sérieux, le service des distributions de viande, il faut bien le dire, laissé à un fournisseur civil intelligent et administrateur assez habile pour avoir su exploiter les ressources locales, n'a jamais fait défaut. Pourquoi donc serait-il impossible d'obtenir le même résultat pour d'autres services ? La tâche administrative est-elle trop lourde, trop compliquée ? Évidemment oui. Il faut donc la diviser, et, tout en conservant l'unité de direction des services réellement administratifs, il faut admettre la variété de compétence pour chacun d'eux, et établir aussi pour chacun d'eux une hiérarchie entraînant la responsabilité et assurant l'émulation.

« Pendant la guerre de 1866, l'avitaillement de l'armée prussienne reposait en général sur le système des fournisseurs d'armée (2). Les com-

____

(1) *Campagne de Napoléon III en Italie*, 1859, rédigée au Dépôt de la guerre, d'après les documents officiels, par les ordres de S. E. le maréchal Randon, page 27, édition in-8°.

(2) Ce système de fournisseurs, dit M. l'intendant Vauchelle, à nos prédilections pour l'intérieur, mais il nous paraît d'une application difficile en campagne. « Affranchi des entraves administratives, attentif à toutes les circonstances qui affectent le prix des choses, et prompt à saisir celles qui peuvent lui être favorables, ayant l'argent en main, et procédant par les voies simples, économiques et promptes du commerce, un entrepreneur aura toujours, incontestablement toujours, le pouvoir de procurer les mêmes choses à bien meilleur

munications étant de nos jours plus faciles dans toutes les directions et sous tous les rapports, ce système favorise l'unité et la simplicité des opérations bien mieux que le système d'avitaillement par les magasins, système que nous voyons de plus en plus dépassé et abandonné. Aussi loin que s'étend l'action des fournisseurs, les officiers du commissariat militaire n'ont rien à faire qu'à surveiller l'exacte distribution et la qualité des vivres ou des objets d'équipement; leur service est donc singulièrement facilité, et il y a, par cela même, beaucoup plus de sécurité pour tout ce qui regarde les besoins de la troupe. Ce système néanmoins, même dans sa plus grande extension et sous sa forme la plus perfectionnée, ne suffit pas partout, ni toujours; aussi, dans certains cas, faut-il avoir recours aux réquisitions. » Colonel RUSTOW, *La Guerre de 1866*.

L'extension (aux détails de services aussi nombreux qu'étrangers les uns aux autres) d'une direction chargée en même temps du contrôle inévitablement approbateur de ses actes, substitue l'activité incompétente et impuissante d'un intendant à l'activité compétente et féconde des hommes du métier, relégués quelquefois au cinquième rang, et elle détruit chez ces derniers le sentiment de la responsabilité en ne laissant rien à leur aptitude professionnelle, ni à leurs efforts individuels. — C'est la centralisation affolée, fourvoyée, franchissant ses limites intelligentes avec l'exagération de ses défauts, de ses lenteurs, de ses retards et transportée de l'administration civile qui peut parfois supporter de longues formalités, à l'administration militaire, alors que là, des besoins toujours pressants, surtout en campagne, réclament une décision prompte, une satisfaction immédiate, et qu'il ne s'agit plus d'intérêts vulgaires, mais bien de la vie d'un grand nombre d'hommes utiles au pays.

C'est un ancien intendant militaire, professeur d'administration à l'École d'état-major et conseiller d'État, qui formule cette vérité en termes non équivoques : « En campagne, la continuité des mouvements, la rapi-

compte qu'aucune administration publique, quels que soient d'ailleurs l'habileté et le zèle de ses agents. — Sans cesse préoccupée du soin de sa responsabilité, et par cela même irrésolue; gênée et ralentie dans tous ses mouvements par les règles et les formes; sans unité de vues et sans force toujours prête pour l'exécution, cette administration ne sera jamais assurée de saisir à temps les occasions favorables, ni de pouvoir se prémunir ou se défendre contre les mauvaises chances. Il y a dans l'intérêt privé un instinct d'économie et de gain que l'intérêt public ne possède ni n'inspire. » *Cours d'administration*, t. III, p. 82, note dité des marches, l'incertitude des événements, l'imperfection des moyens, l'insuffisance des ressources, le temps enfin toujours trop court pour tout ce qui est à prévoir et à faire, embarrassent, contrarient, retardent ou paralysent l'action administrative (1).

On ne peut pas dire de nos jours à une armée nombreuse ce que le général Bonaparte, ce jeune conquérant de l'Italie, disait le 28 mars 1796 à sa petite armée, sans ressources, privée de vêtements, de souliers, affamée, réduite à vivre de biscuit pendant quatre jours : « Soldats, vous « êtes nus, mal nourris ; le Gouvernement vous doit beaucoup, il ne peut « rien vous donner. Votre patience, le courage que vous montrez au mi- « lieu de ces rochers sont admirables, mais ils ne vous procurent aucune « gloire, aucun éclat ne rejaillit sur vous. Je veux vous conduire = dans « les plus fertiles plaines du monde = : de riches provinces, de grandes « villes seront en votre pouvoir ; vous y trouverez honneur, gloire, ri- « chesses... »

Il faut, à n'en pas douter, une direction administrative subordonnée au commandement, chargée des grands approvisionnements de précaution et des moyens de les faire arriver à destination, chargée surtout, et d'une façon plus effective, d'un contrôle légitimement sévère de la qualité et de la quantité des fournitures faites à l'armée, ainsi que de l'exactitude des fournisseurs, mais dégagée des détails dans lesquels se perdent la direction générale et le contrôle vraiment efficace. Car plus une direction aussi compliquée s'étend aux détails d'exécution, plus le contrôle qu'elle doit exercer devient illusoire par la raison bien simple déjà indiquée, qu'il est tout naturel d'être indulgent pour les ordres qu'on a donnés et les dispositions qu'on a prises.

« L'expérience démontre à tout jamais et avec une invincible évidence, que les immenses questions de subsistances, de transports, de campement, d'habillement, de matériel, de solde et de contrôle de tous ces services, suffisent à toute l'activité du corps si distingué de l'intendance, et qu'il lui est impossible de cumuler utilement avec ces attributions si difficiles et complexes, la direction du service de santé et le commandement du corps spécial qui en a la conception et l'exécution professionnelles (2). »

---

(1) Vauchelle, *Cours d'administration militaire*, t. III, p. 1 et 2.
(2) Michel Lévy, Lettre du 29 novembre 1854, page 735.

Il est inutile d'insister beaucoup sur les différences que présentent, au point de vue des besoins de l'armée et des difficultés que fait naître l'imprévu, l'état de paix, l'état de guerre offensive et l'état de guerre défensive. L'armée est faite pour la guerre, il importe donc que le système administratif réponde à toutes les nécessités des situations les plus graves.

Mais avant tout il serait important que des fonctionnaires qui veulent être administrateurs fissent, en temps de paix, une étude statistique et économique complète des pays qui peuvent devenir le théâtre de la guerre.— « Cette ignorance de la statistique des pays étrangers a été bien certainement une des causes les plus puissantes des fautes commises par notre administration, toutes les fois qu'il a fallu faire des préparatifs d'entrée en campagne. Les exemples, si nous en voulions citer, ne nous manqueraient pas (1). »

En temps de paix, malgré de nombreux frottements inutiles, il est possible, avec les rouages administratifs ordinaires, d'assurer les services dans nos garnisons, ou aux étapes que suivent les troupes en marche régulière; aussi, dans ce cas, les prévisions sont-elles rarement en défaut, et d'ailleurs il est alors toujours facile de suppléer à l'imprévu. Mais comme l'armée n'est pas exclusivement appelée à des changements de garnison et qu'elle peut recevoir l'ordre de se concentrer immédiatement sur un point, pour franchir, sans délai, une de nos frontières, il faut évidemment aviser aux moyens de la suivre pas à pas, de pourvoir à tous ses besoins, et c'est seulement dans les moments difficiles que le véritable administrateur se révèle, se trouve à la hauteur de sa tâche et assure ou compromet le succès d'une campagne.

Parmi ces besoins, un des plus sérieux, et auquel il est toujours insuffisamment pourvu, se fait sentir dès le début d'une guerre et devient plus pressant dès la première bataille. Nous voulons parler des secours dus aux blessés et aux malades. Il ne faut donc pas oublier, dans l'intérêt de tous, que le personnel médical des ambulances et des hôpitaux d'une armée doit être non-seulement en proportion avec le nombre probable des blessés et des malades, mais encore avec le nombre des blessés ennemis qui resteront sur le champ de bataille et auxquels on doit aussi des soins, enfin avec les pertes mêmes du corps médical par mort, blessure ou ma-

____

(1) Vauchelle, *Cours d'administration militaire*, t. III, p. 3.

ladie. En Crimée, à Constantinople, comme au Mexique, comme en Afrique, pendant l'épidémie de typhus de cette année, ces pertes ont atteint le quart de l'effectif. En Italie, le nombre des entrées aux 27 ambulances, composées chacune de 3 ou 4 médecins, est de 37,767 blessés français et autrichiens; mais la répartition de ces blessés n'a pu être égale dans chaque ambulance, car tandis que les unes, suivant leur position pendant les batailles, ont reçu 6,707, 6,397, 3,024 blessés, quelques autres n'en ont reçu que moins de 500 (Voir pages 707 et 708). La moyenne des 10 ambulances les plus occupées est de 2,715 blessés par ambulance, ou environ 700 blessés (bataille de Magenta) et 2,000 (bataille de Solférino). Il est donc évident qu'à Magenta, chaque médecin de ces ambulances a eu 175 hommes à soigner, et qu'à Solférino, il en a eu 500, ce qui donne pour Solférino un peu moins de 3 minutes de temps pour chaque blessé, en comptant les journées à 20 heures, sans repos pour le médecin, et en supposant, ce qui est loin d'être vrai, que tous les blessés ont reçu les soins indispensables pendant ces 20 heures; car les uns ont dû être immédiatement amputés, beaucoup réclamaient l'application d'appareils à fracture et tous exigeaient au moins un examen rapide et quelques tours de bande.

Nous savons qu'il y a des difficultés parfois insurmontables et qui ne permettent pas de donner immédiatement des soins à toutes les victimes : ainsi, des hommes tombent blessés dans un champ de blé, de maïs, et échappent malheureusement aux recherches les plus attentives quand ils ne peuvent se faire entendre; dans certains cas, il faut attendre une cessation ou une suspension du feu pour pouvoir arriver sur un terrain labouré par des projectiles de toutes sortes; ces situations cruelles ne sont pas observées exclusivement à la guerre; les inondations, les incendies, etc., etc., fournissent de trop fréquents exemples de déplorables impossibilités d'assistance, pour qu'on exige qu'il ne s'en présente pas sur un vaste champ de bataille; mais il n'est que trop vrai, il faut le répéter sans cesse, que les blessés attendent trop longtemps des secours, soit sur le champ de bataille, soit aux ambulances, parce que le personnel médical est toujours notoirement trop insuffisant. « Çà et là des mourants amis ou ennemis, qui, depuis la veille, imploraient leur salut et n'avaient plus la force de gémir. L'on ne put s'occuper d'eux que trente heures après l'affaire! » (1)

---

(1) B., capitaine d'artillerie.

« Puis quand les blessés étaient aux ambulances, que de difficultés encore ! — C'est M. Fay, officier supérieur d'état-major et ancien aide de camp du maréchal Bosquet, qui vient confirmer ce que nous disons. — « Malgré tout le zèle dont il fait toujours preuve, le corps médical ne peut jamais suffire à la lourde tâche qui lui revient au lendemain de ces terribles journées, et, après Inkermann, les pauvres blessés furent entassés sous des tentes, pour y languir quelquefois huit ou dix jours, avant que l'on pût s'occuper d'eux. S'ils ne mouraient pas pendant ces longues heures de souffrance, on les conduisait enfin à l'ambulance de la 2ᵉ division, dans cette tente où se pratiquaient les opérations et dont le seul souvenir fait frissonner. Ici, il n'y a plus l'entraînement du champ de bataille; il n'y a plus que des souffrances cruelles et les cris de pauvres gens, venus de bien loin pour se faire mutiler obscurément autour du drapeau » (1).

« A Solférino (24 *juin*), des ambulances volantes composées de mulets à cacolets, auxquels on joignit des caissons du train, furent dirigées sur les points où l'action était engagée pour relever les blessés et les porter aux ambulances..... Il en fut ainsi amené 10,212 du 25 *au* 30 *juin*, mais un petit nombre pendant les journées du 29 et du 30. » (Paris de la Bollardière, intendant en chef, *Opérat. administ. pendant la campagne d'Italie.*)

Nous pourrions multiplier ces citations navrantes, si nous avions besoin de convaincre nos lecteurs. La guerre est un fléau, tout le monde le proclame, elle entraîne avec elle des souffrances de plus d'un genre, aussi le devoir oblige-t-il à chercher à les amoindrir et à signaler celles que des mesures éclairées peuvent prévenir. Mettons donc en évidence l'insuffisance numérique du personnel médical. — N'est-il pas incroyable de voir aujourd'hui, avec des armées plus nombreuses et des moyens de destruction plus puissants, quatre médecins au plus par ambulance divisionnaire, tandis que les ambulances volantes, conduites par Larrey, pendant nos guerres du commencement du siècle, comptaient plus de vingt chirurgiens et que précédemment, du temps de Ravaton, il y en avait quarante. Ne peut-on pas dire que plus les besoins augmentent, moins il paraît nécessaire d'y pourvoir ! (2)

----

(1) *Souvenirs de la guerre de Crimée.*

(2) En 1830, les divisions de l'armée débarquant en Afrique avaient chacune une ambulance composée de 12 médecins.

L'auteur des *Chroniques de la campagne d'Italie*, qui s'est surtout attaché à faire l'éloge de tous les services, se trouve cependant dans l'obligation de signaler aussi des imperfections, des insuffisances et des retards dans les rouages administratifs, et il croit en trouver la cause dans la précipitation avec laquelle avait dû s'organiser l'armée qui, en moins d'un mois, comptait en Piémont 130,000 hommes venant de France et d'Algérie par les voies de terre et de mer. Il fait observer avec raison que parmi ceux qui s'occupent des choses de la guerre, personne n'ignore les difficultés sans nombre qu'entraîne une armée perpétuellement en marche, les besoins sans cesse renaissants et les nécessités inattendues de toutes sortes qu'il faut prévoir et auxquelles il faut obvier sans retard. — Mais cette précipitation n'est pas une nouveauté, elle sera désormais inévitable; ces besoins et ces nécessités augmenteront à n'en pas douter avec les proportions de l'effectif, et, si l'on considère la mobilité des corps d'armée comme une condition de la plus grande importance, il faut absolument, disons-le encore, que tous les services chargés d'assurer l'existence matérielle et la santé de combattants toujours plus nombreux, soient organisés de manière à pouvoir suivre les mouvements les plus rapides et ne forcent pas à l'immobilité un général qui voudrait compléter un succès.

En 1855, en Crimée, le nombre des médecins d'ambulance est déjà réduit, ainsi qu'on peut le voir (sans tenir compte des médecins malades ou blessés) :

QUARTIERS GÉNÉRAUX ET RÉSERVE.		1er CORPS.		2e CORPS.	
Ambulances.... 15 médecins.		1re division. 8 médecins.		1re division. 8 médecins.	
Réserve...... 10 id.		2e id. . 5 id.		2e id. . 6 id.	
Kamiesch..... 8 id.		3e id. . 3 id.		3e id. . 6 id.	
		4e id. . 4 id.		4e id. . 5 id.	

En 1859, en Italie :

GRAND QUARTIER GÉNÉRAL IMPÉRIAL.

Ambulance : 11 médecins inscrits, mais seulement 4 présents.

	GARDE IMPÉRIALE.	1er CORPS.	2e CORPS.	3e CORPS.	4e CORPS.	5e CORPS.
Quartier général. . .	5 médec.	5 médec.	5 médec.	5 médec.	5 médec.	5 médec.
1re division......	4 id.	4 id.	4 id.	4 id.	4 id.	4 id.
2e id........	4 id.	4 id.	4 id.	4 id.	4 id.	4 id.
3e —	» —	4 id.	» —	4 id.	4 id.	» —
Division de cavalerie.	3 id.	2 id.	3 id.	3 id.	» —	4 id.

En résumé :

En Afrique, en 1830, pour une armée de 30,000 hommes, 180 médecins d'ambulances et hôpitaux de 1re ligne, 6 médecins pour 1,000 hommes d'effectif.

En Crimée, mai 1855, pour une armée de 108,000 hommes, 78 médecins d'ambulances et hôpitaux de 1re ligne, 0,72 médecins pour 1,000 hommes d'effectif.

En Italie, juin 1859, pour une armée de 160,000 hommes, 132 médecins d'ambulances et hôpitaux de 1re ligne, 0,82 médecins pour 1,000 hommes d'effectif.

I.   c

Nous savons bien que le commandant d'une armée doit s'assurer une base d'opérations, tenir grand compte des moyens d'avitaillement, mais on traverse rarement un désert, et quand on marche à travers ces *plus fertiles plaines du monde*, les approvisionnements de précaution sont moins indispensables, et il ne faut pas établir en principe, comme le veut un intendant, que « *le général subordonne ses plans et ses opérations militaires aux possibilités de l'administration ;* le mépris ou l'oubli de cette *règle admirable*, ajoute-t-il, constitue assurément le plus grave reproche qui puisse être fait à nos dernières guerres, d'ailleurs *si éclatantes de génie et de vigueur*. Les masses considérables portées inopinément sur un même point, le nombre et l'étendue disproportionnée des lignes d'opérations, enfin la rapidité des marches, qu'aucun convoi ne pouvait suivre ; toutes ces causes concouraient à rendre le plus souvent les prévisions de l'administration inutiles et vaines, et son assistance impossible, très-éventuelle et très-rare » (1). « Nous tous, ajoute-t-il encore, anciens administrateurs de l'armée, nous avons rencontré pour notre instruction les mêmes obstacles. Formés à nos devoirs par la routine et la pratique, nous avons servi longtemps, très-longtemps, sans nous être rendu un compte exact et raisonné du jeu des ressorts dont nous étions le principal moteur, sans avoir observé sous toutes ses faces l'objet, les moyens et le but de l'administration... La forme du Gouvernement qui nous régit, en consacrant le principe de la publicité et de la responsabilité des actes administratifs, a créé, pour tous les fonctionnaires, le besoin de connaître les droits et la limite des attributions de chacun : toutes choses absentes ou difficiles à saisir dans la législation actuelle » (2).

Nous ne pouvons que louer cette franchise, et faire remarquer que de pareils aveux indiquent bien des progrès à réaliser. Seulement, pour que cette règle trouvée admirable par un intendant devienne une règle absolue, il faut obtenir de l'administration des mesures *éclatantes de génie et de vigueur* qui permettent de renverser les termes de la proposition, et c'est ce que nous demandons ; nous ne désirons pas mieux pour le moment.

La guerre de 1859, à laquelle il vient d'être fait allusion, révèle assez les défauts de l'organisation actuelle.

Si des imperfections, des insuffisances, des retards et des embarras

----

(1) Vauchelle, t. III, p. 13.
(2) Vauchelle, t. 1er, p. 12 et 13.

sérieux sont aussi apparents pendant une campagne en pays ami, qu'arriverait-il donc en pays ennemi? Peut-on espérer, en effet, qu'une armée se trouvera encore dans des conditions aussi exceptionnellement favorables pour faciliter le fonctionnement des services administratifs? En Piémont, comme en Lombardie, en 1859, au lieu de rencontrer sur leur passage le mauvais vouloir des habitants et la haine du vaincu, nos troupes ont été accueillies partout avec enthousiasme. Les ressources du pays, *de ces plus fertiles plaines du monde*, n'étant point épuisées par les Autrichiens (1), des réquisitions payées ne pouvaient-elles être faites? Partout les approvisionnements, les blessés et les malades n'ont-ils pas été confiés à la garde et mieux encore à la reconnaissance des Italiens; et, ces ressources et cette sécurité qu'on n'aurait pas rencontrées en pays conquis, ne devaient-elles pas alléger considérablement les charges et la responsabilité de la direction administrative en Italie, si elle n'avait fatalement subi les conséquences de vieilles habitudes érigées en système qui n'exige aucun effort de génie, entouré de difficultés, d'obstacles même pour ceux qui en font cependant une arche sainte, mais qui survivant à pareille épreuve serait une sorte de défi porté aux vrais principes économiques et humanitaires.

L'Empereur Napoléon III n'a-t-il pas écrit ces lignes remarquables (2) :

« L'Afrique a formé d'excellents généraux et d'excellents soldats; mais « par sa position- à quelques heures de Toulon, elle ne nous a peut-être « pas assez habitués à chercher dans le pays même les éléments d'entre-

---

(1) Officiers et touristes, tous s'accordent à dire que le Piémont et la Lombardie étaient loin d'avoir été épuisés par l'état de guerre. « Sur la route de Milan à Mélégnano, le hasard m'a fait entrer dans une ferme que j'avais prise pour une auberge et où j'allais chercher un verre d'eau. Le maître était à dîner; il se leva et m'offrit l'hospitalité. Sa table était chargée de mets et de fruits.... cents bœufs et trois cents vaches ruminaient dans les étables.... des tribus errantes de poules et de pigeons picoraient dans les cours. L'abondance était partout. — A. Achard, *Lettres d'Italie*, 9 juin 1859.

« La conduite des troupes du général Giulay n'est pas ce qu'affirment les journaux piémontais. Les officiers sont logés, à leurs frais, à l'hôtel; les soldats occupent les églises les hôpitaux. Aucune maison particulière n'a été envahie... des réquisitions de guerre sont faites en vivres, combustibles et paille de couchage pour la troupe ; mais elles sont dûment régularisées. Ainsi tombent les assertions mensongères, etc..., les récits qui viennent de Novare, de Verceil, de Mortara, où personne ne peut aller vérifier ce qui se passe, semblent empruntés aux sanglantes chroniques du moyen âge... si bien qu'il ne resterait plus que la chemise à ces malheureux Piémontais envahis... hélas ! Pourquoi exagérer? Les rigueurs de la guerre ne sont-elles pas assez cruelles, sans qu'il faille encore les aggraver par l'invention. » — CH. POPLIMONT, *Lettres sur la campagne d'Italie, en* 1859.

(2) Lettre de l'Empereur au maréchal de Mac-Mahon, 1865. — Voir aussi, page 22 du volume, la lettre de l'Empereur à l'intendant en chef de l'armée d'Italie, 1859.

« tien de l'armée. Nous avons pu nous assurer de ce fait dans nos expédi-
« tions en Orient, en Italie, au Mexique. La première pensée des intendants
« a été de faire venir de France, à grands frais et avec superfluité, tous les
« objets nécessaires, et de les entasser dans une place du littoral, au lieu
« de chercher à exploiter le pays théâtre de la guerre. C'est qu'en effet il
« est bien plus commode de faire transporter par les bateaux à vapeur les
« approvisionnements nécessaires que de les trouver sur place; mais aussi
« les expéditions deviennent ruineuses pour la métropole. L'application de
« ce système a augmenté considérablement les dépenses de la guerre. »

Si l'on nous accuse de témérité ou d'erreurs en principes humanitaires, économiques ou administratifs, nous aurons du moins, comme on
le voit, l'honneur de partager les vues du chef de l'État.

« En facilitant au dernier degré les transports de munitions et de
troupes aux points d'attaque, s'il s'agit de l'offensive, aux lieux menacés
dans le cas contraire; en annulant pour ainsi dire les distances devant les
armées en campagne, la locomotive semble devoir accomplir, dans la science
de la guerre, une révolution plus radicale que celle dont l'invention de la
poudre donna le signal. Au temps de la République et de l'Empire, les mouvements des combattants, pour atteindre le rendez-vous de lutte, étaient
encore le comble de l'art, et les rapides enjambées de Napoléon, à travers
l'Europe, passent à juste titre, en raison de la difficulté des communications, pour des chefs-d'œuvres du génie militaire comparables aux plus
rares combinaisons du champ de bataille. Aujourd'hui ces prodiges de
vitesse seraient un jeu pour la vapeur. Les champions des nations belligérantes, au lieu de dépenser le meilleur de la saison en marches forcées,
se voient en présence presque au lendemain de la rupture de la paix, et
et portent immédiatement les premiers coups. La durée de l'état de guerre
perd donc au moins tout le temps consumé jadis en évolutions préparatoires.

La civilisation contribue à abréger les hostilités, à réduire le mal à sa
dernière limite. Les barrières des royaumes que la politique et la nature
avaient divisés, tombent au bruit du sifflet des convois du commerce :
les peuples unis d'intérêt, sinon de cœur, entraînés par le progrès des
mœurs, éclairés par les découvertes de la science, ont mieux à faire qu'à se
battre. Cependant la guerre survivra peut-être à ce rapprochement des
races rivales; mais les ennemis s'attacheront de plus en plus à adoucir cette

nécessité, en circonscrivant autant que possible le foyer du mal. Et quelle que soit la fortune des armes, les heures de lutte se comptant au poids de l'or, les deux partis, sous la menace de la ruine, seront contraints de remettre l'épée au fourreau (1). »

Après ces considérations, nous pouvons dire que si les guerres, comme il est probable, ne sont plus de longue durée, elles donneront certainement plus de blessés amis ou ennemis à soigner; les marches seront plus rapides, les difficultés iront toujours croissantes et le nombre des malades, si l'on n'y prend garde, dépassera toujours de beaucoup celui des blessés. Les armes les plus perfectionnées ne mettront jamais hors du rang autant d'hommes que les maladies et l'oubli des règles de l'hygiène, surtout en ce qui concerne la nourriture du soldat. Il faut donc se presser d'étudier sérieusement les conditions nouvelles d'une armée en campagne, prévoir la soudaineté des événements, donner à tous les services les meilleurs moyens d'action, simplifier les rouages et supprimer ceux qui sont inutiles et dès lors nuisibles. Telles sont, au point de vue médical et économique, les questions importantes que nous nous proposons d'aborder en détail dans les diverses parties de ce travail.

Mais avant d'aller plus loin, nous croyons devoir bien établir que pour traiter des questions aussi sérieuses, il importe que nous laissions parler les faits et que confiant dans l'avenir, nous exposions respectueusement la situation du corps médical militaire dans ses rapports avec le service administratif, non pour faire de la critique qui n'est pas dans notre esprit, quoique nous ne puissions nous en abstenir complétement, mais bien pour faire ressortir les avantages qui résulteraient pour l'armée et pour le service de santé, de dispositions importantes à introduire dans l'organisation de ce corps dévoué qui, dans toutes nos guerres, a bien mérité de la science, de l'armée et du pays; qui subit des pertes proportionnellement beaucoup plus grandes que les autres corps d'officiers et qui réclame humblement une position en rapport avec l'importance de ses fonctions, la dignité professionnelle et la condition sociale, position qui, en définitive, ne peut être indifférente à l'armée, puisqu'elle servira ses intérêts en grossissant les rangs du corps de santé d'un grand nombre de capacités que ne satisfait pas la situation actuelle toute de subordination à un corps pro-

---

(1) Un artilleur (*Journal du siége de Sébastopol*).

fessionnellement étranger, et, contrairement aux règles de la hiérarchie militaire, à des officiers d'un grade inférieur à celui des médecins, puisqu'un sous-intendant adjoint, jeune d'âge et d'expérience, assimilé au grade de capitaine ou de chef de bataillon, a autorité comme discipline et préséance, sur un médecin principal assimilé au grade de colonel, et comptant autant d'années de service et d'expérience que le premier peut compter d'années d'âge. « Puisque tel est, dans les conditions de l'organisation ac-
« tuelle du service de santé, le triste lot des médecins que le fonctionnaire
« le plus élevé de leur hiérarchie, investi de la haute délégation du mi-
« nistre, comme directeur du service médical, disparaît cependant derrière
« les fonctionnaires de l'intendance (1)... Que son initiative s'épuise en com-
« munications latérales, en suggestions officieuses, en avis consultatifs, en
« prévisions presque toujours contestées ou écartées et presque toujours
« justifiées... Puisque ce directeur, bien qu'investi de la délégation du mi-
« nistre pour *organiser et diriger*, n'a pas le droit de disposer de ses subor-
« donnés pour les besoins du service, qu'il est contraint, pour donner force
« exécutoire à ses désignations, de les soumettre à la sanction de M. l'inten-
« dant qui n'a pas qualité pour discerner la spécialité médicale ou chirur-
« gicale des officiers de santé et leurs aptitudes particulières aux diverses
« positions du service (2)... Puisque le commandement du corps médical
« étant dévolu à l'intendance, il en résulte que sa hiérarchie propre n'est
« pas effective, manque de sanction et d'autorité... Puisque partout l'inten-
« dance s'interpose entre le service de santé et le commandement, au point
« que les généraux de division sont renseignés par les sous-intendants sur
« l'état sanitaire de leurs troupes, au lieu de l'être par le médecin en chef
« de leur ambulance, où se reflètent toutes les influences morbides et où
« l'observation de chaque jour suggère d'importantes indications (3). »

La direction du service de santé étant placée sous une tutelle paralysante, n'est donc que nominale ; aussi, n'est-il pas évident et n'a-t-on pas dit avec raison que les médecins de l'armée présentent la singulière anomalie d'un corps avec des membres, mais sans tête ! Et, n'est-ce pas à cette organisation défectueuse, à tous les points de vue, et aux résultats qu'elle donne

---

(1) Michel Lévy, lettre du 13 novembre 1854, page 728.
(2) Notre *Rapport sur la Campagne d'Orient*, page 21, ordre n° 74, et, pour édification, Michel Lévy, lettres des 29 et 30 novembre 1854, pages 734 et 735.
(3) Michel Lévy, lettre du 9 janvier 1855, page 739.

qu'il faut attribuer une grande partie de la mortalité aux armées? On le reconnaîtra, nous l'espérons, et l'on s'empressera d'y pourvoir, car le seul
motif invoqué pour excuser l'état de choses, — l'*harmonie du système*, —
n'existe, avons-nous déjà dit, qu'en théorie et tombe devant l'application.

En effet, des théories, parfois séduisantes, entraînent trop souvent les
esprits les plus droits, les plus judicieux, quand ils ne peuvent les apprécier
dans leurs applications et dans les détails de l'exécution, et, c'est cependant là l'épreuve à laquelle elles doivent être soumises avant d'être approuvées. Elles résistent d'autant mieux à la discussion, même dans de grandes
assemblées, qu'elles exigent des connaissances spéciales chez tous ceux qui
doivent les juger et que possède souvent celui-là seul qui est chargé de les
défendre. Orateur habile, possédant bien son sujet, connaissant bien son
auditoire, il peut tourner la question, laisser ses contradicteurs s'engager
sur un terrain qu'ils ne connaissent pas suffisamment, et dès lors il parvient
facilement à compléter leur défaite par l'ironie et les rires de ceux restés
jusque-là juges impartiaux ou même indifférents du débat.

Avec les meilleurs intentions, on peut se tromper en pareille matière,
quand on n'est pas du métier, quand on ne possède pas tous les éléments
de la question et surtout quand on ne peut, par cela même, opposer la pratique à la théorie ou les faits à la réglementation en vigueur. Ainsi, dans un
ouvrage récemment couronné en Prusse par le comité central de secours
aux blessés de terre et de mer, M. Moynier, président de la Société d'utilité
publique de Genève et le Dr Appia, membre du comité international, après
avoir reproduit les plaintes et les regrets formulés par Scrive et Baudens
d'une part, des officiers supérieurs de l'armée française de l'autre, au sujet
des imperfections des services médicaux et administratifs, s'étonnent avec
raison de trouver, à côté de ces citations, — « livrées sans commentaires aux
lecteurs, car elles sont assez éloquentes par elles-mêmes, des assertions entièrement opposées.—Il semble, ajoutent-ils, que le médecin en chef Scrive
dans sa relation de la campagne de Crimée, n'ait pu se résigner à con-
fesser franchement les lacunes d'un système administratif, admirable à bien
des égards, et dont il était l'un des représentants les plus éminents, car il
s'applique à proclamer les bienfaits de l'administration comme pour con-
trebalancer les aveux que lui arrache l'évidence. »

L'explication de ces données qui semblent se contredire est bien simple;
Scrive, comme tous les officiers supérieurs et comme tous les médecins qui

ont écrit sur le service administratif en général et sur celui des ambulances et des hôpitaux en particulier, n'a pu se défendre de distinguer le système et les hommes chargés d'en faire l'application. — En effet, le système est mauvais puisqu'il ne donne pas les résultats qu'il semble promettre : mais pour l'appliquer, les fonctionnaires honorables de l'intendance sont, dans un grand nombre de cas, fatalement voués à l'impuissance par la trop grande multiplicité, la variété et les spécialités incontestables de leurs attributions. Il est donc impossible, dans un rapport plus ou moins officiel, de ne pas atténuer les situations et de ne pas rendre justice aux hommes, tout en condamnant le système.

Oui, le système est mauvais, ses défauts ont été signalés dans plusieurs mémoires; SCRIVE a pu écrire et dire ce qu'il a souffert (1); il a compromis sa belle intelligence aux ambulances en Crimée et n'est rentré en France que pour mourir à la suite d'une longue excitation nerveuse. BAUDENS, lui aussi, après les cruels tourments que lui donna la responsabilité purement morale (2) de son inspection médicale pendant la campagne et après avoir vu succomber, *en trois mois,* pendant une formidable épidémie de typhus qu'il voulait et pouvait conjurer, 10,000 hommes en Crimée et à Constantinople et 46 médecins (le chiffre total de la mortalité de ces derniers est de 82) épuisés par les fatigues et livrés ainsi sans résistance à la contagion, n'a pu se défendre d'un profond chagrin; sa vigoureuse santé n'a pas résisté à tant d'épreuves et il n'a revu la France que pour mourir d'une maladie du foie. — Dans l'état actuel de notre organisation, l'intendant seul est responsable puisqu'il ordonne. Le médecin du grade le plus élevé ne peut que prévoir et conseiller; mais que devient la responsabilité quand celui qui ordonne est aussi celui qui contrôle le résultat de ses ordres? — MICHEL LÉVY, qui avait précédé Baudens en Crimée et à Constantinople, est encore là pour dire ses efforts de tous les jours, ses prévisions écrites et trop exactement réalisées, ses luttes incessantes (3) contre un système qui déplace la compétence et annihile l'action médicale. Il n'avait pas seulement prévu les épidémies qui, dix fois plus meurtrières que le feu de l'ennemi, ont enlevé un quart de l'effectif, mais il avait

---

(1) Scrive, Extraits de la correspondance, pages 766 à 770.
(2) Baudens, Correspondance, pages 752, nᵒˢ 47, 49, 50, 51, 52, 53 et 57.
(3) Michel Lévy, lettre nᵒ 27, pages 731-732.

indiqué les moyens de les prévenir et d'en combattre les désastreux effets (1).

Oui, le système est mauvais. Blanchot, l'intendant en chef de l'armée d'Orient, n'a pas résisté à ses énormes préoccupations de tous les jours pendant cette longue campagne, alors qu'il devait pourvoir à tous les besoins d'une armée cependant immobilisée devant Sébastopol; il a succombé après son retour, et l'on peut dire que Paris de la Bollardière, intendant en chef de l'armée d'Italie, est allé mourir à Amélie-les-Bains, épuisé, lui aussi, par ses efforts incessants dans la direction de tous les services confondus sous le nom de services administratifs.

Que dire d'un système fatal à ceux qui en ont la responsabilité réelle ou morale et qui n'atteint que si imparfaitement le but qu'on se propose? C'est qu'ici l'intelligence n'a pas seulement à lutter contre des forces qui se ploient à son service dès que l'évidence les y contraint, mais contre des préjugés étayés par la vanité et contre de vieux errements qui résistent aux réformes avec toute l'indolence de l'habitude.

L'étude des maladies des armées, dues surtout au respect de ces vieux errements si peu en rapport avec les progrès du jour, dues encore à l'indifférence en matière d'hygiène et de prophylaxie, prouve que dans toutes les grandes guerres jusqu'à nos jours, malgré l'expérience acquise et bientôt oubliée, malgré les observations, non assez comprises, des hommes les plus éminents du corps médical, aucun perfectionnement décisif n'est venu modifier une situation qui intéresse à un si haut degré le pays tout entier. *C'est qu'avec le même système et les mêmes moyens, on ne peut jamais arriver qu'à des résultats toujours les mêmes.* Un autre système déplacerait, il est vrai, une part d'autorité aujourd'hui sans partage.

Les faits et les déductions qu'on en peut tirer seront donc un jour plus forts que le système et que ceux qui croient devoir persister à le défendre; et l'histoire proclamera comme un bienfaiteur de l'humanité le ministre qui, ému des résultats et s'éclairant des faits, reconnaîtra que la mission du médecin d'armée n'est pas limitée aux soins à donner aux blessés et aux malades, mais qu'elle s'étend à tout ce qui peut adoucir leurs souffrances, assurer l'intégrité de leur santé, diminuer la mortalité et le nombre des mutilations qui les privent de leurs membres, prévenir les maladies,

---

(1) Voir Pièces justificatives, pages 711 à 770 de ce volume.

les épidémies, et qu'il a besoin d'autant d'autorité que d'initiative pour
lutter immédiatement, sans hésitation, à propos et avec efficacité contre
les maladies qui déciment une armée. Lui seul pressent la menace épidémique; mieux que personne il conçoit les moyens de lui résister; lui
seul voit les souffrances en détail, et mieux que personne il comprend les
moyens de les soulager. Il est donc indispensable de lui laisser la responsabilité tout entière avec l'émulation et le mérite du succès.

La campagne d'Italie, si glorieuse pour nos armes et pour l'Empereur,
si remarquable par une succession non interrompue de victoires, se distingue aussi par la rapidité du transport des troupes en Piémont. Elle a
inauguré, en présence de l'ennemi, l'emploi des voies ferrées et de la télégraphie électrique; et l'armée, par son énergie et malgré de nombreuses
difficultés, a toujours su répondre à l'habile direction de son chef.

Ces conditions nouvelles ont soumis le système à de grosses épreuves;
elles ont réagi sur tous les services et particulièrement sur le service de
santé; aussi les enseignements obtenus pendant la campagne d'Orient et
cette dernière grande guerre, fournissent-ils les éléments d'un immense
progrès à réaliser pour la bonne organisation des services administratifs
et du service médical d'une armée, et ils méritent d'être scrupuleusement
appréciés.

En présence d'une affluence considérable de blessés et de malades
français et autrichiens, dépassant de beaucoup les ressources officielles
et celles du personnel médical, l'organisation d'un grand nombre d'hôpitaux dut être laissée d'urgence à l'initiative des médecins civils, *directeurs, en Italie*, des établissements hospitaliers. Cet expédient, nécessité
par des besoins pressants et imprévus, a providentiellement suppléé
comme asile à l'insuffisance des moyens administratifs; mais il fallut avoir
recours partout, même dans les quelques hôpitaux réguliers de l'armée, à
des aides requis à la hâte, presque tous sans expérience, à des élèves
n'ayant jamais vu une blessure, ne sachant pas faire un pansement, et tous
payés aussi cher que s'ils avaient eu les connaissances indispensables.
Cette situation ne suffit-elle pas pour expliquer la grande mortalité à la
suite d'opérations qui donnent généralement de meilleurs résultats (1)? —

(1) A l'occasion des amputations de la cuisse, à Alexandrie, le Dʳ Restelli, médecin italien,
directeur de l'hôpital Sainte-Marthe, accuse lui-même « des pansements peu intelligents,

Le corps médical de tous les pays du monde nous demande compte de nos insuccès; qu'avons-nous à répondre? — Il est en effet facile de comprendre que le résultat d'une opération est peut-être moins dans l'opération elle-même que dans les soins ultérieurs qu'exige l'opéré, et dans les conditions plus ou moins bonnes dans lesquelles il se trouve placé. Il est encore aussi évident, au point de vue humanitaire et économique, qu'un pansement bien fait corrige parfois ce qu'une opération, faite précipitamment sur un champ de bataille, peut avoir d'imparfait; tandis qu'un pansement mal fait compromet le succès de la meilleure opération, et s'il s'agit d'une blessure, d'une fracture surtout, il peut entraîner la mort ou au moins une difformité irrémédiable, ou enfin nécessiter la perte d'un membre. En un mot, les soins inintelligents de jeunes gens non initiés, étrangers à nos habitudes et à notre langage, ne peuvent donner que de tristes résultats, qui se traduisent en pensions plus onéreuses en définitive pour le Trésor que l'entretien d'un effectif médical suffisant et instruit. Peut-on d'ailleurs méconnaître l'influence qu'exerce sur le soldat l'assurance qu'il doit toujours avoir, s'il est blessé, de ne pas perdre son sang dans de longues heures d'attente; que, près du lieu où il combat, une main amie et exercée sera toujours prête à panser sa blessure et qu'il recevra dans les hôpitaux tous les soins auxquels il a si bien droit?

Nous ne pouvons présenter ici que d'une manière générale des données s'appuyant sur les faits nombreux que la correspondance de chaque jour et les pièces justificatives établiront dans leur ordre chronologique, nous réservant de consacrer un chapitre spécial à chacune des questions importantes que nous soulevons bien plutôt dans l'intérêt de l'armée et du service de santé que dans celui du corps médical militaire. On verra alors si les médecins ont toujours cherché à se multiplier spontanément et sans cesse pour faire face aux exigences des situations les plus graves, et l'on dira, nous n'en doutons pas, que si le corps médical peut grandir encore par la science et l'importance de sa mission, il ne grandira plus par son dévouement, son abnégation et son courage, qui ont atteint les limites du possible.

---

laissant beaucoup à désirer, et trop souvent faits par des mains peu exercées. » Voir tome 2, page 747.

« On a dû faire appel aux médecins des campagnes, aux médicastres de toutes sortes qui pullulent en Italie, enfin aux élèves en médecine pour leur abandonner des services chirurgicaux importants. » Dr HASPEL, médecin principal.

Mais si l'histoire de la campagne de 1859 réserve une honorable page au corps médical, elle n'oubliera pas le médecin en chef de l'armée d'Italie. Suivant la voie tracée par son noble père, il a pu, avec la volonté de l'Empereur, dominer énergiquement la situation, et, malgré la masse énorme des combattants, préserver l'armée des maladies infectieuses, compagnes obligées jusque-là des grands rassemblements d'hommes, et faire prévaloir le principe de la dissémination des malades, comme première condition de salubrité des hôpitaux et comme condition absolue du succès des opérations chirurgicales et des tentatives de chirurgie conservatrice.

Pour résumer ces considérations générales, disons que, malgré les révisions jugées nécessaires et annoncées dans deux rapports à l'Empereur, les règlements les plus récents (1865) assurent de plus en plus l'autorité de l'intendant, alors qu'il faudrait s'appliquer bien plus utilement à établir celle du médecin. Nous osons donc espérer, qu'à l'exemple de la Prusse, de la Belgique, de l'Angleterre et des États-Unis d'Amérique, on arrivera en France à comprendre que l'hygiène de l'armée et le service sanitaire qui protégent et sauvegardent directement la vie de tant de milliers d'hommes, doivent cesser d'être considérés comme des accessoires du service administratif et de relever de fonctionnaires très-honorables sans doute, mais incompétents, et déjà surchargés de trop d'attributions et de détails multiples et variés. Nous pensons, en effet, qu'en raison de son utilité de plus en plus reconnue, de son importance toujours croissante en présence du perfectionnement des agents de destruction, en raison surtout du bon sens et de l'expérience, le corps médical, autonome dans sa spécialité, comme le génie et l'artillerie, et dirigé aussi par ses propres chefs, doit être libre enfin de rendre à l'armée, et par conséquent au pays, tous les services dont il est capable, et qu'ils ont le droit d'attendre de lui.

En quoi la spécialité reconnue du génie et de l'artillerie nuit-elle à l'unité de commandement; en quoi la spécialité du service de santé nuirait-elle soit à l'unité de commandement, soit à l'unité de direction administrative? Quel inconvénient peut-on voir à ce que la direction médicale soit plutôt dans les attributions d'un médecin en chef toujours présent, bon juge de l'exécution, et dont ce sera l'unique préoccupation, que dans celles d'un intendant qui dirige à distance et qui doit s'occuper de bien d'autres services tous très-importants?

La situation anormale, unique dans l'armée, faite à un corps spécial et le plus spécial de tous, mis hors du droit commun par son assujettissement à un autre corps, produit nécessairement un profond malaise, et devient une des causes de l'extrême difficulté de son recrutement. Il est, en effet, le seul dans l'armée qui ne puisse parvenir à remplir ses cadres, et qui présente le plus de démissions et le plus de mortalité.

A quoi cela tient-il? Nous allons le dire : pourquoi le ministre n'interroge-t-il pas l'histoire? Il verrait que plus le niveau scientifique du corps médical militaire s'est élevé, plus aussi il y a eu de démissions et de demandes de retraites anticipées. — Il verrait, qu'à part quelques illustrations qui ont surgi et dont les noms sont gravés sur l'Arc de triomphe, le corps médical, il y a à peine cinquante ans, se recrutait encore fort mal, non pas au point de vue du nombre, car on faisait facilement un médecin d'un infirmier, d'un soldat de bonne volonté, ou d'un élève de première année, mais bien au point de vue de la qualité, puisqu'il n'était pas question de titres universitaires. L'armée n'a-t-elle pas vu et connu pendant trop longtemps de ces chirurgiens, braves sans doute, comme on l'est en France, mais d'origine et de science équivoques qui ont laissé un souvenir de défiance trop généralisée? — Il comprendrait qu'on a pu imposer ce qu'on a voulu à des hommes trop heureux de saisir avec empressement et de conserver une position inespérée. — Il reconnaîtrait que telle n'est plus la situation, et qu'aujourd'hui, si le nombre fait plus défaut que la qualité, c'est en partie parce que les admissions dans le cadre du service de santé de l'armée se font maintenant par des médecins inspecteurs, jaloux à juste titre de la considération du corps qu'ils doivent sauvegarder; c'est parce qu'on n'est reçu comme *élève* à l'école impériale de médecine du Val de Grâce qu'autant qu'on est docteur en médecine d'une des facultés de l'Empire et qu'on subit, à l'entrée comme à la sortie de cette école, des épreuves assez sérieuses pour que de nombreux refus d'admission et des éliminations se comptent en bon nombre, chaque année, comme dans les autres écoles militaires. — Ces hommes nouveaux, à la hauteur de leur mission, sachant ce qu'ils valent, peuvent-ils se contenter d'une situation fatalement subalternisée jusqu'au sommet de leur hiérarchie, et blessante pour leurs convictions professionnelles trop souvent en opposition avec les mesures qui sont prises et qui engagent leur responsabilité morale?

Il y a certainement encore d'autres raisons qui éloignent les jeunes médecins animés d'une noble et légitime ambition : c'est la perspective d'une carrière sans prestige et d'une mort vulgaire dans un hôpital.

Veut-on assurer le recrutement du corps de santé, veut-on que les écoles de médecine militaire soient aussi recherchées que les autres écoles de l'armée? Il faut donner largement aux médecins le moyen de se constituer fortement; il faut en faire autre chose que des agents du service administratif, car ils sont des combattants à leur manière; il faut les placer au même rang que les officiers, leurs anciens émules au collége; ils ont la même origine, ils doivent avoir droit aux mêmes honneurs, ils doivent courir les mêmes chances, les mêmes dangers. Puisque leur hiérarchie ne s'élève pas aux premiers grades de l'armée, il ne faut pas établir d'exceptions restrictives, humiliantes, pour les distinctions qu'ils peuvent mériter; il faut les traiter comme les officiers des grades auxquels ils sont assimilés. Il faut former des ambulances volantes *effectives* (avec un matériel simple, portatif, à dos d'homme) qui suivront les lignes avancées et, sans gêner les mouvements, assureront des secours plus immédiats aux blessés. Mais, m'objecte-t-on, il y aura des médecins tués ou blessés. — D'où vient donc cette excessive sollicitude, qui, sous prétexte de ménager la vie des médecins, craint tant de les exposer au feu de l'ennemi, alors que, malgré l'évidence, on ne craint pas de les livrer à la contagion, dans les hôpitaux, où ils savent cependant mourir d'empoisonnement, comme ils sauraient tomber glorieusement sur le champ de bataille? Qu'un bulletin de l'armée indique dix médecins tués et quarante blessés; qu'on signale ceux qui se sont distingués; le lendemain, cinq cents médecins viendront solliciter leur admission au service, le recrutement sera désormais assuré, et le nombre ne fera pas plus défaut que la qualité.

Mais lors même que, sous l'influence de salutaires réformes, on verrait se compléter l'effectif réglementaire actuel du corps de santé, il resterait encore fort au-dessous des exigences du temps de guerre. Il serait donc important, au début d'une campagne, de pouvoir doubler promptement le nombre des médecins d'armée. — Le moyen semble si difficile, qu'on serait tenté de croire qu'il y a de graves motifs pour que le corps médical ne soit pas aussi fortement constitué que tous les autres corps de l'armée. — N'avons-nous pas vu, en Orient comme en Italie, la nécessité imposer des expédients aussi tristes que tardifs?

En effet, si, pressé par le besoin, on fait appel aux étudiants en médecine, les plus aventureux mais non les plus instruits se présentent, et leur zèle ne compense pas toujours leur inexpérience et leur inaptitude. Ce renfort apporte souvent plus d'embarras que de secours ; l'essai fait en 1859 n'est pas encourageant. Si l'on envoie à l'armée tous les médecins des garnisons et des hôpitaux de France, il faut les remplacer par des médecins civils, et là se présentent encore des difficultés et des inconvénients de plus d'un genre, bien propres, après maintes épreuves, à faire renoncer à ce moyen.

La solution du problème n'est cependant pas impossible : dans notre précédent rapport nous en avons présenté une aussi simple que facilement réalisable, pratique et par conséquent très-digne de l'attention du ministre de la guerre. Nous croyons devoir la représenter encore.

La loi fixe à bon droit un âge de retraite pour les médecins militaires, et elle ne saurait l'étendre davantage sans porter une grave atteinte aux conditions de l'avancement déjà trop retardé. Cependant il est de fait qu'à l'âge où les médecins militaires sont mis à la retraite (50, 56, 58, 60 et 64 ans, suivant le grade), âge qui cependant est une garantie de leur expérience, ils sont presque tous très-capables encore de pratiquer un art qu'ils exercent alors, pour la plupart, au sein des populations civiles avec une digne autorité. En établissant pour ces praticiens émérites un cadre de réserve ou de disponibilité, on pourrait utiliser, *à l'intérieur, en temps de guerre,* leur expérience et leurs services pour quelques années encore, et moyennant un supplément proportionnel de pension, ils resteraient à la disposition du ministre, pour remplacer dans les hôpitaux et les corps de troupes de France ou d'Algérie les médecins militaires du cadre d'activité qui pourraient tous être appelés à l'armée.

Alors les ambulances pourraient avoir un personnel en proportion des besoins ; les combattants seraient secourus plus promptement et plus efficacement ; aucun des services médicaux de l'intérieur ne serait en souffrance ; on n'introduirait pas dans le corps médical des éléments défectueux à plus d'un titre, mais on utiliserait, en les honorant, ces vétérans au talent éprouvé dont on avait dû se priver trop tôt.

Toutes nos observations s'appuient sur des preuves qu'on rencontrera à chaque page ; elles ont pour elles l'évidence des faits, la logique des déductions, la consécration de l'expérience faite dans de grandes armées étrangères et au moins la probabilité de leur succès dans la nôtre. La raison et le bon sens feront donc triompher, n'en doutons pas, des aspirations légitimes basées sur l'intérêt de l'armée et du pays.

Quelques hommes sérieux, étrangers au corps médical et même à l'armée, nous ont judicieusement fait remarquer que si le système était si imparfait que nous le disons, au moins en ce qui concerne le service de santé, que si les résultats et les causes auxquelles nous les attribuons étaient si évidemment déplorables, il se serait rencontré des fonctionnaires assez administrateurs pour comprendre l'urgence d'une réforme radicale. — Mais qu'opposer à cette force qu'on appelle la routine et qui usurpe quelquefois le nom de tradition? « quelle idée utile à l'humanité, quelle vérité de quelque importance a jamais pénétré jusqu'à l'application sans rencontrer de résistance, sans avoir de luttes à soutenir, sans blesser quelques prérogatives qu'on veut bien dire sacrées, parce qu'elles ont été établies pour d'autres temps et d'autres hommes (nivôse et ventôse an III)? »

Parmi les objections qui ont été faites aux réclamations du corps médical, aucune n'est sérieuse; il n'y en a aucune qui ne doive être immédiatement écartée par la logique des faits et des résultats. Ainsi on a dit que le médecin avait la ridicule prétention d'éclairer parfois le commandement au sujet de certaines mesures hygiéniques. — Est-ce donc pour gêner le commandement auquel le médecin est soumis, auquel il n'a jamais contesté le droit de s'occuper de tous les intérêts de ceux qu'il commande, et auquel il ne demande pas de *subordonner ses plans et ses opérations militaires aux possibilités médicales*, ou bien est-ce pour éveiller son attention sur les causes de réduction des régiments quand ces causes peuvent être facilement et efficacement prévenues ou combattues? Le médecin ne sait-il pas que le but tactique doit primer la tâche de la philanthropie (1)? Est-il donc si prétentieux, si ridicule, tout en économisant les hommes et les deniers, de chercher à assurer la présence de plus de baïonnettes dans le rang? Et, quand les soldats sont dans les hôpitaux, est-il encore si déraisonnable de vouloir éviter l'excès de la mortalité, l'excès de la dépense par des mesures hygiéniques indiquées, écrites partout, dans les livres les plus élémentaires, même dans les *Traités d'administration militaire*, mais complétement méconnues ou oubliées, par la direction administrative, quand il serait urgent d'en faire l'application? C'est alors qu'apparaîtrait la part

---

(1) Notre rapport sur la campagne d'Orient, p. 691.

de l'initiative médicale, si le médecin d'armée avait la direction de son service et l'intendant le contrôle de la dépense. C'est alors que le médecin, dégagé des entraves qui le retiennent, libre dans ses inspirations professionnelles, montrant à l'armée et au pays ce que peuvent son dévouement et sa science judicieusement appliqués, pourrait grandir et s'élever à la hauteur d'une mission conservatrice autant que réparatrice.

Nous ne citerons qu'un exemple entre mille pour démontrer que les préceptes les plus sages, que les principes les mieux justifiés par l'expérience sont établis pour la règle mais non pour l'exécution. Nous trouvons, en effet, dans les traités d'administration et dans les dispositions prises par le ministre pour l'organisation des hôpitaux pendant la guerre, « *qu'il faut, en campagne, beaucoup d'hôpitaux et point de grands hôpitaux; qu'un hôpital de 4 à* 500 *malades est le plus grand établissement que l'on doive former;* (1) » nous voyons, d'un autre côté, que tel est bien aussi l'avis du ministre, puisque le matériel hospitalier envoyé par ses ordres à l'armée est fractionné par hôpital de 500 lits et que le personnel médical désigné est proportionné à ce nombre de lits. — Mais à côté de l'autorité de la science, il y a l'intendant qui est le *délégué du ministre* et qui a ses principes hygiéniques tout personnels. La preuve, la voici, et, pour ne parler que de faits relatifs à la campagne dont nous faisons l'histoire médicale, c'est l'intendant en chef de l'armée d'Italie qui la fournit dans son récit des opérations administratives en 1859 et dont nous reproduisons le passage suivant : « A Gênes, la caserne de San Benigno fut la première affectée au service d'un hôpital militaire; la contenance du bâtiment inférieur fut limitée à 1,300 *lits, afin de bien remplir toutes les conditions commandées par l'hygiène.* »

On a objecté aussi, en vue de l'unité de direction administrative, que l'intendant seul pouvait recevoir les confidences essentiellement secrètes du commandement sur les mouvements des troupes, afin d'assurer leur existence matérielle. — L'intendant en chef est au grand quartier général, près du général commandant, mais le médecin en chef s'y trouve aussi, et, l'un n'inspire pas, que nous sachions, plus de défiance que l'autre. — Quelle est, d'ailleurs, l'importance de ces confidences? et, dans l'immense majorité des cas, sont-elles réellement un secret qu'on ne confie qu'à l'intendant? Prenons pour exemple le mouvement le plus remarquable de

---

(1) Vauchelle, ouvrage cité, tome III, pages 311 et 312.

I.

la campagne : quand, après le combat du 20 mai et la concentration de toute l'armée sur la rive droite du Pô, entre Alexandrie et Montebello, l'ordre de faire transporter 800,000 rations à Verceil, a été donné, le 26 mai, à l'intendant général Paris, il n'était certes pas jusque-là dans le secret du mouvement projeté de la droite vers la gauche, puisqu'il avait accumulé à Tortone, comme il le dit lui-même, tous ses approvisionnements et « des masses de denrées tirées d'Alexandrie et de Gênes dans l'hypothèse d'un passage du Pô entre Plaisance et Pavie. » Ce mouvement, commencé le même jour, 26, était-il un secret pour le médecin en chef Larrey ? et quand même, pour diriger le service médical qui marche, personnel et matériel, à la gauche des divisions, le médecin en chef n'aurait besoin de recevoir les *confidences* du commandement que pour évacuer les blessés qui seraient aux ambulances et pour demander à l'intendant le remplacement des objets de pansement employés.

Que gagneriez-vous à être sous les ordres d'un médecin en chef placé lui-même sous les ordres directs du commandement, me disait un jour, pendant une promenade en forêt, un intendant général, cherchant à m'attendrir par le tableau du bonheur d'avoir des intendants pour chefs? Sollicitude, protection, défense de nos intérêts, rien n'y manquait. Les médecins étaient des ingrats pour lesquels l'intendant avait trop de tendresse; tandis que les généraux, sans égards pour des non-combattants, les traiteraient militairement et les sacrifieraient toujours au sabre ; d'ailleurs un médecin en chef *effectivement* directeur du service ne pourrait avoir autant d'influence qu'un intendant, pour prendre ou défendre les intérêts de ses subordonnés. — Pour toute réponse, je me contentai de lui montrer de grands arbres dominant de pauvres arbrisseaux végétant à leurs pieds, et de lui dire : Écoutez, je vais vous traduire la conversation que j'entends : — Les *grands arbres*. Heureux arbrisseaux, pourquoi vous plaignez-vous sans cesse ; nous vous protégeons contre l'ardeur du soleil, nous vous abritons lorsque le vent souffle, nous vous défendons lorsque gronde l'orage. — Les *arbrisseaux*. Nous aussi, nous deviendrions des arbres, si vous ne nous empêchiez pas de grandir, et, s'il nous était permis de nous élancer pour échapper à l'ombre dont vous nous couvrez. Vous ne voulez pas que nous devenions assez forts pour nous montrer au soleil et pour braver le vent et l'orage. Vous craignez que, pleins de séve et libres dans notre développement, nous dépassions bientôt vos têtes altières.

S'il en était autrement, me répliqua l'intendant, le corps de l'intendance perdrait une de ses plus belles attributions et serait réduit au simple rôle de fournir le matériel nécessaire aux ambulances et aux hôpitaux et d'en contrôler l'emploi ; le corps médical, par ses rapports avec le commandement, serait indépendant du corps administratif et exercerait sur les opérations de ce corps une sorte de contrôle qu'il ne peut accepter sans s'affaiblir ; l'intendant contrôle tous les services, mais ses actes ne doivent être contrôlés que par le ministre dont il est le délégué.

Nous lisons en effet dans un *Cours d'administration militaire* déjà cité, que, « par délégation du ministre auquel on ne conteste pas la double nature de *directeur* et de *contrôleur* des affaires du département de la guerre (1), l'intendant devient un *alter ego* de ce haut fonctionnaire (2), qu'il n'est point l'homme du général (3), qu'il n'appartient qu'à la république (4) (lois du 28 nivôse et 16 ventôse an m) et que c'est elle seule qu'il doit servir tout en cherchant à mériter la confiance du général. »

Nous pensons que cette indépendance était applicable à l'ancien corps du contrôle (inspecteurs aux revues), mais qu'elle ne peut se concilier avec la subordination de l'intendant au général commandant ; cela constitue un contre-sens ; le même fonctionnaire militaire ne pouvant être en même temps le subordonné et le contrôleur de celui qui commande et qui a la responsabilité. Nous invoquerons encore ici le témoignage d'un intendant auquel on ne refusera pas l'expérience ; citons-le textuellement : « Dans la situation actuelle, les membres de l'intendance militaire sont à la fois chargés de fonctions administratives et de fonctions de contrôle. Pour administrer, ils doivent être subordonnés au commandement, et pour contrôler, ils ont besoin d'être indépendants de lui. Étant chargés à la fois d'administrer et de contrôler, ils n'ont ni toute la subordination désirable pour administrer, ni toute la liberté désirable pour contrôler. De cette situation, il résulte que les différents services que le contrôle est destiné à rendre ne sont qu'imparfaitement remplis. Nous proposons de placer dans des mains toujours différentes les fonctions de contrôle et les fonctions de direction. » WEST, intendant militaire, *Puissance des armées*, pages 391 et 404.

Après cette petite digression qu'on excusera, ajoutons que d'autres intendants moins communicatifs peut-être nous ont opposé seulement les rapports nombreux du service médical avec le service administratif, la nécessité d'un matériel considérable, les moyens de transport des blessés et

---

(1-2-3-4) Vauchelle, tome III, pages 91, 95, 105 et 106.

des malades, moyens dont ils disposent et qu'ils ont mission de fournir et de diriger. — Fournir oui, diriger est plus difficile; les moyens peuvent être du ressort de l'intendant, mais l'opportunité et les conditions plus ou moins favorables de l'emploi sont évidemment du ressort du médecin.

Quelques-uns nous ont dit aussi avec quelque apparence de raison que le médecin doit-être laissé complétement aux soins à donner aux malades et qu'il n'est point initié à la science administrative.

Notre réponse ne s'est pas fait attendre, la voici : — 1° La direction d'un hôpital ou d'une ambulance n'exige pas, une fois le service réglé, que le médecin directeur soit sans cesse absorbé par les détails accessoires ; pourquoi le serait-il plus que le sous-intendant, qui a non-seulemen: *tous les services administratifs à diriger et à contrôler*, mais qui joint à cela la direction d'un grand nombre d'hôpitaux ; à Constantinople, un seul sous-intendant n'avait-il pas la direction de douze hôpitaux, toujours trop pleins et éloignés de plusieurs kilomètres les uns des autres ; En Italie, le même sous-intendant ne s'est-il pas trouvé dans une situation aussi difficile à Milan avec 25 hôpitaux ; à Alexandrie, à Brescia, n'étaient-ce pas des sous-intendants adjoints qui avaient la direction de tous les services administratifs en même temps que celle de nombreux hôpitaux et même, par délégation, l'inspection administrative (1). — 2° Il n'y a pas de raison pour qu'on suppose un médecin moins intelligent qu'un intendant, et à la rigueur un décret peut le faire administrateur au même titre qu'un décret fait d'un capitaine un intendant. — 3° Pendant la période active de la campagne d'Italie, ce sont les médecins militaires (2) qui ont cherché, indiqué et les médecins civils qui ont organisé la plupart des hôpitaux dans les moments les plus difficiles, comme le prouve leur correspondance, et, s'ils n'avaient été que médecins, on aurait rencontré de cruels embarras, même en pays ami. — 4° Enfin, nous sommes loin de vouloir tenir nous-mêmes la comptabilité, nous faire gardes-magasin du matériel ; ces fonctions doivent toujours être l'affaire d'un officier d'administration, sous la direction du

---

(1) Voir lettres du 6 août 1859, p. 487, et du 6 septembre, p. 514, t. Ier.

(2) « L'administration supérieure de l'aile gauche de l'armée, 3e et 4e corps, fut confiée au début de la campagne à M. de Lavalette, sous-intendant militaire. Aux prises avec des accroissements d'effectif qui décuplaient, du matin au soir, le chiffre des consommateurs, il pourvut à tous les besoins par des ressources tirées de Lyon, créées sur place ou cédées par l'administration piémontaise. Ce même sous-intendant eut pendant toute la durée de la campagne, la direction supérieure des ambulances et des hôpitaux. » Paris, *Des Opérations administratives pendant la campagne*, 1859.

médecin et sous le contrôle de l'intendance. Nous n'aspirons donc, dans l'intérêt même du service, qu'à la direction (sous les ordres du commandement et du médecin en chef) de l'ambulance ou de l'hôpital qui, dans l'état actuel des choses, n'ont pas de *chef réel*, puisqu'il y en a trois indépendants les uns des autres, quoique presque toujours de grades inférieurs à celui du médecin : 1 médecin, 1 pharmacien comptable et un officier d'administration comptable, et qu'aucun d'eux ne commande en l'absence du sous-intendant. — Il fallait même cette triplicité fort inutile de chefs pour justifier l'action d'un chef étranger au moins à deux de ces services, le *sous-intendant*, qui n'est pas présent, car il ne peut être partout à la fois, alors qu'il serait urgent de prendre une décision immédiate.

Vouloir tout diriger, vouloir être présent partout, c'est vouloir être faible ou nul partout. Le sous-intendant ne peut être, en effet, dans les marches ou pendant le combat, près du général, *sa place réglementaire* en même temps qu'à l'ambulance, aux subsistances, aux fourrages, etc. Il ne peut, comme le prescrit le règlement, s'occuper de l'enlèvement des blessés du champ de bataille, des distributions de vivres, assurer le campement et surveiller le parc aux bestiaux, faire des réquisitions, correspondre avec l'intendant, explorer les granges, les magasins, les fours existant dans la localité et ses alentours, saisir les denrées abandonnées par l'ennemi, faire manutentionner pour donner du pain à sa division, etc., etc. On le voit, rien que par cet exposé bien incomplet, les attributions du sous-intendant sont si nombreuses qu'il est impossible de concevoir que l'administrateur le plus consommé puisse y suffire. Mais ce qu'il y a de plus extraordinaire, c'est que l'ubiquité ne pouvant pas être réglementaire, comme toutes ces attributions que nous venons de citer l'exigeraient, chaque ambulance ou hôpital, chaque service distinct, devraient avoir un chef qui commande en l'absence du sous-intendant. Qui donc est, par exemple, le chef de l'ambulance dont l'organisation, ainsi qu'on se plaît à le dire, est si complexe, tandis qu'en réalité, il n'y aurait rien de plus simple, si on le voulait? Personne et par conséquent tout le monde, quand il n'y a pas un adjoint délégué par le sous-intendant. Qui devrait être le chef, car pour l'ordre, il faut toujours que quelqu'un commande?—Cinq hommes détachés sont commandés par un caporal; si un colonel est absent, le lieutenant-colonel prend la direction du régiment; il en est de même pour toutes les fractions de corps; c'est une règle générale dont on comprend l'importance et qui ne présente d'exception que pour le service des ambulances et des hôpitaux. — Est-ce parce que ces services sont tellement importants qu'il n'est pas utile qu'ils aient toujours un chef, ou bien, le besoin du bon ordre, l'harmonie du concours de plusieurs fonctionnaires, l'intérêt bien entendu du service exigent-ils qu'il y en ait trois, trop souvent en désaccord par susceptibilité, par vanité, malgré le grade toujours supérieur du médecin.

En bonne conscience, qui devrait avoir la direction de l'ambulance ou de l'hôpital? Il ne nous sera pas difficile d'établir que ce n'est ni le pharmacien, ni le comptable. Le pharmacien, à n'en pas douter, il n'a de raison d'être qu'autant que le médecin prescrit un remède, et l'on n'en prescrit guère aux ambulances (1); l'officier d'administration, encore moins, un intendant général en a donné les sérieux motifs au Corps législatif dans la séance du 14 juin 1865. Je ne pense pas que ce puisse être l'aumônier, le lieutenant ou le sous-officier du train; reste donc le médecin dont les titres sont indiscutables.

Il faut bien se pénétrer de cette situation, reconnaître le malaise inévitable, les nombreux conflits d'attributions entre trois individus revendiquant leur titre de chef du service médical, chef de la pharmacie, chef du matériel et des infirmiers, comprendre ce que ces tiraillements ont de nuisible aux intérêts du service et ne pas se borner à la défense d'un principe qu'on généralise beaucoup trop : le commandement et l'administration ; — principe contraire à l'unité de commandement et qui peut faire dépendre les inspirations du général de l'intelligence administrative de l'intendant.

Laissons de côté les vieilles ornières devenues dangereuses, soyons de notre temps, suivons la voie du progrès ; ne redoutons pas les changements utiles, « rappelons-nous que s'ils entraînent des froissements d'amour-propre, dans la période de transition, ces froissements n'intéressent qu'un petit nombre d'individus, qu'ils n'ont pas de durée et que les améliorations subsistent avec les bienfaits qu'elles consacrent. »

Rien n'est parfait dans ce monde, mais tout est perfectible, et les services administratifs subiront la loi commune.

Trop jaloux d'autorité pour le corps de l'intendance, les intendants chargés de l'organisation des services dits administratifs, ont fait fausse route en réunissant dans les mêmes mains la direction et le contrôle et en admettant que le but administratif doit dominer le but médical. Le contraire

---

(1) Voir la consommation pharmaceutique des 27 ambulances de l'armée d'Italie, tome I, page 633 et suivantes.

est seul vrai. L'ambulance et l'hôpital sont évidemment fondés pour les blessés et les malades, et non pour promener des caissons de linge à pansement, meubler une salle de lits et d'ustensiles divers, ou établir des états de dépenses. Le fait principal est le traitement et la guérison ; le fait secondaire, conséquence du premier, est le matériel indispensable, la comptabilité et le contrôle.

On le voit, de coopérative qu'elle doit être, l'administration a subordonné le but médical au but administratif, placé le caisson au-dessus du blessé, le lit au-dessus du malade, le matériel au-dessus du médecin et renversé, là encore, les termes de la proposition.

On m'excusera sans doute de chercher à combattre une routine dangereuse et de demander, dans l'intérêt des blessés et des malades, plus d'autorité, plus d'initiative, partant plus de considération pour le corps médical auquel j'ai l'honneur d'appartenir.

Des erreurs administratives se produisent, se propagent et finissent par être considérées comme des nécessités. Ainsi, pour ne citer toujours qu'un exemple : « on prend pour idéal du service hospitalier militaire, le fonctionnement des hôpitaux civils, et l'on compare le médecin militaire au médecin des hospices civils, et le soldat aux tristes hôtes des asiles de la charité. Voyez, dit-on, des professeurs, des hommes distingués, pour une minime indemnité, prêtent aux administrateurs des villes leur science, leur concours, leur dévouement ; ils sont surajoutés aux hospices pour l'exercice de leur art et se soumettent aux exigences économiques d'une commission administrative directrice. Cela est vrai, les administrations municipales sont pauvres, et elles traitent le pauvre avec les ressources toujours insuffisantes de la charité (1). La différence des hôpitaux militaires, comparés aux hospices civils dûs à l'assistance publique est évidente, elle s'explique par une différence essentielle d'institution ; l'hospice civil est une *forme de la charité sociale*, l'ambulance et l'hôpital militaire *acquittent la dette de l'État* (2). D'où il résulte que les municipalités impuissantes pour entretenir un personnel de médecins s'adressent à la charité, à la curiosité scientifique et au besoin de réputation. — Il n'en est pas ainsi des hospices d'aliénés des départements ou de l'État. Le médecin

---

(1) D' Goze, médecin principal, *La Médecine militaire en France et en Amérique.*

(2) Michel Lévy, inspecteur du service de santé, directeur de l'École impériale de médecine militaire.

de ces établissements est un fonctionnaire nommé par le ministre et dépendant du contrôle de l'État ; or, ce fonctionnaire est directeur de l'établissement qu'on lui confie. — Enfin, le médecin des hospices, auquel on compare le médecin militaire, n'est assujetti à aucune discipline, n'est pas prêt à marcher sur un signe jusqu'au bout du monde ; s'il prête son concours, sa carrière n'est pas là ; il demeure libre, indépendant, et si une administration besoigneuse et tracassière lui fait par trop échec, il se retire. Souvent il déplore la parcimonie ; mais encore admet-il quelle soit permise à qui ne possède guère et ne fait que l'aumône.

Selon la lettre et l'esprit du décret de 1793, qui n'en décide pas sans motifs, un médecin militaire est essentiellement militaire. Celui qui vit en contact continuel avec le soldat, qui le suit partout, en paix comme en guerre, dans ses chambrées, aux exercices, sous la tente, au bivouac, pendant l'étape, à la tranchée et sur le champ de bataille, dans les hôpitaux où il meurt à son chevet ; celui qui le soutient, le panse, le console, s'assouplit à ses mœurs et lui parle son langage, pour obtenir un surcroît de confiance ; celui qui se soumet aux rudes lois de la discipline et du Code de l'armée ; celui enfin qui, engagé dans sa voie de devoirs et de droits, cesse de s'appartenir, et suit en tout la destinée des hommes de guerre, celui-là est aussi militaire que le combattant.

On ne peut le méconnaître, ce sont des comparaisons fausses, des vues abstraites et surtout leurs effets pratiques, mauvais toujours, quelquefois désastreux, qui ont déterminé la désertion sans exemple du personnel de santé militaire, égale aux démissions de tous les autres corps réunis de l'armée. — Le médecin militaire a usé sa vie au travail ; il arrive le cœur chaud avec sa science, son art, son dévouement, et il voit tout son courage l'abandonner, toute sa force expirer à l'heure du danger, au milieu des fictions administratives, et en présence d'une hygiène qui a tout perdu, jusqu'à son nom. »

Entraînerai-je des convictions et des réformes ? Je ne sais où j'ai lu, qu'aux jours de la création, un de ces incorrigibles routiniers se serait écrié : Mon Dieu, arrêtez-vous, vous allez déranger le chaos !

ÉTAT

DU

PERSONNEL MÉDICAL DE L'ARMÉE D'ITALIE

ET

NOTES SUR QUELQUES SERVICES.

—————

Service religieux. — Cantinières et Dames de charité.
Médecins italiens et hôpitaux civils. — Service télégraphique.
Trésor et postes. — Dons nationaux.

I.

ÉTAT

DU PERSONNEL MÉDICAL DE L'ARMÉE D'ITALIE

Au début de la campagne l'armée comptait évidemment un trop petit nombre de médecins (124) proportionnellement à l'effectif. Beaucoup de médecins de régiment étaient détachés pour les opérations des conseils de révision; d'autres, ayant obtenu de l'avancement, s'étaient rendus à leurs nouveaux postes et n'étaient pas encore remplacés dans les anciens; aussi plusieurs régiments n'avaient qu'un seul médecin; les batteries d'artillerie, le génie, le train, les réserves, n'en avaient pas. Enfin des mutations nombreuses ont dû être faites pendant que l'armée était en marche, et il est très-difficile d'établir un état parfaitement exact du personnel; nous croyons cependant que les listes nominatives qui suivent, établies d'après un état communiqué par le médecin en chef, sont assez complètes et donnent la distribution du service à la date du 20 juin au 31 juillet.

Nous trouvons aux ambulances, aux hôpitaux et aux divers corps 391 médecins inscrits comme ayant paru pendant la campagne; quelques-uns, sans parler des élèves requis, peuvent n'être pas indiqués, mais ils sont en petit nombre. Par compensation, beaucoup de médecins compris dans les états qui suivent ne sont arrivés en Italie qu'après la fin des hostilités.

L'armée prussienne, pendant la campage de 1866, comptait 1953 médecins de tous grades; le service médical prussien comporte, comme on le voit, un effectif beaucoup plus considérable que le nôtre. (Voir page LXXIII.)

AMBULANCES.

MÉDECIN EN CHEF : BARON LARREY, INSPECTEUR DU SERVICE DE SANTÉ.

Ambulance du g^d quartier gén. impér. BERTHERAND,	médecin principal, chef du service médical.
LEROY,	médecin-major.
LECOMTE,	médecin-major, détaché auprès du médecin en chef.
JACQUEMIN,	médecin-major.

	BAIZEAU,	médecin-major, détaché le 4 juin à Novare.
	DOUCHEZ,	id. id.
	PAULET,	id. id.
	LHONNEUR,	médecin aide-major, détaché le 4 juin à Verceil.
	GAUJOT,	médecin aide-major, détaché le 24 juin à Montechiaro.
	JANIN,	médecin aide-major, détaché le 24 juin à Castiglione.
	GUICHES,	médecin aide-major, détaché le 24 juin à Brescia.

GARDE IMPÉRIALE.

Ambulance du quartier général.	MÉRY,	médecin principal, chef du service médical de la garde impériale.
	ROSSIGNOL,	médecin-major.
	BOULONGNE,	id. aide-major.
	MOURET,	id. id.
	DUBOSCQ,	id. id.
Ambulance de la 1re division.	DELASSUS,	id. major.
	ROZAN,	id. aide-major.
	GLÆSEL,	id. id.
	COURBOULIS,	id. id.
Ambulance de la 2e division.	BOUDIER,	id. major.
	BARBERET,	id. aide-major.
	BEZINS,	id. id.
	PUECH,	id. id.
Ambulance de la division de cavalerie.	ERHMANN,	id. major.
	DE POTOR,	id. aide-major.
	BAELEN,	id. id.

1er CORPS D'ARMÉE.

Quartier général.	CHAMPOUILLON,	médecin principal, chef du service méd. du 1er corps.
Ambulance du quartier général.	MARTÉNOT DE CORDOUX,	médecin-major.
	BARTHET,	id. aide-major.
	FLEURY,	id. id.
	ALLAIRE,	id. id.
Ambulance de la 1re division.	MENUAU,	id. major.
	DUFRESNE,	id. aide-major.
	DUAUTHIER,	id. id.
	SCULFORT,	id. id.
Ambulance de la 2e division.	HOUNAU,	id. major.
	POPPLETON,	id. aide-major.
	RIOUBLANT,	id. id.
	RIZET,	id. id.
Ambulance de la 3e division.	DE SANTI,	id. major.
	MORELLE,	id. aide-major.
	JEAN,	id. id.
	CONTREJEAN,	id. id.

Ambulance de la division de cavalerie. PETITGAND, id. major.
Cocud, id. aide-major.

2ᵉ CORPS D'ARMÉE.

Quartier général. PÉRIER, médecin principal, chef du service méd. du 2ᵉ corps.
Ambulance du quartier général. BRAULT, médecin-major.
BALECH, id. aide-major.
BEDIÉ, id. id.
HAMEL, id. id.
Ambulance de la 1ʳᵉ division. BÉCANE, id. major.
CHAUMERON, id. aide-major.
SPIRE, id. id.
COSTA, id. id.
Ambulance de la 2ᵉ division. CORNE, id. major.
RENARD, id. aide-major.
ROLLET, id. id.
DAVID DE LESTRADE, id. id.
Ambulance de la division de cavalerie. CORDIER, id. major.
MILLIOT, id. aide-major.
ROL, id. id.

3ᵉ CORPS D'ARMÉE.

Quartier général. THOMAS, médecin principal, chef du service méd. du 3ᵉ corps.
Ambulance du quartier général. QUESNOY, médecin-major.
ASPOL, id. aide-major.
CASSES, id. id.
TESSIER, id. id.
Ambulance de la 1ʳᵉ division. COBLENCE, id. major.
ROPERT, id. aide-major.
BILLON, id. id.
DELAUNAY. id. id.
Ambulance de la 2ᵉ division. LACRONIQUE, id. major.
NAVARRE, id. aide-major.
GUIRARD, id. id.
RAOULT DES LONGCHAMPS, id. id.
Ambulance de la 3ᵉ division. GERRIER, id. major.
LÈQUES, id. aide-major.
RIOLACCI, id. id.
LIBERMANN, id. id.
Ambulance de la division de cavalerie. BUSCHAERT, id. major.
PETIBON, id. aide-major.
SCOUTETTEN, id. id.

4ᵉ CORPS D'ARMÉE.

Quartier général. FENIN, médecin principal, chef du service méd. du 4ᵉ corps.
Ambulance du quartier général. RENARD, id. major.
ARMAND, id. aide-major.
MUTEL, id. id.
TIRARD, id. id.

Ambulance de la 1re division.	LEMARCHAND,	médecin-major.
	HERVÉ,	id. aide-major.
	BESSIÈRE,	id. id.
	WIDAL,	id. id.
Ambulance de la 2e division.	GUEURY,	id. major.
	MOLARD,	id. aide-major.
	VÉZIEN,	id. id.
	BUFFET,	id. id.
Ambulance de la 3e division.	LEFEBVRE,	id. major.
	RUEF,	id. aide-major.
	PERRÉON,	id. id.
	ALIX,	id. id.

5e CORPS D'ARMÉE.

Quartier général.	LEGOUEST,	médecin-major, chef du service méd. du 5e corps.
Ambulance du quartier général.	VINCENT,	médecin-major.
	MORAND,	id. aide-major.
	MOUILLAC,	id. id.
	HERBECQ,	id. id.
Ambulance de la 1re division.	PALLIER,	id. major.
	PARET,	id. aide-major.
	GRONNIER,	id. id.
	DOIN,	id. id.
Ambulance de la 2e division.	PHILIPPE,	médecin-major, détaché à Livourne.
	COURBET,	médecin aide-major.
	MARLIER,	id. id.
	CAVAROZ,	id. id.
Ambulance de la brigade de cavalerie.	DAGA,	id. major.
	BIGOT,	id. aide-major.
	HATTUTE,	id. id.
	VERNAY,	id. id.

RÉGIMENTS.

GARDE IMPÉRIALE.

	Médecins-majors.	Médecins aides-majors.	
1er grenadiers.	BRISSET.	PUCELLE.	
2e id.	0	DE SÉRÉ.	
3e id.	DOBBÉ.	BEURDY.	
Zouaves.	EICHACKER.	0	
Artillerie.	RAICHON.	0	
1er voltigeurs.	DUCROQUET.	BILON-DARCY.	
2e id.	GAULET.	DAVID.	
3e id.	SOUVILLE.	0	
4e id.	DEVINEAU.	LEFÈVRE.	RAOULT.
Chasseurs à pied.	PIÉTRI.	NORMAND.	
Artillerie.	THINUS.	BLIN.	
—	»	»	LACIPIÈRE.
Cent-gardes.	»	BACHON.	

	Médecins-majors.	Médecins aides-majors.	
1er cuirassiers.	0	ROGUES.	
2e id.	DE LAQUEILLE.	LUC.	
Dragons de l'Impératrice.	COURCELLE-SENEUIL.	MOREL.	
Lanciers.	»	ROBERT.	
Chasseurs.	MARTIN.	MARTRÈS.	
Guides.	SPILLEUX.	LOUAIL.	
Artillerie.	»	0	
Génie.	»	0	
Train.	»	0	
Réserve.	»	0	

1er CORPS.

	Médecins-majors.	Médecins aides-majors.	
17e bat. de chasseurs.	RICHEPIN.	FERRAN.	
74e de ligne.	EDME.	PRÉVOT.	
84e id.	ACHTE.	GINDRE.	
91e id.	STRAUSS.	COCHU.	
98e id.	FORTEAU.	TERMONIA.	
Artillerie.	0	0	
Génie.	0	0	
Train.	0	0	
10e bat. de chasseurs.	CAUBOUE.	0	
15e de ligne.	0	REEB.	
21e id.	DITZ.	MICHOT.	
61e id.	ROUDIL.	0	
100e id.	CARMOUCHE.	BALANSA.	
Artillerie.	0	0	
Génie.	0	0	
Train.	0	0	
1er zouaves.	0	BRESSE.	DENOYER.
33e de ligne.	DUNAL.	MONSCOURT.	BONNAUD.
34e id.	COOCHE.	LEX.	VIZERIE
37e id.	DURAND.	DAVID.	BAL.
78e id.	CAMPMAS.	DELON.	
5e hussards.	BRAINQUE.	0	
1er chasseurs d'Afrique.	MAYAUD.	0	
2e id.	MAFFRE.	COMINAL.	
3e id.	0	REUILLE.	
Artillerie.	0	0	

2e CORPS.

	Médecins-majors.	Médecins aides-majors.	
Tirailleurs algériens.	POULET.	JOURDAIN.	CLÉRAMBOUST.
65e de ligne.	JACQUIN.	MALAVAL.	VERNIER.
70e id.	FLEURY.	LEGENDRE.	BOCK.
45e id.	LELORRAIN.	0	0
Artillerie.	0	0	
11e bat. de chasseurs.	THIERRY DE MAUGRAS.	WEBER.	0
71e de ligne.	TRIBOUT.	MULLER.	0
72e id.	BAZIN.	LATIL.	BERTRAND.
2e zouaves.	DUPLESSY.	GRAZIETTI.	GIRAUD.
1er étranger.	LENOIR.	0	0
2e id.	JOURDEUIL.	DUPEYRON.	0

	Médecins-majors.	Médecins aides-majors.	
Artillerie.	0	0	
4ᵉ chasseurs à cheval.	HEITZ.	HAYER.	
7ᵉ id.	MARTIN.	MICHE.	
Artillerie de réserve.	FUZIER.	0	

3ᵉ CORPS.

	Médecins-majors.	Médecins aides-majors.	
8ᵉ bat. de chasseurs.	0	DUMONT.	
23ᵉ de ligne.	BARADOU.	JACQUEMART.	
90ᵉ id.	HÉLYE (1).	CORBIS.	
41ᵉ id.	0	SEYER.	
56ᵉ id.	RUSTAN DE VÉRAC (1).	0	
Artillerie.	0	THIEBAUT.	
Génie.	0	0	
19ᵉ bat. de chasseurs.	SAINT-SUPÉRY.	0	
43ᵉ de ligne.	0	HENNEQUIN.	LADOIRE.
44ᵉ id.	BOUTON.	NICKER.	
64ᵉ id.	BONINO (1).	SCHREINER.	
88ᵉ id.	HAICAULT.	TOUSSAINT.	PETIT.
Artillerie.	0	0	
18ᵉ bat. de chasseurs.	QUÉNOT (2).	CHABERT.	
11ᵉ de ligne.	0	PILLON.	
14ᵉ id.	FOURNIER.	CREUTZÉR.	POTIER.
46ᵉ id.	BURLURAUX.	HUGUET.	
59ᵉ id.	CALCATOGGIO.	GUÉRAUD.	
Artillerie.	0	0	
Parc de réserve.	0	0	
2ᵉ hussards.	0	IMBERT.	
7ᵉ id.	LELOUIS.	0	
1ᵉʳ lanciers.	GIRMA.	0	

4ᵉ CORPS.

	Médecins-majors.	Médecins aides-majors.	
5ᵉ bat. de chasseurs.	0	0	
30ᵉ de ligne.	0	TISON.	COMBES.
49ᵉ id.	DIDIOT.	MULOT.	
6ᵉ id.	DE COMPIGNY (1).	POUPELARD.	
8ᵉ id.	JOURDEUIL (1).	VERDIER.	FOSSARD.
Artillerie.	0	0	
6ᵉ bat. de chasseurs.	PILET.	OURADOU.	
52ᵉ de ligne.	FORCIOLI.	QUILLAUT.	
73ᵉ id.	ARON.	KOPF.	
85ᵉ id.	BASSELET.	DE SOTOMAYOR.	
86ᵉ id.	0	CLARY.	
Artillerie.	0	0	
15ᵉ bat. de chasseurs.	CREPET.	0	
2ᵉ de ligne.	MATLIN (2).	DAMIEN.	
53ᵉ id.	VERDIER.	DE ALDROVANDI.	EYNAUD.
55ᵉ id.	DUPARGE.	CASTERAN.	
76ᵉ id.	BESNARD.	LIMAYRAC.	

(1) Détaché près des conseils de révision.
(2) A l'hôpital en France.

	Médecins-majors.	Médecins aides-majors.
Artillerie.	0	0
2e chasseurs à cheval.	LIANDON.	BRYON.
10e id.	0	GUÉNEAU.
Artillerie.	0	0
Génie.	0	0
Réserve.	0	0

5e CORPS.

	Médecins-majors.	Médecins aides-majors.
3e zouaves.	PRIEUR.	GLATIGNY.
75e de ligne.	BERTRAND.	PARISY.
89e id.	0	0
93e id.	DE COMBARIEU.	BÉZARD.
99e id.	BESANÇON.	RIOUFOL.
14e bat. de chasseurs.	CHAUFFOUR.	0
18e de ligne.	LANTELME.	REMY.
26e id.	BOYREAU.	MORIN.
80e id.	GIULIANI.	PELLERIN (1).
82e id.	MASSE.	AUBAS.
6e hussards.	LEBAS?	0
8e id.	DELAHAYE.	0
Artillerie.	0	0
Réserve.	CHEVASSU.	0
Parc.	HURST.	0

HOPITAUX ET POSITIONS DIVERSES.

MÉDECINS PRINCIPAUX.

BOUDIN.	CAZALAS.	ISNARD.	MAUPIN.
CAMBAY.	CUVELLIER.	LAGRAVE.	MOLARD.
CASTANO.	GOZE.	LEURET.	SALLERON.
CATTELOUP.	HASPEL.	MALAPERT.	

MÉDECINS-MAJORS.

BECŒUR.	FERNET.	LAMBERT.	VERJUS.
BLANVILLAIN.	FRANÇOIS.	LINQUETTE.	VING,
BRUN.	FROPO.	LOUVEL.	WOLL-MOREAU.
BRUNEAU.	GANDERAX.	MAIGNIEN.	WORBE.
CHAUVIN.	GRAMMACCINI.	NETTER.	
CORDIER.	JUZANX.	NOGUÈS.	
DELUY.	LAFORET.	SONRIER.	

MÉDECINS AIDES-MAJORS.

ALEZAIS.	BERNARD.	DRAPIER.	DAUVÉ.
AUBERT.	BINTOT.	CHABRELY.	DELUNE.
BAGNOL.	BOLLOT.	CHASLES.	DESCHUTTELAERE.
BAUDOUIN.	DIDELOT.	DARCY.	DEZON.

---

(1) Entré à l'hôpital de Parme.

I.

MÉDECINS AIDES-MAJORS (*Suite*).

DOUILLOT.
DRIARD.
DUCREST.
FARGUES.
FOLIE-DESJARDINS.
FRETIN.
GASPARD.
GEOFFROY.
GODOT.
GOINARD.
GOUCHET.
GRIMALDI.

HANSE.
KRAUSS.
LAPEYRE.
LÉCART.
LEROY.
LÉOTARD.
LOBSTEIN.
MATHIEU.
MAUCHE.
MAUDUIT.
MEIGE.
MEUNIER.

MOULLIÉ.
MOURLON.
MULOT.
NUBLAT.
NUZILLAT.
OHIER.
PAPILLON.
PERROD.
RIDREAU.
ROUDET.
ROY.
SCHUTZENBERGER.

TASSART.
TEINTURIER.
THEVENON.
VAGNEY.
VALLIN.
VIGERIE (DE LA).
VILLARS.
VISCARO.
WINDRIFF.

NOTES SUR QUELQUES SERVICES.

Nous croyons devoir présenter ici quelques détails intéressants qui se rattachent à l'histoire de la campagne et auxquels il nous serait difficile d'assigner une place dans les diverses parties de cet ouvrage. Nous devons en effet parler de la courageuse charité des femmes, dire quelques mots de l'intervention des médecins civils italiens, à la fois médecins et direc-teurs du service hospitalier, de l'improvisation incroyable de nombreux hôpitaux, du service religieux, du service télégraphique, du Trésor, des postes, et enfin des dons nationaux.

CANTINIÈRES ET DAMES DE CHARITÉ.

Nous signalerons d'abord les services nombreux, spontanés et em-pressés rendus sur le champ de bataille par nos courageuses cantinières. Nous regrettons de ne pouvoir citer le nom de toutes ces femmes qu'on rencontrait jusqu'aux lignes les plus rapprochées de l'ennemi; les rensei-gnements nous manquent parce que l'on oublie trop vite les secours dévoués de ces modestes compagnes du soldat. Nous trouvons cependant un rapport adressé au médecin en chef au sujet de la cantinière Zimmer-mann, et nous croyons devoir en reproduire le passage suivant : « Per-mettez-moi d'appeler votre intérêt sur la cantinière Zimmermann, dont je n'ai pu vous dire qu'un mot dans ma précédente dépêche. Proposée pour une médaille, je crois qu'elle n'a pu encore l'obtenir, et c'est d'autant plus regrettable que cette femme a réellement mérité une récompense pour le courage et le dévouement dont elle a fait preuve si valeureusement pendant la journée de Solférino. S'il vous était possible de faire quelque chose pour elle, dans ce sens, vous feriez une bonne action ». David, médecin aide-major au 2ᵉ voltigeurs de la Garde.

A Médole, l'ambulance de la 1re division du 4e corps, établie dans une église délabrée, presque en ruines, dut se suffire à elle-même. Elle ne reçut de secours que de la part des cantinières des régiments engagés. Ces femmes, on peut le dire, ont été admirables de dévouement. Non-seulement elles distribuaient toutes leurs provisions aux blessés, mais elles ont été très-utiles aux médecins en faisant avec ardeur le service d'infirmières aussi empressées que dévouées.

« Dans le village où fonctionnaient les autres ambulances du 4e corps, chaque maison abritait des blessés. Les femmes de la localité s'empressaient auprès d'eux et leur prodiguaient tous les soins que leurs ressources leur permettaient de donner. Chaque blessé avait, pour ainsi dire, son infirmière volontaire, et était l'objet de la plus sympathique attention. C'est surtout dans l'église principale qu'on assistait à un spectacle attendrissant, émouvant ; les dames de Médole s'étaient distribué nos blessés ; elles avaient chacune une escouade à laquelle elles prodiguaient les soins les plus délicats, épongeant le sang, lavant les plaies, étanchant les soifs les plus ardentes, et, suivant l'impulsion du cœur, plus forte que leurs émotions, trouvaient toujours les paroles les plus charitables de consolation et d'espérance. — A la porte de l'église, on remarquait une longue table couverte de piles de linge apporté par elles. La femme du syndic, jeune encore, et aussi belle que bonne, distribuait elle-même le linge, la charpie, les différents objets de pansements, et indiquait avec une inappréciable intelligence, parmi les blessés arrivants, ceux qu'elle croyait devoir réclamer des soins plus immédiats. Elle était la surveillante de cette immense salle d'hôpital improvisé, et dirigeait ce service avec une entente parfaite. Sa maison a reçu des blessés de tous grades, qui conserveront le souvenir de la gracieuse bonté avec laquelle elle a pratiqué les devoirs de l'humanité et de l'hospitalité ». Dr Bessières, médecin-major au 82e de ligne.

On cite, à Novare, « Mademoiselle Amélie Omar qui, parlant plusieurs langues, a servi d'interprète auprès des blessés autrichiens ; Mesdames Thérèse Miglio et Delphine Calleri, qui n'ont quitté les salles ni jour ni nuit, et ont facilité la préparation des appareils nécessaires pour les fractures et les opérations auxquelles elles ont eu le courage de prêter leur concours dans les moments les plus difficiles ». Dr Brun, médecin-major.

Parmi mille noms que nous voudrions pouvoir dire, nous trouvons encore à Brescia, la comtesse Bronna ; à Milan, Mesdames Uboldi de Capéi,

Boselli, Sala-Taverna et Verri Borromeo; à Turin, la marquise Pallavicino Trivulzio.

On peut affirmer enfin que partout les habitants de la Lombardie se sont montrés empressés à secourir nos soldats; que partout les femmes de toutes les classes de la société ont donné les preuves les plus émouvantes de leur charitable dévouement, et, infirmières par sentiment autant que par nécessité, se sont établies spontanément au chevet des blessés.

« Pour assurer à chaque infortune l'assistance délicate dévolue, dans les services hospitaliers de France, à la pieuse coopération des sœurs de Saint-Vincent de Paul, il eût fallu dégarnir tous les couvents de la Lombardie, et cette sainte presse des filles du ciel n'aurait pas encore suffi. — Qu'on se rassure : le même patriotisme qui enrôla hier le père et le fils sous la bannière de Victor-Emmanuel, conviant tous les bras comme tous les cœurs à la conquête de l'indépendance nationale, recrutera parmi les mères et leurs filles bien-aimées, ces légions auxiliaires du dévouement religieux. Nos blessés rediront leurs attentions de chaque heure et les pansements de chaque jour à l'épreuve des plus cuisantes émotions de l'hôpital, et ces consolations inappréciables dont le cœur de la femme ne révéla jamais si haut le puissant secret !

A Dieu ne plaise, qu'entre tant de soins distingués, tant d'abnégations produites, tant de bienfaits répandus sans préférence comme sans ostentation, je veuille établir des degrés, concentrer, sur quelques-uns de ces anges gardiens du lit de douleur de nos soldats, la respectueuse admiration dans laquelle la reconnaissance de l'armée les confond indistinctement ; et pourtant, comment imposer silence aux souvenirs de l'hôpital San Filippo, de Milan, le 10 juin ?

Là, comme partout, la charité veille, toujours debout, empressée, infatigable. Dans une salle basse occupée par des blessés venus le matin même, de Mélégnano, deux femmes jeunes et belles toutes deux, la marquise Landriani de Suini et la comtesse Mart..? s'acquittent de leur ministère improvisé avec une grâce touchante et triste à la fois. Les austères vêtements de deuil de la marquise relèvent encore la teinte mélancolique de son visage.— Il est évident que le retentissement d'une perte cruelle a inspiré au cœur de cette mère, l'héroïsme de la douloureuse mission qu'elle accomplit aujourd'hui, courageuse mais navrée. — Écoutez plutôt la chrétienne et sublime simplicité de sa confidence ! « La guerre m'a ravi l'aîné de mes fils, il est

« mort, il y a huit mois, à la suite d'une blessure reçue en combattant avec
« votre armée, à Sébastopol. Quand j'ai su qu'il arrivait à Milan des blessés
« français et que je pourrais les panser, j'ai senti que Dieu m'envoyait sa
« première consolation! » Dr BERTHERAND, médecin principal.,

MÉDECINS ITALIENS ET HOPITAUX CIVILS.

« Des hôpitaux ont été improvisés en grand nombre par les soins,
l'initiative et la direction des médecins civils piémontais et lombards.
Milan, Brescia, Castiglione ont été transformés en hospices après les batailles
de Magenta et de Solférino. Toutes les voitures de Milan, les équipages de
luxe en nombre incroyable (1), conduits par leurs propriétaires, ont transporté nos blessés soit dans les hôpitaux, soit dans les maisons particulières
et ont ainsi suppléé à la pénurie des moyens ordinaires de transport;
et, 280 médecins civils italiens ont suppléé dans la même ville à l'insuffisance numérique des 9 médecins militaires français laissés dans la place
pour recevoir 8,176 blessés dans le mois de juin. »

A Brescia, deux hôpitaux étaient occupés à la date du 24 juin par quelques autrichiens blessés que la précipitation de la retraite n'avait pas permis
d'emmener et par environ 200 chasseurs volontaires de Garibaldi, blessés
deux jours auparavant dans une reconnaissance entre Castelnedolo et Montechiaro. Aussitôt plus de trente établissements, écoles, monastères, casernes
ou maisons particulières subissent la plus surprenante des métamorphoses,
grâce à l'intelligente direction de médecins administrateurs. En moins de
deux jours, des salles se meublent de lits, de tables, d'étagères. Objets de
literie, ustensiles, vaisselle, couvertures, lingerie, tout abonde et s'arrime en
même temps; des fourneaux se dressent dans les salles basses transformées
en cuisines, en celliers, en magasins; on y fait du bouillon, et, aux étages

---

(1) « Toute l'aristocratie a envoyé ses équipages de luxe pour recueillir les blessés
en même temps que la municipalité faisait des réquisitions de charrettes et de voitures pour
le même objet. Une longue file de calèches et de landaus armoriés sortait de la *Porta
Romana*, conduite par des cochers en livrée. J'ai vu des dames de Milan descendre sur la
route, prendre les blessés par les bras, les aider à s'asseoir sur les coussins et monter bravement sur le siége à côté du cocher, s'il n'y avait plus de place pour elles dans les voitures. L'action était touchante : elles y apportaient un élan et une simplicité qui en augmentaient le prix. — Il est peu de palais et de grandes maisons, à Milan, qui n'aient donné
la plus aimable et la plus empressée hospitalité à nos soldats. On a tenu à honneur de les
soigner en frères, et ceux qui revenaient du champ de bataille ont pu croire que leurs
familles étaient accourues au-devant d'eux. » *Lettres d'Italie*, A. ACHARD.

supérieurs, vous voyez couchés, pansés, nourris 7,000 blessés, et les mêmes prodiges se répètent partout !

« Quel est donc le secret de cette productive activité ? En deux mots, le voici : une seule direction compétente, qu'aucune pression étrangère, importune, ne détourne ni ne contrarie, dont les aptitudes spéciales fonctionnent librement, sous la féconde impulsion du patriotisme et du devoir professionnel ! » — Dr BERTHERAND, médecin principal.

SERVICE RELIGIEUX.

« L'institution des aumôniers militaires en France paraît remonter au temps de nos premiers rois ; il est avéré que, sous Chilpéric III, sous Carloman, maire du Palais au milieu du VIIIe siècle, lorsque les armées faisaient la guerre, elles avaient avec elles des prêtres en assez grand nombre qui portaient le nom d'*abbés des armées*. Sous la seconde race, les ecclésiastiques, non-seulement donnèrent des secours spirituels aux hommes de guerre, mais ils combattirent eux-mêmes, payant de leur personne pour se mettre à la hauteur de la noblesse, dont nos armées étaient alors peuplées en majeure partie. Charlemagne fit cesser cet usage, et voulut que les prêtres qui suivaient les troupes se renfermassent dans l'exercice de leurs fonctions sacrées. Ce ne fut qu'en 1558, à la première formation des *régiments*, que les ecclésiastiques accompagnant les armées furent réellement compris, sous le nom d'*aumôniers*, dans la constitution des troupes françaises. La première ordonnance où ils sont désignés ainsi *réglementairement* date de 1574. — Sous Louis XIV, il y avait deux catégories de prêtres dans l'armée, ceux attachés aux corps de troupes et ceux attachés aux hôpitaux. C'est ce qui semble résulter de deux vieilles ordonnances, l'une du 15 décembre 1681, l'autre du 20 avril 1717.

Un grand aumônier nommé par le Roi, résumait tout le service, et un premier aumônier à l'artillerie, ne quittant pas le grand-maître, et ayant la haute main sur les autres, qui servaient dans ce qu'on appelait alors les *équipages.* Le 8 janvier 1737, Louis XV, par ordonnance du même jour, supprima tous les aumôniers des 60 régiments de dragons. Seul celui des carabiniers conserva un ecclésiastique. Les compagnies franches de partisans, les compagnies détachées suisses, les brigades d'officiers réformés n'avaient pas d'aumôniers, mais l'hôtel royal des Invalides était desservi par vingt prêtres de la congrégation de la Mission de Paris, par quatre

Frères et par quatre Sœurs de charité. L'artillerie avait un aumônier *ordinaire*, et un aumônier pour chacun des cinq bataillons dont se composait le régiment dit *Royal-Artillerie*. Les aumôniers attachés aux corps de troupes de toutes les armées, maison du roi et troupes de ligne, étaient au nombre de 177, dont 2 capucins, 20 prêtres des Missions étrangères et 1 desservant.

Le total des ecclésiastiques attachés à l'armée et aux établissements militaires s'est élevé à 252. — En 1788, leurs honoraires étaient de 23 sous par jour, solde un peu moins élevée que celle des sous-lieutenants. — Louis XVI rétablit, en 1791, à la fin de son règne, un aumônier dans chacun des régiments de toutes les armes.

En 1793, les prêtres disparurent des cadres de l'armée. — Le gouvernement de la Restauration s'empressa de les rétablir, et, comme cela arrive habituellement, on passa d'un excès à l'excès contraire. L'ordonnance du 24 juillet 1816 reconstitua le corps des aumôniers plus nombreux qu'il n'avait jamais été. Les écoles militaires eurent jusqu'à trois ou quatre aumôniers ou chapelains ; l'état-major des places, huit ; les hôpitaux, un et deux ; les régiments et même les bataillons isolés, un. Ils émargeaient au budget pour plus d'un million.

La révolution de 1830 fit de nouveau disparaître les aumôniers de nos régiments.

Sous Henri III, les ecclésiastiques ne comptaient que comme sergents et bas-officiers, et ils en avaient le traitement. Successivement ils furent assimilés : sous Louis XV aux sous-lieutenants ; sous Louis XVIII aux capitaines en second ; sous Charles X, en 1825, aux capitaines de première classe, sur lesquels ils prenaient le pas. Alors ils reçurent le salut militaire des sentinelles. Sous le gouvernement de Juillet, il fut à plusieurs reprises question de donner aux brigades, divisions, corps d'armée en campagne, des ecclésiastiques chargés de porter aux blessés et aux mourants les consolations de la religion. » *(Recueil des mémoires de médecine militaire.)*

Dès le début de la campagne d'Italie, un aumônier supérieur et six aumôniers ont été désignés pour être attachés, le premier au grand quartier général, les autres au corps d'armée de la garde et à chacun des cinq corps d'armée. Les désignations ont été soumises à S. E. le cardinal grand aumônier.

L'aumônier supérieur devait être traité comme chef de bataillon, les autres aumôniers comme capitaine d'infanterie de 1re classe.

Le 27 mai, d'après l'ordre de l'Empereur, de nouveaux aumôniers, au nombre de six, sont nommés, de manière à en compter deux par corps d'armée. Le 5 juin, onze aumôniers sont encore désignés pour assurer le service religieux des divisions et des hôpitaux ; enfin le 28 juin, à la demande de M. le cardinal archevêque de Paris, quatre nouvelles nominations sont encore faites pour compléter le service, ainsi qu'il suit :

Aumônier supérieur : l'abbé Laine, chapelain de l'Empereur.

l'abbé Doussot, attaché au prince Napoléon.

Aumôniers divisionnaires ou d'hôpital :

L'abbé Suchet,	L'abbé Girandier,	L'abbé Chilard,
Parabère,	Bollangier,	Vignon,
Weber,	Testory,	Dépery,
Castaing,	Ravenel,	Godard,
Cambier,	Roze,	Orliac,
Brazier,	Dartayet,	Belicart,
Maurin,	Darnis,	Morel,
De Ribains,	Galho,	Gross,
Blanc,	Lanusse,	Bonnard.

A partir du 20 août, les aumôniers de l'armée ont été licenciés et ont reçu une indemnité de deux mois de traitement, mais quelques-uns, sur la proposition du maréchal Vaillant, ont été autorisés à continuer leur service dans les hôpitaux du corps d'occupation, jusqu'au 3 mai 1860, époque de leur licenciement définitif.

Six pasteurs protestants ont aussi été désignés pour être attachés au corps d'armée de la garde et à chacun des cinq autres corps ; ce sont :

MM. le pasteur Muntz, garde impériale, mort le 2 août à Milan.

Id. Salher, 1er corps.
Id. Lequeux. 2e id.
Id. Orth. 3e id.
Id. Schwalb, 4e id.
Id. Schœn, 5e id.

Le service télégraphique, placé sous la direction de M. l'inspecteur
général Lair, a rejoint le grand quartier général à Alexandrie le 22 mai.
Le personnel comprenait 5 inspecteurs, 4 directeurs, 12 stationnaires et
28 surveillants.

Nous ne pouvons parler ici des moyens d'action de ce service, devenu
si important, ni des difficultés qu'il a dû surmonter, nous dirons seulement
qu'il a établi ou rétabli plus de 400 kilomètres de lignes télégraphiques, et
34 stations avec bureaux qui ont ouvert les communications de l'Empereur
avec la France et avec les chefs des corps d'armée. Les inspecteurs des
lignes télégraphiques ont parfois devancé les troupes. Ainsi M. l'inspecteur
Gauthier était entré à Novare où il organisait déjà le service alors que les
Autrichiens sortaient de cette place par le nord-est et que l'avant-garde de
l'armée française se disposait à y entrer par le sud-ouest. Il y aurait à
signaler la courageuse activité de tous les fonctionnaires du service télégraphique, envoyés en Italie, MM. Saigey, Grosjean, Rety, Amiot, les seuls
qui nous soient indiqués. En créant les moyens et triomphant des obstacles,
ils devaient avoir tous les honneurs du succès, *juste privilége des services
spéciaux, libres dans leur compétence, leurs inspirations et leur émulation.* Il
suffit de jeter un coup d'œil sur les dates de formation des stations télégraphiques pour voir que ce service a suivi pas à pas l'armée, qu'il l'a parfois
devancée et qu'il a pu donner des renseignements importants sur les positions et les mouvements de l'ennemi. Les divers bureaux ont été ouverts à

Verceil, le. . . .	30	mai.	Treviglio, le. . .	13	juin.	Bozzolo, le. . . .	25	juin.
Novare.	2	juin.	Bergame.	14	id.	Pozzolengo. . . .	25	id.
Galliate.	3	id.	Chiari.	15	id.	Cavriana.	23	id.
Turbigo.	4	id.	Pavie.	15	id.	Volta.	29	id.
Trecate.	4	id.	Ospedaletto. . .	16	id.	Rodondesco. . .	30	id.
San Martino. . .	5	id.	Brescia.	16	id.	Gazzaldo.	1er	juill.
Magenta.	5	id.	Lodi.	17	id.	Borghetto . . .	1er	id.
Milan.	6	id.	Plaisance. . . .	19	id.	Valeggio.	2	id.
Melzo.	9	id.	Crémone.	21	id.	Goïto.	2	id.
Trecello.	10	id.	Cilivergho. . . .	21	id.	Castelnuovo. . .	3	id.
Mélégnano. . .	10	id.	Lonato.	21	id.	Santa Lucia. . .	3	id.
Binasco.	11	id.	Piadena.	24	id.			

SERVICE DU TRÉSOR ET DES POSTES.

Les payeurs du Trésor aux armées sont chargés :

D'opérer toutes les recettes provenant soit des envois de France pour l'entretien de l'armée, soit des contributions de guerre, ventes, saisies et produits de toute nature à percevoir en pays étranger;

D'intervenir, comme représentant le domaine, dans l'inventaire de tous les effets et denrées qui doivent accroître les ressources, tant en deniers qu'en matière;

De pourvoir à l'acquittement de la solde des troupes et au paiement de toutes les dépenses de l'armée;

De diriger et de surveiller toutes les parties du service des postes.

Ces fonctions multiples exigent le concours d'un personnel assez nombreux qui est ainsi réparti :

A chaque division ou brigade isolée, un payeur et deux adjoints, dont l'un est spécialement chargé du service de la poste.

Au quartier général de chaque corps d'armée, un payeur principal et quatre ou cinq adjoints suivant l'importance du corps d'armée.

Au grand quartier général, un payeur général et, sous ses ordres, des agents de tous grades dont il détermine le nombre et les attributions.

Enfin, soit au grand quartier général, soit un peu en arrière, si le voisinage trop rapproché du théâtre de la lutte l'exige, un bureau central est chargé de suivre l'ensemble des opérations financières, de réunir les éléments de comptabilité et de surveiller l'exécution générale du service. Le nombre des agents attachés à ce bureau varie suivant l'effectif de l'armée en campagne et l'étendue du champ des opérations militaires.

En Italie, le nombre des agents de tous grades attachés au service du Trésor et des postes a été de 153 :

1 payeur général, M. Budin, ayant sous ses ordres :
9 payeurs principaux,
24 payeurs particuliers,
119 payeurs adjoints ou commis.

Plus un nombre indéterminé de garçons de caisse et de bureau, de courriers et de postillons.

Le service des payeurs du Trésor aux armées est parfois très-pénible, surtout pendant les marches; ils ont une grande responsabilité, les caisses contenant presque toujours des valeurs importantes.

Le service de la poste, pour une armée en campagne, c'est-à-dire pour des corps qui se déplacent et se fractionnent incessamment, présente des difficultés de toutes sortes. En Italie, ces difficultés de détail ont été plus sensibles parce que la facilité des communications avec la France a entraîné une augmentation considérable dans le nombre des correspondances et des envois d'argent.

Pour répondre à toutes les exigences de ce service, on a dû créer à Gênes un bureau central chargé de diriger toutes les dépêches sur les divers corps d'armée ou sur la France. Chaque jour, ce bureau expédiait des courriers au grand quartier général impérial, ainsi qu'aux quartiers généraux des corps d'armée et des divisions ou brigades détachées.

La tâche de ces courriers a souvent été très-difficile, parce que les mouvements en avant étaient presque toujours secrets. Ils partaient donc de Gênes sans savoir toujours comment et où ils rencontreraient les bureaux des quartiers généraux et des divisions. Bien que traversant un pays ami, ils étaient obligés à beaucoup de précautions. L'un d'eux tomba dans une embuscade autrichienne; il n'était heureusement porteur que de dépêches privées.

Indépendamment de ce service quotidien, partant de Gênes et relié à Marseille par la voie de mer, on avait organisé un autre service de courriers qui suivaient la voie de terre par Saint-Jean-de-Maurienne, le mont Cenis, Turin et devaient rejoindre le grand quartier général impérial en employant chemins de fer, relais locaux et toutes les ressources qu'on était à même de requérir.

On comprend que ce service a dû être très-chargé à Gênes; pendant les premiers jours d'arrivée des troupes, le travail était incessant. Dans les divisions, c'était à la halte, au bivouac, sous la tente que se faisaient le tri des lettres reçues, la préparation des dépêches à expédier, enfin, l'enregistrement et le paiement des mandats de poste.

Une place était-elle acquise à nos armes, aussitôt un service de poste s'y installait, et c'est ainsi que, de la frontière sarde ou lombarde aux points les plus éloignés qu'embrassait notre occupation, s'établit successivement le réseau non interrompu de nos communications.

On a calculé que le nombre des lettres expédiées de France aux militaires de l'armée d'Italie pendant les quelques mois qu'a duré la guerre a été de 1,520,000 environ; celui des lettres expédiées de l'armée en France peut être évalué à 950,000.

Le nombre des mandats de poste délivrés en France au profit des militaires est estimé à 106,000, représentant une somme de 2,541,000 francs. (Note communiquée par M. C. Thomas, payeur central au ministère des finances.)

Aux hôpitaux surtout, beaucoup de blessés ne pouvant écrire demandent qu'on donne de leurs nouvelles à leurs parents; leur première comme leur dernière pensée sont pour la famille. Un camarade plus valide se charge souvent de ce soin; parfois aussi c'est le médecin, l'aumonier ou une sœur de charité. Ne pourrait-on, par une mesure bienveillante, assurer cette satisfaction si légitime, cette consolation aux victimes, comme aux parents? Pauvres mères! quelles angoisses n'éprouvez-vous pas à la nouvelle d'une bataille, en vous demandant si vos fils tombés reçoivent les soins que vous voudriez pouvoir leur donner vous-mêmes. Que de lettres arrivées à l'adresse d'un brave, mort le jour même ou la veille, retournent à ceux qui les ont écrites. Alors commencent de poignantes inquiétudes. Comment ce fils est-il mort? Un médecin, un prêtre, un ami, lui ont-ils donné assistance à ses derniers moments ?

Par une disposition qu'on ne saurait trop approuver et qui est due à la généreuse initiative de l'Empereur, les chefs de corps, après chaque bataille envoient au ministre de la guerre un état nominatif des militaires tués, blessés ou disparus, et les renseignements peuvent être communiqués sans retard aux familles (1).

DONS NATIONAUX.

Sous le patronage de Sa Majesté l'Impératrice (2), dont l'inépuisable charité ne laisse échapper aucune occasion de faire le bien et de prévenir les vues généreuses de l'Empereur, il a été créé une institution nationale destinée à perpétuer dans les armées de terre et de mer le souvenir comme les bienfaits de la souscription autorisée par le décret du 18 juin 1859; elle porte le nom de *Caisse des offrandes nationales en faveur des armées de*

---

(1) *Renseignements officiels*, page 347.
(2) *Composition du comité*, page 208.

terre et de mer ; elle est déclarée d'utilité publique et peut recevoir des dons et legs, conformément aux lois et règlements.

Les offrandes reçues ont permis d'acheter 266,955 fr. de rentes 3 o/o, ainsi réparties, en supplément des pensions accordées par l'État :

Blessés ou malades retraités ou réformés pour infirmités ;

Veuves de militaires tués ou morts de blessures ou de maladies contractées à l'armée ;

Enfants mineurs de ces veuves ou orphelins mineurs de militaires tués ou morts à l'armée.

A défaut de veuves ou d'enfants, les ascendants nécessiteux sont compris dans la répartition des secours.

Par une combinaison des plus heureuses, qui permet de prévenir la trop prompte dissipation des secours en même temps que l'épuisement du capital, il a été décidé que les ayants droit recevraient un titre de rente viagère proportionnée à la gravité de l'infirmité et au grade, et que les enfants mineurs seuls toucheraient un secours annuel jusqu'à leur majorité. Après répartition en proportion des besoins, les rentes restées ou devenues disponibles par suite d'extinctions ont pu être distribuées aux militaires blessés, aux veuves, aux enfants, etc., après les expéditions de Chine, de Cochinchine, de Syrie et du Mexique.

Au 1er juillet 1868, la caisse des offrandes nationales comptait 6,214 rentiers.

MÉDECINS MILITAIRES, SERVICE MÉDICAL.

CONSERVATION D'UNE ARMÉE EN CAMPAGNE.

Pharmaciens militaires. Infirmiers militaires.
Sociétés civiles de secours aux blessés et malades des armées de terre et de mer.
Hygiène militaire. Direction et contrôle.

MÉDECINS MILITAIRES, SERVICE MÉDICAL.

Notre chirurgie, dirigée aux armées par
des chefs habiles, a conservé sa prééminence
en Europe. La patrie doit une reconnaissance
sans bornes aux services modestes des officiers de santé de l'armée. Placée entre la cupidité des administrateurs et l'ambition des
militaires, cette classe respectable de citoyens
a donné l'exemple d'un dévouement dont aucun calcul n'altéra la pureté.

Général FOY, *Administration des armées*, p. 147.

La responsabilité directe, immédiate, c'est
l'émulation, c'est le cœur, donnez-la au médecin; si vous ne la lui donnez pas, vous lui
ôtez l'âme.

Général AMBERT.

Si le général Foy écrivait aujourd'hui, il n'aurait certainement plus à parler de la cupidité des administrateurs; mais il serait plus que jamais le défenseur des médecins militaires qui, malheureusement, n'ont jamais été assez fortement constitués pour faire triompher leur cause.

L'opinion publique et l'armée ont été en effet longtemps assez peu attentives et peu sensibles aux plaintes incessantes des médecins militaires, parce que ces plaintes pouvaient paraître entachées d'un intérêt de corporation. Des demandes, des réclamations, des griefs exposés purent, en mainte occasion, surprendre, émouvoir le grand nombre, mais non déterminer ces sympathies qui entraînent le concours et conduisent à une solution.

Cependant, les médecins militaires n'avaient pas laissé de toucher au vif de la question, et de signaler une foule de conséquences pratiques préjudiciables à leurs intérêts les plus chers, et qui découlaient de la lettre et de l'esprit de notre législation sanitaire. Précaution vaine; le mal était obscur, caché et disséminé dans les hôpitaux et les ambulances, du nord au midi, en France et en Algérie; aucun document écrit n'en faisait toucher au doigt l'importance; le mal était comme s'il n'était pas. Pour rappeler les intéressés à la réalité et à la défense de leur propre cause, intimement unie au fond à celle des médecins militaires, il ne fallait pas moins que des circonstances exceptionnelles et des expériences décisives. Les épidémies de la Crimée et de Constantinople, l'insuffisance des secours, le relief inattendu que des comparaisons donnent à nos fautes et à nos revers, devaient fixer l'attention générale.—Dans l'armée anglaise, c'est à l'homme qui voit souffrir et mourir, c'est à l'homme qui a mission de combattre la souffrance et la mort que sont remis les moyens de soutenir la terrible lutte. C'est bien le moins qu'il en dispose sans entraves ; mais s'ils dépendent d'une autre volonté que la sienne, s'il lui faut réclamer, insister, discuter sans cesse pour les obtenir, et parfois se les voir refuser, quel chagrin vous lui mettez au cœur, et quel préjudice vous causez à ses malades !

En faisant le médecin véritable chef de son service, l'Angleterre, la Prusse, la Belgique, les États-Unis, sont entrés dans la profonde réalité des choses. En France, en imposant au médecin un chef étranger, incompétent, abstrait, on a sacrifié l'ordre naturel et vraiment logique à la symétrie apparente d'une théorie qui ne soutient pas mieux la comparaison des résultats que la discussion approfondie des vrais principes.

D'ailleurs, l'expérience est faite, elle a prononcé : « En Angleterre, dit « M. Rutherford, inspecteur général du service de santé militaire, les médecins, « et c'est une chose qui a une grande importance, ont une indépendance complète « au point de vue de leur service spécial; ils sont rois dans leur domaine, pour « ainsi dire, et entièrement libres sur leur terrain, ce qui n'est pas le cas dans les « armées françaises. » — Et il ajoute : « ce système a parfaitement satisfait l'An- « gleterre, en ce qui concerne la pratique. »

Faut-il d'autres exemples, demandons aux États-Unis de nous donner les résultats du service de santé de l'armée pendant cette longue et cruelle guerre. Écoutons : « Il n'y a pas d'exemple, dans l'histoire du monde, d'un si vaste système « d'hôpitaux créés en si peu de temps. Jamais hôpitaux, en temps de guerre, ne « furent moins encombrés et aussi libéralement pourvus. Ils différèrent de ceux des « autres nations en ce qu'ils furent placés sous les ordres des médecins. Au lieu de « mettre à la tête d'établissements institués pour la guérison des malades et des « blessés des officiers de troupe, dont malgré tous les autres mérites, on ne pouvait « attendre la parfaite intelligence des besoins des malades, et qui, avec les meil- « leures intentions du monde, auraient pu embarrasser sérieusement l'action mé- « dicale, comme cela est malheureusement arrivé pendant la guerre de Crimée, « notre gouvernement, plus sagement inspiré, a voulu faire du médecin le chef de « l'hôpital. En lui imposant ainsi la responsabilité des résultats de sa direction, il « ne lui refusa rien de ce qui pouvait rendre ces résultats favorables. Le corps « médical peut montrer avec orgueil les conséquences de cette mesure intelligente

« et libérale. Jamais, dans l'histoire des guerres, la mortalité dans les hôpitaux n'a
« été aussi faible, et jamais de tels établissements n'échappèrent plus complète-
« ment aux maladies qui, d'ordinaire, s'engendrent dans leur enceinte. » Circulaire
numéro 6, département de la guerre; Washington, 1er novembre 1865, page 152.

Cette déclaration officielle est confirmée par le rapport d'un lieutenant-colonel
d'artillerie de l'armée française, M. de Chanal, en mission aux États-Unis, et qui
a vu fonctionner le corps médical américain.

« L'état sanitaire des armées américaines, dit-il, est remarquable. La morta-
« lité parmi les hommes en traitement pendant l'exercice 1862-1863 n'a été que
« de 3,9 0/0.

« Durant sa marche d'Atlanta à Savannah, la santé de l'armée de Sherman
« se maintint d'une façon merveilleuse. Les 40,000 hommes qui la composaient
« arrivèrent à Savannah après une marche de plus de 320 kilomètres, avec
« 137 malades.....

« Mais ce qui caractérise le service médical américain, c'est l'omnipotence du
« médecin, chef et administrateur tout à la fois des services qu'il dirige. Le mé-
« decin directeur d'un hôpital ou d'une ambulance, à l'armée, fait directement ses
« réquisitions, soit aux quartiers-maîtres, soit au commissariat, soit enfin à la
« pourvoirie..... »

Aussi, plus d'un signe indique-t-il déjà que la nécessité d'une réorganisation
du service de santé pénètre, en France, dans tous les rangs, et l'on se demandera
bientôt, nous l'espérons, comment cette organisation a pu tarder autant à vaincre
des obstacles artificiels.

Que faut-il, en effet, à un corps de santé militaire, pour que le succès puisse
répondre à ses vœux et à ses efforts? Trois choses fondamentales : la qualité, le
nombre, la liberté d'action en tout ce qui concerne la science et l'art de conserver
les hommes. La qualité et le nombre des médecins dépendent de conditions bien
simples : d'abord, il est de nécessité que l'on veuille sérieusement les obtenir, c'est-
à-dire que l'on prise assez haut l'intérêt de la conservation et de la guérison, pour
ne reculer devant aucune dépense juste et raisonnable; ensuite, que des avantages
matériels et moraux dignes des hommes qui se vouent aux études longues, difficiles,
élevées de la profession médicale, aux devoirs périlleux de son exercice aux armées,
soient libéralement octroyés; enfin, que l'indépendance de ces fonctionnaires, en
toute matière de science ou d'application directe des vues de la science soit
assurée. Cette dernière condition, essentielle en elle-même, pèse à ce point sur les
deux autres, et domine tellement le problème de leur réalisation, que, sans elle, la
dignité du médecin disparaît et le médecin lui-même. Et en effet, sans elle, un recrutement du corps médical, bon pour l'armée et pour le corps, n'est pas réalisable; le
nombre et la qualité font en même temps défaut. Seulement, il faut s'entendre sur
un point : quelles sont les choses qui appartiennent en propre à la science et à l'art

de guérir? Quelles qu'elles soient, on doit déclarer que pour toutes, le médecin seul doit ordonner, exécuter ou faire exécuter. S'il n'en n'est pas ainsi, il y a invasion de son territoire; dès lors, il se retire, ou bien sa science et sa valeur s'affaissent avec son caractère. Soyons assurés que l'éclaircissement des rangs du corps médical est le signe infaillible du degré de considération qui lui est accordé, comme de l'accaparement que l'on fait de son domaine en déplaçant la compétence.

Le cercle dans lequel le médecin doit se mouvoir avec indépendance n'est pas aussi restreint que beaucoup le croient; la pratique de la chirurgie et l'ordonnance du remède au lit du malade ne sont que peu de chose dans l'ensemble des moyens dont se préoccupe le praticien expérimenté pour arriver à ses fins. L'ensemble de ces moyens comprend toute la médecine générale, qui se nomme l'hygiène de l'homme sain et malade. C'est l'hygiène qui est la grande puissance conservatrice et curative; c'est de l'emploi judicieux, constant, prompt et généreux de ses procédés, que découlent partout les bonnes moyennes de santé et de vie. Mais, pour mettre ces procédés en œuvre, il ne suffit pas de dire qu'on les connaît, il faut encore les bien apprécier, c'est-à-dire avoir la conviction entière de leur très-réelle importance. Celui-là seul possède cette conviction, qui est initié aux principes généraux de la physiologie et de la médecine, et à ce qu'on sait de l'étiologie médicale. Pour les questions de santé publique, les hommes non spéciaux sont, le plus ordinairement pessimistes, quand il ne le faudrait pas, ou optimistes en temps inopportun. En somme, s'il fallait choisir entre toutes les ressources de la pharmacie, ou, pour mieux dire, de la thérapeutique proprement dite, et celles de ces dispositions d'ensemble qu'on appelle l'hygiène générale, et qui, suivant les circonstances dont il faut bien faire la part, assurent au malade l'habitation bien choisie, l'air pur en quantité suffisante, l'alimentation convenablement mesurée et variée, le chauffage, réglé suivant les temps et les lieux, la propreté, strictement maintenue, les petits soins constants et attentifs; il n'y aurait pas à hésiter. Nous prétendons qu'aucun médecin, digne de ce nom, ne voudrait conserver l'emploi de la pharmacie, en renonçant à la direction et aux bénéfices de l'hygiène. Mettez deux hommes en présence, l'un usant librement de tous les moyens de la thérapeutique, à l'exclusion de ceux de l'hygiène, que des mains incompétentes lui mesurent au point de vue de l'économie, du préjugé ou de l'erreur; l'autre, agissant sans médicaments, mais pourvu de tout ce dont l'hygiène se fortifie : il leur arrivera précisément ce qui est arrivé aux médecins français vis-à-vis de leurs collègues de l'armée anglaise en Crimée et des médecins américains pendant la guerre de la Sécession; de ces deux hommes, le premier sera vaincu honteusement sur le terrain pratique.

Tout règlement sanitaire qui prend le contre-pied de ces principes ne peut atteindre le but qu'on se propose.

Ce sont là des vérités vulgaires dans le monde médical; et cependant, pour quelques hommes considérables, intelligents, instruits, ayant pouvoir de décider et de réglementer, elles sont à peu près comme non avenues. Comment ne pas déplorer qu'un pays « qui précéda de longtemps toutes les nations de l'Europe dans la voie tracée par l'humanité et par l'intérêt bien entendu de l'État » (Bégin, inspecteur du service de santé), qui, dès l'année 1597, eut l'avantage et la gloire des premières institutions de santé à la guerre, conçues par Sully, enviées et transportées plus tard en Prusse par Frédéric le Grand ; que notre pays, enfin, se trouve à ce point distancé, dans la voie généreuse qu'il a ouverte, par les étrangers ses imitateurs, qu'on pourrait se demander ce qui périclite le plus, chez nous, du sens moral ou du sens pratique ? Hâtons-nous de le dire, le sens moral est sauf, car le progrès de la charité publique est considérable et évident ; mais, dans le problème qui nous occupe, on s'est laissé détourner du droit chemin par une logique outrée. Le besoin de ce qu'on nomme *l'harmonie du système*, et en même temps le besoin plus réel d'ordre, d'économie, de contrôle, de justification des dépenses a introduit l'administrateur chez l'homme de l'art. Cela devait être, mais à la condition que le partage serait bien fait. Il est de l'essence des pouvoirs de tendre à accroître incessamment leurs prérogatives, et ils y réussissent, si on ne les arrête à temps. Dès lors, on ne les fait que très-difficilement reculer ; les usurpartions se justifient par des théories, s'érigent en systèmes. C'est ainsi, nous l'avons déjà dit, que, de coopérative et bienfaisante, l'administration en est venue à la domination absolue, et à une ingérence anormale, dangereuse, dans ce qui ne lui appartient que comme administration centrale. On montrera sans peine que l'intendance opère à cette heure, dans les choses sanitaires, comme si elle les connaissait bien mieux que le médecin lui-même, qu'elle dirige et qu'elle juge, et comme si l'intérêt administratif qu'elle représente était, en définitive, l'intérêt par excellence et le but principal.

Qu'un exemple attache la pensée et la conscience du lecteur à l'examen attentif de ce point si curieux et si grave.

Nous sommes à la guerre, un intendant en chef d'armée dirige les services administratifs, et un médecin en chef qui, souvent, est un inspecteur avec le rang de général de brigade, ne devrait être là que pour diriger le service médical ; il n'en est rien ; il n'a pas, au même titre que les agents des autres services administratifs, la direction du personnel de santé qui appartient aussi à l'intendant ; pour lui, il y a exception décourageante et déplorable ; il n'a pas davantage la direction quand il s'agit de l'installation des hôpitaux ; il ne l'a qu'en ce qui concerne purement l'art de guérir (1).

---

(1)   *Service de l'habillement et du campement.*

« Un officier d'administration principal ou, à défaut, un officier d'administration comptable de 1 ᵉ classe du service de l'habillement et du campement, auquel est conféré le titre

Il y a des questions qui se posent d'elles-mêmes et attendent une solution. Qu'est-ce que l'encombrement (1) des locaux et quand existe-t-il ? Quels en sont

---

de chef de service et de centralisation, exerce, sous les ordres de l'intendant général, les fonctions de *chef direct* de tous ceux des officiers d'administration et des élèves de ce service qui sont attachés à l'armée, y compris ceux affectés au service de la garde impériale. (Instruction du 23 mai 1859, Vauchelle, tome III, page 257, note.)

Service des subsistances.

« Dans chaque armée, un *directeur* choisi dans le cadre des officiers d'administration (deuxième section) est chargé, sous les ordres immédiats de l'intendant de l'armée, de la conduite du service des subsistances. Il reçoit, pendant la durée de cet emploi temporaire, le titre de *directeur en chef.* » (Vauchelle, tome III, page 181.) « Le directeur en chef expédie *les ordres et lettres de service* à adresser aux divers agents du service, d'après les dispositions arrêtées; mais ces lettres et ces ordres ne sont valables qu'après avoir été revêtus du vu et approuvé de l'intendant de l'armée. Il donne en son nom, à ses subordonnés, tous les ordres relatifs à l'exécution des mesures prescrites, etc. » (Vauchelle, tome III, page 182.) Il est placé à chaque quartier général de corps d'armée un *directeur principal.....* pour exercer auprès de l'intendant de ce corps d'armée, des attributions analogues à celles du directeur en chef. » (Vauchelle, tome III, page 183.)

Service des hôpitaux (officiers d'administration).

« Il y a, dans toute armée active, un officier d'administration en chef des hôpitaux, chargé de suivre l'ensemble de ce service, sous les ordres immédiats de l'intendant en chef. Il est le *chef direct* de tous les officiers comptables et adjudants d'administration des hôpitaux de l'armée ainsi que des infirmiers..... A chaque quartier général de corps d'armée, un officier principal d'administration exerce, auprès de l'intendant militaire qui y est attaché, et sous son autorité immédiate, des fonctions analogues à celles que l'agent en chef remplit auprès de l'intendant de l'armée. » (Vauchelle, tome III, page 291.)

Service de santé, médecins.

« Une direction plus immédiate, des soins plus vigilants et une autorité plus absolue, caractérisent la police administrative des fonctionnaires du corps de l'intendance militaire sur le service des hôpitaux en campagne, etc. Dans toute armée active, le service de santé doit être dirigé par deux officiers de santé dont chacun d'eux représente particulièrement la profession à laquelle il appartient, et qui, pendant la durée de cette fonction temporaire, revêtent le titre *d'officiers de santé en chef de l'armée.* Il y a en conséquence :

Un médecin en chef de l'armée,
Un pharmacien en chef de l'armée.

En ce qui concerne purement l'art de guérir, ils sont les *chefs directs* et immédiats de tous les officiers de santé de l'armée, y compris même ceux des corps de troupe. » (Vauchelle, tome III, pages 280, 282, 283.)

(1) « Les médecins et les intendants s'entendent difficilement sur le mot *encombrement.* Ces derniers ne voient que l'application des règlements en vigueur. Tant qu'un hôpital, fixé à 500, 1,000 ou 1,500 malades, ne dépasse pas ce chiffre, et surtout si chaque malade a 20 mètres cubes d'air à respirer, il n'y a pas encombrement. Pour le médecin, l'encombre-

.les signes et les effets? Le scorbut, la pourriture d'hôpital, le typhus sont–ils imminents?..... Ces questions touchent à une foule de mesures générales qui ont pris le nom de mesures administratives; elles y touchent et les dominent. Entre autres : quel est le meilleur mode d'hospitalisation relativement aux circonstances et au climat? Adopterons-nous l'hôpital sous tente, sous baraque, ou dans les vieux édifices publics? Où prendrons–nous l'assiette de nos établissements? Quel cubage d'air adopterons-nous? Quel genre d'approvisionnement faut-il à la vie et à la thérapeutique, etc.?..... Les décisions doivent être promptes, catégoriques, qui les prendra? Si quelqu'un prétendait, devant des gens doués du simple bon sens, que l'intendant est appelé à résoudre ces problèmes de médecine générale, d'étiologie, de prophylaxie, chacun croirait qu'on lui propose un paradoxe. Autant vaudrait lui dire que par besoin d'ordre, d'économie, de justification, etc., c'est l'intendant qui, devant une place assiégée, choisit le point de départ et la direction de la tranchée, l'emplacement et le but d'une batterie, tandis que le rôle des officiers du génie et de l'artillerie consiste à faire creuser la tranchée, à établir la batterie. Malheureusement, il n'y a pas là de paradoxe ; ce renversement des rôles est une réalité écrite dans notre réglementation sanitaire. Mais supposons que l'incompétence administrative demande à la compétence médicale un simple conseil; elle peut, en tous cas, dans les dispositions qu'elle ordonne, n'en tenir aucun compte. L'intendant en chef a peut-être ses vues très–arrêtées sur la solution la plus capable de concilier entre eux les intérêts de la conservation des hommes et ceux de l'administration. Il peut les avoir, il les a, et il prononce sur toute une série de mesures de médecine générale, prophylactiques et autres, à prendre, en dépit des réclamations de l'hygiéniste le plus expérimenté. Nous ne supposons rien, c'est de l'histoire (1).

On n'arrive pas du premier coup à de pareils contre-sens, il y faut le temps. D'ailleurs, ils ne sont jamais isolés; des actes, des faits les précèdent, les suivent, les environnent, en aggravent les conséquences. C'est en cela que l'histoire est instructive; mais jamais elle ne le fut autant qu'après les échecs médico–administratifs de nos dernières guerres.

Aux débuts de la médecine militaire en France, on dut croire qu'elle se déve-

---

ment existe dès qu'il se révèle par l'aggravation des maladies dans le milieu contaminé d'un hôpital et par une mortalité plus considérable. — Qui a raison ?

A partir de ce moment, le médecin a le devoir de *conseiller* la réduction du nombre des malades et la désinfection des salles. En campagne, les lits des hôpitaux ne sont jamais vides, ni le jour, ni la nuit. Chaque malade est un foyer d'émanations méphitiques; on conçoit que l'encombrement se produise rapidement. » — BAUDENS, inspecteur du service de santé.

(1) Voir Pièces justificatives, pages 725, nᵒˢ 21, 22, 23, 25, 26, 27, 34, 36, 40, 42, 43, 46, 47, 48, 49, 50, 51, 52, 53, 54, 55, 56, 57, 60 et suivants.

lopperait dans les conditions normales de nombre, de qualité et d'indépendance qui seules pouvaient en faire le lustre et le succès. Pour ce qui regarde le nombre, on ne lira pas sans quelque surprise qu'il y a plus de cent ans, l'effectif des médecins militaires s'élevait à plus de 1200, avec des armées beaucoup moins nombreuses et une étendue de territoire moins considérable que sous les gouvernements qui ont succédé à l'ancienne monarchie (Bégin). L'appréciation de la qualité est beaucoup plus difficile. Nous nous contenterons de rappeler un cours passage d'un historien très-distingué de l'administration. « Après Ambroise Paré, la chirurgie acquit dans les camps français une considération qui rejaillit, aux siècles suivants, sur la chirurgie des cités; et c'est des armées, où, chez les anciens, la médecine avait pris naissance, que sortirent les Lapeyronie et les autres chirurgiens qui élevèrent leur art au premier rang (1). Il nous serait facile de placer une foule de noms illustres ou très-distingués, à côté de ceux de Paré, de Lapeyronie; Jean-Louis-Petit, Vic-d'Azir, Legrand, Morand, Bagieu, Dufouart, Ravaton, Garengeot, Levacher, Saucerotte, Belloste, Percy, Desgenettes, Larrey, qui brillèrent aux académies autant que dans les ambulances et les hôpitaux des armées.

L'effectif du personnel de santé a oscillé, à divers époques, selon les besoins du jour, mais il s'est reproduit à son maximum, sans difficulté et à plusieurs reprises. Chose très-intéressante à noter, cet effectif est supérieur à celui du corps médical français, au moment des campagnes de Crimée et d'Italie (2). Et, cependant, quelle n'a pas été la différence des besoins ! Sans parler de l'effectif des armées sous la régence ou sous Louis XV, combien, même sous Louis XIV, ont-elles compté, au plus, de soldats accumulés sur un point stratégique, ou faisant face à l'ennemi un jour de bataille? Qu'est-ce que trente, quarante, cinquante mille hommes, auprès des masses qui se meuvent aujourd'hui? Qu'est-ce que l'effet des anciennes armes, auprès de celui de nos engins actuels de destruction?

Les organisateurs du service n'ignorent sans doute aucunes des nécessités de

---

(1) Audouin, t. II, page 69.

(2) *État numérique du corps médical militaire français en* 1854, 1859, 1868.

	1854	1859	1868
Inspecteurs.	7	7	7
Principaux de 1re classe.	35	40	34
Idem de 2e classe.	38	39	41
Majors de 1re classe.	91	123	245
Idem de 2e classe.	218	194	268
Aides de 1re classe.	301	278	304
Idem de 2e classe.	314	273	112
Sous-aides ou élèves.	85	67	42?
	1,089	1,021	1,053

la guerre moderne (1), et, d'un autre côté, on peut affirmer que jamais les sources du recrutement des écoles ne furent aussi pleines qu'en ce moment. Le groupe énorme des jeunes gens de toutes les classes assiége toutes les carrières. Demandons donc encore d'où viennent les difficultés insurmontables du recrutement médical militaire, car c'est là le *point capital* de la question. En effet, si ce recrutement était assuré comme nombre, il le serait évidemment mieux encore comme choix et l'on ne serait pas réduit à établir des ambulances de trois ou quatre médecins par division de douze ou quatorze mille hommes, ni à la nécessité, en temps de guerre, de confier le soin d'une grande partie des blessés à des auxiliaires étrangers à l'armée et qui n'offrent pas de garanties suffisantes. « La souffrance a ses instincts, ses délicatesses, ses préventions qu'il faut savoir respecter. La confiance du malade dans le médecin préposé à son soulagement s'inspire du compatriotisme, de la communion d'habitudes et de langage. Jamais, en dépit des alliances politiques, l'assistance étrangère ne s'élevera à la hauteur de cette charité fraternelle dans laquelle le sentiment national, seul, peut suppléer efficacement la famille absente. »

Pour éloigner, dans nos appréciations, le soupçon d'un intérêt exclusif de corporation, nous emprunterons quelques passages à un mémoire écrit par un colonel d'état-major et membre de la chambre des députés, étranger, par conséquent, aux aspirations du corps médical, mais très-soucieux des intérêts de l'armée : ces observations seront le complément et le commentaire des vues exposées dans nos considérations générales. Laissons-le parler :

« Entré au service sous l'Empire, j'ai pris part aux grandes guerres de ses dernières années ; et, dès cette époque, j'ai été frappé de l'injustice, de l'ingratitude dont on payait les éminents services des médecins militaires, auxquels chacun de nous avait tant d'obligations. Le décret du 30 novembre 1811 a appesanti sur eux le pouvoir disciplinaire d'un corps purement administratif. La Restauration leur a refusé la croix de Saint-Louis. L'ordonnance du 18 septembre 1824 et le règlement du 30 décembre de la même année, réagissant contre les lois et décrets non

---

(1) État numérique du service médical de l'armée prussienne pendant la campagne de 1866, d'après le Dr WILHELM ROTH, médecin de l'Hôtel des Invalides de Berlin.

1 médecin général, chef du service.	General Stabsarzt.
23 médecins principaux.	General Aerzte.
221 médecins de régiment.	Oberstabsaerzte.
591 médecins de bataillon.	Stabsaerzte.
1,117 médecins adjoints.	Assestenzaerzte.
1,953	

Sur ce nombre, 16 médecins sont morts, 8 ont été blessés et 460 ont été cités à l'ordre de l'armée.

Chaque division a une ambulance fonctionnant sous le commandement du général.

I.

abolis (lois du 3 ventôse an II, loi du 12 pluviôse an III, décret du 30 novembre 1811), ont illégalement et irrationnellement établi le principe de l'obéissance des médecins aux ordres de l'Intendance, et conféré aux sous-intendants une action disciplinaire qui dépasse les limites posées dans le décret de l'Empire. . . . .

La question que je soulève intéresse vivement l'armée et le commandement; c'est après l'avoir vue au moment d'être résolue (sous le ministère du général Schneider), c'est après l'avoir profondément étudiée, c'est après avoir analysé la marche successive, et pour ainsi dire occulte des empiétements de l'administration (car aucune loi n'est intervenue), que je me suis décidé à faire entendre une voix désintéressée en faveur d'un corps savant que l'Intendance militaire prétend grouper à sa suite, et rabaisser au niveau des agents d'exécution des services administratifs.

J'ai besoin, avant d'entrer en matière, de protester de mon respect pour le corps de l'Intendance où je n'ai que des amis, et où j'ai l'honneur de compter un frère et un beau-frère; l'utilité de son institution, la nécessité de son action, ne peuvent être niées par aucun esprit judicieux qui comprend le mécanisme de la vie collective des armées. Et c'est parce que j'apprécie sincèrement les services de ce corps et la portée de sa mission que je voudrais le voir s'enfermer dans le cercle de ses légitimes attributions, qui se résument dans *le contrôle*; elle ne peut prétendre, sans danger pour elle-même, à sortir des bornes d'une action purement administrative. Que l'Intendance soit flattée de pouvoir montrer, parmi ses subordonnés, un corps spécial dont la science et le dévouement brillent dans les fastes de notre gloire nationale, et reçoivent de l'Europe entière un tribut d'hommages, des hommes que, dans la séance du 30 avril 1838, M. Dupin célébrait du haut de la tribune aux applaudissements de la Chambre entière. Ah! je le comprends, et c'est là une noble vanité que l'on peut excuser; mais je le demande à l'intendance elle-même, elle a trop de lumière et de sagesse pour ne point reconnaître tôt ou tard que ni ses études, ni ses moyens, ni ses loisirs ne peuvent être utilement appliqués à la direction et au commandement du personnel des médecins militaires; qu'elle se hâte de faire à l'intérêt de l'armée, le sacrifice d'une vanité honorable, que la raison publique finira par obtenir.

S'il ne s'agissait ici que de l'intérêt d'une corporation, nous aurions laissé à ses membres le soin de faire valoir sa cause : mais la question qui naît de la situation actuelle des médecins militaires est multiple; elle touche non-seulement à l'existence et à la dignité de ce corps illustre, mais encore aux intérêts les plus précieux et les plus respectables de l'armée tout entière. C'est à ce dernier titre qu'elle n'a cessé de nous préoccuper depuis bien des années; en outre, elle a son côté financier; et, comme la moralité des dépenses est aussi l'une des conditions essentielles d'un budget régulier, peut-être verra-t-on que notre qualité de bre de la Chambre élective nous devait être une excitation de plus à traiter ce sujet.

L'état actuel des choses affecte : 1° l'armée ; 2° le pays ; 3° le corps des médecins militaires.

1° Le service médical de l'armée est compromis par les difficultés du recrutement des médecins, par les démissions et les retraites prématurées qui appauvrissent ce corps et qui entraînent sa décadence, par le découragement qui s'empare restants et qui se traduit en un concert permanent de plaintes et de réclamations.

Nous sentons la gravité de ces énonciations ; mais la preuve n'en est que trop cile.

Quant au malaise profond qui travaille le corps des médecins militaires et au égoût qui s'empare de ses membres les plus distingués, c'est un fait notoire bien onnu de tous les chefs de corps, de tous les officiers généraux qui font des inections annuelles ; il se manifeste par les démissions, par les retraites demandées vant l'âge des infirmités. Que l'on consulte le journal militaire officiel depuis 1836, oque d'une faible rénovation, et le grand nombre de décisions royales et ministrielles, les règlements et instructions qui se sont succédé jusqu'à ce jour. Les odifications, souvent contradictoires, les interprétations et solutions qui sont tervenues en grand nombre, démontrent en quelque sorte officiellement l'incon- de la situation, ainsi que la faiblesse des conditions organiques du corps.

Administrativement et politiquement, n'est-ce point un fait sérieux que ce 'contentement profond qui circule dans une masse de fonctionnaires qui, par ur éducation et leur profession, appartiennent aux classes les plus éclairées de la opulation, et exercent chacun dans sa sphère une influence incontestable ?

Combien de médecins, dès leur début, forts d'une dose réelle de capacité, onnent leur démission, et c'est ainsi que chaque génération d'élèves se découne de sa brillante tête, et ne fait à l'armée que le partage de ses éléments méiocres ou mauvais ; ceux qui sont âgés ou peu sûrs d'eux-mêmes continuent une rrière dont ils savent d'avance les bornes étroites, mais avec la pensée de endre leur retraite dès qu'ils y auront droit ; quelques-uns, distingués par un 'rite exceptionnel, s'y créent des positions scientifiques (le professorat) ; encore nt-ils réduits à puiser dans la science la compensation de ce qui leur est refusé oun le bien-être et pour l'honorabilité sociale.

Telle est cette carrière des médecins d'armée, envisagée dans sa situation orale. Deux traits de cette situation méritent une attention spéciale, parce que rmée en est grandement affectée : ce sont les démissions et le recrutement.

Les démissions se succèdent sans interruption ; les modifications apportées puis 1836 à l'état des médecins militaires n'en ont point diminué le nombre ; les vont croissant ; aucun corps de l'armée ne présente un pareil exemple de désertion et de décadence dans le personnel. N'est-ce point là un fait d'une affligeante gravité! Il faut y joindre les vides qui résultent des retraites anticipées, et des décès plus nombreux parmi les médecins que dans tout autre corps de l'armée, particularité si digne d'augmenter l'intérêt et la sympathie qui leur sont dus à tant d'autres titres.

Tableau comparatif des pertes annuelles des divers corps d'officiers de l'armée française.

CORPS D'OFFICIERS.	Effectif.	PERTES ANNUELLES.								TOTAL des PERTES.	
		DÉCÈS.		RETRAITE.		DÉMISSION.		NON-ACTIVITÉ. RÉFORME.			
		Sur l'effectif.	Sur 100.	Sur l'effectif.	Sur 100.	Sur l'effectif.	Sur 100.	Sur l'effectif.	Sur 100.	Sur l'effectif.	Sur 100.
Infanterie.	8,758	57,8	0,66	169,2	1,93	17,4	0,20	61,6	0,70	306,0	3,49
Cavalerie	2,511	11,4	0,46	34,0	1,35	9,9	0,39	19,7	0,78	75,0	2,98
État-major	534	2,1	0,38	6,6	1,19	1,7	0,31	3,9	0,70	14,3	2,58
Artillerie	1,236	8,5	0,68	19,6	1,58	2,8	0,22	8,9	0,71	39,8	3,19
Génie.	641	3,8	0,59	10,4	1,62	0,8	0,12	1,0	0,15	26,0	2,48
Corps de santé — de 1846 à 1852.	1,377	20,3	1,45	12,8	1,72	21,0	1,67	11,0	0,67	65,1	5,51
de 1852 à 1859.	1,439	25,7	2,08	24,3	1,97	26,4	2,14	12,9	1,04	89,3	7,23
de 1859 à 1865.	1,306	16,9	1,48	27,2	2,38	12,9	1,13	3,0	0,26	60,0	5,25

[Les pertes des divers corps sont calculées d'après la statistique militaire de Devalz, de Caffol; Paris 1843, avec défalcation de la perte afférente aux élèves des écoles des armes spéciales.

Les pertes du corps de santé, en comprenant les pharmaciens dont les démissions sont moins nombreuses, sont évaluées d'après l'effectif réel, en tenant compte d'une moyenne de 150 à 200 vacances environ qui ont toujours existé dans le cadre depuis 19 ans.]

Le recrutement des médecins militaires est difficile, et c'est le problème qui a le plus exercé l'administration; mais elle n'a point compris la solution qu'il exigeait. Le peu d'empressement que témoignaient les hommes d'avenir à se présenter aux examens d'admission, l'insuffisance croissante du nombre des candidats, devaient convaincre l'administration que les plaintes des médecins étaient fondées, et la décider à des améliorations qui fussent propres à donner à cette carrière le prestige et l'attrait dont elle est dépourvue. Si les concurrents se pressent au seuil des Écoles polytechnique et de Saint-Cyr, c'est qu'il y a là une perspective d'avantages et de satisfactions morales, un avenir où la subordination des grades inférieurs est tempérée par l'espoir du commandement et de l'autorité des grades supérieurs ; si les concurrents manquent aux emplois de chirurgien-élève, c'est que ces emplois sont au bas d'une hiérarchie tronquée et destituée de toute efficacité, c'est qu'ils font partie d'une carrière subalternisée, jusque dans ses fonctions les plus élevées, à l'action d'une autorité incompétente. Il fallait rehausser cette carrière, étendre et fortifier cette hiérarchie ; il fallait, dans l'intérêt de l'armée, imiter les créateurs des écoles militaires, faire un appel à l'émulation de la jeunesse, à de nobles ambitions, à tout ce qu'il y a de puissant et d'élevé dans le cœur des générations studieuses..... on a préféré faire appel à la misère, à la besogneuse anxiété des parents pauvres (1), à l'appétit d'argent, c'est-à-dire à ce qu'il y a de plus infime et de plus démoralisant dans les instincts de l'homme.....

Mais que dire de ces jeunes élèves en médecine requis à la hâte et à certains moments sur tous les points du pays, sans unité scientifique ni morale et sans garanties pour l'armée?

Jusqu'à quel point est-il permis à l'administration de livrer à des mains incompétentes la santé et la vie des hommes que la loi enlève à leurs familles pour les consacrer pendant sept ans à la défense du pays? Plus le principe de cette loi est noble et élevé, plus il importe de le sauve-garder en ne permettant point qu'on y attache des conséquences qui seraient de nature à le compromettre par les préventions des familles : le soldat qui paie son tribut à la patrie se glorifie des mutilations ou de la mort qu'il reçoit sur le champ de bataille ; mais dans les infirmeries, les ambulances, les hôpitaux, la sollicitude du gouvernement doit l'entourer de toutes les garanties ; et si l'indigent, si le vagabond malade, que la charité recueille dans les hospices civils, y trouvent le secours de médecins à compétence légalement

---

(1) Tableau comparatif des admissions aux Écoles militaires et proportion des avantages matériels faits aux élèves de ces diverses écoles en 1868, pour encourager le recrutement.

	ÉCOLES						
	Polytechnique.		Saint-Cyr.		de médecine militaire.		de pharmacie militaire.
Nombre des candidats......	679		1,348		196		52
		Prop. p. 100.		Prop. p. 100.		Prop. p. 100.	Prop. p. 100.
Nombre des admis........	146	21,50	300	22,26	97	49,50	15	28,84
avec							
Bourse et trousseau........	18	12,33	130	43,33	48	49,49	10	66,66
Bourse et demi-trousseau....	8	5,48	»	»	»	»	»	»
Bourse sans trousseau.......	21	14.38	7	2,33	»	»	»	»
Demi-bourse et trousseau....	»	»	»	»	12	12,37	4	25,00
Demi-bourse et demi-trousseau.	»	»	3	1,00	18	18,55	1	8,34
Demi-bourse sans trousseau.. .	9	6,17	6	2,00	»	»	»	»
	56	38,36	146	48,66	78	80,41	15	100,00

Il faut remarquer qu'aux Écoles polytechnique et Saint-Cyr, le nombre des admis étant limité, reste toujours inférieur à celui des admissibles, tandis que tous les élèves médecins admissibles ont été reçus ; mais non tous les élèves pharmaciens dont le nombre dépassait les besoins.

reconnue, les soins d'une haute expérience presque toujours représentée par les notabilités scientifiques, comment refuserait-on les mêmes conditions de traitement au soldat qui a puisé dans les fatigues du service ou dans les accidents de la guerre, le germe de sa maladie, les nobles infirmités de son corps?

[Qu'il nous soit permis de rappeler ici l'opinion de deux intendants militaires et d'établir, au point de vue administratif, la différence entre ce qui existe et ce qui pourrait exister. Écoutons d'abord l'intendant Darricau s'adressant au Corps législatif :

« Il y a entre les populations, entre l'armée, entre les gouvernements, des
« devoirs et des obligations réciproques à remplir ; et si jamais la guerre venait à
« éclater, si nous étions surpris au milieu de la pénurie du service médical, vous
« n'admettriez pas que, lorsque la loi militaire arrache les enfants au sein de leur
« famille, la sollicitude du pays pût leur manquer un seul instant, au milieu des
« rudes épreuves de la guerre. »

Entendons maintenant l'intendant West :

« Les difficultés du mode de recrutement du corps de santé sont telles, que
« les cadres sont en partie vides ; en sorte que, dans la campagne de Crimée, une
« proportion très-grande de médecins a succombé à la peine ; et, dans la cam-
« pagne d'Italie de 1859, faute de médecins pour former des ambulances, on a
« retiré aux corps de troupes tous les médecins ; et, faute de médecins pour rem-
« plir les emplois des hôpitaux fixes, on a livré les malades militaires en traite-
« ment aux soins des médecins du pays, ce qui, dans des éventualités politiques
« non sans vraisemblance, exposerait ces militaires aux plus grands dangers. »
West, intendant militaire, *Puissance des armées*, p. 113.]

« ..... Les médecins militaires ne composent point, dans l'organisation générale de l'armée, un corps réellement distinct, une arme ayant sa constitution spéciale, fonctionnant sous l'autorité de ses chefs, assurant la bonne exécution du service par l'appréciation du mérite de chacun de ses membres, et les propositions à l'avancement et aux récompenses.

Le corps des médecins n'est qu'un accessoire, un instrument dont l'administration fait usage ; il fait partie de ce personnel qui est mis à la disposition de l'Intendance pour l'exécution des services administratifs, avec lesquels on confond l'enseignement des sciences supérieures et l'exercice de la chirurgie et de la médecine. Au moyen de cette confusion, on soumet le corps médical militaire aux ordres des administrateurs, qui s'érigent en juges de ses services, de la valeur scientifique de ses membres, règlent ses institutions et décident de la destinée de chacun d'eux, de telle sorte que, si les médecins forment un corps, celui-ci n'a que des membres, et sa tête est placée ailleurs.

Les médecins militaires ne constituent, d'après le langage du Journal militaire officiel, qu'un cadre, l'un des cadres des agents d'exécution administrative, placés entre les agents des subsistances et les fournisseurs des différents services.

..... Oui, 1,000 officiers de l'armée, formant un corps qui fournit des noms à l'Arc-de-Triomphe, des représentants à l'Institut, des professeurs aux facultés, ces hommes, dont M. de Salvandy disait qu'ils sont les seuls, parmi les professions libérales, qui se rattachent par une triple série d'épreuves à trois facultés de l'Université (lettres, sciences, médecine), ces hommes-là, on les enferme dans un cercle étouffant; on exige d'eux la science, le courage, le dévouement, le travail du jour et de la nuit et une santé qui résiste à la contagion des maladies et aux fatigues de la guerre.

..... Les médecins militaires, hommes de science et de désintéressement, ayant mission de prescrire et d'ordonner, pour le bien des malades, sont confondus avec les agents d'administration, qui sont responsables de l'exécution des prescriptions médicales. Le savant qui a vieilli dans les amphithéâtres et sur les livres, le professeur qui illustre une école et répand du haut de sa chaire la parole de science, le praticien qui, sur les champs de bataille et dans le tumulte des épidémies, apparaît à côté du soldat comme un ange gardien, peuvent-ils être placés sur la même ligne que l'agent subalterne qui délivre au cuisinier de l'hôpital la viande, le pain, les légumes nécessaires, que l'agent qui manutentionne sous sa responsabilité les chemises, les draps de lit et le linge à pansement, que l'agent qui suppute et additionne les dépenses? Quoi! dans ce pays de lumières et de haute civilisation, vous n'avez point d'autre place à donner aux médecins de vos armées qu'à la droite des agents subalternes des hôpitaux, des vivres et du campement! Doutez-vous du parallélisme? En voici la preuve :

MÉDECINS.	AGENTS D'ADMINISTRATION, HÔPITAUX, VIVRES, ETC.
Sous-aide.	Adjudant de 2ᵉ classe.
Aide-major.	*Idem* de 1ʳᵉ classe.
Major de 2ᵉ classe.	Officier comptable de 2ᵉ classe.
Idem de 1ʳᵉ classe.	*Idem* de 1ʳᵉ classe.
Principal (deux classes).	Principal (une classe).

Même solde, mêmes retraites, dénominations presque identiques, même classification (les agents d'exécution administrative), même degré de récompense limitée à la croix d'officier de la Légion d'honneur, et presque le même uniforme.

A ce tableau d'assimilation bâtarde, opposons le parallèle des conditions d'origine et d'admission, des épreuves professionnelles et des résultats de ces deux carrières.

<table>
<tr><th>MÉDECINS.</th><th>AGENTS D'ADMINISTRATION.</th></tr>
</table>

Admission.

MÉDECINS.	AGENTS D'ADMINISTRATION.
Bachelier ès lettres et ès sciences.	Sous-officier.
5 examens et thèse devant les Facultés, docteurs.	Examen peu sévère d'orthographe et d'arithmétique.
7 ou 8 examens et concours spéciaux pour arriver au grade d'aide-major.	Quelques notions de gestion administrative.

Fonctions.

MÉDECINS.	AGENTS D'ADMINISTRATION.
Enseignement de la médecine militaire. Recrutement de l'armée. Hygiène et pratique médicale de l'armée dans toutes les situations de paix et de guerre; concours, de par la loi, à la fixation des droits aux retraites, réformes, invalides, etc., des officiers et soldats.	Gestion de propreté, de surveillance matérielle, dépense d'aliments et de linge, manutention du matériel hospitalier.

Résultats.

MÉDECINS.	AGENTS D'ADMINISTRATION.
Diminution des maladies contagieuses dans l'armée; accroissement de la vie moyenne; progrès et perfectionnement des sciences médicales.	Exécution pure et simple du service.

Ajoutons ici la comparaison établie entre les médecins et les agents d'administration. C'est au discours de M. l'intendant Darricau que nous l'emprunterons (*Moniteur* du 15 juin 1865, séance du Corps législatif). On verra, en effet, qu'une question spéciale, comme l'éminent orateur le dit lui-même, exige des connaissances spéciales *chez tous ceux qui la discutent*, et que la solution à obtenir tient à la manière dont *elle est présentée* et à la manière dont *elle est comprise*.

COMPARAISON.

MÉDECINS MILITAIRES.	AGENTS D'ADMINISTRATION.
1° Certes, s'il y a dans l'armée un corps digne de sympathie par ses illustrations, par ses grands souvenirs, par son dévouement qui s'exalte facilement jusqu'à l'abnégation, par son instruction dont le niveau va toujours s'élevant, c'est assurément le corps de nos excellents médecins militaires. Eux aussi ont demandé l'indépendance, non pas l'indépendance professionnelle, l'indépendance scientifique qui ne leur a jamais été contestée, mais l'indépendance administrative, et on la leur a toujours refusée. Pourquoi? Était-ce pour complaire au corps de l'intendance? Ce serait ridicule, et ce qui est ridicule ne peut pas longtemps durer. C'était	1° Je ne voudrais affaiblir en rien l'autorité morale des comptables, car c'est sous ce rapport que, je le dis avec toute conviction, ces discussions ne sont pas bonnes. Elles sont mauvaises pour le Gouvernement, car le Gouvernement étant obligé de tempérer son langage par des réticences, il ne peut produire sa pensée avec liberté; car le Gouvernement ne doit pas affaiblir l'autorité morale de ses agents, alors même qu'ils sont blâmables et assurément fort coupables; elles sont mauvaises pour les comptables qui ont provoqué une sévère appréciation de leur conduite et de leurs prétentions; elles sont mauvaises pour la Chambre, car ces questions techni-

pour donner satisfaction aux nécessités de *l'unité* et aux *intérêts du service*. (*Très-bien!*)

2° Et puisque j'ai parlé du corps des médecins, je veux encore vous citer un exemple qui vous montrera le corps médical réuni à plusieurs services administratifs, et vous verrez si, dans cette circonstance, l'unité est nécessaire.

Il s'agit d'organiser une ambulance au champ de bataille. Une ambulance, messieurs, est une organisation très-complexe : il y a des médecins, il y a des chirurgiens, il y a des comptables, des infirmiers sous les ordres des comptables; il y a des officiers du train, il y a des soldats sous les ordres de ces officiers, il y a des aumôniers, il y a enfin un matériel considérable.

Eh bien! vous figurez-vous tout ce personnel indépendant! (*On rit.*) Des médecins indépendants, des comptables indépendants, des officiers du train indépendants, des aumôniers indépendants! Et qui donc conduira sur le champ de bataille, au lieu précis indiqué par le général en chef, tous ces éléments divers, tous ces éléments indépendants? (*Rire d'approbation.*)

Si tout le monde donne des ordres, chacun ira de son côté, et si le service manque, si le personnel n'est pas assez nombreux, si le matériel n'est pas assez considérable, s'il n'y a pas assez de moyens de transport pour enlever les blessés, sur qui tombera la responsabilité? (*C'est vrai! — Très-bien!*)

Mais n'entendez-vous pas tout ce monde s'accusant les uns les autres, et chacun rejetant la faute sur son voisin? (*Très-bien! Très-bien!*)

3° Les choses, heureusement, ne se passent pas ainsi.... Un commissaire des guerres (aujourd'hui un sous-intendant militaire) est à la tête de toutes ces opérations; il les anime par son zèle, les dirige par son intelligence, et trouve dans son cœur la plus douce récompense de son courage et de son humanité.

4° L'unité de direction dans l'administration est un principe tutélaire. Sans unité, la confusion; avec la confusion, le désordre, les désastres. (*Très-bien! Très-bien!*)

ques, vous devez le reconnaître, exigent de longs développements, *elles exigent des connaissances spéciales*, et si elles sont *mal présentées*, si elles sont *mal comprises*, vous êtes exposés, par un vote, *à compromettre des institutions utiles, et la bonne exécution du service.* (*Très-bien!*)

..... Je suis forcément amené par cette discussion à vous dire que les attributions qu'ils réclament (les comptables) leur ont été enlevées sous le poids de leurs propres fautes et à la demande des Chambres.....

2° On voyait alors des fortunes énormes s'élever rapidement, et des hommes sortis pauvres de leurs foyers y rentrer en y apportant le scandale de richesses mal acquises.... (*Très-bien! C'est vrai!*)

Le scandale, messieurs, s'étalait surtout en Algérie, en pleine lumière. Les comptables affichaient un luxe qui contrastait péniblement avec les privations de nos officiers, avec les austérités de la vie du bivouac. Y avait-il dans le camp une table abondamment pourvue, de belles armes, de beaux tapis, de beaux chevaux..... et le reste? (*Hilarité.*) C'était la propriété d'un comptable. L'armée était indignée; on en riait cependant, on en glosait; mais le mécontentement était grand. L'administration centrale et le corps de l'intendance luttaient avec énergie contre ces dilapidations; les liquidations faisaient rentrer au Trésor des sommes considérables qui accusaient le vice du système, et, en effet, faire rendre gorge, n'était-ce pas dénoncer la fraude?

3° Aujourd'hui, le service des comptables est ramené à ces simples termes : recevoir les denrées, les conserver, les transformer, les distribuer, payer le service..... *Les grades doivent être en rapport avec les fonctions....* Est-il donc nécessaire, comme on le demande, de créer, pour remplir ces fonctions, une hiérarchie militaire qui ne doit pas s'arrêter au grade de colonel? (*Non! Non!*)

[Voyons maintenant la constitution réelle d'une ambulance : elle est composée de médecins dont l'un major ou principal, du grade de chef de bataillon, de lieutenant-colonel ou de colonel; d'un pharmacien, du grade de lieutenant ou de capi--

taine; d'un officier d'administration comptable, d'un grade équivalent à celui du pharmacien ; de sous-officiers et de soldats infirmiers, d'un lieutenant, sous-lieutenant ou même d'un sous-officier et de soldats du train ; enfin, d'un aumô-nier (Voir tome Ier, pages 631 et suivantes, la composition des ambulances pendant la campagne d'Italie), devant tous concourir à la bonne exécution du service. Où donc est la complexité de cette organisation? Serait-elle plus grande parce que la direction de ce personnel et du matériel indispensable appartiendrait à l'officier du grade le plus élevé, au médecin, toujours présent, et qui, par le grade, l'importance et le but de ses fonctions, domine évidemment tous les autres coopérateurs que nous venons d'indiquer? Cette complexité disparaît-elle parce que la direction appartient aujourd'hui au sous-intendant, dont la poste réglementaire est près du général, et qui, nous l'avons déjà dit, ne peut être en même temps à ce poste, à l'ambulance et aux autres services administratifs où il délègue, il est vrai, parfois un adjoint? Il reste parfaitement évident que lorsque le sous-intendant n'est pas à l'ambulance, et il ne peut y être que rarement et à de courts intervalles, personne ne commande (1). Ainsi, sous prétexte d'unité de direction, on a tout simplement supprimé la direction vraie et utile. Comment un médecin ne peut pas avoir la direction d'une ambulance, parce qu'il aurait en quelque sorte sous ses ordres des officiers subalternes, des soldats du train, des infirmiers, etc., etc., et l'on n'hésite pas à mettre des militaires sous les ordres de fonctionnaires civils ! Exemple : « La direction et le mouvement des hommes, chevaux et mulets, détachés des escadrons et compagnies d'équipages militaires, en ce qui concerne le service de la trésorerie et des postes, sont *exclusivement* réservés au payeur général et à ses préposés. » Vauchelle, *Cours d'administration,* tome III, page 169. Ne nous arrêtons pas plus longtemps sur ces organisations qu'on dit si complexes et qui sont en réalité si simples.

Quant à l'infidélité et aux vols de certains comptables qui scandalisaient toute l'armée et s'exerçaient au détriment de la santé et de la vie des soldats ; on peut se demander quel est l'homme qui, dans les ambulances et les hôpitaux surtout, peut le mieux découvrir et contrôler des actes coupables : n'est-ce pas le médecin, toujours présent, intéressé tout particulièrement au bien-être de ceux qu'il est appelé à guérir, plutôt que le sous-intendant dirigeant à distance? De sévères exemples, mis à l'ordre de l'armée, n'auraient-ils pas arrêté les fraudes sans porter atteinte à la considération des comptables restés honnêtes, et il y en a, à n'en pas douter, autrement le contrôle laisserait bien à désirer.]

---

(1) Voir lettre de l'aide-major Bintot au médecin en chef, tome Ier, pages 275-276; du médecin principal Bertherand, pages 284-287; du médecin-major Menuau, pages 241-243, du Dr Bima, médecin sarde, pages 277-278, etc., etc.

MORALITÉ ET LÉGALITÉ DE LA SITUATION.

« La moralité de la situation des médecins d'armée n'exige plus aucun commentaire, après les détails dans lesquels nous sommes entrés.

Il n'y a aucune moralité à déconsidérer, à froisser, à décourager des hommes sur lesquels l'armée a besoin de compter en temps de paix comme en temps de guerre, et qui cumulent, avec les inconvénients et les chances de la vie militaire, les travaux de la science et la responsabilité d'un art difficile.

Il n'y a aucune moralité à confondre l'intelligence et la matière, les sciences médicales et la manutention des denrées des hôpitaux.

Il n'y a aucune moralité à compromettre l'intérêt sanitaire de l'armée par le maintien d'un système vicieux qui éloigne les capacités. Dans les armées, a dit l'intendant militaire Ballyet, *le mépris de l'administration n'est autre que le mépris des hommes*. Cet axiome, vrai dans sa généralité, l'est surtout par rapport au service de santé. Or, qu'on nous le dise, dans les doctrines administratives et dans les dispositions réglementaires, a-t-on pris soin de la considération des médecins? Et si vous prétendez absolument les ranger sous le joug de l'administration, ne violez point à leur égard les maximes que vous professez vous-mêmes dans l'intérêt de l'administration dont vous êtes les chefs !

Il n'y a aucune moralité à livrer les droits et la destinée d'un corps savant, d'un corps spécial, à l'arbitre d'un état-major d'administrateurs incompétents.

La légalité de la position faite aux médecins de l'armée est plus que douteuse : Deux erreurs, deux sophismes, servent de fondement à la doctrine au moyen de laquelle l'Intendance militaire s'efforce de retenir sous sa main, à sa disposition, le personnel médical de l'armée : 1° la substitution des intendants au ministre, par délégation directe de celui-ci, à l'effet de faire soigner le soldat malade et de le préserver des causes de maladies ; 2° la relégation des médecins militaires parmi les agents d'exécution administrative. — Il importe de mettre à nu le vice de cette doctrine qui n'est écrite dans aucune loi, dans aucun décret, et qui tend nonseulement à dénaturer le corps médical de l'armée, mais encore à dériver sur l'Intendance l'une des plus précieuses attributions du commandement, celle qui consiste à assurer, dans toutes les positions, le bien-être des soldats.

1° En principe, l'État contracte envers les familles, envers les citoyens qu'il appelle sous les drapeaux, le devoir de leur procurer les soins qu'exige leur santé et l'hygiène collective des armées. Le ministre de la guerre, qui a charge, sous sa responsabilité, d'acquitter envers l'armée cette dette de l'Etat, aurait-il délégué l'accomplissement de ce devoir *aux seuls membres de l'Intendance?* Dans ce cas, les chefs directs de l'armée se verraient dépouillés d'une prérogative qui est la base de leur autorité morale, celle qui consiste à faire sentir au soldat, quelle que soit

sa position, le bienfait de leur sollicitude. Si dans les hôpitaux, dans les infirmeries, dans les ambulances, le ministre n'a d'autres représentants que les membres
de l'Intendance ; si celle-ci peut revendiquer pour elle le devoir de faire préserver et
soigner le malade ; si l'on établit cette opinion, que les généraux et chefs de corps
n'ont ni la mission de pourvoir au bien du soldat malade, ni la responsabilité des
soins qu'il reçoit, un corps d'administrateurs enlèvera aux chefs directs de l'armée
le privilége de s'occuper du soldat dans toutes les positions, et jusqu'à la faculté de
provoquer, de mériter sa reconnaissance. D'après une pareille doctrine, il ne
reviendrait au commandement que le respect forcé de la subordination et les seuls
témoignages que peut suggérer l'intimidation disciplinaire ; et aux administrateurs,
l'affection et la reconnaissance qu'inspirent les bienfaits, les soins prodigués aux
malades et aux blessés ! Aux chefs du commandement, le ministre n'aurait délégué
que les sévérités de sa mission ; aux intendants, que la portion douce et charitable
de ses attributions ! Non, il n'en peut être ainsi, et c'est gratuitement, sans motif
légal, que l'Intendance se fait une part si belle dans les délégations ministérielles.

En principe, le soldat est sous la main du commandement, qu'il soit en santé
ou malade ; le commandement revendique pour lui ses prestations réglementaires ;
l'Intendance n'avise qu'aux moyens d'exécution matérielle, et répond au ministre
de l'emploi des deniers alloués à cette fin.

En principe, le ministre délègue la mission spéciale de traiter le soldat malade
et de préserver le soldat en santé à des fonctionnaires spéciaux et ayant qualité
légale pour cela. Ces fonctionnaires, qui sont les médecins militaires, sont en rapport immédiat avec le soldat et par suite doivent l'être aussi avec ceux qui le commandent : entre le commandement et les médecins, point n'est besoin d'un intermédiaire. Les devoirs et attributions des médecins étant définis par la nature
même de leur intervention, les frottements et froissements ne pourraient survenir
que par l'interposition d'une tierce autorité, et c'est ce qui résulte de la position
qu'a prise l'Intendance, et c'est ce qui ne se reproduit ni en Belgique, où le personnel de santé militaire est organisé comme l'arme du génie, ni dans la marine
française, où il est en relation directe avec le commandement naval, ni en Angleterre, ni en Prusse, ni aux États-Unis.

Les prescriptions des officiers de santé et les nécessités de leur service entraînent l'usage d'un matériel, l'emploi de certaines denrées, en un mot, un
chapitre spécial de dépense : c'est ici qu'est marquée la place de l'Intendance pour
le contrôle de ce matériel, comme pour celui du personnel, pour l'ordonnancement
des dépenses et la vérification des comptes ; si son action s'étend au delà de
ces limites, l'usurpation commence, et il y a péril, non-seulement pour la dignité
du corps spécial des médecins, que l'armée a besoin de respecter, mais encore
pour le bien du service toujours compromis par l'envahissement d'une autorité
incompétente.

2° La relégation des médecins dans les cadres des agents d'exécution est le deuxième artifice à l'aide duquel on s'efforce de priver ce corps d'une existence propre.

Les médecins sont-ils des agents d'exécution des services administratifs?

Sur cette question nous serons court; la solution est une affaire de sens et de loyauté : nous sommes convaincu que l'Intendance elle-même ne se fait aucune illusion sur la valeur de cette assimilation. Il ne suffit pas, en effet, d'établir sur le papier des divisions et des catégories, de dire : « Il y a une haute et basse administration ; celle-ci comprend la gestion ou l'exécution ; les médecins sont des agents d'exécution..... » Il faut que les catégories, les classifications correspondent à la nature des hommes et des choses.

Or, l'anatomie, la physiologie, la médecine et la chirurgie, la chimie, la botanique, l'histoire naturelle, sont-elles des branches de l'administration haute ou basse?

L'enseignement public de ces connaissances, leur perfectionnement par la voie de l'expérience et des découvertes, l'application des lois de l'hygiène et des règles de l'art médico-chirurgical sur les champs de bataille et dans les garnisons, sont-ce là des choses et des actes parallèles, identiques à l'achat des vivres et des fourrages, à la distribution des rations, et constituent-ils l'une des branches que l'on réunit fraternellement en faisceau sous le nom de basse administration qui est, sinon imprimé, au moins très-sensiblement sous-entendu ?

Non, vous avez beau faire, l'armée ne confondra jamais ses médecins avec les agents subalternes de l'administration ; elle ne refuse pas à ceux-ci l'estime qu'ils peuvent mériter, mais elle est fière du talent, de l'héroïsme que le corps médical lui a constamment offerts ; permis à l'administration de poursuivre des idées d'unité administrative, et d'essayer de fondre médecins et agents de gestions diverses en une masse sans nom ni valeur officielle ; mais à l'armée de venger la médecine militaire des atteintes incessamment renouvelées contre sa dignité et son indépendance professionnelle qui sont les meilleures garanties du soldat malade ou blessé.

On nous objecte ceci : « les médecins exécutent un service qui se rattache à l'administration. » Ce qu'ils exécutent, ils l'ont appris, conçu, expérimenté en dehors de votre sphère et en dehors de votre compétence ; ils sont au lit des malades ou sur le champ de bataille, agents d'exécution à peu près comme l'officier du génie qui construit une fortification temporaire, comme l'officier d'artillerie qui élève une batterie ; leur service touche à l'administration comme celui de ces deux armes spéciales, qui ont besoin toutes deux d'un matériel considérable ; ce que vous faites auprès de ces deux armes, il est juste que vous le fassiez auprès du corps médical : à vous le contrôle des hommes et des choses, la vérification des dépenses et la surveillance, quant à l'exécution des règlements ; mais vous n'avez pas plus qualité pour commander et manier ce personnel qu'à l'égard de l'artillerie et du génie.

Deux décrets de la Convention ont déclaré que les officiers de santé sont militaires : pourquoi donc les rattacher au matériel et non au personnel de l'armée ?

Ils sont si peu susceptibles d'être confondus avec vos agents de gestion administrative que force vous a été de les inscrire, sous la dictée des Chambres législatives, dans la loi sur l'état des officiers, et de leur conférer, sous la pression de l'opinion publique et du vœu de l'armée, d'abord le droit au salut militaire sous les armes, et maintenant les honneurs funèbres, double distinction qui n'appartient à aucun de vos agents !

Prenons enfin les attributions de l'Intendance, telles qu'elles sont définies, et voyons si le commandement du personnel médical et la direction immédiate du service de santé en font partie. Pour éviter toute objection, nous emprunterons la définition de ces attributions à M. l'intendant Vauchelle lui-même : «Les fonction-« naires de l'Intendance ont pour attributions de voir, de faire ou de faire faire, « *en matière d'administration*, tout ce que le ministre ne peut ou ne veut voir, faire ou « faire faire lui-même ; ils exercent en conséquence des fonctions qui découlent de « la *police administrative* sur tous les individus et sur toutes les choses qui sont « l'objet *d'une dépense* ou *d'une consommation* permanente ou accidentelle au compte « du département de la guerre ; » — et pour qu'il ne reste aucune équivoque, empruntons à ce même administrateur si éminent la définition du mot un peu vague de *police administrative*.

« On entend par police administrative le droit et le devoir :

« 1° De constater l'existence des hommes et des choses, et de faire à cet effet « toutes revues et vérifications et autres investigations utiles ;

« 2° De déterminer et régler les droits que cette existence donne à des pres-« tations et allocations quelconques, et d'en procurer le paiement ou la distri-« bution ;

« 3° De surveiller la gestion des conseils d'administration et celles des « agents comptables des différents services ou établissements ;

« 4° De contrôler toutes les dépenses et consommations, et d'en vérifier et « arrêter les comptes. » (*Cours d'administration*, t. I, p. 421, 4e édition, 1861.

Voilà la police administrative telle que les fonctionnaires de l'Intendance ont le droit et le devoir de l'exercer. Eh bien ! c'est sous ce même nom de police administrative qu'ils se sont attribué le commandement d'un personnel de 1,000 médecins, et qu'ils prononcent sur l'hygiène des hôpitaux et sur les améliorations qu'exige le service sanitaire.

Nous admettons, à l'égard des médecins militaires, l'exercice rigoureux de toutes les attributions qui entrent dans la police administrative, d'après la définition qui précède ; mais nous le répéterons jusqu'à satiété, les sciences médicales, l'art médical, le personnel médical, ne sont point *matière d'administration* ; c'est un service spécial, une carrière spéciale, un corps spécial, ou, comme on dit par analogie, une arme distincte, ayant, comme le génie et l'artillerie, des relations multiples avec le contrôle et la gestion administratifs, donnant lieu par son exercice à des dépenses et à des consommations passibles du contrôle, sujet, comme tous les individus de l'armée, aux revues de contrôle, mais fonctionnant dans un ordre d'idées et de faits qui sont absolument étrangers à l'Intendance et ne relevant d'elle ni pour la compétence des moyens ni pour la responsabilité des résultats qui portent directement sur l'armée.

NÉCESSITÉ DE CONSTITUER LE CORPS MÉDICAL DANS L'ARMÉE ET POUR L'ARMÉE.

Pour faciliter le recrutement des médecins militaires ;

Pour attirer dans leurs rangs les hommes de capacité et d'avenir ;

Pour les fixer dans cette carrière et pour assurer au soldat malade le bienfait de leur assistance partout et toujours ;

Pour améliorer le service sanitaire de l'armée et pour rendre la mission des médecins militaires aussi utile et aussi efficace qu'elle peut l'être ;

Pour exciter et entretenir dans ce corps une émulation qui tourne au profit du service et au bien de l'État :

Il n'est qu'un moyen sûr, c'est de constituer ce corps dans l'armée et pour l'armée.

Une carrière d'humiliation et de médiocrité; une carrière où l'existence officielle est sans cesse disputée, et qui aboutit pour l'immense majorité des serviteurs à un emploi de capitaine ; une carrière qui place ses adeptes sous la dépendance absolue de chefs incompétents, cette carrière-là, dépourvue de prestige, d'aisance et de sécurité, ne peut satisfaire, par la qualité et par les dispositions morales de son personnel, aux conditions fondamentales du service de santé de l'armée.

C'est donc l'intérêt de l'armée qui prescrit impérieusement la réorganisation du personnel des médecins et sa constitution en un corps distinct, analogue à ceux de l'état-major, de l'artillerie et du génie ; cette mesure est d'ailleurs une conséquence de ses attributions dans l'armée, de la spécialité de ses études et de ses fonctions. Le médecin ne remplit aucune fonction administrative proprement dite, il ne communique avec l'administration que pour lui demander, dans les limites des règlements, les objets nécessaires au traitement et au bien-être des malades. Appelé à prononcer sur les qualités des fournitures de tous genres mises en service, il certifie leur consommation par des visa apposés aux pièces de la comptabilité. Quant à sa comptabilité propre, celle de la pharmacie, elle est tellement spéciale, tellement scientifique, qu'elle échappe au contrôle administratif ordinaire, et qu'elle est vérifiée, au ministère de la guerre, par un pharmacien expressément désigné pour cette fonction.

On voit que, même au point de vue de ses attributions qui s'éloignent le plus de l'exercice médical, le corps des médecins n'exerce point de fonctions ressortissant à l'administration ; il est donc entièrement distinct de celle-ci, et il a besoin, pour le bien du service, d'une action propre, entourée de garanties sans lesquelles les appréciations peuvent être contrariées ou rendues illusoires.

Approprier à l'armée le corps des médecins, les rattacher à la direction du personnel, conférer au conseil de santé des attributions analogues à celles des comités d'armes, lui confier la centralisation de tout ce qui est relatif à la santé des troupes et au service médical des hopitaux, établir au siége des divisions militaires, et sous les ordres immédiats des officiers généraux qui les commandent, des inspecteurs divisionnaires chargés de la centralisation du service sanitaire des troupes et des hôpitaux de la division, tel est le mécanisme simple et naturel qui permet de constituer le corps des médecins sur des bases convenables et de lui assurer une vie propre, une activité fructueuse pour l'armée. Pour tout ce qui concerne le matériel des hôpitaux et du service sanitaire des troupes, les médecins inspecteurs divisionnaires auraient à se concerter avec les fonctionnaires de l'Intendance. L'autorité militaire exercerait sur les médecins toute son action sous le rapport de la discipline générale ; l'autorité administrative conserverait celle de son légitime contrôle, de sa police nécessaire ; mais en ce qui concerne leur service, les médecins ne seraient soumis qu'aux chefs de leur propre corps, suivant l'ordre hiérarchique des grades.

Nous nous bornons à ces indications générales ; le principe, une fois admis, il sera d'autant plus facile d'en réglementer les applications qu'elles ne rencontreront plus les difficultés qui naissent des empiétements et des conflits d'attributions spéciales.

Le corps médical militaire n'est point déchu, malgré les désertions qui l'affligent, et l'argument tiré de son infériorité manquerait de justice. Il n'est point inférieur au corps des médecins de la marine, qui se régit lui-même, qui n'obéit qu'à sa propre hiérarchie, et se rattache, par ses sommités, à l'action directe du commandement de la flotte.

Invoquera-t-on contre nos vues l'esprit d'insubordination et de luttes intestines ? Cette accusation part d'hommes intéressés à l'accréditer. Dans tous les cas, si l'insubordination existe, elle démontre le vice de la situation ; si elle n'existe point, pourquoi l'invoquer comme un épouvantail pour faire écarter le principe de la rotation du corps médical sur lui-même ?

Enfin, il y a des administrateurs qui font valoir, pour le maintien du *statu quo*, les compensations que le médecin tire ou peut tirer de l'exercice de sa profession en dehors de l'armée : nous ne craignons pas de repousser cet argument ;

on ne peut servir à la fois l'armée et la société civile ; les médecins militaires qui
dirigent leurs vues et leurs efforts vers la clientèle, et se préoccupent du lucre,
ont un zèle moins sincère ou moins efficace pour les intérêts de l'armée ; examinez
bien leurs services, et vous verrez qu'une portion de leurs obligations est sacrifiée.
En principe, le médecin militaire se doit tout entier à l'armée, qui lui doit en
retour une *rémunération morale et matérielle, proportionnée à l'importance des travaux, à la nature des services, à l'étendue du dévouement et de la capacité qu'ils supposent.*

Plus il est aisé de prodiguer sur le papier les vues d'organisation, plus il nous
plaît de nous abstenir de ces imaginaires anticipations sur le pouvoir organique de
l'administration centrale. Notre mission, telle que nous la rêvons depuis bien des
années, telle que notre conscience nous l'inspire, telle que notre expérience nous
la conseille, se borne à esquisser, dans ses généralités, le système rationnel, utile,
honnête, universellement attendu, à l'aide duquel il sera possible de régénérer le
service de santé de l'armée, et de lui assurer un recrutement à la fois convenable
et facile.

Le corps des médecins militaires a été relégué dans le cadre des agents d'exécution administrative : nous voulons, nous, qu'il soit constitué dans l'armée et
pour l'armée, sous les ordres immédiats du commandement.

Le corps des médecins militaires est dans une position d'infériorité morale
et matérielle qui pèse sur la dignité des hommes, affaiblit les ressorts de leur
action et altère les conditions essentielles de leur profession : nous voulons,
nous, dans une juste mesure qui ne peut porter ombrage au commandement, ni
obstacle au contrôle, élargir et rehausser sa hiérarchie et la rendre effective.

Cette réforme, il importe à l'armée tout entière qu'elle se réalise le plus tôt ;
tout le monde y gagnera.

L'armée aura la certitude de trouver dans les hommes qui ont charge de
veiller à son hygiène et d'atténuer sa mortalité, toutes les garanties légales et scientifiques qu'exige une si importante et si difficile mission.

L'administration centrale, débarrassée des difficultés que lui suscite incessamment l'état actuel du service et du personnel de santé militaire, pourra diriger cette
force perdue, cette somme d'attention détournée, sur un grand nombre de questions non encore résolues et qui touchent à l'amélioration du système, etc., etc.

Le commandement rentrera dans la plénitude de ses droits et de ses légitimes attributions en s'appliquant par voie directe et avec le concours des médecins au bien des soldats malades et blessés.

L'intendance elle-même, soulagée du lourd fardeau d'une domination incompétente sur le corps médical, et dispensée des luttes qu'elle lui occasionne, pourra
consacrer aux utiles fonctions du contrôle tout le temps qu'elle emploie sans

utilité réelle à correspondre avec un nombreux personnel de médecins sur une foule d'objets qui ne ressortissent ni à sa compétence ni au but de sa propre institution.

Reste une dernière question, celle qui touche au budget : Les chambres n'ont jamais marchandé les sommes destinées au bien-être du soldat malade; jamais leur sympathie n'a manqué à ce noble corps des médecins militaires qui meurent victimes de la peste, du choléra, du typhus et des balles; qui ont mêlé les ossements de leurs martyrs obscurs à ceux de nos phalanges victorieuses; qui, à Jaffa, comme à Waterloo, en Algérie, à l'étranger comme en France, multiplient les exemples du plus pur dévouement: illustres par la science, illustres par le courage, ils attendent et espèrent..... »

DE LA CONSERVATION DES ARMÉES EN CAMPAGNE

S'il faut admirer l'esprit militaire qui, pendant le combat, inspire au soldat le mépris de la mort, il faut bien reconnaître que ce mépris ne suit pas plus le blessé que le malade lorsqu'ils franchissent le seuil de l'ambulance ou de l'hôpital.

Tout ce qui précède concerne plus particulièrement les intérêts du corps de santé. Voyons maintenant, ce qui est beaucoup plus important, en quoi la situation anormale des médecins militaires, conséquence du système administratif actuel, touche de très-près aux intérêts les plus positifs de l'armée et du pays. Nous serons court et, évitant l'actualité, nous ne parlerons que de faits déjà assez loin de nous, mais encore assez présents pour permettre d'apprécier parfaitement les résultats du système médico-administratif que nous déclarons mauvais. Nous nous bornerons à l'exposé de la situation sanitaire de deux armées offrant toutes les conditions des plus exactes comparaisons, se trouvant côte à côte, subissant les mêmes influences climatériques, mais ayant un système médico-administratif complétement différent.

Dans l'une de ces armées, les médecins, subordonnés au service administratif, ne sont que des agents d'exécution. Si l'imprévoyance rend le service administratif impuissant, le service médical est aussitôt frappé d'impuissance. Dans l'autre armée, les médecins dirigent le service de santé dont le service administratif est l'auxiliaire; mais chez elle, si l'imprévoyance rend le service administratif impuissant, le service médical, avec l'assentiment du commandement, à moins d'être au milieu d'un désert, peut appeler à son aide toutes les ressources du pays.

Il est triste d'avoir à rappeler que, pendant le premier hiver, l'armée anglaise s'est justement trouvée dans cette situation et a été cruellement éprouvée. Tout lui a manqué à la fois, par imprévoyance administrative : vivres, boissons, vêtements ; la fatalité même, au moment des besoins les plus impérieux, a englouti dans la mer les approvisionnements, les tentes et les vêtements d'hiver expédiés de la métropole, et transformé en grande calamité une situation déjà si déplorable. Que pouvaient alors les médecins contre la faim, le froid, la neige ou l'humidité? Pouvaient-ils demander des secours aux rochers dénudés de la Chersonèse? et d'ailleurs, ils étaient, eux aussi, par suite de la même imprévoyance, en nombre trop insuffisant pour les besoins (1).

L'armée française, approvisionnée suffisamment pour venir même au secours de ses alliés a vécu et résisté pendant le premier hiver autant que le peut une armée dans les conditions actuelles ; ses pertes par maladies, comparées à celles de toutes les guerres précédentes, ne présentent pas de proportions bien exceptionnelles, et la situation relative des deux armées a été l'occasion d'éloges pompeux sur le système administratif français.

Après avoir critiqué l'imprévoyance administrative anglaise au début de la campagne, il est juste et surtout utile pour l'avenir de reconnaître qu'elle a pris une superbe revanche pendant le second hiver.

Pour que la comparaison des résultats obtenus et indiqués dans les tableaux qui vont suivre puisse bien s'établir entre les deux armées et ne soit pas trop écrasante pour le service médico-administratif français, il convient de rappeler qu'après la prise de Sébastopol, les Anglais ont cherché, par tous les moyens possibles, à améliorer encore leur situation et n'ont pas perdu de temps pour prendre les mesures qui devaient leur permettre de résister aux rigueurs du second hiver. Voyons ce que dit, à ce sujet, Scrive, médecin en chef de notre armée et ne craignons pas de nous répéter : « Il me reste à répondre au dernier paragraphe de la « lettre du Conseil de santé, relativement à l'appréciation comparative de l'état « sanitaire de nos alliés et du nôtre. Il est parfaitement évident que les Anglais ont « une situation sanitaire bien meilleure que la nôtre ; mais cette différence s'ex- « plique facilement d'abord par la proportion du concours de chaque armée à « l'œuvre commune. Pendant que nous manœuvrions de Sébastopol aux sources du « Belbeck pour couper la retraite aux Russes et que nos troupes suffisaient à peine « à la défense d'une ligne de quatorze lieues, les Anglais s'organisaient sans s'in- « quiéter d'attaques nouvelles ; Sébastopol était en ruines, nous étions maîtres de « la situation : c'était tout pour eux. En vue de l'hiver à passer en Crimée nos « alliés établissaient des baraquements pour la troupe, amélioraient leurs chemins

---

(1) L'effectif médical anglais a un peu varié ; des médecins arrivés en Orient sont rentrés en Angleterre après quelques mois de service, quelques-uns sont revenus l'année suivante. Voici la situation de cet effectif, sans tenir compte des lacunes par suite de départ :

	Arrivés en Orient.		Rentrés en Angleterre.		Arrivés en Orient.		Rentrés en Angleterre.
En avril 1854. . . .	48	médecins.	0	En janvier 1855. . . .	41	médecins.	7
En mai.	23	id.	1	En février.	6	id.	9
En juin.	16	id.	1	En mars.	19	id.	9
En juillet.	6	id.	3	En avril.	10	id.	7
En août.	3	id.	3	Etc.			
En septembre.	21	id.	2	Au total : 448 médecins arrivés jusqu'à la fin			
En octobre.	12	id.	8	de la guerre et 67 rentrés en Angleterre			
En novembre.	74	id.	6	à la fin d'avril 1855.			
En décembre.	16	id.	11				

« de fer qui apportaient constamment et rapidement l'abondance dans leurs camps,
« tandis que nos soldats se sont misérablement installés en tenant le fusil d'une
« main et la pioche de l'autre. — Enfin, les causes qui ont déterminé notre état
« sanitaire actuel ont été prévues ainsi que leur résultat inévitable. Il y a plusieurs
« mois, M. l'inspecteur Baudens a écrit au ministre de la guerre que les con-
« ditions hygiéniques dans lesquelles l'armée allait se trouver pendant l'hiver ren-
« draient les maladies plus nombreuses et plus graves. Ces prévisions se sont
« malheureusement réalisées. — Le service hospitalier des Anglais profite de
« l'influence favorable d'une direction absolue par le corps médical, qui a le droit
« d'exprimer les besoins éprouvés, en même temps que celui d'y satisfaire large-
« ment, sous sa responsabilité ; aussi devons-nous convenir que, réduits au strict
« nécessaire, nous sommes bien pauvres dans notre hospitalisation, devant le luxe
« et le confort des établissements de nos voisins et alliés.

« L'installation plus que médiocre de nos infirmeries contrastait désavanta-
« geusement avec celles des infirmeries anglaises luxueusement constituées....
« Avec de pareilles conditions, faites pour favoriser la contagion, est-il possible,
« même avec les soins les plus éclairés, les mieux entendus et les plus dévoués,
« d'obtenir des résultats comparables à ceux de nos voisins, alors que chez eux
« tout vient en aide au médecin. — Dans les camps anglais ; ..... l'alimentation
« dont nous avons pu juger, ne laisse rien à désirer aux points de vue de la qua-
« lité, de la variété et de la quantité..... Était-il possible de faire jouir l'armée
« française de si magnifiques avantages ? Je réponds négativement, parce que les
« règles fondamentales du système que la France a adopté, s'y refusent formelle-
« ment..... Mais l'expérience acquise par ces cruelles épreuves ne peut être perdue,
« j'en suis certain. Ne pas profiter de ces enseignements serait un crime de lèse-
« humanité.

« Les faits démontrent que, si l'on veut à l'avenir éviter des pertes nom-
« breuses et cruelles, il est urgent de faire disparaître les conditions défectueuses-
« ou vicieuses que présente notre système. Le climat de la Crimée est salubre, et
« aucune influence spéciale des divers points du territoire occupé par nos troupes
« n'a produit de maladies sérieuses. Il n'y a pas d'officiers malades, et s'ils ne sont
« pas atteints des maladies des soldats, c'est qu'ils sont convenablement abrités et
« suffisamment nourris. Les vivres de guerre constituent une nourriture grossière
« qui finit par fatiguer les estomacs les plus robustes. Dans l'alimentation de
« guerre, ce qu'il y a surtout à regretter, c'est l'uniformité. On distribue, il est
« vrai, de temps en temps des juliennes conserves, mais la quantité dévolue à
« chaque soldat est complètement insuffisante. Il y a une réforme à introduire dans
« la nature des vivres de guerre ; les progrès incessants de la chimie alimentaire
« ont fourni des ressources précieuses dont les approvisionnements profiteront,
« au grand avantage de la santé des troupes. »

ARMÉE FRANÇAISE.

1er HIVER 1854–1855. PÉRIODE D'HOSTILITÉS DONNANT 8,000 BLESSÉS.

MOIS et EFFECTIF MOYEN.	SCORBUTIQUES.		TYPHIQUES.		BLESSÉS ET MALADES DIVERS.		TOTAL des NOMBRES.	TOTAL des DÉCÈS.	PROPORTION pour 100	
	Nombre.	Morts.	Nombre.	Morts.	Nombre.	Morts.			sur l'effectif.	sur les malades.
Novembre. . 56,000	47	»	»	»	12,907	1,256 [1]	12,954	1,256	2,24	9,70
Décembre . . 65,000	148	7	86	15	14,568	1,220	14,802	1,242	1,94	8,39
Janvier. . . . 78,000	452	16	161	18	15,619	1,717	16,232	1,751	2,24	10,79
Février. . . . 89,000	703	26	957	33	15,856	2,137	16,846	2,196	2,47	13,06
Mars. 95,000	836	44	84	15	15,146	2,501	16,066	2,560	2,69	15,93
Avril. 91,000	963	52	57	9	11,995	1,868	13,015	1,929	2,12	14,82
	3,149	145	645	90	86,091	10,699	89,885	10,934	2,31	12,16

2e HIVER 1855–1856. PLUS D'HOSTILITÉS RÉGULIÈRES, 323 BLESSÉS.

MOIS et EFFECTIF MOYEN.	SCORBUTIQUES.		TYPHIQUES.		BLESSÉS ET MALADES DIVERS.		TOTAL des NOMBRES.	TOTAL des DÉCÈS.	PROPORTION pour 100	
Novembre. . 143,000	723	38	10	6	11,706	1,810	12,439	1,884	1,31	15,15
Décembre.. . 145,000	1,256	57	1,052 [3]	499	16,666	1,662	18,974	2,218	1,53	11,69
Janvier. . . . 144,000	3,980	141	3,462	1,229	12,485	1,744	19,927	3,114	2,16	15,63
Février. . . . 132,000	4,341	349	7,834	4,346	13,091	781 [2]	25,266	5,476	4,15	21,67
Mars. 120,000	1,787	243	6,488	3,986	9,263	1,465	17,538	5,694	4,74	32,47
Avril. 105,000	785	136	457	212	11,248	2,456	12,490	2,804	2,67	22,45
	12,872	964	19,303	10,278	74,459	9,948	106,634	21,190	2,69	19,87

(1) Les décès dans les ambulances et les hôpitaux, en novembre 1854, se sont élevés au chiffre de 1,053; mais il faut ajouter 203 cholériques placés sous tentes devant l'hôpital de Ramitchiflick et morts les 14, 15 et 16 novembre, après avoir été transportés d'urgence dans les corridors de l'hôpital dont toutes les salles étaient pleines; les tentes où se trouvaient ces malheureux ayant toutes été renversées par l'ouragan qui a occasionné tant de désastres sur tout son parcours.

(2) Cette énorme diminution de la mortalité à la suite de blessures et de maladies diverses n'a rien d'extraordinaire, les blessés, les malades, les médecins, les infirmiers et, en un mot, tous ceux que le service hospitalier retenait dans les salles mouraient du typhus. La même observation se reproduit dans toutes les épidémies; Baudens le savait très-bien et il avait assez averti; on peut le voir par sa correspondance, pages 752 et suivantes, et si cette diminution paraît moins sensible au mois de mars, c'est que le typhus dominait la situation, se montrait partout, et presque tous les décès auraient pu lui être attribués.

(3) Pendant le premier hiver, le typhus ne s'est montré qu'en Crimée et n'a occasionné qu'une faible mortalité (90 victimes); mais pendant le deuxième hiver, la Crimée a évacué sur les hôpitaux de Constantinople environ 3,500 typhiques qui mêlés, à bord des navires, aux autres malades, ont propagé le typhus, et qui, arrivés à Constantinople et placés dans les hôpitaux déjà beaucoup trop encombrés et infectés, ont rencontré toutes les conditions qui pouvaient favoriser la contagion et développer un fléau qui eût été arrêté par l'isolement des typhiques dans des hôpitaux sous baraques et

1er Hiver 1854–1855. Période d'hostilités donnant 3,072 blessés.

MOIS et EFFECTIF MOYEN.	SCORBUTIQUES.		TYPHIQUES.		BLESSÉS ET MALADES DIVERS.		TOTAL des NOMBRES.	TOTAL des MORTS.	PROPORTION pour 100	
	Nombre.	Morts.	Nombre.	Morts.	Nombre.	Morts.			sur l'effectif.	sur les malades.
Novembre.. 29,000	67	2	23	5	8,224	1,230	8,314	1,237	4,16	14,87
Décembre... 30,000	134	4	10	5	10,531	1,961	10,675	1,970	6,06	18,45
Janvier.... 32,000	542	31	34	39	10,752	3,098	11,328	3,168	9,78	27,96
Février.... 31,000	641	74	63	36	6,415	2,413	7,119	2,523	8,16	35,44
Mars..... 30,000	242	54	107	51	5,464	1,304	5,813	1,409	4,68	24,24
Avril..... 36,000	100	10	102	28	4,298	544	4,500	582	1,86	12,93
	1,726	175	339	164	45,684	10,550	47,749	10,889 [2]	5,79	22,83

2e Hiver 1855–1856. [3] Plus d'hostilités régulières, 165 blessés.

MOIS et EFFECTIF MOYEN.	SCORBUTIQUES.		TYPHIQUES.		BLESSÉS ET MALADES DIVERS.		TOTAL des NOMBRES.	TOTAL des MORTS.	PROPORTION pour 100	
	Nombre.	Morts.	Nombre.	Morts.	Nombre.	Morts.			sur l'effectif.	sur les malades.
Novembre.. 51,000	22	»	10	6	4,884	237	4,916	243	0,48	4,94
Décembre... 49,000	41	»	5	3	5,554	134	5,600	137	0,27	2,45
Janvier.... 48,000	58	1	5	3	4,642	88	4,705	92	0,18	1,96
Février.... 48,000	34	»	4	1	3,835	42	3,873	43	0,08	1,11
Mars..... 50,000	34	»	3	1	4,405	49	4,442	50	0,09	1,13
Avril..... 55,000	20	»	4	2	3,824	39	3,848	41	0,07	1,07
	209	1	31	16	27,144	589	27,384	606	0,20	2,21

convenablement aérés; c'est ce que Baudens demandait instamment depuis le mois de novembre et ce qui n'a été accordé qu'en mars par suite d'ordres venus du ministre de la guerre et du maréchal Pélissier.

(1) *Medical and surgical history of the British army during the war against Russia, presented to both houses of Parliament by command of Her Majesty*, tome II, tableaux, pages 209 et 253.

(2) Pendant le premier hiver, l'armée anglaise a beaucoup souffert et a subi des pertes si énormes que l'Angleterre s'en est émue et a immédiatement changé la situation.

(3) Pendant le deuxième hiver 1855-1856, toute la cavalerie anglaise a été prendre ses cantonnements à Scutari, moins les 8e, 10e, 11e hussards et le 17e lanciers; toute l'infanterie est restée en Crimée; il convient donc de réduire l'effectif anglais présent en Crimée à 50,000 hommes. Il convient de dire aussi que l'armée anglaise a été moins fatiguée que l'armée française, mais cette différence ne fait absolument rien à l'insalubrité des ambulances et des hôpitaux français.

ARMÉE ANGLAISE, MOINS LES OFFICIERS.

Effectifs et pertes des régiments d'infanterie par suite de blessures ou maladies aux hôpitaux régimentaires seulement, pendant les deux hivers 1854–1855 et 1855–1856.

	1er HIVER 1854–1855.			2e HIVER 1855–1856.			DATES de L'ARRIVÉE EN CRIMÉE et OBSERVATIONS.
	Effectif au 1er novembre.	Présents au 34 avril.	MORTS.	Effectif au 1er novembre.	Présents au 34 avril.	MORTS.	
Grenadiers guards........	457	407	75	1,191	1,147	5	Avril 1854.
Coldstream guards........	679	401	114	808	994	12	Mai *id.*
Scots fusilier guards.......	831	512	90	890	1,111	16	*Idem.*
Royal régiment, 1er bataillon. .	605	610	233	700	781	4	*Idem.*
Idem, 2e bataillon.. .	»	»	»	614	690	8	Avril 1855.
3e régiment, Buffs.	690	»	3	761	817	6	En Grèce, nov. 1854. En Crimée, mai 1855.
4e *idem*............	483	627	98	798	858	3	Avril 1854.
7e *idem,* Royal fusiliers.. . .	665	527	103	707	820	3	*Idem.*
9e *idem*............	544	377	115	475	692	3	Novembre 1854.
13e *idem,* Light........	»	»	»	808	817	9	Juillet 1855.
14e *idem*............	»	765	8	827	802	5	Janvier *id.*
17e *idem*............	»	825	64	820	851	9	Décembre *id.*
18e *idem,* Royal Irish.....	»	778	30	706	736	5	Janvier *id.*
19e *idem*............	686	440	117	553	740	4	Mai 1854.
20e *idem*............	626	410	130	555	823	5	Août *id.*
21e *idem,* Royal North British fusiliers......	804	482	134	782	827	3	Septemb. *id.*
23e *idem,* Royal Welsh fusiliers........	725	509	229	658	806	14	Avril *id.*
28e *idem*............	561	477	166	783	812	11	Mai *id.*
30e *idem*............	530	438	80	491	687	1	*Idem.*
31e *idem*............	»	»	»	794	792	8	Mai 1855.
33e *idem*............	534	340	190	495	634	1	Avril 1854.
34e *idem*............	»	776	55	661	657	4	Décembre *id.*
38e *idem*............	609	650	149	827	825	4	Mai *id.*
39e *idem*............	»	688	20	797	820	4	Janvier 1855.
41e *idem*............	678	596	101	612	713	1	Avril 1854.
42e *idem,* Highlanders.....	733	687	55	847	815	9	Juin *id.*
44e *idem*............	640	500	200	668	762	3	Avril *id.*
46e *idem*............	789	321	266	479	653	9	Septemb. *id.*
47e *idem*............	945	623	79	704	764	3	Avril *id.*
48e *idem*............	»	»	»	751	812	5	Avril 1855.
49e *idem*............	678	627	64	685	763	6	Avril 1854.
50e *idem*............	885	323	227	586	675	2	Mai *id.*
A reporter			3,195			185	

	1er HIVER 1854-1855.			2e HIVER 1855-1856.			DATES de L'ARRIVÉE EN CRIMÉE et OBSERVATIONS.
	Effectif au 1er novembre.	Présents au 31 avril.	MORTS.	Effectif au 1er novembre.	Présents au 1er avril.	MORTS.	
Report........			3,195			185	
55e régiment..........	663	562	57	707	804	6	Mai 1854.
56e idem............	»	»	»	808	746	6	Août 1855.
57e idem...........	837	601	64	786	790	4	Septembre 1854.
62e idem...........	560	366	99	346	609	3	Novembre id.
63e idem...........	713	270	153	554	637	2	Août id.
68e idem...........	865	570	58	711	778	5	Idem id.
71e idem, Highlanders.....	»	890	16	874	870	7	Décembre id.
72e idem, Highlanders.....	»	»	»	749	717	4	Juin 1855.
77e idem...........	750	706	103	790	796	11	Avril 1854.
79e idem, Highlanders.....	976	595	158	734	767	5	Mai id.
82e idem...........	»	»	»	773	852	6	Septembre 1855.
88e idem, Connaught rangers.	522	569	86	719	879	9	Avril 1854.
89e idem...........	»	603	123	702	770	2	Décembre id.
90e idem, Light........	»	534	101	565	754	5	Idem id.
92e idem, Highlanders.....	»	»	»	649	667	8	Septembre 1855.
93e idem, Highlanders.....	717	752	87	780	737	6	Avril 1854.
95e idem...........	612	262	182	508	633	7	Idem id.
97e idem...........	967	751	173	544	834	1	Juin id.
Rifle brigade, 1er bataillon....	678	548	108	714	910	4	Septembre id.
Idem, 2e idem....	600	670	29	528	963	7	Idem id.
Total......			4,792			293	

Il nous eût été facile de donner l'effectif et les pertes de la cavalerie, de l'artillerie, des sapeurs et ingénieurs, du corps médical (ce dernier n'a perdu aucun de ses membres) et du train (land transport corps), etc.; mais comme c'est l'infanterie qui constitue les masses et subit de beaucoup les plus grandes pertes, nous avons pensé que ce tableau suffirait pour reconnaître la différence énorme des pertes pendant les deux hivers et pouvoir apprécier l'influence des moyens préventifs employés d'après les conseils de la compétence médicale.

Nous n'ajouterons que quelques observations pour faire remarquer que les différences dans les résultats obtenus par les Français et les Anglais ne sont pas fortuites, et qu'elles révèlent une science toute nouvelle : LA SCIENCE DE LA CONSERVATION DES ARMÉES.

La mortalité excessive, signalée jusqu'ici dans toutes les guerres, peut être

I. M

évitée. L'armée anglaise, pendant le deuxième hiver en Crimée, et celle des États-Unis pendant toute la guerre de la sécession, nous en fournissent la preuve et les moyens.

Trois questions se présentent :

1° Les médecins militaires anglais ou américains ont-ils une supériorité scientifique sur les médecins français ?

2° Sont-ils plus dévoués à leur service ?

3° Les soldats anglais ou américains sont-ils plus forts, plus résistants que les soldats français ?

1° Les médecins militaires anglais ou américains ont-ils plus de science, plus d'habileté que les médecins militaires français ? Pendant la campagne de Crimée, les médecins des deux nations se sont vus d'assez près et assez longtemps pour s'apprécier et s'honorer mutuellement. Aussi peut-on affirmer, qu'à cet égard, les deux armées sont également bien partagées.

2° Les médecins anglais sont-ils plus dévoués à leur service que les médecins français ? Les devoirs professionnels ont été, de part et d'autre, consciencieusement bien remplis. L'armée anglaise ayant eu un effectif de 448 médecins, sans compter ceux de l'artillerie, a eu la chance de n'en pas perdre un seul ; tandis que sur un effectif moyen de 450 médecins, l'armée française en a perdu 82 ! — 58 par contagion typhique au lit des malades, les autres du choléra, de la dyssenterie ou à la suite de blessures. Ces pertes témoignent-elles assez du zèle et du courage professionnel des médecins français, sachant mourir au poste dangereux qui leur est assigné, sans infirmer les mêmes qualités chez les médecins anglais qui, dirigeant le service, savent prévoir et éviter les dangers de l'encombrement et de la contagion pour leurs malades et pour eux-mêmes ? Parmi ces pertes, attribuées à la contagion et signalées dans le service hospitalier français, combien compte-t-on de sous-intendants, chefs et directeurs des ambulances et des hôpitaux ? Aucun ; la contagion les a épargnés autant que tous les autres officiers étrangers au service médical. Ce n'est pas ici une question d'hommes, tous font leur devoir ; c'est, nous le dirons sans cesse, une question de système ; les médecins anglais, en préservant leurs malades, se préservent évidemment eux-mêmes. Ils ont, ainsi que les médecins américains, l'autorité, l'initiative et la responsabilité, tandis que les médecins de l'armée française ne sont, comme nous l'avons dit, que des agents d'exécution, sans autorité, sans initiative et sans responsabilité. Ils ne dirigent rien, et il leur est même interdit de s'immiscer dans les détails du service administratif (1).

---

(1) Règlement de 1865, article 65. « Les officiers de santé, quels que soient leurs grades

Répétons toujours ce que dit le ministre de la guerre américain : « *Au lieu de*
« *mettre à la tête d'établissements institués pour la guérison des malades et des blessés,*
« *des officiers, dont, malgré tous les autres mérites, on ne pouvait attendre la parfaite*
« *intelligence des besoins des malades, et qui, avec les meilleures intentions du monde,*
« *auraient pu embarrasser l'action médicale, comme cela est malheureusement arrivé*
« *pendant la guerre de Crimée, notre gouvernement, plus sagement inspiré, a voulu faire*
« *du médecin le chef de l'hôpital. En lui imposant ainsi la responsabilité des résultats de*
« *sa direction, il ne lui refusa rien de ce qui pouvait rendre ces résultats favorables. Le*
« *corps médical peut montrer avec orgueil les conséquences de cette mesure intelligente et*
« *libérale. Jamais, dans l'histoire des guerres, la mortalité dans les hôpitaux n'a été*
« *aussi faible, et jamais de tels établissements n'échappèrent plus complétement aux*
« *maladies qui, d'ordinaire, s'engendrent dans leur enceinte.* »

3° Les soldats anglais ou américains offrent-ils plus de résistance aux
maladies?

La résistance se présente à deux points de vue différents : résistance de race
et résistance d'entretien.

Au premier point de vue, — résistance de race, — les Français, supportent
toutes les comparaisons possibles avec les Anglais et les Américains; la mortalité,
excessive dans l'armée anglaise en Crimée pendant le premier hiver, en est une
preuve suffisante.

Au second point de vue, — résistance d'entretien, — le Français plus sobre,
offre relativement plus de résistance que l'Anglais, dont les besoins sont connus :
aussi, pendant le premier hiver, les Français ont-ils généralement supporté les privations et les fatigues de la campagne, ainsi que les rigueurs du climat, mieux que
les Anglais, réduits aux rations du soldat français. Ainsi les Français perdent
2,31 0/0 sur l'effectif et 12,16 0/0 sur le nombre des malades, tandis que les
Anglais perdent 5,79 0/0 sur l'effectif et 22,83 0/0 sur le nombre des malades.

L'effectif des deux armées, de beaucoup augmenté en 1855 par l'envoi successif de nouvelles troupes, se trouve en présence du second hiver, alors qu'il

---

et leurs fonctions dans les hôpitaux militaires, ne peuvent s'immiscer dans les détails du
service administratif ou donner aucun ordre aux agents de ce service autres que les infirmiers. »

Article 66. « Les officiers de santé n'ont d'action sur les infirmiers d'exploitation qu'en
ce qui concerne les soins à donner aux malades, les travaux de l'amphithéâtre et ceux de la
pharmacie; s'ils ont à se plaindre d'eux, soit pour inexécution de leurs ordres, soit pour
manque de convenance à leur égard, ils leur infligent la consigne ou la salle de police, selon
le cas, en informent l'officier d'administration comptable, qui assure l'exécution de la punition, et rendent compte au sous-intendant, qui en fixe la durée. »

Article 99. « L'officier d'administration comptable est le chef du service administratif,
sous la direction et le contrôle du sous-intendant; il commande le détachement d'infirmiers
attaché à l'établissement, etc. »

n'est plus question de combats, et nous allons mettre en évidence ce que nous appelons la résistance d'entretien qui ne s'obtient que par une alimentation suffisamment réparatrice.

L'armée française, toujours approvisionnée, continue à recevoir les mêmes rations, que nous croyons insuffisantes et pas assez variées, ni convenablement appropriées au climat, comme nous le dirons en parlant de l'alimentation, et perd 2,69 0/0 sur l'effectif et 19,87 0/0 sur le nombre des malades. L'armée anglaise, largement et confortablement approvisionnée et bien abritée, ne subit que des pertes insignifiantes et comparables à celles du temps de paix, dans les meilleures garnisons, 0,20 0/0 sur l'effectif et 2,21 0/0 sur le nombre des malades.

Jusqu'ici, la question de direction administrative est intimement liée à la question d'hygiène, et le médecin anglais, quand l'imprévoyance ne rend pas sa direction illusoire, comme cela s'est produit pendant le premier hiver, intervient bien plus que le règlement pour déterminer la nature des rations à mettre en rapport avec les besoins, soit comme quantité, soit comme variété, soit enfin comme choix, suivant les exigences d'une température extrême, inconnue à nos troupes, et sur laquelle les Russes comptaient avec raison, lorsqu'ils plaçaient leurs espérances dans le concours des généraux *Décembre*, *Janvier* et *Février*. Il intervient plus directement encore dans l'installation, l'organisation intérieure et le régime des établissements hospitaliers, la distribution des malades suivant la capacité de ces établissements et celle des salles. Par des évacuations faites à propos et de concert avec le commandement et les ressources dont il dispose, il maintient l'effectif hospitalisé dans les limites indispensables aux bons résultats du traitement; en un mot, il dirige le service de santé, que personne, dans l'armée anglaise, n'a la prétention de connaître mieux que lui.

Chez les Anglais on corrige ce qu'il y a de défectueux, on améliore beaucoup: la routine est chassée des camps, le progrès se montre partout : aussi les impossibilités administratives du premier hiver font-elles place à l'abondance et au bien-être. La leçon a été cruelle, mais elle a profité ; tout a été prévu pour résister à de nouveaux besoins et à de nouvelles rigueurs climatériques. Un administrateur, *délégué* du ministre avec tous les pouvoirs qui justifient ce titre, avait changé la situation en demandant à la métropole et en obtenant immédiatement tout ce qu'il jugeait nécessaire au succès de sa mission. Cet administrateur, au sens droit, au jugement prompt, c'est miss Nightingale.

Il s'agisssait de la conservation d'une armée placée dans des conditions exceptionnelles, il fallait des mesures exceptionnelles ; il s'agissait surtout d'hygiène générale, d'alimentation ; miss Nightingale n'a demandé d'inspirations qu'au bon sens et à la compétence médicale ; elle a provoqué les conseils de cette compétence; une fois éclairée, sa direction a brisé les obstacles ; devant des besoins impérieux, elle n'a connu que le premier article du meilleur des règlements, *le salut de l'armée,* et, les résultats obtenus disent assez, si elle a bien administré au point de vue humanitaire et économique.

Chez les Français, pendant le second hiver, la résistance d'entretien est mise à l'épreuve ; les rations de vivres sont toujours les mêmes, la viande distribuée donne l'idée des vaches maigres de Pharaon, comme le dit Baudens (1) ; dans les pays froids, il faut des corps gras en plus grande quantité que dans les pays chauds ; cette condition hygiénique est bien connue, bien constatée. Le nombre des malades est proportionnellement beaucoup plus considérable et les maladies bien plus graves et plus caractérisées que chez les Anglais ; car chez ces derniers nous ne trouvons que les maladies de la saison, tandis que chez les premiers c'est le scorbut et le typhus, qui se développent largement, et menacent toute l'armée. Chez les uns, les blessés et les amputés donnent un chiffre normal de succès, chez les autres les blessés et les amputés meurent en grande partie à la suite de pourriture d'hôpital, de diarrhée et de typhus.

A quoi attribuer ces différences ? Laissant de côté les six premiers mois, pendant lesquels la mortalité a été excessive (choléra de la Dobrutska), nous voyons qu'en Crimée les ambulances françaises ont été immobilisées, dès que l'armée s'est trouvée devant Sébastopol, et sont devenues en réalité des hôpitaux sous tentes et plus tard sous baraques ; elles conservent néanmoins le nom d'ambulances, bien à tort puisqu'elles ne se déplacent pas, mais seulement parce que les blessés et les malades ne font qu'y passer pour attendre leur évacuation sur les hôpitaux de Constantinople ; elles restent donc sur le même sol. Du mois d'octobre 1854 au mois d'avril 1855, 51,786 blessés ou malades fiévreux, diarrhéiques, scorbutiques, déposent des miasmes, du sang, du pus et des déjections qui infectent le terrain, les toiles, les charpentes et le matériel ; on compte 4,905 décès, 1,246 parmi les blessés et 3,659 parmi les malades.

Les médecins prévoient l'infection croissante et ses résultats, ils avertissent, mais, sans autorité, ils ne parviennent pas à ébranler une confiance aveugle. Le beau temps va sans doute prouver que ces prévisions sont chimériques et ces avertissements prématurés.

Du 1er mai 1855 au 31 octobre même année 85,156 malades ou blessés

---

(1) Beaucoup de bœufs meurent en mer pendant la traversée ; plusieurs navires en perdent de 12 à 25, d'autres, 40, 52, 54, 57, 76. Dans le mois de février 1855, 191 des bœufs embarqués sur cinq navires meurent en rade de Kamiesch, en attendant leur débarquement, et les animaux débarqués sont généralement amaigris par le voyage. En administration, comme en toute chose, il faut le temps ; la compétence pour chaque section administrative, la responsabilité et l'émulation, ce qui n'exclut pas la direction générale ni l'unité de cette direction ; le fonctionnaire chargé de trop d'attributions, comme nous l'avons déjà dit, n'arrivera jamais à de bons résultats. (Voir *Rapport de la Commission d'enquête sur les transports maritimes exécutés pour le compte du ministère de la guerre pendant la campagne d'Orient, sous la présidence de M. Léon Cornudet, conseiller d'État.* Paris, 1862, Imprimerie impériale.)

passent encore par ces mêmes ambulances, 29,114 blessés et 56,042 malades, 12,378 y meurent : 3,039 blessés et 9,339 malades. — Il faut remarquer que pendant ce semestre d'été, les travaux du siége ont été poussés avec beaucoup plus d'activité, et qu'il y a eu l'assaut du 18 juin et celui du 8 septembre qui a mis fin à la période d'hostilités sérieuses. Nous voyons enfin que le nombre des morts par suite de maladies est trois fois plus considérable que celui des décès par suite de blessures et en progression rapidement croissante sur les décès des mois qui précèdent.

Nous arrivons au semestre du second hiver : du 1ᵉʳ novembre 1855 au 30 avril 1856, les ambulances restant toujours sur le même sol et continuant à s'infecter chaque jour davantage ; elles reçoivent encore 61,283 blessés ou malades. — 323 blessés et 60,960 malades : — 11,070 y meurent — 53 blessés et 11,017 malades.

RÉCAPITULATION.

	BLESSÉS.		MALADES.		BLESSÉS ET MALADES évacués sur les hôpitaux de Constantinople.
	Entrés.	Morts.	Entrés.	Morts.	
Du 1ᵉʳ octobre 1854 au 30 avril 1855.	9,290	1,246	42,496	3,659	33,232
Du 1ᵉʳ mai 1855 au 31 octobre, même année. . .	29,114	3,039	56,042	9,339	49,273
Du 1ᵉʳ novembre 1855 au 30 avril 1856.	323	53	60,960	11,017	37,189

Le chiffre croissant de la mortalité est à peu près proportionnel au nombre des blessés, mais il ne l'est pas à celui des malades entrés ; il est progressif et d'autant mieux attribuable à l'infection des ambulances et à l'affaiblissement des hommes que les maladies qui règnent et font le plus de victimes sont le scorbut et le typhus, et que, parmi les officiers de l'armée, il n'y a que les médecins qui meurent, parce que leur service les retient nuit et jour exposés à la contagion près des malades.

Si, des ambulances et hôpitaux de l'armée active, nous passons aux hôpitaux de Constantinople, nous voyons que dans ces établissements non encore encombrés, ni infectés, la mortalité des premiers mois n'atteint que des proportions minimes, 800 décès environ (nous n'avons pas de situations mensuelles pour cette période), tandis que les hôpitaux dits de l'armée active, Gallipoli, Nagara, Varna, déjà encombrés par les cholériques et les diarrhéiques, donnent une mortalité comparativement excessive, mais surtout attribuable à l'épidémie cholérique, que ne pouvaient maîtriser ni les efforts des administrateurs, ni le dévouement des médecins. Il serait injuste de demander à l'administrateur d'une armée en campagne de dominer une grande épidémie *cholérique* quand, en France, au milieu des ressources de nos villes, on est généralement réduit à s'incliner devant le fléau et à chercher à diminuer le nombre des victimes en attendant la volonté de Dieu.

Nous arrivons ainsi au mois d'octobre 1854, les hôpitaux de Constantinople se remplissent ; il n'y a plus de lits vacants dans les salles ; et, au lieu de multiplier les hôpitaux de 500 lits, on occupe les corridors, laissés libres jusque-là, des établissements déjà beaucoup trop pleins ; les hôpitaux de Péra, de Ramitchiflick, de Daoud-Pacha, de Gulhané, du terrain de manœuvres, comptent, de 1,000 à 1,650 et même plus de 2,000 lits. (Le 12 juillet 1854, Michel Lévy, inspecteur du service de santé de l'armée d'Orient, écrivait au conseil de santé et au ministre de la guerre : « A Constantinople s'installe sous mes yeux l'hôpital grandiose de « Péra ; on l'a coté à 2,100 lits ! agglomération formidable ; j'ai déjà protesté « auprès du général et de l'intendant contre ce projet d'accumulation de malades, « sous un ciel qui punit par l'infection ou par la contagion les grandes infractions « à l'hygiène... Je décline la responsabilité de l'encombrement relatif qui se pro- « duira. Je suis effrayé de cette fixation. Ce bel édifice, si bien situé, si bien « installé, ne sera bientôt qu'un vaste foyer d'infection. — 500 à 600 malades par « hôpital, tel est le chiffre que l'expérience autorise ; en le portant à 800, on « atteint une limite de risques qui se traduisent fréquemment par des manifesta- « tions de pourriture d'hôpital, de gangrène, d'érysipèle, de diphthérite, de « typhus, etc., etc. ; au delà, et les chaleurs aidant, plus de sécurité, plus de salu- « brité... multiplier les hôpitaux en limitant leur effectif de malades, telle est « l'indication souveraine de notre situation... des informations officieuses m'auto- « risent à croire qu'il sera facile d'organiser ici un certain nombre d'hôpitaux dans « ces conditions. »

Le 31 août 1854, le même inspecteur écrit encore au ministre de la guerre : « Depuis mon arrivée en Orient, je n'ai cessé d'insister auprès des autorités « supérieures de l'armée sur la nécessité de pousser rapidement l'organisation de « plusieurs hôpitaux en vue des éventualités. Aujourd'hui ces éventualités sont à « la veille de s'accomplir sur une formidable échelle, sans que les dispositions « soient prises pour y faire face. » Et, les 23 et 29 novembre, même année : « Je « n'ai pas été consulté sur le choix des locaux à occuper, ni sur la répartition des « malades : aussi, blessés, scorbutiques, fiévreux, etc., ont été portés pêle-mêle à « Gulhané, comme l'autre jour à Péra. — Si je n'étais pas ici un directeur pure- « ment nominal du service de santé, j'aurais les droits et l'initiative nécessaires « pour prévenir de pareils dangers ; mais j'ai dû me borner à les notifier à « M. l'intendant qui me répond placidement : *Je les déplore avec vous,* « *mais le moment ne me paraît pas venu d'y apporter le remède que vous indi-* « *quez.* (1) »

Quel est le résultat de cette situation ?

---

(1) Voir pièces justificatives, tome Iᵉʳ, pages 711 à 748.

6,029 morts sur 32,282 blessés ou malades évacués de Crimée et entrés aux hôpitaux du 1er octobre 1854 au 30 avril 1855.

Est-ce à la saison rigoureuse qu'il faut attribuer cette mortalité? voyons le semestre suivant du 1er mai 1855 au 30 octobre, même année, nous constatons :

9,122 morts sur 49,273 blessés ou malades évacués de Crimée et entrés aussi aux hôpitaux de Constantinople.

L'inspecteur Michel Lévy, découragé, demande son rappel en France, et écrit : « Après cinq mois de luttes au milieu des circonstances les plus pénibles et les plus « critiques, l'épuisement de ma santé me fait désirer que Votre Excellence veuille « bien mettre un terme à ma mission. Celle-ci d'ailleurs devient chaque jour plus « difficile à concilier avec l'action de l'intendance, telle qu'elle entend l'exercer « en vertu de la législation existante, jusque dans un ordre de faits qui échappe à « son appréciation. — Les circonstances deviennent si graves, les préoccupations « si multiples, l'administration si tiraillée, la médecine par elle-même si restreinte « dans son action, les bras si occupés et même si fatigués, que la préservation, « qui, dans les masses combattantes, est le prix d'un effort continu, n'est presque « plus possible... Je ne cesse cependant de rendre l'autorité attentive aux ressources « et aux indications d'hygiène... Le personnel médical est insuffisant ici, comme en « Crimée. Les ambulances se dégarnissent par suite des maladies ; de nouveaux « hôpitaux restent sans médecins. La besogne est ici pour nos collaborateurs triple, « quadruple du taux réglementaire ; la mort les décime, les maladies nous privent « du concours de beaucoup d'entre eux... En signalant des imperfections, des diffi- « cultés dans le système de notre fonctionnement, je savais que je soulèverais des « susceptibilités, des craintes, peut-être plus encore, une lutte qui finirait par « une victoire ou par une défaite. Je me serais réjoui pour nos malades du succès « de mes efforts ; je me résigne personnellement à la position de vaincu. »

Baudens, le successeur de Michel Lévy, arrive ; aura-t-il plus d'in- fluence, plus d'autorité, plus de succès? A la date du 20 octobre 1855, il écrit :

« Si l'armée entière doit passer l'hiver en Crimée, des hôpitaux pour 6,000 « malades, ayant comme annexes les infirmeries régimentaires, assureraient le « service de santé. Les évacuations sur Constantinople, jusqu'en ces derniers « temps si fréquentes, souvent si regrettables pour les malades, surtout dans les « gros temps, et si onéreuses pour le trésor, ne seraient plus que l'exception. « Les hôpitaux de Constantinople, qui ont tant besoin d'être assainis par le repos, « deviendraient des ressources en réserve sur un plan secondaire. « .... On peut à peu de frais se pourvoir ici amplement de baraques.... Les

« exigences du long et glorieux siége de Sébastopol ont heureusement cessé. On
« entend bien encore le canon, mais les boulets sont à peu près inoffensifs.
« Le moment est venu de s'occuper très-activement des moyens d'abriter
« contre les rigueurs de l'hiver les soldats à l'héroïsme desquels la France,
« qui honore tous les genres de vertu, élèvera sans doute un jour un monument
« digne d'elle. »

10 novembre 1855. — « La tente-abri est tout à fait insuffisante pour l'hiver-
« nage : elle est d'ailleurs trop courte et laisse passer les pieds des hommes ; on
« la remplacerait avantageusement par la tente conique, modèle turc, de toutes,
« la plus chaude et la plus solide contre les coups de vent. Les tentes doivent
« toujours être assez espacées pour qu'on puisse, quand le temps le permet, les
« changer de place, tous les quatre jours au moins.

« Si l'on aidait un peu le soldat, il s'aiderait lui-même. Il faudrait protéger
« les hommes contre la persistance des pluies, et leur donner le moyen de sécher
« leurs vêtements imprégnés d'humidité. Faute de feu, ils les portent quelquefois
« humides pendant plus d'une semaine; c'est là une cause de maladies nom-
« breuses. »

5 fevrier 1856. — « Il s'agissait de déployer des mesures énergiques, sans
« quoi la mortalité eût été sans limite. Les principaux remèdes étaient l'isolement
« et l'aération des malades. *J'insistai vivement auprès de l'intendant militaire pour*
« *qu'on plaçât les typhiques dans des salles spéciales, où l'on pût distribuer l'air libéra-*
« *lement; c'était en même temps soustraire les autres malades aux dangers de la contagion.*
« Il fallait aussi créer de nouveaux hôpitaux sous baraques pour empêcher l'en-
« combrement, trouver 5,000 places et pouvoir loger dans chaque baraque des
« camps de Maslak quatre typhiques seulement au lieu de 8 malades ordi-
« naires.....

« Pendant ce temps, nos alliés, les Anglais, qui n'avaient qu'un petit nombre
« de malades, nous offrirent des ressources de toute nature en personnel et en
« matériel. Le général Storks nous proposait d'aller installer dans un de nos camps
« un hôpital complet pour 1,000 malades, de nourrir même et traiter ces malades
« si on le désirait. Quoi que nous fassions, disait-il, nous ne nous acquitterons
« jamais de ce que les Français ont fait pour nous l'an dernier.

« Ce qu'il fallait, c'était l'espace, l'air pur. »

11 février 1856. — « L'accumulation des malades venus de Crimée a modifié
« défavorablement les conditions hygiéniques de nos hôpitaux de Constantinople,
« en raison surtout de la gravité des affections. Ordinairement, sur cent ma-
« lades, dix seulement sont en danger; ici, ces termes sont renversés..... Ce sont
« des scorbutiques à l'haleine infecte; des dyssentériques, des typhiques aux

I.

« émanations contagieuses. L'intoxication miasmatique de nos hôpitaux a déve-
« loppé une foule d'accidents. Pour y mettre un terme, j'ai proposé la réouverture
« des hôpitaux supprimés et la création d'autres établissements, d'une contenance
« de 5,000 lits, dans les baraques inoccupées des camps situés à Maslak ; les ma-
« lades y seront au large, dans un site salubre et bien ventilé.

« La preuve que, pour arrêter le typhus, il suffit de placer les malades dans un
« milieu non infecté, se voit au dépôt de convalescents installé dans une partie des
« camps de Malask. Sur 1,000 hommes, pas un seul n'a encore présenté de traces
« de typhus. Les convalescences marchent rapidement ; 15 hommes seulement ont
« dû rentrer à l'hôpital, et 19 sont à l'infirmerie.

« Metelin aurait été une ressource providentielle pour les scorbutiques, à
« cause de son beau climat, de ses eaux thermales et de l'abondance des légumes.

« Votre Excellence sait qu'il y a, à petite distance de Constantinople, des
« baraques pour loger environ 25,000 hommes, et qu'en vingt-quatre heures il est
« facile de convertir ces baraques en bons hôpitaux. Ces ressources permettent
« d'entrer largement dans la voie des évacuations de malades, et de nous envoyer
« les soldats malingres de l'armée, ainsi que je l'ai proposé.....

« Le personnel médical, qui vit dans le milieu contagieux des malades, paie
« un large tribut au typhus ; plusieurs médecins viennent encore de succomber
« (onze depuis le 1er janvier), et vingt-cinq sont en traitement aux hôpitaux de
« Constantinople ; je ne peux indiquer exactement le nombre de ceux qui sont
« malades en Crimée.

« Votre Excellence remarquera avec satisfaction que pas un seul officier de
« troupe n'a présenté encore de trace de typhus, ce qui prouve qu'il est, en quelque
« sorte, emprisonné dans les hôpitaux, et qu'il ne se propage pas dans les camps
« par contagion, bien qu'il y prenne naissance spontanément sous la tente. »

28 février 1856. — « La marche du typhus continue à être ascendante. Il se
« déclare, en moyenne, 150 nouveaux cas par jour dans les hôpitaux de Constan-
« tinople. Il y a, dans certains hôpitaux, une situation grave, tendue ; il faut y
« apporter un prompt remède. Le meilleur est simple : de l'air, toujours de l'air,
« encore de l'air pur et renouvelé. Pour cela, il nous faut plus d'espace ; il faut
« bien vite transporter la moitié de notre population hospitalière sous les baraques
« inoccupées de Maslak, y faire un grand campement, un grand bivouac. Voilà
« ce que je dis et écris du matin au soir à qui de droit.

« *Nous avons des baraques pour loger 25,000 soldats ; elles attendent une popula-*
« *tion ! Hâtons-nous de les occuper.*

« *Ouvrir des baraques au fur et à mesure que les malades nous arrivent de la*
« *Crimée, ce n'est pas atteindre le but ; c'est se laisser envahir tout doucement par les flots*
« *de la marée montante.* »

3 mars 1856. — « La contagion continue ses progrès. Il en sera ainsi tant
« que nous ne serons pas arrivés à porter dans les baraques des camps inoccupés
« la moitié de nos malades des hôpitaux.

« Des 5,000 places que je réclame, j'en ai obtenu 1,000. »

La situation sanitaire des hôpitaux de Constantinople pendant le second hiver
est la suivante :

10,120 morts sur 37,189 malades évacués de Crimée, sans parler des nombreux malades entrés par billet (troupes de passage aller et retour, ou de séjour à
Constantinople), ni des morts pendant les évacuations sur mer.

RÉCAPITULATION.

	Ambulances et hôpitaux de l'armée active.			Hôpitaux de Constantinople.
	Entrés.	Morts.	Évacués.	Morts.
Du 1er octobre 1854 au 30 avril 1855..	51,786	4,905	33,232	6,029
Du 1er mai 1855 au 31 octobre 1855 (période de guerre active)......	85,156	12,378	49,273	9,122
Du 1er novembre 1855 au 30 avril 1856 (période sans hostilités sérieuses).	61,283	11,070	37,189	10,120
	198,225	28,353	119,694	25,271

Si un système médico-administratif qui déplace la compétence, peut être
apprécié par les résultats, il suffit, pour porter un jugement, de jeter les yeux sur
les tableaux, pages xciv et xcv, des pertes comparées des armées française et
anglaise, 19,87 p. 100 d'un côté, et 2,21 p. 100 de l'autre.

Laissons de côté le point de vue humanitaire, qui se déduit facilement de la
situation, pour examiner la question au point de vue économique. L'administration anglaise, pour obtenir pendant le second hiver des résultats *jusqu'alors inconnus*, a donné le bien-être à son armée; les hommes sont restés dans le rang, le
nombre des malades a été réduit, les maladies inévitables dans les grands rassemblements ont rencontré la résistance d'entretien, et n'ont eu que peu de gravité;
par la même raison, le nombre des journées de traitement et la mortalité n'ont
atteint qu'un chiffre insignifiant. Quinze millions dépensés intelligemment en
mesures préventives pour les hommes disponibles, et en amélioration du régime
des hôpitaux (1), ont produit une économie énorme, incalculable sur les frais

---

(1) Il a été expédié pour le service des hôpitaux seulement, surtout à partir du mois
d'avril 1855 (*Medical comforts shipped for the use of the hospitals*); nous dirons plus loin ce qui
a été fait pour l'armée active en parlant de l'alimentation.

Vin de Porto.	Vin de Xérès.	Eau-de-vie.	Porter.	Pale ale.
28,114 gallons.	2,482 gallons.	4,230 gallons.	»	7,182 gallons.
22,021 bouteilles.	4,099 bouteilles.	5,230 bouteilles.	14,500 bouteilles.	9,500 bouteilles.

hospitaliers, qui ne comprennent pas seulement le prix de la journée d'hôpital, mais encore les frais d'établissement.

Enfin l'armée anglaise perdant, pendant le second hiver, 606 hommes au lieu de 21,778 qu'elle aurait pu perdre en doublant, comme pour l'armée française, les pertes du premier hiver, et en supposant que chaque soldat représente un capital de 3,000 fr., prix d'un esclave, estimation que les Anglais trouveront, à n'en pas douter, bien minime, l'Angleterre a économisé, en plus, la valeur de ces 21,000 hommes, soit 63 millions de francs.

Administrativement parlant, est-il plus économique de chercher à ménager quelques centimes, voire même 8 ou 10 centimes, dans des circonstances exceptionnelles, que de dépenser à propos 10 fr., 100 fr., s'il le faut, pour prévenir un mal imminent? Il est évident que si des mesures préventives indiquées à temps et formellement réclamées par la compétence, sont négligées, dédaignées, le mal arrive, grandit, prend des proportions au-dessus des ressources et engloutit, sans résultat réparateur, beaucoup plus de millions qu'il faut bien en définitive payer après coup, puisqu'ils ont été dépensés.

S'il faut admirer et encourager l'esprit militaire qui, pendant le combat, inspire au soldat le mépris de la mort, il faut bien reconnaître que ce mépris ne suit pas plus le blessé que le malade, lorsqu'ils franchissent le seuil de l'ambulance ou de l'hôpital.

Vinaigre.	*Lait concentré.*	*Cacao et chocolat.*	*Thé.*	*Sucre.*
1,308 gallons.	343,496 pintes.	179,445 rations.	48,071 boîtes.	405,791 rations. 16,750 boîtes.
Viande conservée, bœuf et mouton.	*Essence de bœuf et tablettes de bouillon.*	*Pommes de terre.*	*Légumes divers, choux, carottes, choux-fleurs.*	*Beurre salé.*
723,684 rations.	82,230 pintes.	795 mesures.	178,242 livres.	4,892 boîtes.
Volailles.	*Arrow root, tapioca.*	*Condiments divers, cannelle, muscade.*	*Macaroni, sagou, gruau.*	*Orge perlé, gluten granulé.*
6,532	125,700 livres.	2,094 livres.	51,260 livres.	168,884 livres.

PHARMACIENS MILITAIRES, SERVICE PHARMACEUTIQUE.

La nature entre pour une si large part dans le plus grand nombre des guérisons qu'il y aurait témérité à attribuer toujours ces guérisons aux remèdes que prescrivent les médecins. L'hygiène guérit certainement beaucoup plus de malades que les nombreux produits qui sortent des pharmacies ; c'est une grosse vérité qui ne peut faire taire le préjugé ; il y a des malades auxquels il faut absolument des drogues, et qui pensent que « hors la boutique d'un apothicaire, point de salut. »

J'ai lu quelque part que, l'un des plus célèbres médecins de l'Angleterre, Sydenham, prétendait porter toujours dans la pomme de sa canne une pharmacie complète ; de l'émétique, du quinquina et de l'opium. Que nous sommes loin de cette pharmacie portative ! ! ! et cependant quel est le praticien éclairé, observateur qui n'a renoncé à la plupart de ces drogues incertaines, inconstantes, indiquées par le codex, et à celles plus incertaines encore prônées chaque jour par la mode ou le caprice ?

Le médecin militaire devrait avoir une canne dans le genre de celle de Sydenham. Nos soldats ne sont pas de ces malades vaporeux, auxquels il faut une grande variété de tisanes ou de médicaments ; ils n'ont pas de caprice, ne tiennent pas à la mode et, dans bien des cas, un morceau de rôti et un verre de bon vin constitueraient pour eux une médication plus efficace et plus économique, une réparation plus salutaire, que les médicaments qu'on leur prescrit et qui, bien souvent, passent directement à la fosse voisine.

Mais c'est surtout aux ambulances qu'il faut peu de médicaments. Que demandent les blessés en arrivant à l'ambulance ? *A boire !* « La soif, en effet, est le plus grand besoin des blessés et surtout de ceux qui ont perdu beaucoup de sang : étendus sur le champ de bataille, c'est à boire qu'ils demandent de leur plus forte voix, avant d'invoquer les secours de la chirurgie. » Et quand ils sont pansés et abrités, ils ne demandent encore qu'à boire.

Pendant la campagne d'Italie les 27 ambulances ont reçu 37,767 blessés ou malades, français et autrichiens, donnant 57,843 journées de présence ou un peu moins d'un jour et demi de présence par homme, avant l'évacuation sur les hôpitaux.

La dépense en tisanes, boissons, remèdes et divers objets de pansements, fournis par la pharmacie est de 11,070 fr. 92 c. pour les 27 ambulances, en moyenne 410 fr. par ambulance, et à peu près ainsi répartie :

Thé, tilleul, riz, orge, citrons. . .	741 f.	*Report.*	6,294 f.	00 c.
Extrait de réglisse.	783	Chloroforme et alcool.	1,314	00
Sucre..	2,535	Pilules de (ou) sulfate de qui-		
Vin..	926	nine..	1,364	00
Café.	641	Sparadrap.	453	00
Lait..	120	Laudanum et extrait d'opium.	65	00
Huile, gomme, cire..	226	Taffetas d'Angleterre.. . . .		
Eau de mélisse et extraits aroma-		Farine de lin.		
tiques.	235	Farine de moutarde.		
Sous-nitrate de bismuth	14	Cérat, éponges, amadou. . .	1,580	92
Perchlorure de fer.	14	Eau de fleurs d'oranger. . .		
Calomel et bichlorure.	13	Emplâtres-vésicatoires. . . .		
Quinquina en poudre..	46	Chlorure de chaux.		
		Fioles, bouchons, *divers.* . .		
A reporter.	6,294	TOTAL.	11,070	92

. Disons de suite que ce tableau, exact, comme total de la dépense, est incomplet comme énumération des substances. Nous avons en effet négligé d'indiquer la mauve, la camomille, les fleurs pectorales, celles de sureau, etc., etc., le bicarbonate de soude, la colophane, le cachou, la conserve de roses, le styrax, etc., etc., pour les réunir sous le titre — *divers* — qui peut être appliqué à ce groupe de substances innocentes et du domaine de l'herboristerie ou de l'épicerie autant que du domaine de la pharmacie; il faudrait trois grandes pages pour les indiquer toutes et d'ailleurs le détail en est donné avec le mouvement de chaque ambulance.

Parmi les vrais médicaments contenus dans le caisson d'ambulance, quels sont ceux qui à la rigueur et à cause de leur action, pourraient nécessiter l'intervention pharmaceutique, nous ne voyons que les préparations opiacées dont la dépense moyenne pour chaque ambulance représente une somme de 2 fr. 45 c. Le chloroforme, livré par le pharmacien, est exclusivement employé par le médecin, et la grande dépense en alcool s'explique par l'emploi qu'on en a fait pour l'embaumement de deux ou trois officiers ; vient enfin le sulfate de quinine qui est généralement employé sous formes de pilules préparées par la pharmacie centrale et contenues dans des boîtes réglementaires. Le médecin de régiment a les mêmes médicaments dans ses cantines, et il n'a pas besoin de pharmacien pour les employer. Reste la question des analyses chimiques, eau, vin, farines, qui sont parfois nécessaires, et c'est dans ce cas que le pharmacien intervient directement comme chimiste. Nous allons démontrer que rien n'empêche de concilier toutes les exigences. Mais avant d'aller plus loin, nous croyons pouvoir dire que l'instruction professionnelle des pharmaciens militaires, si remarquable aujourd'hui, comme chimie et pharmacie, présente une lacune regrettable au point de vue du service des ambulances. En effet le programme des connaissances dont ils doivent faire preuve pour être admis dans l'armée, ne devrait-il pas comprendre quelques études obligatoires d'anatomie et au moins toute la petite chirurgie? Presque tous les anciens pharmaciens de l'armée, nos camarades depuis 40 ans, sont docteurs en médecine, ce qui ne les empêche pas d'être des chimistes distingués et d'excellents pharmaciens ; ce n'est que depuis 25 ans environ que le doctorat n'est plus un des titres universitaires des pharmaciens.

Dans nos cités, si un homme est blessé accidentellement sur la voie publique, on porte immédiatement la victime dans la pharmacie la plus voisine pour qu'elle y reçoive les premiers soins en attendant l'arrivée du médecin ; c'est une mesure d'instinct qui s'explique tout naturellement, parce qu'on suppose le pharmacien en état de pourvoir aux premiers besoins. Ce n'est pas le cas à l'armée ; là où il y a un pharmacien, il y a toujours des médecins au nombre de deux, trois ou quatre ; mais là aussi, ce n'est pas une victime, c'est cent, deux cents, trois cents et plus qui arrivent ou sont apportées presque en même temps et demandent un secours immédiat. Si après avoir fait préparer et distribuer une boisson à tout ce monde, le pharmacien peut venir en aide aux médecins débordés, pour se charger des pansements les plus simples, ce sera un secours dont les blessés profiteront. Cela s'est fait dans maintes circonstances, cela est donc possible, pourquoi cela ne serait-il pas réglementaire, obligatoire, au lieu d'être laissé à la spontanéité des hommes de cœur ?

D'après notre réglementation actuelle, la présence, aux ambulances, d'officiers exclusivement pharmaciens, est du luxe fort inutile à côté de l'insuffisance numérique évidente du personnel médical ; ils peuvent y être facilement remplacés par un infirmier tisanier, et la comptabilité peut être tenue par un officier d'administration, comme cela se fait quand il n'y a pas de pharmacien.

Loin de nous, comme on le voit, la pensée d'amoindrir les services de nos excellents camarades de la pharmacie, mais bien au contraire d'appeler l'attention sur une mesure qui nous paraît avantageuse et ne peut que donner aux pharmaciens un titre de plus à la reconnaissance de l'armée.

Nous trouvons dans nos dossiers une note dont nous ignorons la provenance, mais qui a dû être rédigée sous l'influence des idées que nous venons d'exprimer et qui, prise en considération, trancherait plusieurs difficultés dont nous n'avons pas parlé et qui se rattachent à l'unité de direction et à l'autonomie du corps de santé. Cette note est ainsi conçue :

« Toutes les branches du service de santé militaire se lient étroitement et leur séparation hiérarchique occasionne des embarras, des conflits nombreux et des lenteurs préjudiciables aux malades. Aussi doit-on regretter que la fusion des médecins et des chirurgiens, accomplie par le décret du 23 mars 1852, ne se soit pas étendue aux pharmaciens. Si ces derniers se rattachaient par leur origine et par leur instruction première au corps médical militaire dont ils devraient constituer, non une annexe, mais une partie intégrante, sous la même dénomination, sous la même hiérarchie, et sous la seule réserve de la spécialité de fonction intérieure, ils seraient alors utiles partout, même dans les ambulances, car moins restreints dans leurs études et dans leurs travaux pratiques, ils pourraien: coopérer aux pansements, voire même aux opérations. Il faut bien reconnaître qu'aujourd'hui avec leur degré d'instruction, leur présence est plus qu'inutile dans les ambulances, quoique leur place y soit indiquée par les règlements en vigueur. Dans les anciens hôpitaux d'instruction, médecins, chirurgiens, pharmaciens débutaient de la même manière, se livraient aux mêmes études. Pourquoi ne reviendrait-on pas à l'ancien mode d'éducation professionnelle ? la pharmacie aujourd'hui lui doit ses chefs les plus autorisés, voire même son inspecteur. Pour atteindre ce but, il suffit de permettre aux élèves du service de santé militaire de choisir la spécialité pharmaceutique, dès leur admission à l'école de Strasbourg, et, en vue de leurs futures fonctions, de les appliquer plus spécialement à l'étude des sciences accessoires. Devenus docteurs en médecine, ils seraient appelés à l'école d'application du Val-de-Grâce, où ils recevraient le complément d'instruction pratique pour fonctionner aussi utilement aux ambulances qu'aux hôpitaux. »

Cette fusion, comme on le voit, justifiée par l'intérêt du service, autant que par les principes économiques, serait la conséquence de l'obligation pour les pharmaciens militaires, de se faire recevoir docteurs en médecine ; ce serait un obstacle de moins à l'unité de direction médicale (1), puisqu'il n'y aurait qu'une seule hiérarchie dans le corps de santé de l'armée.

Cette disposition ne présenterait pas plus de difficultés aujourd'hui, si elle était réglementaire, qu'elle n'en présentait il y a trente ans, alors qu'elle était facultative.

---

(1) *Disposition réglementaire actuelle.* — « Dans toute armée active, le service de santé doit être dirigé par *deux officiers de santé* dont chacun d'eux représente particulièrement la profession à laquelle il appartient, et qui, pendant la durée de cette fonction temporaire, revêtent le titre d'officiers de santé en chef de l'armée.

Il y a en conséquence :

    Un médecin en chef de l'armée ;

    Un pharmacien en chef de l'armée.

Ils exercent sous l'autorité immédiate de l'intendant de l'armée.

Chacun d'eux est, dans le conseil, le rapporteur-né des affaires qui concernent spécialement sa profession ;..... mais hors du conseil, il ne peut émettre aucun avis ni donner aucun ordre, sans la participation ni sans la signature de son collègue.

Ainsi, les officiers de santé en chef d'une armée n'ont de caractère légal et officiel que collectivement. » Vauchelle, *Cours d'administration militaire.*

INFIRMIERS MILITAIRES.

Il ne suffit pas d'élever le nombre des médecins au niveau des besoins d'une armée en campagne, il faut encore avoir des infirmiers en nombre suffisant sans doute, mais surtout des infirmiers intelligents, exercés et dévoués. Une grave erreur, c'est de croire que le nombre, pour être ici une condition nécessaire, dispensera aisément de la qualité.

En temps de paix, un effectif d'infirmiers, réduit au strict nécessaire ; en temps de guerre, réquisition aux régiments d'un certain nombre de soldats, transformés par ordre en infirmiers inhabiles, tel est le système défectueux même pendant la paix et déplorable en campagne, où il motive les réclamations les plus fondées. Il est aisé de faire voir que ce système déroge aux vrais principes de la constitution d'une armée, principes qui prescrivent d'organiser, pendant la paix, des corps bien recrutés, bien instruits et suffisamment nombreux pour les besoins de la guerre. Pourquoi n'applique-t-on pas ces règles à l'organisation du corps des infirmiers ? On y manque d'abord par préjugé ; l'aptitude spéciale et l'instruction étant regardées ici comme très-accessoires, on pourra faire, au besoin, des infirmiers par ordre, tant qu'on en voudra ; on y manque ensuite par économie. L'économie est une qualité administrative très-louable sans doute ; mais l'économie en fait de secours à donner aux blessés pourrait bien changer de nature et mériter un nom moins respectable. La préoccupation économique incessante de l'administration militaire est de diminuer le prix de la journée d'hôpital ; c'est là le but de tous ses efforts ; mais c'est une erreur administrative, car c'est le nombre des journées, c'est le nombre des malades et celui des morts qu'il faut chercher à réduire.

L'insuffisance numérique des infirmiers en campagne, et surtout après les batailles, a vivement préoccupé la société d'utilité publique de Genève ; cette grave question a été l'objet de discussions approfondies, au sein de la Conférence internationale. On y a très-bien établi les conditions du problème et l'on a montré que l'adjonction proposée d'infirmiers *volontaires* et *improvisés*, supposés dévoués, mais en tout cas étrangers à l'armée et par conséquent à la discipline, n'apportait pas une solution complète ; l'Angleterre croit l'avoir trouvée :

« Les infirmiers à adjoindre au service médical des troupes en campagne », dit M. Rutherford, « ne sont plus un projet, c'est un progrès réalisé. On a établi « un corps d'infirmiers qui est aujourd'hui très-bien instruit et qui a trouvé son

I.   o

« application dans la guerre de Chine. A ce corps d'infirmiers, non pas volontaires,
« mais attachés à l'armée, se joint un corps d'infirmières dont l'origine remonte
« au dévouement de miss Nightingale pendant la guerre d'Orient. Ces femmes
« dévouées, également bien instruites, bien payées, sont toujours prêtes à se trans-
« porter, au premier ordre, à la suite des armées, sur quelque point du globe que
« ce soit. »

En effet toutes les conditions requises sont ici remplies; les infirmiers sont
instruits, disciplinés, dévoués; mais il faut remarquer ce trait pratique qui explique
et maintient la qualité de ces auxiliaires et permet d'en assurer aussi le nombre
sans diminuer d'autant l'effectif combattant; *ils sont bien payés;* on en trouvera
donc à choisir; *ils sont bien payés;* ils seront instruits et dévoués; remarquez encore
que nos voisins ne croient faire ni honte ni injure au dévouement en le payant bien,
mais qu'ils lui donnent au contraire une rémunération honorable, parce qu'elle est
justement acquise. *Bien payer pour être bien servi;* maxime britannique très-sage
dont le libre échange nous permet à coup sûr l'importation.

Si cela n'est pas possible, nous pensons qu'il faut relever la position des
soldats hospitaliers, comme nous voudrions les voir appeler officiellement : 1° en
les recrutant avec beaucoup de soin et de prévoyance ; 2° en récompensant largement leurs services ; car il y a autant d'importance à honorer leurs pénibles et
périlleuses fonctions qu'à glorifier les combattants. Les armées y gagneront sous
tous les rapports, au point de vue économique comme au point de vue humanitaire.

Il y aurait encore un autre parti à prendre : ce serait d'obtenir des nombreux ordres religieux (hommes et femmes) le paiement d'une dette au pays. On
peut, en effet, se demander si ces corporations très-respectables formées et entretenues par le sentiment religieux, protégées par nos institutions et sachant au
besoin réclamer le bénéfice de nos lois, doivent se soustraire aux charges qui
pèsent sur toutes les classes de la société pour vivre dans la retraite, la prière
et la contemplation. Ne trouveraient-elles pas dans les secours à donner aux
blessés et aux malades de nos hôpitaux, une satisfaction de conscience et un
moyen de se rendre utiles au pays, aussi bien qu'un moyen de plaire à Dieu
qui reconnaît la prière en action et nous dit à tous : Aimez-vous les uns les
autres ?

N'est-ce pas ce sentiment de charité qui depuis longtemps remuait tous les
cœurs généreux et que la société d'utilité publique de Genève a eu l'honneur de
rendre plus manifeste; n'est-ce pas ce sentiment, dis-je, qui en révélant les
cruelles angoisses des blessés gisant trop longtemps sans secours sur le champ de
bataille, a fait voir l'insuffisance des moyens officiels et entraîné la formation de
nombreuses sociétés internationales dont malheureusement nous ne pouvons dire
que quelques mots? « Pour cette croisade humanitaire, il a suffi de lever une bannière ; les souverains et les peuples civilisés se sont rangés sous ce drapeau inter-

national, et la spontanéité a été telle qu'il est difficile de suivre la marche d'une si belle inspiration. Les faits sont là pour nous dire que, l'impulsion une fois donnée, l'exemple est parti de tous les côtés à la fois; que du trône aux plus humbles, les femmes se sont montrées empressées à adopter le signe de ralliement, ce brassard chrétien noblement porté dans la dernière guerre par la reine de Prusse. »

SOCIÉTÉS INTERNATIONALES DE SECOURS

AUX BLESSÉS ET MALADES DES ARMÉES DE TERRE ET DE MER.

> « Les sociétés de secours sont l'une des plus grandes choses des temps modernes; les gouvernements ne sauraient trop les encourager, les familles ne sauraient trop les honorer, les seconder et les bénir. » Général AMBERT.

> « Quelle est au fond toute notre œuvre? Diminuer, adoucir les souffrances de la guerre par les œuvres de charité. »
> Dr LŒWENHARDO.

Nous avons reconnu déjà, et signalé ailleurs les difficultés que présente l'enlèvement des blessés du champ de bataille; nous dirons plus loin, tome II, page 295 et suivantes, les graves motifs qui exigent de la façon la plus absolue que ce service soit fait par des infirmiers sous la direction des médecins et non par des soldats du train sous la direction d'un administrateur parfois accompagné d'un ou de deux médecins détachés de l'ambulance qui se trouve ainsi réduite de moitié. Nous reproduirons seulement ici les observations d'un officier d'état-major, aide de camp du maréchal Bosquet, pour faire ressortir mieux que nous ne pourrions le faire nous-même les services énormes que pourront rendre les sociétés internationales de secours aux blessés, grâce à leur drapeau de charité internationale.

Bataille d'Inkermann. — « Le champ de bataille d'Inkermann était jonché de
« cadavres et de blessés; et l'on pouvait voir les corps de ces vaillants soldats de
« trois nations, entassés les uns sur les autres, surtout autour de l'abattoir, ce
« théâtre d'un terrible carnage. Obligés d'y demeurer jusqu'au soir et d'y prendre
« même, au milieu de ces morts et de ces mourants, notre premier repas de la
« journée, nous regardions avec tristesse, du haut du parapet de la batterie sur
« lequel nous étions assis, ces mâles figures saisies par la mort au moment de l'ac-
« tion; les uns déchirant encore la cartouche, d'autres se suspendant aux em-
« brasures, presque tous sans colère sur le visage, et les traits reposés comme

« dans le sommeil. Ceux-là étaient morts, du moins ; mais les blessés, quelles
« souffrances ils endurent après une bataille ! Le général Bosquet écrivait le sur-
« lendemain : « S. A. R. le duc de Cambridge et le commandant de Susleau
« m'ont informé qu'il reste encore sur le champ de bataille plus de 500 blessés
« russes, et il y en a à peu près 400 ramassés près de la droite anglaise. » On en
« relevait même encore après huit jours, et quels jours pour ces malheureux ! Les
« moyens dont nous pouvions disposer, étant insuffisants pour emporter, au
« milieu des broussailles et loin des ambulances, cette trop grande quantité de
« victimes, on recherchait de préférence les blessés ; mais il fallait aussi se hâter
« d'enterrer les morts, et l'ennemi ralentissait encore par son feu ce pieux travail,
« dès que l'on s'approchait de la Tchernaya. »

Bataille de Tracktir. — « Deux batteries, établies sur les pentes ouest du
« mamelon des zigzags, reliaient le gros de l'armée russe aux troupes restées sur
« ce mamelon. Durant toute la journée, deux pièces placées au bas de Flageolet
« avaient tiré sur nos soldats pendant que, sans armes, ils s'occupaient de relever
« les blessés de l'ennemi en même temps que les nôtres. Ces blessés étaient très-
« nombreux ; les abords du pont surtout en étaient encombrés sur les deux rives,
« et l'on y recueillait à peu près un Français pour cinq ou six Russes. »

Assaut du 8 septembre. — « Dans une visite faite le 11 à Sébastopol, nous arri-
« vâmes à des magasins placés entre les bassins et le fort Paul, et qui avaient été
« utilisés comme hôpitaux ; là, nous attendait le spectacle le plus affreux, le plus
« navrant ; des blessés russes et français étaient entassés les uns à côté des autres ;
« des malheureux qui respiraient encore étaient là, sans secours depuis le 8,
« mourant de faim et environnés de cadavres en putréfaction ; l'odeur qui s'exha-
« lait de ce charnier humain ne permettait pas de s'y arrêter longtemps ; aussi,
« après les premiers soins donnés à nos hommes, nous nous empressâmes de faire
« connaître ces misères aux Russes, qui envoyèrent un bateau à vapeur, le jour
« même, pour prendre leurs blessés, puis nous rendîmes les derniers devoirs aux
« morts. » — FAY, chef d'escadron d'état-major.

Nous ne rappellerons pas les scènes tracées par M. Dunant après Solférino
et nous terminerons ce chapitre auquel nous regrettons vivement de ne pouvoir
donner plus d'importance, en disant que les horreurs que nous venons de signaler
auraient été remplacées par des secours immédiats, si le drapeau international
s'était montré. Nous dirons encore « que par les soins que les sociétés de secours
ont prodigués aux malades et aux blessés pendant la guerre de la Sécession, *elles
ont conservé au service des États-Unis un nombre de défenseurs représentant une armée
de cent mille hommes.* » — Dr EVANS.

NOTES SUR L'HYGIÈNE MILITAIRE.

> « Lorsque l'on est dominé sur un point par la nécessité, il importe de se fortifier sur l'autre, et de ne pas laisser la vie exposée à toutes les conditions dont l'ensemble favorise l'élaboration de miasme contagieux. »
>
> Dr GARREAU, médecin principal d'armée.

> On a remarqué, en campagne, que le soldat, après quelques jours de marche, jette parfois une partie de ses rations, et plusieurs officiers généraux en ont conclu que la ration réglementaire était suffisante.

Nous n'avons nulle intention de faire en ce moment un traité d'hygiène ; nous voulons seulement, par quelques citations sommaires et quelquefois sans transition entre ce qui suit et précède, nous voulons, dis-je, montrer l'importance d'une science qui ne supporte pas le demi-savoir ni les infractions durables, et qui est absolument du domaine médical, parce qu'elle est pour le médecin qui en connaît les règles et sait en faire l'application, un moyen prophylactique et curatif plus puissant, plus sûr, plus constant, plus général et surtout plus économique que les remèdes qui s'emploient dans quelques maladies spéciales et rares, bien plutôt que dans les maladies qui déciment les armées.

Nous ne parlerons ici que de l'hygiène militaire, dont les règles, on devrait dire les lois, sont fatalement négligées, « parce qu'elles sont plus de sage prévoyance que d'utilité immédiate et évidente, » et, pour donner quelque appui à nos convictions, plus d'autorité aux indications très-incomplètes qui vont suivre, nous reproduirons textuellement des extraits de rapports ou des observations de nos confrères de l'armée.

Nul, mieux que le médecin militaire, n'est placé pour étudier les grandes questions d'hygiène, ou pour faire à propos l'application des règles établies.

« L'hygiène militaire repose sur les mêmes principes que l'hygiène générale, et lui emprunte une partie de ses données pratiques ; mais elle a ses questions originales, son domaine propre d'observation et d'induction ; elle exige une expérience spéciale qui pénètre dans tous les détails de la vie des soldats en temps de paix et en temps de guerre. On prévoit que, tributaire des sciences dont se compose l'encyclopédie médicale, elle a dû créer ou rencontrer des occasions d'études nouvelles, soulever ou résoudre des problèmes qui ne se présentent pas au médecin civil ou ne sollicitent point ses investigations. La plupart des praticiens ne dépassent pas, dans la récolte et la méditation des faits scientifiques, l'horizon de leur clientèle, les limites du canton, du département où ils pratiquent. Le médecin militaire, dans sa vie de pérégrination et dans les conseils de révision, est appelé à comparer les éléments variés des populations, les types qui dénotent les races ou procèdent de leurs mélanges, les nuances souvent très-prononcées qui marquent les divers climats d'un vaste pays comme le nôtre, ceux de nos colonies et de nos possessions lointaines, depuis l'Algérie jusqu'à la Cochinchine. Si la guerre le porte en Turquie, en Bulgarie, en Crimée ou sur les plateaux élevés du Mexique en passant par les terres chaudes et marécageuses qui recèlent le foyer permanent de la fièvre jaune, autres spectacles, autres épreuves, et partout, sous ces faces variées, la grande question de l'acclimatement, qui résume l'anthropologie et gouverne l'hygiène, sollicite son attention et l'invite, avec ses confrères de la marine, à la récolte de matériaux nécessaires à une solution dont dépendent les entreprises de la politique. » — Michel Lévy.

« L'hygiène est la science qui s'occupe de la conservation et du perfectionnement de la santé. La vie n'obtient son développement régulier, la santé ne se conserve qu'à de certaines conditions. Changez les conditions d'existence d'un groupe d'hommes, la santé s'améliore ou se détruit; la moyenne de force et de vie s'élève ou s'abaisse. Même à l'intérieur, la partie la plus robuste de la population, l'armée, perd 10, tandis que la population prise en masse ne perd que 5.

Les aspects principaux de la vie militaire nous donnent les motifs de cette différence considérable : un fait saillant et inévitable de l'existence du soldat, c'est le passage brusque, instantané, au physique comme au moral, d'une situation à une autre, c'est la rupture fréquente, parfois brutale, des habitudes contractées.

Le premier aspect de la carrière des armes, c'est la vie de garnison, le casernement, le souvenir du clocher, l'air mesuré et en commun, toutes choses en contradiction avec la vie libre des champs.

Le second aspect, c'est la vie des camps, les marches, les fatigues, les privations, le changement de climat et les émotions de la guerre. C'est de ce dernier aspect surtout que nous devrons nous occuper.

Cependant disons de suite que le plus grand défaut de la vie de garnison se trouve dans le casernement et l'insuffisance de l'air respirable, comme nous le verrons plus loin, et que pour combattre les fâcheux effets de cette situation, il suffirait d'établir, dans le voisinage des villes de garnison, de petits camps permanents où vivrait alternativement une partie des troupes. Les casernes ainsi réduites à la moitié de la population qui les habite maintenant seraient plus saines, et les jeunes soldats surtout trouveraient l'air pur qui leur manque, s'acclimateraient avec moins de danger, et profitant de l'exemple et des ressources industrieuses des anciens, s'initieraient promptement à la vie de bivouac. On sait en effet que pendant la durée des exercices au camp de Châlons et malgré l'irrégularité du temps, le nombre des malades est très-minime et que les maladies elles-mêmes, de nature inflammatoire, sont généralement très-légères.

Il faut remarquer qu'au début d'une campagne et aussi longtemps que les privations, les fatigues, les émanations méphitiques n'ont pas altéré le sang et par suite les forces de l'organisme humain, les soldats résistent admirablement aux intempéries des saisons. Ce n'est que lorsque l'équilibre est rompu, lorsque les recettes alimentaires réparatrices ont cessé de compenser les dépenses journalières de l'organisme, que les moindres variations atmosphériques donnent lieu à des maladies nombreuses. Ce ne sont plus alors des inflammations franches et peu meurtrières, ce sont des maladies typhoïdes, des diarrhées épidémiques, des dyssenteries de mauvais caractère, le scorbut, l'anémie, des cachexies, etc.

On est trop disposé à s'exagérer l'influence malfaisante des intempéries des saisons. Le froid, le chaud, le vent, la pluie, les diverses tensions électriques, les changements brusques, sont sans doute des modificateurs puissants ; mais pour la production des épidémies de mauvais caractère, ils n'arrivent qu'en seconde ligne. Une fois l'organisme affaibli par une série de privations, la cause climatérique est simplement une cause *occasionnelle*, une *condition ;* la cause efficiente du mal gît dans un sang altéré, soit lentement dans sa constitution par la série de toutes les misères, soit tout à coup par un miasme spécifique formé quelque part et absorbé.

Les épidémies redoutables pour les armées sont dues *originairement* à des causes complexes : le miasme lui-même, le miasme spécifique est très-souvent un produit de ces mêmes causes. Mais les causes en question ne sont réellement puissantes pour la production des épidémies et de certains miasmes contagieux, que par leur action combinée. L'hygiène doit, en conséquence, chercher à rompre le *faisceau des causes* de cet ordre. Nourrissez convenablement une armée et vous éviterez longtemps l'explosion du typhus, de la dyssenterie, etc. Aérez suffisamment les casernes, maintenez la propreté, et vous donnerez plus de chance de résister à la diarrhée, aux fièvres typhoïdes, au scorbut, etc.

Exemple : pendant notre *second hiver* en Crimée, le typhus, la dyssenterie épidémique, nous ont vigoureusement attaqués, tandis qu'à côté de nous l'armée anglaise se défendait à merveille. C'est que si elle subissait forcément, comme nous-mêmes, le froid humide et l'atmosphère de miasmes qui enveloppait les camps, elle pouvait faire beaucoup mieux que nous sous le rapport de la nourriture et du désencombrement : le *faisceau était rompu :* lorsqu'on est dominé sur un point par la nécessité, il importe donc de se fortifier sur l'autre et de ne pas laisser la vie exposée à toutes les conditons dont l'ensemble favorise l'élaboration du miasme contagieux. » — Dr GARREAU, médecin principal.

« Une expérience qui s'est faite sous nos yeux pendant la campagne de Crimée, démontre bien mieux que tout raisonnement la puissante action que peuvent développer les nations d'aujourd'hui contre les maladies des armées. Cette expérience, qui est le fait le plus important de l'hygiène militaire, dans ces dernières années, a une valeur d'autant plus grande qu'elle fait voir sur la plus large échelle les terribles conséquences de l'omission de toutes les mesures hygiéniques et qu'elle montre les effets des meilleurs moyens appliqués à ces maux.

Pendant l'hiver de 1854 à 1855, l'armée anglaise eut à souffrir, en Crimée, de l'imprévoyance administrative, de l'excès de travail et de veilles, de l'insuffisance des vêtements et des abris, de l'insalubrité des aliments. A ces causes de maladie et de mortalité, s'en ajoutèrent d'autres créées au printemps par l'absence totale d'égouts, de ventilation et par l'occupation prolongée du même sol. Pendant la période de sept mois, du 1er octobre 1854 au 30 avril 1855, le chiffre de la mortalité s'éleva à 23 p. 100.

En novembre et en décembre 1855, grâce aux réformes indiquées par les médecins, grâce aussi à des provisions abondantes, à une nourriture salubre et à d'autres conditions hygiéniques en voie d'amélioration, les décès n'atteignaient plus que les plus faibles proportions, 4,9 et même 2,4 p. 100. Plus tard, quand le système de drainage du camp et de ventilation des abris fut appliqué, quand les immondices furent éloignées des camps et que la propreté fut la règle, la mortalité descendit, du mois de janvier au mois de mai 1856, à 1,7 et même à 1,1 p. 100.

L'histoire des armées ne présente aucun exemple comparable à celui-là; il y a là une expérience hygiénique complète sur des proportions colossales. Une telle épreuve sanitaire est aussi probante qu'une expérience de physique, bien qu'elle ne soit pas de nature à être répétée comme celle-ci. Elle doit rester inscrite avec tous ses détails dans l'histoire de notre temps, afin qu'on trouve un jour, à côté de la constatation du mal, la mesure de l'efficacité du remède que la civilisation actuelle a permis d'y apporter. » — Dr THOLOZAN, médecin principal.

« Les calculs de miss Nightingale nous présentent un fait unique dans son espèce : une armée, d'abord menacée d'être détruite par les maladies, passant presque sans transition à l'état sanitaire le plus florisssant, et cela toujours dans les mêmes circonstances de guerre, de climat, de saison. » — Dr SHRIMPTON.

« Si, pendant la première période de la campagne, les Français eurent sur les Anglais une supériorité marquée, les rôles furent plus tard intervertis. L'armée anglaise put montrer avec orgueil à ses alliés ses établissements hospitaliers et ses améliorations hygiéniques. La France, malheureusement, ne put jouir d'aussi magnifiques avantages, parce que les règles fondamentales du système qu'elle a adopté s'y refusent formellement. » — Dr SCRIVE, médecin en chef.

Personne, il faut bien le dire, ne conteste en principe l'importance de l'hygiène, lorsqu'il s'agit de la conservation d'une armée; mais, dans l'application, cette importance diminue d'autant qu'on n'est pas toujours suffisamment préparé et que des intérêts plus pressants dominent parfois les plus sages préceptes. C'est cependant dans l'application de ces préceptes, qui n'ont rien de contraire aux mouvements les plus rapides des troupes, que l'armée peut puiser ses moyens de résistance aux maladies. Il est bien entendu que nous ne réclamons les bénéfices de l'hygiène que dans les cas possibles et que nous considérons comme inévitables certaines circonstances de guerre « qui obligent un général à occuper une « position insalubre et à s'y maintenir obstinément; il y a là un intérêt puissant « auquel toute considération doit céder. » Dans ce cas, il serait aussi ridicule de parler des règles de l'hygiène, quoiqu'il y ait cependant bien certaines précautions à prendre pour diminuer les effets prévus de l'infraction, que d'accuser d'imprudence un général qui, pour garder une position importante ou s'en emparer, s'expose à perdre une partie de son effectif; le médecin sait faire la part de la maladie inévitable, aussi bien que celle des nécessités stratégiques ; il ne demande pas l'impossible.

ALIMENTATION DU SOLDAT.

« L'art de vaincre est perdu sans l'art de subsister. »

« La sobriété est une des qualités essentielles de l'homme de guerre.

« Il y a une infinité de degrés entre *Capoue* et le radeau de la *Méduse*. »

« Soumis, en campagne, aux fatigues d'une vie nomade et toujours laborieuse, le soldat ne les supporte qu'à la condition que sa jeune machine physiologique reçoive chaque jour une pitance plus généreuse qu'en aucun autre moment de sa vie militaire, pitance d'autant plus désirée et plus vite élaborée et fondue dans un estomac avide, qu'elle est plus complétement et plus rapidement assimilée par des organes actifs et solliciteurs. Il en est de lui comme d'un cheval dont on n'obtient une plus forte somme de travail qu'à la seule condition d'augmenter sa ration quotidienne. Augmentez-en la quantité, recherchez autant que possible la qualité et la variété, vous obtiendrez la force morale, la force physique, la bonne santé, et avec elle la bonne humeur. Oui, la cuisine a à côté d'elle un ange gardien ; oui, pour tous, la guerre est une question de cuisine. Une bataille n'est rien ; c'est comme un entremets, un stimulant à fort bouquet. Négligez la cuisine du soldat, et l'alanguissement physique et moral se répandra dans vos camps ; l'affaiblissement qui prédispose à la maladie fera naître les épidémies. Si vous voulez présenter vos rangs presque complets à l'ennemi, nourrissez bien vos hommes. Si vous voulez un glorieux et constant effort dans une lutte acharnée, doublez la ration, vous m'en direz des nouvelles ; les coups de sabre, les balles, ni les boulets ne remplissent pas l'estomac et n'entretiennent ni la force ni la santé ! » — Dr Cuignet, médecin aide-major.

« Quand on n'exige des hommes qu'une dépense de forces qui n'excède pas leur constitution et la réparation alimentaire, on n'a que des maladies accidentelles. Mais il n'en est plus de même lorsque les exigences de la guerre nécessitent des marches ou des travaux pénibles et multipliés : aussi voit-on le chiffre des malades augmenter ou diminuer en raison même des fatigues supportées ; et si elles sont trop longues ou trop multipliées, si les indispositions qui en sont la conséquence se répètent souvent, les organes souffrent, et la santé s'altère d'abord insensiblement ; les maladies viscérales se préparent lentement jusqu'au moment où, la réparation ne se faisant pas, elles font explosion sur toute la ligne et laissent pour longtemps les traces de leur action. C'est pour cela que, malgré le nombre considérable d'hommes entrés aux hôpitaux d'Italie, il y a eu, même après le retour en France et parmi ceux qui avaient résisté, de nombreux malades qui ont considérablement affaibli l'effectif des régiments. » — Dr DIDIOT, médecin-major au 40e de ligne.

Nous avons parfois entendu dire à des officiers généraux que la ration du soldat en campagne est suffisante, et la preuve qu'ils croient pouvoir invoquer, c'est que les hommes jettent ou donnent ce qu'ils ne peuvent manger. Le fait est vrai, mais la conclusion qu'on en tire l'est beaucoup moins. Nos soldats aujourd'hui, comme leurs pères autrefois, savent parfaitement supporter les misères de la guerre ; mais si ces misères sont parfois obligatoires, il ne faut pas qu'elles durent trop longtemps. Pour que le soldat conserve sa santé et reste dans le rang, il faut que son alimentation répare les dépenses de forces qu'il fait chaque jour, et l'on peut affirmer, l'expérience est faite, il y a preuves et contre-épreuves, l'Angleterre et l'Amérique (1) n'en doutent plus, — on peut affirmer, dis-je, qu'une armée bien nourrie double sa résistance aux fatigues, aux maladies, et coûte, en définitive, beaucoup moins en pain et en viande, dont la valeur peut être toujours prévue au budget, qu'en frais hospitaliers, qu'on ne connaît qu'à la fin de la guerre, et qui sont toujours d'autant plus élevés que la mortalité a été plus grande.

En sage administration, il ne faut pas attendre que l'équilibre entre la recette alimentaire et la dépense physique soit rompu, car déjà le mal existe chez les plus faibles, et il va atteindre promptement les masses. Il n'est plus temps de le prévenir ; il faut alors s'occuper de guérir, et, sans parler des embarras que cette guérison occasionne au commandement et à l'administration, on peut assurer qu'elle coûte vingt fois plus que les moyens à l'aide desquels on aurait conservé la santé et l'effectif combattant.

---

(1) *Alimentation de l'armée fédérale américaine,* qui a perdu 3,9 pour 100 pendant la guerre.

Il est douteux, dit le *Messager de New-York,* que les armées de Darius et de Xerxès, qui traînaient à leur suite tout le luxe de l'Asie, fussent aussi bien nourries que les troupes des États-Unis. Pour donner une idée de la libéralité du gouvernement américain envers ses soldats, il nous suffira de traduire le passage suivant, dont les données sont exactes : « Les soldats ont en sus de leurs rations, qui sont toutes de la meilleure qualité, du thé, du café, du sucre, du lait condensé, des fruits et des légumes en conserves, des gelées, des fruits de la saison, de la crème et de la glace. Ils reçoivent des cigares, du tabac et du whiskey.

Il y a à Wassaïc, dans l'État de New-York, une fabrique de lait condensé qui produit, chaque jour 17,000 quartes, dont les neuf dixièmes sont envoyés à l'armée ; celle de Brewster fait 20,000 quartes; celle de Winstead, dans le Connecticut, 6,000 ; celles d'York, dans la Pensylvanie, et de Livermore-Falls, dans le Maine, 6,000 chacune, et tout cela prend le chemin de l'armée.

La fabrique de Wassaïc produit une tonne de café condensé par jour, ainsi que 18,000 boisseaux de pommes dont on fait une gelée exquise, également destinée à l'armée. Les fruits de la saison, la crème, la glace arrivent aux camps par charretées, etc. »

Du moment où nous connaissons les conditions qui permettent l'invasion de la maladie, et, s'il est possible, de les changer, la victoire doit rester à la prévoyance.

Quelle est la quantité de nourriture indispensable au maintien de la santé du soldat?

Quel choix doit-on faire comme valeur nutritive et comme digestibilité?

Quel intérêt y a-t-il à varier l'alimentation?

Dans quels cas la ration doit-elle comprendre une certaine quantité de boisson alcoolique?

« Pour déterminer les quantités d'aliments qui doivent former la ration normale de l'homme adulte, il faut fixer les quantités d'azote et de carbone qui lui sont nécessaires en un jour, car ce sont là les sources chimiques de sa force. Ainsi, en admettant que la recette par l'alimentation doit être égale à la dépense par les excrétions, la mesure de cette dépense indique la quotité de la recette indispensable.

Les chiffres donnés par M. Payen, comme terme moyen de la dépense pour l'adulte accomplissant un *travail musculaire modéré* sont les suivants pour 24 heures.

	Grammes.	
Azote contenu dans 1,450 grammes d'urine.	14,5	20,00
Azote contenu dans les excréments solides, les exhalations cutanées, etc..	5,5	
Carbone exhalé par la respiration.	250,0	
Carbone excrété par les reins.	45,0	310,00
Carbone contenu dans les excréments et les exhalations cutanées..	15,0	

Ainsi, pour entretenir la vie et les forces d'un homme dans les conditions d'un *travail musculaire modéré*, il faut que sa ration journalière renferme 20 grammes d'azote qui représentent l'élément plastique réparateur du sang, et 310 grammes de carbone représentant l'élément calorifique. » — COULIER, professeur de chimie à l'École impériale de médecine militaire.

D'après M. de Gasparin, la ration d'un homme, chargé d'un *rude travail*, doit contenir les éléments suivants : azote 25 grammes, carbone 310 grammes.

Cela posé, qu'entend-on par *travail musculaire modéré* et *rude travail?*

Un homme adulte, occupé d'un travail intellectuel ou d'un travail manuel réguliers, peut bien réparer ses pertes avec 20 grammes d'azote et 310 grammes de carbone ; mais le soldat en campagne, faisant une grande dépense de forces dans les marches, portant sur le dos un poids qui varie entre 32 et 35 kilogrammes et perdant journellement de 25 à 27 grammes d'azote, peut-il entretenir l'équilibre indispensable à la santé avec une ration qui ne contient que 19 grammes d'azote?

Ce n'est pas tout : l'armée se compose en grande partie de jeunes soldats dont le développement physique, souvent encore incomplet, demande une alimentation qui réponde aux exigences de l'accroissement, exigences aussi impérieuses que celles de la réparation des pertes journalières par la fatigue. Si la ration est insuffisante pour maintenir l'équilibre entre la dépense et la recette pour la généralité des hommes, elle le devient donc bien davantage pour les jeunes soldats, dont l'arrêt de développement produit un trouble dont on ne calcule pas assez les effets.

ARMÉE FRANÇAISE.

« Voici la composition et le poids des différentes espèces de rations du soldat, sur *le pied de guerre* :

	Grammes.		Grammes.		Grammes.
Pain.	750 ou pain biscuité	750 ou biscuit			500
Viande fraîche non désossée.	250 ou bœuf salé	250 ou lard salé			200
Riz.	30 ou légumes secs	60	»		»
Sel.	16	»	16	»	16
Café.	16	»	16	»	16
Sucre.	21	»	21	»	21

Représentant environ 19 grammes d'azote et de 310 à 350 grammes de carbone. Exceptionnellement :

	Litre.		Litre.		Litre.
Vin.	1/4 ou eau-de-vie	1/16 ou bière ou cidre			1/2

La ration de viande non désossée de 250 grammes est élevée parfois à 300 grammes (1) et dans certaines circonstances exceptionnelles à 350 grammes.

---

(1) Ordres généraux au sujet des rations, pendant la campagne d'Italie.

Ordre général n° 2. — Grand quartier général à Alexandrie, 13 mai 1859. — A partir du 18 mai, le taux de la ration de viande est fixé à 300 grammes.

Ordre général n° 21. — Grand quartier général à Brescia, 20 juin 1859. — A l'avenir, lorsqu'il y aura lieu de distribuer aux troupes du riz en remplacement de pain, la ration de vivres sera composée ainsi qu'il suit :

Riz (représentant) {	pain	240 grammes.
	légumes	60 id.
	Total.	300 grammes.
Viande		350 grammes (au lieu de 300).

Ordre général n° 22. — Grand quartier général à Montechiaro, 22 juin 1859. — A l'avenir, autant que les ressources de l'administration et des localités le permettront, les troupes recevront, chaque jour de marche, une ration de vin en sus de la ration habituelle de sucre et de café.

Ordre général n° 32. — Grand quartier général à Milan, 6 août 1859. — A partir du 8 août prochain et jusqu'à nouvel ordre, il sera distribué, chaque jour, aux sous-officiers,

L'exception devrait être la règle, car que reste-t-il après défalcation des os ? La ration ordinaire est réduite à 200 grammes, la ration moyenne à 240 et la ration exceptionnelle à 280 grammes.

MARINE IMPÉRIALE FRANÇAISE.

Rendement en azote, carbone et matières grasses de l'alimentation du matelot à terre et en mer, par M. FONSSAGRIVES, médecin en chef de la marine. (*Hygiène navale.*)

RATION A TERRE.	Poids.	Azote.	Carbone.	Matière grasse.
Déjeuner.	250,00	8,00	75,00	3,75
Dîner..	820,00	17,40	220,00	31,02
Souper.	380,00	9,04	130,10	15,47
	1,450,00	29,44	425,10	50,24
RATION EN MER.				
Déjeuner.	233,00	5,82	88,60	2,34
Dîner..	675,00	11,19	106,17	34,71
Souper.	511,00	9,90	414,09	12,80
	1,419,00	26,91	308,86	49,85

Pain ou son équivalent en biscuit ou farine ; viande fraîche ou son équivalent en viande salée ; fèves, pois ou haricots ou leur équivalent en riz, viande ou fromage ; beurre ou huile d'olive ;

---

caporaux, brigadiers et soldats, une ration de vin ou d'eau-de-vie (selon les ressources de l'administration) indépendamment de la ration normale de sucre et de café.

Il est entendu que cette allocation ne pourra point se cumuler avec celle déjà allouée aux troupes en marche.

Ordre général n° 5. — Grand quartier général à Milan, 4 septembre. — L'intendant de l'armée ayant fait connaître qu'il existe en magasin des quantités considérables de biscuit et de lard, qu'il est devenu indispensable de consommer, ces denrées seront mises en distribution à partir du 11 septembre courant, à raison d'un jour sur quatre, et en substitution du pain et de la viande fraîche.

Le maréchal commandant en chef rappelle que la quotité de la ration réglementaire de lard salé est de 200 grammes.

Ordre général n° 16. — Grand quartier général à Milan, 19 novembre 1859. — Le ministre de la guerre a décidé, le 8 novembre courant, que la ration cumulative de vin et de sucre et café cesserait d'être perçue, à l'armée d'Italie, à compter du 1er décembre prochain.

A partir de la même époque, le vin et le sucre et café seront alternativement distribués aux troupes, savoir :

Une ration de vin pour la consommation des jours pairs ;
Une ration de sucre et café pour la consommation des jours impairs.

Ordre général n° 28. — Grand quartier général à Milan, 20 mars 1860. — Les troupes qui se mettront en route pour rentrer en France auront droit, pendant tout le trajet, jusqu'à la frontière, à la ration d'eau-de-vie, cumulativement avec celle de sucre et café.

Oseille ou choucroute ;

Café 20 grammes, sucre 25 grammes ;

Assaisonnements, vinaigre, poivre ou moutarde, sel ;

Vin ou son équivalent en eau-de-vie.

« L'expérience et la théorie se confirment mutuellement dans l'ordonnance de la ration nautique. » — Michel LÉVY.

« Les salaisons ne sont que des aliments de nécessité. La saumure leur enlève une partie de leurs principes nutritifs, et le sel, qui les imprègne abondamment, alcalinisant outre mesure nos humeurs, n'est peut être pas étranger à cette liquéfaction du sang qui est l'un des traits de la cachexie scorbutique. »

ARMÉE ANGLAISE EN CRIMÉE EN 1855-1856. (*Rapport au Parlement*, t. II, p. 186.)

Régime antiscorbutique.

[La livre anglaise est de 12 onces ou 376 grammes 242.]

	Livre.		Livre.		
Pain.	1 1/2	ou biscuit.	1	»	
Viande fraîche.	1 1/2	ou viande conservée.	» 3/4 ou porc salé.		1 livre.
Légumes frais.	1 1/4	ou légumes conservés.	» 1/3 ou légumes secs.		1/3 pinte.
Beurre.	» 1/12	»		»	
Poivre et sel.	» ?	»		»	
Fromage.	» 1/12	»		»	
Achars.	» 1/12	»		»	
Cacao ou café, le matin.	» 1/12	»		»	
Thé, le soir.	» 1/48	»		»	
Sucre.	» 1/4	»		»	
Porter ou ale.	1 pinte.	»		»	

Tableau comparatif de l'alimentation de quelques ouvriers.

	Quantités.	Azote.	Carbone.
Ouvrier des fermes du Vaucluse.	1ᵏ 972	22,15	502,27
Idem agriculteur du canton de Vaud.	3 410	27,84	496,27
Idem laboureur du nord de la France.	3 740	31,30	710,52
Idem agriculteur de la Corrèze.	2 680	24,26	710,60
Idem irlandais.	6 848	18,50	669,80
Idem anglais, travaux des chemins de fer.	2 410	31,9	484,10

« Ici se présente une considération qu'il ne faut pas perdre de vue. Si le poids total de la ration est excessif, il fatigue l'estomac, devient une cause de déperdition de force, et la digestion reste incomplète. Le pauvre agriculteur irlandais se trouve sous ce rapport dans de déplorables conditions, puisqu'il est obligé d'extraire de près de 7 kilogrammes d'aliments les 18 grammes 50 d'azote contenus dans son abondante, mais maigre ration, tandis que l'ouvrier anglais des chemins de fer en trouve presque le double dans 2 kilogrammes 410 d'aliments. Il faut se rappeler que l'identité de valeur alimentaire de toutes les substances azotées admises dans nos tableaux n'est pas réelle. Il est certain qu'un poids déterminé d'azote pris sous forme de viande ou de légumes n'agit pas de même sur l'économie. — 100 grammes de viande désossée sont un aliment bien plus riche que 66 grammes de fèves, tout en contenant la même quantité d'azote. Il faut donc que la ration contienne une certaine proportion de végétaux et de chair animale. Cette proportion est indéterminée et paraît pouvoir varier dans des limites assez étendues, mais les matières végétales doivent l'emporter sur les matières animales dans la composition de la ration. » — COULIER, professeur de chimie.

Tableau des quantités d'azote, de carbone, de matières grasses et d'eau contenues dans 100 parties de substances alimentaires qui pourraient entrer dans la composition de la ration du soldat.

	Azote. (2)	Carbone.	Graisse.	Eau.
Viande de bœuf (sans os) (1). . . .	3	11	2	78
Lard..	1,18	71,14	71	20
Morue salée..	5,02	16	0,38	47,02
Hareng salé.	3,11	23	12,72	49
Maquereau salé..	3,74	19,26	6,76	68,28
Fromage de Gruyères..	5	38	24	40
Idem de Hollande..	4,80	43,54	27,54	36,10
Haricots..	3,92	43	2,80	9,9
Lentilles.	3,87	43	2,60	11,5
Pois.	3,66	44	2,10	8,3
Riz..	1,8	41	0,80	13
Maïs.	1,70	44	8,80	12
Couscous..	3 .	42	2	12
Pain de munition..	1,20	30	1,50	35
Pommes de terre..	0,33	11	0,10	74
Café (infusion de 100 grammes). . .	1,10	9	0,50	975
Thé (infusion de 20 grammes).. . .	0,2	2,1	0,4	995
Vin.	0,015	4	»	90
Bière forte.	0,08	4,50	»	90

(1) Les os forment 1/5 du poids total de la viande.
(2) Les nombres de cette colonne multipliés par 6,5 donnent le poids de la substance azotée.

A l'aide de ce tableau (Payen, *Des substances alimentaires*) il est facile de calculer les quantités d'azote et de carbone contenues dans les différents aliments et d'établir la composition de rations équivalentes sous le rapport plastique et calorifique.

« Avant les recherches de Boussingault, Dumas, Liébig, Gasparin et Payen sur les conditions de la réparation organique et sur les équivalents des aliments respiratoires et plastiques, l'administration était exposée à se tromper gravement sur la valeur de certaines substitutions de denrées, sur la composition quantitative et qualitative des rations, et sur la proportion du régime avec les efforts à demander au soldat. On sait aujourd'hui que les grandes dépenses de forces musculaires exigent une augmentation de matière azotée, c'est-à-dire de viande, dans la ration, et que si l'on voulait y suppléer par des doses plus considérables de pain, de riz ou d'autres féculents, il en faudrait de tels volumes que les organes digestifs en seraient surchargés jusqu'au malaise entraînant la diminution de la force vive disponible ou du travail. » —Michel Lévy.

La variété, non la multiplicité, et l'association de certaines substances alimentaires doivent contribuer puissamment à l'assimilation. L'aliment qui plaît double les aptitudes digestives de l'estomac; l'uniformité les diminue, met cet organe en révolte et produit l'inappétence.

Pourquoi l'administration dans ses approvisionnements de vivres de campagne ne comprendrait-elle pas le poisson salé ou fumé, morue, hareng, maquereau, saumon, ressource des pauvres de certains pays du Nord? Cela coûterait-il plus cher; le transport, la conservation et l'emploi seraient-ils plus difficiles que pour la viande salée? La choucroute comme légume, le fromage comme digestif ne viendraient-ils pas détruire cette fâcheuse uniformité de l'alimentation du soldat? Ce n'est pas l'usage, on ne l'a jamais fait, m'objecte-t-on! On ne peut donc pas dire si l'on s'en est bien ou mal trouvé, et ne l'avoir jamais fait, n'est pas une raison pour ne le pas faire.

Nous voudrions voir aussi les distributions de riz alterner régulièrement avec des distributions de haricots, pois, lentilles; les hommes sont bientôt dégoûtés du riz, qui serait réservé spécialement pour les cas où le transport d'autres légumes présenterait des difficultés insurmontables.

« C'est à partir du 28 mai qu'un changement considérable s'opéra dans l'état sanitaire du 15ᵉ de ligne; les distributions de vivres se firent trop tardivement, pendant la nuit ordinairement, de sorte que le soldat n'avait pas le temps de faire cuire sa viande et était obligé de se contenter d'une soupe au café. Après la fatigue de la journée, il faut un sommeil réparateur. Dès lors parurent les accidents intestinaux, la dyssenterie et l'influence palustré, les fortes chaleurs vinrent nous surprendre et ne rencontrèrent plus assez de force de résistance. Jusque-là nous n'avions encore que des maladies, mais l'état général dans lequel se trouvaient les hommes n'a pas été étranger à la marche lente ou insidieuse de leurs blessures. » — Dʳ Reeb, médecin aide-major au 15ᵉ de ligne.

I.

« Le 59e de ligne est entré en Italie au mois d'avril 1859. Il a pris une part active à cette glorieuse campagne, les soldats ont eu à supporter de grandes fatigues, alternativement mouillés par la pluie et brûlés par le soleil, souvent privés de la nourriture suffisante et bivouaquant dans des prairies, où ils s'endormaient mouillés par la pluie ou la sueur avec des nuits fraîches et humides. Tant que dura la campagne, la réaction morale se fit sentir et soutint la résistance physique ; mais après la paix, lorsque le régiment vint camper dans le voisinage du Pô, les fièvres paludéennes se montrèrent, et après sa rentrée en France, loin des causes qui en ont amené le développement, le régiment continue à en subir tous les jours les effets. » — Dr Souhaht, médecin-major au 59e de ligne.

« A Solférino, le 65e régiment eut à occuper définitivement le plateau de Cavriana. Il y parvint glorieusement, mais en subissant des pertes considérables, moins grandes cependant qu'à Magenta. Le régiment a été abîmé par la diarrhée, les deux tiers des hommes étaient atteints, surtout dans les conditions d'alimentation qu'il a eu à subir. Toujours en avant, toujours couchés sur la terre nue, sans couverture et du biscuit trois fois sur quatre ; heureusement la viande n'a jamais manqué. Depuis notre rentrée en France, l'état sanitaire s'est avantageusement modifié, sous l'influence d'une alimentation meilleure et de l'usage du vin ; car il faut noter que pendant toute la campagne les soldats ont presque toujours été privés de cette boisson réparatrice. » — Dr Jacquin, médecin-major au 65e de ligne.

« On ne peut pas dire que les fatigues aient été beaucoup plus grandes en Italie qu'en Afrique, car tous les ans le régiment est presque constamment en marche sous un ciel inclément, et il vit souvent sous la tente. Mais la nourriture a été quelquefois grossière et insuffisante. Nos cavaliers sont très-industrieux et savent partout trouver des ressources, et, dans les villages, ils achetaient de quoi suppléer à ce qui pouvait manquer à la ration de l'administration. — Dr Cocud, médecin-major au 1er chasseurs d'Afrique.

DU PAIN ET DU BISCUIT.

Le biscuit est au pain ce que la viande salée est à la viande fraîche, avec cette différence que l'estomac supporte mieux et plus longtemps l'usage exclusif de la viande salée que l'usage exclusif du biscuit. C'est dire assez que le biscuit est un aliment de précaution, de ressource, parce qu'il est d'un transport facile et peu encombrant ; mais son emploi doit alterner avec celui du pain et ne peut, si l'on n'a soin d'y joindre un correctif, être prolongé au delà de trois ou quatre jours sans compromettre la santé, sans produire le dégoût, l'inappétence et la diarrhée.

« Il est à peu près convenu, dit l'intendant Vauchelle, déjà souvent cité, que

« le biscuit ne se distribue aux troupes que lorsqu'elles sont enfermées dans des
« places assiégées ou employées à des expéditions lointaines ou aventureuses ; et
« encore doit-on observer que, même dans ces situations, l'usage du biscuit n'est
« qu'éventuel et momentané, soit que les moyens de fabriquer du pain se trouvent
« épuisés, soit que, pour prolonger les ressources de ce genre de nourriture, il
« soit ordonné de faire alterner les distributions avec l'une et l'autre denrée. » —
(*Cours d'administration militaire*, tome 3, page 214.)

Cette interprétation du professeur d'administration militaire confirme, comme
on le voit, les appréhensions de l'hygiéniste, qui, de son côté, reconnaît l'immense
avantage du biscuit, l'indispensable nécessité de son emploi et ne réclame nullement contre l'usage, mais seulement contre l'abus, non pas pour des expéditions
lointaines et aventureuses, mais alors qu'il serait possible de faire manger du
pain.

« Lorsque des circonstances de guerre privent les hommes de pain frais et
les forcent à faire constamment usage du biscuit, on remarque après deux ou trois
jours de ce régime que la bouche se sèche, que la salive s'épaissit, que le corps
maigrit peu à peu, que les digestions se font mal et que la diarrhée survient du
8e au 12e jour. Les hommes ont été trop longtemps privés de pain, notamment du
2 juillet au 10 août ; ils étaient tellement dégoûtés du biscuit qu'ils le jetaient et que
les Italiens venaient le ramasser avec des tombereaux. » — Dr BOYREAU, médecin-
major au 26ᵉ de ligne.

« Si dans quelques moments de la campagne nous avons dû adresser des
réclamations sur l'altération (moisissure), et sur la mauvaise manipulation du pain
distribué à la troupe, nous devons dire, qu'autant que possible, l'administration
s'est toujours empressée d'y faire droit et de remplacer le pain par d'autres aliments de bonne qualité, tels que du riz. Il serait à désirer que la ration de viande
fût portée à 350 grammes et que l'alimentation du soldat fût un peu variée. » —
Dr CARMOUCHE, médecin-major au 100ᵉ de ligne.

« La diarrhée est fréquente en expédition quand les ravitaillements ne permettent pas de distribuer du pain à la troupe. Le biscuit, assez facilement digéré
tant que l'organisme a encore toute sa puissance vitale, devient promptement une
cause de diarrhée. Après la fatigue de quelques marches, les plus faibles sont
d'abord éprouvés, et il faut peu de temps pour que son influence s'étende à tout le
régiment. » — Dr PRIEUR, médecin-major au 3ᵉ chasseurs.

Note rétrospective. — « Enfin vers la fin de décembre on augmenta les rations
réglementaires, particulièrement pour le service de tranchée ; mais le pain fit longtemps défaut. Le 27 décembre le général Bosquet écrivait : « Les corvées pour le

bois des fours sont parties d'autant plus gaiement que cela nous promet du pain, dont la 1re division n'a touché, pendant le mois de décembre, que les 7, 12 et 16, et la 2e division pas un seul jour, depuis la même époque. » — FAY, chef d'escadron d'état-major.

« Comme tous les pains sans levain, le biscuit est un aliment lourd, indigeste et même dangereux, si l'on en fait usage sans précaution. La pâte manque de légèreté parce qu'elle ne contient pas de ferment et parce qu'on s'est efforcé de la rendre compacte et anhydre. L'absence de sel est un obstacle à la digestion ; car il est constaté que ce condiment, en contribuant à former dans l'estomac l'acide nécessaire à la dissolution des matières alimentaires, est un des agents les plus nécessaires à la conservation de la santé. Enfin, le danger de l'usage prolongé du biscuit tient à son avidité pour les liquides, dont l'absorption continue jusqu'à saturation complète de la pâte. Or, aucune substance alimentaire n'étant assimilable sans une dissolution préalable, il en résulte que le biscuit, dès qu'il est introduit dans l'estomac, s'empare d'abord du liquide qu'il y trouve ; mais cela ne suffit pas, la membrane muqueuse sécrète alors des fluides qu'elle emprunte au sang ; il en résulte immédiatement de la soif et la sécheresse de la bouche.

« Si la quantité du liquide fourni est encore insuffisante, une partie de l'aliment passe sans être digérée ; de là amaigrissement, trouble des digestions, inflammation intestinale et diarrhée.

« En résumé, le biscuit produit dans l'estomac l'effet d'éponges sèches qu'on y introduirait ; il s'empare de tout le liquide que cet organe peut fournir, trouble les fonctions digestives et empêche la digestion des autres aliments. » — Dr SCOUTETTEN, médecin principal.

Si, comme on l'a remarqué en campagne, le soldat, après quelques jours de marche, jette parfois son pain ou son biscuit, l'on a trop facilement conclu que la ration réglementaire était suffisante. Comment se fait-il que des hommes, ayant dépensé une certaine somme de forces, aient l'idée de jeter les aliments qui doivent réparer ces forces? Là est la question ; ces hommes jettent-ils leurs vivres parce qu'ils en ont trop, ou bien est-ce l'appétit qui, faisant défaut, engage le soldat à diminuer une charge qui lui pèse? On comprendrait des caprices individuels, et, il faut en convenir, l'estomac est capricieux ; les exemples qu'on pourrait citer ne sont pas rares ; mais quand le caprice se généralise dans une division ou un corps d'armée, quand des monceaux de biscuit et de pain sont ramassés par tombereaux, par des indigents qui n'en mangeront certes pas quatre jours de suite, il faut bien voir autre chose qu'un caprice.

En réalité, le biscuit, quoique de bonne qualité, exige un effort digestif considérable, provoque la soif, et les hommes disposés à abuser boivent par provision ; la diarrhée survient inévitablement, et le soldat se plaint d'avoir la *diarrhée du biscuit.* Malgré les efforts incontestables du service administratif, il se présente souvent de nombreuses difficultés ; ainsi, en Italie, malgré le nombre et la rapidité des voies ferrées, employées avant tout au transport des troupes et du matériel de guerre, malgré les équipages de l'armée et les voitures du train auxiliaire, le pain, pendant la période d'hostilités, n'a pu arriver à destination dans un délai assez court pour être distribué à la troupe, avant l'invasion de la moisissure ou sans avoir été mouillé par la pluie. D'ailleurs, manutentionné à la hâte, il pouvait ne pas réunir toutes les conditions de bonne fabrication qu'on doit exiger dans d'autres temps, mais qui, en campagne, doivent inspirer une indulgence juste et raisonnée. Les hommes ne mangent pas le pain avarié, et l'administration y supplée par une augmentation de la ration de riz et de viande. La critique est toujours facile et prompte, et si l'on a rencontré des stratégistes du lendemain, esprits nerveux et agités, qui au lieu de se féliciter de l'heureux résultat d'une bataille ne faisaient entendre que des MAIS plaintifs sur les circonstances qui auraient pu la faire perdre ; nous avons aussi entendu critiquer amèrement les fonctionnaires responsables de l'exécution du service des subsistances à l'occasion de la qualité et de la rareté des distributions de cet aliment de première nécessité. Mais il en sera toujours ainsi, tant que le système administratif laissera dans les mêmes mains la direction et le contrôle, et nous ne cesserons de le répéter : il ne faut pas accuser les hommes, ni exiger d'eux l'impossible avant d'avoir changé le système. On s'est félicité d'avoir mis des bouchers à la tête du service vivres-viande ; n'aurait-on pas à se féliciter du même succès, si des boulangers avaient eu la direction du service des vivres-pain ?

On a critiqué, peut-être avec raison, l'établissement à Gênes et à Alexandrie de fours qui devaient fournir ensemble 80,000 rations de pain par jour (1), alors que ces deux villes du Piémont, ainsi que Suze et Turin, ne devaient servir que de lieu de passage aux troupes, et que la Lombardie, d'après le programme de l'Empereur, était évidemment le vaste champ des batailles à livrer. « On aurait dû, ajoute-t-on, à Gênes comme à Alexandrie, comme dans toutes les grandes villes, s'adresser d'abord et provisoirement aux boulangeries civiles qui auraient pu fournir au moins 50,000 rations de pain par jour (les boulangeries civiles de Gênes en fournirent à elles seules 30,000), ce qui aurait assuré alternativement aux divers corps de l'armée une distribution de pain, au moins tous les quatre jours. On a fait venir de France à Gênes des farines (du riz, comme si le Piémont et la Lombardie n'en produisaient pas assez pour toute l'Europe), du café, du sucre et

---

(1) « A Gênes, 40,000 rations de pain assurées par jour par les fours installés à Saint-Pierre-d'Aréna, et 30,000 rations assurées aussi par les fours civils. — 10 fours de 300 rations chacun furent construits à Alexandrie par le génie militaire dans les bâtiments de la Cathédrale et 20 autres fours sur la place de la citadelle ; ils produisirent 40,000 rations de pain par jour. » — PARIS, intendant général de l'armée d'Italie.

l'on a encombré cette place de fourrages, d'orge, d'avoine et d'approvisionnements de toutes sortes, à ce point que cette abondance, forcément immobilisée dans les magasins par l'absence des moyens de transport a renouvelé pour l'armée le supplice de Tantale, et n'a profité, après la conclusion de la paix, qu'aux divisions du corps d'occupation. »

Cette critique ne s'applique donc évidemment encore qu'au système qui assume trop de responsabilités diverses sur le même fonctionnaire, car elle constate le zèle et l'activité de ceux qui ont été chargés d'assurer en Italie l'alimentation d'une armée arrivant en même temps que la nouvelle de son départ.

On a fabriqué de grandes quantités de pain ; mais le pain ne marchant pas, comme l'a fait observer l'intendant en chef, il n'a pu toujours arriver dans les délais de bonne conservation, et dans ce cas la troupe n'en a pas profité. Ne serait-il donc pas possible de demander parfois à la viande qui marche de traîner une certaine quantité de pain? N'a-t-on pas des exemples de ce mode de ravitaillement dans les pays improductifs, soit en Russie, soit dans l'Amérique du Nord? On expédie des bœufs qui traînent en même temps que leur nourriture pour quelques jours des provisions pour les hommes. Arrivés à destination les bœufs sont abattus, les provisions consommées et les voitures mêmes, construites assez grossièrement mais légèrement et en forme de claies, sont débitées corps, essieux et roues comme rations de bois. Les habitants du Nord surmontent ainsi plus d'une difficulté : transporter de la viande, des provisions diverses pour les bœufs, pour les hommes et enfin du bois. Nous verrions, pour la plupart des cas, beaucoup moins de difficultés dans nos armées en Europe où il ne s'agirait que d'utiliser une force perdue. Il se présente naturellement des objections : 1º ce n'est pas l'usage ; 2º la viande de bœuf pour être de bonne qualité ne doit pas être échauffée ; 3º les bœufs libres passent partout, les bœufs attelés ne pourront suivre que les routes ; 4º que deviendront les voitures? 5º le fournisseur de la viande s'accommodera-t-il de cette mesure, et les animaux travaillant ne perdront-ils pas de leur poids plus qu'en marchant en troupeau?

1º Ce n'est pas l'usage : c'est vrai, mais ce n'est pas une objection. 2º La viande de bœuf pour être de bonne qualité ne doit pas être échauffée : le bœuf ne doit pas être pressé dans sa marche ; il est lent dans ses mouvements, ne supporte pas bien le travail pendant la forte chaleur et mange lentement. — D'après M. Dombasle, avec des bœufs bien entretenus et du poids moyen de 350 kilogrammes, on peut obtenir 9 heures de travail en deux attelées, et représentant les 4/5e du travail fourni par des chevaux de même taille. Ces bœufs traîneront un poids considérable de pain, puisque les fourrages qu'ils consommeront peuvent être facilement assurés sur la route qu'ils doivent suivre et ils ne souffriront nullement. 3º Les bœufs attelés ne pourront passer partout et devront suivre les routes : c'est ce que font les autres attelages de l'armée, et il n'y a rien d'absolu dans nos propositions. Il n'est pas nécessaire que la viande qui doit être distribuée aujourd'hui soit comprise dans les attelages dont nous parlons, mais elle aura travaillé hier et rapproché les provisions du lieu où elles seront mises demain en distribution. 4° Que deviendront les voitures? Si ces voitures sont construites comme celles dont il vient d'être question, elles serviront de bois de cuisine et n'encombreront pas les routes par leur retour aux grands centres d'approvisionnement. 5° Cette mesure conviendra-t-elle au fournisseur de la viande? Le bœuf bien nourri, non surmené ne perd pas plus en travaillant qu'en marchant en troupeau, et cette question est d'un ordre tellement secondaire qu'elle ne peut avoir grande influence sur les clauses d'un marché à passer. Nous n'avons d'ailleurs pas la prétention d'avoir complétement résolu le problème, nous ne voyons que le moyen d'utiliser une force perdue et de faire traîner dans la plupart des cas une partie du pain par la viande.

DE LA VIANDE.

L'intendant en chef de l'armée d'Italie pense non-seulement comme nous, mais encore comme beaucoup d'autres (1), que la ration de viande est insuffisante; il dit en effet : « De tous les aliments qui peuvent entrer dans la composition de la « nourriture de l'homme de guerre, la viande de boucherie est celui qui entretient « le mieux la santé et répare le mieux les forces. Aussi l'on peut affirmer que les « dépenses faites pour améliorer cette partie du service des subsistances, se tra- « duisent par des économies obtenues sur les journées d'hôpital, sans compter « que les soldats bien portants, *parce qu'ils sont bien nourris*, restent dans les « rangs à leur place de combat. » PARIS DE LA BOLLARDIÈRE, *Récit des Opérations administratives*.

On a vu l'intendant Vauchelle enseigner dans son *Cours d'administration*, que le biscuit, considéré comme aliment de ressource, ne devait être distribué que dans certains cas et lorsque la fabrication du pain est impossible ; on voit, d'après la cita- ation qui précède, que l'intendant en chef de l'armée d'Italie comprenait parfaite- ent l'économie qui résulterait de l'augmentation de la ration réglementaire de iande ; car, en définitive, si cent grammes de viande ajoutés à la ration coûtent ,16 centimes, la journée d'hôpital coûte 1 franc 50 centimes en moyenne, et enfin i l'on augmente la ration réglementaire de viande, on aura plus de bœufs à sa dis- osition pour traîner le pain.

(1) « La ration de viande n'est pas suffisante, elle devrait être de 300 grammes; cette uantité est surtout nécessaire aux jeunes soldats dont l'accroissement n'est pas terminé. » ote ajoutée par le colonel PIERSON au rapport médical du 44ᵉ de ligne, 16 août 1860, camp e Châlons.)

« La soupe est par excellence l'aliment du soldat, mais la qualité de la soupe
« dépend beaucoup du cuisinier. La préparation laisse souvent fort à désirer,
« parfois le signal du clairon fait renverser la marmite et l'on ne peut attendre
« une cuisson complète ; en campagne, ces jours néfastes sont assez communs. »
— Baudens, inspecteur du service de santé.

Cette vérité n'est pas assez comprise par ceux qui prétendent que les soldats,
avec les rations qui leur sont distribuées, sont mieux traités que les $4/5^e$ de la population en France ; cela pourrait être si l'art culinaire était connu dans l'armée,
mais en campagne le soldat fait le plus souvent la soupe avec le même entrain qu'il
fait ses deux heures de faction.

Pourquoi n'utiliserait-on pas plus généralement la viande des chevaux tués
par l'ennemi ? Nous avons mangé de la viande de chameau et de la viande de cheval,
et véritablement, il n'y a pas de si grande différence entre ces animaux et le bœuf,
que le préjugé ne puisse permettre au besoin de remplacer l'une par l'autre.

DES SALAISONS.

« Le lard et le bœuf sont les seules viandes salées qui se distribuent aux
troupes en campagne et aux marins. La première de ces salaisons est l'objet d'une
préférence générale ; il semble que la fibre musculaire du porc, entourée d'un étui
graisseux, se laisse moins épuiser de ses sucs nutritifs par l'action de la saumure.
La salaison altère donc la composition des viandes dans une proportion plus forte
que ne le fait la décoction dans l'eau, car elle en sépare l'albumine que l'action de
l'eau bouillante leur conserve en la coagulant. Les viandes salées sont moins nutritives ; les saler au point de former une saumure, c'est leur enlever des principes
essentiels de leur constitution et les rapprocher des aliments purement respiratoires,
qui ne suffisent point à l'entretien de la santé ; leur usage prolongé réagit nécessairement sur la nature du suc gastrique, et par suite sur les fonctions digestives. »
— Michel Lévy, inspecteur du service de santé.

VIN, EAU-DE-VIE, CAFÉ.

Nous ne dirons rien du vin de distribution à la troupe ni de celui des hôpitaux ; ils sont généralement de bonne qualité, assurée d'ailleurs par de fréquentes
dégustations ; il en est de même de l'eau-de-vie. Le vin des cantiniers de l'armée est
trop souvent faible, parce que « l'eau du ruisseau voisin a pu remplacer un certain
vide » ; il est le plus souvent exempt, sauf le plâtrage, de toute matière étrangère
nuisible. D'après les analyses faites au Val-de-Grâce, d'une trentaine d'échan-
tillons de vin, prélevés chez les cantiniers des divisions en Crimée et envoyés
à Paris, on a trouvé que deux contenaient de l'alun, qu'un autre avait une odeur
très-prononcée d'absinthe, que quatre étaient plâtrés plus ou moins fortement, que

deux étaient de mauvaise qualité et que la plupart des autres étaient très-faibles et ne contenaient que 4 p. 100 d'alcool.

« L'utilité du café pour les troupes en campagne m'avait été démontrée depuis longtemps par mon père , qui lui—même en avait constaté les excellents effets lors de l'expédition d'Égypte et de Syrie.

Tous les rapports d'inspection indiquent la décoction de café comme la boisson la plus hygiénique pendant les chaleurs. En effet, un incontestable avantage du café, c'est de neutraliser l'action débilitante de la chaleur, et, sous ce rapport, les Orientaux lui attribuent une sorte de spécificité. Le café apaise la soif et prévient ainsi les fâcheux effets des boissons froides pendant la transpiration.

Dans de longues routes on a remarqué que l'excitation produite par cette boisson prédisposait à la gaieté, et faisait faire avec entrain la première moitié de l'étape, suivie, comme on le sait, de la halte où l'on fait le déjeuner. Après le déjeuner, un petit verre de café rend encore aux jambes leur agilité. Cet effet est aussi produit par l'eau—de—vie, mais l'excitation alcoolique s'affaiblit rapidement. » — Baron H. Larrey, inspecteur du service de santé.

PROPRETÉ.

« La propreté du soldat est un des éléments principaux de son hygiène. On exige la propreté des armes, des vêtements; on surveille les plus petits détails de la tenue, mais on n'est pas assez attentif à la propreté du corps. L'usage des bains pendant toute l'année devrait sérieusement fixer l'attention. Dans toutes les casernes, il devrait y avoir plusieurs pièces destinées au lavage des hommes et appropriées à cet usage.

La propreté est-elle incompatible avec le métier de soldat? La discipline militaire serait—elle moins puissante que la loi de Mahomet ?

Avec la propreté réglementée, l'éducation militaire introduirait peu à peu dans les familles des ouvriers et des paysans, ces bonnes habitudes qu'il faut envier aux Anglais ; ce serait une réforme nationale qui tournerait au profit de la santé publique.

Nos casernes reluisent d'une crasse séculaire. Il est défendu (le croirait-on ?) de gratter les parquets, les bancs et les tables de peur de les user. Pourquoi la caserne ne serait-elle pas tenue aussi proprement qu'un vaisseau? Pourquoi des parquets cirés et frottés par les soldats, ne remplaceraient-ils pas le carrelage si défectueux des chambrées? Ce luxe est parvenu enfin à s'introduire dans les hôpitaux militaires, malgré les résistances de la routine. Il peut entrer dans nos casernes, et quand il y sera, on se demandera avec étonnement pourquoi une réforme si utile a tardé si longtemps.

I.

A défaut de linge pour s'essuyer après s'être lavés, beaucoup de soldats se servent de leurs draps de lit, de leur chemise, de leur mouchoir. Il n'est pas nécessaire d'insister pour faire comprendre ce qu'il y a de dégoûtant dans cette manière de procéder; chaque homme devrait avoir une serviette fournie et changée par la société des lits militaires. » — Dr BAUDENS, inspecteur du service de santé.

« Nous n'oserions pas demander un établissement de bains où le soldat trouverait, ne fût-ce que deux ou trois fois par an, le moyen de rendre à la peau l'intégrité de ses fonctions; mais nous voudrions au moins qu'il y eût à proximité des chambrées d'un bâtiment une salle dallée ou bitumée avec des fontaines-lavoirs où le soldat irait chaque jour se nettoyer la figure, les mains et les pieds au moins une fois ou deux par semaine. Le plancher des chambres ne serait plus inondé et cesserait d'être humide. Le soldat, lorsqu'il s'est lavé, n'a pour s'essuyer que les draps de son lit, quoiqu'il lui soit défendu de s'en servir. Une serviette devrait lui être fournie par la compagnie des lits militaires et changée à des époques déterminées. » — Dr LARIVIÈRE, médecin-major au 53e.

« La propreté individuelle laisse beaucoup à désirer. Je supplie l'autorité compétente de faire donner aux hommes les moyens de se tenir propres, de se laver; ce serait rendre à l'armée un signalé service et diminuer l'insalubrité des chambrées. Il est incontestable que si les hommes pouvaient être tenus proprement par des layages du corps et surtout des pieds, l'air des chambrées serait moins impur et plus propre à fournir les éléments d'une bonne respiration. Il faudrait des bains et du linge pour l'entretien de cette propreté intime. Je ne sais si la dépense serait considérable, mais à coup sûr la santé générale, le bien-être de tous et le Trésor y gagneraient. » — Dr JACQUIN, médecin-major au 65e.

Dans toutes les villes où les rivières ne permettent pas de prendre de bains et par conséquent où il y a impossibilité de laver entièrement le corps, ne pourrait-on y suppléer par des irrigations en pluie, à l'aide d'un appareil facile à établir, à bien peu de frais, dans une des pièces d'une caserne? N'y suppléerait-on pas encore par l'établissement si peu coûteux de boîtes à bains de vapeur ?

CHAUSSURES, SOULIERS.

« Il faut visiter les pieds des soldats comme on visite les pieds des chevaux; on ne peut se faire aucune idée de l'insouciance de la troupe à ce sujet. Les ongles trop longs gênent considérablement la marche et donnent lieu à de nombreuses exemptions de service : les exemptions accordées en route pour les blessures aux pieds sont les plus fréquentes et aussi celles d'une plus longue durée. L'expérience seule peut convaincre du grand nombre d'hommes que perd le service par les exemptions de ce genre. » — Dr Brisset, médecin-major au 1er grenadiers de la garde.

« Les détails les plus minimes en apparence acquièrent dans l'hygiène de l'homme de guerre une importance considérable chez le fantassin appelé à des marches continuelles. La chaussure ne saurait être trop surveillée ; le fantassin ne peut se mouvoir facilement qu'à la condition de ne pas souffrir des pieds. Les excoriations du pied, si fréquentes dès la première marche, s'observent surtout au niveau du coude-pied et immédiatement au-dessous de la malléole externe.

Elles sont produites, dans le premier cas, par les deux angles que forme le soulier des deux côtés de la fente qui supporte les lacets, ces deux angles exerçant un frottement répété à chaque flexion du pied sur la jambe ; dans le second, par le bord libre du quartier du soulier, qui appuie d'une manière incessante sur la saillie constituée par la malléole ; celle du côté interne du pied, plus élevée et moins prononcée, échappe à cette pression. — Assez communes surtout chez les jeunes soldats, les excoriations donnent souvent lieu à quelques accidents et se renouvellent tant que la cause n'est pas détruite. Le soldat déjà rompu au service et soigneux évite ces accidents. Il amincit le bord libre du quartier du soulier, l'échancre au niveau de la cheville, et coupe les deux angles cités plus haut. Cette modification si simple et dont la nécessité est démontrée par l'expérience pourrait, ce nous semble, être apportée dans la chaussure avant sa livraison aux hommes et soumise à des règles fixes, dont la commission de linge et chaussure surveillerait l'exécution. Ne pourrait-on pas aussi, tout en exigeant du cuir la solidité et la résistance voulues, lui demander un peu plus de souplesse ? Il ne faut pas oublier que le soldat n'a pas de chaussettes qui protégent sa peau, d'autant plus sensible qu'elle est ramollie par la transpiration. » — Dr Lèques, médecin-major au 11e de ligne.

« Les soldats ne peuvent faire la guerre sans souliers. Des compagnies hors
« rang, comprenant des ouvriers cordonniers, sont entretenues dans chaque régi-
« ment pendant les loisirs de la paix, et, quand la guerre éclate, les conseils d'ad-
« ministration se déclarent impuissants à approvisionner de chaussures les batail-
« lons de guerre. On s'adresse alors à l'industrie privée, qui fabrique à la hâte,
« dans de détestables conditions, ou qui ne fabrique pas du tout, et les magasins
« restent vides. — Cela est arrivé pendant la campagne d'Italie. Les besoins étaient
« urgents et les ressources précaires, à ce point que l'on s'estimait heureux de
« pouvoir distribuer mille paires de souliers quand il en était demandé dix mille.
« Il paraît que la solution de cette question est bien difficile, puisqu'on la cherche
« depuis 1792, sans remonter plus haut. Nous croyons que cette solution est toute
« trouvée dans la fabrication de souliers à la mécanique, fabrication adoptée par
« la consommation civile, qui s'en trouve bien. » — Récit de M. l'intendant Paris
de la Bollardière.

BOTTES.

1ᵉʳ cuirassiers de la garde. — « Tout le régiment, hommes et chevaux, fut transporté à Marseille par le chemin de fer, en deux convois distincts, les 10 et 11 mai. Pendant le trajet, qui s'effectua en 36 heures, nos cuirassiers étaient restés chaussés de leurs grandes bottes, montant des gardes d'écurie dans les wagons à chevaux, debout la plupart du temps, ou trop serrés dans leurs wagons pour pouvoir étendre les jambes. Aussi, à notre arrivée à Marseille, avons-nous constaté un grand nombre d'œdèmes des extrémités inférieures, dus à cette cause et surtout au mode vicieux de placer le pantalon de cheval dans les bottes. Par son volume il remplit la botte et comprime la jambe ; la ficelle qui le maintient fixé au-dessus des malléoles vient encore augmenter l'obstacle à la circulation veineuse du pied. Il serait à désirer que l'on remplaçât le pantalon par une culotte. Pendant toute la campagne, les cuirassiers ont accusé le pantalon placé de cette façon dans les bottes de leur causer une grande gêne, et ils avaient hâte de s'en débarrasser. Le nombre des hommes qui ne purent remettre leurs bottes au moment du départ de Marseille fut considérable. Ils furent placés sur des voitures et véhiculés pendant huit jours, jusqu'à Nice. Ces hommes donnant un grand embarras ne pouvaient rendre aucun service et n'étaient point assez malades pour être envoyés aux hôpitaux ; quatre d'entre eux cependant, atteints de phlegmons, furent laissés à Nice, et 25 autres ont été embarqués d'urgence pour Gênes. » — Dʳ ROGUES, médecin aide-major.

GUÊTRES.

« Les guêtres de cuir sont excellentes dans les temps froids, pluvieux, et en garnison, où elles peuvent être toujours entretenues dans un état de souplesse indispensable. Il n'en est plus de même dans les marches, quand elles ont été mouillées, soit par la pluie, par le passage d'une rivière ou en traversant des prairies humides. Elles se durcissent, se racornissent sous l'influence de la chaleur ou du soleil, elles pressent alors inégalement le coude-pied et le bas de la jambe ; de là des ampoules, des excoriations et même des phlegmons qui ne sont pas toujours sans gravité et donnent de nombreuses journées d'hôpital. » — Dʳ CARMOUCHE, médecin-major au 100ᵉ de ligne.

« Le 82ᵉ de ligne, se rendant en Italie, a fait le trajet de Paris à Arles par les voies rapides. Le régiment a quitté Paris le 18 mai, en trois convois successifs. J'accompagnais le dernier, comprenant l'état-major et un bataillon. Les deux autres bataillons, sans médecins, durent attendre mon arrivée à Lyon pour faire visiter leurs malades. Parmi ces derniers se présenta un homme qui offrait les phénomènes suivants : état fébrile bien manifeste, accompagné de rougeurs érythémateuses, s'étendant des orteils aux deux tiers inférieurs des jambes, et d'une tuméfaction qui avait un cachet particulier de dureté et de résistance ; la pression était douloureuse dans toute l'étendue de l'altération. Cet état existait depuis la veille. Voulant remonter à sa cause, et cherchant mes renseignements près des hommes de la compagnie de cet homme, j'appris que le voyage d'Italie n'était pas fort de son goût, et mes soupçons furent éveillés. J'étais assez irrésolu ; mais comme rien n'indiquait que cet homme eût déterminé lui-même les accidents que j'avais sous les yeux, et comme, d'autre part, il ne pouvait évidemment continuer à marcher, je me décidai à l'envoyer à l'hôpital.

Quelques jours après ma visite, et sans que les hommes du bataillon que j'accompagnais eussent pu changer de chaussure, nous reprenions le chemin de fer pour nous rendre à Arles.

Dans cette ville, je passai une nouvelle visite, et, à ma grande surprise, j'eus à examiner quatorze hommes qui, à des degrés différents, présentaient les symptômes ci-dessus indiqués. Le doute n'était plus possible ; je voyais les effets de la compression prolongée exercée par les guêtres. Je ne pouvais me décider à faire entrer tous ces hommes à l'hôpital. Un traitement légèrement antiphlogistique chez les uns, résolutif chez les autres, fut aussitôt mis en usage, et je ne tardai pas à voir survenir la résolution de ces tuméfactions d'abord purement congestives, et qui avaient fini par devenir inflammatoires. La cause de ces accidents ne me paraît pas susceptible d'un doute. C'est bien la compression prolongée des guêtres qui, après avoir gêné la circulation, a déterminé la congestion et l'inflammation des parties comprimées. Je suis convaincu que ces mêmes faits se reproduiront dans des circonstances identiques. C'est pour en éviter le retour que j'ai cru de mon devoir de vous signaler ceux que j'ai été à même d'observer. » — Dr Masse, médecin-major au 82e.

CASERNEMENT.

« Beaucoup de casernes ont un volume d'air inférieur d'un tiers à celui qu'elles devraient présenter. Il en résulte que le soldat dort au milieu d'une atmosphère fétide et insalubre qui se révèle par une odeur nauséabonde insupportable pour celui qui pénètre dans ces dortoirs, le matin avant leur aération..... Ce que l'on sait d'une manière positive, c'est que l'économie en ressent l'influence délétère et que cet effet contribue à l'augmentation considérable signalée dans le chiffre des décès. » — Dr Tholozan, médecin-major.

Volume de l'air utile à la respiration salubre. — « Dans les lieux habités, l'air respirable est vicié en raison même du nombre de personnes qui séjournent dans un même local ; chacune d'elles isolément aurait besoin seulement de 400 litres d'air par heure, si les produits de la respiration, saturés de vapeurs d'eau et chargés d'acide carbonique (environ 0,04 du volume total pour un homme adulte) étaient directement expulsés au dehors ; mais il n'en est pas ainsi : les produits gazéiformes de toutes les exhalations et respirations se répandent dans l'air de la pièce habitée, et c'est ce mélange, en général trop lentement renouvelé, qui se trouve respiré plusieurs fois. L'insalubrité s'accroît non-seulement avec le nombre des habitants du même lieu, mais encore suivant une progression beaucoup plus grande, dépendant en outre de l'état de santé de chacun d'eux. Pour donner une idée exacte des différences énormes qui, à cet égard, ont été constatées expérimentalement, il nous faut citer quelques faits positifs.

Nous venons de dire qu'un individu isolément pourrait en moyenne se contenter par heure de 400 litres d'air complétement renouvelé ; mais dans les circonstances ordinaires, où les produits de la respiration se mêlent avec l'air confiné, celui-ci ne demeure salubre qu'à la condition d'un renouvellement variable suivant l'espace, le nombre et l'état des personnes renfermées dans le même lieu. Voici quelques données numériques :

	Pour chaque personne : mètres cubes d'air renouvelés *par heure.*		
Chambre ordinaire de 15 à 20 mètres cubes où se tiendraient 3 ou 4 personnes.. . . . . il faut :	2	à	4
École de 30 à 60 enfants.	10	à	12
Amphithéâtre de cours public contenant 300 à 600 auditeurs.	22	à	24
Salle d'hôpital de 25 à 30 lits occupés par des enfants. . .			30
Idem *Idem* des vieillards. .	40	à	45
Idem *Idem* des malades ordinaires. . . .	60	à	70
Idem *Idem* des blessés ou des femmes en couches. . . .	80	à	100
Dans les mêmes locaux pour des cas d'épidémie.			150

On voit que le volume d'air à renouveler, pour assurer les conditions de salubrité dans ces différents cas spéciaux, varie suivant les rapports énormément différents de 4 à 12, 24, 30, 70, 100 et même 150 mètres cubes par heure pour chaque personne. C'est que, aux causes d'insalubrité résultant des quantités d'oxygène qu'absorbe par heure chaque personne adulte (20 litres à peu près) et d'acide carbonique exhalé (16 litres environ), s'ajoutent non-seulement la vapeur d'eau, mais encore divers effluves ou émanations animales dont la nocuité est plus ou moins forte suivant l'état de maladie ou de santé, et s'accroît beaucoup plus encore que le nombre des individus habitant le même local clos. » — PAYEN, de l'Institut.

RECHERCHES SUR LA NATURE DES MIASMES

FOURNIS PAR LE CORPS DE L'HOMME EN SANTÉ, par M. le Dr J. LEMAIRE.

« L'expérience a appris depuis bien longtemps aux médecins et aux vété-rinaires que les hommes et les animaux en santé, réunis en grand nombre dans une atmosphère limitée, ne tardent pas à lui communiquer des propriétés nouvelles qui engendrent des maladies transmissibles. C'est dans ces circonstances que naissent le typhus des prisons, des vaisseaux, des ambulances, la fièvre typhoïde, ainsi que le typhus des animaux, la morve, etc..... Passons aux expériences :

La première difficulté à vaincre pour nos recherches était le choix des sujets. J'ai pensé que des militaires en activité de service, dans la force de l'âge, soumis en temps de paix à une vie régulière, à un régime alimentaire sain, le même pour tous, m'offrirait toutes les garanties désirables d'hommes en parfait état de santé. Grâce à un ami, capitaine au 4ᵉ régiment de voltigeurs de la garde impériale, je pus faire des expériences sur l'air des chambres occupées par les hommes de sa compa-gnie casernée au fort de l'Est, près Saint-Denis. Ces militaires étaient de retour depuis quelques jours du camp de Châlons, très-salubre, comme on le sait.

Le fort de l'Est, éloigné de toute habitation, domine la plaine d'Aubervilliers. Il est dans de bonnes conditions de salubrité.

Mes expériences ont été faites le 19 septembre 1866, de quatre à cinq heures et demie du matin, simultanément sur trois points, savoir : 1º sur l'air d'une chambre de la caserne ; 2º sur celui d'une casemate ; 3º sur l'air extérieur. Cette dernière devait servir de moyen de comparaison. J'ai choisi cette heure matinale pour opérer pendant que les soldats seraient au lit, les portes et les fenêtres fermées, et aussi parce qu'une grande tranquillité régnerait à l'extérieur du fort. Par ces pré-cautions j'évitais des causes d'agitation de l'air qui aurait entraîné des poussières diverses et rendu mes expériences moins concluantes.

Les voltigeurs étaient couchés depuis neuf heures du soir. L'air s'était donc chargé pendant plus de huit heures des émanations de leurs corps. »

Nous ne pouvons reproduire *in extenso* les expériences de notre honorable confrère, il nous suffira d'en donner les résultats.

« A l'aide d'un mélange réfrigérant, M. Lemaire a déterminé la condensation de la vapeur aqueuse de l'atmosphère d'une chambrée, et le liquide obtenu a été examiné au microscope. Au moment de l'expérience, la température de la chambre était de 18º centigrades ; l'air qu'on y respirait produisait une impression désa-gréable. M. Lemaire recueillit 6 grammes d'eau. Cette eau était incolore, limpide, mais avait une odeur forte, nauséeuse, et rappelant assez bien celle de la chambrée.

Il a suffi d'en déposer une goutte sur le porte-objet du microscope pour y constater l'existence d'un nombre considérable de petits corps diaphanes de diverses formes. Ces corps étaient des microphytes et des microzoaires en voie de développement. Il a de plus observé des *bacterium termo* et *bacterium punctum* animés d'un grand mouvement; il en était de même de petits vibrions–baguettes, et il croit avoir observé dans le liquide de condensation la monade ovoïde échancrée (d'Ehrenberg) que l'on pourrait considérer comme la cause du typhus.

La seconde expérience a été faite sur l'air d'une casemate contenant trente-huit lits, dont dix-sept seulement étaient occupés. Notre confrère a encore constaté, en opérant aux mêmes heures que dans l'expérience précédente et dans les mêmes conditions, la présence, dans la vapeur d'eau de l'atmosphère, de microphytes et de microzoaires, mais en beaucoup moindre quantité, ce qui tient à une meilleure ventilation et au petit nombre d'individus que renfermait la casemate, quoiqu'elle fût très-spacieuse.

Pendant qu'on opérait dans la caserne et dans la casemate, les mêmes expériences étaient entreprises à l'extérieur sur la partie la plus élevée de la fortification. Dans cet endroit, on domine la plaine; l'eau de condensation qu'on y a recueillie était incolore et très–limpide; elle avait tous les caractères de l'eau parfaitement pure. Ce ne fut que quarante-huit heures après avoir été obtenue qu'on put y signaler quelques *bacterium termo*, de très-petits vibrions-baguettes et de très-petites spores, mais point de monades ovoïdes. En comparant ces résultats avec ceux observés en opérant sur l'air des chambrées de la caserne, on reconnaît qu'il existe une grande différence dans la pureté de la vapeur d'eau condensée. Cette différence, produite par les corps microscopiques dont l'air est plus ou moins chargé, doit forcément avoir une action fâcheuse sur la santé des hommes qui séjournent un temps assez long dans un milieu semblable. L'aération presque permanente des dortoirs des casernes est donc une excellente chose, reconnue par tous ceux qui s'occupent d'hygiène, mais dont la mise en pratique est souvent difficile. (*Comptes rendus*, septembre 1867.)

A ces expériences qui mettent en évidence le miasme humain, nous ajouterons les résultats statistiques obtenus par MM. Godelier et Laveran, médecins principaux d'armée, sur le développement de la phthisie et de la fièvre typhoïde, expressions pathologiques de l'influence de l'air confiné sur les soldats. M. Godelier constate, à Strasbourg, 6 décès par phthisie sur 1,000 hommes; M. Laveran accuse pour onze des plus grandes garnisons de France, 229 décès par phthisie sur 1,000 décès en général et 259 décès par fièvre typhoïde sur le même total.

NOTES

SUR

LA DIRECTION, LE CONTROLE ET LA COMPÉTENCE.

L'auteur de l'*Armée française en* 1867, rend hommage à la vérité en disant :
« L'administration militaire française est parfaitement honorable, la plus hono-
« rable de toutes les administrations d'armée en Europe. Justice entière est due à
« son zèle et à ses efforts, mais elle n'a pas été constituée en vue des besoins de
« la guerre où, à quelques égards, elle fonctionne à contre-sens. Pendant la cam-
« pagne d'Italie, nos divisions ont souvent manqué de pain, dans l'une des con-
« trées qui en produisent le plus..... Le biscuit manquant également, on rempla-
« çait l'un et l'autre par la farine de maïs (la Polenta), qu'apprécient les paysans
« indigènes, mais que repoussaient nos soldats et dont ils ne savaient pas tirer
« parti. »

Cette critique ne s'adresse toujours ici qu'au système administratif, puisqu'elle rend justice entière aux efforts de ceux qui sont chargés d'en faire l'application. Et après avoir reconnu « les difficultés sans nombre qu'entraîne une
armée perpétuellement en marche, les besoins sans cesse renaissants et les nécessités
inattendues de toutes sortes qu'il faut prévoir et auxquelles il faut obvier sans
retard », nous ne pouvons nous dissimuler que les impossibilités administratives
dont on se plaint si souvent, dépendent précisément du système imposant des
attributions réellement trop multiples, trop étrangères les unes aux autres à de
fonctionnaires qui déploient tout ce qu'ils ont d'énergie pour faire face aux exigences impérieuses des moments difficiles et qui, contrairement aux principes
administratifs, réunissent à une direction administrative déjà trop complexe le
contrôle qui, à lui seul, réclamerait tout leur temps.

Des intendants blâment eux-mêmes la situation et reconnaissent les impossibilités qu'elle doit présenter à l'exécution bonne et prompte du service. Aussi ne
saurions-nous invoquer une meilleure appréciation que celle des hommes les plus
considérés de l'intendance : « Il y a une anomalie qui nous a toujours frappé, dit
« l'intendant Vauchelle, c'est surtout dans les divisions actives qu'un directeur des
« services réunis (vivres-pain, vivres de campagne et fourrages), » — et il faudrait
un directeur pour chaque service spécial — « devrait être placé, pour seconder
« l'impulsion donnée par le sous-intendant, et soulager ce fonctionnaire d'une
« foule de détails de surveillance que la multiplicité de ses devoirs lui rend trop
« fatigants, ou l'oblige même quelquefois à négliger. »

I.   8

L'intendant en chef de l'armée d'Italie est encore plus précis pour affirmer les bons résultats de la compétence et les facilités qu'une direction spéciale donne au contrôle. « Ces principes, dit-il, ont dirigé l'administration dans la constitution du « service des vivres-viande de l'armée d'Italie. Un marché a été passé avec une « compagnie de marchands bouchers, tous français, et qui offraient toutes les ga- « ranties de *capacité pratique* et de solvabilité... Par ces procédés très-simples, *le* « *service a été bien fait et la troupe a été bien servie.* L'administration a été délivrée des « mécomptes et des méfaits, conséquences regrettables de la gestion directe, en « même temps qu'elle préparait, pour cette dépense qui ne s'est pas élevée à moins « de trois millions par mois, une liquidation facile, rapide et exempte de difficultés « et de soupçons. »

Pourquoi donc ces principes ne dirigeraient-ils pas l'administration dans la constitution de tous les services qui réclament la *capacité pratique*? On obtiendrait pour tous d'aussi bons résultats et l'on simplifierait singulièrement le travail des administrateurs. En effet, comme le dit encore un intendant (1) : « Demander « dans l'état de guerre et en campagne tout ce qui se demande dans l'état tran- « quille et commode de la paix, c'est ne vouloir rien d'exact ni de vrai. Demander « moins, beaucoup moins, demander seulement le possible, et faire que ce peu « suffise, non-seulement pour donner les renseignements nécessaires, mais pour « les donner sincères et réguliers : voilà un problème qui est encore à résoudre et « dont la solution nous paraît partout susceptible d'être obtenue par des combi- « naisons fort simples.

« ...Nous nous serions étrangement abusé, si nos propositions n'obtenaient pas « quelque faveur auprès des fonctionnaires qui ont l'expérience du service en « campagne, car elles auraient, à notre avis, pour effet certain : de réduire au « plus strict nécessaire le travail de bureau que l'administration emploie dans les « armées ; de faire que la partie active de l'exécution matérielle des services pro- « fiterait de tout le temps qu'on a jusqu'ici dépensé à écrire en ronde et en bâtarde, « pour remplir des colonnes de registres, et dresser des bordereaux et des comptes « plus ou moins inexacts ; de faire cesser cet état de fatigue, et quelquefois même « de mensonge, pour substituer des justifications plus vraies, plus commodes et « régulières. »

« C'est dans les divisions actives que se rencontrent et se renouvellent à tout « instant toutes les difficultés, toutes les exigences du service actif, et plus parti- « culièrement de celui des subsistances ; — réquisitions à faire rentrer, — récep- « tions, — manutentions, — distributions, — expéditions ; toutes ces choses veulent « être ordonnées, faites et surveillées à la fois, et combien d'autres à côté d'elles,

______

(1) Vauchelle, *Cours d'administration*, tome III, pages 36, 136 et 139.

« en même temps qu'elles, réclament la présence et le travail personnel du sous-
« intendant militaire! Ce sont, en effet, les hôpitaux et les ambulances à sur-
« veiller, les convois et les évacuations à organiser, les faits ou accidents de toute
« sorte à constater ; ce sont des ordres urgents à recevoir et à transmettre, des
« revues à passer, des inventaires à faire; c'est le général de division à accompa-
« gner dans ses marches et jusque sur le champ de bataille, pour veiller aux soins
« et à l'enlèvement des blessés, etc. Où et quand ce fonctionnaire trouvera-t-il le
« temps matériel nécessaire pour suffire à tant de devoirs, même avec le secours
« de son adjoint. »

S'agit-il de la réunion de la direction et du contrôle dans les mains du même
fonctionnaire? On trouvera tout naturel que nous ne reproduisions pas les principes
les plus vulgaires d'une sage administration, ni les appréciations d'un intendant à
ce sujet (voir page **XXXV**, de nos Considérations générales).

Est-il question de la compétence ou de l'aptitude administrative ? Ne peut-on
se demander si le mobile qui pousse un officier à renoncer à ses épaulettes pour
entrer dans l'intendance est toujours « l'expression d'une aptitude spéciale, d'études
spéciales, changeant ou faisant naître la vocation, et s'il n'y a peut-être pas les convenances personnelles, une carrière plus commode, aboutissant à des positions plus
élevées auxquelles on peut arriver plus sûrement et plus promptement. « Ne peut-on
dire ensuite, toujours avec l'intendant Vauchelle, que « lorsqu'on aura considéré l'é-
« tendue, l'importance et les difficultés des devoirs imposés à l'intendance militaire
« dans l'état de paix et plus encore dans l'état de guerre, on ne pourra persister de
« bonne foi à méconnaître, à contester la nécessité d'une éducation spéciale, d'une
« instruction forte et variée, dans les sujets destinés à recruter ce corps ? »

On comprend, en effet, qu'on n'est pas administrateur parce qu'on a le désir
de l'être. Ces changements subits de vocation qui, d'un officier, font du jour au lendemain un administrateur, nous conduisent à parler d'une situation dont un intendant général a cru devoir entretenir le Corps législatif. « On reproche au corps de
« l'intendance, a-t-il dit, sa forte hiérarchie, ses attributions, sa compétence.....
« Messieurs, ces clameurs sont inévitables ; on se plaindra toujours des corps du
« contrôle. Il n'y a pas de nécessité, d'ailleurs, à ce que les corps du contrôle soient
« aimés ; mais il est nécessaire qu'ils soient estimés ou qu'ils disparaissent. » Cette
interprétation est-elle complétement exacte? Ne serait-on pas plus près de la vérité
en supposant qu'il en est du contrôle pour l'armée en général, comme de la direction
pour le service médical et divers services administratifs. — Pour l'armée, est-ce réellement le contrôle qui produit l'effet dont on exagère la signification, n'est-ce pas
plutôt la position hiérarchique du contrôleur, d'un grade assimilé souvent inférieur
à celui de l'officier contrôlé ; de même que pour le corps médical, ce n'est pas la
direction qui froisse, c'est le directeur étranger au métier et aussi presque toujours

d'un grade assimilé inférieur à celui du médecin qui reçoit ses ordres. — Au point de vue militaire, la discipline de l'armée reposant sur la subordination absolue des grades, n'est-ce pas une infraction hiérarchique que ne justifie pas suffisamment *la délégation du ministre*, et qui, à tous les degrés, peut donner lieu à des conflits que fait prévoir le parallélisme des deux hiérarchies établies pour le combattant et l'administrateur. Un général de division fait porter ses ordres aux généraux de brigade par un aide de camp, ou un officier d'ordonnance d'un grade même très-inférieur, mais il ne délègue pas ses pouvoirs, tandis que « l'intendant de l'armée, comme *délégué du mi-* « *nistre*, peut, dans des besoins urgents, déléguer aux adjoints les fonctions de sous- « intendant militaire, et leur confier, à ce titre, certains postes secondaires qui exige- « raient la présence d'un fonctionnaire de l'intendance. » — Ainsi, de délégation en subdélégation, le ministre peut se trouver réprésenté par un adjoint à l'intendance, c'est-à-dire par un officier du grade de chef de bataillon ou de capitaine. Ce qui, malgré des froissements, paraît possible pour le fonctionnement administratif civil qui ne présente d'ailleurs pas autant de degrés de subdélégations, ne peut être que défavorable aux exigences impérieuses de la discipline militaire. — Au point de vue médical, l'infraction n'est-elle pas, de plus, une faute qui enlève tous les droits à la compétence et fait disparaître les avantages qui résulteraient de son action et de son initiative.

Que chaque service spécial ait un directeur compétent, présentant toutes les garanties de capacité pratique, recevant les ordres du chef d'état-major, les transmettant à toute sa hiérarchie et soumis à un contrôle sévère. — Si ce directeur n'est pas honnête, que les conseils de guerre en fassent justice. — Que tous les services soient contrôlés, comme exécution, par des intendants subordonnés au commandement, et toujours d'un grade assez élevé pour que le contrôle ne soit pas blessant, et, comme comptabilité, par des inspecteurs de l'ordre civil, nommés par le ministre de la guerre, sur la proposition du ministre des finances. — Devant cette délégation, plus de froissements, plus de conflits, plus d'infractions hiérarchiques : *cedant arma togœ.*

En définitive, le malaise dont on parle pourrait bien n'être que de la jalousie motivée ou non parmi les officiers de l'armée et même aussi parmi les fonctionnaires civils du ministère de la guerre. Les uns apprécient désagréablement l'avancement rapide ou même la préséance de leurs anciens collègues ou de leurs subordonnés d'hier ; les autres se croient lésés en voyant de hauts emplois échapper à leurs espérances et à leur expérience administrative. Les uns prétendent que « l'o- « pinion de l'armée sur l'intendance est que ceux qui se tuent ont su se faire une « position bien supérieure à celle de ceux qui se font tuer. » Les autres disent « avec le général Bardin « que les intendants, sortis du commissariat et de l'inspec- « tion aux revues, ont, en naissant, achevé de tuer leurs parents. Mais que comme « le phénix renaît plus jeune et plus vigoureux de ses cendres, ils sont arrivés au

« monde mieux conformés, plus puissants, mieux dotés ; leur habitation a été
« meilleure ; ce sont eux qui l'ont construite ; leurs fonctions ont été plus prépon-
« dérantes ; ce sont eux qui en ont tracé les règles ; le ministère de la guerre est
« devenu leur quartier général : ils en ont fait leur métropole ; l'administration est
« devenue une alchimie dont ils peuvent seuls manier les alambics. »

Si le contrôle, comme on le voit, reste bien étranger à ces récriminations, est-ce
lui qui provoque le désaccord bien connu du corps médical avec l'intendance ? Non ;
la situation ne peut être attribuée au contrôle puisque le médecin n'a, jusqu'ici du
moins, à justifier d'aucune dépense, et d'ailleurs, c'est PERCY, c'est LARREY qui ont
fait entendre les premières réclamations. C'est LARREY, auquel l'empereur Napoléon Ier a légué 100,000 francs, comme à l'homme le plus vertueux et le plus
honnête qu'il ait connu. Cette mésintelligence presque séculaire ne mérite-t-elle pas
d'être prise en considération ? LARREY était-il un ambitieux ? Qu'avait-il à désirer
comme considération ? Son nom, aussi illustre que celui de nos plus illustres
généraux, se rattache à tous nos triomphes comme à tous nos glorieux revers ; sa
sollicitude pour les blessés est gravée en lettres d'or. Que reclamait-il donc ?
Était-ce l'indépendance ? Pas le moins du monde ; dans une armée personne ne
doit et ne peut être indépendant. Il ne réclamait et, aujourd'hui encore, personne
ne réclame que les droits légitimes et si profitables pour tous de la compétence.

Pour faire trancher la question, il n'a manqué à LARREY que des chiffres à
opposer aux théories, et, il faut bien le dire à sa justification, il n'avait ni le temps
ni les moyens de rassembler ces chiffres. Les mouvements des armées étaient
incessants, les besoins impérieux du moment ne laissaient aucun loisir aux médecins
d'armées et enfin la statistique médicale militaire n'avait pas encore fait ses premiers
essais. Les médecins pouvaient bien faire entendre leurs voix, mais le bruit du
canon, le retentissement de la victoire, l'importance et la gravité des situations, les
idées trop facilement admises sur l'*impossibilité* d'éviter les pertes énormes que
devait fatalement entraîner la guerre, ont détourné les meilleurs esprits des études
économiques appliquées à la conservation d'une armée ; le système a survécu, le
contrôle a été placé dans les mêmes mains que la direction, et le médecin militaire
est resté classé parmi les agents d'exécution.

Aujourd'hui, la comparaison des pertes de l'armée française avec celles des
armées étrangères qui ont confié la direction des ambulances et des hôpitaux et
l'hygiène générale à la compétence incontestable du médecin, ne laisse aucun doute
sur les résultats qu'on devra désormais obtenir suivant la réglementation qui pré-
vaudra pour l'organisation du service de santé militaire.

JOURNAL

DES

FAITS PRINCIPAUX DE LA CAMPAGNE.

JOURNAL DES FAITS PRINCIPAUX DE LA CAMPAGNE.

Les mouvements nombreux, les marches rapides d'une armée s'expliquent souvent par les mouvements de l'ennemi ; plus souvent encore ils résultent de combinaisons stratégiques. Nous n'entendons rien à la stratégie, et nous n'avons pas la prétention de faire l'histoire politique ou militaire de la campagne d'Italie. Cette tâche, réservée aux historiens du siècle, n'est pas de notre compétence, plus restreinte et plus modeste. Nous nous bornerons à l'histoire médico-chirurgicale, qui nous conduira cependant à représenter sommairement les faits principaux de cette guerre de deux mois, afin d'en tirer les conséquences qui peuvent assurer la conservation d'une armée, soustraire le soldat à la plus grande partie des maladies dont notre administration vigilante cherche à prévenir la fréquence et la gravité ; et, si parfois nous croyons pouvoir rappeler quelques documents officiels politiques ou militaires, si enfin nous ajoutons des cartes indiquant les situations quotidiennes et les mouvements des trois armées avant, pendant et après les combats ou batailles, ce n'est pas, comme on pourrait le supposer, pour nous mêler de ce que nous ne savons pas ; mais c'est que ces positions de chaque jour (1), parlant aux yeux comme à l'esprit, expliqueront mieux que nous ne pourrions le faire les situations matérielles et morales qui ont tant d'influence sur la santé d'une armée ; c'est qu'elles nous aideront à suivre le développement des maladies ; c'est que les plans de batailles nous permettront d'indiquer l'emplacement de nos ambulances pendant l'action et de démontrer que, si le médecin n'est pas combattant, il n'est pas moins souvent exposé au feu de l'ennemi ; enfin c'est que nos recherches

---

(1) Les plans et cartes ont été vérifiés avec le plus grand soin sur les plans et cartes publiés par le dépôt de la guerre, et qui nous ont servi de guides, et, malgré l'exiguïté du format, ils sont aussi exacts que possible.

intéressant tous les officiers de l'armée, nous avons cru devoir utiliser les plans et cartes que possédaient nos éditeurs et laisser ainsi à nos lecteurs un souvenir plus complet et plus circonstancié d'une si brillante campagne.

Depuis plusieurs années la question italienne était le nœud gordien de la diplomatie ; ni les conseils, ni les efforts de toutes les puissances intéressées ne parvenant à une solution satisfaisante, la guerre paraissait imminente.

Toutes les tentatives possibles ne cessèrent d'être faites pour l'éviter ; aux moyens de persuasion restés sans effet, succède une attitude sérieuse qui laisse cependant encore une large part à la conciliation : témoin ces paroles adressées le 1ᵉʳ janvier 1859 par l'Empereur des Français à M. le baron de Hubner, représentant de l'Autriche à Paris : « Je regrette que nos relations avec votre gouvernement ne soient plus aussi bonnes que par le passé; mais je vous prie de dire à l'Empereur que mes sentiments personnels pour lui ne sont pas changés. » Et celles plus significatives prononcées le 7 février devant les grands corps de l'État, à l'ouverture de la session législative :

« L'émotion qui vient de se produire sans apparence de dangers imminents a droit de surprendre : car elle témoigne en même temps trop de défiance et trop d'effroi. On semble avoir douté, d'un côté, de la modération dont j'ai donné tant de preuves ; de l'autre, de la puissance réelle de la France : heureusement la masse du peuple est loin de subir de pareilles impressions.

« Depuis quelque temps, l'état de l'Italie et sa situation anormale, où l'ordre ne peut être maintenu que par des troupes étrangères, inquiètent justement la diplomatie.

« Ce n'est pas, néanmoins, un motif suffisant de croire à la guerre. Que les uns l'appellent de tous leurs vœux sans raisons légitimes; que les autres, dans leurs craintes exagérées, se plaisent à montrer à la France les périls d'une nouvelle coalition, je resterai inébranlable dans la voie du droit, de la justice, de l'honneur national, et mon Gouvernement ne se laissera ni entraîner ni intimider, parce que ma politique ne sera jamais ni provocatrice ni pusillanime.

« Loin de nous donc ces fausses alarmes, ces défiances injustes, ces défaillances intéressées ! la paix, je l'espère, ne sera point troublée. Reprenez donc avec calme le cours de vos travaux. Je vous ai expliqué franchement l'état de nos relations extérieures ; et cet exposé, conforme à tout ce que je me suis efforcé de faire connaître depuis deux mois, à l'intérieur comme à l'étranger, vous prouvera, j'aime à le croire, que ma politique n'a pas cessé un instant d'être la même : ferme mais conciliante.

« Aussi je compte toujours avec confiance sur votre concours comme sur l'appui de la nation qui m'a confié ses destinées. Elle sait que jamais un intérêt personnel ou une ambition mesquine ne dirigeront mes actions. Lorsque, soutenu par le vœu et le sentiment populaires, on monte les degrés d'un trône, on s'élève, par la plus grave des responsabilités, au-dessus de la région infime où se débattent des intérêts vulgaires, et l'on a pour premiers mobiles comme pour derniers juges : Dieu, sa conscience et la postérité. »

Du 7 Février au 22 Avril, la guerre n'est pas encore absolument inévitable.

22 au 28 Avril. — L'Autriche n'adhère pas à la proposition faite par l'Angleterre et acceptée par la France, la Russie et la Prusse.

Le gouvernement autrichien adresse une communication directe au gouvernement sarde, pour l'inviter à mettre son armée sur le pied de paix et à licencier les volontaires piémontais formés depuis le 17 mars. Cette communication est transmise à Turin, à cinq heures et demie, par un officier chargé d'attendre une réponse pendant trois jours et de déclarer que toute réponse dilatoire sera considérée comme un refus. — Réponse négative du Piémont, remise le 26 à cinq heures et demie du soir.

L'Angleterre, la Russie et la Prusse n'hésitent pas à protester contre la mesure prise par l'Autriche.

L'Empereur, en présence de ces faits, ordonne la concentration de plusieurs divisions sur la frontière du Piémont.

FORMATION DE L'ARMÉE DES ALPES BIENTÔT APRÈS ARMÉE D'ITALIE.

Sont nommés commandants des corps d'armée :

1er corps, Maréchal Baraguey-d'Hilliers ;
2e — Général de division de Mac-Mahon ;
3e — Maréchal Canrobert ;
4e — Général de division Niel.
5e — S. A. I. le Prince Napoléon.

Rappel immédiat sous les drapeaux des militaires des armées de terre et de mer (130,000 hommes environ) en congé renouvelable. Les hommes mariés (10,000 environ) sont seuls provisoirement maintenus dans leurs foyers. Ce rappel ne rencontre sur toute l'étendue de la France qu'enthousiasme, dévouement patriotique, et donne en quelques jours 120,000 hommes déjà aguerris et prêts à entrer en campagne.

Formation de deux divisions de cavalerie, l'une attachée au 1er corps, l'autre au 3e ; les 2e, 4e et 5e corps n'auront chacun qu'une brigade de cavalerie.

L'état de guerre existe de fait, et la capitale du Piémont est menacée par le mouvement des troupes autrichiennes, dont le grand quartier général est à Pavie.

Les 3e et 4e corps de l'armée française, sous le commandement supérieur du maréchal Canrobert, sont dirigés sur Suze par le mont Cenis et le col de Genèvre, tandis que les troupes des 1er et 2e corps, embarquées à Marseille, Toulon et Alger, se dirigent sur Gênes et sont placées sous le commandement supérieur du maréchal Baraguey-d'Hilliers. Les divisions du 5e corps se réuniront à Gênes.

La garde impériale, appelée à prendre part à la campagne, est composée de deux divisions d'infanterie et d'une division de cavalerie à trois brigades, sous les ordres du général Regnault de Saint-Jean-d'Angely ; elle suit deux directions : l'infanterie se rend à Gênes par mer, la cavalerie prend la route de la Corniche.

L'artillerie et le génie suivent les divisions auxquelles ils appartiennent.

Les têtes de colonne des 3e et 4e corps franchissent le mont Cenis et le mont Genèvre, arrivent rapidement à Suze et de là à Turin et à Alexandrie ; tandis que les troupes des 1er et 2e corps commencent à débarquer à Gênes dès le 26 avril (division Bazaine).

Pendant ces mouvements de l'armée française, les divisions piémontaises s'étaient portées sur la ligne de la Dora-Baltea, sur celle du Pô, de Casale à Valenza ; elles occupaient fortement Alexandrie et gardaient la vallée de la Scrivia, que devront suivre nos troupes débarquées à Gênes.

Dès le 25, les volontaires piémontais, formés en deux régiments (2,300 hommes environ), désignés sous le nom de *chasseurs des Alpes*, sont placés sous le commandement de Garibaldi, nommé général-major. Les chasseurs des Alpes se portent en avant de Turin à Brozzolo, pour occuper la route de Casale.

La rapidité des mouvements de l'armée française met plus de 100,000 hommes en présence de l'ennemi, et les Piémontais, jusqu'alors sur la défensive, vont pouvoir attaquer les Autrichiens qui franchissent le Tessin.

EFFECTIFS MOYENS DES ARMÉES AU DÉBUT DE LA CAMPAGNE ET LE 24 JUIN.

ARMÉE AUTRICHIENNE.

Le 1er mai la deuxième armée autrichienne, sous les ordres du feld-zeug-mestre comte Gyulai, était seule en présence des armées alliées. Elle se composait de cinq corps d'armée, les 1er, iiie, ve, viie et viiie, d'une division de cavalerie et d'une réserve, représentant :

103 bataillons. . . . . ⎫
47 escadrons. . . . . ⎬ 92,400 hommes et 10,550 chevaux.
352 pièces d'artillerie. ⎭

Ces forces ont été successivement augmentées, et le 4 juin la deuxième armée se composait de :

156 bataillons. . . . . ⎫
51 escadrons. . . . . ⎬ 142,320 hommes et 15,470 chevaux.
552 pièces d'artillerie. ⎭

Enfin, dans le courant de juin, cette armée passa sous le commandement du comte Schlik, et, le 17 juin, la première armée, sous les ordres du comte Wimpffen, vint se joindre à la deuxième, seule engagée jusqu'alors. l'Empereur François-Joseph prend le commandement supérieur de ces forces qui se composent de :

180 bataillons. . . . .
88 escadrons. . . . . } 198,035 hommes et 19,289 chevaux.
688 pièces d'artillerie.

ARMÉE SARDE.

Sous le commandement de Sa Majesté le Roi de Sardaigne, cette armée représentait l'effectif suivant, le 20 mai, et il n'a guère varié de plus de 1,000 hommes.

96 bataillons. . . . . (55,648 hommes (en y comprenant les chas-
37 escadrons. . . . . { seurs de Alpes, sous les ordres de Garibaldi,
90 pièces d'artillerie. (environ 3,000 hommes) et 3,984 chevaux.

ARMÉE FRANÇAISE.

C'est aussi vers le 20 mai que l'armée française, arrivée par Gênes, le mont Cenis, le mont Genèvre et la route de la Corniche, s'est trouvée réunie aux environs d'Alexandrie sous le commandement supérieur de Sa Majesté l'Empereur Napoléon III. Son effectif, après l'arrivée des hommes rappelés, a peu varié pendant la campagne comme infanterie ou cavalerie; ce n'est qu'après les hostilités terminées que la division d'Hugues, d'environ 8,000 hommes, est arrivée à Milan. Mais cet effectif a varié comme artillerie, à peu près ainsi qu'il suit :

198 bataillons. : . . . .
80 escadrons. . . . . } 107,656 hommes, 9,008 chevaux le 20 mai.
312 pièces d'artillerie.
330 pièces d'artillerie. | 117,028 hommes, 10,425 chevaux le 4 juin.
342 pièces d'artillerie. | 118,019 hommes, 10,206 chevaux le 24 juin.

Dans cet effectif le 5ᵉ corps figure pour 21,060 hommes et 1,044 chevaux.

Le 24 juin les armées comptaient l'effectif suivant :

Armée française. . 118,019 hommes 10,206 chevaux. (1)
Armée sarde. . . . 55,648 hommes 3,984 chevaux,

Total. . . . . 173,667 hommes 14,190 chevaux.

---

(1) Ce chiffre n'est pas celui des troupes engagées le 24 juin, puisqu'il faut en déduire environ 9,000 hommes du 5ᵉ corps et environ 15,000 non engagés des 1ᵉʳ, 2ᵉ et 3ᵉ corps.

Report.	173,667 hommes	14,190 chevaux.
Armée autrichienne.	198,035 hommes	19,289 chevaux.
Total général. . .	371,702 hommes	33,479 chevaux.

L'Empereur, dans sa sollicitude pour l'armée, fait prendre des dispositions pour le transport des bagages des officiers; nous verrons bientôt que cette mesure, si importante pour ceux qu'elle concerne, a laissé les médecins des ambulances et des hôpitaux dans de graves embarras, et qu'ils ont aussi éprouvé de grandes ifficultés pour obtenir les chevaux qui leur sont alloués par le règlement.

DÉCRET CONCERNANT LE TRANSPORT DES BAGAGES DES OFFICIERS.

Napoléon, par la grâce de Dieu et la volonté nationale, Empereur des Français, etc.

Considérant que l'obligation imposée aux capitaines, lieutenants et sous-lieutenants des troupes d'infanterie et de cavalerie de pourvoir à l'achat des mulets de bât nécessaires pour le transport de leurs bagages est très-onéreuse à ces officiers;

Avons décrété et décrétons ce qui suit :

Art. 1ᵉʳ. Le nombre des mulets de bât attribués sur le pied de guerre aux capitaines, lieutenants et sous-lieutenants des troupes d'infanterie et de cavalerie pour le transport de leurs bagages, est fixé ainsi qu'il suit, savoir :

Régiment d'infanterie ou de cavalerie.

État-major. . . . .   4 mulets.
Par compagnie ou escadron. . . . . .   2 id.

Bataillon de chasseurs à pied.

État-major. . . . .   2 mulets.
Par compagnie. . . . .   2 id.

Régiment de tirailleurs algériens.

État-major. . . . .   4 mulets.
Par compagnie. . . . .   3 id.

Art. 2. Les mulets dont il s'agit seront fournis au corps à titre gratuit, mais temporaire, sur les fonds du service de la remonte générale.

Art. 3. Les corps de troupes pourvoiront à l'achat des bâts et des cantines au moyen d'une première mise qui sera allouée à cet effet.

La forme et les dimensions de ces bâts et cantines seront celles déterminées par l'instruction du 21 mars 1859.

ART. 4. La première mise d'achat du bât et de la paire de cantines est fixée à 130 francs pour chaque mulet.

Le paiement de cette première mise sera effectué sur les fonds généraux de la solde.

ART. 5. La masse d'entretien des harnachement et ferrage des mulets de bât sera perçue au taux fixé par le tarif n° 54 du 5 décembre 1840.

ART. 6. Les bâts et les cantines seront remis à la fin de la campagne à l'administration des domaines, pour être vendus au profit de l'État.

ART. 7. Notre ministre secrétaire d'État au département de la guerre est chargé de l'exécution du présent décret.

Fait à Paris, le 21 avril 1859.   NAPOLÉON.

23 AVRIL. — Le personnel de santé en ce moment employé dans les hôpitaux de l'intérieur n'offrant pas des ressources suffisantes pour la formation de nombreuses ambulances divisionnaires actives, 30 médecins-majors des corps de troupes, 20 dans la section de chirurgie et 10 dans la section de médecine, sont provisoirement attachés au service des ambulances.

27. — *Ordre du jour du Maréchal Baraguey-d'Hilliers.*

Soldats, en 1796 et en 1800, l'armée française, sous les ordres du général Bonaparte, remporta en Italie de glorieuses victoires sur les mêmes ennemis que nous allons combattre ; plusieurs demi-brigades y acquirent les surnoms de *terrible* ou d'*invincible,* que chacun de vous, par son courage, sa ténacité et sa discipline, s'efforcera de faire donner à son drapeau.

Soldats, ayez confiance en moi comme j'ai confiance en vous ; montrons-nous dignes de la France, de l'Empereur, et qu'un jour on dise de nous ce qu'on disait de nos pères, comme résumant tous les titres de gloire : *Il était de l'armée d'Italie!*

Au quartier général à Gênes.   *Le Maréchal de France, commandant le 1er corps,*

BARAGUEY-D'HILLIERS.

28. — PROCLAMATION DE L'EMPEREUR D'AUTRICHE.

A MES PEUPLES.

J'ai donné l'ordre à ma vaillante et fidèle armée de mettre un terme aux attaques, récemment arrivées au plus haut point, que dirige, depuis une série d'années, l'État voisin de Sardaigne contre les droits incontestables de ma couronne et l'inviolabilité de l'empire que Dieu m'a confié.

J'ai accompli ainsi mon devoir pénible, mais inévitable, de chef de l'État.

La conscience en paix, je puis élever mes regards vers le Dieu tout puissant et me soumettre à son arrêt.

Je livre avec confiance ma résolution au jugement impartial des contemporains et de la postérité. Quant à mes peuples, je suis sûr de leur assentiment.

Lorsque, il y a plus de dix ans, le même ennemi, violant toutes les règles du droit des gens et tous les usages de la guerre, vint se jeter en armes sur le royaume lombardo-vénitien, sans qu'on lui en eût donné aucun motif, dans le seul but de s'en emparer; lorsque, dans deux combats glorieux, il eut été battu par mon armée, je n'écoutai que la voix de la générosité, je lui tendis la main et lui offris la réconciliation.

Je ne me suis pas approprié un seul pouce de son territoire, je n'ai porté aucune atteinte à aucun des droits qui appartiennent à la couronne de Sardaigne dans la famille des peuples européens; je n'ai exigé aucune garantie contre le retour de semblables événements; dans la main qui vint presser, en signe de réconciliation, celle que j'avais sincèrement offerte et qui fut acceptée, j'avais cru ne trouver que la réconciliation seule.

J'ai sacrifié à la paix le sang qu'avait versé mon armée pour défendre l'honneur et les droits de l'Autriche.

Comment répondit-on à cette générosité, peut-être unique dans l'histoire? On recommença de suite à faire preuve d'une inimitié qui croissait d'année en année; on provoqua, par tous les moyens les plus déloyaux, une agitation dangereuse pour le repos et le bien-être de mon royaume lombardo-vénitien.

Sachant bien ce que je dois à la paix, ce bien précieux pour mes peuples et pour l'Europe, je supportai patiemment ces nouvelles attaques. Ma patience n'était pas encore épuisée, lorsque les mesures de sûreté plus étendues que m'a forcé de prendre en ces derniers temps l'excès des provocations sourdes qui se produisaient aux frontières et à l'intérieur même de mes provinces italiennes, furent de nouveau exploitées par la Sardaigne, pour tenir une conduite plus hostile encore.

Tout disposé à tenir compte de la médiation bienveillante des grandes puissances amies pour le maintien de la paix, je consentis à prendre part à un congrès des cinq grandes puissances.

Quant aux quatre points proposés par le gouvernement anglais, et transmis au mien comme base des délibérations du congrès, je les ai acceptés, à la condition qu'ils pourraient faciliter l'œuvre d'une paix vraie, sincère et durable :

Mais, étant convaincu que mon gouvernement n'a fait aucune démarche capable de conduire, même de très-loin, à la rupture de la paix, j'exigeai, en même temps, le désarmement préalable, qui est cause de tout le désordre et du danger qui menace la paix.

Enfin, sur les instances des puissances amies, j'ai donné mon adhésion à la proposition d'un désarmement général.

La médiation vint échouer contre les conditions inacceptables que mettait la Sardaigne à son consentement.

Il ne restait plus alors qu'un seul moyen de maintenir la paix. Je fis immédiatement adresser au gouvernement du roi de Sardaigne une sommation d'avoir à mettre son armée sur le pied de paix, et de licencier ses volontaires.

La Sardaigne n'ayant pas obtempéré à cette demande, le moment est venu où le droit ne peut plus être maintenu que par la force des armes.

J'ai donné à mon armée l'ordre d'entrer en Sardaigne.

Je connais la portée de cette démarche; et si jamais les soucis du pouvoir ont pesé lourdement sur moi, c'est en ce moment. La guerre est un des fléaux de l'humanité; mon cœur s'émeut en pensant à tant de milliers de fidèles sujets dont ce fléau menace et la vie et les biens; je sens profondément combien sont douloureuses pour mon empire les épreuves de la guerre, au moment même où il poursuit avec ordre son développement intérieur et où il aurait besoin pour l'accomplir que la paix fût maintenue.

Mais le cœur du monarque doit se taire, lorsque l'honneur et le devoir seuls commandent.

L'ennemi se tient en armes sur nos frontières; il est allié au parti du bouleversement général, avec le projet hautement avoué de s'emparer des possessions de l'Autriche en Italie. Il est soutenu par le souverain de la France, lequel, sous des prétextes qui n'existent pas, s'immisce dans les affaires de la péninsule qui sont réglées par les traités, et fait marcher ses armées au secours du Piémont. Déjà des divisions de cette armée ont franchi la frontière sarde.

La couronne que mes aïeux m'ont transmise sans tache a eu déjà de bien mauvais jours à traverser; mais la glorieuse histoire de notre patrie prouve que souvent, lorsque les ombres d'une révolution qui met en péril les biens les plus précieux de l'humanité, menaçaient de s'étendre sur l'Europe, la Providence s'est servie de l'épée de l'Autriche, dont les éclairs ont dissipé ces ombres.

Nous sommes de nouveau à la veille d'une de ces époques où des doctrines subversives de tout l'ordre existant ne sont plus prêchées seulement par des sectes, mais lancées sur le monde du haut même des trônes.

Si je suis contraint à tirer l'épée, cette épée est consacrée à défendre l'honneur et le bon droit de l'Autriche, les droits de tous les peuples et de tous les États, et les biens les plus sacrés de l'humanité.

Mais c'est à vous, mes peuples, qui, par votre fidélité pour vos souverains légitimes, êtes le modèle des peuples de la terre, c'est à vous que s'adresse mon appel. Apportez-moi, dans la lutte qui s'engage, votre fidélité dès longtemps éprouvée, votre abnégation, votre dévouement.

A vos fils, que j'ai appelés dans les rangs de mon armée, j'envoie, moi leur capitaine, mon salut de guerre; vous devez les contempler avec fierté; entre leurs mains, l'aigle d'Autriche portera bien haut son vol glorieux.

La lutte que nous soutenons est juste ; nous la soutenons avec courage et confiance.

Nous espérons n'être pas seuls dans cette lutte.

Le terrain sur lequel nous combattons est aussi arrosé du sang des peuples allemands, nos frères ; il a été conquis et conservé jusqu'à ce jour comme un de leurs remparts; c'est par là que presque toujours les ennemis astucieux de l'Allemagne ont commencé l'attaque lorsqu'ils voulaient briser sa puissance à l'intérieur. Le sentiment de ce danger est répandu aujourd'hui dans l'Allemagne entière, de la cabane au trône, d'une frontière à l'autre.

C'est comme prince de la Confédération germanique que je vous signale le danger commun, que je vous rappelle ces jours glorieux où l'Europe dut sa délivrance à l'ardeur et à l'unanimité de notre enthousiasme.

Avec Dieu pour la patrie !

Donné à Vienne, ma résidence et capitale de mon empire, ce **28** avril **1859**.

FRANÇOIS-JOSEPH.

---

29 AVRIL.   *Situation des armées en présence.*

Armée française. La 3ᵉ division du 1ᵉʳ corps a débarqué à Gênes ; les premières colonnes des 3ᵉ et 4ᵉ corps sont entrées à Suze, où le maréchal Canrobert est arrivé depuis la veille.

Reconnaissance des lignes de la Dora par le roi Victor-Emmanuel, le maréchal Canrobert et les généraux Niel et Frossard.

Armée piémontaise. Occupe 1° une ligne considérable qui s'étend depuis Alexandrie jusqu'à Casale suivant à peu près la rive droite du Pô, 2° la ligne de la Dora depuis Calciavacca au confluent de la Dora et du Pô jusqu'à Cavaglia, 3° la ligne de Gênes à Alexandrie, avec des avant-postes à Tortone, à Voghera et à Casteggio. Le corps sous les ordres de Garibaldi est à Brozzolo. Le grand quartier général est à Turin.

Armée autrichienne. Occupe la rive gauche du Tessin de Casorate à Corte-Olona, avec de fortes réserves à San Angiolo et à Lodi. Le IIIᵉ corps s'avance sur la rive droite en avant de Pavie par le pont de Gravellone, le quartier général est à Pavie.

30. — *Armée française.* La 3ᵐᵉ division du 1ᵉʳ corps quitte Gênes et sa tête de colonne arrive à Pontedecimo. Les 3ᵉ et 4ᵉ corps doivent se diriger sur Alexandrie ;

mais leur marche jusqu'à Suze est ralentie par les difficultés des passages des Alpes et par la pluie.

Armée piémontaise. Fait quelques mouvements insignifiants sur la ligne de la Dora et retire ses avant-postes de Casteggio et de Voghera pour les porter entre cette dernière ville et Tortone en avant de la Scrivia.

Armée autrichienne. Traverse le Tessin sur plusieurs points — IIe, IIIe, V[e], VIIe et VIIIe corps, — porte sa droite à Vigevano, sa gauche s'appuyant sur le Pô à Zinasco. Quartier général à Garlasco, réserve de cavalerie à Pavie.

1er MAI. — *Armée française.* Marche rapide par voie ferrée de la brigade Bataille du 3e corps sur Alexandrie. Envoi d'un bataillon à Casale. — Une brigade (Martimprey) du 4e corps reste à Suze pour la défense de la place. — Commencement de travaux à Casale, sous la direction du général Frossard. — La tête de colonne du 1er corps est à Voltaggio dans la direction de Novi. — Le 2e corps et la garde impériale débarquent à Gênes.

Armée piémontaise. La ligne de la Dora est abandonnée sur la proposition du maréchal Canrobert (1). Les divisions qui défendaient cette ligne, moins une division de cavalerie qui reste dans ses positions, se portent rapidement sur la rive droite du Pô qu'elles traversent à Chivasso, et vont occuper les postes d'Alexandrie, Valenza, Casale, Brusasco et San Salvatore où s'établit le grand quartier général du roi : les chasseurs des Alpes s'avancent à Ponte-Stura.

Armée autrichienne. Fait un mouvement en avant sur toute sa ligne ; sa droite à Mortara, sa gauche à San Nazzaro en avant de Zinasco.

2. — *Armée française.* Le bataillon du 43e envoyé à Casale passe sur la rive gauche du Pô ; une division du 3e corps est à Alexandrie. — La tête de colonne du 1er corps arrive à Serravalle ; le 2e corps suit à petite distance.

Armée piémontaise. Mouvement de concentration entre Alexandrie et Casale ; rappel à Alexandrie de la 3e division qui occupait Novi et la vallée de la Scrivia.

Armée autrichienne. Porte sa droite à Robbio, couvre la rive gauche de la Sésia et du Pô, quartier général à Lomello.

Depuis le passage du Tessin par l'armée autrichienne, il y a eu plusieurs rencontres avec les avant-postes piémontais, mais pas d'engagements sérieux ; il n'y a pas eu de résistance.

---

(1) « On ne met pas en doute à Turin, et le général Niel, le général Frossard et moi partageons cette pensée, que lorsque les Autrichiens verront nos pantalons rouges si près de leur flanc gauche d'opérations contre Turin, ils n'y renoncent ou ne soient amenés à des hésitations ou à des lenteurs qui permettent aux armées franco-sardes de réunir à temps près d'Alexandrie et de Casale des forces imposantes. » Maréchal CANROBERT.

Le grand-duc de Toscane, abandonné par ses troupes, quitte Florence avec
sa famille ; un gouvernement provisoire est établi.

PROCLAMATION DU ROI VICTOR-EMMANUEL.

Soldats, l'Autriche, qui, sur nos frontières, grossit ses armées et menace
d'envahir notre territoire, parce qu'ici la liberté règne avec l'ordre, parce que
non la force, mais la concorde et l'affection entre le peuple et le souverain régis-
sent ici l'État, parce que les cris de douleur de l'Italie opprimée trouvent de
l'écho, l'Autriche ose nous enjoindre, à nous armés seulement pour la défense,
de déposer les armes et de nous mettre à sa merci !

Cette outrageante injonction devait recevoir la réponse qu'elle méritait : je l'ai
dédaigneusement repoussée. Soldats, je vous en fais part, certain que vous prendrez
pour faite à vous, l'insulte faite à votre roi, à la nation. L'annonce que je vous en
donne est une annonce de guerre.

Aux armes, soldats !

Vous trouverez en face de vous un ennemi qui n'est pas nouveau pour vous.
Mais, s'il est brave et discipliné, vous ne craignez pas la comparaison, et vous
pouvez vous vanter des journées de Goïto, de Pastrengo, de Santa Lucia, de
Sommacampagna, de Custoza même, où quatre brigades seulement ont lutté pendant trois jours contre cinq corps d'armée. Je serai votre chef. Déjà, à diverses
reprises, nous nous sommes connus ; une grande partie d'entre vous et moi, com-
battions aux côtés de mon magnanime père, dans l'ardente mêlée, où j'ai admiré
votre bravoure avec orgueil.

Sur le champ d'honneur et de la gloire, vous saurez, j'en suis certain, conserver, même accroître, votre renom de bravoure. Vous aurez pour compagnons
ces intrépides soldats de la France, vainqueurs en tant de batailles signalées, dont
vous fûtes les frères d'armes à la Tchernaïa, et que Napoléon III, que l'on trouve
toujours là où il y a une juste cause à défendre et la civilisation à faire prévaloir.
envoie généreusement à notre aide, en nombreux bataillons. Marchez donc, confiants dans la victoire, et ornez votre drapeau de lauriers fraîchement cueillis, ce
drapeau qui, avec ses trois couleurs et avec la jeunesse d'élite accourue de toutes
les parties de l'Italie et groupée sous ses plis, vous indique que vous avez pour
tâche l'indépendance de l'Italie, cette œuvre juste et sainte qui sera votre cri de
guerre.   VICTOR–EMMANUEL.

Cette proclamation fait accourir de toutes parts un grand nombre de volontaires
qui rejoignent la légion de chasseurs des Alpes.

Paris, 2 mai. — Monsieur l'Intendant général,

J'ai l'honneur de vous informer que je dois partir pour l'armée avec Sa Majesté l'Empereur, et je vous prie de vouloir bien charger M. le médecin principal Boudin des fonctions de médecin en chef de l'armée jusqu'à mon arrivée en Italie, pour assurer la répartition du personnel médical.

Baron LARREY, médecin en chef de l'armée d'Italie.

3 MAI. — Pluie torrentielle.

Armée française. — Le 3ᵉ corps en partie réuni couvre Alexandrie. — Le 1ᵉʳ corps a sa tête de colonne à Cassano Spinola ; le 2ᵉ corps marche dans ses traces.

Le général de division Herbillon prend le commandement de la place de Gênes.

Armée piémontaise. — Prend ses dispositions de résistance sur la rive droite du Pô entre Bassignana et Valenza et en avant d'Occimiano ; repousse l'ennemi devant Frassinetto, mais compte 6 tués et 27 blessés.

Armée autrichienne. — Prolonge sa droite à Verceil, concentre sa gauche et la rapproche du Pô. Envoi d'une forte reconnaissance (vᵉ corps) sur la rive gauche du Pô en face de Frassinetto ; tentative de passage du fleuve, feu de mousqueterie et de fusées, retraite dans la soirée. — Démonstrations infructueuses devant Valenza.

PROCLAMATION.

L'EMPEREUR AU PEUPLE FRANÇAIS.

L'Autriche, en faisant entrer son armée sur le territoire du roi de Sardaigne, notre allié, nous déclare la guerre. Elle viole ainsi les traités, la justice et menace nos frontières. Toutes les grandes puissances ont protesté contre cette agression. Le Piémont ayant accepté les conditions qui devaient assurer la paix, on se demande quelle peut être la raison de cette invasion soudaine. C'est que l'Autriche a amené les choses à cette extrémité, qu'il faut qu'elle domine jusqu'aux Alpes, ou que l'Italie soit libre jusqu'à l'Adriatique, car, dans ce pays, tout coin de terre demeuré indépendant est un danger pour son pouvoir.

Jusqu'ici la modération a été la règle de ma conduite ; maintenant l'énergie devient mon premier devoir.

Que la France s'arme et dise résolûment à l'Europe : Je ne veux pas de conquête, mais je veux maintenir sans faiblesse ma politique nationale et traditionnelle ; j'observe les traités, à condition qu'on ne les violera pas contre moi ; je respecte le territoire et les droits des puissances neutres, mais j'avoue hautement ma sympathie pour un peuple dont l'histoire se confond avec la nôtre, et qui gémit sous l'oppression étrangère.

La France a montré sa haine contre l'anarchie ; elle a voulu me donner un pouvoir assez fort pour réduire à l'impuissance les fauteurs de désordre et les hommes incorrigibles de ces anciens partis, qu'on voit sans cesse pactiser avec nos ennemis ; mais elle n'a pas pour cela abdiqué son rôle civilisateur. Ses alliés naturels ont toujours été ceux qui veulent l'amélioration de l'humanité, et quand elle tire l'épée, ce n'est point pour dominer, mais pour affranchir.

Le but de cette guerre est donc de rendre l'Italie à elle-même et non de la faire changer de maître, et nous aurons à nos frontières un peuple ami, qui nous devra son indépendance.

Nous n'allons pas en Italie fomenter le désordre ni ébranler le pouvoir du Saint-Père, que nous avons replacé sur son trône, mais le soustraire à cette pression étrangère qui s'appesantit sur toute la Péninsule, et contribuer à y fonder l'ordre sur des intérêts légitimes satisfaits.

Nous allons enfin sur cette terre classique, illustrée par tant de victoires, retrouver les traces de nos pères ; Dieu fasse que nous soyons dignes d'eux !

Je vais bientôt me mettre à la tête de l'armée. Je laisse en France l'Impératrice et mon fils. Secondée par l'expérience et les lumières du dernier frère de l'Empereur, elle saura se montrer à la hauteur de sa mission.

Je les confie à la valeur de l'armée qui reste en France pour veiller sur nos frontières, comme pour protéger le foyer domestique ; je les confie au patriotisme de la garde nationale ; je les confie enfin au peuple tout entier, qui les entourera de cet amour et de ce dévouement dont je reçois chaque jour tant de preuves.

Courage donc et union ! Notre pays va encore montrer au monde qu'il n'a pas dégénéré. La Providence bénira nos efforts ; car elle est sainte aux yeux de Dieu la cause qui s'appuie sur la justice, l'humanité, l'amour de la patrie et de l'indépendance.

Palais des Tuileries, le 3 mai 1859.   NAPOLÉON.

Le Sénat et le Corps législatif reçoivent la communication des faits qui constituent l'Autriche en état de guerre avec la France ; des cris de *Vive l'Empereur !* accueillent la communication du ministre d'État dans les deux chambres.

La régence est confiée à Sa Majesté l'Impératrice.

4 MAI. — Pluie torrentielle.

Armée française.—Les 1er et 2e corps continuent leurs mouvements sur la rive droite de la Scrivia ; les têtes de colonne sont à Cassano-Spinola, Serravalle et Gavi.

Armée piémontaise.—La brigade de Garibaldi passe sur la rive gauche du Pô en avant de Casale.

Armée autrichienne. — Le corps (viiie) du feld-maréchal lieutenant de Benedek traverse le Pô et s'avance dans la vallée de la Scrivia jusqu'à Castel-Nuovo. Il est remplacé sur la rive gauche par le iie corps. Pendant la nuit du 3 au 4, vers une heure, les Autrichiens tentent de jeter deux ponts de bateaux devant Frassinetto, mais gênés par l'artillerie piémontaise et la crue du fleuve, il se retirent vers sept heures du matin.

Des troupes du v⁰ corps, vers quatre heures du soir, ouvrent de la rive gauche du Pô un feu violent de mousqueterie sur les troupes piémontaises en observation sur la rive droite, pour favoriser le passage du fleuve tenté par quelques compagnies de chasseurs, mais bientôt l'ennemi se retire et le feu cesse. Les Autrichiens détruisent au-dessus de Valenza les deux dernières arches du pont de la voie ferrée.

5 MAI. — *Armée française.* — Mouvements peu importants. Le 3ᵉ corps, maréchal Canrobert, continue à se réunir devant Alexandrie.

Armée piémontaise.—Mouvements insignifiants.

Armée autrichienne.—Une forte reconnaissance vient se heurter contre la tête du pont de Casale ; elle est repoussée par les troupes piémontaises (*bersagliers*). Une brigade du v111ᵉ corps s'avance dans la direction de Tortone, brûle le pont de la Scrivia, détruit le viaduc du chemin de fer et se retire.

6. — *Armée française.* — Une partie du 4ᵉ corps arrive à Alexandrie. La garde impériale commence son mouvement de Gênes sur Alexandrie dans les traces des 1ᵉʳ et 2ᵉ corps.

Armée piémontaise. — Envoi d'un détachement de cavalerie à Sale.

Armée autrichienne. — Le v111ᵉ corps revient sur la rive gauche du Pô. Le 11ᵉ quitte ses positions de San-Nazzaro et prend la direction de Mortara. La cavalerie, division Mensdorf, se porte de Trumello à Nicorvo.

ORDRE DU JOUR DU GÉNÉRAL FOREY. — Gavi, 6 mai.....

Soldats de la 1ʳᵉ division du 1ᵉʳ corps, nous allons nous trouver demain en première ligne, et il est probable que nous aurons l'honneur des premiers engagements avec l'ennemi. Rappelez-vous que vos pères ont toujours battu cet ennemi, et vous ferez comme eux.

7.—*Armée française.*—Les 1ᵉʳ et 2ᵉ corps arrivent aux environs de Novi. Les dernières colonnes du 4ᵉ corps arrivent à Suze et doivent rejoindre à Alexandrie, moins la brigade restée provisoirement à Suze et qui commence des travaux de défense.

Armée piémontaise. — Aucun mouvement important.

Armée autrichienne — Les 11ᵉ et v111ᵉ corps se concentrent autour de Mortara, où se porte le grand quartier général. Le 111ᵉ corps remplace au-dessus de Candia le v⁰ qui va occuper Confienza, Vinzaglio et Palestro ; la division de cavalerie arrive à Verceil où depuis le 3 mai se trouve le v11ᵉ corps.

8 MAI. — *Armée française.* — Le 3ᵉ corps se porte en arrière d'Alexandrie. Le 4ᵉ corps prend position en avant de la ville. Le 3ᵉ zouaves (5ᵉ corps) arrive à Gênes. Des travaux de fortifications sont commencés en avant d'Alexandrie ; la 3ᵉ division du 3ᵉ corps fournit chaque jour 500 travailleurs.

Armée piémontaise. — Mouvements peu importants. La brigade de Garibaldi revient par ordre à Ponte-Stura après avoir eu un petit engagement avec des éclaireurs autrichiens.

Armée autrichienne. — Le vɪɪᵉ corps s'avance de Verceil à Santhia. Le vᵉ corps passe sur la rive droite de la Sésia et se porte entre Costanzana et Stroppiana. Les ɪɪᵉ et ɪɪɪᵉ corps occupent Verceil. Des détachements restent en observation sur la rive gauche du Pô à Zinasco et à Torre-Beretti. Le vɪɪɪᵉ occupe la ligne de Zinasco à Robbio. Le quartier général est à Verceil.

Les Autrichiens font sauter le pont de Valenza.

9. — *Armée française.* — Les 1ᵉʳ et 2ᵉ corps continuent leur marche dans la vallée de la Scrivia.

Armée piémontaise. — La brigade de Garibaldi reprend sa première position (29 avril) à Brozzolo.

Armée autrichienne. — Le vɪɪᵉ corps revient à Verceil. Le ɪɪᵉ et le ɪɪɪᵉ s'établissent à Robbio et en avant de Mortara ; le vɪɪɪᵉ occupe la ligne de Torre-Beretti à Trumello. Le vᵉ corps étend sa ligne jusqu'à Desana.

10. — L'Empereur quitte Paris à cinq heures du soir ; le départ de Sa Majesté est signalé par les manifestations les plus enthousiastes de la population.

Armée française. — Le 3ᵉ corps envoie plusieurs détachements en avant de Valenza, remplace les Piémontais à Pomaro et à Monte, occupe Pecetto et Bassignana et laisse une partie de ses forces en avant d'Alexandrie. Le 4ᵉ corps prend position en avant de San Salvatore, où se trouve toujours le grand quartier général du Roi, et laisse de forts détachements à Solero, Roberti, Mantelli et Bertondino. Les 1ᵉʳ et 2ᵉ corps ainsi que la garde conservent leurs positions.

Armée piémontaise. — Se concentre autour de Casale reliant sa droite au 3ᵉ corps ; réunion à Cigliano de la division de cavalerie Sambuy. La brigade de Garibaldi arrive à Chivasso.

Armée autrichienne. — Le vɪɪᵉ corps occupe la ligne entre Verceil et Palestro ; le ɪɪᵉ et la division de cavalerie, celle de Robbio à Albonese ; le vᵉ est à Mortara, où revient le grand quartier général ; le ɪɪɪᵉ prend position en avant de Castel-d'Agogna ; le vɪɪɪᵉ s'étend de Lomello à Vaccarizza au-dessous du confluent du Tessin et du Pô.

A Gênes des hôpitaux s'organisent par les soins de M. Boudin, médecin principal; la caserne de San Bénigno, située à l'entrée du port et à l'extrémité ouest de la rade dans une position salubre, reçoit quelques malades et pourra contenir 1,000 lits. On a disposé déjà d'un bon nombre de lits dans les hôpitaux civils et militaires de la place.

11 MAI.—L'Empereur s'embarque à Marseille, à midi, sur la corvette *la Reine Hortense,* après avoir reçu sur toute sa route les témoignages les plus spontanés et les plus unanimes de la foule qui se presse partout sur son passage et l'accompagne de tous ses vœux.

Armée française. — Mouvements sans importance.

Armée piémontaise. — Le grand quartier général quitte San Salvatore et se porte à Occimiano. — Une partie de la 5ᵉ division se rapproche du Pô à Valmacca, tandis que la 1ʳᵉ s'échelonne entre San Giorgio et Terruggia. — La division de cavalerie Sambuy, concentrée à Cigliano, s'avance à Santhia, Tronzano et San Germano.

Armée autrichienne. — Pas de mouvements à signaler.

12. —*Armée française.* — L'Empereur arrive à Gênes, où il est reçu comme un libérateur; le Prince Napoléon débarque en même temps, ainsi que les aides de camp de Sa Majesté, le grand quartier général impérial et le baron Larrey, médecin en chef de l'armée. Le 4ᵉ corps opère quelques changements dans ses positions entre San Salvatore et Valenza. La division de cavalerie du 3ᵉ corps est réunie sous Alexandrie.

Armée piémontaise. — La 4ᵉ division se porte en avant de Casale à Balzola, et se rapproche de la rive droite de la Sésia à Villa-Nuova, Terra-Nuova et Motta de Conti. — Le corps de Garibaldi, rénforcé par un 3ᵉ régiment, compte 3,120 hommes, et prend position en avant de la division de cavalerie Sambuy, d'Olcenengo à Salasco. Des détachements de cavalerie sont en observation entre Montariolo et Castel-Nuovo.

Armée autrichienne. — Le VIIIᵉ corps s'établit en avant de Lomello, à Torre-Beretti et Mede. Le VIIᵉ corps retire son avant-garde de Verceil.

ORDRE DU JOUR DE L'EMPEREUR A L'ARMÉE D'ITALIE.

Soldats! je viens me mettre à votre tête pour vous conduire au combat. Nous allons seconder la lutte d'un peuple revendiquant son indépendance et le soustraire à l'oppression étrangère.

Je n'ai pas besoin de stimuler votre ardeur : chaque étape vous rappellera une victoire. Dans la voie Sacrée de l'ancienne Rome, les inscriptions se pressaient sur le marbre pour rappeler au peuple ses hauts faits : de même aujourd'hui, en passant par Mondovi, Marengo, Lodi, Castiglione, Arcole, Rivoli, vous marcherez dans une autre voie sacrée, au milieu de ces glorieux souvenirs.

Conservez cette discipline sévère qui est l'honneur de l'armée. Ici, ne l'oubliez pas, il n'y a d'ennemis que ceux qui se battent contre vous. Dans la bataille, demeurez compactes et n'abandonnez pas vos rangs pour courir en avant. Défiez-vous d'un trop grand élan : c'est la seule chose que je redoute.

Les nouvelles armes de précision ne sont dangereuses que de loin ; elles n'empêcheront pas la baïonnette d'être, comme autrefois, l'arme terrible de l'infanterie française.

Soldats ! faisons tous notre devoir et mettons en Dieu notre confiance. La patrie attend beaucoup de vous. Déjà, d'un bout de la France à l'autre, retentissent ces paroles d'un heureux augure : La nouvelle armée d'Italie sera digne de sa sœur aînée.   Gênes, le 12 mai 1859.   NAPOLÉON.

13 MAI. — *Armée française.* — Le 4° corps fait un mouvement en arrière de Valenza.

Armée piémontaise. — Pas de mouvements. Le Roi Victor-Emmanuel arrive à Gênes, où il passe seulement quelques heures pour faire sa visite à l'Empereur.

Armée autrichienne. — Une reconnaissance s'avance sur Robbio, que défendent des gardes nationaux volontaires et se retire ; la division de cavalerie manœuvre à la droite du II° corps jusqu'à Vespolate. Une partie du III° corps s'est rapprochée du Pô à Brême, tandis que le V° corps a pris position à Trumello et Garlasco.

Gênes, 13 mai. — A M. le baron Larrey, médecin en chef de l'armée.

Monsieur le médecin en chef, le nombre des malades augmente sensiblement, et le personnel médical ne peut tarder à devenir insuffisant. Quatre médecins italiens en réputation à Gênes et douze étudiants italiens viennent d'être désignés pour nous prêter leur concours. Les appointements des premiers sont fixés par M. l'intendant général à 2,400 fr. et ceux des seconds 1,200 fr. — Les pertes de l'armée sarde, dans les quelques rencontres de ses avant-postes avec les Autrichiens, ne s'élèvent jusqu'à ce jour qu'à 16 hommes tués ou morts de leurs blessures, tandis que dans la même armée la mortalité par maladies étrangères au feu de l'ennemi atteint déjà le chiffre de 2,182 hommes, nouvelle preuve du peu d'importance du feu de l'ennemi pour les armées en campagne et de l'attention qui doit surtout se porter sur l'hygiène du soldat. Je pense qu'un second hôpital de 1,000 lits devient indispensable à Gênes et qu'il faut aussi un hôpital de même importance à Turin et un autre de 500 lits à Voltri.

                                        BOUDIN, Médecin principal.

14. — *Armée française.* — L'Empereur part de Gênes pour Alexandrie, où de chaleureuses ovations l'attendent. Le grand quartier général s'établit à Alexandrie, et l'Empereur prend le commandement des armées alliées.

Le 1ᵉʳ corps porte sa tête de colonne à Castel-Nuovo et occupe la rive gauche de la Scrivia jusqu'à Villa-Vernia. La garde impériale commence son mouvement dans les traces des deux premiers corps. Le 3ᵉ zouaves, de la division d'Autemarre (5ᵉ corps), une compagnie du génie et une section d'artillerie de montagne, quittent leurs cantonnements de Gênes par une pluie torrentielle, et ils arrivent à Torriglia, se dirigeant sur Bobbio. Ce mouvement est motivé par la nécessité de se rendre maître de ce point, qui commande les défilés de la montagne, et que les reconnaissances autrichiennes venant de Plaisance visitent et peuvent occuper. Deux régiments de la même division (75ᵉ et 93ᵉ) sont à Gênes.

Le prince Napoléon reste à Gênes pour organiser le corps qu'il commande.

Armée piémontaise. — Mouvements peu importants

Armée autrichienne. — Mouvements peu importants.

ORDRE DU JOUR DU PRINCE NAPOLÉON.

Soldats du 5ᵉ corps de l'armée d'Italie,

L'Empereur m'appelle à l'honneur de vous commander. Plusieurs d'entre vous sont mes anciens camarades de l'Alma et d'Inkermann. Comme en Crimée, comme en Afrique, vous serez dignes de votre glorieuse réputation. Discipline, courage, ténacité, voilà les vertus militaires que vous montrerez de nouveau à l'Europe, attentive aux grands événements qui se préparent. Le pays qui fut le berceau de la civilisation antique et de la renaissance moderne va nous devoir sa liberté ; vous allez la délivrer à jamais de ses dominateurs, de ces éternels ennemis de la France dont le nom se confond dans notre histoire avec le souvenir de toutes nos luttes et de toutes nos victoires.

L'accueil que les peuples italiens font à leurs libérateurs témoigne de la justice de la cause dont l'Empereur a pris la défense.

Vive l'Empereur ! Vive la France ! Vive l'indépendance italienne !

Le Prince commandant en chef le 5ᵉ corps de l'armée d'Italie, Napoléon (Jérôme).

Gênes, 14 mai. — A M. le Baron Larrey, médecin en chef de l'armée.

Par un ordre du 12 courant, j'ai été chargé de me rendre sans délai à Turin pour y procéder à la recherche des locaux les plus convenables pour servir à un hôpital de 1000 malades. Je viens vous rendre compte de ma mission. Les casernes San Celso et San Daniello sont les seuls bâtiments que l'administration piémontaise puisse, en ce moment, mettre à notre disposition. Quoique en mauvais état, ces bâtiments me paraissent pouvoir être transformés en hôpitaux français.

Ces deux casernes, placées au nord-ouest de la ville, près de la porte de Suze, ont à peu près la même disposition intérieure. La première a quatre étages et

225 chambres très-inégales, les plus grandes pouvant contenir 10 ou 12 lits à peine. La deuxième n'a que 144 chambres dans les mêmes conditions. Ces bâtiments sont vieux, sales, dégradés, mal disposés pour un hôpital. Plusieurs chambres manquent d'air et de lumière; mais comme l'espace est considérable, après des réparations et un nettoyage général on pourra y recevoir 1000 malades.

Turin pourra nous fournir au besoin quelques médecins et quelques élèves pour les pansements, mais il en est peu qui parlent notre langue.

Cazalas, médecin principal.

15 mai. — Armée française. — Le 2ᵉ corps arrive en ligne à la droite du 3ᵉ, entre Alexandrie et San Giulano. La garde impériale entre dans la vallée de la Scrivia. Le 3ᵉ zouaves continue sa marche sur Bobbio et arrive à Ottone.

Armée piémontaise. — La 4ᵉ division s'établit entre Pertengo, Stroppiana et Caresana. La 3ᵉ division quitte Casale pour remplacer la 4ᵉ dans ses positions de la veille et occupe Ponte Stura. La cavalerie de la vallée de la Scrivia se porte en arrière et à droite de la tête de colonne du 1ᵉʳ corps français de Tortone à Pontecurone.

Armée autrichienne. — Mouvements peu importants.

Ordre général de l'armée d'Italie. — Tous les jours, à la tombée de la nuit, le roi et les commandants de corps d'armée enverront à l'Empereur un rapport succinct et contenant le chiffre des hommes présents sous les armes, de chaque arme, les faits importants qui se sont passés dans la journée et les mouvements qu'on aura pu apprendre de l'ennemi.

Tous les jours, une demi-heure avant le lever du soleil, les troupes prendront les armes, comme si elles devaient être attaquées, et dès que le jour sera venu, et que l'on sera certain que l'ennemi ne fait pas de mouvement offensif, les troupes reprendront leurs bivouacs. A cette heure également, le roi et les commandants des corps d'armée signaleront à l'Empereur ce qu'ils savent de la position de l'ennemi.

Les commandants des corps d'armée veilleront avec la plus sévère attention à ce que les officiers n'emportent aucun bagage inutile. Il est défendu à qui que ce soit d'avoir une grande tente : les officiers trouveront toujours un abri dans les maisons près de leurs troupes. Si les troupes doivent camper plusieurs jours loin des habitations, des tentes seront fournies par le grand quartier général. Chaque officier doit porter lui-même son manteau en bandoulière et une trousse dans laquelle il puisse mettre un jour de vivres.

Au quartier général d'Alexandrie, le 15 mai.   Napoléon.

Gênes, 15 mai. — M. l'intendant général,

Le besoin d'un soldat d'ordonnance pour chaque médecin des ambulances est tellement indispensable qu'il ne saurait être contesté; mais afin de concilier les raisons de cette mesure avec les exigences du service, j'ai l'honneur de vous prier de vouloir bien en admettre le principe en y accordant l'attache de votre autorité administrative. L'exécution deviendra facile ensuite par le bon vouloir de l'autorité militaire et par les relations des médecins avec les chefs du commandement.

Baron LARREY, médecin en chef de l'armée.

Gênes, 15 mai. — M. l'intendant général,

Le bouillon donné à nos malades de l'armée dans les hôpitaux civils de Gênes n'étant pas fait de la même manière qu'en France, reste clair, fade et sans goût; il semble même n'être que du bouillon maigre au lieu de représenter du bouillon gras, et plusieurs malades s'en sont plaints à nous. J'ai l'honneur de vous prier de vouloir bien autoriser pour chaque hôpital civil de l'Italie où nos soldats sont admis la quantité de viande et de légumes nécessaire à la confection du bouillon, d'après les usages de nos hôpitaux de France.

Baron LARREY, médecin en chef de l'armée.

Gênes, le 15 mai 1859. — Circulaire aux médecins en chef des corps.

Le médecin inspecteur, médecin en chef de l'armée d'Italie, prie M. le médecin en chef du..... corps de lui adresser, chaque jour, le mouvement sommaire des malades, des ambulances et des régiments; et chaque décade (le 1ᵉʳ, le 11 et le 21 de chaque mois, le même mouvement plus complet, en y joignant les observations ou propositions générales et utiles à l'ensemble du service.

L'exécution de cette mesure sera facilitée par les mouvements partiels, mais très-réguliers, fournis à M. le médecin en chef du ..... corps par chacun de MM. les médecins chefs d'ambulance ou de régiment.

Baron LARREY, médecin en chef de l'armée.

16 MAI. — *Armée française.* — Le 4ᵉ corps (quartier général à San Salvatore), pour couvrir Valenza, se rapproche du Pô, de Pomaro à Bassignana. Le 2ᵉ corps (quartier général à Sale) s'échelonne sur la rive du Tanaro et se relie à Sale, à la gauche du 1ᵉʳ corps, qui a étendu sa droite (division Forey) jusqu'à Voghera et occupe Pontecurone, où se trouve le quartier général. Le 3ᵉ corps est établi entre Alexandrie et Tortone. La garde impériale continue son mouvement.

Armée piémontaise.—Se concentre autour de Casale. Des détachements de cavalerie s'avancent jusqu'à Pizzale et Montebello et éclairent la droite du 1ᵉʳ corps français en s'étendant en arrière jusqu'à Rivanazzano.

Armée autrichienne. — Une partie du IXᵉ corps arrive à Plaisance.

LETTRE DE L'EMPEREUR A L'INTENDANT GÉNÉRAL PARIS.

Monsieur l'intendant, je désire vous faire connaître mes vues et mes appréciations afin que vous dirigiez votre intelligence dans le sens que je vais vous indiquer.

Depuis quarante-cinq ans, nous n'avons plus eu de guerre; et dans toutes les petites guerres qui se sont faites, l'intelligence des intendants n'a pas pu être mise à l'épreuve, car tout consistait, pour l'intendance, à avoir de l'argent et à faire des marchés avec des fournisseurs.

Or, tout cela peut être bon pour une guerre partielle et maritime; tout cela peut être utile dans une guerre continentale comme *réserve;* mais pour les grandes guerres, en Europe, il n'y a qu'un seul principe efficace à appliquer en général, c'est de faire vivre l'armée avec les ressources du pays où elle se trouve; et pour cela, il n'y a qu'un seul moyen : les réquisitions, payées comptant quand on est en pays ami, prises sans payer quand on est en pays ennemi. Ce système, le seul efficace, demande beaucoup d'intelligence et d'activité. Il est bien plus facile naturellement d'écrire au ministre de la guerre : Envoyez-moi tant de millions de rations, que de s'efforcer par une foule de moyens de les trouver dans le pays où l'on est; et cependant, c'est le seul moyen prompt et même économique en payant cher; car la ration de pain ou de fourrage livrée sur les lieux, en Piémont par exemple, coûtera moins cher, toutes choses calculées, que des rations venues de France, en comptant le transport par le mont Cenis ou par les bateaux à vapeur de Marseille.

On dira peut-être, et c'est là le prétexte de tous ceux qui ne veulent pas se donner la peine de chercher, que le pays ne peut pas fournir les ressources nécessaires pour nourrir 100,000 hommes et 30,000 chevaux

C'est là une erreur capitale qu'on peut détruire par une simple appréciation des choses. Il est reconnu qu'un pays pourrait toujours nourrir pendant deux ou trois mois le double de sa population. Ainsi le Piémont, qui a près de 5 millions d'habitants, pourrait nourrir pendant deux ou trois mois une armée de 5 millions d'hommes. Il en est de même pour les bestiaux : le Piémont a, je crois, un million de chevaux ou de bêtes à cornes; il pourrait donc nourrir pendant deux mois un million de chevaux.

En comparaison de ces chiffres, le nombre de mon armée est bien peu de chose. Pénétrez-vous donc, je vous prie, de ces idées, qui sont vraies et pratiques; adressez-vous aux commandants des provinces sardes; dites-leur qu'ils s'adressent eux-mêmes à tous les maires des communes et ordonnez que dans chaque chef-lieu de province, à tel jour, à telle heure, soit rendue telle quantité de foin, que vous paierez un peu plus que la moyenne établie.

Ordonnez que dans chaque commune on cuise tant de rations de pain, qu'on enverra également au chef-lieu ou à des points désignés d'avance. Prenez enfin des mesures analogues et soyez sûr que d'ici à peu de jours l'armée sera complétement approvisionnée, sans dépendre des charrois du mont Cenis qui s'embourbent, ou des bateaux à vapeur de Marseille qui font défaut.

Je ne veux pas dire pour cela qu'il faille abandonner les approvisionnements faits en France; mais il ne faut y compter que comme réserve et dans un temps que je mets au plus tôt à quinze jours ou à un mois.

Sur ce je prie Dieu qu'il vous ait en sa sainte garde. Napoléon.

Au grand quartier général, 16 mai. — A M. le médecin principal Boudin.

Le contrôle général des médecins de l'armée nous est indispensable pour la répartition de tous les services, avec les dates de nomination et d'arrivée pour les mutations déjà faites, pour les notes personnelles ou particulières, et pour les diverses propositions ultérieures. Veuillez, je vous prie, comme nous en sommes convenus d'ailleurs, faire établir ce contrôle sur un registre exclusivement consacré à cet effet, et contenant les documents nécessaires, avec une colonne d'observations; ce registre restera entre vos mains.

Baron Larrey, médecin en chef de l'armée.

Au grand quartier général, 16 mai. — A M. le médecin principal Boudin.

Veuillez rappeler à M. l'intendant général ma demande instante de fournir aux officiers de santé des ambulances les moyens de transport assurés aux médecins des régiments et à tous les officiers de l'armée.

Baron Larrey, médecin en chef de l'armée.

Gênes, 16 mai. — Hôpital de San Benigno. — M. le médecin en chef des hôpitaux de Gênes,

Le mouvement des malades donné hier était bien celui du 14 au 15 mai.

Mouvement du 15 au 16.

Restaient en traitement	596
Entrés	53
Sortis	5
Morts	2
Restent le 16, matin	642

Je viens de faire établir des modèles de rapport journalier pour chacun de mes collaborateurs, et, dès demain, mon rapport sera constitué tel que vous le désirez. Les médecins civils ont peine à comprendre toutes ces formalités et leur but.

Les maladies prédominantes dans les services de fiévreux sont : les affections des voies respiratoires, bronchites, pneumonies, pleurésies; les rhumatismes articulaires, et surtout les maladies des voies digestives. Aux blessés prédominent les contusions, les entorses, les panaris, les furoncles, un grand nombre de lésions des pieds par la chaussure.

Eu égard au peu d'habitude que nos nouveaux auxiliaires médecins italiens ont du service, et à la difficulté de les y façonner, il convient d'avoir un personnel d'aides suffisamment nombreux. Quoi que l'on fasse, nous n'aurons jamais qu'un concours imparfait avec le recrutement civil; non que le bon vouloir ou l'aptitude manquent à ces messieurs, mais les exigences de notre service en campagne les étonnent.   MAUPIN, médecin principal.

Gênes, 16 mai. — M. le médecin en chef de l'armée,

J'ai reçu hier, 15 mai, de M. le général comte Roguet, une lettre dont voici la teneur :

« Mon cher docteur,

« Je reste quelques jours à Gênes avec ordre de correspondre avec l'Empereur. Je viens vous prier de vouloir bien me faire savoir : 1° par une note journalière, vos arrivées à Gênes et vos départs de cette ville pour l'armée tant en personnel qu'en matériel ; 2° tout ce qu'il serait utile de porter directement à la connaissance de l'Empereur pour votre service ; 3° le chiffre des malades à l'hôpital, des entrants et sortants ; maladies dominantes, etc. »

« Général comte ROGUET. »

J'ai mis cette lettre sous les yeux de M. l'intendant général, qui, pour toute réponse, m'a dit : obéissez. M. l'intendant général est parti hier à cinq heures pour Alexandrie ; il m'a prescrit de rester à Gênes, jusqu'à nouvel ordre, pour diriger l'organisation des hôpitaux.

Je dois vous informer en outre, M. le médecin en chef, que M. Coytier, officier principal d'administration, estime que le nombre des infirmiers, fixé par le ministre à 422, doit être porté au moins à 3,000. M. Coytier a adressé un rapport dans ce sens à l'intendant général.   BOUDIN, médecin en chef des hôpitaux de Gênes.

17 MAI. — *Armée française.* — La garde impériale est concentrée près d'Alexandrie en remplacement du 3ᵉ corps, qui, avec sa division de cavalerie, s'est porté en arrière du 1ᵉʳ corps sur les deux rives de la Scrivia jusqu'à Tortone. Un pont est jeté sur la Scrivia à Castel Moretto, pour permettre les mouvements du 3ᵉ corps d'une rive à l'autre. Reconnaissance faite par le général Forey, jusqu'à Casteggio. Les habitants du pays, exposés aux lourdes impositions que les Autrichiens font peser sur eux, s'apprêtent dès lors à la résistance et barricadent les routes. — Le 3ᵉ zouaves arrive à Bobbio.

Armée piémontaise. — La 5ᵉ division s'étend sur la rive droite du Pô, de Frassinetto à Bozzole, et se relie à la gauche du 4ᵉ corps français. Garibaldi est à Biella. — La division de cavalerie Sambuy s'avance à Tronzano et San Germano.

Armée autrichienne. — La plus grande partie du ix° corps est arrivée à Plaisance.

Gênes, 17 mai 1859. — M. le médecin en chef de l'armée,

La mortalité a été nulle jusqu'à présent à l'hôpital de Pammatone. Il y a eu onze décès dont un par suicide à l'hôpital militaire sarde, et quatre décès à San Benigno dans les dernières quarante-huit heures. J'ai vu hier le commissaire royal sarde et l'intendant civil, qui m'ont désigné plusieurs couvents susceptibles, selon eux, d'être convertis en hôpitaux. Je me permettrai, monsieur le médecin en chef, d'appeler votre attention toute spéciale sur l'insuffisance du personnel médical, qui deviendra un des besoins les plus grands, les plus pressants de l'armée. Les médecins et les étudiants sardes nous fourniront des ressources sans doute; mais ces ressources seront loin de suffire, et déjà des difficultés se sont élevées pour l'admission de quelques-uns d'entre eux.

BOUDIN, médecin en chef des hôpitaux de Gênes.

Quartier général du 4° corps. — Alexandrie, 17 mai. — M. le médecin en chef de l'armée,

Les dispositions réglementaires nouvelles qui accordent à chaque compagnie d'infanterie deux mulets pour porter les bagages des officiers n'ont pas été étendues aux médecins aides-majors des ambulances. Le tableau des allocations diverses ne leur concède qu'un cheval de selle. De là des embarras qui reviendront chaque jour pour le transport des bagages de chacun d'eux et pour celui du matériel commun.

Des aides-majors détachés à la première division ont dû rejoindre avant-hier à Alexandrie, et aucun moyen de transport n'ayant pu leur être fourni, ils ont dû louer une voiture pour porter leurs bagages.

FÉNIN, médecin en chef du 4° corps.

Quartier général du 2° corps. — Sale, 17 mai, à 1 heure. — M. le médecin en chef de l'armée,

Parti de Novi, il y a deux jours, le 2° corps est aujourd'hui à Sale et à la veille d'en venir aux mains. Vous jugerez de notre embarras et de nos craintes, quand vous saurez qu'il n'existe pour toute ressource en matériel dans ce corps d'armée qu'un caisson d'ambulance. Nous venons, avec l'officier comptable du quartier général, de diviser ce caisson qui peut fournir à 2,000 pansements et d'en envoyer une partie à la 2° division, la 1re se trouvant avec le quartier général. Nous faisons faire cinquante brancards, car nous en sommes complétement dépourvus. Nous manquons également de couvertures, et si nous abordons l'ennemi demain ou après, comme tout le ferait supposer, la pénurie des moyens dont nous disposons peut avoir des conséquences funestes et qu'il est facile de prévoir. Il est donc de la plus pressante urgence de nous envoyer immédiatement un ou deux caissons d'ambulance, des couvertures et des brancards pour parer aux premières nécessités du service, nécessités dont il est difficile de prévoir l'importance. J'ai l'honneur de vous rendre compte de cet état de choses pour remplir un devoir, en vous priant d'intervenir auprès de l'intendant général, afin qu'il soit mis le plus tôt possible un terme à une situation aussi anormale.

Nous avons laissé quarante malades à Novi ; nous en envoyons dix à l'hôpital de Sale, avec recommandation d'évacuer les premiers sur Gênes et les seconds sur Alexandrie.   PÉRIER, médecin en chef du 2ᵉ corps.

Au grand quartier général d'Alexandrie, 17 mai, au président du conseil de santé.

Mon cher président,

Je m'empresse, au huitième jour de mon départ, de vous donner des nouvelles de mon arrivée. L'entrée en campagne s'organise chaque jour dans tous les corps de l'armée. L'imminence d'une grande bataille rendra nécessaires toutes les ressources matérielles de la chirurgie ; et en fait d'instruments, je tiens beaucoup à ce que la boîte à résection soit fournie d'urgence à chaque ambulance divisionnaire. Veuillez, je vous prie, cher président, nous en assurer l'envoi immédiat, s'il n'a pas encore été fait par les soins de l'administration de la guerre. Personne ici ne peut m'en donner la certitude.

Baron LARREY, médecin en chef de l'armée d'Italie.

. 18. — *Armée française.* — Quelques détachements de cavalerie française du 1ᵉʳ chasseurs d'Afrique s'établissent en arrière du 1ᵉʳ corps devant Pontecurone. La division d'Autemarre du 5ᵉ corps est provisoirement placée sous le commandement du maréchal Baraguey d'Hilliers. La brigade de cavalerie 6ᵉ et 8ᵉ hussards du 5ᵉ corps quitte Gênes pour se rendre à Livourne.

Le port de Venise et ses issues sont en état de blocus.

Armée piémontaise. — Pas de mouvements.

Armée autrichienne. — Le IIᵉ corps quitte ses positions en avant de Mortara et s'avance jusqu'au delà de San Giorgio. Le Vᵉ se porte en arrière et à gauche du VIIIᵉ et s'établit entre San Nazzaro et Zinasco. La brigade Wallon de la division Urban se rend de Milan à Stradella. Le IXᵉ corps pousse une brigade (général Braum) jusqu'à Stradella. Une forte patrouille autrichienne, infanterie et cavalerie, s'avance sur Casteggio et est reçue à coups de fusil par les habitants.

Gênes, 18 mai. — M. le médecin en chef de l'armée,

J'ai l'honneur de vous informer que j'ai visité hier : 1° l'hôpital Della-Neve, ancien hôpital de la marine ; 2° le séminaire ; 3° le couvent de Saint-Sylvestre. Ce dernier n'est pas appropriable. Les deux premiers seront demandés à l'autorité sarde et pourront recevoir 700 à 800 malades.

Il avait été admis en principe qu'on ne ferait, en ce moment, aucune évacuation sur France ; j'ai demandé et obtenu une exception en faveur des militaires qui seraient dans le cas d'être proposés pour la retraite et pour la réforme, et pour ceux dont le traitement pourrait excéder deux mois.

M. Maupin, pour l'hôpital San Benigno, M. Bertherand, pour les hôpitaux de Pammatone et militaire sarde, sont chargés de dresser la liste des malades qui rentrent dans les deux catégories ci-dessus.

Le 5° corps, dont les troupes sont concentrées ici, doit partir très-incessamment.   BOUDIN, médecin en chef des hôpitaux de Gênes.

Alexandrie, 18 mai. — M. le médecin en chef de l'armée,

J'ai reçu à Gênes, à mon retour de Turin, un ordre de service pour aller remplir les fonctions de médecin en chef du 3° corps. Ce n'est qu'avec le plus vif regret que j'accepte ce poste, où je ne peux rendre que des services fort médiocres, tandis qu'en raison de la spécialité médicale de mes études, ma présence peut être beaucoup plus utile ailleurs. — Je viens donc vous prier, bien plus dans l'intérêt du service que pour ma propre satisfaction, d'intervenir auprès de M. l'intendant général, pour qu'il me soit confié un service qui ne m'éloigne pas de ma spécialité médicale : la surveillance médicale des hôpitaux d'une ville, Gênes, Turin, Alexandrie, etc.

Je n'ai pas encore pu d'ailleurs me procurer un ordonnance, ni des chevaux.
                    CAZALAS, médecin principal.

Au grand quartier général, 18 mai. — M. l'intendant général,

Les différents hôpitaux d'Alexandrie que j'ai visités, au nombre de cinq jusqu'à présent, et de la contenance de 2,000 malades au plus, ne suffiront point sans doute aux besoins de la campagne. Parmi les locaux disponibles à désigner pour la formation d'un nouvel hôpital, la caserne San Stefano me paraît être le lieu le plus convenable et le plus vaste, puisque sa contenance serait de 12 ou 1500 lits.

Mais tous ces hôpitaux, desservis par des médecins sardes, auraient besoin dès aujourd'hui d'être confiés à la direction médicale d'un médecin principal de notre armée, comme le sont déjà les hôpitaux de Gênes. J'ai l'honneur de vous proposer la désignation spéciale de M. Cazalas, nommé médecin en chef du 3° corps, pour remplir bien plus utilement les fonctions de médecin en chef des hôpitaux d'Alexandrie. Il pourrait être remplacé au 3° corps par M. le médecin principal Thomas, annoncé.   Baron LARREY, médecin en chef de l'armée.

Au grand quartier général, 18 mai. — M. l'intendant général,

Les ambulances du 2e corps aujourd'hui à Sale, et peut-être à la veille d'un engagement avec l'ennemi, n'ont qu'un seul caisson pour toute ressource dans ce corps d'armée. Les brancards et les couvertures manquent aussi, et cette pénurie pourrait avoir de déplorables conséquences si l'on n'y remédiait promptement.

J'ai l'honneur, M. l'intendant général, de vous informer en toute hâte de cette grave situation, en vous priant de vouloir bien ordonner d'urgence l'envoi du matériel nécessaire à ces ambulances.

Baron LARREY, médecin en chef de l'armée.

19. — *Armée française.* — Pas de mouvements.

L'Empereur se rend à Tortone et à Pontecurone, pour inspecter les positions occupées par les troupes du 1er et du 3e corps.

Les Autrichiens ont essayé de fortifier et de blinder une maison située sur la rive gauche du Pô, et dont ils comptaient faire un retranchement pour disputer le passage du fleuve en face de Valenza. Quelques coups de canon ont suffi pour les déloger de cet abri, qu'ils ont abandonné.

Armée piémontaise. — Une partie de la division de cavalerie Sambuy s'avance à Verceil.

Armée autrichienne. — Le VIIe corps, après avoir fait sauter le pont de Verceil, quitte ses positions de Palestro et de Robbio pour occuper Mortara et Candia. Le grand quartier général s'établit à Garlasco, où le IIIe corps vient prendre position. Le Ve corps occupe la ligne de San Nazzaro au pont de la Stella, et une brigade du VIIIe corps est à Vaccarizza. La brigade Wallon occupe Barbaniello et Verrua, et le IXe corps s'étend de Plaisance, Rottofreno, San Giovanni, jusqu'à Stradella. Une nouvelle patrouille revient encore à Casteggio, et est reçue comme celle de la veille.

19 mai 1859. — M. l'intendant général,

L'ambulance du grand quartier général n'a pas encore quitté Gênes, ainsi que vous le pensiez, pour se rendre à Alexandrie; et j'ai l'honneur de vous le rappeler, afin que vous puissiez donner des ordres en conséquence.

Un officier est cependant venu me demander hier, de votre part, les noms des médecins attachés à cette ambulance, et je me suis empressé de lui donner les indications dont il avait besoin. Baron LARREY, médecin en chef de l'armée.

Alexandrie, 19 mai. — M. le médecin en chef de l'armée,

En réponse à votre lettre du 18, je m'empresse de vous faire connaître que M. le sous-intendant Denecey est parti ce matin avec une demi-compagnie du train des équipages, comprenant cinq caissons d'ambulance garnis de leur chargement. M. Denecey a dû prendre des couvertures à Alexandrie. Ce matériel est destiné aux ambulances de 2e corps. PARIS, intendant général.

Gênes, 19 mai 1859. — M. le médecin en chef de l'armée,

J'ai l'honneur de vous informer que j'ai été, hier 18 mai, à trois heures, convoqué avec M. le sous-intendant de Lavalette chez M. le général comte Roguet, qui m'a engagé de nouveau à lui exposer toutes les demandes et toutes les réclamations pouvant intéresser le service de santé. J'ai profité de l'occasion pour appeler l'attention du général sur tout ce qu'il y a d'irrégulier, de tout à fait préjudiciable au service dans la difficulté que rencontrent les officiers de santé des ambulances à se procurer des ordonnances et des chevaux. J'ai rappelé l'ordre, déjà ancien, du maréchal Saint-Arnaud, et j'ai fortement insisté pour que cette question fût réglée.

Je crois vous avoir déjà annoncé que le deuxième hôpital ouvert à San Benigno avait été presque immédiatement abandonné. Le commissaire royal sarde fait mettre à notre disposition l'hôpital Della-Neve, ancien hôpital de la marine, et le séminaire, pour l'installation de deux hôpitaux. Les administrateurs de l'hôpital Pammatone demandent qu'un planton, autant que possible du grade de sous-officier, soit désigné chaque jour pour stationner à leur hôpital et servir d'intermédiaire entre eux et les militaires malades, pour la discipline intérieure. — L'emploi du perchlorure de fer a été autorisé par vous-même. Mais cet agent hémostatique, réclamé par un grand nombre de médecins de l'armée, ne pourra nous être délivré sans une lettre signée de vous, et approuvée par M. l'intendant général, lettre que vous auriez la bonté d'envoyer à M. le sous-intendant de Lavalette.

M. l'intendant général avait pensé que, dans la pénurie actuelle du personnel médical des hôpitaux, il y aurait peut-être lieu de détacher quelques-uns des médecins fonctionnant dans les ambulances des quartiers généraux des corps. Je vous prierai, M. le médecin en chef, de me donner votre avis et des instructions sur ce sujet.   Boudin, médecin chef des hôpitaux de Gênes.

Au grand quartier général à Alexandrie, 19 mai. — Circulaire à MM. les médecins en chef des cinq corps d'armée et de la garde impériale.

Le transport des bagages des médecins des ambulances vient d'être enfin assuré, après avoir offert certaines difficultés d'exécution. M. l'intendant général, auquel je me suis adressé avec instance, a prescrit à MM. les intendants divisionnaires de pourvoir à ce besoin indispensable par tous les moyens dont ils peuvent disposer. Quant aux soldats d'ordonnance, ils seront facilement accordés à MM. les médecins par le commandement militaire, sur la demande du médecin en chef de chaque corps.

Baron Larrey, médecin en chef de l'armée.

Grand quartier général, 19 mai 1859. — A M. Boudin, médecin principal.

L'ambulance du grand quartier général va rejoindre l'Empereur à Alexandrie ; mais j'espérais depuis notre départ de Gênes que vous me feriez connaître les modifications survenues dans le service médical, et signer les ordres nécessaires de service, comme nous en étions convenus. Définitivement M. Cazalas est attaché aux hôpitaux d'Alexandrie. M. Thomas, annoncé de Paris, sera chef des ambulances du 3e corps. Je n'ai reçu, jusqu'à présent, aucun rapport sanitaire. Avez-vous établi un registre matricule de tout le personnel des ambulances ? Plusieurs caissons sont arrivés ici, dépourvus de divers objets. Ne négligeons aucun de ces détails.   Baron LARREY, médecin en chef de l'armée.

Quartier général de la garde, Alexandrie, 19 mai. — M. le médecin en chef de l'armée,

« Le service de santé du corps d'armée de la garde n'est pas encore assuré. 1° insuffisance du personnel médical : en effet une ambulance composée seulement de quatre médecins peut difficilement répondre aux exigences du service d'une division fortement engagée ; 2° insuffisance du personnel d'infirmiers : l'ambulance du quartier général n'en a que sept ; 3° absence de moyens de transport : pas de litières, pas de cacolets, pas de fourgons ; 4° pénurie de moyens de pansements : un caisson ne peut être considéré comme une ressource sérieuse ; j'ai demandé avec instance du chloroforme, du perchlorure de fer, rien ne m'a encore été livré ; 5° insuffisance du nombre des appareils à fractures ; 6° le nombre des tentes de l'ambulance n'est pas assez considérable. »

MERY, médecin en chef de la garde.

2e corps. — Sale, 19 mai. — M. le médecin en chef de l'armée,

Nous devions partir hier, mais nous sommes encore à Sale et dans un village voisin. Le temps est mauvais, et le Pô n'est guère abordable. Nous avons reçu hier soir quatre caissons d'ambulance, des couvertures, des brancards, des marmites, etc. Nous sommes donc en mesure de parer aux premiers événements : seulement, nous n'avons encore aucune cantine de pharmacie.

Hier, j'ai évacué de Sale 24 malades, et aujourd'hui 15 sur Alexandrie. La moyenne des malades évacués par la 2e division est de 12 par jour. On a constaté dans cette division deux cas de diarrhée suspecte.

PÉRIER, médecin en chef du 2e corps.

20. — *Armée française.* — Pas de mouvements. La division Forey a son quartier général à Voghera et des avant-postes ou des grand'gardes à Medassino, Oriolo, Cassina, Thomassa et sur le Fossagazzo, et elle s'éclaire avec plusieurs escadrons de chevau-légers sardes, jusqu'à Montebello et Codevilla.

Le général commandant en chef le génie du 5e corps part de Gênes pour Livourne, afin de préparer l'installation des troupes ; il est porteur d'une lettre — ci-dessous — du Prince Napoléon pour M. Buoncompagni, commissaire de Sa Majesté le Roi de Sardaigne à Florence.

J'ai reçu, sur la demande de deux envoyés toscans auprès de Sa Majesté l'Empereur, l'ordre d'occuper la Toscane avec le 5ᵉ corps d'armée. L'Empereur et le Roi veulent que je prenne sous mon commandement les troupes italiennes. Je suis envoyé, par l'Empereur, dans un but exclusivement militaire, pour aider le pays dans la guerre de l'indépendance italienne ; je ne compte me mêler en rien de la direction du gouvernement du pays.

Je tiens à ce que vous fassiez bien connaître partout que j'arrive, non comme un prince français, avec des vues politiques, mais uniquement comme commandant en chef du 5ᵉ corps d'armée pour des opérations militaires.

Le choix de ma personne n'a été fait par Sa Majesté que parce que les quatre premiers corps d'armée sont déjà échelonnés sur le Pô, tandis que la plus grande portion du mien se trouve encore en route.

Le Prince commandant en chef le 5ᵉ corps, NAPOLÉON (Jérôme).

Armée piémontaise. — La division Sambuy occupe Verceil, Quinto et San Germano. Le corps de Garibaldi est à Gattinara. La 4ᵉ division quitte ses positions de Terra-Nuova, Villa-Nuova et Motta de Conti, pour se rendre à Verceil. La 3ᵉ division se porte de Casale à Stroppiana, Pezzana et Caresana. La 2ᵉ remplace la 4ᵉ à Terranuova, Villa-Nuova et se prolonge jusqu'à Balzola. La 1ʳᵉ division prend position à Casale, où se porte le grand quartier général. La 5ᵉ division se maintient sur la rive droite du Pô, et par sa droite se relie à la gauche du 4ᵉ corps français. La cavalerie occupe, en avant de Voghera, plusieurs petits postes : Pizzale, Calcababbio, Veretto, Montebello, Codevilla.

Armée autrichienne. — Trois fortes colonnes réunies sous le commandement du général Stadion, se sont avancées de Vaccarizza, Barbaniello et Broni sur Voghera par Oriolo, Casatisma et Casteggio.

20 MAI.   COMBAT DE MONTEBELLO.

Le terrain sur lequel la lutte va s'engager est couvert de champs de blés et de maïs déjà assez élevés, de mûriers enlacés de vigne, de larges et nombreux fossés, de ravins, d'un grand nombre d'arbres, et de murs d'enceinte. Parfois, les inégalités du sol sont considérables, des crêtes assez élevées pourront suspendre l'élan de nos troupes, et la cavalerie ne pourra jouer qu'un rôle secondaire.

Rapport de M. le général Forey, transmis par Son Exc. le maréchal Baraguey-d'Hilliers à l'Empereur.

Armée d'Italie, 1ᵉʳ corps, 1ʳᵉ division. — Voghera, 20 mai 1859, minuit.

Monsieur le Maréchal,

J'ai l'honneur de vous rendre compte du combat que ma division a livré aujourd'hui.

Averti à midi et demi qu'une forte colonne autrichienne, avec du canon, avait occupé Casteggio et avait repoussé de Montebello les grand'gardes de cavalerie piémontaise, je me suis porté immédiatement aux avant-postes, sur la route de Montebello, avec deux bataillons du 84° cantonnés sur cette route, en avant de Voghera, à la hauteur de la Madura.

Pendant ce temps, le reste de ma division prenait les armes ; une batterie d'artillerie (6° du 8° régiment) marchait en tête.

Arrivé au pont jeté sur le ruisseau dit Fossagazzo, extrême limite de nos avant-postes, je fis mettre en batterie une section d'artillerie, appuyée à droite et à gauche par deux bataillons du 84°, bordant le ruisseau avec leurs tirailleurs.

Pendant ce temps, l'ennemi avait poussé de Montebello sur Genestrello, et ayant été informé qu'il se dirigeait sur moi en deux colonnes, l'une par la grande route, l'autre par la chaussée du chemin de fer, j'ordonnai à un bataillon du 74° de couvrir la chaussée à Cascina Nuova, et à l'autre bataillon de se porter à droite de la route, en arrière du 84°.

Ce mouvement était à peine terminé, qu'une vive fusillade s'engageait sur toute la ligne entre nos tirailleurs et ceux de l'ennemi qui marchait sur nous, soutenant ses tirailleurs par des têtes de colonne débouchant de Genestrello. L'artillerie ouvrit son feu sur elles avec succès ; l'ennemi y riposta.

J'ordonnai à ma droite de se porter en avant. L'ennemi se retira devant l'élan de nos troupes ; mais, s'apercevant que je n'avais qu'un bataillon à la gauche de la route, il dirigea contre lui une forte colonne. Grâce à la vigueur et à la fermeté de ce bataillon, commandé par le colonel Cambriels, et à des charges heureuses de la cavalerie piémontaise, admirablement conduite par le général de Sonnaz, les Autrichiens durent se retirer.

A ce moment, le général Blanchard, suivi du 98° et d'un bataillon du 91° (les deux autres étaient restés à Oriolo, où ils ont eu un engagement), me rejoignait et recevait l'ordre d'aller relever le bataillon du 74°, chargé de défendre la chaussée du chemin de fer, et de s'établir fortement à Cascina Nuova.

Rassuré de ce côté, je poussai de nouveau ma droite en avant et m'emparai, non sans une résistance sérieuse, de la position de Genestrello. Jugeant alors qu'en suivant avec le gros de l'infanterie la ligne des crêtes, et la route avec mon artillerie protégée par la cavalerie piémontaise, je m'emparerais plus facilement de Montebello, j'organisai ainsi mes colonnes d'attaque sous les ordres du général Beuret.

Le 17° bataillon de chasseurs, soutenu par le 84° et le 74° disposés en échelons, s'élancèrent sur la partie sud de Montebello, où l'ennemi s'était fortifié.

Il s'engagea alors un combat corps à corps dans les rues du village, qu'il fallut enlever maison par maison. C'est pendant ce combat que le général Beuret a été blessé mortellement à mes côtés.

Après une résistance opiniâtre, les Autrichiens durent céder devant l'élan de nos troupes, et, bien que retranchés dans le cimetière, ils se virent encore arracher à la baïonnette cette dernière position, aux cris mille fois répétés de Vive l'Empereur !

Il était alors six heures et demie ; je jugeai qu'il était prudent de ne pas pousser plus loin le succès de la journée, et j'arrêtai mes troupes derrière le mouvement de terrain sur lequel est situé le cimetière, garnissant la crête avec quatre pièces de canon et de nombreux artilleurs qui refoulèrent les dernières colonnes autrichiennes dans Casteggio.

Peu de temps après, je vis les colonnes autrichiennes évacuer Casteggio, en y laissant une arrière-garde, et se retirer par la route de Casatisma.

Je ne saurais trop me louer, Monsieur le Maréchal, de l'entrain de nos troupes dans cette journée ; tous, officiers, sous-officiers et soldats, ont rivalisé d'ardeur. Je n'oublierai pas non plus les officiers de mon état-major qui m'ont parfaitement secondé.

J'aurai l'honneur de vous adresser ultérieurement les noms de ceux qui se sont le plus particulièrement distingués.

Je ne connais point encore le chiffre exact de nos pertes ; elles sont nombreuses, surtout en officiers supérieurs, qui ont payé largement de leur personne. Je les évalue approximativement au chiffre de 600 à 700 tués ou blessés.

Celles de l'ennemi ont dû être considérables, à en juger par le nombre des morts trouvés, surtout dans le village de Montebello.

Nous avons fait environ 200 prisonniers, parmi lesquels se trouvent un colonel et plusieurs officiers.

Plusieurs caissons d'artillerie sont également tombés en notre pouvoir.

Pour moi, Monsieur le Maréchal, je suis heureux que ma division ait été la première engagée avec l'ennemi. Ce glorieux baptême, qui réveille un des beaux noms de l'Empire, marquera, je l'espère, une de ces étapes signalées dans l'ordre du jour de l'Empereur.

Je suis avec respect, Monsieur le Maréchal, votre très-humble et très-obéissant serviteur.

Le général commandant la 1re division du 1er corps, FOREY.

P. S. D'après les renseignements qui me viennent de tous côtés, les forces de l'ennemi ne sauraient être au-dessous de 15 à 18,000 hommes ; et si j'en croyais les rapports des prisonniers, elles dépasseraient de beaucoup ce chiffre.

L'ambulance de la 1re division du 1er corps, sous la direction du médecin-major Dr Menuau, établie, dès le commencement de l'action, au monastère de Genestrello, s'est portée en avant pour s'installer dans une ferme à droite de la

route, près de Montebello, et a envoyé sur le champ de bataille une section —
Dr Dufresne, médecin aide-major, — avec les cacolets disponibles. Après évacuation
des blessés, cette ambulance s'est rendue à Voghera, où les hommes avaient été
reçus à l'hôpital civil, au collége, et pendant quelques heures seulement, à la
caserne d'artillerie de cette ville.

PERTES DE LA JOURNÉE.

FRANÇAIS.		AUTRICHIENS.	
Tués.	105	Tués.	294
Blessés.	549	Blessés.	718
Disparus ou prisonniers	69	Disparus ou prisonniers	283
TOTAL.	723	TOTAL.	1,295

Parmi les Français portés disparus ou prisonniers dans le rapport des pertes,
la moitié au moins a été retrouvée aux ambulances ou aux hôpitaux de Voghera,
d'Alexandrie et de Gênes.

Effectif des troupes engagées.

FRANÇAIS. — DIVISION FOREY.		AUTRICHIENS. — Comte STADION.		
1re brigade (BEURET).		Brigade Schaffgotsche.	3,814	
17e bataillon de chasseurs.		Brigade Braum.	4,744	
74e régiment de ligne.	3,417	Brigade Gaal.	4,917	18,708
84e idem.		Brigade Prince de Hesse.	5,233	
2e brigade (Blanchard).		Plus (pour mémoire) une		
91e régiment de ligne.		réserve à Casteggio et à		
98e idem.	3,516	Barbaniello (6,980 hom-		
93e idem (un bataillon).		mes) qui n'ont pas été		
Artillerie, deux batteries, dont une seule engagée.		engagés.		
Cavalerie, 1er chasseurs d'Afrique.	294	5 batteries (40 pièces).		5,580
Chevau-légers piémontais.	1,000	7 escadrons Haller.		1,400
	8,227			25,688

**20 MAI. — *Rapport du général commandant la 2e armée autrichienne, feld-zeugmeister,
comte Gyulai, à l'Empereur d'Autriche.***

« J'ordonnai, pour le 20, une grande reconnaissance forcée sur la rive droite
du Pô, parce que les rapports des espions, aussi bien que les observations faites
par les avant-postes placés le long de la Sésia et du Pô, firent supposer que l'ennemi avait l'intention de faire, avec des forces considérables, un mouvement contre
Plaisance, en passant par Voghera.

« Dans la nuit du 19 au 20, trois brigades du ve corps d'armée furent dirigées
par Pavie, vers la tête du pont de Vaccarizza, qui se trouvait déjà occupée par la

brigade Bœr, faisant partie du viiiᵉ corps. J'avais placé pour cette expédition, sous les ordres du commandant du vᵉ corps, le lieutenant feld-maréchal Urban, qui, par des expéditions antérieures, avait déjà reconnu le pays entre Stradella, Vaccarizza et Voghera, et qui se trouvait, précisément, à cet effet avec une brigade du vᵉ corps d'armée (général major Braum), et une brigade de sa propre division de réserve (général-major Schaafgotsche), entre la tête de pont de Vaccarizza et Broni. L'expédition, commandée par le lieutenant feld-maréchal Stadion, se composait ainsi de la division Baumgarten (brigades Gaal, Bils et Prince de Hesse), du 5ᵉ bataillon de la brigade Braum, du 9ᵉ et du 2ᵉ bataillon de la brigade Bœr du viᵉ corps, ainsi que de la brigade Schaafgotsche, complétée par les troupes de la garnison de Plaisance (régiment Hesse), pour remplacer les parties de cette brigade qui y étaient restées.

« Le lieutenant feld-maréchal Stadion a commencé le 20, au matin, son mouvement en avant de la tête de pont.

« Le lieutenant feld-maréchal Urban s'était porté sur la grande route vers Casteggio, faisant battre, préalablement, la montagne à gauche, par le 3ᵉ bataillon de chasseurs.

« Le lieutenant feld-maréchal Baumgarten suivait dans la plaine avec la brigade Bils, du côté de Casatisma, et la brigade Gaal dans la direction de Robecco.

« Leur réserve, composée de deux bataillons et demi, ainsi que le corps du train d'artillerie, s'avançaient vers Barbaniello. La brigade Prince de Hesse formait l'aile droite et marchait sur Bronduzzo. Le lieutenant feld-maréchal Stadion avait ordonné que de cette position, qui avait été atteinte environ à onze heures, on commençât l'attaque vers midi; le lieutenant feld-maréchal Urban devait s'emparer des localités de Casteggio et Montebello, afin de gagner de là une base pour menacer davantage Voghera et contraindre ainsi l'ennemi à déployer ses forces.

« Le général-major Gaal devait suivre comme réserve le lieutenant feld-maréchal Urban.

« Les troupes françaises qui ont été au feu se composaient de 12 régiments d'infanterie, quelques bataillons de chasseurs et un régiment de cavalerie; les Piémontais avaient fourni une brigade et le régiment de cavalerie Novare; de nombreuses réserves, augmentant sans cesse cet effectif, étaient disposées en arrière.

« Le lieutenant feld-maréchal Stadion évalue au moins à 40,000 hommes le nombre des combattants ennemis. »

Alexandrie, 20 mai 1859. — M. l'Intendant général,

Je n'ai personne auprès de moi, pas même un planton ou un soldat d'ordonnance, et je suis obligé de suffire, seul, à l'expédition des dépêches que je fais porter par un domestique civil. J'attendais l'arrivée de l'ambulance du grand quartier général, pour avoir à ma disposition un sergent-infirmier, nommé Bessié, auquel je tiens plus qu'à tout autre, parce qu'il a été pendant longtemps à mon service, et je viens d'apprendre qu'il est envoyé à Livourne.

J'ai l'honneur de vous prier, M. l'intendant général, de vouloir bien, à titre de faveur, dont je vous serai reconnaissant, faire remplacer dans ce nouveau poste l'infirmier-major Bessié, en le rappelant à l'ambulance du grand quartier général pour me permettre de disposer de lui.

Baron LARREY, médecin en chef de l'armée.

Alexandrie, 20 mai 1859. — M. l'Intendant général,

Les appareils à fractures dont sont pourvus les caissons d'ambulance ne suffiront peut-être pas à la multiplicité de blessures toujours graves et compliquées. Mais afin de ne point augmenter non plus sans nécessité le matériel transportable, pour le traitement des fractures, il suffirait d'établir, soit à Gênes, soit à Alexandrie, un approvisionnement d'appareils ou bandages, d'attelles, de gouttières, de planchettes, de fanons de paille et de lamelles de carton, pour les éventualités les plus nombreuses des fractures. Il serait désirable, enfin, que l'un des infirmiers de chaque ambulance fût capable de façonner adroitement quelques-uns de ces appareils, avec les premiers morceaux venus de bois ou de carton, pour assurer d'avance l'un des besoins les plus urgents de la chirurgie d'armée.

L'hôpital divisionnaire d'Alexandrie possède des gouttières de fer-blanc trèsbien faites et qui nous seraient utiles. J'ai l'honneur de prier M. l'intendant général d'en faire demander quelques-unes, comme modèle pour les fractures des membres.   Baron LARREY, médecin en chef de l'armée.

21 MAI. — *Armée française.* — Le 2ᵉ corps se rapproche du Pô en avant de Casei. L'Empereur, accompagné de plusieurs officiers généraux et du baron Larrey, médecin en chef de l'armée, se rend sur le champ de bataille de la veille, et à son retour il s'arrête à Voghera pour visiter et encourager les blessés apportés à l'ambulance.

Armée piémontaise. — La 4ᵉ division (Cialdini) traverse la Sésia en amont et en aval de Verceil aux Capuccini Vecchi et à Albano, attaque à la baïonnette, culbute les Autrichiens sur deux points et s'avance à Torrione et à Villata. Après plusieurs engagements sérieux, les Autrichiens, surpris par cette attaque hardie, laissent un bon nombre de morts, de blessés, et du matériel de guerre. — La cavalerie de l'aile droite occupe Calcababbio, Pizzale et Montebello.—Le corps de Garibaldi est à Borgomanero.

Armée autrichienne. — Le VIIᵉ corps se retire de Candia pour occuper Palestro et Robbio. Les autres corps conservent leurs positions. Le ixe s'étend toujours de Plaisance à Broni.

Alexandrie, 21 mai 1859. — M. l'intendant général,

J'arrive de Voghera avec S. M. l'Empereur. La bataille d'hier auprès de cette ville a fourni un grand nombre de blessés que j'ai visités en recommandant que les plus transportables soient évacués par le chemin de fer sur Alexandrie et sur Gênes.

J'ai l'honneur de vous en informer en toute hâte, afin que vous puissiez donner des ordres en conséquence. Baron LARREY, médecin en chef de l'armée.

LA PREMIÈRE CROIX DONNÉE A L'ARMÉE D'ITALIE.

La première croix de chevalier de la Légion d'honneur accordée à l'armée d'Italie a été donnée à un jeune soldat du 74e de ligne, nommé Breilhac, frappé à bout portant par une balle qui lui avait traversé les chairs de l'épaule droite. Il se trouvait au nombre des blessés de Montebello transportés à Voghera lorsque l'Empereur visita les ambulances établies dans cette ville. Sur son lit on voyait déposés avec un certain soin deux objets étranges, un ceinturon doré et un grand chapeau orné de plumes de coq, tels que les portent les officiers généraux de l'armée autrichienne.

Dans la mêlée, Breilhac s'était trouvé en présence d'un cavalier qui avait déchargé son pistolet sur lui à brûle pourpoint. Malgré sa blessure, Breilhac se redressa et d'un coup de baïonnette il renversa l'officier, prit son chapeau, son ceinturon doré et se dirigea vers l'ambulance, d'où il fut évacué sur Voghera emportant les certificats matériels de sa bonne contenance. L'Empereur, en passant devant le lit du jeune soldat, remarqua le chapeau, s'arrêta un instant et, voulant examiner ces dépouilles, prit le ceinturon. Breilhac, craignant de se voir enlever son trophée, témoigna d'abord une certaine inquiétude et ne fut rassuré que lorsque l'Empereur lui eut rendu son bien et se fut éloigné en demandant un rapport sur le jeune héros.

Le lendemain à table, au quartier général, Sa Majesté dit au médecin en chef de l'armée : Larrey, je n'ai pas oublié votre jeune blessé ; avez-vous pris les renseignements que je vous ai demandés? — Oui, Sire, les voilà. — Mon intention est d'accorder la croix à ce jeune soldat, et comme c'est à vous en partie qu'il la devra, je vous charge de la lui remettre. — Le lendemain le chirurgien de l'Empereur se rendit à Voghera, heureux du bonheur qu'il apportait. A son arrivée près du lit de son protégé, le blessé dormait. On l'éveilla et on lui montra la croix suspendue à son ruban. Breilhac ouvrit deux gros yeux stupéfaits, distingua bien la croix, mais ne parut pas soupçonner ce qu'on devait en faire. On lui dit alors que cette croix lui était remise par ordre de l'Empereur. Ses yeux semblèrent doubler de volume, il resta la bouche béante et sans voix. Bientôt enfin le jeu de sa physionomie trahit sa joie et son attendrissement.

« C'est du cœur que vient l'éloquence, mais Breilhac ne justifia pas le proverbe : jamais cœur peut-être ne fut ému plus violemment que le sien ; on lisait sur ses traits l'ivresse du bonheur et les transports de la reconnaissance ; mais voici les actions de grâces les plus éloquentes qui sortirent de sa bouche : Monsieur, vous direz bien à l'Empereur que je lui dis bien merci et dites-zy bien le bonjour de ma part. La commission a été faite exactement. » (Communication du baron Larrey.) Breilhac est employé, m'assure-t-on, à l'hospice de Bicêtre.

COMBAT DE VILLATA.

Le général Cialdini, le 21 mai, fait partir de Verceil deux colonnes qui doivent passer la Sésia à gué pour s'emparer de la tête du pont de Verceil rompu par l'ennemi.

La 1re colonne remonte jusqu'à Albano, entre résolûment dans le lit de la rivière malgré la profondeur des eaux, malgré le danger de gués incertains, et arrive sur la rive gauche. Cette colonne, reçue aux abords de Villata par un feu très-vif, engage le combat à la baïonnette, car ses munitions mouillées ne peuvent lui servir, et refoule sur Orfengo les Autrichiens soutenus cependant par des renforts venus de Borgo Vercelli.

La 2e colonne traverse la Sésia au couvent des Capuccini vecchi sous Verceil, s'avance vers Torrione, surprend un régiment autrichien et le force à la retraite sans éprouver de résistance.

Gênes, 21 mai 1859. — M. le médecin en chef de l'armée,

J'ai l'honneur de vous informer que M. le médecin principal Salleron part aujourd'hui même pour Turin, où il devra remplir la mission que vous lui avez confiée, en fournissant les documents nécessaires sur l'installation des hôpitaux et le recrutement des médecins italiens requis.

Quant aux éléments du contrôle des médecins que vous me demandez, M. l'intendant général seul les possède et peut les fournir.

L'insuffisance des ressources locales en médecins requis, en présence des besoins très-prochains du service médical des hôpitaux, fait reparaître, plus urgente que jamais, la nécessité de demander du personnel en France. Suivant vos instructions formelles, je viens de donner l'ordre aux médecins composant l'ambulance du grand quartier général impérial, de se rendre à Alexandrie.

BOUDIN, médecin en chef des hôpitaux de Gênes,

Par une lettre adressée d'Alexandrie le 17 courant au conseil de santé, M. Larrey, médecin en chef de l'armée d'Italie, exprime, en vue des événements militaires qui se préparent, la nécessité qu'une boîte à résection soit fournie d'urgence à chaque ambulance divisionnaire.

Le conseil, appréciant toute l'importance d'assurer aux médecins de l'armée active les ressources instrumentales nécessaires pour répondre à toutes les éventualités, partage le désir exprimé par M. l'inspecteur Larrey.

En conséquence, le conseil de santé demande au ministre de la guerre de vouloir bien faire ajouter la boîte réglementaire n° 16 à l'arsenal chirurgical des ambulances actives de l'armée d'Italie, comme il a déjà proposé, par lettre en date du 2 mai, de pourvoir de ces instruments les hôpitaux temporaires et la réserve du grand quartier général.

Les établissements hospitaliers de Voghera ont reçu, le 20 et le 21 mai :

Le collége. . . . . . . 445 blessés. Il en a évacué sur Alexandrie,
après pansements. 231
L'hôpital Saint-Pierre. 284   »   id.,   id. 167
_______   _______
729   398

Il arrive toujours de nouveaux blessés autrichiens.

Parmi les blessés indiqués ci-dessus, il n'y a qu'un très-petit nombre de Piémontais et d'Autrichiens. 398 ont été évacués, après pansement, sur Gênes et Alexandrie, sans compter parmi les entrants aux hôpitaux de Voghera, ce qui explique la différence numérique de cette situation avec le nombre réel des entrants aux hôpitaux provisoires de cette localité. Cette situation diffère aussi numériquement du chiffre indiqué comme pertes de la journée. On comprend facilement que ce n'est pas le jour même d'une bataille, et dans un rapport fait pendant la nuit, qu'un général peut connaître exactement le nombre d'hommes mis hors de combat; ce n'est que le lendemain et quelquefois même plusieurs jours après qu'on peut arriver à un chiffre exact, car on retrouve dans les ambulances et les hôpitaux un bon nombre de blessés portés d'abord comme disparus. Nous rencontrerons parfois des différences semblables suivant la date des rapports; ainsi, ce n'est que le lendemain du combat de Montebello que quelques blessés tombés dans les blés ont pu être relevés.

M. Cortèse, médecin italien d'Alexandrie, dans un rapport sans date, mais qui peut être reporté à la fin du mois de juin, quoique nous le placions ici, donne les résultats ultérieurs suivants :

Blessés de Montebello et de Palestro traités aux hôpitaux d'Alexandrie :

	Nombre.	Guéris.	Morts.	En traitement.
Blessures à la tête.	26	22	4	»
— au thorax.	78	59	19	»
— à l'abdomen.	9	8	1	»
— au bras.	36	32	4	»
— au coude.	35	31	4	»
— aux mains.	44	42	2	»
— aux fesses.	43	38	5	»
— aux cuisses.	98	53	30	15
— au genou.	20	9	10	1
— à la jambe.	82	65	15	2
— au pied.	29	27	1	1
	500	386	95	19

22 MAI. — *Armée française.* — Le 2ᵉ corps se porte à Voghera, Oriolo et à Pizzale. Le 3ᵉ s'étend de Pontecurone à Silvano Pietra par Castel-Nuovo et Casei. Le 1ᵉʳ s'est avancé à Vezzate ; il occupe Casteggio, Montebello et Codevilla. Le 75ᵉ et le 93ᵉ de ligne se rendent à Varzi, et le 3ᵉ zouaves est à Robbio.

Le prince Napoléon quitte Gênes à bord de la *Reine-Hortense* pour se rendre à Livourne.

Armée piémontaise.—La 4ᵉ division, éclairée par de la cavalerie, prend position en avant de Verceil sur les routes de Novare et de Palestro. Des démonstrations sont faites sur plusieurs autres points du cours de la Sésia,—occupation de l'îlot de Terra Nuova,—et il y a plusieurs engagements d'avant-postes et parfois d'artillerie. Les autres divisions se rapprochent de la Sésia et du Pô. — Le corps de Garibaldi est à Sesto Calende.

Armée autrichienne.—Mouvements peu importants.

Les blessés du combat Montebello ont été transportés par le chemin de fer dans les hôpitaux d'Alexandrie, où ils sont l'objet des soins les plus empressés.

Les prisonniers autrichiens, arrivés hier à Alexandrie, viennent de partir par le chemin de fer pour Gênes, d'où ils seront dirigés sur Marseille. L'Empereur leur a fait distribuer, avant leur départ, des secours en argent.

Voghera, 22 mai 1859.—M. le médecin en chef du 1er corps,

J'ai l'honneur de vous adresser mon rapport sur le service de santé du collége de Voghera. Il nous reste 283 malades, sur lesquels 103 sont désignés pour être évacués sur Alexandrie.

Demain il nous restera donc 180 blessés, des plus graves, sans compter les entrants du jour.

Je n'ai que trois aides-majors avec moi, et nous sommes sur les dents. Les pansements sont faits d'une manière incomplète ; ne pouvant pas tout faire à la fois, je vais au plus pressé.

Nous avons 49 fractures, ainsi décomposées :

Crâne	8	Report.	16
Face.	1	Coude.	1
Maxillaire inférieur.	1	Avant-bras.	1
Épaule.	2	Cuisse.	13
Bras.	4	Genou.	3
A reporter.	16	Jambe.	15
		Total.	49

Le service est mal organisé ; nous n'avons pas d'infirmiers ; quelques musiciens que personne ne commande ont été désignés pour remplacer les infirmiers absents, et ne nous sont pas utiles, parce qu'ils ne savent rien. Les malades sont mal couchés, mal nourris, mal soignés. Comme chose provisoire, on peut s'en contenter ; comme installation définitive, c'est pitoyable. On court, on va, on vient, on se remue, et l'on ne fait rien de bon ; il faudrait au moins huit médecins, trente infirmiers et un matériel suffisant.

MM. Barthet, Allain et Fleury, mes aides-majors, se sont multipliés. M. Allain est épuisé de fatigues et de diarrhée ; il résiste parce que c'est un homme de cœur. M. Fleury n'en peut plus. M. Barthet, qui nous est arrivé à la fin, peut encore aller quelque temps ; mais si on nous laisse longtemps écrasés de cette façon, on nous épuisera tous avant que nous ayons pu rendre les services que l'on a le droit d'attendre de nous. MARTENOT DE CORDOUX, médecin-major.

Ambulance du quartier général du 4e corps.—Valenza, 22 mai.—M. le médecin en chef de l'armée, par suite de la suppression de la brigade de cavalerie du 4e corps, MM. Lefebvre, Alix et Vital sont rentrés à l'ambulance du quartier général. Ces médecins n'ayant pas encore pu obtenir de chevaux sont arrivés en tenue et perchés sur un caisson d'ambulance.

FENIN, médecin en chef du 4e corps.

Grand quartier général, 22 mai.—M. l'intendant général,

Le personnel des officiers de santé de l'armée deviendra bientôt insuffisant pour tous les besoins du service, surtout par la nécessité de pourvoir à l'organisation des grands hôpitaux de Gênes, d'Alexandrie et de Turin.

Il m'a fallu déjà indiquer à M. le médecin principal Boudin, médecin en chef des hôpitaux de Gênes, ceux des médecins-majors ou aides-majors qui pourraient être détachés provisoirement des ambulances auxquelles ils appartiennent.

Il serait d'ailleurs impossible de disposer du personnel médical des régiments en vue des éventualités de la guerre.

J'ai l'honneur de vous prier de vouloir bien réclamer auprès de S. Exc. le ministre de la guerre un supplément indispensable de médecins.

Baron LARREY, médecin en chef de l'armée.

Voghera, 22 mai. — M. le médecin en chef de l'armée,

Je dirige aujourd'hui une seconde évacuation de blessés sur Alexandrie : je charge M. l'aide-major Jean de deux états sur lesquels sont inscrits les noms et le genre de blessures de chaque blessé.

Il ne reste plus à Voghera que trois cents blessés environ, qui seront réunis dans une vaste caserne propre à les recevoir.

Hier, à minuit, tous les morts, dont 15 Autrichiens, 4 Piémontais et 82 Français, ont été inhumés.

M. le colonel Méric de Bellefont est mourant, plaie pénétrante de l'abdomen.

CHAMPOUILLON, médecin en chef du 1ᵉʳ corps.

22.—Les différents corps français reçoivent l'ordre de faire les mouvements suivants :

1ᵉʳ CORPS.—Quartier général à Montebello.

         Occupation de Casteggio avec avant-postes à Casatisma.

2ᵉ CORPS.—Quartier général à Voghera.

         Observation de la Staffora et de la route de Calcababbio.

3ᵉ CORPS.—Quartier général à Pontecurone.

         Occupation de Castel-Nuovo, Scrivia et Casei.

4ᵉ CORPS.—Conserve ses positions autour de Valenza.

Garde impériale à Alexandrie.

La division d'Autemarre à Genestrello en arrière du 1ᵉʳ corps.

Les corps autrichiens sur deux lignes font face, sur la gauche du Pô, aux armées alliées, et d'après les positions des corps français, le général Gyulai, qui a son quartier général à Garlasco, suppose que les efforts se porteront sur sa gauche.

Paris, 22 mai.—Le président du conseil de santé à M. Larrey, médecin en chef de l'armée d'Italie.

Le télégraphe nous a apporté la nouvelle de nos premiers succès. Vous avez eu dans cette circonstance à déployer une activité plus en rapport avec votre talent et avec l'héritage paternel. Vous avez eu en même temps l'occasion de voir à l'œuvre et d'apprécier vos collaborateurs des ambulances ; c'est pendant l'action même que vous pouvez juger de la valeur de chacun d'eux.

Nous vous recommandons le bien-être matériel des officiers de santé des ambulances et des hôpitaux. Les règlements ne leur donnent pas de soldat pour leur service personnel, et cependant s'ils ne sont pas déchargés des soins indispensables pour pourvoir à leur subsistance et à leur entretien matériel, ils n'ont plus la liberté de se livrer entièrement à l'exercice de leurs fonctions. A cette misère qui avait abattu bien des médecins de l'armée d'Orient, Scrive porta remède en obtenant dès son arrivée qu'on donnât des ordonnances aux médecins. A Bomarsund, cette privation amena beaucoup de difficultés dans le service et des désagréments de toute sorte. Il est juste que, puisque l'on exige beaucoup des médecins, on les mette en mesure d'être tout entiers à leurs fonctions.

VAILLANT.

23 MAI. — *Armée française.* — Les 1ᵉʳ, 2ᵉ et 3ᵉ corps se concentrent en avant et autour de Voghera.

Arrivée à Livourne du Prince Napoléon, avec son état-major et une partie de la 1ʳᵉ brigade de la 2ᵉ division. — A Florence, le général Ulloa, commandant en chef les troupes toscanes, les réunit et leur communique la proclamation de Sa Majesté le roi Victor-Emmanuel. Cette proclamation est accueillie par d'enthousiastes acclamations. Indépendamment des troupes toscanes, un corps de volontaires italiens et romagnols doit agir sous les ordres du général Mezzacapo.

Armée piémontaise. — Après avoir occupé Castelletto, et surpris Sesto-Calende et Angera, Garibaldi est à Varèse, dont la population se soulève et lui fournit des volontaires.

Armée autrichienne. — Un détachement de la division Urban part de Milan, arrive à Barlassina, route de Milan à Côme, pour s'opposer au mouvement de Garibaldi.

PROCLAMATION DE S. A. I. LE PRINCE NAPOLÉON.

En rade de Livourne, à bord de la *Reine-Hortense*, 23 mai 1859.

Habitants de la Toscane,

L'Empereur m'envoie dans vos pays, sur la demande de vos représentants, pour y soutenir la guerre contre nos ennemis, les oppresseurs de l'Italie.

Ma mission est exclusivement militaire ; je n'ai pas à m'occuper et je ne m'occuperai pas de votre organisation intérieure.

Napoléon III a déclaré qu'il n'avait qu'une seule ambition : celle de faire triompher la cause sacrée de l'affranchissement d'un peuple, et qu'il ne serait jamais influencé par des intérêts de famille. Il a dit que « le seul but de la France, satisfaite de sa puissance, était d'avoir à ses frontières un peuple ami qui lui devra sa régénération. »

Si Dieu nous protége et nous donne la victoire, l'Italie se constituera librement ; et, en comptant désormais parmi les nations, elle affermira l'équilibre de l'Europe.

Songez qu'il n'est pas de sacrifices trop grands, lorsque l'indépendance doit être le prix de vos efforts, et montrez au monde, par votre union et par votre modération, autant que par votre énergie, que vous êtes dignes d'être libres.

Le Prince commandant en chef le 5e corps de l'armée d'Italie,

NAPOLÉON (Jérôme).

23 MAI. — PROCLAMATION DE SA MAJESTÉ LE ROI VICTOR-EMMANUEL AUX
TROUPES TOSCANES.

Soldats toscans,

Au premier bruit de la guerre nationale, vous avez cherché un capitaine qui vous menât au combat contre les ennemis de l'Italie. J'ai accepté ce commandement, parce que c'est mon devoir de donner l'ordre et la discipline à toutes les forces de la nation. Vous n'êtes plus les soldats d'une province italienne, vous faites partie de l'armée d'Italie.

Vous estimant dignes de combattre aux côtés des braves soldats de la France, je vous place sous les ordres de mon bien-aimé gendre, le prince Napoléon, à qui sont confiées par l'Empereur des Français d'importantes opérations militaires. Obéissez-lui comme vous m'obéiriez à moi-même. Il partage mes pensées et mes affections, qui sont aussi celles du généreux Empereur qui est venu en Italie pour le triomphe de la justice et la défense du droit national.

Soldats, les jours de fortes épreuves sont arrivés. Je compte sur vous. Vous avez à maintenir et augmenter l'honneur des armes italiennes.

VICTOR-EMMANUEL.

Alexandrie, grand quartier général, 23 mai. — M. l'intendant général,

L'ambulance du grand quartier général impérial, dont le personnel est arrivé à Alexandrie, peut être appelée à marcher d'un jour à l'autre. Mais pour se constituer entièrement, elle a besoin :

1° d'un officier comptable ;

2° D'un détachement d'infirmiers exercés aux pansements ;

3° D'un caisson et d'une sacoche d'ambulance garnis ;

4° De moyens de transport pour les officiers de santé non montés.

J'ai l'honneur de vous demander aussi, M. l'intendant général, qu'en l'absence de M. Boudin, médecin en chef de l'ambulance, M. le médecin principal Bertherand puisse s'entendre avec M. l'officier comptable qui sera désigné pour l'organisation du matériel de cette ambulance.

Baron LARREY, médecin en chef de l'armée.

Voghera, 23 mai. — M. le médecin en chef de l'armée,

M. le maréchal Baraguey-d'Hilliers a quitté Voghera ce matin à cinq heures, pour aller prendre position à Montebello et à Casteggio. Avant de rejoindre le 1er corps, je me suis concerté avec M. Périer, médecin en chef du 2e corps, pour lui faire la remise des malades que je suis obligé de quitter. J'ai l'honneur de vous informer que je laisse ici :

HÔPITAL CIVIL.			HÔPITAL DU COLLÉGE.		
Français blessés.	Officiers	7	Français blessés.	Officiers	4
	Sous-officiers et soldats	21		Sous-officiers et soldats	84
Piémontais blessés		6	Français fiévreux		10
Autrichiens blessés		11	Autrichiens blessés.	Officiers	3
	Total	45		Sous-officiers et soldats	123
Français fiévreux		54		Total	224
	Total général	99			

Les dernières amputations ont été faites ce matin ; elles sont au nombre de six.

Une évacuation de cent blessés environ sera dirigée aujourd'hui même sur Alexandrie, si la voie ferrée est libre.

Les malades fiévreux continueront à être traités à l'hôpital civil, quelques-uns d'entre eux n'étant point transportables, et l'état de la plupart des autres assez peu grave pour qu'ils puissent rejoindre prochainement leurs corps respectifs.

Le 1er corps ne possède pas un seul infirmier militaire. L'ambulance du quartier général du 1er corps est dépourvue de caissons ; le seul qu'elle possédait lui a été enlevé pour le donner à la division de cavalerie.

CHAMPOUILLON, médecin en chef du 1er corps.

Gênes, 23 mai 1859. — M. le médecin en chef de l'armée,

Après de longues tergiversations, on vient enfin de nous promettre, pour être convertis en hôpitaux, le séminaire, l'hôpital Della-Neve, le couvent des missionnaires et le palais Scassi. Je ne dois pas vous laisser ignorer que ce tardif résultat n'a été obtenu qu'après déclaration faite à l'administration sarde qu'en cas de refus de sa part, nous occuperions d'urgence les bâtiments dont il s'agit. Aussitôt que les locaux seront en notre possession, nous disposerons, avec San Benigno, d'environ 3,000 à 3,500 places. J'ai demandé que le collége national nous fût livré, ce qui augmentera nos ressources de 1000 places. Aujourd'hui surgit un nouvel embarras, celui du personnel. Malgré les avantages financiers faits aux étudiants en médecine, je commence à éprouver de grandes difficultés à en trouver un nombre suffisant pour assurer le service, et la même pénurie ne tardera peut-être pas à se produire du côté des médecins traitants, en présence de l'étendue des besoins. En effet dans la seule journée d'hier, on m'a demandé quatre médecins pour les dépôts des corps de la place de Gênes. Que sera-ce quand nous aurons, ce qui ne peut tarder, 3,000 malades exigeant un personnel de trente médecins au moins?

Ils est donc urgent au plus haut degré que des médecins de France nous soient envoyés en toute hâte, si l'on veut prévenir les plus graves embarras.

Pendant que je vous écris, j'apprends que le collége national est accordé; ainsi augmentation de 1000 places.

A Livourne, nous avons trouvé immédiatement deux locaux contenant un ensemble de 400 lits pour sous-officiers et soldats malades, et pour 12 officiers. L'Université de Pise nous fournira peut-être un nombre suffisant d'élèves.

Je viens de fixer la composition du personnel médical militaire des deux premiers hôpitaux qui vont s'ouvrir à Gênes, d'après les bases convenues il y a trois jours à Alexandrie, c'est-à-dire un major et un aide-major pour chaque hôpital. Je leur adjoins deux médecins traitants requis, et deux élèves, en attendant que l'on puisse faire mieux.

Le nombre de nos malades à Gênes s'élève aujourd'hui à mille.

BOUDIN, médecin en chef des hôpitaux de Gênes.

Casteggio, 23 mai. — M. le médecin en chef de l'armée,

J'ai l'honneur de vous adresser un état sommaire des blessés reçus pendant la journée du 20 mai à l'ambulance de la 1re division du 1er corps, ainsi que l'effectif de cette division au 19 et au 20 mai, c'est-à-dire avant et après le combat : vous pourrez juger ainsi des pertes éprouvées par cette division.

Effectif : 8,227 hommes le 19. — 7,390 hommes le 20 au soir ; il y a donc eu 837 hommes tués, blessés ou disparus.

	REÇUS AU COLLÉGE.			REÇUS A L'HÔPITAL CIVIL.		
	Français.	Piémontais.	Autrichiens.	Français.	Piémontais.	Autrichiens.
Officiers..	8	»	1	16	»	1
Sous-officiers et soldats..	494	»	5	212	22	35
	502	»	6	228	22	36
Total. . .		508			286	

Je n'ai vu à l'hôpital établi au collége, pendant la nuit qui suivit le combat, qu'un certain nombre de blessés que j'ai pansés avec l'aide des deux aides-majors placés sous mes ordres ; les autres blessés ont reçu les soins de MM. de Santi et Martenot de Cordoux, qui sont venus nous aider avec les médecins sous leurs ordres aussitôt qu'ils ont eu connaissance de l'engagement de la 1re division avec l'ennemi.

J'ai dû, d'après les ordres de M. Champouillon, m'occuper plus spécialement des blessés recueillis à l'hôpital civil de Voghera et qui s'élèvent au chiffre de 286, plus une dizaine reçus le lendemain.

Ces blessés ont été évacués pour la plupart, le 1er et le 2e jour, sur l'hôpital d'Alexandrie, après les premiers soins. Nous n'avons pu, faute de temps, donner pour la 1re évacuation les renseignements propres à faire connaître l'état de ces blessés.

La seconde évacuation s'est faite d'une manière plus régulière, et deux états nominatifs des blessés évacués sur Alexandrie, avec indication de leurs blessures, ont été remis par nous, l'un au chef de l'ambulance piémontaise pour les blessés de cette nation, l'autre à l'officier d'administration qui accompagnait l'évacuation, pour vous être remis à son arrivée.

Je joins ici deux états récapitulatifs, l'un donnant le chiffre par région des blessures présentées par les militaires reçus à l'hôpital civil de Voghera ; l'autre, le nombre et le lieu des fractures reconnues pendant l'examen que nous avons fait, ainsi que la nationalité des blessés.

État récapitulatif des blessures présentées par les militaires reçus à l'hôpital civil de Voghera.

BLESSURES (286).	FRANÇAIS.				PIÉMONTAIS.			AUTRICHIENS.			TOTAL.
	Officiers.	S.-Offic.	Soldats.	TOTAL.	Officiers.	S.-Offic.	Soldats.	Officiers.	S.-Offic.	Soldats.	
à la tête	2	1	11	14	»	»	2	»	»	4	20
à la face	»	2	10	12	»	»	1	»	»	3	16
au col	»	»	10	10	»	»	»	»	»	»	»
à la poitrine, pénétrantes	»	»	4	14	»	»	»	»	»	5	9
à la poitrine, non pénétrantes	»	»	14	14	»	»	2	1	»	4	21
à l'abdomen, pénétrantes	1	1	5	7	»	»	2	»	»	2	11
à l'abdomen, non pénétrantes	»	»	2	2	»	»	»	»	»	1	3
aux membres supérieurs, bras	4	1	40	45	»	»	1	»	»	»	46
aux membres supérieurs, avant-bras	»	1	16	17	»	»	2	»	»	2	21
aux membres supérieurs, mains	1	1	20	22	»	»	2	»	»	2	26
aux membres inférieurs, cuisses	6	5	38	49	»	»	7	»	»	7	63
aux membres inférieurs, jambes	2	1	22	25	»	»	3	»	»	4	32
aux membres inférieurs, pieds	»	1	»	1	»	»	»	»	»	4	7
aux parties génitales	»	1	»	1	»	»	»	»	»	»	1
	16	14	198	228	»	»	22	1	»	35	286

FRACTURES.	FRANÇAIS.			TOTAL.	PIÉMONTAIS.			AUTRICHIENS.			TOTAL.
	Offic.	S.-offic.	Soldats.		Offic.	S.-offic.	Soldats.	Offic.	S.-offic.	Soldats.	
du maxillaire supérieur	»	»	2	2	»	»	»..	»	»	»	2
du maxillaire inférieur	»	»	1	1	»	»	»	»	»	1	2
de l'omoplate	»	»	1	1	»	»	»	»	»	»	1
du crâne	»	»	4	4	»	»	»	»	»	»	4
du coude	»	»	2	2	»	»	»	»	»	»	2
de l'avant-bras	»	»	»	»	»	»	1	»	»	»	1
du poignet ou de la main	»	»	5	5	»	»	»	»	»	»	5
du pouce	»	»	2	2	»	»	»	»	»	»	2
des phalanges des doigts	»	»	4	4	»	»	»	»	»	»	4
de la cuisse	»	1	2	3	»	»	4	»	»	4	8
du genou	»	»	3	3	»	»	»	»	»	1	4
de la jambe	1	»	4	5	»	»	»	»	»	»	5
du pied	»	»	1	1	»	»	»	»	»	»	1
	1	1	31	33	»	»	2	»	»	6	44
		33		»		2			6	.	44

Le plus grand nombre de ces fractures nous a paru simple, et nous avons voulu tenter la conservation des membres. Cependant trois amputations indispensables ont été pratiquées : une amputation de cuisse et deux de bras; ces deux dernières ont été pratiquées par nous; l'autre, celle de la cuisse, l'a été par le chirurgien en chef de l'hôpital de Voghera, au moment où j'arrivais du champ de bataille où se trouvaient encore mes deux aides.

Le personnel de l'ambulance est insuffisant. Pendant tout le temps qu'a duré l'affaire, M. Sculfort seul a pu rester près de moi sur le lieu où était établi l'ambulance, pendant que M. Dufresne était avec les cacolets pour faire enlever les blessés.

Il serait nécessaire de presser l'arrivée du troisième aide-major qui n'a pas rejoint encore, et d'en nommer un quatrième. M. Sculfort est déjà malade ; il est d'ailleurs peu fort, et ne pourra supporter longtemps les fatigues d'un service actif.

En partant hier à 6 heures du soir, après avoir assisté à l'évacuation des malades sur Alexandrie, j'ai remis à M. de Santi une quarantaine de blessés qui auront pu être évacués ce matin sur Alexandrie, ou placés dans l'hôpital qui doit être établi à Voghera.   MENUAU, médecin-major.

Grand quartier général d'Alexandrie, 23 mai. — M. l'intendant général.

L'évacuation déjà faite des blessés de Voghera sur Alexandrie exclusivement, peut avoir de graves inconvénients pour l'état sanitaire des hôpitaux de cette ville. J'ai l'honneur de vous prier de vouloir bien autoriser et ordonner la translation sur Gênes de tous les blessés ou malades en état de supporter ce nouveau voyage. La liste en sera établie aujourd'hui même, dans chaque hôpital, par les soins des médecins français et sardes réunis.

Baron LARREY, médecin en chef de l'armée.

M. le médecin en chef de l'armée.

Les ordres sont donnés depuis ce matin pour l'évacuation sur Gênes de tous les fièvreux et blessés qui pourront supporter le voyage.

PARIS, intendant général.

Voghera, 23 mai 1859. — M. le médecin en chef de l'armée.

Le 2ᵉ corps s'est porté hier à Voghera, passant par Castel-Nuovo Scrivia et Casei. Nous arrivions près du théâtre du combat du 20 mai, et nous avons trouvé dans les deux hôpitaux que vous connaissez bon nombre de blessés dont la remise m'a été faite aujourd'hui par M. Champouillon, médecin en chef du 1ᵉʳ corps. Dans cette même journée, une double évacuation a été faite sur Alexandrie. La 1ʳᵉ de 40 malades, dont 17 blessés par le feu (parmi lesquels 5 autrichiens); la 2ᵉ de 128 malades, dont environ 115 blessés par le feu et parmi lesquels plusieurs autrichiens et piémontais. Il reste ce soir 71 malades ou blessés à l'hôpital civil et environ 120 au collège.

D'ici à quelques jours, tous ces malades et les entrants de chaque jour seront placés, en attendant leur évacuation sur les hôpitaux de 2ᵉ et de 3ᵉ ligne, dans une vaste et belle caserne neuve, que l'administration se propose de constituer en hôpital permanent, de 5 à 600 lits, et pour lequel il sera nécessaire de désigner plus tard un personnel médical. Jusque-là, les médecins des corps d'armée de passage se relayeront en quelque sorte, et feront alternativement le service, pendant leur séjour dans cette ville.

Tous les jours ou presque tous les jours, j'évacuerai sur Alexandrie le plus grand nombre de malades que je pourrai. Seulement, ceux qui restent et dont les blessures nécessitent encore un assez bon nombre d'amputations (nous avons déjà plusieurs cas de gangrène) sont les plus graves. Les blessures par balles sont beaucoup plus graves chez les Autrichiens que chez nous; leurs balles cylindro-coniques semblables aux nôtres pour la forme sont de très-petit calibre.

M. Brault, médecin-major et M. Corne de l'ambulance de la 2ᵉ division, aidés de tous leurs aides-majors fonctionnent en ce moment jusqu'à nouvel ordre, à

l'hôpital du collége, tandis que d'un autre côté, M. Cordier (de la cavalerie) aidé
d'un aide-major dirige le service de l'hôpital civil..

Tous ces messieurs rivalisent de bonne volonté et de zèle. Eux et moi avons fort
à faire. MM. Martenot, de Santi et leurs aides ont fait l'impossible, et je leur
rends ce bon témoignage; mais plus nous allons, plus la besogne devient compliquée et difficile.   PÉRIER, médecin en chef du 2ᵉ corps.

Alexandrie, grand quartier général, 23 mai 1859. — M. l'intendant général,

Le service médical de l'ambulance de Voghera où se trouve encore un assez
grand nombre de blessés n'est pas suffisamment assuré. Les officiers de santé sont
exténués de fatigue; ils n'ont pas d'infirmiers et se plaignent de ne pouvoir donner à leurs malades des soins plus complets.

Je viens de désigner deux aides-majors de l'ambulance du grand quartier général, MM. Lhonneur et Gaujot, pour aller momentanément alléger le service de cette
ambulance.

Je vous prie, M. l'intendant général, de vouloir bien approuver ces deux désignations en signant aussi les deux autres lettres de service qui m'ont été transmises de l'intendance.   Baron LARREY, médecin en chef de l'armée.

Alexandrie, grand quartier général, 23 mai. — M. l'intendant général,

Le choix d'un nouvel hôpital, sinon de nouveaux hôpitaux, à Gênes, tarde
bien à s'accomplir; et cependant le besoin de plusieurs milliers de lits peut se présenter d'un jour à l'autre, si une grande bataille réclame tout à coup l'évacuation
d'un nombre incalculable de blessés. Leur installation dans des barraques sup-
pléera peut-être à l'insuffisance des hôpitaux, et deviendra même préférable à l'encombrement des salles, si l'on ne peut faire mieux. Mais je crois de mon devoir,
M. l'intendant général, de vous exprimer combien je me préoccupe d'une situation
qui doit exciter aussi toute votre sollicitude.

                    Baron LARREY, médecin en chef de l'armée.

Gênes. — Hôpital de San-Benigno, 23 mai. — M. le médecin en chef des hôpitaux de Gênes, quelques cas de variole se présentent, et nous font regretter l'absence de nos véritables infirmiers,   MAUPIN, médecin principal.

24 MAI. — *Armée française.* — Le 3ᵉ corps reprend en partie ses positions de
Castel-Nuovo et Pontecurone.

Armée piémontaise. — Mouvements peu importants.

Armée autrichienne. — Le détachement d'Urban (général Rupprecht arrive à
Camerlata, dès la nuit; il est inquiété sans cesse par les chasseurs des Alpes.

Montebello, 24 mai 1859. — M. le médecin en chef de l'armée,

Dès mon arrivée à Montebello, je me suis empressé de rechercher un local propre à recevoir nos blessés, si un engagement doit avoir lieu sur le point où nous nous trouvons. Le monastère de Montebello que j'avais déjà reconnu précédemment, peut contenir, sans encombrement, environ 550 malades : les salles, les cloîtres et l'église sont garnis de paille, car nous manquons absolument de couchage. J'ai prié M. l'intendant de se procurer deux mille couvertures de laine, pour le service des ambulances du 1er corps. Afin d'économiser le peu de linge dont nous disposons, j'ai fait requérir des habitants, une certaine quantité de mousse destinée aux fomentations d'eau froide.

Je vous informe avec regret, que par suite de l'inexpérience ou des préoccupations nombreuses de l'intendance, près de 800 blessés ont été nourris, pendant quatre jours, par la commisération publique.

Les régiments et les ambulances continuent à manquer de médicaments, de même que nous sommes dépourvus d'infirmiers militaires.

Demain, je me transporterai à Casteggio et à Tomis Casa, où il existe, m'a-t-on dit, plusieurs bâtiments susceptibles d'être transformés en hôpitaux temporaires. J'aurai l'honneur de vous rendre compte des ressources que je trouverai dans ces deux localités.   CHAMPOUILLON, médecin en chef du 1er corps.

Rapport à M. le médecin en chef de l'armée sur une évacuation de malades de Voghera à Alexandrie, accompagnée par M. Chaumeron, médecin aide-major.

Alexandrie, 24 mai. — Hier 23, à 2 heures de l'après-midi. — J'ai reçu de M. Périer, médecin en chef du 2e corps, l'ordre d'accompagner une évacuation de blessés, de Voghera à Alexandrie. Elle se composait de 128 blessés français et autrichiens, et d'une cinquantaine de fiévreux.

Tous ces malades ont été placés dans des wagons de marchandises sur une légère couche de paille. J'ai dû prendre place au milieu d'eux, aucun autre moyen de transport n'ayant pu être mis à ma disposition par l'administration du chemin de fer. Le convoi, parti vers cinq heures, est arrivé en gare d'Alexandrie à 7 h. 1/2 du soir. A mon arrivée, je me suis enquis des moyens de transporter mes malades dans les hôpitaux de la ville.

Il m'a été répondu par MM. les officiers de l'intendance présents à l'arrivée du convoi qu'il n'y avait à la gare ni voitures, ni brancards, mais qu'on les attendait d'un moment à l'autre. Les fiévreux et les blessés, capables de marcher, furent dirigés à pied, sur les hôpitaux ; les autres furent déchargés et couchés sur de la paille étendue sur le quai, en attendant les moyens de transport qui n'arrivèrent que vers 10 heures.

Les plus gravement blessés furent placés sur les 3 ou 4 brancards existants; les autres durent être transportés sur de petits lits en fer, provenant de l'administration des lits militaires sardes. A 10 heures 1/2 tous les blessés avaient quitté la gare.   CHAUMERON, médecin aide-major.

L'absence de moyens de transport pour les blessés, de la gare d'Alexandrie aux hôpitaux de cette ville, s'explique par l'absence d'un avertissement télégraphique préalable qu'aurait dû expédier le sous-intendant chargé des hôpitaux de Voghera. Le mécontentement de cet oubli a été vivement exprimé par M. l'intendant général Paris.

Alexandrie, 24 mai 1859. — M. le médecin en chef de l'armée,

Mes préoccupations pour l'installation des hôpitaux nécessaires à l'armée d'Italie ne sont pas moins vives que les vôtres.

J'ai chargé une commission composée de M. le sous-intendant militaire de Lavalette, de M. le Dr Boudin et de l'officier principal d'administration Coytier, de poursuivre la réalisation de cette œuvre indispensable et j'attends les plus prompts résultats du zèle et du dévouement de chacun de ces officiers.

Je réaliserai dans les mêmes conditions les projets que vous me présenterez dans ce même but, mais il est nécessaire que vous les formuliez.

          PARIS, intendant général.

Alexandrie, 24 mai. — M. le médecin en chef de l'armée.

Mouvement des malades, du 23 au 24 mai, aux hôpitaux d'Alexandrie.

Restants le 23 mai au matin.	1,371
Entrés.	29
Sortis.	127
Morts	»
Restants le 24.	1,273

Les médecins d'Alexandrie ne connaissent pas, en général, la langue française et il leur est difficile de comprendre nos soldats et de se faire comprendre d'eux;

Les plus capables sont déjà employés dans les hôpitaux piémontais civils ou militaires, et ce n'est que d'une manière exceptionnelle que nous pouvons compter sur eux comme médecins ou chirurgiens traitants.

En raison de ces circonstances d'une part, et d'un autre côté, comme le service sera ici toujours tendu et complexe et qu'il faudra faire des évacuations incessantes sur Gênes et sur Turin, il me semble indispensable et urgent qu'Alexandrie soit largement pourvue de médecins militaires français pour la direction des hôpitaux, pour le traitement des malades et des blessés et pour assurer l'exécution du service.

Ne serait-il pas possible de faire un appel aux élèves des facultés de médecine ?   CAZALAS, médecin en chef des hôpitaux d'Alexandrie.

Alexandrie, 24 mai 1859. — M. le médecin en chef de l'armée,

J'ai approuvé la désignation de MM. Lhonneur et Gaujot pour aller momentanément à l'ambulance de Voghera. (*Cette réponse arrivée après l'évacuation des blessés, ces médecins ne sont pas partis.*)

Un détachement d'infirmiers est parti hier pour cette destination. J'attends aujourd'hui deux caissons du train pour l'ambulance du quartier impérial.

Je crains qu'il ne soit trop tard pour rappeler M. Roussel du 5° corps ; dans ce cas, il serait remplacé.

Les infirmiers de l'ambulance du quartier impérial seront choisis parmi ceux de l'hôpital de San Stephano.   PARIS, intendant général.

Gênes, 24 mai 1859. — M. le médecin en chef de l'armée,

L'hôpital San Benigno a reçu dans la journée d'hier 193 malades ou blessés, et son chiffre actuel s'élève à 875.

Tout le personnel médical a passé la nuit à l'hôpital, attendant un convoi de blessés. Aujourd'hui, un nouveau convoi de 320 malades ou blessés nous est annoncé, ce qui portera le nombre de nos malades à 1200, et à 1400 en y comprenant les deux autres hôpitaux. Le séminaire s'ouvrira après-demain. Le service est assuré au point de vue du personnel traitant. Les aides commencent à nous manquer, aussi ai-je dû prier M. l'intendant de Cambis d'en demander par dépêche télégraphique 20 à Marseille et 12 à Turin, où M. Riberi a la bonté de m'offrir son concours.

Je pars pour Voltri où l'on doit fonder un grand hôpital, et après-demain, jeudi, je compte, conformément à votre désir, me rendre à Alexandrie, bien que M. l'intendant de Cambis et M. de Lavalette jugent encore ma présence nécessaire à Gênes.   BOUDIN, médecin en chef des hôpitaux de Gênes.

Ambulance de la 1ʳᵉ division du 1ᵉʳ corps. — Casteggio, 24 mai. — M. le médecin en chef du 1ᵉʳ corps,

Je vous aurais envoyé un duplicata du rapport que j'ai adressé à M. le médecin en chef de l'armée sur les blessés recueillis au collége ou à l'hôpital civil de Voghera si j'avais pu le faire copier, mais mes deux aides-majors se ressentent encore beaucoup des fatigues des jours précédents et comme on nous faisait supposer un nouvel engagement, j'ai préféré leur laisser prendre un peu de repos. L'un d'eux surtout en avait un besoin urgent pendant notre dernière journée de séjour à Voghera et n'avait pu nous seconder aussi efficacement qu'il eût été nécessaire. Il lui serait impossible de soutenir longtemps les fatigues d'un service aussi actif que celui d'une ambulance en campagne, il succomberait promptement. La constitution d'une ambulance avec trois aides-majors, et je n'en ai encore que deux, est tout à fait insuffisante. Pour les opérations, il faut de toute nécessité au moins 3 aides; 1 pour surveiller l'action du chloroforme ; il ne peut être remplacé par quelqu'un d'étranger à la médecine; 1 pour faire la compression, j'ai pu m'assurer lors de ma dernière opération de l'importance de cet aide. J'avais confié cette fonction à un médecin piémontais qui a laissé échapper une quantité considérable de sang ; 1 pour maintenir le moignon et relever les chairs.

Les autres aides peuvent être remplacés à la rigueur, mais encore nous faudrait-il au moins des infirmiers. Vous savez aussi que mes deux aides ne sont pas encore montés ; il serait important qu'ils le fussent le plus promptement possible attendu qu'avec les chaleurs, il leur sera difficile de supporter la fatigue de la route et d'être aptes à faire un service à l'arrivée.

Menuau, médecin-major.

Turin, 24 mai. — M. le médecin en chef de l'armée,

A mon départ de Gênes pour Turin, M. le sous-intendant de Lavalette, m'a dit que l'intention de l'administration était d'établir dans cette dernière ville, des hôpitaux pour 4 à 5,000 malades. Il y a à Turin deux casernes presque contiguës dans lesquelles nous devons établir le premier hôpital, ces deux casernes ne présentent pas toutes les conditions désirables, mais elles pourront être utilisées en attendant mieux.

D'après les renseignements que j'ai pris, il sera possible de trouver dans l'intérieur de la ville ou dans la banlieue, sur la voie ferrée de Novare et de Suze, des établissements plus convenables que celui dont nous disposons actuellement. Des hôpitaux établis dans la banlieue présenteraient des conditions hygiéniques plus favorables; mais comme l'insuffisance de notre personnel nous oblige à prendre des médecins de la localité et que le service de ces hôpitaux externes nécessiterait deux déplacements quotidiens de plusieurs heures, il est probable que nous devrons renoncer à un projet auquel ces médecins ne pourraient pas se prêter. Si l'administration a l'intention bien arrêtée d'établir à Turin des hôpitaux pour 4 à 5,000 malades, il faut presser les autorités locales pour nous faire céder promptement les locaux nécessaires afin de les approprier de suite à leur nouvelle destination.

Salleron, médecin en chef des hôpitaux de Turin.

Commandement I. et R. du vii* *corps de l'armée autrichienne.*

Si des partis de troupes piémontaises ou françaises, des patrouilles, des espions, des envoyés appartenant à l'une ou l'autre des deux armées ennemies, qu'ils soient en uniformes ou déguisés, paraissent, sous quelque prétexte que ce soit, dans l'espace de terrain occupé par les troupes I. et R., il est expressément ordonné à toute commune, et conséquemment à chacun de ses habitants en particulier, d'en prévenir le commandant de la station; et, dans le cas où le pays ne serait pas occupé par les troupes I. et R., ce serait alors au commandant du poste le plus voisin qu'il devrait en être donné avis.

Toute commune dans l'enceinte de laquelle il sera découvert, soit par un détachement, soit par un seul individu de l'armée I. et R. autrichienne, un semblable parti de troupes ennemies, une patrouille, un particulier ou un espion, sans qu'elle en ait fait d'avance et à temps la déclaration prescrite, et lors même que ce serait par le fait d'un seul de ses habitants, cette commune sera soumise sans rémission aux lois les plus sévères de la guerre.

Sous peine d'être livrée au pillage, toute la commune devra payer une contribution de guerre; le pays compromis sera incendié, et l'individu coupable sera passé par les armes.

Les communes sont invitées à faire publier cette proclamation dans toutes les églises, en chaire et par l'organe du clergé, comme aussi par tout autre moyen qui serait plus opportun.

Mortara, 24 mai.   Le commandant du VIIe corps d'armée I. et R.,

ZOBEL.

« L'Empereur Napoléon III voulant diminuer autant qu'il dépend de lui les maux que la guerre entraîne avec elle, et donner l'exemple de la suppression des rigueurs qui ne sont pas nécessaires, a décidé que tous les prisonniers blessés seraient rendus à l'ennemi sans échange, dès que leur état leur permettrait de retourner dans leur pays. »

25 MAI. — *Armée française.* — Les troupes de la division d'Autemarre du 5e corps ont quitté Bobbio le 23 et viennent s'établir en avant de Codevilla.

Le débarquement à Livourne des troupes du 5e corps, commencé hier, se termine (14e bataillon de chasseurs à pied, 18e, 26e, 80e et 82e de ligne). Un de ces régiments partira pour Pistoja et devra occuper Bagni di Luca et San Marcello.

Armée piémontaise. — Pas de mouvements. Engagements d'artillerie insignifiants près de Terrasa.

Armée autrichienne. — La brigade Urban arrive à Solbiate.

Montebello, 25 mai. — M. le médecin en chef de l'armée,

J'ai l'honneur de vous adresser quelques renseignements relatifs au service chirurgical qui m'a été confié à l'hôpital du collége de Voghera, ils serviront à compléter ceux que je vous ai déjà fournis et ceux que j'ai communiqués à M. le médecin en chef du 1ᵉʳ corps d'armée. Je vous ai rendu compte de la pénurie dans laquelle nous nous sommes trouvés dans cet hôpital, vous connaissez le chiffre des malades que nous y avons soignés, je ne traiterai dans ce rapport que certaines questions spéciales, qui m'ont paru dignes de fixer votre attention.

Les nouveaux projectiles, mis en usage dans cette guerre par l'armée française, produisent des désordres de la plus grande gravité; nous n'avons pas rencontré, comme autrefois avec les balles rondes, des déviations qui rendaient ces sortes de plaies si extraordinaires et parfois si incompréhensibles. Cette fois nous avons toujours constaté que les balles suivaient la ligne droite, quel que soit l'obstacle qui tentait de s'opposer à leur marche. Les os les plus durs étaient brisés en éclats. Le projectile agissait d'abord à la manière d'un coin, en frappant par la pointe, faisant éclater les os, puis par un mouvement de bascule, qui s'opérait dès que la pointe avait rencontré l'obstacle, la balle se renversait sur elle-même, tournait dans la plaie, réduisait en bouillie tous les tissus qu'elle rencontrait et produisait des esquilles multiples en quantité considérable. Si elle restait dans l'os même, elle s'y formait une large cavité, où l'on ne trouvait que des esquilles d'une extrême ténuité ; au-dessus et au-dessous de la fracture, il y avait des esquilles volumineuses, remontant souvent à une distance éloignée. Ces sortes de lésions ont été observées principalement sur les blessés autrichiens; c'est donc de l'effet de la balle française que je veux parler en ce moment. Si le projectile avait traversé le membre, les éclats étaient toujours considérables. Je crois pouvoir dire, dès à présent, que presque toutes les fractures du membre inférieur devront être suivies d'amputation, et que nous aurons la douleur de conserver peu de ces membres, même dans les hôpitaux sédentaires.

Sur 31 fractures du membre inférieur, cuisse, genou et jambe, nous avons placé 21 appareils et fait 10 amputations, 7 de cuisse et 3 de jambe.

J'ai respecté toutes les fractures du membre supérieur, — je n'ai fait que deux amputations de doigts, une sur un soldat français, l'autre sur un lieutenant-colonel autrichien ; — mais je pense que plusieurs de ces fractures nécessiteront plus tard des amputations consécutives.

M. Barthet a fait deux amputations de cuisse au tiers supérieur par la méthode circulaire. M. Allaire, une amputation de jambe au lieu d'élection également par la méthode circulaire. Quant à moi, j'ai pratiqué deux amputations à la partie supérieure de la jambe (lambeau externe), et cinq amputations de cuisse, dont deux par le procédé de Sedillot (lambeau antérieur), une par la méthode circulaire, une par la méthode ovalaire, et une au quart supérieur de la cuisse par un procédé qui peut s'appeler ovalaire, mais pour lequel j'ai été guidé par la nature même des lésions, parce que tout autre procédé classique m'aurait conduit dans l'articulation coxo-fémorale, ce que je voulais éviter avant tout, à cause de la gravité de cette sorte de désarticulation et du trop petit nombre de succès qu'elle compte dans la science. Par la même raison, j'ai évité de faire la désarticulation du genou, et j'ai préféré amputer à la partie inférieure de la cuisse.

J'ai mis de côté quelques balles françaises, extraites déformées sur des blessés autrichiens, et que je tiens à votre disposition, si vous désirez vous rendre compte de la force de ces projectiles, et des désordres qu'ils peuvent occasionner.

Je n'ai eu qu'un blessé (autrichien) touché par le boulet, sa jambe était enlevée presque en entier, et je l'ai amputé par le procédé Sédillot à la partie supérieure de la jambe, où il me restait juste assez de tissus sains pour former le lambeau externe ; par tout autre procédé, j'aurais été forcé de remonter au-dessus du genou ; du reste j'accorde la préférence à ce procédé toutes les fois qu'il peut être employé.

J'ai vu très-peu de blessures par le sabre et la baïonnette ; presque tous les blessés français et autrichiens l'ont donc été par les balles.

Le chloroforme a été employé dans tous les cas avec le plus grand succès.

MARTENOT DE CORDOUX, médecin-major.

Alexandrie, grand quartier général, 25 mai.—M. l'intendant général,

Deux caissons d'ambulance avec dix chevaux de trait et huit soldats du train conduits par un officier, venant de Gênes, sont adressés par méprise, sans doute à la maison de l'Empereur. Leur destination doit être pour l'ambulance du grand quartier général ; et j'ai l'honneur de vous en informer, en vous priant d'autoriser M. le médecin principal Bertherand à organiser cette ambulance.

A quelle heure pourrai-je me présenter chez vous pour traiter la question annoncée ce matin au rapport de M. le maréchal-major général.

Baron LARREY, médecin en chef de l'armée.

Voghera. 25 mai.—M. le médecin en chef de l'armée,

Notre journée d'hier a été consacrée tout entière au pansement des blessés. Malheureusement plus nous allons au fond des choses, plus nous trouvons de membres dont les os brisés en éclats ne permettent pas d'en tenter la conservation. Cette conservation, nous la tentons autant que possible, et sur un assez grand nombre de blessés auxquels nous avons appliqué des appareils ; mais, dès hier soir, le chiffre des hommes à amputer était à peu près de 30. Ce matin, à 5 heures, une salle d'opération était installée au collége, où il a été pratiqué environ 15 amputations tant de cuisse que de jambe et d'épaule, pendant que l'on en pratiquait 2 ou 3 à l'hôpital civil. Il est 4 heures et demie, la séance continue. Tous les blessés arriveront à Alexandrie avec une note explicative de leurs blessures. — Plusieurs ne sont déjà plus opérables.

Le nombre des évacués aujourd'hui, dans les deux hôpitaux est, d'une part, de 38, dont 20 blessés, parmi lesquels 3 Autrichiens, 1 Piémontais et 3 amputés.

Et, d'autre part, de 67 blessés, parmi lesquels les trois quarts environ Autrichiens et 14 amputés pour la plupart Autrichiens.

Donc évacués, environ 119, sur lesquels 28 fiévreux et blessés en dehors du feu de l'ennemi.

Dans ce nombre se trouvent 1 lieutenant français, 1 lieutenant-colonel et 1 lieutenant autrichiens.

Il reste environ 60 blessés par le feu ; ils seront évacués demain ou après-demain, avec bon nombre de blessés ordinaires et de fiévreux.

Le chiffre des décès s'élevait ce matin à 111, au collége ; il est peu considérable à l'hôpital civil. J'entrerai dans plus de détails dans ma prochaine lettre.

Je n'ai plus que le temps de vous signaler nos besoins : 1° des infirmiers ; il serait très-important qu'il nous en fût envoyé 50 à 75, car nous allons ouvrir un hôpital, et les infirmiers auxiliaires ne rendent que des services médiocres ; 2° des cantines d'ambulance.   PÉRIER, médecin en chef du 2° corps.

Montebello, 25 mai. — M. le médecin en chef de l'armée,

J'ai eu l'honneur de vous faire connaître hier, les ressources dont nous pouvons disposer pour recevoir des malades à Montebello. Ainsi que je vous l'avais annoncé dans mon dernier rapport, j'ai visité Casteggio : j'y ai trouvé des locaux suffisants pour 400 blessés, mais là, comme à Montebello, nous manquons complétement d'objets de couchage ; il est impossible de s'en procurer dans le pays. J'insiste encore aujourd'hui pour obtenir deux mille couvertures en laine qui formeraient un fond d'approvisionnement pour le 1er corps.

Il nous est arrivé hier soir, trente infirmiers militaires qui ont été immédiatement répartis dans nos ambulances divisionnaires.

Je dirige aujourd'hui sur Voghera deux blessés autrichiens qui ont été découverts l'un dans les blés, l'autre dans une cave à Montebello, où ils se tenaient cachés depuis quatre jours, sans avoir bu ni mangé.

M. Piton, aide-major, rappelé à Gênes, n'a point encore été remplacé à l'ambulance du quartier général.

L'état sanitaire des troupes du 1er corps est satisfaisant.

          CHAMPOUILLON, médecin en chef du 1er corps.

Gênes, 25 mai. — M. le médecin en chef de l'armée,

L'hôpital San Benigno a reçu dans la journée d'hier 242 entrants, dont 133 blessés. Parmi ces blessés, on remarque quelques graves lésions des os. Presque toutes les lésions portent sur la partie supérieure du corps, ce qui me fait supposer que les blessures des membres inférieurs ont été conservées dans les ambulances d'où nous viennent ces malades. Le chiffre des malades de San Benigno s'élève aujourd'hui à 1075 ; c'est-à-dire que cet hôpital n'est plus en état de recevoir d'évacuation. On continue à s'occuper de l'installation d'un nouvel hôpital au grand séminaire. Le personnel civil des médecins traitants est fixé, mais les aides commencent à nous manquer, et je recommande cette pénurie à votre sollicitude. Gênes étant appelé à recevoir encore environ 5,000 malades, je pense qu'il y a urgence de demander sans délai au moins 50 aides ou élèves, ce qui ne ferait que 1 élève sur 100 malades.

J'arrive de Voltri, qui n'offre aucun établissement propre à être converti en hôpital. — BOUDIN, médecin en chef des hôpitaux de Gênes.

Grand quartier général à Alexandrie, 25 mai.—M. l'intendant général,

Monsieur le médecin principal Salleron, détaché de Gênes pour s'occuper de la recherche d'établissements hospitaliers à Turin, m'adresse un rapport dont je vous transmets la substance :

Il paraît difficile d'abord d'établir à Turin des hôpitaux français pour 4 à 5,000 malades. M. Salleron a trouvé deux casernes presque contiguës, n'offrant pas toutes les conditions désirables, mais qui pourraient être utilisées, en attendant mieux.

D'après les renseignements pris, il serait possible de trouver dans l'intérieur de la ville ou dans la banlieue des établissements plus convenables ; ces derniers surtout présenteraient des conditions hygiéniques plus favorables, mais s'il est nécessaire de prendre, pour le service, des médecins de la ville, cette mesure serait difficile à réaliser à cause des déplacements de ces messieurs à trop grande distance et trop fréquents.

Il y aurait avantage sans doute, à Turin comme ailleurs, à multiplier les hôpitaux d'une contenance moyenne de 5 à 600 lits, plutôt que d'agglomérer les malades en plus grand nombre dans de plus vastes établissements ; mais en multipliant ainsi les hôpitaux, on rendrait l'exécution du service plus difficile.

Le moyen aussi de diminuer, là comme partout, les conditions si redoutables de l'encombrement, sera d'établir un système d'évacuation sur les différents hôpitaux de la ligne.

Si l'administration, enfin, a l'intention arrêtée de créer à Turin des hôpitaux pour 4 à 5,000 malades, il conviendrait de presser les autorités locales de nous céder promptement les locaux nécessaires afin de les approprier sans retard à leur nouvelle destination. — Baron LARREY, médecin en chef de l'armée.

Alexandrie, 25 mai. — M. l'intendant général,

Le service des infirmiers à l'hôpital divisionnaire d'Alexandrie laisse beaucoup à désirer. Ils manquent d'habitude du service, sont tous Piémontais et ne peuvent comprendre les réclamations de nos malades. La sœur supérieure de cet établissement est fort intelligente et apprécie fort bien les inconvénients de cette situation. Elle me demande elle-même de faire attacher un infirmier français à chaque division de malades et plus particulièrement à celle des officiers, pour diriger les infirmiers sardes dans l'exécution de leur service. J'ai l'honneur de vous prier de vouloir bien prendre telle mesure que vous jugerez opportune pour satisfaire à une demande qui me semble justifiée.

Baron LARREY, médecin en chef de l'armée.

26 MAI. — *Armée française.* — Commence, par une division du 3e corps, son mouvement de la droite vers la gauche. Reconnaissance faite par l'Empereur de la position de Verceil et des abords de la Sesia. Ordre de construire les ponts nécessaires pour le passage de l'armée. Organisation d'un service télégraphique pour mettre le grand quartier général en communication avec les corps d'armée. La 2e division du 5e corps est au complet. Le 14e bataillon de chasseurs part de Livourne pour Florence, trois étapes, et la 2e brigade suit à deux jours d'intervalle.

Armée piémontaise. — Les chasseurs des Alpes sont attaqués sans succès dans Varèse par la brigade Urban, qui, repoussée et harcelée jusqu'à Solbiate, se retire sur Camerlata, après avoir subi une perte de plus de 100 hommes.

[Dès le matin, Garibaldi est attaqué ; les assaillants trouvent les rues barricadées, les maisons crénelées et garnies de volontaires, et se retirent. Une seconde attaque a lieu vers trois heures, avec de l'artillerie ; une sortie audacieuse et bien dirigée sur le flanc des assaillants, les met en désordre.]

Armée autrichienne. — Un détachement s'avance de Robbio à Palestro.

Montebello, 26 mai. — M. le médecin en chef de l'armée,

Nous avons reçu hier un envoi de deux mille couvertures destinées au service des ambulances du 1er corps ; au moment où elles allaient être réparties, M. le maréchal Baraguey a donné l'ordre de les renvoyer au magasin d'Alexandrie. D'autres approvisionnements dont nous étions pourvus ici sont également dirigés sur Alexandrie, ce qui tient sans doute à un changement dans la direction des mouvements que nous allons exécuter.

Jusqu'ici aucun des régiments compris dans le 1er corps n'a reçu les cantines d'ambulance ; il en est quelques-uns dont le personnel de santé est réduit à un seul aide-major.

MM. Reeb et Rémy manquent toujours à l'ambulance de la 2me division.

Quelques cas de diarrhée se sont montrés parmi nos troupes, qui n'ont ici pour s'abreuver qu'un exécrable vin plâtré. J'ai fait fermer deux cantines où se débitait cette abominable boisson.

CHAMPOUILLON, médecin en chef du 1er corps.

Grand quartier général d'Alexandrie, 26 mai. — M. le Président du conseil de santé des armées,

Le personnel médical de l'armée assurant les besoins du service au début de la campagne, deviendrait bientôt insuffisant, comme vous le pressentiez, pour les graves éventualités qui se préparent, si l'on ne devait y pourvoir promptement. Le ministre de la guerre a déjà reçu la demande d'un supplément de 300 médecins ; et il trouve ce chiffre tellement considérable qu'il a écrit à l'Empereur pour lui déclarer l'impossibilité d'y satisfaire. Sa Majesté a chargé M. le major général d'examiner cette question grave avec M. l'intendant général et avec moi. Le soin m'a été confié de rédiger un nouveau projet de demande ou de réponse qui a obtenu l'approbation de ces deux hautes autorités.

En voici sommairement la substance :

1° Besoin urgent de 150 médecins, dont 20 principaux, 50 majors, 80 aides-majors.

2° Admission provisoire de 150 sous-aides auxiliaires, qui ne pourraient rester, après la campagne, dans le corps de santé, sans les conditions expressément imposées à son recrutement.

3° Emploi immédiat des infirmiers dits d'élite ou assistants, exercés ou aptes aux pansements.

4° Répartition proportionnelle de tous les infirmiers ordinaires disponibles.

J'espère que le conseil de santé voudra bien appuyer, auprès du ministre, cette demande d'urgence, basée sur les prochaines nécessités de la guerre. La réponse de l'Empereur au ministre sera sans doute rédigée dans ce sens.

Nous avons eu au combat du 20 mai environ 700 blessés, que je suis allé visiter en accompagnant l'Empereur à Voghera, et que j'ai fait évacuer successivement sur Alexandrie et sur Gênes. C'est un magnifique fait d'armes, comme début de la campagne.

Je me préoccupe beaucoup de l'importance de régulariser, dès à présent, le principe général des évacuations, pour prévenir les redoutables dangers de l'encombrement.

L'état sanitaire de l'armée paraît en général excellent, sauf les indispositions résultant des fatigues de la route, et un certain nombre de fièvres d'Afrique. Tout le personnel médical est prêt à fonctionner, en attendant une augmentation d'effectif, que je considère comme indispensable et urgente pour de prochains événements.

La répartition du personnel des ambulances a subi seulement quelques modifications partielles, que je vous ferai connaître par une prochaine dépêche, en même temps que l'organisation du service des hôpitaux et un mouvement général des malades.

Baron LARREY, médecin en chef de l'armée.

Voghera, 26 mai 1859. — M. le médecin en chef de l'armée,

Nous devons nous tenir prêts à partir, et nous venons d'évacuer le plus grand nombre des blessés et des malades qui nous restaient. Je vous dois compte de notre mission à Voghera, mission qui a été assez rude et qui touche à son terme.

Nous avons continué, dès ce matin, notre besogne d'hier, et en 36 heures, nous avons été obligés de faire 28 amputations : 22 à l'hôpital du collége et 6 à l'hôpital civil.

> 2 désarticulations de l'épaule.
> 2 amputations du bras.
> 16 amputations de cuisse.
> 8 amputations de jambe.

En outre, 6 amputés, 3 de jambe et 3 de cuisse, nous avaient été laissés par le 1er corps. Une de ces dernières amputations n'a pu sauver le blessé d'une mort prompte.

En somme, le 1er corps nous a laissé près de 200 blessés, 150 au collége, et environ 40 à l'hôpital civil, et il ne reste plus maintenant que 13 de ces blessés, dont 2 français, 6 piémontais et 5 autrichiens.

Les officiers blessés dont je vous parlais dans ma précédente dépêche ne sont partis qu'hier avec l'évacuation. Et à ce propos, je m'empresse de vous rendre compte que, bien que les ordres fussent donnés suivant l'usage, cette évacuation n'a pu être accompagnée par un officier de santé. Il en a été de même de l'officier d'administration et d'un bon nombre de malades qui sont rentrés à l'hôpital ; le convoi était parti subitement par suite d'une information télégraphique qui le menaçait d'une rencontre, s'il ne partait immédiatement.

J'ai déjà signalé la différence de gravité des blessures chez les Français et les Autrichiens ; une autre remarque dont nous avons été frappés, c'est la faible gravité relative des plaies perforantes de poitrine chez les Français et l'extrême gravité des lésions des membres, particulièrement chez les Autrichiens.

J'ai encore à vous faire connaître la belle conduite et le dévouement trop rare dont ont fait preuve plusieurs dames de cette ville, en improvisant d'abord un hôpital ou collége, en l'approvisionnant abondamment de toutes les choses nécessaires, et en se constituant ensuite les sœurs de charité et les infirmières des blessés. Grâce à la généreuse intervention de ces dames, tous nos blessés ont reçu des soins excellents et les consolations les plus tendres. Je me suis fait un devoir de signaler cette conduite et de transmettre le nom de ces dames au général en chef.

Il manque toujours à la 1re division un aide-major qui aura été retenu quelque part. Je désire bien qu'il vienne promptement occuper son poste, ou qu'il soit remplacé.

J'oubliais de vous dire que tous nos opérés ont été chloroformisés et que nous avons fait pour cela des achats de chloroforme, tant à Voghera qu'à Alexandrie, car la quantité contenue dans les boîtes du caisson est tout à fait insignifiante.

Demain, départ à quatre heures du matin. Nous n'avons toujours que la moitié de notre matériel d'ambulance.

PÉRIER, médecin en chef du 2ᵉ corps.

Livourne, 26 mai. — M. le médecin en chef de l'armée,

J'ai l'honneur de vous informer des mesures qui ont été prises à Livourne pour assurer le service de santé du 5ᵉ corps.

L'hôpital civil et militaire toscan San Antonio a été mis en partie à notre disposition, environ 240 lits.

J'ai demandé que, contre les habitudes du pays, chacun de nos malades eût une portion de viande à la marmite, afin de rendre le bouillon meilleur, et qu'on y ajoutât des légumes pour l'aromatiser.

Le service des infirmiers est fait par les frères de l'ordre de Saint-Jean-de-Dieu; ils s'en acquittent avec sollicitude.

En un mot, l'hôpital de San-Antonio a été pour nous une précieuse et heureuse trouvaille.

Il a été convenu entre M. l'intendant du 5ᵉ corps et moi, qu'un autre hôpital de 500 lits environ (ce nombre peut être facilement porté à 600) serait formé dans un bâtiment au nord et presque à l'extérieur de la ville, nommé le Reclusorio. Ce bâtiment, destiné à un hospice pour les pauvres, n'est pas complétement terminé; néanmoins la plus grande partie peut être occupée. Il renferme aujourd'hui des magasins de vivres de notre armée et quelques troupes françaises. D'ici à quelques jours les troupes seront parties et les approvisionnements déposés au rez-de-chaussée, partie non achevée du bâtiment, pour laisser à l'hôpital le plus de place possible.

Nous avons tout prêts 200 lits d'hôpital, et un nombre considérable de lits de troupes complets.

J'espère donc que les ressources hospitalières de Livourne, tant en locaux qu'en literie, suffiront largement à 700 malades. Nous n'atteindrons certainement pas ce chiffre avant notre départ de Livourne, et nous trouverons assurément à Pise, Lucques, Pistoja et Florence, les moyens de subvenir aux éventualités.

Sans rien présumer de nos mouvements militaires, Livourne me paraît cependant devoir être le point du littoral d'où nous ferons partir, s'il y a lieu, nos évacuations de malades; c'est pourquoi M. l'intendant et moi avons cru devoir insister sur la prompte exécution des mesures que je viens de vous signaler.

Aujourd'hui 26 mai, nous avons 29 malades à San-Antonio. Ils se classent ainsi: 6 pneumonies, 16 affections légères, fatigue ou bobos, 7 vénériens.

Je me suis occupé de la visite des filles publiques; mais cette partie du service de santé de la ville présente, en raison des mœurs locales, de grandes difficultés.

LEGOUEST, médecin en chef du 5ᵉ corps.

Grand quartier général à Alexandrie, 26 mai. — A M. le maréchal Vaillant, major général.

Le supplément de 300 médecins militaires demandé par M. le général Roguet à Son Excellence le ministre de la guerre, serait effectivement trop considérable, si l'on ne tenait compte que des difficultés de satisfaire à cette demande avec les ressources insuffisantes du personnel médical de toute l'armée. Mais malgré le nombre à peu près égal de médecins militaires attachés déjà aux ambulances, aux hôpitaux et aux régiments de l'armée d'Italie, à la veille des grands événements qui se préparent, et dans la prévision d'une crise ou d'une bataille qui fournirait tout à coup 20,000 malades ou blessés, il devient indispensable et urgent d'obtenir au moins tout d'abord 150 médecins ou chirurgiens détachés des hôpitaux et des régiments de France et de l'Algérie.

Ce nombre pourrait se décomposer ainsi :

Médecins principaux de 1ʳᵉ ou de 2ᵉ classe. . . . . 20 ⎫
   »   majors   »   »   . . . . 50 ⎬ 150
   »   aid.-majors   »   »   . . . . 80 ⎭

Mais ce personnel resterait même insuffisant encore s'il n'était secondé activement dans les hôpitaux, surtout par un nombre égal de sous-aides provisoires ou auxiliaires empruntés aux élèves des facultés. On ferait un appel à cette jeunesse des écoles, toujours prête au dévouement, et qui serait rétribuée comme elle le mérite, mais ne pourrait être maintenue dans les rangs de l'armée, à moins de présenter les conditions exigées par le dernier décret sur le service de santé militaire.

Enfin si l'on ajoute à l'ensemble de cet effectif tous les infirmiers exercés aux pansements, sous la dénomination d'infirmiers panseurs que j'appellerais plutôt infirmiers assistants; si l'on multiplie le nombre des infirmiers ordinaires, comme l'a justement proposé M. l'intendant, si l'on tient compte des ressources assurées en France et même en Italie par une réquisition bien faite des médecins civils, pour remplacer provisoirement les médecins militaires, on assurera les besoins urgents du service de santé de l'armée active.

Tel est, M. le maréchal, l'exposé que Votre Excellence m'a fait l'honneur de me demander ainsi qu'à M. l'intendant général, comme projet de réponse de Sa Majesté à la lettre de M. le maréchal ministre de la guerre.

Baron LARREY, médecin en chef de l'armée.

Grand quartier général, Alexandrie, 27 mai. — M. l'intendant général,

Des infirmiers dits d'élite ou infirmiers panseurs assistants se trouvent encore disséminés parmi les infirmiers ordinaires, tandis que leur présence deviendrait fort utile dans les hôpitaux et les ambulances s'ils y étaient employés.

J'ai l'honneur d'appeler votre attention sur ce point, en vous priant de vouloir bien me faire connaître le nombre et la répartition de ces infirmiers, ainsi que les moyens de disposer d'eux pour le service.

Baron Larrey, médecin en chef de l'armée.

27 Mai. — *Armée française.* — La division de cavalerie du 3ᵉ corps se rend de Tortone à Alexandrie. Un simulacre de pont est fait à Cervesina. Des ponts sont jetés sur la Sesia à Verceil et des ouvrages établis en avant de ces postes.

Armée piémontaise. — La brigade Rupprecht est attaquée à Camerlata par Garibaldi, qui entre dans Côme après résistance, et force les Autrichiens à se retirer dans la direction de Monzà.

Armée autrichienne. — La brigade Augustin de la division Urban se joint à la brigade Rupprecht entre Côme et Monza.

Sur le lac Majeur, les vapeurs *Benedeck* et *Radetzki* ont bombardé pendant trois heures Canobio, qui s'est défendu avec un admirable courage. Aujourd'hui, sur la rive gauche de la Sesia, en face de Verceil, une légère rencontre a eu lieu : les Autrichiens ont été repoussés.

Côme s'est placé sous le gouvernement du roi Victor-Emmanuel. La correspondance télégraphique est rétablie, et les populations environnantes accourent en armes sous le drapeau de Garibaldi ; d'autres renforts arrivent et les populations du lac Majeur préparent une vigoureuse résistance.

Alexandrie, 27 mai. — Ordre général de l'Empereur.

« Comme l'armée va avoir à opérer dans un pays coupé de canaux et de rizières, les troupes en marche seront presque toujours en colonnes sur les chaussées, et les têtes seulement pourront donner au premier moment. Il est donc essentiel qu'une division, par exemple, soit organisée de manière à pouvoir entrer en ligne le plus tôt possible. Dans ce but, une division de quatre régiments et d'un bataillon de chasseurs, de deux batteries d'artillerie et de deux escadrons de cavalerie sera partagée en quatre colonnes mobiles dans l'ordre suivant.

« En tête, un peloton de cavalerie pour l'éclairer ;

« Une vingtaine de sapeurs du génie, ou autres, armés de pioches et haches pour détruire les obstacles, pour faire de petits ponts sur les canaux en coupant les arbres ;

9

« Deux canons sans caissons;

« Une compagnie de chasseurs, chargée de protéger et de flanquer l'artillerie;

« Un régiment d'infanterie;

« Le reste de la batterie et ainsi de suite.

« Malgré l'inconvénient d'allonger les colonnes, on laissera entre les colonnes une assez grande distance pour empêcher la confusion.

« Quand une route se trouvera parallèle à un chemin de fer, l'infanterie marchera sur le chemin de fer et l'artillerie sur la grande route.

« Quand on arrivera à des croisés de route, on enverra dans toutes les directions quelques hommes à cheval, soit pour rester en communication avec les colonnes qui cheminent parallèlement, soit pour reconnaître la présence ou l'absence de l'ennemi.

« Toutes les fois qu'il y aura lieu de s'arrêter, et qu'on trouvera, latéralement à la grande route, des champs praticables à l'infanterie ou aux voitures, on se massera autant que possible, afin de diminuer momentanément la profondeur de la colonne.

« Il va sans dire que les généraux prendront tous les chemins latéraux qui conduisent au même but, pourvu que leurs colonnes ne soient pas trop séparées les unes des autres.

« Dès qu'une colonne sera attaquée, on parquera sur-le-champ les voitures, pour laisser la grande route libre à la circulation des troupes.

La boîte n° 17, résection des os, réclamée par M. Larrey, médecin en chef de l'armée, est expédiée du magasin central des hôpitaux militaires pour être mise à la disposition de toutes les ambulances divisionnaires de l'armée d'Italie.

Avis de cet envoi est donné au médecin en chef et à l'intendant général.

A l'avenir, toute demande de matériel nécessaire au service de l'armée devra être transmise directement par l'intendant général.

Grand quartier général, Alexandrie, 27 mai. — M. l'intendant général,

Le médecin en chef du 1er corps, aujourd'hui à Montebello, m'informe que le monastère de cette localité pourrait contenir 550 malades environ sans encombrement.

Le 1er corps n'avait pas de caisson à la date du 24 courant, et celui que possédait uniquement l'ambulance du quartier général de ce corps lui a été enlevé pour être donné à une division de cavalerie.

Un fait bien regrettable, exprimé dans l'un des rapports de M. Champouillon, c'est que près de 800 blessés de Montebello ont été nourris pendant quatre jours par la commisération publique.

M. Champouillon a visité Casteggio, et y a trouvé des locaux suffisants pour 400 blessés; mais là, comme à Montebello, les moyens de couchage manquent totalement, et on ne pourrait se les procurer dans le pays.

Baron LARREY, médecin en chef de l'armée.

27 MAI. *Par ordre de l'Empereur.*

Le maréchal-major général à l'intendant général.

Les derniers blessés de Voghera, intransportables jusqu'ici par le chemin de fer, seront tous évacués d'urgence, si grave que soit leur situation.

L'avis du médecin en chef est d'assurer cette évacuation sur des brancards, portés par des infirmiers qui se relaieront au besoin, sous la conduite d'un officier de santé et d'un officier d'administration. VAILLANT.

Grand quartier général, Alexandrie, 27 mai. — M. l'intendant général,

Les évacuations de malades ou de blessés ont été faites, jusqu'à ce jour, avec tant de précipitation, qu'elles ont besoin d'être régularisées pour le service médical des hôpitaux.

J'ai l'honneur de vous prier de vouloir bien ordonner, si cela est possible, que chaque hôpital soit averti d'avance des diverses évacuations à recevoir, comme des évacuations à faire, afin d'assurer ainsi aux malades ou aux blessés les premiers soins nécessaires et souvent même des opérations urgentes de chirurgie. Ce mode de fonctionnement une fois bien organisé contribuera beaucoup aux résultats favorables de l'état sanitaire des ambulances et des hôpitaux.

Baron LARREY, médecin en chef de l'armée.

Hôpitaux d'Alexandrie, 27 mai. — M. le médecin en chef de l'armée,

Le couvent de Bosco, qu'on se propose de transformer en hôpital de convalescents, est à 12 kilomètres d'Alexandrie, sur la route de Gênes, entre Marengo et Novi, et à 1500 mètres du chemin de fer. C'est un vaste bâtiment avec de grandes cours, des galeries et des jardins et une très-belle église; mais le bâtiment se compose de deux parties, l'une habitée par les religieux et très-bien conservée, l'autre abandonnée et presque en ruine; c'est cette dernière qui doit nous être concédée. L'administration sarde propose de faire les réparations. Les convalescents y seront bien, pourront se promener en tout temps dans les galeries, les cours ou les jardins;

et si nous pouvions disposer du bâtiment tout entier, on y recevrait facilement de 800 à 1000 convalescents.

CAZALAS, médecin en chef des hôpitaux d'Alexandrie.

Alexandrie, 27 mai. — M. le médecin en chef de l'armée,

Suivant la proposition que vous m'en avez faite par votre lettre du 25 courant, j'ai donné des ordres pour le placement d'un infirmier français dans chaque division de malades ou blessés traités dans les hôpitaux sardes.

Dès que j'aurai reçu les renseignements que vous me demandez par votre lettre du 26, au sujet des infirmiers panseurs assistants, j'aurai l'honneur de vous les transmettre.   PARIS, intendant général.

Alexandrie, 27 mai. — M. l'intendant général,

Les hôpitaux du collége national, du séminaire, de Sainte-Marthe et de Sainte-Marie sont encombrés outre mesure. Il devient urgent de réduire au moins d'un tiers le nombre des lits, pour prévenir l'infection typhique au moment surtout de l'affluence des malades et des blessés évacués de Voghera.

Baron LARREY, médecin en chef de l'armée.

28 MAI. — *Armée française.* — La garde impériale et la division de cavalerie Partouneaux quittent Alexandrie prenant la direction de Casale et arrivent en grande partie à Occimiano. Le mouvement des 4ᵉ, 2ᵉ, 1ᵉʳ corps et d'une division du 3ᵉ s'opère de la droite vers la gauche. De petits postes avancés, laissés à la vue de l'ennemi et devant se remplacer successivement, masquent ce mouvement. La division Desvaux se rend de Voghera à Tortone. — Deux régiments, 89ᵉ et 99ᵉ de la division d'Autemarre, débarquent à Gênes.

Armée piémontaise. — Garibaldi quitte Côme pour revenir à Varèse.

Armée autrichienne. — La divison Urban est à Monza.

Hôpitaux d'Alexandrie, 28 mai. — M. le médecin en chef,

Je viens de visiter la citadelle d'Alexandrie; on pourra y placer dans de bonnes conditions deux ou trois cents vénériens ou convalescents. Il y a déjà 150 hommes, blessures légères; mais il n'y a personne pour les visiter, il n'y a rien pour les soigner. Il est donc de la dernière urgence d'y installer de suite une infirmerie. Des trois aides-majors qui nous restent ici, j'en désignerai de suite un pour faire le service.

CAZALAS, médecin en chef des hôpitaux d'Alexandrie.

Grand quartier général, Alexandrie, 28 mai. — M. l'intendant général,

La citadelle d'Alexandrie a déjà reçu dans l'un de ses vastes bâtiments 150 hommes atteints de lésions légères ; on pourrait y placer encore autant de malades ou y établir un dépôt provisoire de convalescents. Mais il n'y a jusqu'ici aucun service médical ou administratif. Cette fâcheuse situation, que vient de me faire connaître M. le médecin principal Cazalas, ne peut se prolonger sans de graves inconvénients. J'ai l'honneur de vous prier de requérir, s'il le faut, auprès du commandant militaire de la citadelle, deux officiers de santé appartenant à sa garnison. Il devient nécessaire d'organiser une infirmerie, sinon un hôpital qui nous deviendrait d'un grand secours pour empêcher, par une ressource de plus, les redoutables conséquences de l'encombrement.

Baron LARREY, médecin en chef de l'armée.

Grand quartier général, Alexandrie, 28 mai. — M. l'intendant général,

La caserne San Stefano, transformée en hôpital, a au rez-de-chanssée des salles disponibles pour une centaine de lits ; mais comme ces chambres sont obscures et peu aérées, elles ne devraient être utilisées que dans des cas de nécessité absolue, et encore ne pourraient-elles être affectées provisoirement qu'à des hommes atteints de maladies légères. Les deux étages se trouvent favorablement disposés pour recevoir 82 officiers et 691 sous-officiers ou soldats, d'après une répartition que m'a fait apprécier M. le médecin principal Cazalas, au point de vue de toutes les conditions d'hygiène et dans la prévision d'éloigner les chances si redoutables de l'encombrement. Baron LARREY, médecin en chef de l'armée.

Grand quartier général, Alexandrie, 28 mai. — M. l'intendant général,

Le couvent de Bosco, dont M. le ministre, comte de Cavour, m'avait parlé la semaine dernière, vient d'être visité par M. le médecin principal Cazalas, avec MM. les docteurs Cortese et Cosati, comme établissement susceptible d'être transformé en hôpital de convalescents, mais non en hôpital de malades. J'ai l'honneur de vous transmettre la copie du rapport sommaire que j'ai demandé à M. Cazalas. (*Voir lettre du 27 mai.*) Baron LARREY, médecin en chef de l'armée.

Grand quartier général, Alexandrie, 28 mai. — M. le médecin en chef de l'armée,

M. le Dr Maffei, médecin civil italien, qui vous remettra ce billet, m'est très-recommandé. Il désire être attaché à une de nos ambulances actives, et il me semble que sa place est tout indiquée à celle du grand quartier général. Je suis tout disposé à approuver cette combinaison si vous me la proposez.

PARIS, intendant général.

Grand quartier général, Alexandrie, 28 mai. — M. l'intendant général,

M. Maffei ne pourrait être attaché au service des ambulances actives pour des raisons que j'aurai l'honneur de vous exposer, tandis qu'il nous rendrait plus de services dans l'un des hôpitaux de Gênes, d'Alexandrie ou de Turin, et mieux encore dans l'un des hôpitaux de l'armée sarde, puisqu'il est originaire de ce pays.

Baron Larrey, médecin en chef de l'armée.

29 Mai. — *Armée française.* — Les 3ᵉ et 4ᵉ corps ainsi que la garde impériale sont en avant de Casale ; le 2ᵉ corps arrive à Occimiano, et le 1ᵉʳ est à Bassignana. — La division d'Autemarre, rappelée à Tortone, remplace l'arrière-garde du 1ᵉʳ corps. — Le prince Napoléon arrive à Pistoja pour reconnaître les positions. — Le 3ᵉ zouaves, mis à la disposition du roi Victor-Emmanuel par ordre de l'Empereur, part pour Verceil.

Armée piémontaise. — Concentration de presque toutes les divisions autour de Verceil, où s'établit le grand quartier général. La 5ᵉ division étend sa ligne de Gazzo à Valenza et Alexandrie. La 4ᵉ division passe sur la rive gauche de la Sesia et occupe les ouvrages établis. — Garibaldi arrive à Varèze.

Armée autrichienne. — La division Urban, complétée par les troupes restées à Milan, occupe la route de Varèse à Milan et se dispose à reprendre l'offensive.

Alexandrie, 29 mai. — A M. le docteur Cortese, chirurgien en chef (Piémontais) des hôpitaux d'Alexandrie.

M. et très-honoré confrère,

Les hôpitaux sardes d'Alexandrie, placés sous votre habile et active direction, manquent d'un personnel suffisant pour tous les besoins du service, comme je m'en suis assuré encore aujourd'hui.

A l'hôpital national il n'y a même plus de chirurgien titulaire, et sans votre intervention, cet établissement se trouverait dans une situation déplorable, d'autant plus qu'il commence à s'encombrer.

Vous feriez bien de réunir dans votre hôpital tous les Autrichiens blessés gravement ou amputés, et d'évacuer nos blessés sur l'hôpital de San Stefano, que dirige M. le médecin principal Cazalas.

L'hôpital Sainte-Marthe se trouvera bien, je le crois, d'avoir à sa tête M. le docteur Restelli, que vous y avez si heureusement placé, et qui semble comprendre tout à fait ses importantes attributions.

Cette lettre, M. et honoré confrère, en vous exprimant un sentiment de sollicitude bien naturelle de ma part pour les malades et les blessés de l'armée française, doit vous témoigner aussi combien j'ai été heureux de vous connaître et d'apprécier vos excellents soins pour nos soldats. J'ai déjà eu l'honneur d'en parler à l'Empereur, et je trouverai sans doute l'occasion de le redire encore à Sa Majesté.

Veuillez, je vous prie, exprimer les mêmes sentiments à votre jeune et digne chirurgien adjoint M. Inzani, de même qu'à nos honorables confrères piémontais.

Je suis à la veille de quitter Alexandrie, avec le quartier général impérial, et je vous fais mes adieux, dans l'espérance de vous revoir, en vous assurant de ma considération dévouée.

Baron LARREY, médecin en chef de l'armée.

Grand quartier général, Alexandrie, 29 mai. — M. l'intendant général,

Les médecins sardes auxquels le service des hôpitaux d'Alexandrie a été confié jusqu'à ce jour, ont donné à nos malades et à nos blessés des soins assidus dont nous ne saurions trop les remercier. Mais dans leur ignorance absolue de nos règlements hospitaliers, de notre tarif alimentaire, de notre formulaire pharmaceutique, sinon de nos habitudes pratiques en médecine et en chirurgie, ces Messieurs ne peuvent, malgré leur zèle, nous rendre tous les services que nous serions en droit d'attendre de leur part, comme médecins traitants. Bien peu même parlent ou comprennent la langue française et savent à peine interroger utilement nos malades, qui s'inquiètent souvent d'être soignés par des étrangers.

Le premier et le plus habile de tous comme opérateur, l'honorable M. Cortese, chirurgien en chef de l'hôpital divisionnaire, devra d'un jour à l'autre prendre la direction du service chirurgical des ambulances de l'armée piémontaise. Son digne et savant adjoint, M. Inzani, est déjà prévenu de se tenir prêt à partir aussi, et pas un autre médecin sarde ne serait, jusqu'à présent du moins, en état d'être placé à la tête de cet important service, où se trouvent la plupart de nos blessés et une grande division d'officiers.

Enfin la plupart des jeunes médecins sardes faisant fonction d'aides à l'hôpital divisionnaire se rendent aujourd'hui même aux ambulances de l'armée piémontaise.

D'après ces considérations graves, j'ai l'honneur de vous prier de vouloir bien vous entendre avec l'autorité administrative piémontaise pour que l'hôpital divisionnaire d'Alexandrie soit, s'il est possible, réservé provisoirement aux blessés ou à la chirurgie et pour que la direction pratique en soit confiée à un médecin militaire français du grade de principal ou de major, et appartenant surtout à la profession chirurgicale.

Je désignerai provisoirement pour cet emploi M. le médecin-major Baizeau, de l'ambulance du grand quartier général. Il s'entendrait de son côté avec M. le chirurgien en chef Cortese, pour le remplacer dès son départ.

Baron LARREY, médecin en chef de l'armée.

30 MAI. — *Armée française.* — Le grand quartier général impérial se porte à Verceil ainsi que le 4ᵉ corps. — Le 3ᵉ corps est à Praralo avec sa division de cavalerie. Vers la fin du jour, trois ponts sont jetés sur la Sésia, en face de Palestro, sous la direction du général Lebœuf; mais deux de ces ponts sont repliés à cause de la crue subite des eaux et employés pour allonger le premier; cette opération ne sera terminée que le 31 vers 7 heures du matin, et aussitôt les deux premières divisions du 3ᵉ corps passeront sur la rive gauche à la suite d'un détachement de cavalerie et d'artillerie de l'armée du roi. La garde impériale est à Trino. Le 2ᵉ corps et la division de cavalerie du 1ᵉʳ corps sont à Casale. — Le 1ᵉʳ corps est à Valenza, où il laissera à son départ quelques troupes pour tromper ou contenir l'ennemi.

L'Empereur au maréchal Baraguey d'Hilliers. — Alexandrie, 30 mai.

Maréchal,

Laissez demain à Valenza, en partant, un régiment, qui tâchera de se montrer, de se remuer le plus possible, afin de faire croire à la présence de forces considérables. Si, par impossible, les Autrichiens passaient le Pô en force à Valenza, ce régiment se retirerait sur Alexandrie. Dans le cas le plus probable du contraire, je le ferai prendre après demain pour le conduire par le chemin de fer à Verceil. — Je pars pour cette dernière ville, aujourd'hui à 3 heures. Je laisse à Alexandrie le général Roguet, commandant de place.

Sur ce, je prie Dieu qu'il vous ait en sa sainte garde.   NAPOLÉON.

Le défilé de l'Abetone est occupé par un détachement du 5ᵉ corps. La brigade de cavalerie (hussards) restée provisoirement à Tortone, débarque à Libourne, venant de Gênes, et se mettra dès le lendemain en marche pour Florence.

Armée piémontaise. — Quitte Verceil, passe sur la rive gauche de la Sésia, et doit se porter à Palestro, Vinzaglio, Confienza et Casalino, par ordre de l'Empereur. — L'armée du roi s'établira en avant de Palestro.

Instructions du roi Victor-Emmanuel pour les mouvements de la journée, 30 mai.

La 4ᵉ division (Cialdini) se portera sur le village de Palestro, l'enlèvera et s'y établira solidement.

La 3ᵉ division (Durando) devra exécuter la même manœuvre sur Vinzaglio à la gauche de Cialdini; la 2ᵉ division (Fanti) occupera Casalino, se portera de là sur Confienza et reviendra ensuite sur Vinzaglio pour forcer les Autrichiens à évacuer ce dernier village, pendant que Durando ira soutenir l'attaque de Cialdini contre Palestro. La 1ʳᵉ division (Castelborgo) entrera à Casalino après le départ de la 2ᵉ, et servira de réserve, pendant que la 5ᵉ division (Cucchiari), restée à Casale, continuera à surveiller le terrain à droite du Pô entre cette ville et Valenza.

Le 3e zouaves a rejoint l'armée du roi Victor-Emmanuel, et il s'établit en avant du grand quartier général royal, à Torrione. — La 5e division piémontaise occupe la ligne entre Casale et Valenza et fait une démonstration sur Candia en simulant un passage de la Sesia.

Les chasseurs des Alpes sortent de Varèse et se présentent, pour le surprendre, devant le fort de Laveno sur le lac Majeur. N'ayant pu réussir, ils reviennent, le 1er juin, sur Varèse, qu'occupe une brigade de la division Urban.

Armée autrichienne. — La division Urban se rend à Tradate et Gallarate. — Le grand quartier général s'établit à Mortara avec deux nouvelles divisions. — Organisation de deux armées autrichiennes. L'Empereur François-Joseph arrive à Vérone.

Une division du viie corps occupe les villages de Casalino, Confienza, Vinzaglio et Palestro, qui vont être attaqués par les Piémontais. Ces villages dominent la plaine, qui est traversée par des canaux profonds et des rizières jusqu'aux abords de Verceil.

Palestro surtout est dans une position défavorable à l'assaillant ; en avant du village la rivière qu'il faut traverser a ses berges garnies de hautes herbes et d'arbres derrière lesquels s'abritent des tirailleurs ; il y a de nombreux canaux d'irrigation et des plantations entourées de haies ; de plus, les Autrichiens gardent cette position avec une inquiète vigilance ; les ponts sont barricadés à l'aide de gros arbres, deux batteries sont établies sur les points culminants, des parapets protégent les tirailleurs et des chasseurs tyroliens sont embusqués dans des fossés, derrière des arbres, des murs crénelés et dans les maisons du village.

PREMIER COMBAT DE PALESTRO. — 30 mai.

La division Cialdini s'empare du pont de la Gamara et d'un retranchement formé par un abatis, traverse un long défilé sous le feu de l'ennemi et arrive, après les plus téméraires efforts, au village où la mitraille l'arrête un instant. Le village est tourné, pris après plusieurs retours offensifs ; les dernières maisons sont encore occupées par les Autrichiens, mais ces derniers sont faits prisonniers, et les bataillons ennemis se retirent à Robbio.

La division Durando marche sur Vinzaglio, traverse un pont barricadé sur le Cavo del Lago et dominé par le château et les maisons du village. Elle essuie un feu bien entretenu, attaque les maisons et les jardins, s'avance pas à pas au milieu de grandes difficultés, et s'empare de la position, que les Autrichiens se décident à abandonner en perdant deux pièces de canon dans leur retraite.

La division Fanti arrive à Casalino après avoir été arrêtée quelque temps par de la cavalerie autrichienne, et se dirige sur Confienza, d'où l'ennemi repoussé se met en retraite sur Robbio.

L'armée piémontaise compte près de 400 hommes mis hors de combat, dont 10 officiers; elle a fait environ 200 prisonniers et s'est emparée de 2 pièces de canon.

Avant de quitter Alexandrie, l'Empereur a voulu faire encore une visite aux blessés de Montebello, et s'est rendu au grand hôpital divisionnaire, où il a été reçu par le commandant de place piémontais et par les médecins de l'établissement. Les blessés autrichiens, français et piémontais sont confondus dans les mêmes salles et sont l'objet des mêmes soins. L'Empereur a trouvé pour chacun d'eux des paroles d'encouragement et de consolation. Sa Majesté s'est entretenue avec un officier autrichien et lui a donné l'assurance que lui et tous les blessés seraient rendus à leur patrie aussitôt qu'ils seraient en état d'être transportés. En quittant l'hôpital, l'Empereur a témoigné aux médecins sardes, aux sœurs de Saint-Vincent-de-Paul et aux dames de la ville, sa reconnaissance pour les soins que reçoivent les blessés.

Valenza, 30 mai 1859. — M. le médecin en chef de l'armée,

J'ai l'honneur de vous informer que tous les malades français qui se trouvaient encore à Voghera ont été dirigés, par mes soins, sur Alexandrie, accompagnés par M. l'aide-major Allaire. Dans le trajet que nous venons de faire de Montebello à Valenza, tous les hommes indisponibles ou atteints de diarrhée, de dyssenterie, de fièvre intermittente, etc., ont été réunis ici au moment de notre arrivée, et seront évacués ce soir, aussi sur Alexandrie.

Le personnel de quelques ambulances du 1er corps est toujours incomplet; il manque encore un médecin aide-major à celle de la 1re division; il en est de même pour la division de cavalerie.

Les régiments ont reçu des cantines, mais elles sont vides.

Chaque division est pourvue de cinq à sept infirmiers militaires seulement : toutes manquent de tentes et de couvertures pour les blessés.

J'ai l'honneur de vous transmettre ci-joint une lettre que vient de m'écrire M. Menuau, relativement à la constitution du personnel des ambulances : j'ai pu constater que ses observations sont parfaitement fondées.

Lorsque des propositions d'avancement ou de récompense sont faites en faveur des officiers de santé, doivent-elles vous être préalablement soumises? Moi, je le crois : l'intendant est d'un avis contraire. Soyez assez bon pour m'éclairer sur ce point. En terminant ce rapport, je prends de nouveau la liberté de vous demander une lettre de félicitation pour MM. Allaire et Fleury, qui se sont montrés dignes de cette faveur par leur conduite pendant et après le combat de Montebello. CHAMPOUILLON, médecin en chef du 1er corps.

31 MAI.—*Armée française.*—Le 4e corps se porte à la gauche de l'armée piémontaise en avant de Cameriano. Le 3e se masse, ainsi que la division Partouneaux, derrière la droite de la ligne piémontaise. Le 2e corps et la division Desvaux occupent Borgo-Vercelli. La garde impériale est à Verceil. Les dragons et les lanciers de la garde arrivent à Alexandrie, où se trouve une partie de la division d'Autemarre qui étend sa ligne jusqu'à Tortone. Le 1er corps est à Casale. — La 2e brigade de la 2e division du 5e corps arrive à Florence.

Le prince Napoléon part pour Florence, où il établit son quartier général.

Situation du 5e corps d'armée :

A Florence. — Quartier général du Prince Napoléon et états-majors. — Artillerie, génie.

4 compagnies du 14e bataillon de chasseurs.

18e, 26e, 82e de ligne.

A San Marcello et Bagni di Luca.

4 compagnies du 14e bataillon de chasseurs, gardant le défilé de l'Abetone en avant de Pistoja.

80e de ligne, 1 compagnie du génie, 1 batterie d'artillerie.

A Pistoja.

Parc d'artillerie et train.

Troupes toscanes, distribuées sur la route de la Poreta et celle des Filigares ; à Rocca San Cassiano, et à Borgho Saint-Laurent.

A Livourne.

Magasins et dépôts.

Armée piémontaise.—Met en ligne entre Palestro et Confienza, les 2e et 4e divisions ainsi que le 3e zouaves dont la droite est à la Sesia. La 3e division est en arrière du centre de la ligne; la 1re division occupe l'espace entre la gauche piémontaise et la droite du 4e corps français.

Le corps de Garibaldi est à Cassano et Cuvio.

Armée autrichienne. — Les vii e, ii e et iii e corps s'établissent entre Robbio, Mortara et Candia; le viii e corps se porte entre Lomello et Sartirana. La division Urban à la poursuite de Garibaldi est à Varèse et à Somma. La ville de Varèse, imposée à 3 millions de livres italiennes et à 300 bœufs, ne pouvant faire face à cette impo-

sition par suite du départ de la population mâle, est canonnée sans pitié par toute
l'artillerie de la division.

Le général Gyulai ignore sans doute encore le grand mouvement exécuté par
l'armée française, car les divers corps qu'il commande n'ont pas changé de position, et le gros des forces autrichiennes est établi dans l'attente d'une attaque du
côté de Pô.

DEUXIÈME COMBAT DE PALESTRO.

Le général Zobel tente de reprendre Palestro. Vers dix heures du matin, il
lance sur les positions piémontaises trois colonnes d'attaque parties de Robbio à
huit heures du matin. La première colonne (général Dondorf) est reçue en avant
de Palestro par le feu de 8 pièces de canon et la fusillade de deux régiments heureusement postés et retranchés. Après de longs et inutiles efforts, une charge à la
baïonnette, audacieusement exécutée en dehors de la ligne des tirailleurs par le
colonel Brignone, repousse les assaillants jusqu'au delà du Cavo, et leur fait subir
une perte considérable.

La 2ᵉ colonne (général Szabo), s'avançant par la rive gauche de la Sesia,
refoule d'abord les avant-postes piémontais et s'empare d'une ferme — Casa San
Pietro — point important d'où, tout en continuant sa marche sur Palestro, elle
dirige un feu d'artillerie sur le pont de bateaux qui doit donner passage à la 3ᵉ division (Bourbaki) du 3ᵉ corps, encore sur la rive droite. Le 3ᵉ zouaves prend les
armes et s'élance au-devant de l'ennemi. Ce mouvement rapide est secondé par
l'artillerie de la division Bourbaki, qui, de la rive droite de la Sesia, ouvre son feu
sur l'artillerie autrichienne, et ne le suspend que lorsque les zouaves abordent l'ennemi. Ces derniers déposent leurs sacs, traversent la Sésietta ayant de l'eau jusqu'à la ceinture, chargent l'ennemi à la baïonnette, le culbutent et le poursuivent
en le mettant dans le plus grand désordre. Après avoir gravi les pentes, ils s'é-
taient emparés de cinq pièces de canon, et les bersagliers d'une sixième.

De nouvelles forces envoyées par le général Szabo s'avancent au pont de la
Bridda, défendu par deux pièces d'artillerie, et cherchent à protéger la retraite des
fuyards que suivent de près quelques détachements du 3ᵉ bataillon de zouaves et
un bataillon de bersagliers. Mais arrêtés par le feu des Autrichiens qui défendent
le pont, zouaves et bersagliers attendent un instant du renfort pour s'élancer de
nouveau, charger à la baïonnette, s'emparer du pont, des deux canons qui l'obs-
truent et couper la retraite aux Autrichiens qui s'étaient retirés dans les massifs
d'arbres des bords du Cavo et à ceux qui viennent d'être délogés de San Pietro par
le 1ᵉʳ bataillon de zouaves. L'ennemi entouré se jette ou est précipité dans la Bridda
(plus de 500 hommes), et les malheureux qui ne sont pas noyés sont faits prisonniers.

La 3e colonne (général Weigl), qui s'était portée sur Confienza, est écrasée par le feu de la division Fanti et obligée de battre en retraite sur Robbio au moment où elle allait être tournée par la brigade d'Aoste.

Une dernière tentative du général Zobel n'a pas plus de succès. Il lance sur Palestro sa brigade de réserve (général Koudelka) qui repousse d'abord les Piémontais jusque dans les massifs d'arbres et les vignes qui entourent le village. A ce moment quelques bataillons de la 1re division (Renault) du 3e corps et deux pièces d'artillerie prennent part au combat et forcent l'ennemi à la retraite.

L'Empereur, au bruit du canon, quitte son quartier général de Verceil et se rend sur le champ de bataille. Le roi Victor-Emmanuel s'est montré partout, mais particulièrement au milieu des zouaves au moment de l'attaque du pont.

Pendant le combat, les ambulances se sont établies dans deux églises de Palestro; quelques hommes ont été reçus dans des maisons particulières.

Rapport sur le 3e zouaves, au deuxième combat de Palestro.

« Vers les neuf heures du matin, le 3e régiment de zouaves venait d'établir son bivouac sur la droite du village de Palestro et sur la rive droite du canal della Cascina, ayant devant lui cet obstacle, lorsque quelques coups de canon suivis d'une fusillade assez vive, engagée avec des bersagliers et autres troupes sardes déployées en tirailleurs devant le 3e de zouaves, annoncèrent l'approche de l'ennemi. Le colonel de Chabron fit prendre les armes à son régiment, et le porta à environ 500 mètres sur la droite, du côté où la fusillade était le plus vivement engagée.

Les Autrichiens, qui avaient pris l'offensive, s'avancèrent rapidement. On fit d'abord déployer quatre compagnies de zouaves en tirailleurs dans les blés qui couvraient les hommes, et le régiment fut formé en colonne d'attaque.

La fusillade s'engagea aussitôt très-vivement; en ce moment, le colonel s'aperçut qu'une forte colonne, appuyée par de l'artillerie, cherchait à tourner la position ainsi que le village même de Palestro.

Il lança alors tout le régiment contre les masses ennemies.

Après avoir franchi rapidement le canal qui était en avant d'eux, profond d'un mètre environ, les zouaves abordèrent résolûment l'ennemi à la baïonnette et enlevèrent de suite trois pièces de canon qui leur avaient fait essuyer un feu meurtrier.

En voyant les zouaves sur les hauteurs où étaient les pièces, l'ennemi s'enfuit en désordre. Deux autres pièces de canon, qu'il avait en arrière, furent enlevées comme les premières.

De là, la colonne d'attaque s'élança sur le gros de l'ennemi, dans la direction du pont de Confienza, sur la rivière de la Bridda.

Ce pont était fortement défendu par deux pièces d'artillerie.

Les Autrichiens, qui avaient imprudemment engagé leurs masses en avant de cette rivière, furent violemment refoulés par le choc impétueux de nos hommes ; ils furent presque tous anéantis, dans l'impossibilité où ils s'étaient mis d'effectuer leur retraite.

Plus de 600 restèrent prisonniers entre nos mains ; un grand nombre, que l'on peut évaluer à 500, se noyèrent en cherchant à passer la rivière. Beaucoup d'autres furent tués sur place.

Quoique le pont de la Bridda fût obstrué par les deux pièces de canon et les chevaux attelés à ces pièces (trois étaient tués), le colonel fit passer un détachement sur l'autre rive, et après en avoir formé une colonne assez forte, il continua son mouvement en avant.

L'ennemi, soutenu par ses réserves, continua sa retraite en bon ordre, en nous abandonnant encore deux pièces de canon.

Le 3ᵉ de zouaves a pris sept canons, fait environ 600 prisonniers, dont 9 officiers.

Les pertes de ce brave régiment sont sensibles :

46 tués, dont 1 capitaine.

233 blessés, dont 15 officiers.

8 disparus (ces hommes ont roulé dans l'eau, en y précipitant les Autrichiens). »

« Au moment où le colonel de Chabron a lancé son régiment, un cri formidable de Vive l'Empereur ! sortit à la fois de toutes les poitrines. En un instant les canons sont à nous, le pont sur lequel sont étendus dans leur sang les artilleurs qui se sont fait tuer à leurs pièces, est couvert de nos soldats, la ferme où les Autrichiens ont transporté un grand nombre de blessés est enveloppée de toutes parts. Sur les berges la lutte est terrible ; les défenseurs du moulin, épouvantés de cette avalanche de démons, quittent leurs créneaux et leurs fenêtres et se précipitent en désespérés vers le pont ; c'est une affreuse mêlée ; les hommes luttent corps à corps, pied à pied, et un grand nombre d'ennemis trouvent la mort dans le canal dont le courant rapide les emporte.

« Toutes les fois que les dispositions de terrain offraient des conditions favorables de défense, les Autrichiens s'arrêtaient, cherchaient à se maintenir, se reprenaient à lutter avec une nouvelle ardeur, se reformaient en bataille ; mais les zouaves mêlés aux Piémontais s'élançaient sur eux en chocs impétueux et les culbutaient avec leurs terribles baïonnettes. — Ainsi les colonnes désorganisées arrivèrent luttant en désespérées jusqu'au bord de la rivière, dont les berges en cet endroit sont taillées à pic. En face d'elles les zouaves, flots menaçants qui avancent sans cesse ; derrière elles des eaux rapides et profondes. Il n'existe qu'un seul passage, c'est le pont qui relie la route ; les Autrichiens s'y précipitent en désordre, mais ils le trouvent obstrué par les morts et par les vivants ; car c'était dans ce même moment qu'un autre bataillon de zouaves en forçait le passage par un élan irrésistible et se rendait maître de la route, enlevant à l'ennemi les canons avec lesquels celui-ci espérait lui barrer le chemin.—Entassés dans un espace restreint, entre ce pont qu'ils ne peuvent franchir et les berges escarpées de la rivière, ces malheureux cherchent en vain à résister. Parfois Autrichiens et zouaves se prennent corps à corps et roulent ensemble dans la rivière qui les entraîne et les engloutit ; d'autres s'y précipitent, se jetant d'eux-mêmes dans la mort. Ceux-ci s'accrochent de leurs mains désespérées aux broussailles épaisses qui bordent les rampes abruptes, ou, s'adossant contre les arbres, cherchent encore à combattre; ceux-là se rendent et mettent bas les armes.—Au milieu du bruit de la fusillade qui continue sur la route et des décharges d'artillerie, on entend le bruit sourd des corps qui tombent dans l'eau ; de toutes parts les berges sont couvertes de morts et de mourants. Que de bras se tendaient dans ce suprême moment pour demander la vie, et disparaissaient engloutis dans les eaux rapides de la Bridda ! »

« Ce fut alors un spectacle vraiment affreux. Cette masse d'hommes, dont le dixième peut à peine passer, se divise à l'entrée du pont. Les uns se jettent à droite dans la Sesia, les autres à gauche dans le canal qui, très-profond en cet endroit, les engloutit presque tous. Des deux côtés de ce malheureux pont encombré d'un monceau de cadavres, plus de 500 Autrichiens s'en allaient à la dérive. Quelques rares nageurs essayèrent de gagner le bord. Bien peu y arrivèrent, et ceux qui eurent ce bonheur trouvèrent une main généreuse pour les sauver. Des zouaves descendirent les berges escarpées pour leur tendre leurs carabines et les tirer de l'eau. » (*Journal historique du 3ᵉ zouaves et Chroniques de Bazancourt.*)

Proclamation aux troupes.

Quartier général royal, Torrione, 31 mai 1859.

Soldats !

Aujourd'hui un nouvel et éclatant fait d'armes a été signalé par une nouvelle victoire. L'ennemi nous a vigoureusement attaqués dans la position de Palestro ; portant de puissantes forces contre notre droite, il voulait empêcher la jonction de nos soldats avec ceux du maréchal Canrobert. Le moment était suprême.

Notre force était numériquement bien inférieure à celle de l'adversaire. Mais il avait en face de lui les braves troupes de la 4ᵉ division, sous les ordres du général Cialdini, et l'incomparable 3ᵉ régiment de zouaves qui, combattant en ce jour avec l'armée sarde, a puissamment contribué à la victoire.

La lutte a été meurtrière, mais à la fin, les troupes alliées ont repoussé l'ennemi après lui avoir fait subir des pertes très-sérieuses, parmi lesquelles figurent un général et plusieurs officiers.

Les prisonniers autrichiens s'élèvent à mille environ ; huit canons ont été pris à la baïonnette, cinq par les zouaves, trois par les nôtres. Pendant que se livrait le combat de Palestro, le général Fanti, avec un égal succès, repoussait à la tête des troupes de sa division une attaque des Autrichiens contre Confienza. S. M. l'Empereur, en visitant le champ de bataille, a exprimé ses félicitations les mieux senties, et il a apprécié l'immense avantage de cette journée. Soldats ! persévérez dans votre conduite sublime, et je vous assure que le ciel couronnera votre œuvre si courageusement commencée.   VICTOR–EMMANUEL.

Après avoir parlé de la force et de l'emplacement de l'armée autrichienne, qui avait vingt et une brigades entre le Tessin et la Sesiá, un officier supérieur, de l'état-major autrichien, continue en ces termes :

« Le 30 mai, dans l'après-midi, une division piémontaise attaqua vivement nos avant-postes entre Vercelli et Palestro.

« Le bataillon de grenadiers du régiment de Léopold (brigade Weigl du 7ᵉ corps) tint Palestro durant quelque temps, mais se retira devant des forces supérieures. Une colonne de deux compagnies, envoyée en soutien avec deux pièces, fut repoussée et perdit ses canons. On fit encore avancer un bataillon qui ne put davantage soutenir le feu. Alors la division Lilia du VIIᵉ corps, composée des brigades Weigl et Dondorf, prit position à Robbio.

« A l'arrivée de ces nouvelles, le quartier général se transporta dans la nuit du 30 au 31 à Mortara.

« La division de Jellachich du IIᵉ corps (les brigades Szabo et Kudelka) fut dirigée de Cergnano vers Robbio pour soutenir la division Lilia, pendant que la division Herdy, du même corps, allait dans la nuit à Mortara, où elle arrivait à cinq heures du matin (le 31).

« Le 31, le feld-maréchal lieutenant Zobel devait reprendre Palestro avec les deux brigades de son corps (le VIIᵉ) et celles du IIᵉ corps.

« Il désignait la brigade Dondorf pour attaquer de front ;

« La brigade Weigl pour déborder, par un chemin latéral sur la droite de notre ligne, la gauche de l'ennemi ;

« La brigade Szabo (partant de Rosasco) pour tourner l'ennemi par sa propre droite ;

« Enfin la brigade Kudelka pour former la réserve.

« Le combat commença vers neuf heures. Malgré la bravoure de la colonne Weigl, celle-ci ne parvint pas à déboucher, parce que la route, très-peu large, ne permettait de placer que deux pièces, tandis que l'ennemi avait ouvert avec succès le feu de quatre .obusiers. Le général eut le bras droit traversé, et, néanmoins, resta encore quatre heures sur le champ de bataille.

« La brigade Dondorf s'avança jusqu'au village, malgré le feu nourri de l'ennemi, mais fut repoussée avec perte de 750 hommes.

« La brigade Szabo avait commencé sa marche sous la protection d'une batterie de 12, lorsqu'elle fut inopinément assaillie de flanc et par derrière par trois bataillons de zouaves vers Rivoltella. Le 7ᵉ bataillon de chasseurs s'ouvrit le chemin, mais perdit 500 hommes. Les bataillons d'infanterie se retirèrent très-vite, mais la batterie qui s'était engagée dans un chemin de traverse ne put sauver qu'une pièce.

« Après la retraite de la brigade Dondorf, le feld-maréchal fit avancer celle de Kudelka (laissée en réserve, comme j'ai dit); Kudelka arriva au village, mais fut, à son tour, repoussé par des forces supérieures.

« Le combat durait depuis quatre heures et les pertes étaient grandes, surtout en officiers, lorsque les premières nouvelles parvinrent au quartier général (à une heure de l'après-midi). »

Ainsi le 30, Palestro est enlevé par les Piémontais, qui repoussent un bataillon du régiment Léopold (vııᵉ corps), puis deux compagnies avec deux pièces qu'ils prennent, enfin un troisième bataillon envoyé contre eux.

Le 31, les divisions Jellachich et Lilia attaquent Palestro, et leurs brigades sont successivement repoussées; le 3ᵉ régiment de zouaves enlève cinq pièces d'artillerie à la brigade Szabo. Les Autrichiens effectuent leur retraite à une heure après-midi, ayant éprouvé une perte de 1250 hommes.

Voici ce que rapportent les journaux autrichiens :

« Les Piémontais ont attaqué Palestro, mais ils ont été repoussés. » (*Gazette autrichienne.*)

« Pour chasser les Piémontais qui, le 30 mai, s'étaient emparés de Palestro par surprise pendant un orage, le feld-maréchal-lieutenant baron Zobel résolut d'attaquer, le 31 mai, ce village des deux côtés à la fois. La brigade du général Weigl, qui fut légèrement blessé dans cette circonstance, avait été rappelée de Robbio et se rendit maîtresse des groupes de maisons du sud-ouest; elle aurait certainement poussé plus loin encore ses progrès, si la brigade Szabo, appelée de Rosasco, n'eût rencontré à Rivoltella une brigade française qui lui opposa la plus vive résistance.

« L'impétuosité des zouaves se brisa contre l'énergique résolution de nos chasseurs du 7ᵉ bataillon qu'environnaient tous les obstacles de terrain possibles... Comme partout, nous eûmes encore ici affaire à un ennemi supérieur en nombre...

Nos pertes, sans compter le général Weigl, légèrement blessé, furent de 8 officiers, 500 hommes blessés et 300 morts. » (*Gazette d'Augsbourg*, du 10 juin.)

En comparant les citations qui précèdent, on reconnaît :

1° Que la *Gazette autrichienne* affirme le contraire de ce qui est arrivé ;

2° Que la *Gazette d'Augsbourg*, du 10 juin, diminue de moitié les forces autrichiennes battues à Palestro, et réduit les pertes des Autrichiens de 1250 à 808 hommes.   (*Moniteur de l'armée.*)

Paris, 31 mai 1859. — A M. le médecin en chef de l'armée.

Mon cher collègue,

La question du personnel médical nécessaire à l'armée d'Italie, sujet principal de votre lettre du 26 courant, n'est pas restée en dehors des préoccupations du conseil de santé, et nous avons été heureux de voir que vos appréciations sur les besoins du service, sont entièrement conformes à celles que le conseil a exprimées au Ministre de la guerre.

Ce chiffre rapproché du vôtre indique une parfaite identité de vues entre le conseil et vous.

Mais comme le nombre des médecins dont vous proposez l'envoi, n'indique, dans votre esprit, qu'un chiffre minimum, le conseil croit répondre complétement à vos intentions en maintenant sa demande de 163 officiers de santé, valeur numérique qui est en rapport avec les ressources de personnel dont l'administration de la guerre peut encore disposer. C'est sur cette base qu'il appuiera l'expression de vos besoins près de S. Exc., s'il est encore appelé à intervenir.

Mais le conseil vous prie instamment, très-cher collègue, de ne pas perdre de vue que le décret du 23 avril dernier, a été institué en prévision des besoins de la guerre, et que les médecins militaires doivent se suffire à eux-mêmes sur les champs de bataille, dans les ambulances et les hôpitaux temporaires ; qu'il appartient à eux seuls d'assurer l'exécution du service médical, et que des médecins étrangers à l'armée ne devront figurer dans leurs rangs, qu'à titre tout à fait exceptionnel et temporaire, même pour les fonctions subalternes, les seules qui puissent leur être confiées.

Cependant le conseil reconnaît qu'il peut être nécessaire de recourir à des auxiliaires dans ce moment de transition où nous n'avons plus de chirurgiens sous-aides, et où nous manquons encore d'infirmiers suffisamment exercés à leurs nouvelles attributions.

Nous pensons, cher collègue, que vous devez peu compter sur les services que vous rendraient les chirurgiens requis que vous demandez et auxquels le nom de sous-aides ne conviendrait plus. Sans avenir dans le corps, ils manqueront de zèle et de discipline, n'auront pas l'instruction et la position nécessaires pour remplir les fonctions de médecins, et n'accepteront qu'avec peine celles qu'ils partageront avec des infirmiers ; il est à craindre qu'ils ne soient souvent une gêne, ainsi qu'on l'a vu à l'armée d'Orient. Faites activement travailler vos subordonnés à l'éducation des infirmiers assistants, en peu de mois vous en aurez d'assez instruits et en proportion suffisante pour assurer tous vos besoins ; ils se formeront vite à pareille école, vous trouverez chez eux du zèle et de la bonne volonté, et peut-être vous dispenseront-ils de recourir aux sous-aides.

Cependant, puisque vous reconnaissez la nécessité momentanée de ces requis, le conseil, tout en désirant que vous puissiez vos passer de leurs services, réunira ses efforts aux vôtres, pour que ce choix soit fait dans de bonnes conditions.

Il est à peine nécessaire de vous dire que, dans la pensée du conseil, les médecins principaux doivent concourir à l'exécution du service, au même titre que les médecins-majors ; ils sont placés à la tête des établissements les plus importants, mais il ne peut être établi entre ces deux grades aucune distinction de fonctions.

Nous vous prions, en terminant, cher collègue, de recevoir nos remerciements pour toutes les communications que vous jugerez à propos de nous faire, et le conseil apprendra toujours avec une bien vive satisfaction que la médecine militaire reste, sous vos ordres, au niveau de l'importante mission qu'elle est destinée à remplir.   VAILLANT, président du conseil de santé.

Gênes, 31 mai 1859. — M. le médecin en chef,

Dans la nuit même du 30 au 31, il nous est arrivé 571 malades et blessés, tant français qu'autrichiens, en deux évacuations. La première de ces évacuations annoncée pour 6 heures n'est arrivée qu'à 8 heures du soir ; la seconde nous est arrivée à minuit. Le transport de la gare à l'hôpital a exigé quatre heures chaque fois. Je n'ai pas besoin de faire remarquer combien il importe de mettre un terme à de si graves inconvénients. Les malades ont été répartis dans tous les hôpitaux. Ce matin, l'hôpital San Benigno comptait 1130 malades dont 399 blessés ; le grand séminaire en comptait 343 dont 60 blessés. Les hôpitaux civils et militaires sardes ne m'ont pas encore envoyé leur rapport.

J'ai l'honneur de vous proposer de désigner un ou deux médecins militaires, parlant l'allemand pour la visite des malades et blessés autrichiens. M. Gloesel peut-être pourrait être de ce nombre.

A mon arrivée, M. l'intendant de Cambis avait désigné M. Cambay pour l'hôpital Della-Neve ; conformément à vos instructions, j'ai proposé son remplacement au grand séminaire par M. Malapert que l'on dit arrivé ce matin. M. Lagrave devra recevoir une nouvelle destination à Gênes. M. de Cambis avait aussi désigné pour l'hôpital Della-Neve, M. Laforet. J'attends sur ce dernier vos instructions.

BOUDIN, médecin en chef des hôpitaux de Gênes.

Quartier général du 5ᵉ corps à Livourne, 31 mai.

Quelques régiments arrivent sans médecins. Ainsi le 8ᵉ hussards sans un seul, le 82ᵉ de ligne avec un médecin-major seulement. Toute l'artillerie (batteries et parc) sans un seul médecin. Je suis obligé, pour assurer le service dans ces différents corps, de détacher des médecins des ambulances qui se trouvent ainsi dégarnies.

La plupart des régiments arrivent de France, infanterie et cavalerie, dépourvus des ressources médico-chirurgicales que doivent contenir les cantines d'ambulances régimentaires et quelquefois des cantines elles-mêmes. Il eût très-certainement été plus facile à ces corps de troupes de se pourvoir dans leurs garnisons qu'ici même, au milieu des embarras que suscitent les arrivages et les départs précipités. Néanmoins, nous avons pu subvenir à leurs besoins jusqu'ici, mais nos chargements de cantine sont, à l'heure qu'il est, complétement épuisés, et j'ai prié M. l'intendant Moisez d'en faire une nouvelle demande.

LEGOUEST, médecin en chef du 5ᵉ corps.

Ambulance du grand quartier général, Verceil, 31 mai. — M. le médecin en chef,

Le syndic de la ville met à notre disposition : 1º le collége national, vaste bâtiment situé dans un quartier salubre, accessible, bien aéré. On pourra facilement y hospitaliser 500 malades ; 2º une grande caserne de cavalerie, située près le cours Charles-Albert et à peu de distance de la station du chemin de fer ; cette caserne pourra recevoir aussi 500 malades. Le général sous-chef d'état-major général, informé par nous du désir d'utiliser cet établissement, a dû donner, ce soir, les ordres nécessaires pour que cette caserne, occupée depuis hier par un régiment de la garde, soit évacuée demain.   BERTHERAND, médecin principal.

Turin, 31 mai. — M. le médecin en chef,

Le premier hôpital temporaire est à peu près organisé et peut actuellement recevoir des malades malgré le peu de matériel dont nous disposons. On pensait pouvoir y placer 1500 malades, j'ai fait réduire ce nombre à 1000 et c'est encore beaucoup en tenant compte des mauvaises conditions hygiéniques qu'il présente. Le service y sera difficile et compliqué pour le personnel médical et administratif, mais j'espère que nous triompherons des obstacles qui seront la conséquence d'un local mal distribué et des médecins civils qu'il faudra former et mettre au courant des règlements militaires et des prescriptions alimentaires et pharmaceutiques de nos hôpitaux.

Nous avons choisi pour second hôpital une caserne de cavalerie qui pourra contenir de 6 à 700 lits ; je pense que dans huit jours il pourra recevoir des malades, s'il arrive du matériel. Nous avons déjà une trentaine d'élèves ayant au

moins trois années d'études et qui paraissent en état de faire le service des pansements, mais ils ne parlent pas notre langue.

M. l'Intendant a fixé ainsi le personnel de notre premier hôpital de 1000 lits :
6 médecins traitants et 12 élèves, dont 3 pour la pharmacie. Je crois devoir vous
faire observer que ce personnel sera insuffisant et le service presque impossible
avec un nombre aussi restreint de médecins traitants et d'élèves qui ne connaissent
rien de nos règlements et de notre manière de faire. Il me faudra perdre beaucoup
de temps pour leur apprendre les détails du service et en surveiller l'exécution.
Lorsque le second hôpital sera établi, il me faudra recommencer avec un nouveau
personnel aussi inexpérimenté que le premier. Je vous serai obligé de vouloir bien
demander à M. l'Intendant général d'accorder un peu plus de personnel, tout en
l'assurant de ma discrétion à cet égard.

M. l'Intendant général m'a désigné comme chef du premier hôpital établi à
Turin malgré la lettre de service de M. Boudin qui me désigne comme médecin en
chef des hôpitaux de Turin. Je désire beaucoup avoir un service de chirurgie et je
tiens à être chargé du plus important. Je vous prie donc de me dire ce que je suis
et quelles sont mes attributions. Si vous croyez devoir me laisser chef du service
médical des hôpitaux de Turin, un ordre nouveau me donnerait une autorité qui
n'est pas suffisamment constatée.

Je dois vous faire observer que, parmi les médecins civils qui se sont présentés, il y a très-peu de praticiens capables de faire de la chirurgie, je n'en
compte que trois qui sont déjà employés dans les hôpitaux civils et je crois qu'il
ne leur restera pas assez de temps pour faire en même temps le service dans nos
hôpitaux.

SALLERON, médecin en chef des hôpitaux de Turin.

1ᵉʳ JUIN. — *Armée française.* — Le grand quartier général impérial et la garde,
précédés par les 4ᵉ et 2ᵉ corps ainsi que par la divison Desvaux, prennent position
à Novare et à la Bicocca. Défense peu sérieuse des Autrichiens. L'avant-garde,
division de Failly, éclairée par deux escadrons du 2ᵉ chasseurs, reçoit une décharge
de mousqueterie à peu de distance de la ville gardée par une faible garnison, qui,
après avoir lancé quelques fusées et quelques boîtes de mitraille, traverse la place
et se retire sur la voie ferrée et la route. La place est traversée sans résistance par
notre avant-garde, mais à la sortie de la ville, une nouvelle fusillade et quelques
coups de canon sont les derniers efforts des Autrichiens, que le feu d'un régiment
de ligne et de notre artillerie met en retraite précipitée. — Des reconnaissances
sont faites dans les directions de Galiate, Trécate et Vespolate. Le 3ᵉ corps conserve sa position, mais la division Partounaux s'avance sur la rive gauche de la
Sesia. Le 1ᵉʳ corps est à Verceil et à Borgo Vercelli. Les cuirassiers de la garde
arrivent à Novi. Le 3ᵉ zouaves, mis momentanément à la disposition du roi, se

rend à Verceil où doit arriver la division d'Autemarre, à laquelle il appartient, et qu'il ne devra plus quitter.

Armée piémontaise. — Le corps de Garibaldi revient vers Varèse, il est à San Ambrogio et Frascarolo, au nord de la ville, évacuée subitement et par ordre par les Autrichiens, et il se décide à se diriger sur Côme. — Les divisions sardes conservent leurs positions.

Armée autrichienne. — Le IIIe corps est en ligne entre Vespolate et Vigevano ; le VIIe couvre la rive gauche de la Sesia de Candia à Robbio ; le IIe se porte en partie à la gauche du VIIe ; le Ve arrive aux environs de San-Giorgio ; le VIIIe manœuvre entre Lomello, Torre-Beretti et Mezzanabigli ; le Ier est à Milan.

Le contre-amiral Jurien de la Gravière commence le blocus de Venise.

Verceil, 1er juin. — La journée d'hier a été signalée par un nouveau fait d'armes, à Palestro. L'armée de S. M. le roi de Sardaigne, après avoir repoussé l'ennemi sur tout son front, a eu un instant sa droite débordée par les Autrichiens, qui menaçaient le pont de bateaux jeté sur la Sesia, et au moyen duquel le maréchal Canrobert devait opérer sa jonction avec le roi. L'Empereur ayant envoyé au roi le 3e de zouaves, ce régiment fut chargé d'arrêter cette attaque. Déjà les Autrichiens avaient mis huit pièces en batterie en arrière d'un canal profond, dont le passage, sur un pont étroit, est couvert par un moulin et défendu par des rizières.

Le 3e zouaves, commandé par son brave colonel de Chabron, après avoir jeté un coup d'œil sur la position, et avant que le roi ait eu le temps de le faire appuyer par du canon, s'est élancé sans faire feu sur la batterie ennemie, a tué à la baïonnette ou jeté à l'eau les compagnies de soutien, placées en deçà du canal, s'est emparé des pièces et a fait 500 prisonniers. Le 3e zouaves a payé ce succès par un officier et 40 soldats tués, et environ 200 blessés dont plus de 10 officiers.

L'Empereur met ce glorieux fait d'armes à l'ordre du jour.

Quartier général royal, à Torrione, 1er juin. — Le roi Victor-Emmanuel au colonel de Chabron.

M. le colonel, l'Empereur, en plaçant sous mes ordres le 3e régiment de zouaves, m'a donné un précieux témoignage d'amitié. J'ai pensé que je ne pouvais mieux accueillir cette troupe d'élite qu'en lui fournissant immédiatement l'occasion d'ajouter un nouvel exploit à ceux qui, sur les champs de bataille d'Afrique et de Crimée, ont rendu si redoutable à l'ennemi le nom de zouaves.

L'élan irrésistible avec lequel votre régiment a marché hier à l'attaque, a excité mon admiration.

Se jeter sur l'ennemi à la baïonnette, s'emparer d'une batterie en bravant la mitraille, a été l'affaire de quelques instants.

Vous devez être fier de commander à de pareils soldats, et ils doivent être heureux d'obéir à un chef tel que vous.

J'apprécie vivement la pensée qu'ont eue vos zouaves de conduire à mon quartier général les pièces d'artillerie prises aux Autrichiens, et je vous prie de les remercier de ma part. Je m'empresserai d'envoyer ce beau trophée à Sa Majesté l'Empereur auquel j'ai déjà fait connaître la bravoure incomparable avec laquelle votre régiment s'est battu hier à Palestro et a soutenu mon extrême droite.

Je serai toujours très-satisfait de voir le 3e régiment de zouaves combattre à côté de mes soldats, et cueillir de nouveaux lauriers sur les champs de bataille qui nous attendent.

Veuillez, M. le colonel, faire connaître ces sentiments à vos zouaves.

VICTOR-EMMANUEL.

Le 1er juin, un jeune officier de cavalerie sarde, chargé d'escorter les prisonniers autrichiens, se présenta devant le colonel de Chabron pour recevoir en dépôt ceux qui avaient été gardés par le 3e zouaves. — Le colonel, étonné d'entendre cet officier piémontais s'exprimer en français sans aucune nuance d'accent étranger, lui demanda son origine.

— Je suis Français, lui répondit le sous-lieutenant de Nice–cavalerie.

— Votre nom ?

— De Chartres, mon colonel. Je suis le fils du duc d'Orléans. Et saluant le colonel, il s'éloigna avec sa petite troupe et les prisonniers.

Novare, 1er juin. — M. le médecin en chef de l'armée,

Le 4e corps a eu ce matin, près de Novare, une rencontre avec les Autrichiens. Les blessés au nombre de quinze ont été transportés à Novare où je me suis rendu pour les visiter, et j'ai amputé un soldat autrichien de la jambe gauche au lieu d'élection ; un autre soldat autrichien a été amputé de la cuisse.

FÉNIN, médecin en chef du 4e corps.

Quartier général de la garde, 1er juin. — M. le médecin en chef de l'armée,

M. de Séré, médecin aide–major, reste seul chargé du service de santé du 2e grenadiers ; il ne lui est pas possible de suffire à cette tâche ; il est très–urgent de nommer un médecin-major dans ce régiment.

M. Costa, seul aide-major au 4e voltigeurs, vient de recevoir l'ordre de se rendre à une ambulance du 2e corps, et le médecin-major de ce régiment est détaché depuis le commencement de la campagne.

MÉRY, médecin en chef de la garde.

Verceil, 1er juin. — M. le médecin en chef de l'armée,

D'après la reconnaissance que j'ai faite du collége national et de la caserne de cavalerie, de concert avec M. Bertherand, médecin principal, ces deux établissements, conformément aux ordres de M. l'intendant général, ont été affectés au service hospitalier. On s'occupe de l'installation; et, comme des blessés peuvent nous arriver d'un moment à l'autre, j'ai l'honneur de vous prier, de la part de l'intendant général, de désigner le personnel médical, militaire ou civil, qui devra fonctionner dans ces établissements. DE LAVALETTE, sous-intendant.

Français blessés, le 31 mai, 2e combat de Palestro.

Palestro, 1er juin. — M. le médecin en chef de l'armée,

Cent quatre-vingt-dix-sept blessés, appartenant exclusivement au 3e zouaves, ont été reçus dans les ambulances établies dans les deux églises du village et les maisons particulières.

Presque tous étaient atteints de blessures produites par des projectiles, balles, éclats d'obus, boulets, etc., etc.

La plus grande partie de ces blessures (deux tiers environ) n'intéressaient que les parties molles, les autres étaient compliquées de lésions graves des os, des articulations, ou des viscères contenus dans les grandes cavités. D'après les régions frappées, ces blessures se classent ainsi :

Crâne..	14	*Report*..	64
Face.	7	Bras.	26
Cou..	6	Avant-bras.	17
Poitrine..	16	Mains et doigts.	12
Abdomen..	12	Cuisse.	31
Région lombaire..	9	Jambe.	28
A reporter..	64	Pieds et orteils.	12
		Total..	197

Sur ces cent quatre-vingt-dix-sept blessés,

8, atteints de plaies pénétrantes du crâne, de la poitrine, de l'abdomen, sont morts quelques heures après leur entrée à l'ambulance.

21 ont été amputés par MM. les médecins-majors des ambulances, par quelques aides-majors et par moi, ainsi qu'il suit :

Amputations du bras, à diverses hauteurs.	6
— de la cuisse, au tiers supérieur.	2
— id. à la partie moyenne.	4
— id. au tiers inférieur.	6
— de la jambe au lieu d'élection.	3

Parmi les amputations de la cuisse, 7 ont été nécessitées par des fractures simultanées du fémur et des têtes articulaires fémoro-tibiales.

Plusieurs blessés, atteints en même temps de fractures comminutives et de lésions graves des grandes cavités, ont été évacués sur l'hôpital de Verceil, après avoir été pansés de manière à rendre leur transport sans inconvénient.

Outre ces blessés français, un très-grand nombre de soldats sardes et autrichiens ont été soignés dans nos ambulances, et pour arriver à donner à ces malades les soins réclamés par leur état, j'ai réuni les médecins des trois ambulances d'infanterie et quelques-uns de nos collègues des corps. Tous ont rempli leurs fonctions avec un zèle et un dévouement qui méritent toute votre bienveillance. Dans la nuit du 31 mai au 1er juin, les blessés moins gravement atteints ont été évacués sur l'hôpital de Verceil. Les autres et les amputés ont été dirigés, dans la journée du 1er juin, sur la même ville, où ils sont arrivés en bon état, au rapport de M. le médecin aide-major Navarre, chargé de les accompagner.

L'état sanitaire du 3e corps est satisfaisant. Jusqu'à présent, je n'ai vu passer dans les ambulances que des fiévreux atteints de diarrhées légères ou de fièvres intermittentes.   THOMAS, médecin en chef du 3e corps.

NOTE SUR LES BLESSÉS DE PALESTRO.

Cependant le 3e zouaves poursuit les Autrichiens...... Les pertes de l'ennemi sont considérables ; la route qui mène de Palestro au pont du Naviglio et les champs voisins sont couverts de leurs cadavres, la plupart couchés sur le ventre, et le dos labouré par la baïonnette de nos zouaves..... Les blessés sont transportés dans l'église de Palestro, convertie en ambulance. C'est un horrible pêle-mêle de Piémontais, d'Autrichiens et de zouaves. La plupart des plaies produites par des projectiles lancés par le canon sont hideuses à voir ; plusieurs de ces mutilés meurent avant d'avoir pu recevoir les premiers secours. J'ai pu remarquer la stupeur des malheureux atteints par la mitraille. Plus la plaie est large et profonde, moins ils font entendre de plaintes. Tantôt c'est un boulet qui, effleurant la poitrine, a enlevé les tissus et mis à nu le poumon à travers la cage osseuse fracturée, ou bien c'est une épaule qui n'a plus de moignon ; l'omoplate est enlevée près de son bord supérieur ; les chairs, déchirées au niveau du triangle susclaviculaire, offrent une plaie dont on hésite à sonder la profondeur. Un pauvre zouave m'a particulièrement frappé. Un boulet lui avait enlevé la partie supérieure du crâne ; sa tête noircie se balançait régulièrement comme un pendule, tandis que des deux mains il soutenait son genou droit pour maintenir sa cuisse agitée par un frémissement spasmodique. Cette plaie, large et laissant à nu une énorme surface cérébrale, était au-dessus des ressources de l'art ; la mort n'a pas tardé. Tous ces malheureux réclamaient nos soins en même temps et à grands cris. Il fallait les panser ou les opérer le plus promptement possible. C'était affreux de les entendre se numéroter pour ainsi dire pour l'amputation ; car, à part quelques extractions de balles, quelques ligatures à faire, c'était presque toujours l'amputation que réclamaient leurs mutilations. »

(Extrait du rapport de M. Lèques, médecin-major.)

Voir ce rapport, reproduit in extenso avec quelques pièces faisant suite au journal.

Grand quartier général, Verceil, 1er juin. — M. l'intendant général,

Les mémoires de proposition pour l'avancement ou les décorations en faveur des médecins de l'armée ne me semblent pas devoir être établis sans que j'y attache mon avis, sinon comme inspecteur, du moins comme médecin en chef de l'armée.

J'ai l'honneur de vous prier, M. l'intendant général, de vouloir bien régulariser ma position à cet égard vis-à-vis de MM. les intendants divisionnaires, qui ne la connaissent peut-être pas, afin que l'avis des médecins des corps sur les mémoires de proposition soit confirmé par le mien.

Baron LARREY, médecin en chef de l'armée.

2 JUIN. — Armée française.— Concentrée autour de Novare, moins le 3e corps, qui reste avec l'armée du roi. — Une division du 2e corps s'avance à Trécate. — La division Camou se porte à Porto di Turbigo. Quelques compagnies de chasseurs de la garde, sous la protection de plusieurs batteries d'artillerie en position sur la rive droite, passent sur la rive gauche en nacelles avec deux compagnies du génie. Bientôt un pont est jeté et permet à une brigade — général Manèque — de voltigeurs de passer sur la rive gauche. Les positions des deux rives sont ainsi gardées, l'autre brigade — général Decaen — de voltigeurs restant sur la rive droite. Le village de Turbigo est occupé pendant la nuit et mis en état de défense.

Armée piémontaise. — La 1re division vient s'établir à Robbio ; la 4e en avant de Palestro. — Le corps de Garibaldi arrive à Côme sans avoir été inquiété dans sa marche par la brigade autrichienne appelée à Gallarate et à Somma.

Armée autrichienne.—Le Ier corps, venu de Milan, est en ligne entre Cuggiono et Magenta ; les IIe, IIIe et VIIe corps sont réunis autour de Vigevano, mais une partie du IIIe s'avance à Vespolate.

Le quartier général est à Garlasco, avec le Ve corps ; le VIIIe est à Trumello.

Gênes, hôpital San Benigno, 2 juin. — M. le médecin en chef de l'armée,

L'hôpital San Benigno contient aujourd'hui plus de 1200 malades ; il est question, vu la difficulté de la situation, de prendre un étage de la caserne placée au-dessus et à côté de celle que nous occupons. Un pavillon pouvant abriter très-convenablement de 150 à 160 officiers a été adjoint à notre hôpital. Je suis seul médecin militaire traitant dans cet établissement. Je m'occupe plus particulièrement des blessés. M. Gramaccini était chargé des officiers fiévreux, en même temps que d'une division de malades; il a reçu à mon insu une autre destination. Un médecin de l'endroit, très-capable, lui a succédé dans la visite des officiers; mais il n'a pas et aucun de ses collègues n'aura ce qu'il faut pour bien diriger ce service. J'ai donc besoin, le plus grand besoin, un besoin impérieux d'un collaborateur militaire que sa position, son âge, son expérience, sa valeur recommandent tout particulièrement aux officiers fiévreux, et qui ait à la fois une main assez vigoureuse pour m'aider à couper court aux abus dont nous sommes menacés. Je sollicite, en un mot, un camarade plus particulièrement voué à la médecine, et qui me suivra carrément dans la voie qui seule puisse nous rendre la besogne moins difficile. J'attends cet aide de vos bontés pour moi,   MAUPIN, médecin principal.

Grand quartier général, Novare, 2 juin. — M. le Président du conseil de santé,

L'organisation des hôpitaux français et l'appropriation des hôpitaux italiens au service de notre armée présenteraient de grandes difficultés, avec l'insuffisance de notre personnel, si nous ne trouvions dans les grands centres des ressources locales très-précieuses. Mais c'est pour en tirer le parti le plus convenable, pour en diriger et en surveiller l'installation médicale, que j'ai chargé de ce soin essentiel M. Boudin à Gênes, M. Cazalas à Alexandrie, et M. Salleron, à Turin. — Je ferais de même ainsi pour chaque ville importante que traversera l'armée, si j'avais plus de médecins principaux à désigner pour cette mission.

Nous attendons avec impatience un supplément de personnel qui nous est indispensable. J'ai indiqué à l'Empereur, sur la demande du maréchal-major général, et avec l'approbation de M. l'intendant général, la proportion des médecins de tous grades dont nous aurions besoin, dans l'éventualité de batailles ou de siéges; et Sa Majesté elle-même a transmis cette demande au ministre. J'espère qu'elle sera conforme aux vues du conseil et compatible avec les exigences du service.

En attendant, et depuis l'ouverture de la campagne, je recommande la nécessité première des évacuations fréquentes, et même journalières, par les voies ferrées ou sur le littoral, afin de prévenir, par-dessus tout et partout, les fatales influences de l'encombrement.

C'est d'après le même principe que nous ne cessons de prescrire dans chaque hôpital l'aération des salles et l'espacement des lits.

L'Empereur m'a demandé, l'autre jour, devant le maréchal, ce que je pensais de l'installation des malades sous la tente. J'ai répondu, sans hésitation, à Sa Majesté que pour soustraire des blessés ou des malades à l'imminence et aux pernicieux

effets de l'encombrement, les tentes les plus simples, mais bien placées, seraient
de beaucoup préférables aux hôpitaux les plus complets, mais trop pleins.

Jusqu'ici, cependant, l'état sanitaire de l'armée est excellent, malgré les fatigues
et les accidents de la route. Les blessés du 20 mai au combat de Montebello et ceux
des 30 et 31, au double combat de Palestro, se trouvent dans de très-bonnes conditions, améliorées encore par le succès de nos armes. J'ai visité les blessés dans
l'un et l'autre lieu, en rappelant aux médecins des ambulances les traditions les
plus importantes de la chirurgie militaire.

Nous voici à Novare ; d'un jour à l'autre une grande bataille aura lieu, si
l'ennemi ne s'éloigne pas davantage. Il a hier, en quittant cette ville, tiré à mitraille sur la troupe d'avant-garde, et blessé seulement une quinzaine d'hommes.

J'ai prévenu les médecins en chef des corps d'armée de suppléer provisoirement sur le terrain à l'insuffisance du personnel des ambulances, par un appel
fait aux médecins des régiments les plus rapprochés, mais qui ne seraient point
engagés dans l'action. C'est ainsi que j'en avais moi-même dirigé plusieurs sur
l'ambulance de Palestro, où les chirurgiens piémontais nous ont été du reste très-
utiles.

Nos confrères étrangers se montrent fort bien pour nous et nos malades. Je
leur ai recommandé de ne pas faire, comme je l'ai vu quelque part, des catégories
de blessés, français, sardes et autrichiens, démontrant sans peine à tous que la
chirurgie chrétienne n'admettait pas de distinction entre les vainqueurs et les vaincus, et que tous avaient droit aux mêmes soins de notre part. Les blessés ennemis,
composés d'ailleurs des éléments les plus hétérogènes, se montrent d'autant plus
reconnaissants envers nous que, d'après le dire de leurs chefs, ils s'attendaient à
être maltraités.

L'Empereur se propose d'assurer leur guérison en les rendant généreusement
à leur pays à mesure qu'ils seront en état de sortir des hôpitaux.

J'ai exprimé à M. l'intendant général le désir que tous les médecins désormais dirigés de France ou d'Afrique sur l'armée d'Italie pussent, avant tout et
après un jour de repos à Gênes, se présenter au grand quartier général. C'est là
seulement que je puis apprécier les besoins du service médical pour les hôpitaux,
les ambulances et les régiments ; c'est là qu'aboutissent toutes les réclamations ;
c'est de là que doivent partir toutes les désignations ; c'est là enfin que les voyant
tous de près, je puis surtout apprécier l'aptitude physique et l'aptitude professionnelle de chacun : des uns pour la médecine ou les hôpitaux, et des autres pour la
chirurgie ou les ambulances.

Je fais tous mes efforts pour que le personnel médical de l'armée soit secondé
dans son zèle et apprécié dans son dévouement. Les grands embarras de notre entrée en campagne n'ont pas encore permis d'assurer tous les besoins matériels de
notre service, sauf le transport des bagages et la concession d'un soldat d'ordon-

nance pour chaque médecin ; mais avec un peu de temps encore, de patience et de réserve, notre corps se ressentira, je l'espère, des bontés de l'Empereur, étendues à toute l'armée. Personne des nôtres, depuis l'entrée en campagne, n'a été atteint d'accidents sérieux ou de maladie grave.

Le besoin des infirmiers assistants me semble tellement indispensable, à défaut de sous-aides, que j'en ai fait le sujet d'une demande expresse et motivée à M. l'intendant général, qui m'a promis d'y faire droit.

Reste, cher Président, la question délicate des allocations qui me sont attribuées, comme médecin en chef de l'armée. Je pourrai, je crois, soumettre votre lettre à l'appréciation du maréchal, qui, au besoin, en parlerait à l'Empereur ; mais je vous avoue que je ne saurais discuter moi-même cette question, malgré son principe évident d'équité, parce qu'elle me touche trop personnellement. Je serais même reconnaissant au conseil de vouloir bien en faire l'objet d'une démarche officielle, pour nos intérêts communs, en éclairant à cet égard l'opinion du ministre.

Baron LARREY, médecin en chef de l'armée d'Italie.

3 juin. — *Armée française.* — Le 2ᵉ corps passe le Tessin et prend position à Turbigo en avant de la division Camou. La division Mellinet est à Trécate et à San Martino. Le 3ᵉ corps vient s'établir à Novare en arrière du 4ᵉ.

Dès le matin, une reconnaissance est faite par trois brigades du 4ᵉ corps jusqu'à Vespolate et Tornaco, et l'on apprend que l'ennemi a quitté ces deux positions au petit jour se dirigeant sur Vigevano.

Les positions occupées par les armées alliées sont, dans la soirée : à la droite, à Lumellogno, le 1ᵉʳ corps et les 1ʳᵉ et 4ᵉ divisions piémontaises ; au centre à Novare, les 3ᵉ et 4ᵉ corps, les deux divisions de cavalerie de ligne et la brigade Cassaignoll es

A la gauche, à Turbigo, le 2ᵉ corps et la division Camou ; à Trécate, la division Mellinet et la division (Sambuy) de cavalerie piémontaise.

En réserve à Galliate, les 2ᵉ et 3ᵉ divisions piémontaises.

Armée piémontaise. — Les 2ᵉ et 3ᵉ divisions s'établissent à Galliate, où se porte le grand quartier général royal ; la division de cavalerie Samby arrive en arrière de la division de grenadiers de la garde impériale ; les 1ʳᵉ et 4ᵉ divisions forment l'extrême droite de la ligne.

Armée autrichienne. — Le général Urban quitte Varèse en y laissant une brigade, et arrive à Gallarate et à Somma. Les Iᵉʳ, IIᵉ et VIIᵉ corps et la division de cavalerie Mensdorf viennent couvrir Magenta. Le IIIᵉ corps est à Abbiate-Grasso avec le grand quartier général ; les Vᵉ et VIIIᵉ corps sont en marche pour rejoindre les premiers. Les Autrichiens abandonnent San Martino et cherchent à faire sauter le pont ; deux arches seulement sont endommagées, et le désordre sera promptement réparé.

PASSAGE DU TESSIN A TURBIGO ET COMBAT DE ROBECCHETTO.

L'Empereur a donné l'ordre de transmettre au ministre de la guerre le rapport suivant, que lui a adressé le général de Mac–Mahon, commandant le 2ᵉ corps.

Quartier général du 2ᵉ corps, Turbigo, 3 juin.

Sire,

Ainsi que j'ai eu l'honneur d'en instruire Votre Majesté par un premier rapport que je lui ai adressé ce matin, l'ennemi a fait sauter le pont de San Martino hier, vers cinq heures du soir, en se retirant sur la rive gauche du Tessin.

Ce matin, à la pointe du jour, le général Espinasse s'est porté, avec une brigade, sur la tête de pont que les Autrichiens avaient abandonnée à son approche. Il y a trouvé trois obusiers, deux canons de campagne et plusieurs chariots de munitions.

D'après les ordres de Votre Majesté, le 2ᵉ corps a quitté Novare ce matin, à 8 heures et demie, pour se porter sur Turbigo et y franchir le Tessin sur le pont qui y a été jeté la nuit dernière, sous la protection de la division des voltigeurs de la garde impériale.

Au moment de mon arrivée à Turbigo, j'ai trouvé une brigade de cette division sur la rive droite du Tessin, occupant le village et ses abords, de manière à nous assurer la libre possession du pont, et surveillant la vallée en aval du village.

L'autre brigade de la division Camou était sur la rive droite.

La tête de colonne de la 1ʳᵉ division du 2ᵉ corps franchissait le pont vers une heure et demie. Au moment où, m'étant porté en avant de Turbigo, je reconnaissais le terrain et que je visitais les hauteurs de Robecchetto pour y établir les troupes, je m'aperçus tout à coup que j'avais à quelque 500 mètres de moi une colonne autrichienne qui, paraissant venir de Buffalora, marchait sur Robecchetto avec l'intention évidente d'occuper ce village.

Robecchetto se trouve sur la rive gauche du Tessin, à l'est et à 2 kilomètres de Turbigo. C'est un village considérable qui peut être aisément défendu et qu'il serait incontestablement très–utile d'occuper fortement pour un corps ennemi qui viendrait de Milan ou de Magenta, avec l'intention de barrer le passage à Turbigo. Ce village est assis sur un vaste plateau horizontal qui domine de 15 à 20 mètres la vallée du Tessin. On y arrive, lorsqu'on sort de Turbigo, par deux chemins praticables à l'artillerie : l'un qui aboutit à l'une de ses rues par la partie sud du village, l'autre par la partie ouest.

Le chemin qui vient de Magenta et de Buffalora y pénètre par la partie est. C'est ce dernier que suivait la colonne autrichienne.

J'ordonnai au général de La Motterouge, qui n'avait alors avec lui que le régiment des tirailleurs algériens, ses autres régiments étant encore sur la rive gauche de la rivière, de porter ses trois bataillons de tirailleurs sur Robecchetto, et de les disposer en trois colonnes d'attaque de la manière suivante :

Le 1er bataillon formant la droite, en colonne par divisions, précédé de deux compagnies de tirailleurs destinées à se porter sur le village en l'attaquant par le sud ;

Le 3e bataillon formant la gauche, disposé de la même façon, destiné à pénétrer dans le village en l'attaquant par l'ouest ;

Le 2e bataillon, au centre et un peu en arrière des 1er et 2e, formant un échelon en réserve, prêt à appuyer les deux autres bataillons, était aussi disposé en colonne et précédé de tirailleurs.

Les trois colonnes, marchant à intervalle de déploiement, devaient, au commandement général, converger sur Robecchetto, et, en y pénétrant par la rue principale qui le traverse de l'ouest à l'est, chercher à le tourner aussi par la partie est, de manière à menacer la retraite de l'ennemi.

Pendant que le général de La Motterouge se mettait en mesure d'exécuter ces mouvements avec le régiment des tirailleurs algériens, je prenais moi-même les dispositions nécessaires pour faire arriver à lui les autres régiments de sa division. Le 45e de ligne, second régiment de la 1re brigade, recevait l'ordre de marcher dans les traces du régiment de tirailleurs algériens.

La 2e brigade, composée des 65e et 70e de ligne, recevait, un peu plus tard, l'ordre de se porter sur le village de Robecchetto par la route de Castano, afin de flanquer l'attaque convergente faite par les tirailleurs algériens.

Vers deux heures, le général de La Motterouge marchait avec ses trois bataillons sur Robecchetto, suivi d'une batterie de la réserve générale de l'armée, dirigée par le général Auger en personne.

Les colonnes de tirailleurs algériens, enlevés avec la plus grande vigueur, à la voix du général de La Motterouge et à celle de leur colonel, marchèrent résolûment sur Robecchetto sans faire usage de leur feu.

Accueillis à l'entrée du village par une très-vive fusillade, nos tirailleurs se précipitèrent tête baissée sur les Autrichiens, qui en défendaient les abords. Dans l'intérieur du village seulement, ils firent usage de leur feu, et puis aussitôt se précipitèrent à la baïonnette sur tous ceux qui essayaient de résister et de leur barrer le passage. En dix minutes l'ennemi était délogé du village et en retraite sur la route par laquelle il était venu.

A la sortie du village, il voulut user de son artillerie et nous envoya une douzaine de coups à mitraille qui n'arrêtèrent en rien l'élan de nos soldats.

Notre artillerie riposta par des coups heureux qui ébranlèrent tout à fait les colonnes ennemies et les mirent alors dans une déroute complète.

Les tirailleurs les poursuivirent au pas de course jusqu'à 2 kilomètres en avant de Robecchetto et en tuèrent un grand nombre.

Le général Auger, en faisant prendre à la batterie quatre positions successives et très-heureusement choisies, leur fit aussi beaucoup de mal.

C'est dans une de ces positions que le général Auger, croyant apercevoir dans les blés une pièce autrichienne ayant quelque peine à suivre le mouvement de retraite de l'ennemi, se précipita au galop sur elle et s'en empara. Près de la pièce, gisait à terre le commandant de la batterie, coupé en deux par un de nos boulets.

Pendant que ceci se passait vers Robecchetto, une tête de colonne de cavalerie autrichienne se présentait sur notre gauche, venant de Castano. Je portai un bataillon du 65e et 2 pièces de canon à sa rencontre. Deux boulets suffirent pour la décider à se retirer précipitamment.

L'ennemi a éprouvé des pertes considérables. Le champ de bataille est couvert de ses morts et d'une quantité considérable d'effets de toute nature qu'il a laissés entre nos mains : effets de campement, sacs complets qu'il a jetés sur le lieu du combat pour fuir avec plus d'agilité. Nous avons ramassé des armes, carabines et fusils. Nous avons fait peu de prisonniers, ce qui s'explique par la nature du terrain sur lequel l'engagement a eu lieu.

De notre côté, nous avons eu un capitaine tué (M. Vanéechout), 4 officiers blessés, dont un colonel d'état-major (M. de Laveaucoupet), 7 soldats tués et 38 blessés parmi lesquels quatre, m'a-t-on dit, des voltigeurs de la garde, qui a eu ses tirailleurs engagés avec l'ennemi en arrière de Robecchetto.

Je ne puis encore, Sire, donner à Votre Majesté des détails précis sur cette affaire, qui, une fois de plus depuis notre entrée en campagne, montre tout ce qu'Elle peut attendre de nos braves soldats.

Je n'ai point encore reçu les rapports particuliers qui doivent signaler ceux qui se sont plus particulièrement distingués. Tous ont fait bravement et dignement leur devoir : mais je signalerai, dès à présent, à Votre Majesté le général de La Motte-rouge, comme ayant fait preuve d'un élan irrésistible; le général Auger, pour le fait que j'ai relaté plus haut et qui, aux termes de notre législation militaire, mérite une citation à l'ordre général de l'armée ; le colonel de Laveaucoupet, qui, en combattant corps à corps au milieu des tirailleurs algériens, a reçu un coup de baïonnette à la tête; le colonel Laure, des tirailleurs algériens, pour l'impulsion intelligente avec laquelle il a conduit ses bataillons à l'ennemi.

Le général de division, commandant en chef le 2e corps,
DE MAC-MAHON.

Les Autrichiens, délogés de Robecchetto, se retirent sur Malvaglio, où les tirailleurs, qui les poursuivent, les atteignent. Cette nouvelle position est enlevée malgré les réserves autrichiennes qui prennent part au combat et l'ennemi se met en retraite dans la direction de Cuggiono.

Dès le commencement du combat, l'Empereur s'est porté vivement en avant de Turbigo.

Pertes de la journée.

TUÉS.	BLESSÉS.
1 officier.	4 officiers.
7 sous-officiers et soldats.	38 sous-officiers et soldats.

Novare, 3 juin. — M. le médecin en chef de l'armée,

Le personnel des ambulances du quartier général de la 3ᵉ division est complet, mais insuffisant. Il manque toujours un médecin aide-major à l'ambulance de la 1ʳᵉ division; et à celle de la 2ᵉ division il n'y a de présent jusqu'ici que MM. Houneau, médecin-major, et Remy, aide-major.

La division de cavalerie ayant été attribuée à l'armée sarde, j'ignore où elle se trouve actuellement et ne puis vous donner aucun renseignement.

CHAMPOUILLON, médecin en chef du 1ᵉʳ corps.

Gênes, 3 juin. — M. le médecin en chef de l'armée, avant mon arrivée à Gênes, M. l'intendant militaire de Cambis avait désigné M. Laforet pour le service de chirurgie de l'hôpital Della-Neve, où en effet il est seul avec M. Cambay, attaché également au même hôpital antérieurement aussi à mon arrivée. J'ai dû remplacer ce dernier au grand séminaire par M. Malapert. ·

M. Fernet, arrivé il y a trois jours, a vainement tenté d'aller joindre le grand quartier général, ainsi qu'il vous en rend compte dans la lettre ci-jointe.

M. Brun, arrivé hier, devait, conformément à vos instructions, se rendre aussi au grand quartier général; mais M. l'intendant de Cambis a pensé que désormais un tel déplacement ne pourrait plus avoir lieu sans ordre de l'intendant général.

J'appelle votre attention la plus sérieuse sur les difficultés que je rencontre à trouver à Gênes de nouveaux élèves, difficultés telles, que le service est menacé d'être impossible dans les nouveaux hôpitaux qui sont à la veille de s'ouvrir. Il est de toute nécessité de prendre d'urgence des mesures pour faire venir de France des aides ou des élèves. J'ai visité de nouveau les trois locaux que j'avais déclarés, il y a trois semaines, impropres au service d'hôpitaux militaires, dans l'espoir que j'avais alors d'en trouver de meilleurs. J'ai dû, vu l'urgence, modifier mon opinion et me prononcer cette fois pour l'affirmative. Ces locaux sont : 1º le couvent de Turchine, la caserne de Carignano, le couvent de Saint-Sylvestre. On s'occupe,

13

dès à présent, à mettre ce dernier en état de recevoir des malades. J'ai visité hier le collége national, qui nous donnerait environ 800 bonnes places ; il importe de ne rien négliger pour que cet établissement nous soit livré sans délai, et votre intervention me paraît devoir être très-utile.

J'ai proposé de faire mettre sous des tentes les vénériens qui sont dans nos hôpitaux, et M. l'intendant de Cambis a donné immédiatement des ordres pour que l'on cherchât un enclos permettant de surveiller les malades ainsi installés.

BOUDIN, médecin en chef des hôpitaux de Gênes.

Grand quartier général, Novare, 3 juin. — M. le médecin principal Boudin,

Le retard regrettable de la dernière évacuation de malades sur Gênes ne se reproduira pas, espérons-le, et il s'explique sans doute par l'encombrement du chemin de fer.

Mais je vous sais gré de m'avoir informé d'un inconvénient aussi fâcheux, en vous priant de me faire savoir s'il se reproduit encore.

Recommandez toujours, d'accord avec l'autorité administrative de Gênes, l'exécution régulière de ce principe si important des évacuations pour prévenir l'encombrement de nos hôpitaux et ses redoutables conséquences.

Vous me demandez un ou deux médecins militaires parlant allemand pour la visite des malades ou blessés autrichiens, mais je présume que vous en trouverez plus tard à Gênes sans que je sois obligé de déplacer des officiers de santé nécessaires aux postes qu'ils occupent déjà.

Baron LARREY, médecin en chef de l'armée.

Novare, 3 juin. — M. le médecin en chef de l'armée,

J'ai l'honneur de vous faire connaître quelles pourraient être les ressources de la ville de Novare pour hospitaliser, au besoin, un grand nombre de malades ou blessés.

1° Le *grand hôpital de la Charité*, bien situé, bien aéré, très-confortablement pourvu en matériel, met à notre disposition 800 lits. Cet établissement compte un personnel suffisant en sœurs, infirmiers, médecins et chirurgiens traitants. L'administration offre, de plus, de mettre à la disposition de l'intendance militaire française 200 fournitures de couchage, qu'on installerait dans un des locaux ci-après, organisés en succursales.

2° La caserne de cavalerie dite *Perrone* est une vaste construction, toute neuve et non encore achevée. Le corps de logis principal et une aile entièrement terminés, présentent, au 1er et au 2e étage, une longue suite de chambrées dans lesquelles on pourrait loger plus de 1200 malades. L'air abonde dans cette caserne, dont la cour immense s'ouvre sur le rempart et domine, au loin, la campagne. Cette cour servirait encore, dans un cas d'urgence, à dresser des tentes. Tout le rez-de-chaussée du bâtiment suffirait et au delà à toutes les exigences des services accessoires, magasins, pharmacie, administration, etc.

Je vous signalerai encore, comme susceptibles d'être transformés en hôpitaux temporaires, les locaux ci-après :

Saint-Julien, de la contenance de 100 malades ;
Bellini,   —   100   —
Le *Collége national*,   —   150   —

Une *caserne de cavalerie*, occupée en ce moment par les cent-gardes, recevrait encore, au besoin, 100 à 200 écloppés, vénériens ou malades légèrement atteints.

En résumé, monsieur le médecin en chef, vous voyez que toutes les éventualités peuvent être considérées comme garanties, puisque l'hôpital civil et la caserne *Perrone* seuls donneraient place à plus de 2,000 malades.

L'hôpital civil, en ce moment, me paraît suffire largement aux premiers besoins, à la condition toutefois qu'un système régulier d'évacuations sur Verceil des malades transportables, maintiendra toujours, dans l'hôpital de Novare, de 6 à 700 places disponibles.

A ce sujet, je me permettrai de vous faire observer que, depuis hier matin, jour de notre arrivée, le nombre des malades s'élève déjà, dans cet hôpital civil, à 300. Demain matin, il dépassera 500.

L'administration locale paraissant peu au fait de notre système d'*évacuation* et les autorités civiles ignorant sans doute les moyens de le mettre en usage, il serait, je crois, indispensable que vous informiez l'intendance générale de l'armée de cette situation pour qu'elle se concerte, à ce propos, avec l'administration municipale.

BERTHERAND, médecin principal, chef de l'ambulance
du grand quartier général.

4 JUIN. — *Armée française.* — Le grand quartier général impérial s'établit le soir à San Martino.

Le 3e corps et une division du 4e bivouaquent à Ponte Vecchio di Magenta.

La division de grenadiers de la garde à Buffalora et Ponte Nuovo di Magenta.

La division de voltigeurs en arrière du 2e corps, qui occupe Magenta.

Deux divisions du 4e corps et une division (Desvaux) de cavalerie à Trécate.

Le 1er corps à Olengo.

La division (Partounaux) de cavalerie à Novare.

La division d'Autemarre, détachée du 5e corps, à Verceil.

Armée piémontaise. — Le grand quartier général royal à la Fortuna, rive gauche du Tessin.

Les 1re et 4e divisions à Galliate, avec la division de cavalerie à leur droite.
La 3e division à Castano et la 4e à Marcallo.

Armée autrichienne. — Le quartier général à Abbiategrasso.

Les III° et V° corps à Robecco.

Les I°, II° et VII° corps à Corbetta, avec la division de cavalerie Mensdorf à Bareggio.

Le VIII° corps à Bereguardo, Tainate et Bestazzo.

Le IX° de Plaisance à Vaccarizza.

La division Urban à Gallarate.

PASSAGE DU TESSIN ET BATAILLE DE MAGENTA.

Quartier général de San Martino, 5 juin.

L'armée française, réunie autour d'Alexandrie, avait devant elle de grands obstacles à vaincre. Si elle marchait sur Plaisance, elle avait à faire le siége de cette place et à s'ouvrir de vive force le passage du Pô, qui, en cet endroit, n'a pas moins de 900 mètres de largeur, et cette opération si difficile devrait être exécutée en présence d'une armée ennemie de près de 200,000 hommes.

Si l'Empereur passait le fleuve à Valenza, il trouvait l'ennemi concentré sur la rive gauche, à Mortara, et il ne pouvait l'attaquer dans cette position que par des colonnes séparées, manœuvrant au milieu d'un pays coupé de canaux et de rizières. Il y avait donc des deux côtés un obstacle presque insurmontable : l'Empereur résolut de le tourner, et il donna le change aux Autrichiens, en massant son armée sur la droite, et en lui faisant occuper Casteggio et même Robbio, sur la Trebia.

Le 21 mai, l'armée reçut l'ordre de se porter sur la gauche, et franchit le Pô à Casale, dont le pont était resté en notre possession. Elle prit aussitôt la route de Vercelli, où le passage de la Sésia fut opéré pour protéger et couvrir notre marche rapide sur Novare. Les efforts de l'armée furent dirigés vers la droite sur Robbio, et deux combats glorieux pour les troupes sardes, livrés de ce côté, eurent encore pour effet de faire croire à l'ennemi que nous marchions sur Mortara. Mais, pendant ce temps, l'armée française s'était portée vers Novare, et elle y avait pris position sur le même emplacement où, dix ans auparavant, le roi Charles-Albert avait combattu. Là, elle pouvait faire tête à l'ennemi s'il se présentait.

Ainsi, cette marche hardie avait été protégée par 100,000 hommes campés sur notre flanc droit, à Olengo, en avant de Novare. Dans ces circonstances, c'était donc à la réserve que l'Empereur devait confier l'exécution du mouvement qui se faisait en arrière de la ligne de bataille.

Le 2 juin, une division de la garde impériale fut dirigée vers Turbigo, sur le Tessin, et n'y trouvant aucune résistance, elle y jeta trois ponts.

L'Empereur, ayant recueilli des renseignements qui s'accordaient à lui faire connaître que l'ennemi se retirait sur la rive gauche du fleuve, fit passer le Tessin en cet endroit par le corps d'armée du général de Mac-Mahon, suivi le lendemain par une division de l'armée sarde.

Nos troupes avaient à peine pris position sur la rive lombarde qu'elles y furent attaquées par un corps autrichien venu de Milan par le chemin de fer. Elles le repoussèrent victorieusement sous les yeux de l'Empereur.

Dans la même journée du 2 juin, la division Espinasse s'étant avancée sur la route de Novare à Milan jusqu'à Trécate, d'où elle menaçait la tête du pont de Buffalora, l'ennemi évacua précipitamment les retranchements qu'il avait établis sur ce point et se replia sur la rive gauche en faisant sauter le pont de pierre qui traverse le fleuve en cet endroit.

Toutefois, l'effet de ses fourneaux de mine ne fut pas complet, et les deux arches du pont qu'il s'était proposé de renverser, s'étant seulement affaissées sur elles-mêmes sans s'écrouler, le passage ne fut pas interrompu.

La journée du 4 avait été fixée par l'Empereur pour la prise de possession définitive de la rive gauche du Tessin. Le corps d'armée du général de Mac-Mahon, renforcé de la division des voltigeurs de la garde impériale, et suivi de toute l'armée du roi de Sardaigne, devait se porter de Turbigo sur Buffalora et Magenta, tandis que la division des grenadiers de la garde impériale s'emparerait de la tête du pont de Buffalora, sur la rive gauche, et que le corps d'armée du maréchal Canrobert s'avancerait sur la rive droite pour passer le Tessin au même point.

L'exécution de ce plan d'opérations fut troublée par quelques-uns de ces incidents avec lesquels il faut compter à la guerre. L'armée du roi fut retardée dans son passage de la rivière, et une seule de ses divisions put suivre d'assez loin le corps du général de Mac-Mahon.

La marche de la division Espinasse souffrit aussi des retards, et d'un autre côté, lorsque le corps du maréchal Canrobert sortit de Novare pour rejoindre l'Empereur, qui s'était porté de sa personne à la tête du pont de Buffalora, ce corps trouva la route tellement encombrée qu'il ne put arriver que fort tard au Tessin.

Telle était la situation des choses, et l'Empereur attendait, non sans anxiété, le signal de l'arrivée du corps du général de Mac-Mahon à Buffalora, lorsque, vers deux heures, il entendit de ce côté une fusillade et une canonnade très-vives : le général arrivait.

C'était le moment de le soutenir en marchant sur Magenta. L'Empereur lança aussitôt la brigade Wimpffen contre les positions formidables occupées par les Autrichiens en avant du pont; la brigade Cler suivit le mouvement. Les hauteurs qui bordent le Naviglio (grand canal) et le village de Buffalora furent promptement emportés par nos troupes; mais elles se trouvèrent alors en face de masses considérables qu'elles ne purent enfoncer et qui arrêtèrent leurs progrès.

Cependant le corps d'armée du maréchal Canrobert ne se montrait point, et, d'un autre côté, la canonnade et la fusillade qui avaient signalé l'arrivée du général de Mac-Mahon avaient complétement cessé. La colonne du général avait-elle été repoussée, et la division des grenadiers de la garde allait-elle avoir à soutenir, à elle seule, tout l'effort de l'ennemi?

C'est ici le moment d'expliquer la manœuvre que les Autrichiens avaient faite. Lorsqu'ils eurent appris, dans la nuit du 2 juin, que l'armée française avait surpris le passage du Tessin à Turbigo, ils avaient fait repasser rapidement ce fleuve, à Vigevano, par trois de leurs corps d'armée, qui brûlèrent les ponts derrière eux. Le 4 au matin ils étaient devant l'Empereur au nombre de 125,000 hommes, et c'est contre ces forces si disproportionnées que la division des grenadiers de la garde, avec laquelle se trouvait l'Empereur, avait seule à lutter.

Dans cette circonstance critique, le général Regnault de Saint-Jean d'Angely fit preuve de la plus grande énergie, ainsi que les généraux qui commandaient sous ses ordres. Le général de division Mellinet eut deux chevaux tués sous lui; le général Cler tomba mortellement frappé; le général Wimpffen fut blessé à la tête; les commandants Desmé et Maudhuy, des grenadiers de la garde, furent tués; les zouaves perdirent 200 hommes, et les grenadiers subirent des pertes non moins considérables.

Enfin, après une longue attente de quatre heures, pendant laquelle la division Mellinet soutint sans reculer les attaques de l'ennemi, la brigade Picard, le maréchal Canrobert en tête, arriva sur le lieu du combat. Peu après, parut la division Vinoy, du corps du général Niel, que l'Empereur avait fait appeler, puis enfin les divisions Renault et Trochu, du corps du maréchal Canrobert.

En même temps, le canon du général de Mac-Mahon se faisait de nouveau entendre dans le lointain. Le corps du général, retardé dans sa marche, et moins nombreux qu'il n'aurait dû l'être, s'est avancé en deux colonnes sur Magenta et Buffalora.

L'ennemi ayant voulu se porter entre ces deux colonnes pour les couper, le général de Mac-Mahon avait rallié celle de droite sur celle de gauche, vers Magenta, et c'est ce qui explique comment le feu avait cessé, dès le début de l'action, du côté de Buffalora.

En effet, les Autrichiens, se voyant pressés sur leur front et sur leur gauche, avaient évacué le village de Buffalora et porté la plus grande partie de leurs forces contre le général de Mac-Mahon, en avant de Magenta. Le 45e de ligne s'élança avec intrépidité à l'attaque de la ferme de Cascina-Nuova, qui précède le village, et qui était défendue par deux régiments hongrois. 1,500 hommes de l'ennemi y déposèrent les armes, et le drapeau fut enlevé sur le cadavre du colonel.

Cependant la division de La Motterouge se trouvait pressée par des forces considérables qui menaçaient de la séparer de la division Espinasse. Le général de Mac-Mahon avait disposé en seconde ligne les treize bataillons des voltigeurs de la garde, sous le commandement du brave général Camou, qui, se portant en pre-mière ligne, soutint au centre les efforts de l'ennemi et permit aux divisions de La Motterouge et Espinasse de reprendre vigoureusement l'offensive.

Dans ce moment d'attaque générale, le général Auger, commandant l'artillerie du 2e corps, fit mettre en batterie, sur la chaussée du chemin de fer, quarante bouches à feu qui, prenant en flanc et d'écharpe les Autrichiens défilant en grand désordre, en firent un carnage affreux.

A Magenta le combat fut terrible. L'ennemi défendit ce village avec acharne-ment. On sentait de part et d'autre que c'était là la clef de la position. Nos troupes s'en emparèrent maison par maison, en faisant subir aux Autrichiens des pertes énormes. Plus de 10,000 des leurs furent mis hors de combat, et le général de Mac-Mahon leur fit environ 5,000 prisonniers, parmi lesquels un régiment tout entier, le 2e chasseurs à pied, commandé par le colonel Hauser.

Mais le corps du général eut lui-même beaucoup à souffrir : 1,500 hommes furent tués ou blessés. A l'attaque du village, le général Espinasse et son officier d'ordonnance, le lieutenant Froidefond, étaient tombés frappés à mort. Comme lui, à la tête de leurs troupes étaient tombés les colonels Drouhot, du 65e de ligne, et de Chabrière, du 2e régiment étranger.

D'un autre côté, les divisions Vinoy et Renault faisaient des prodiges de valeur sous les ordres du maréchal Canrobert et du général Niel. La division Vinoy, partie de Novare dès le matin, arrivait à peine à Trecate, où elle devait bivoua-quer, quand elle fut appelée par l'Empereur. Elle marcha au pas de course jusqu'à Ponte di Magenta, en chassant l'ennemi des positions qu'il occupait et en lui faisant plus de 1,000 prisonniers; mais, engagée avec des forces supérieures, elle eut à subir beaucoup de pertes : 11 officiers furent tués et 50 blessés; 650 sous-officiers et soldats furent mis hors de combat.

Le 85e de ligne eut surtout à souffrir : le commandant Delort, de ce régi-ment, se fit bravement tuer à la tête de son bataillon, et les autres officiers supérieurs furent blessés. Le général de Martimprey fut atteint d'un coup de feu en conduisant sa brigade.

Les troupes du maréchal Canrobert firent aussi des pertes regrettables. Le colonel de Senneville, son chef d'état-major, fut tué à ses côtés ; le colonel Char-lier, du 90e, fut mortellement atteint de cinq coups de feu, et plusieurs officiers de la division Renault furent mis hors de combat, pendant que le village de Ponte di Magenta était pris et repris sept fois de suite.

Enfin, vers huit heures et demie du soir, l'armée française restait maîtresse du champ de bataille, et l'ennemi se retirait en laissant entre nos mains quatre canons dont un pris par les grenadiers de la garde, deux drapeaux et sept mille prisonniers.

On peut évaluer à 20,000 environ le nombre des Autrichiens mis hors de combat. On a trouvé sur le champ de bataille douze mille fusils et trente mille sacs.

Les corps autrichiens qui ont combattu contre nous sont ceux de Clam-Gallas, Zobel, Schwartzemberg et Liechtenstein. Le feld-maréchal Gyulai commandait en chef.

Ainsi, cinq jours après le départ d'Alexandrie, l'armée alliée avait livré trois combats, gagné une bataille, débarrassé le Piémont des Autrichiens et ouvert les portes de Milan. Depuis le combat de Montebello, l'armée autrichienne a perdu 25,000 tués ou blessés, 10,000 prisonniers et 17 canons. (*Moniteur de l'armée.*)

DÉPÊCHE TÉLÉGRAPHIQUE.

L'Empereur à l'Impératrice. — Pont de Magenta, 4 juin, 11 heures 30 minutes, soir.

> Grande victoire.
> 5,000 prisonniers.
> 15,000 ennemis tués ou blessés.
> A plus tard les détails.

Le maréchal Canrobert, le général de Mac-Mahon et le général Regnault de Saint-Jean d'Angely se sont couverts de gloire.

POSITIONS OCCUPÉES PAR LES AMBULANCES PENDANT LA BATAILLE.

Les ambulances du quartier général et de la 1re division de la garde se sont établies à Buffalora, celle de la 2e division à Ponte di Magenta.

Les ambulances du 2e corps étaient ainsi distribuées : ambulance du quartier général, à Buffalora ; ambulances de la 1re division, à Casate ; de la 2e division, à Marcallo ; de la cavalerie, à Cascina Nuova.

Les ambulances du 3e corps se trouvaient : ambulance du quartier général, à la gare de San-Martino, et le lendemain à midi, à Ponte Vecchio di Magenta ; ambulances de la 1re division, à Ponte di Magenta ; de la 2e division, à Ponte Nuovo di Magenta ; de la 3e division, à Magenta.

Les ambulances du 4e corps : 2e division, à Ponte Nuovo di Magenta ; 3e division à Trécate.

Le lendemain, 5 juin, l'ambulance du grand quartier général, retenue à Novare pour les soins à donner aux blessés de la veille, vint remplacer, à 5 heures du matin, l'ambulance du quartier général du 3e corps, et une ambulance du 1er corps se porta, d'après les indications du général Bazaine, au château de Buffalora, où se trouvaient un bon nombre de blessés.

— LE SOLDAT DELAUNAY. —

Nous placerons ici un fait intéressant et qui donne bien l'idée de l'entrain et de la bravoure du soldat français. Le nommé Delaunay (Louis), du 85ᵉ de ligne, division Vinoy, a, vers 5 heures et demie, l'avant-bras gauche emporté par un boulet. Les chairs sont déchirées en lambeaux irréguliers qui pendent comme une frange et semblent avoir été divisées comme par arrachement. Bientôt Delaunay se dirige seul sur l'ambulance et aperçoit l'Empereur, qui s'avançait sur la route de Magenta, accompagné de quelques officiers et du médecin en chef, baron Larrey. Au moment où il se trouve près de Sa Majesté, Delaunay, tout couvert de sang, s'arrête, fait face et salue en élevant ce qui lui reste de son bras mutilé et en criant deux fois : vive l'Empereur ! Le médecin en chef, qui nous a communiqué ce fait, nous a dit que l'Empereur avait été vivement ému de cette scène et qu'il avait fait prendre le nom de ce brave soldat. Delaunay a été amputé du bras et pensionné par décret du 31 mars 1860.

Combien l'armée compte-t-elle de faits semblables qui restent ignorés ! Que de courage, que d'énergie à chaque instant déployés par les plus humbles soldats et sans témoins pour le dire !

État numérique des officiers, sous-officiers et soldats tués, blessés et disparus à Magenta, 4 juin, d'après les rapports des corps.

DÉSIGNATION DES CORPS.	OFFICIERS.			TROUPE.		
	TUÉS.	BLESSÉS.	DISPARUS.	TUÉS.	BLESSÉS.	DISPARUS ou prisonniers.
GARDE IMPÉRIALE.						
État-major	1	3	»	»	»	»
1ᵉʳ grenadiers	»	6	»	20	88	3
2ᵉ grenadiers	2	4	»	26	115	13
3ᵉ grenadiers	5	11	»	22	235	133
1ᵉʳ voltigeurs	»	»	»	4	18	»
3ᵉ voltigeurs	»	3	»	4	13	»
Bataillon de chasseurs à pied	»	»	»	5	20	»
Zouaves	1	8	»	51	194	8
Chasseurs à cheval	»	1	»	»	14	2
Guides	»	»	»	1	»	»
Artillerie à pied	»	»	»	1	4	1
Artillerie à cheval	»	»	»	3	4	5
Génie	»	»	»	»	2	»
Train des équipages	»	»	»	»	»	»
	9	36	»	137	707	165
		45			1,009	

14

DÉSIGNATION DES CORPS.	OFFICIERS.			TROUPE.		
	TUÉS.	BLESSÉS.	DISPARUS.	TUÉS.	BLESSÉS.	DISPARUS ou prisonniers.

DEUXIÈME CORPS.

DÉSIGNATION DES CORPS.	TUÉS.	BLESSÉS.	DISPARUS.	TUÉS.	BLESSÉS.	DISPARUS ou prisonniers.
État-major	1	3	»	»	»	»
45e de ligne	1	5	»	8	77 *	3
65e de ligne	7	17	»	49	203	73
70e de ligne	5	12	»	42	215	63
Tirailleurs algériens	4	14	»	28	481	78
74e de ligne	1	2	»	8	76	43
72e de ligne	»	»	»	5	8	»
2e de zouaves	2	12	»	35	198	33
2e étranger	4	7	»	21	74	89
11e bataillon de chasseurs à pied	»	3	»	12	45	10
4e de chasseurs à cheval	»	2	»	5	7	»
7e de chasseurs à cheval	»	»	»	1	10	2
Artillerie	»	»	»	1	7	»
Génie	»	1	»	»	1	»
Train des équipages	»	»	»	»	»	»
	25	78	»	215	1,402	364
		103			1,681	

TROISIÈME CORPS.

DÉSIGNATION DES CORPS.	TUÉS.	BLESSÉS.	DISPARUS.	TUÉS.	BLESSÉS.	DISPARUS ou prisonniers.
État-major	1	»	»	»	»	»
23e de ligne	5	11	»	26	195	65
44e de ligne	»	1	»	»	54	»
56e de ligne	»	3	»	4	44	11
90e de ligne	2	18	»	27	272	49
8e bataillon de chasseurs	1	3	»	25	126	23
43e de ligne	2	7	»	14	88	»
44e de ligne	»	»	»	2	30	3
64e de ligne (État nég.)	»	»	»	»	»	»
88e de ligne	»	1	»	»	»	»
19e bataillon de chasseurs	»	2	»	11	63	3
14e de ligne (État nég.)	»	»	»	»	»	»
Artillerie	»	»	»	1	»	»
Génie	»	»	»	1	»	»
	11	46	»	111	872	154
		57			1,137	

DÉSIGNATION DES CORPS.	OFFICIERS.			TROUPE.		
	TUÉS.	BLESSÉS.	DISPARUS.	TUÉS.	BLESSÉS.	DISPARUS ou prisonniers.
QUATRIÈME CORPS.						
30e de ligne.	»	»	»	»	2	»
85e de ligne.	5	30	»	33	199.	39
6e bataillon de chasseurs..	2	4	»	19	74	13
53e de ligne. . . . . (État nég.)	»	»	»	»	»	»
55e de ligne. . . . . : . . (État nég.)	»	»	»	»	»	»
76e de ligne.. . . . . (État nég.)	»	»	»	»	»	»
15e bataillon de chasseurs. . . . . (État nég.)	»	»	»	»	»	»
Génie. . . . . (État nég.)	»	»	»	»	»	»
	7	34	»	52	275	52
		44			379	
RÉCAPITULATION.						
Garde impériale.	9	36	»	137	707	165
Deuxième corps d'armée	25	78	»	245	1,402	364
Troisième corps d'armée.	11	46	»	144	872	154
Quatrième corps d'armée..	7	34	»	52	275	52
	52	194	»	545	2,956	735
		246			4,206	
TOTAL : 567 tués, 3,450 blessés, 735 disparus				4,452		

D'après un autre document officiel, les pertes de la journée seraient de 657 tués, 3,223 blessés et 655 disparus; total, 4,535. Ces différences portent sur les hommes indiqués d'abord comme disparus et qui ont été retrouvés aux ambulances et aux hôpitaux, ou qui sont morts dans la journée ou le lendemain après avoir été indiqués comme blessés.

Les pertes connues de l'armée autrichienne sont ainsi évaluées : officiers et troupe, tués, 1,365; blessés, 4,362; prisonniers, 4,876; total, 10,603. Les officiers tués sont au nombre de 65.

Par une dépêche en date du 4 juin, le directeur de l'administration de la guerre annonce à M. l'intendant général la décision prise d'attacher 32 médecins de divers grades aux batteries, parcs et réserves d'artillerie, et le départ de 58 médecins qui seront suivis à courte distance d'un certain nombre d'aides civils requis.

Un appel va être fait aux étudiants en médecine pour suppléer à l'état incomplet du cadre des médecins militaires.

1° Ces jeunes gens devront être aptes à remplir les fonctions d'interne, et il leur sera assigné le traitement d'aide-major de 1re classe (2000 fr.) avec les rations et la gratification d'entrée en campagne de 500 francs à titre de première mise.

2° Les étudiants aptes à la tenue des cahiers et aux pansements auxquels il serait alloué la solde de sous-aide sur pied de guerre (1800 fr.) avec les rations et la gratification d'entrée en campagne de 400 francs.

Ces jeunes gens seront licenciés à la fin de la campagne avec une indemnité d'un mois de solde.

Novare, 4 juin. — M. le médecin en chef de l'armée,

Je vous prie de vouloir bien m'adresser tous les cinq jours, aux dates des 5, 10, 15, 20, 25 et 30 de chaque mois, une situation numérique semblable au modèle n° 1 ci-joint, pour le personnel de santé attaché au grand quartier général de l'armée. La situation au 31 mai devra me parvenir aujourd'hui même.

Je vous prie également de m'envoyer, le 1er de chaque mois, des situations conformes aux modèles ci-annexés, n°s 2 et 3. L'état n° 2 ne concerne que le quartier général; l'état nominatif n° 3 devra mentionner tout le personnel de santé employé à l'armée d'Italie, avec l'énonciation exacte des mutations éprouvées par chaque officier de santé. Il est très-urgent que ces derniers documents me soient adressés le plus tôt possible et établis à la date du 1er juin courant.

Pour l'intendant général et par ordre.   *Le sous-intendant militaire,*

                 Brou.

Gênes, 4 juin. — M. le médecin en chef de l'armée,

Une évacuation de 300 malades et blessés français et autrichiens nous est arrivée hier à 8 heures du soir; tous ont pu être placés à San Benigno, au séminaire, à l'hôpital Della-Neve et à l'hôpital militaire sarde. Les blessés ont été placés presque exclusivement à San Benigno.

Nous comptons, dès à présent à Gênes, trois hôpitaux militaires en fonction : San Benigno, le séminaire et la Neve. Le couvent des missionnaires est devenu annexe de l'hôpital civil; mais il est entièrement consacré à nos malades; c'est-à-dire que nous n'avons pas eu à le pourvoir ni en personnel ni en matériel. On prépare Saint-Sylvestre, qui sera notre 4e hôpital, et nous espérons que le collége national, Turchine et la caserne de Carignano ne tarderont pas à nous être livrés.

Tous ces établissements sont loin encore du chiffre de 6,000 places,

M. l'intendant militaire de Cambis, à qui j'ai communiqué votre désir de voir arriver au quartier général tout officier de santé non pourvu d'une décision ministérielle, m'a dit ne pouvoir prendre sur lui l'envoi du personnel à une grande distance, et il demande à ce sujet les ordres de M. l'intendant général.

BOUDIN, médecin en chef des hôpitaux de Gênes.

5 Juin. — *Armée française.* — Les 3e et 4e corps se sont avancés vers Robecco ; le grand quartier général est à San Martino ; le 1er corps à Buffalora, en arrière de la garde impériale et du 2e corps, restés à Magenta ; les divisions de cavalerie Partouneaux et Desvaux sont à San Martino, sur la rive droite du Tessin.

Armée piémontaise. — Le grand quartier général et la division Sambuy se sont avancés sur la rive droite du Tessin ; la 2e division est en arrière du 2e corps français ; les 1re, 3e et 4e divisions sont massées en avant de Trécate, en arrière de la division Partouneaux ; la 5e division s'avance à Verceil.

Armée autrichienne. — Le grand quartier général se porte à Binasco, où s'était retirée à la hate et sans en recevoir l'ordre une partie des ier et iie corps ; les autres parties s'étaient jetées en désordre jusqu'au delà de Lodi et même jusqu'à Crema, ainsi que quelques fractions du iiie corps. Le ve corps se porte à Besate, entre le Tessin et le canal ; les iiie et viie corps se retirent en arrière du Naviglio Grande. Une partie de la division Urban, après s'être avancée dans la direction de Turbigo, se porte à Tradate et Casteniate, derrière l'Olona. Enfin le ixe corps, en observation sur la ligne de Plaisance, au pont de la Stella, passe en partie sur la rive gauche du Pô, change de front et occupe une ligne qui s'étend de Stradella à San Angiolo.

Combat du 5 près de Ponte Vecchio di Magenta.

L'armée française avait franchi le Tessin avec la plus grande partie de ses forces. Le but que se proposait l'Empereur par son mouvement tournant était atteint. L'armée autrichienne, par sa retraite derrière Abbiategrasso et le Naviglio Grande, se rapprochait du viiie corps et croyait pouvoir réunir six corps d'armée, probablement avec l'espoir de reprendre le terrain perdu la veille et de couvrir Milan ; mais les ier et iie corps, ayant subi des pertes considérables, s'étaient retirés à la hâte et sans ordre trop loin en arrière de la ligne pour pouvoir être rappelés, et les autres corps, affaiblis ou fatigués, ne pouvaient tenter immédiatement une attaque sérieuse. La retraite générale fut décidée ; mais, pour la protéger, une brigade — Hartung — de la 2e division du iiie corps, se porta, le 5, dès 4 heures du matin, de Robecco à Ponte Vecchio di Magenta, occupé par une brigade — Bataille — de la 2e division — Trochu — du 3e corps. L'engagement est vif de part et d'autre, mais les Autrichiens sont repoussés sur Robecco.

Les pertes de la division Trochu, seule engagée, s'élèvent à 229 hommes tués ou blessés, dont 13 officiers.

BULLETIN OFFICIEL DE L'ARMÉE D'ITALIE.

L'Empereur à l'Impératrice. — Pont de Magenta (Tessin), 5 juin.

Hier, 4 juin, l'armée devait se diriger sur Milan, en passant par les ponts jetés à Turbigo, et non par le pont de Magenta.

L'opération s'est bien exécutée ; mais l'ennemi, qui avait repassé le Tessin en grand nombre, nous a opposé la plus vive résistance. Les débouchés étaient étroits. La garde impériale a soutenu le choc à elle seule pendant deux heures.

Pendant ce temps le général de Mac-Mahon s'emparait de Magenta. Après des combats sanglants, nous avons partout culbuté l'ennemi.

Nous avons eu environ 4,000 hommes hors de combat.

On estime la perte de l'ennemi à 15,000 hommes tués ou blessés ; 5,000 prisonniers sont restés entre nos mains.

Par décret en date du 5 juin, les généraux de division de Mac-Mahon et Regnault de Saint-Jean d'Angely sont élevés à la dignité de maréchal de France ; le maréchal de Mac-Mahon portera le titre de duc de Magenta.

L'Empereur à l'Impératrice. — 5 juin, 4 h. 15, soir.

Voici le résumé connu de la bataille de Magenta :

7,000 prisonniers au moins ;
20,000 Autrichiens mis hors de combat ;
Trois canons ;
Deux drapeaux.

Aujourd'hui l'armée se repose et s'organise. Nos pertes sont d'environ 4,000 hommes tués ou blessés et un canon pris par l'ennemi.

Rapport du général commandant en chef la garde impériale.

Au pont de San Martino, le 5 juin 1859.

Sire,

D'après les ordres de Votre Majesté, la 2ᵉ brigade de grenadiers de la garde, sous le commandement du général Wimpffen, est partie de Trécate le 4 juin à huit heures du matin, pour aller occuper la tête de pont de San Martino, qui se trouvait évacuée par les Autrichiens. Ceux-ci, en opérant leur retraite la veille, avaient tenté de faire sauter le pont du Tessin. Mais cette opération avait mal réussi ; et, bien que deux arches fussent fortement endommagées, elles étaient cependant encore praticables aux fantassins et même à l'artillerie en faisant quelques réparations.

Les grenadiers traversèrent le pont et allèrent reconnaître la rive opposée, sur laquelle l'ennemi ne montrait que peu de forces.

A dix heures du matin, la brigade du général Cler, deux escadrons de chasseurs à cheval de la garde sous les ordres du général Cassaignolles, trois batteries d'artillerie à cheval, se mirent en marche de Trécate pour se rendre à la tête du pont de San-Martino, où les troupes arrivèrent à onze heures et demie.

A ce moment il y eut quelques coups de canon et de fusil échangés entre les Autrichiens et deux bataillons du général Wimpffen, appuyés par une section d'artillerie à pied. Les tirailleurs autrichiens et quelques pièces qu'ils avaient montrées furent rejetés au delà du pont du Naviglio. Vers une heure de l'après-midi, j'ordonnai de cesser ce combat sans objet, et il n'y eut plus que de rares coups de fusil échangés entre nos grenadiers, qui s'étaient rapprochés du pont de San Martino, et les tirailleurs ennemis, qui avaient réoccupé leurs anciennes positions en avant du pont du Naviglio.

A une heure et demie, Votre Majesté entendit la canonnade engagée vers la droite de la position de l'ennemi, et en conclut que le corps d'armée du général de Mac-Mahon et la division de voltigeurs de la garde aux ordres du général Camou avaient exécuté leur mouvement tournant.

Laisser ce corps d'armée seul aux prises avec toutes les forces ennemies eut pu rendre plus difficile ou même indécis le résultat de l'attaque si bien combinée du général de Mac-Mahon. Afin de diviser l'attention et les forces de l'ennemi, Votre Majesté, connaissant la prochaine arrivée des corps du général Niel et du maréchal Canrobert, ordonna à la division de grenadiers de la garde, forte de moins de 5,000 hommes, d'attaquer de front la position de l'ennemi.

Cette position forme un vaste demi-cercle de collines appuyant sa droite au village de Buffalora, son centre à Magenta et sa gauche à Robecco. Toute cette ligne est couverte par un canal large et profond, le Naviglio Grande, coulant à mi-côte entre deux digues fort escarpées, et franchissables seulement sur trois ponts vis-à-vis les trois villages. En avant et en arrière du pont de Magenta se trouvent quatre grandes maisons de granit (les bâtiments de la station et de la douane); ces maisons occupées par l'ennemi défendaient l'approche du canal et empêchaient ensuite de le franchir.

Le terrain à droite et à gauche de la grande route qui mène du pont de San Martino à celui de Magenta est coupé de fossés remplis d'eau et de rizières inondées qui rendaient très-difficile la marche de l'infanterie en dehors de la route. A gauche, une chaussée étroite conduit au pont de Buffalora; à droite, la levée du chemin de fer mène à celui de Robecco. Pour enlever cette formidable position, je fis attaquer à gauche le village de Buffalora par le 2ᵉ de grenadiers sous les ordres du colonel d'Alton, et je fis marcher à droite, sur la chaussée du chemin de fer, le 3ᵉ de grenadiers, commandé par le colonel Metman. Le régiment de zouaves fut massé dans un pli de terrain près de la grande route, et mis à l'abri du feu de l'ennemi ; la route elle-même, à hauteur des zouaves, fut occupée par deux pièces d'artillerie qui soutenaient avec avantage le feu de l'artillerie ennemie.

A droite, le 3ᵉ de grenadiers, dirigé par le général Wimpffen, enleva à l'ennemi une redoute qui couvrait le pont de Robecco, le rejeta au delà du canal, et, grâce à la vigueur de ce régiment, tous les efforts faits par les Autrichiens pour reprendre ce poste important, furent victorieusement repoussés pendant le reste de la journée.

Une fois ce poste enlevé, le lieutenant-colonel de Tryon, avec un bataillon du 3ᵉ grenadiers, se jeta rapidement à gauche et vint attaquer les deux premières maisons qui couvraient l'approche du pont de Magenta ; après une vive fusillade, il parvint à s'en emparer : mais sa troupe était trop faible pour déboucher du pont, qui était vigoureusement défendu par des forces très-supérieures. Alors les zouaves, commandés par le colonel Guignard et dirigés par le général Cler, appuyèrent l'attaque du 3ᵉ grenadiers, forcèrent le passage du pont, s'établirent dans la maison de droite et durent lutter quelque temps encore avant d'enlever la maison de gauche d'où partait une fusillade meurtrière. Enfin, après une demi-heure d'un combat opiniâtre, ce poste fut enlevé de vive force, et rien ne s'opposa plus au libre passage du pont.

Peut-être eût-il été prudent de s'arrêter à ce succès et de se borner à la possession de cette sorte de tête de pont en attendant l'arrivée des corps d'armée du général Niel et du maréchal Canrobert. Cette mesure était d'autant plus nécessaire que le général de Mac-Mahon avait suspendu son attaque ; mais, entraînées par leur fougue habituelle, nos troupes, à peine fortes de trois bataillons, sortirent du poste qu'elles avaient conquis et se portèrent sur Magenta, centre de la position ennemie. Bientôt elles se trouvèrent en présence de forces supérieures, et des colonnes ennemies, couvertes de tirailleurs, vinrent menacer leur droite et leur gauche. A ce moment, le général Cassaignolles, à la tête de 110 chasseurs de la garde, chargea à plusieurs reprises et avec une remarquable énergie sur la gauche, et, malgré la difficulté du terrain planté d'arbres et de vignes, il parvint à sabrer les tirailleurs ennemis et à arrêter la marche offensive de ses colonnes.

Mais l'ennemi, favorisé par la nature du terrain, peu praticable à la cavalerie, reprit bientôt sa marche offensive, et le faible détachement des chasseurs de la garde se retira entre les deux maisons qui forment la tête de pont de Magenta, où il fut bientôt rejoint par l'artillerie et l'infanterie, qui s'étaient portées sur le centre de la position ennemie.

Les deux fermes, à droite et à gauche du pont, furent fortement occupées par le 3ᵉ de grenadiers et les zouaves ; la cavalerie fut renvoyée au delà du pont.

Il était quatre heures du soir, l'ennemi se croyait victorieux.

Il importait au succès de la journée de conserver le débouché du pont sur le

Naviglio, pour permettre au corps d'armée du général Niel et du maréchal Canrobert d'aborder l'ennemi aussitôt qu'ils arriveraient.

Votre Majesté ordonna de défendre le poste avec la plus grande énergie en attendant l'arrivée des renforts qui approchaient. Les ordres de Votre Majesté furent exécutés : les zouaves, les grenadiers du 3ᵉ, ainsi que ceux du 1ᵉʳ régiment qui étaient venus les soutenir, résistèrent à toutes les attaques dans les postes qui leur étaient confiés.

Vers cinq heures du soir, la brigade parut à la portée du pont; les grenadiers et les zouaves, reprenant alors l'offensive, s'élancent à la baïonnette, repoussent encore une fois l'ennemi vers Magenta, et assurent un libre débouché aux deux corps d'armée qui arrivaient. La division Vinoy, du corps Niel, entra alors en action. Les opérations du général Niel furent secondées par les feux de l'artillerie de la garde, dirigés avec habileté sur les réserves ennemies abritées derrière les villages de Castellazzo di Barsi et de Robecco.

Pendant les opérations dont je viens de rendre compte, le régiment du colonel d'Alton s'était emparé de Buffalora vigoureusement défendu, et, secondé par le 73ᵉ de ligne du corps d'armée du général de Mac-Mahon, s'y était maintenu jusqu'à la fin de la journée contre l'attaque de forces supérieures.

Tous les régiments de la division Mellinet, la cavalerie et l'artillerie, ont dignement fait leur devoir. Toutefois, l'enlèvement d'une position que l'art et la nature semblaient rendre inexpugnable, position défendue par des forces très-supérieures en nombre, n'a pu être obtenu qu'au prix de pertes considérables. Parmi les pertes plus regrettables, je dois signaler à Votre Majesté celle du brave général Cler, officier du plus grand mérite, qui a reçu la mort en menant les zouaves à la charge.

Dans l'attaque de Buffalora, par le 2ᵉ de grenadiers, les commandants de Maudhuy et Desmé de Lisle ont trouvé une mort glorieuse; le général Wimpffen, en conduisant l'attaque de droite, a été légèrement blessé à la figure.

Le général Mellinet, qui, pendant tout le cours de l'action, m'a secondé avec une rare valeur, a eu deux chevaux tués sous lui.

Je mettrai plus tard sous les yeux de Votre Majesté les noms des officiers qui se sont fait le plus remarquer et qui me paraissent plus particulièrement dignes de récompenses.

Bien que M. le général Le Bœuf ne soit pas sous mon commandement, je manquerais à un devoir, si je ne signalais pas l'énergique assistance que cet officier général m'a prêtée en dirigeant le feu de mon artillerie pendant le plus chaud de l'action. Son zèle seul l'amenait au milieu de nous; c'est un officier général qu'on est sûr de rencontrer partout où se présente le danger.

Le général commandant en chef la garde impériale,

Regnault de Saint-Jean d'Angely.

Rapport du général en chef du 2ᵉ corps.

Au quartier général, à Magenta, le 6 juin.

Sire,

Hier, j'ai eu l'honneur d'adresser à Votre Majesté un premier rapport succinct sur les opérations du 2ᵉ corps, dans la journée du 4 ; je le complète ce matin, ayant reçu les rapports particuliers des commandants de division.

Conformément aux ordres de Votre Majesté, le 2ᵉ corps et la division des voltigeurs de la garde impériale ont quitté Turbigo le 4, à dix heures du matin, pour se porter sur Magenta.

La première division du 2ᵉ corps (La Motterouge) est partie de Turbigo par Robecchetto, Malvaglio, Casate et Buffalora, pendant que la division Espinasse se dirigeait sur le même point par Buscate, Inveruno, Mesero et Marcallo.

La division Camou, des voltigeurs de la garde, marchait dans les traces de la division La Motterouge. Arrivé à Cuggiono, je m'aperçus que la tête de cette division (il était midi environ) avait l'ennemi devant elle à Casate. Les renseignements que j'ai recueillis dans la journée d'hier indiquent qu'il y avait sur ce point deux régiments autrichiens.

Je les fis attaquer sur-le-champ par le régiment de tirailleurs algériens. Le village étant enlevé, ce régiment s'établit à 200 mètres en avant. Je le fis arrêter sur ce point et je fis déployer la 1ʳᵉ division, la droite à la Cascina Valigio, la gauche vers la Cascina Malastalla, pendant que l'ennemi, de son côté, réunissait des forces à Buffalora et à Cascina Guzzafame.

Il m'était démontré, par les dispositions que prenait l'ennemi, que j'allais avoir devant moi des forces considérables.

Pendant que la division La Motterouge formait sa ligne de bataille, je faisais avancer la division de voltigeurs de la garde en seconde ligne. Cette division était composée de treize bataillons, ceux-ci par bataillons en masse, à intervalle de déploiement.

Sur ma gauche, je faisais dire au général Espinasse de hâter son mouvement sur Mezero et Marcallo.

Je lui prescrivis aussitôt d'enlever ce village, puis de s'établir, sa gauche appuyée à Marcallo, sa droite dans la direction de Cascina Guzzafame. Dès que j'eus la certitude que ces dispositions préparatoires étaient achevées, je fis attaquer vigoureusement Buffalora par la division La Motterouge, soutenue par la division Camou.

La position de Buffalora, si les renseignements que j'ai reçus sont exacts, se trouvait occupée par 15,000 Autrichiens, ayant en arrière d'eux, entre Buffalora et Magenta, un corps de 20,000 hommes.

L'ennemi avait sur son front, devant le village de Buffalora, une forte batterie d'artillerie et une batterie de fuséens.

La position fut attaquée vigoureusement par le régiment de tirailleurs indigènes et par le 45e de ligne, pendant que les grenadiers de la garde, débouchant par San Martino, attaquaient également Buffalora et obligeaient l'ennemi à battre en retraite vers Magenta.

Le village de Buffalora étant dépassé par mes troupes, je fis sur-le-champ un quart de conversion à gauche pour former une ligne de bataille appuyée, la droite au chemin de Buffalora à Magenta, la gauche à Cascina Nova, se ralliant de ce côté ave la division Espinasse, vers Marcallo.

Dès que la division La Motterouge eut achevé de prendre son ordre de bataille, et que la division Camou eut débouché sur la gauche de Buffalora, je fis marcher directement toute la ligne sur Magenta, alors très-fortement occupé par l'ennemi.

A Cascina Nova, le 45e de ligne s'engagea, avec la plus grande intrépidité, contre les forces qui s'étaient établies dans l'intérieur et autour de cette grande ferme. Deux régiments hongrois, qui défendaient cette position, furent obligés de céder à notre élan : 1,500 hommes déposèrent les armes. Un drapeau fut enlevé par le 45e sur le cadavre du colonel d'un de ces régiments.

Le mouvement se prolongeant en avant vers Cascina Guzzafame, la division La Motterouge se trouva avoir devant elle des forces considérables qui manœuvraient dans l'intention évidente de s'opposer à la jonction de mes deux divisions et d'isoler complétement la division Espinasse.

En ce moment, je ralentis un peu le mouvement de la division La Motterouge, laissant seulement ses tirailleurs s'engager avec l'ennemi, afin de donner le temps aux bataillons de la division de se former en bon ordre', et aux 13 bataillons de la division Camou de prendre également leur ligne de bataille à 200 mètres en arrière de la division La Motterouge.

Ceci fait, j'ordonnai au général La Motterouge de faire effort sur Magenta et de faire prendre pour point de direction, à tous ses bataillons, le clocher de cette ville, en menaçant par son extrême droite, composée du 45e, la droite de l'ennemi.

Pendant ce temps, la division Espinasse, marchant de Marcallo par Cascina Medici, abordait l'ennemi par sa droite. Le mouvement convergent des deux divisions s'opéra avec un ensemble et un élan des plus remarquables. La division La Motterouge se sentant appuyée par les voltigeurs de la garde, et ceux-ci ayant en avant une première ligne formée de régiments dont ils connaissaient toute l'ardeur, les deux troupes rivalisèrent d'entrain pour concourir au même but. L'acharnement de l'ennemi, dans Magenta, fut extrême. Des deux côtés on sentait que Magenta était réellement la clef de la position. Dans ce mouvement d'attaque générale, le général Auger, commandant l'artillerie du 2e corps, avait suivi le mouvement de la division La Motterouge, établissant successivement les batteries de cette division et celles de la réserve sur la droite de ma ligne de bataille, afin de répondre vigoureusement à l'artillerie ennemie établie au débouché de la ville, sur la route de Buffalora.

Vers sept heures, le gros des forces ennemies dessina son mouvement de retraite vers Robecco, Castellazo et Corbetta. Une partie s'engagea sur le chemin qui conduit de Magenta à Ponte di Magenta.

En ce moment, notre artillerie, avec 40 pièces en batterie sur le chemin de fer parallèle à la direction de la ligne de retraite de l'ennemi, put prendre en flanc et d'écharpe les colonnes autrichiennes qui défilaient de ce côté dans le plus grand désordre. Celles-ci durent éprouver des pertes considérables, reçues qu'elles étaient dans ce moment, avec la plus grande vigueur, par l'une des divisions du 4e corps, dont un des régiments, le 52e de ligne, avait concouru un instant à l'attaque de Magenta.

La ville de Magenta, tombée en notre pouvoir vers sept heures et demie, était encore en ce moment même remplie de nombreux détachements ennemis, retranchés et barricadés dans toutes les maisons, se défendant avec intrépidité, mais auxquels toute retraite était devenue impossible. A huit heures, le feu cessa des deux côtés, et ces détachements durent mettre bas les armes. L'attaque de la ville par la division Espinasse, faite en même temps que celle de la division La Motterouge, fait le plus grand honneur aux régiments de la 2e division.

Le 2e de zouaves et le 2e étranger s'y sont fait remarquer tout particulièrement.

Le champ de bataille, entièrement couvert des cadavres de l'ennemi, jonché de ses armes et de ses effets de toute espèce, indique à la fois combien nos troupes ont été vigoureuses, et combien les pertes de l'ennemi ont été grandes.

A l'heure qu'il est, j'estime à 5 ou 6,000 le nombre des prisonniers que j'ai fait diriger sur San Martino.

Il y a plus de 10,000 fusils sur le champ de bataille; nos pertes, quoique sensibles, sont relativement peu considérables.

Le général Espinasse chargeant de sa personne, à la tête d'un de ses bataillons, est tombé mortellement frappé, ainsi qu'un de ses officiers d'ordonnance, dans la ville de Magenta.

Brillamment, comme lui, à la tête de leurs troupes, sont tombés les colonels Drouhot, du 65e de ligne; de Chabrières, du 2e régiment étranger.

Je ne dois pas omettre de signaler les services que nous a rendus notre cavalerie dans cette journée. Elle a chargé plusieurs fois la cavalerie ennemie, qui cherchait à s'engager dans les intervalles de nos colonnes.

Notamment, mon peloton d'escorte a chargé trois fois sur des partis de uhlans. Nulle part la cavalerie autrichienne n'a tenu devant la nôtre.

D'après les renseignements fournis par un officier d'ordonnance du général Jellachich, qui a été fait prisonnier, l'ennemi avait devant nous 4 corps d'armée de 30,000 hommes chacun sur le papier, mais n'ayant, en réalité, que 25,000 combattants.

Ces corps seraient ceux de Clam-Gallas, Lichtenstein, Benedeck et Zobel, commandés en chef par le feld-maréchal Gyulai.

Je n'ai pas besoin, Sire, de vous dire combien j'ai à me féliciter de la vigueur et de l'énergie de toutes les troupes que j'ai l'honneur de commander, à quelques armes qu'elles appartiennent. J'y comprends, bien entendu, la division de voltigeurs de la garde, qui a été mise un instant sous mes ordres, et dont le concours m'a été très-utile.

Si j'éprouve un regret, c'est de ne pouvoir, dans ce rapport, vous donner les noms des officiers et des soldats, en très-grand nombre, qui méritent d'être mis à l'ordre de l'armée.

Les officiers généraux, sans exception, sont tous dans cette catégorie, et j'en puis dire autant de tous les chefs de corps.

J'ai dirigé hier sur San Martino trois canons autrichiens qui ont été enlevés à l'ennemi dans la journée du 4 juin.

Je suis, etc.

Le général commandant en chef le 2ᵉ corps,
DE MAC-MAHON.

Rapport du maréchal commandant en chef le 3ᵉ corps.

Le maréchal commandant le 3ᵉ corps partit de Novare le 4 juin ; dès qu'il a eu passé le pont du Tessin (cinq heures du soir) et pris les ordres de l'Empereur, il s'est porté rapidement sur le lieu du combat, où la brigade Picard, de la division Renault, arrivée à quatre heures du soir, s'était placée à la droite des grenadiers de la garde, qui avaient enlevé avec tant de vaillance des positions vraiment formidables.

A l'arrivée du maréchal, la brigade Picard, aidée de quelques bataillons de la division Vinoy, avait déjà pris et repris plusieurs fois le village de Ponte di Magenta ; mais la disposition du terrain, qui s'étend entre ce village et la jetée du chemin de fer, présente un contre-fort très-rapproché de cette jetée, la dominant, et dont l'occupation était de ce côté une sorte de clef de position.

Le maréchal le fait occuper par plusieurs compagnies, que placent M. le général Courtois d'Hurbal et M. le capitaine de Molènes, un de ses officiers d'ordonnance ; puis il prolonge sa marche jusqu'au village même de Ponte di Magenta, qui, après avoir été pris et repris trois fois, avait encore à être défendu une quatrième contre le retour des Autrichiens.

Le général Picard, le colonel Bellecourt, du 85e, et beaucoup d'officiers, qui donnent aux troupes l'exemple de l'entrain et de la ténacité dans l'entrain, le font reprendre de nouveau.

L'ennemi sentait l'importance de ce point, qui, s'il fût resté en son pouvoir, le menait sur le flanc même de notre ligne de communication avec le pont du Tessin. Cette circonstance explique sa ténacité dans les attaques successives, et l'irrésistible entrain des nôtres dans les retours offensifs pour reprendre la position.

La brigade Jannin, ayant à sa tête le général Renault, avait enfin pu déboucher et se porter rapidement sur la ligne autrichienne, s'appuyant à Ponte di Magenta, dans la portion de ce village placée sur la rive gauche du canal Naviglio. Prise et reprise plusieurs fois, cette portion du village, isolée par le pont du Naviglio que l'ennemi avait fait sauter, reste en possession du général Renault, qui s'y établit définitivement.

La division Trochu, qui n'apparaît sur le théâtre de la lutte que vers huit heures du soir avec sa 1re brigade, s'établit dans le village de Ponte di Magenta, et corrobore notre succès par une occupation des plus solides.

De grands éloges doivent être donnés à la troupe, qui, malgré sa faiblesse numérique, les fatigues d'une marche pénible, a constamment suivi l'exemple de ses chefs à tous les degrés de la hiérarchie, et chargé chaque fois énergiquement l'ennemi à la baïonnette.

Le succès a été glorieux, mais chèrement acheté : plus de 1,100 hommes ont été frappés.

Parmi les officiers tués, j'ai la douleur de citer M. le colonel de Senneville, mon chef d'état-major général, officier supérieur accompli ; le colonel Charlier, du 90e, tué à la tête de ses soldats ; le capitaine d'état-major Baligand, excellent officier, aide de camp de M. le général Jannin.

Parmi les blessés se trouvent l'intendant Mallarmé, le colonel Auzouy, du 23e de ligne ; le colonel d'état-major de Cornély, mon premier aide de camp, contusionné par la chute d'un cheval tué sous lui; le capitaine d'état-major Armand, l'un de mes aides de camp, blessé légèrement d'une balle au menton; M. le sous-lieutenant de Lostanges, atteint d'un léger coup de sabre à la tête.

Nous avons pris à l'ennemi plusieurs centaines de prisonniers, qui ont été immédiatement dirigés sur San Martino.

Tout porte à croire qu'en face de nous la perte de l'ennemi a été au moins triple de la nôtre.

M. le comte de Vimercati, officier piémontais, mis à ma disposition par l'Empereur, m'a été très-utile.

Le maréchal de France commandant en chef le 3e corps,
CANROBERT.

Rapport du général commandant en chef le 4ᵉ corps.

Au quartier général de Ponte di Magenta, 5 juin 1859.

Sire,

Je n'ai pu encore réunir tous les documents relatifs à la part que la division Vinoy, du 4ᵉ corps, a prise à la bataille qui a été livrée hier au débouché du pont du Tessin; mais je pense que Votre Majesté lira avec intérêt le résumé des renseignements que j'ai déjà pu me procurer.

Au moment où elle venait de prendre son bivouac à Trecate, arrivant de Novare, la division Vinoy a été appelée par l'Empereur. La distance de Trecate à Ponte Nuovo di Magenta a été presque entièrement parcourue au pas de course, et j'ai eu à calmer plutôt qu'à exciter la rapidité de la marche. Il était temps que cette division arrivât. La grande supériorité des forces de l'ennemi faisait éprouver des pertes à la garde impériale, qui était vivement pressée dans ses positions. J'ai dû envoyer des renforts sur les points les plus menacés. Les troupes de la division, combattant par groupes de deux ou trois bataillons, ont été plusieurs fois dans des positions critiques. En ligne, nous étions menacés d'être percés, et quand nous formions des colonnes d'attaque, nous étions enveloppés.

L'ennemi a été chassé de toutes les positions que nous voulions occuper, et qui sont restées jonchées de ses morts et de ses blessés. La 2ᵉ division a fait plus de 1,000 prisonniers.

Un combat si vif a entraîné des pertes sensibles. D'après les rapports qui me sont arrivés jusqu'à ce moment, et qui sont bien près d'être exacts, la division Vinoy a eu 11 officiers tués et 50 blessés; le nombre de sous-officiers et soldats tués ou blessés est de 650. Le 85ᵉ est le corps qui a le plus souffert; le commandant Delort, de ce régiment, s'est fait bravement tuer à la tête de son bataillon, et tous les autres officiers supérieurs ont été mis hors de combat. Le général de Martimprey a été blessé à la tête de sa brigade.

J'aurai beaucoup d'actes de bravoure à faire connaître; mais je crois devoir signaler dès aujourd'hui à Votre Majesté la brillante conduite du général Vinoy. Il est impossible d'allier à un plus haut degré l'ardeur qui électrise le soldat et la présence d'esprit qui fait parer aux cas difficiles et imprévus.

Tout le monde, Sire, a bien fait son devoir dans la 2ᵉ division du 4ᵉ corps. On y était heureux de combattre sous les yeux de Votre Majesté.

Je suis, etc.,

NIEL.

Rapport du feldzeugmestre comte Gyulai, commandant en chef la 2ᵉ armée autrichienne,
à l'Empereur d'Autriche.

Sire,

Je m'empresse de transmettre, avec le plus profond respect, à Votre Majesté, par le colonel Weiszirmmel, un rapport sommaire sur la bataille de Magenta, et je le ferai suivre d'une description détaillée de cet événement glorieux pour les armes de Votre Majesté, bien que le succès n'ait pas couronné nos efforts.

Le 4 juin, à 7 heures du matin, le lieutenant feld-maréchal comte de Clam me fit savoir qu'avec environ sept mille hommes de son corps et le IIᵉ corps il occupait la position de Magenta, et que de fortes masses ennemies s'avançaient vers cette tête de pont que le même lieutenant feld-maréchal avait abandonnée, peu de jours auparavant, comme ne pouvant pas être défendue.

A l'heure où je reçus cet avis (8 heures un quart du matin), il y avait, du VIIᵉ corps, la division Reischach à Corbetto, le lieutenant feld-maréchald Lilia à Castelletto, le IIIᵉ corps à Abbiategrasso, le Vᵉ également en marche pour se rendre à Abbiategrasso, le VIIIᵉ corps en marche de Binasco à Bestazzo, le IXᵉ corps aux abords du Pô, au-dessous de Pavie. Je transmis aux corps l'ordre de se porter de suite encore plus en avant, et je dirigeai le IIIᵉ et le Vᵉ corps d'armée sur le flanc droit de l'ennemi, en cas que l'ennemi dût réellement tenter une attaque en partant de San Martino. Il était déjà venu à ma connaissance, le jour précédent, que l'ennemi avait passé le Tessin à Turbigo.

C'était de ce côté que j'attendais son attaque principale. Auparavant déjà, la division Cordon, du Iᵉʳ corps, avait été envoyée à Turbigo ; cependant elle avait dù s'en retirer en partie, et, plus tard, lorsque Buffalora fut perdu, elle dut également se retirer de là, parce que l'ennemi l'attaquait dans cette dernière position.

J'ordonnai au lieutenant feld-maréchal comte Clam de défendre Magenta, et je fis hâter à tous les corps leur marche en avant.

A midi, l'ennemi commença l'attaque. Disposant de forces supérieures, il parvint à prendre la digue du Naviglio et Ponte di Magenta. Il fit, à cette occasion, des pertes énormes ; cependant les digues et le terrain coupé lui permirent de s'établir dans cette position vers deux heures. A cette heure-là je m'étais rendu à Magenta avec mon état-major et je prenais mes dispositions.

Au moment où la première ligne commençait à céder, la division du lieutenant feld-maréchal baron Reischach reçut l'ordre de reprendre Ponte di Magenta à l'ennemi. Je me rendis à Robecco pour indiquer au IIIᵉ corps d'armée la direction du flanc droit de l'ennemi. Peu de temps après mon arrivée en cet endroit, on m'annonçait la reprise héroïque de Ponte di Magenta et la prise d'un canon rayé.

Sûres de la victoire, les colonnes du IIIᵉ corps se portèrent alors en avant, le général-major Ramming sur la rive orientale du Naviglio, la brigade Hartung entre le canal et Carpenzago, la brigade Dürfeld derrière les deux comme réserve.

Lorsque ces brigades s'avancèrent pour l'attaque, la division du lieutenant feld-maréchal Reischach était aussi rejetée en arrière, bien que cette division, notamment la brigade du général-major Lebzeltern, qui précédait héroïquement le régiment d'infanterie Empereur dans une attaque contre Buffalora, ait repoussé vaillamment plusieurs assauts.

L'ennemi faisait constamment avancer en ligne des troupes fraîches ; l'apparition du IIIe corps sur le flanc de l'armée alliée fit au commencement un très-bon effet. La brigade du général-major Hartung, appuyée par le général-major Dürfeld, s'élança plusieurs fois contre Ponte Vecchio di Magenta ; ce point fut pris, perdu, puis repris, et enfin il resta au pouvoir de l'ennemi. Des monceaux de cadavres témoignent de l'opiniâtreté dont on a fait preuve de part et d'autre dans cette lutte.

La brigade du général-major Ramming, après plusieurs attaques du brave régiment Roi des Belges contre Robecco, dut aussi se retirer et s'arrêta devant cette localité. Vers le soir, le Ve corps arriva sur le champ de bataille ; la brigade Prince de Hesse essaya en vain, bien que combattant avec une rare bravoure, de repousser l'ennemi qui s'avançait vers Magenta. Magenta, qui était encore tenu par les troupes épuisées du lieutenant feld-maréchal comte Clam et du lieutenant feld-maréchal prince Lichtenstein, dut enfin être évacué devant les attaques d'un ennemi supérieur en nombre qui arrivait aussi du côté du nord. La division du lieutenant feld-maréchal Lilia reçut alors l'ordre de se porter sur Corbetta et d'occuper, comme réserve, ce point par où devait s'effectuer la retraite.

Le soir étant venu, je fis aussi occuper fortement Robecco et tout préparer pour attaquer de nouveau le matin du 5. Les énormes pertes de l'ennemi permettaient aussi d'espérer qu'on le trouverait ébranlé, et la bravoure que nos troupes avaient montrée dans toutes les attaques permettait d'espérer que leur choc aurait culbuté l'ennemi.

Nous avions fait des prisonniers de presque tous les régiments de l'armée française ; il semblait en conséquence qu'elle eût engagé ses dernières réserves, tandis que, de notre côté, nous avions encore le Ve et le VIIIe corps d'armée ainsi qu'une division du IIIe qui n'avaient pas combattu ; ces troupes pouvaient, arrivant toutes fraîches, peser d'un grand poids dans la balance. J'avais bien calculé tout cela, et je n'attendais plus, tout en achevant de prendre mes dispositions pour l'attaque, que d'avoir reçu l'avis que les troupes occupaient leurs positions, et le chiffre des pertes qu'elles avaient faites.

C'est à ce moment solennel que j'appris que les troupes du Ier et du IIe corps d'armée, qui avaient le plus souffert du premier choc de l'ennemi, s'étaient déjà portées en arrière, et qu'elles ne pourraient arriver sur le champ de bataille qu'en faisant une marche de nuit très-fatigante. Ces troupes s'étaient déjà remises en route dès trois heures du matin, de sorte qu'à l'heure où il m'eût été possible de les envoyer de nouveau en avant, elles opéraient déjà leur marche en arrière. Dans de telles circonstances, je dus chercher à maintenir intacts, pour couvrir les autres, les corps qui se trouvaient encore prêts à combattre ; il me fallut ordonner la retraite.

Le 5, de bonne heure, le brave régiment d'infanterie grand-duc de Hesse attaqua encore une fois Ponte di Magenta, pour faciliter le mouvement de retraite. Ce fut, dit le lieutenant feld-maréchal prince Schwarzenberg dans son rapport, le dernier effort d'un brave régiment qui, le jour précédent, avait eu 25 officiers blessés, avait perdu un officier d'état-major et 9 capitaines, sans jamais une seule fois hésiter à l'attaque ni plier dans la retraite.

L'ennemi fut laissé à Magenta, puis la retraite fut ordonnée. Je crois pouvoir dire en toute assurance que l'ennemi, malgré ses forces supérieures, a payé cher la possession de Magenta, et qu'il rendra à l'armée de Votre Majesté cette justice que ce n'est pas sans avoir soutenu une lutte héroïque qu'elle a cédé à une armée vaillante et supérieure en nombre.

Je ne suis pas en mesure de donner de plus grands détails sur le combat, attendu que, dans les conditions actuelles, je ne pourrais exiger de recevoir en temps utile les rapports des troupes. Je crois n'être pas loin de la vérité en fixant à 4 ou 5,000 le chiffre de nos morts et de nos blessés, et l'ennemi en a certainement perdu moitié plus. Parmi les blessés se trouvent le lieutenant feld-maréchal Reischach, blessé d'un coup de feu à la hanche, et les généraux Lebzertern et Dürfeld, blessés tous deux au bras. Je ne manquerai pas, dès que j'aurai reçu les rapports des chefs de corps, d'envoyer à Votre Majesté une relation plus détaillée et de lui donner les noms de ceux qui se sont particulièrement distingués.

Quartier général de Belgiojoso, le 6 juin 1859.

Feld-zeugmestre GYULAI.

Ordre du jour du maréchal Canrobert.

Soldats du 3e corps,

Les Autrichiens, qui avaient tenté vainement de s'opposer à votre passage de la Sesia, ont cru, avant-hier, à Buffalora et à Ponte di Magenta, qu'ils arrêteraient la marche de l'armée française au delà du Tessin. Leurs efforts réitérés ont abouti à faire ressortir davantage la supériorité des soldats de la France et à ajouter un glorieux fait d'armes à ceux que présentent nos drapeaux.

L'ennemi, battu successivement, a perdu en tués, blessés, prisonniers, plus de 25,000 hommes ; aujourd'hui il fuit découragé devant notre armée, et demain, grâce aux habiles combinaisons de l'Empereur et au courage de ses soldats, vous entrerez triomphants dans Milan, cette vieille capitale de la Lombardie.

Beaucoup d'entre vous ont pris une part glorieuse et directe à ces grands résultats, notamment les corps composant la brigade Picard de la division Renault, qui ont eu à supporter les plus grands efforts de l'ennemi, ainsi que ceux de la brigade Jannin de la même division, qui ont eu à soutenir, sur la gauche du Naviglio, des combats acharnés.

L'Empereur saura tout, et ceux qui ont eu l'honneur et le bonheur de se montrer dignes d'une récompense ne tarderont pas à la recevoir.

Au quartier général, à Ponte di Magenta, le 5 juin 1859.

Le maréchal CANROBERT.

Ordre du jour du colonel Guignard, commandant les zouaves de la garde.

Régiment des zouaves de la garde,

C'est avec un grand bonheur que votre colonel a été appelé à juger hier de l'entrain et de la bravoure du régiment.

Officiers, sous-officiers, caporaux et zouaves, vous avez fait l'admiration de notre Empereur, de vos généraux et de votre colonel, et c'est avec une grande joie que je vous transmets les félicitations que j'ai reçues pour la belle conduite du régiment, qui a lutté cinq contre cent pendant toute la bataille.

Il me reste un devoir, celui de faire récompenser les braves des braves qui m'ont été signalés. Je vais faire tout mon possible pour beaucoup obtenir, mais je n'obtiendrai jamais assez pour récompenser tous ceux qui le méritent.

Espérons et comptons sur la justice et la bonté de notre Empereur, qui nous chérit comme ses enfants.

Au bivouac de Ponte Nuovo di Magenta, 5 juin 1859.

Le colonel des zouaves de la garde, GUIGNARD.

Blessés autrichiens de Magenta.

J'ai l'honneur de rendre compte à M. le médecin en chef de l'armée que, selon ses ordres, tous les blessés autrichiens conduits près de nous ont été reçus par MM. Bachon, Billon et moi; que nous avons refait tous les pansements qui avaient besoin d'être renouvelés, et que tous les blessés peuvent être évacués dès qu'on en donnera l'ordre.

DUCROQUET, médecin-major du 1er régiment de voltigeurs
de la garde impériale.

L'évacuation des blessés a lieu pendant toute la journée ; les ambulances envoient constamment des convois à San Martino, où l'on a établi un grand dépôt, et les prisonniers sont employés au transport des blessés du champ de bataille aux ambulances de Buffalora, de Magenta et de San Martino.

Pendant toute la nuit du 4 au 5, il y eut à San Martino un passage incessant de troupes se rendant aux bivouacs qui leur étaient assignés.

Buffalora, 5 juin. — M. le médecin en chef de l'armée,

Le corps d'armée de la garde s'est trouvé hier fortement engagé à Buffalora. L'ambulance du quartier général et celle de la 1re division, placées en première ligne et le plus près possible du lieu de combat, ont reçu le plus grand nombre de blessés, non-seulement de la garde, mais encore de tous les autres corps. Il m'est impossible de vous donner aujourd'hui le chiffre exact des blessés reçus dans ces deux ambulances, et je ne connais pas même la situation de l'ambulance de la 2e division. Les médecins, débordés de toutes parts, n'ont pu se préoccuper du soin d'établir la liste des blessés reçus et traités, et l'administration, dont c'est là une des fonctions spéciales, s'est trouvée dans l'impossibilité de suffire à cette tâche. Cependant je crois pouvoir dire que l'ambulance du quartier général a reçu de 850 à 900 blessés et celle de la 1re division environ 400. La première a eu 20 morts pendant la journée et la nuit ; la seconde n'a pas encore fourni le chiffre de ses décès. J'ai eu à regretter amèrement l'insuffisance du personnel et la pénurie de moyens de transport. Ce n'est que ce soir, et au moyen de corvées demandées que nous pourrons évacuer les derniers blessés. Les médecins des ambulances ont cherché à suppléer par l'énergie à l'insuffisance du nombre. J'espère que ce soir nous pourrons, si les circonstances l'exigent, marcher en avant sans laisser de blessés derrière nous.

Méry, médecin en chef de la garde.

Saint-Martino du Tessin, 5 juin 1859. — M. le médecin en chef de l'armée,

J'ai remis ce matin à 8 heures à mon collègue, M. Bertherand, la direction de l'ambulance dont vous m'aviez chargé. J'estime à 300 le nombre des blessés qui y ont été admis pendant la soirée et la nuit. Tous ont été placés dans les conditions les plus favorables pour leur évacuation sur Novare.

Parmi les blessés, beaucoup sont touchés aux doigts, aux mains et aux bras. Les blessures graves pouvant nécessiter des opérations sont peu nombreuses. Une seule amputation (bras emporté par un boulet) a été pratiquée. Vous connaissez le blessé (c'est le brave Delaunay, *voir* page 105).

Avant de remettre mon service, j'avais fait charger sur les voitures la moitié des blessés ; les autres ont dû l'être à l'arrivée de nouveaux moyens de transport.

Thomas, médecin en chef du 3e corps.

Gênes, 5 juin 1859. — M. le médecin en chef de l'armée,

A l'instant même arrive une dépêche télégraphique qui prescrit de diriger sur Novare tous les officiers de santé récemment débarqués à Gênes. La difficulté que j'avais signalée se trouve ainsi levée.

Il nous est impossible d'obtenir de l'administration sarde des locaux pour nos hôpitaux, et j'apprends à l'instant, par M. l'intendant de Cambis, que le collége national, qui nous eût offert de 800 à 1000 places, est refusé. Dans de telles conditions, nous sommes menacés d'être réduits à placer nos malades et blessés sous la tente, et cela dans la troisième ville de l'Italie. Veuillez, **M.** le médecin en chef, tenter un effort suprême pour obtenir le collége national, qui nous est indispensable, et je vais faire moi-même une nouvelle démarche.

Au milieu de tant de difficultés, je dois chercher un emplacement propre à recevoir des tentes.

Le service médical de la place est assuré pour le moment, en ce qui concerne les médecins traitants; mais nous sommes toujours dans la même pénurie en ce qui regarde les aides.   BOUDIN, médecin en chef des hôpitaux de Gênes.

6 JUIN. — *Armée française.* — Les 3e et 4e corps sont à Abbiategrasso. Le grand quartier général impérial est à Magenta avec la garde. Le 2e corps, précédé par la division Desvaux, s'avance sur Milan (San Pietro l'Olmo).

Armée piémontaise. — La 2e division se porte à Garbagnate, à la gauche du 2e corps français, dans l'espoir de rencontrer les troupes d'Urban, arrivées trop tard pour se trouver en ligne à Magenta. La 1re division marche dans ses traces; la 4e est à Inveruno; le quartier général royal s'est établi à Arluno; les 3e et 5e divisions se rendent à Novare. — Le corps de Garibaldi, resté à Côme depuis le 2 juin, a traversé l'Adda et s'est avancé à Caprino.

Armée autrichienne. — Le quartier général s'est retiré à Belgiojoso, en avant du ixe corps, qui occupe cette position, San Angiolo et Corte Olona. Les iiie et ve corps sont à Pavie, qu'ils vont évacuer. Le viie corps et la division de cavalerie Mensdorff sont à Siziano et Gualdrasco. La division Urban s'est retirée à Canonica.

Les convois de blessés autrichiens traversent Milan, ainsi qu'un grand nombre de soldats isolés et les troupes en retraite. Les canons de la citadelle et du fort de la porte Rosa sont encloués à la hâte et la place est abandonnée.

L'Empereur à l'Impératrice. — Quartier général, 6 juin 1859, 8 heures du matin.

Milan s'est insurgé. Les Autrichiens ont évacué la ville, laissant, dans leur précipitation, des canons et les caisses de l'armée.

Nous sommes encombrés de prisonniers; nous avons pris 12,000 fusils autrichiens.

Adresse de la municipalité de Milan, apportée au quartier général impérial par des délégués.

Sire,

Le conseil communal de la ville de Milan a tenu, aujourd'hui même, une séance extraordinaire dans laquelle il a décidé par acclamation que la congrégation municipale présenterait à Sa Majesté l'Empereur Napoléon III une adresse exprimant la vive reconnaissance du pays pour son généreux concours à la grande œuvre de la délivrance de l'Italie.

Sire, la congrégation municipale se regarde comme très-honorée d'un mandat aussi élevé ; mais elle sait combien les paroles sont impuissantes pour le remplir.

Dans un discours dont tous admirèrent les magnanimes sentiments, mais que les Italiens écoutèrent avec une religieuse joie, et surent interpréter comme un splendide augure, Votre Majesté disait qu'elle se reposait sur le jugement de la postérité.

Sire, le jugement sur la sainteté de la guerre que Votre Majesté a entreprise de concert avec le roi Victor-Emmanuel est désormais prononcé par l'opinion unanime de l'Europe civilisée, et les noms de Montebello, de Palestro et de Magenta appartiennent déjà à l'histoire.

Mais si, au jour de la bataille, la grandeur des plans de Votre Majesté, égalée à peine par l'héroïsme de vos soldats, nous rend sûrs de la victoire, nous ne pouvons le lendemain que déplorer amèrement la perte de tant de braves qui vous suivirent au champ d'honneur.

Les noms des généraux Beuret, Cler, Espinasse et de tant d'autres héros tombés prématurément, figurent déjà dans le sanctuaire de nos martyrs, et demeureront gravés dans le cœur des Italiens comme dans un monument impérissable.

Sire, notre reconnaissance pour Votre Majesté et pour la grande nation que vous avez été appelé à rendre plus grande encore, sera manifestée avec plus d'énergie par toute l'Italie rendue libre ; mais nous sommes fiers, en attendant, d'être les premiers à l'exprimer, comme nous avons été les premiers à être délivrés de l'odieux aspect de la tyrannie autrichienne.

Permettez-nous, Sire, de saluer Votre Majesté par ce cri de notre peuple :

Vive Napoléon III ! Vive la France !

> Alberto de Herra, Massimiliano de Lera, Margarita Francesco, Uboldi de Capei, Fabio Borretti, Achile Rougier, Cesare Ciulini, Alessandro Porro, Giovanni d'Adda.

A chaque événement de guerre, les familles sont avides de connaître le sort des militaires qui les intéressent, et il n'est pas toujours possible de satisfaire immédiatement à leur juste impatience. Aussi, dans sa sollicitude, l'Empereur a ordonné que les noms des officiers, sous-officiers et soldats tués ou blessés à l'ennemi fussent adressés par les corps d'armée au ministère de la guerre.

Tout a été promptement disposé pour que la volonté de l'Empereur fût rapidement exécutée. Des fiches individuelles, classées par ordre alphabétique, ont été établies dans un bureau dit de renseignements, d'après les listes — de tués et blessés — envoyées d'Italie, et le ministre de la guerre pourra faire parvenir sans délai des bulletins aux personnes intéressées.

Buffalora, 6 juin. — M. le médecin en chef de l'armée, M. le docteur Boudier, médecin en chef de l'ambulance de la 2e division de la garde, signale dans son rapport, qui m'arrive à l'instant, 319 blessés par l'ennemi.

En détaillant quelques opérations nécessitées par ces blessures, M. le docteur Boudier cite deux amputations de cuisse, par suite de fracture comminutive du genou, sur deux prisonniers.

J'avais fait placer de côté, ajoute-t-il, environ une quinzaine de blessés que je destinais à être opérés ; ils ont été évacués à mon insu, au moment où je m'occupais du pansement des autres.

Voici comment se répartissent les blessés auxquels l'ambulance de la 2e division a donné ses soins : à notre ambulance proprement dite, 92 blessés, dont 42 autrichiens et 50 français, ainsi répartis : 1er voltigeurs, 4 ; 2e, 1 ; 3e, 4 ; 4e, 6. Chasseurs à pied, 1 ; artillerie à cheval, 1 ; 65e, 13 ; 70e, 5 ; 2e zouaves, 4 ; 1er régiment étranger, 2 ; 2e régiment étranger, 7 ; tirailleurs algériens, 2 ; total 50. Autrichiens, 42.

106 blessés ont été pansés par nous, dans la nuit du 4 au 5, au village du pont de Magenta, où se trouvait l'ambulance de M. Coblence. Parmi ces blessés, les Français y figurent à peu près pour une trentaine. Dans la journée du 6, l'ambulance a reçu l'ordre de se transporter à Magenta, pour y panser des Autrichiens, qui s'étaient réfugiés dans l'église et dans les caves de quelques maisons.

En somme, sur les 319 blessés que j'ai vus, une cinquantaine environ devra subir des amputations qui, pour la très-grande majorité, porteront sur la jambe. Deux désarticulations de l'épaule, l'une sur un zouave, l'autre sur un homme de la légion étrangère.

Je n'ai vu que deux plaies de tête qui intéressaient à peine le cuir chevelu, deux plaies pénétrantes de poitrine, une d'abdomen, dans l'hypochondre droit, avec issue d'une forte portion d'épiploon, que j'ai eu beaucoup de peine à réduire et que j'ai maintenue à l'aide de deux points de suture. Ces trois blessés se trouvaient dans le village du pont de Magenta. Je crois que nos projectiles sont plus destructeurs que ceux de l'ennemi, car, en général, les blessures des prisonniers étaient plus graves que celles de nos soldats. J'ai eu, du reste, entre les mains plusieurs balles cylindro-coniques autrichiennes ; elles sont beaucoup plus petites que les nôtres. Tous les blessés que j'ai vus l'ont été par des balles. Je n'ai vu que deux coups de baïonnette, chez deux Autrichiens , et un coup de mitraille qui avait presque dénudé la face postérieure de la cuisse gauche chez un Autrichien.

Le moral de nos blessés était incontestablement meilleur que celui de nos prisonniers.

MÉRY, médecin en chef de la garde.

« Dans les caves, dans les recoins les plus obscurs de ce bourg désolé, près de 300 Autrichiens, la plupart blessés, se sont blottis, taisant leurs plaies et leur faim, tant on leur a fait peur de notre cruauté ; et notre premier souci est de rechercher ces infortunés, de leur montrer, à force de sollicitude, comment l'humanité de la France se venge d'indignes calomnies ! Le soir même, le chemin de fer les transportait tous à Milan.   BERTHERAND. »

Novare, 6 juin. — M. le médecin en chef de l'armée,

Dans ma précipitation à vous adresser ma dépêche, j'ai oublié de vous parler du général de Martimprey. Comme il vous serait peut-être désagréable de ne pouvoir donner de ses nouvelles, au point de vue médical, soit à son frère, soit à l'Empereur, je viens combler cette lacune.

A son arrivée à Novare, le général fit demander un médecin militaire français. On s'adressa justement à moi ; j'allai le voir, voici l'état de la blessure :

Plaie par coup de feu à l'extrémité inférieure de la cuisse gauche, à 12 centimètres environ de la rotule, transversale et perpendiculaire à l'axe du membre. L'ouverture d'entrée, plus petite que l'autre, est à la partie externe ; celle de sortie se trouve à la partie interne, sur la même ligne horizontale, à 10 centimètres de l'ouverture d'entrée. Elle est très-large et présente une assez grande perte de substance ; le fémur a été contourné, je n'ai trouvé aucune esquille.

J'ai redouté un instant un érysipèle, mais cette complication a été promptement conjurée.

J'ai continué mes soins au général jusqu'à ce jour. Son état est rassurant, la suppuration de bonne nature ; les bourgeons charnus commencent à apparaître en même temps que la douleur disparaît.

Bref, l'état du général est satisfaisant, et j'espère que dans un mois il sera debout.

Dans la même maison que le général, logé en ville, se trouvent son aide de camp et son officier d'ordonnance. Le premier, atteint d'une plaie pénétrante de poitrine, avec fracture d'une côte ; j'ai retiré plusieurs esquilles ; il est en bonne voie, et j'espère le tirer d'affaire. Le second a, à l'épaule gauche, une plaie contuse qui n'a rien de grave.

J'ai eu beaucoup à faire à Novare, je passe encore toute la journée à l'hôpital et je suis extrêmement fatigué, mais je ne me plains pas.

DOUCHET, médecin aide-major.

Service des lignes télégraphiques. Verceil, 6 juin, 7 h. 25 m. du soir.

Général de Béville, commandant militaire de Verceil, au baron Larrey, médecin en chef de l'armée, au grand quartier général de l'Empereur. Donnez-moi des nouvelles du commandant de Bellefonds, des zouaves de la garde, blessé à Magenta; son frère, colonel du 93ᵉ, est ici fort tourmenté.

Réponse. — 8 h. 30 m., fracture compliquée du fémur à la partie supérieure; amputation imminente; état inquiétant.

BATAILLE DE MAGENTA.

AMBULANCE DE LA GARDE IMPÉRIALE.

État numérique des blessés français et autrichiens reçus dans les ambulances de la garde, le 4 juin.

1° Ambulance du quartier général	665
2° Ambulance de la 1ʳᵉ division	420
3° Ambulance de la 2ᵉ division	329
Total	1414

État sommaire des diverses blessures traitées à l'ambulance du quartier général de la garde.

1° Plaies de tête	sans fracture	24
	avec fracture	10
2° Plaies de la face	sans fracture	10
	avec fracture	13
3° Plaies du cou		9
4° Plaies de poitrine	non pénétrantes	33
	pénétrantes	18
5° Plaies de l'abdomen	non pénétrantes	5
	pénétrantes	11
6° Plaies des membres supérieurs	avec fracture	27
	séton	100
membres inférieurs	avec fracture	22
	séton	78
7° Plaies des articulations	pénétrantes	9
8° Plaies légères et contusions		296
Total		665

Les nombres indiqués par cet état diffèrent de ceux fournis par les rapports des corps, parce que tous les blessés n'entrent pas aux ambulances ; il en est un bon nombre qui n'interrompent pas leur service et restent à leurs régiments.

Amputations pratiquées . . . { Membres supérieurs. . . . . . 13 } 18
{ Membres inférieurs . . . . . . 5 }

Rapport au médecin en chef sur le service de l'ambulance du quartier général de la garde, le 4 juin.

Blessés français et autrichiens observés à l'ambulance du quartier général de la garde, par M. le médecin-major Rossignol.

BLESSURES		FRANÇAIS.			AUTRICHIENS.	
		TROUPES.	OFFICIERS.	OBSERVATIONS.	TROUPES.	OFFICIERS.
De la tête	Sans fracture	18	»		9	»
	Avec fracture	4	1		2	»
De la face	Sans fracture	»	»		4	»
	Avec fracture de l'arcade orbitaire	2	»		»	»
	Avec fracture du maxillaire supérieur	3	2		5	»
	Avec fracture du maxillaire inférieur	2	»		1	»
Du cou	Séton ou plaie	5	1	Toutes au côté gauche.	4	»
Du thorax	Non pénétrantes	19	2		13	»
	Pénétrantes	10	4		7	»
De l'abdomen	Non pénétrantes	1	»		4	»
	Pénétrantes	12	1		4	»
Des lombes	Sans fracture	6	»		14	»
	Avec fracture	5	»		6	»
Du bassin	Séton ou plaie	5	»		»	»
	Pénétrantes	2	»		2	»
	Fracture de l'épine iliaque	2	»		1	»
	Fracture du sacrum	3	»		»	»
Des organes génitaux		1	»		»	»
De l'épaule	Séton ou plaie	12	»		17	»
	Fracture de l'omoplate	3	»		4	»
	Fracture de la clavicule	2	»		5	»
A reporter		117	11		102	»

BLESSURES (*Suite*).	FRANÇAIS.			AUTRICHIENS.	
	TROUPES.	OFFICIERS.	OBSERVATIONS.	TROUPES.	OFFICIERS.
Report.	117	11		102	»
Du bras — Séton ou plaie.	30	»		44	»
Du bras — Lésion osseuse.	5	»		8	»
Du bras — Fracture de l'humérus.	8	4	3 amputés.	6	»
De l'avant-bras — Séton ou plaie.	33	»		»	»
De l'avant-bras — Fracture des deux os.	3	1	1 amputé.	»	»
De l'avant-bras — Fracture d'un os.	10	2		»	»
De la main.	»	1		24	»
Des doigts.	7	»	3 amputés.	9	»
De la cuisse — Séton ou plaie.	35	5		28	»
De la cuisse — Fracture.	5	3		8	»
De la jambe — Séton ou plaie.	25	»		24	»
De la jambe — Fracture des deux os.	2	»		2	»
De la jambe — Fracture du péroné.	1	»		4	»
Du pied — Écrasement.	1	»	1 amputé, susmalléol., écrasement du pied, boulet.	1	»
Des articulations — Scapulo-humérale.	1	»		2	»
Des articulations — Huméro-cubitale.	2	»		1	»
Des articulations — Radio-carpienne.	15	»		»	»
Des articulations — Fémoro-tibiale.	3	»		»	»
Diverses.	55	»		23	»
TOTAUX.	358	27		280	»
TOTAUX PAR NATION.	385			280	
TOTAL GÉNÉRAL.	665				

L'ambulance a donné des soins à un bon nombre d'autres blessés atteints légèrement (Français ou Autrichiens), qui, après pansement, ont été immédiatement dirigés sur l'ambulance du pont de Buffalora.

Il est à remarquer que :

1° Toutes les blessures sont produites par des balles, à l'exception d'une contusion et de l'écrasement d'un pied par un boulet, du déchirement des muscles de la partie interne de la cuisse par une fusée; enfin, de 31 coups de baïonnette, 4 chez les Français et 27 chez les Autrichiens;

2° La partie gauche du corps est celle qui est le plus souvent touchée, dans la proportion de 4 sur 6, ce qui s'explique assez par la position du soldat au moment où il fait feu sur l'ennemi;

3° Les blessures sont très-souvent multiples chez les Français, ce que j'ai rarement observé sur les Autrichiens. Le nombre plus considérable des Autrichiens, ou plus de précision du tir, peuvent expliquer cette différence;

4° Les blessures par balle morte sont rares, deux ou trois cas; dans toutes les autres les tissus sont traversés.   ROSSIGNOL, médecin principal.

Rapport sur le service dans Magenta le surlendemain de la bataille. — Blessés autri-
chiens trouvés et pansés, le 6 juin, dans Magenta.

Ces blessés ont été réunis dans la maison du signor Philippi Conti et dans celle qui lui fait face. Les prisonniers non blessés ne sont pas compris dans cet état.

Douze médecins autrichiens ont été faits prisonniers à Magenta, et un médecin d'un grade supérieur a succombé, dans la journée du 4, à une plaie pénétrante de poitrine par balle; l'un des prisonniers, M. Pactowski, médecin de bataillon, a été autorisé, le 6 juin, à rentrer en Autriche, comme il résulte d'une note signée par le baron Larrey.

Siége des blessures par :	balle,	boulet,	baïonnette.
Tête..	11	»	1
Face.	13	»	»
Cou..	5	»	1
Thorax.	8	»	1
Abdomen.	14	»	2
Région inguinale..	6	»	»
Organes génitaux .	2	»	»
Épaule.	18	»	»
Bras.	16	1	1
Coude..	4	»	»
A reporter	97	1	6

Siége des blessures par :	balle,	boulet	baïonnette.
Report	97	1	6
Avant-bras.	10	»	»
Poignet.	2	»	»
Main et doigts.	13	»	»
Bassin..	16	»	»
Cuisse..	52	1	3
Genou.	11	»	»
Jambe.	37	1	2
Pied..	20	»	»
Total.	258	3	11

272

Ces blessés comprenaient :   5 capitaines,
4 lieutenants,
2 sous-lieutenants,
15 sous-officiers,
246 soldats.

272

Buffalora, 6 juin 1859. — M. le médecin en chef de l'armée,

J'ai hâté de vous écrire ces quelques mots, car je suppose que vous les attendez impatiemment. Dès les premiers moments de l'action, et depuis la bataille, les quatre ambulances du 2ᵉ corps se sont successivement établies dans divers villages, et n'ont cessé depuis lors de fonctionner séparément : la première à Casate, la deuxième à Marcallo et Magenta, celle de la cavalerie à Cascina Nuova, et celle du quartier général à Buffalora.

Notre embarras a été grand ; car, ainsi que vous le savez, nous manquions de beaucoup de choses en approvisionnements, en ustensiles de campement, en infirmiers, et nous étions débordés par le nombre. Enfin, chacun s'est ingénié, tous se sont multipliés, et nous sommes parvenus à faire à peu près pour le mieux. Tous nos blessés ont été pansés, et un très-grand nombre pour la seconde fois, avant-hier et aujourd'hui.

Toutes les opérations les plus urgentes ont été pratiquées, y compris une vingtaine d'amputations, celles des doigts comprises.

Les moyens de transport pour évacuer nos blessés nous préoccupaient surtout. J'ai fait connaître la situation au général Mac-Mahon, qui a de suite écrit à l'Empereur, en lui demandant des ordres. Nous attendions et nous nous préparions à faire quelques autres opérations lorsque, tout à coup, les choses viennent de changer de face. Milan est ouvert, et nous recevons l'ordre d'évacuer aussitôt que possible nos blessés sur Magenta, à la gare du chemin de fer.

Je ne peux vous donner qu'un aperçu numérique.

Ambulance du quartier général, à Buffalora	N° 1	Français... 235 Autrichiens. 150		385
	Nº 2	Français... 206 Autrichiens. 30		236
Ambulance de la 1ʳᵉ division, à Casate		Français... 106 Autrichiens. 54		160
Ambulance de la 2ᵉ division	1° à Marcallo.	Français... 106 Autrichiens. 100		206
	2° à Magenta.	Français... 300 Autrichiens. 104		404
Ambulance de la brigade de cavalerie		Français... 48 Autrichiens. 124		172
		Total... 1563	1563	

1,001 blessés français et 562 autrichiens, sur lesquels j'aurai l'honneur de vous adresser un peu plus tard un rapport exact et aussi détaillé que cela me sera possible.

Hier au soir, nos collègues du 1er corps sont venus nous offrir leurs services, que nous nous sommes empressés d'accepter, car mon personnel, je n'ai pas besoin de vous le dire, est à bout de forces. J'ai remis ce matin au premier corps l'ambulance n° 2 de Buffalora, et, à l'heure qu'il est, on l'évacue sur Magenta. Nous évacuons aussi nos blessés de l'ambulance n° 1, et j'espère que d'ici à ce soir nous aurons terminé cette opération, après quoi nous rallierons le quartier général de notre corps d'armée.

Après une si rude tâche j'aurai bien des récompenses à vous demander, j'attendrai toutefois pour cela vos ordres.

Vous entendrez peut-être parler d'un reproche que l'on a cru devoir adresser à l'administration de l'ambulance de Buffalora, et c'est pour cela seulement que je tiens à vous en dire un mot. Un ou plusieurs hommes se sont plaints, à ce qu'il paraît, de n'avoir pas mangé; mais il faut remarquer que cela se passait à la succursale de l'ambulance de Buffalora, au moment même où cette succursale était improvisée pour recevoir le trop-plein des ambulances de Marcallo et de Magenta, et au moment où tout le personnel de l'ambulance était autour des blessés. On arrivait là sans être annoncé, et l'on prenait possession du château, où rien n'avait été préparé pour des malades; plusieurs arrivaient affamés, mais nous ne pouvions faire autre chose que d'aviser à nous créer des ressources en quelque sorte dans le vide. Eh bien, l'administration, à la tête de laquelle était M. Juving, a fait, dans cette circonstance, je ne dis pas le possible, mais plus encore. Quelques heures après, une distribution était improvisée, et à 11 heures du soir les infirmiers, conduits par un officier d'administration, rentraient en rapportant le surplus des vivres qu'ils n'avaient pas distribués. Voilà comme on écrit l'histoire.

Périer, médecin en chef du 2e corps.

M. le médecin en chef de l'armée,

J'ai l'honneur de vous adresser un rapport succinct sur le service des ambulances du 3e corps, pendant les journées des 4, 5 et 6 juin.

Les médecins de l'ambulance du quartier général ont donné des soins à environ 700 blessés de la garde ou de la 1re division du 3e corps, apportés à la gare du chemin de fer de San Martino, pendant la nuit du 4 au 5.

Presque toutes les lésions étaient produites par des projectiles de petit volume.

Les deux tiers étaient légères et n'intéressaient que les parties molles des membres supérieurs, les parois du thorax, de l'abdomen ou le cuir chevelu.

On comptait environ 20 fractures des membres supérieurs sans graves désordres, 5 fractures du fémur, dont 2 comminutives, 11 fractures de la jambe, 6 des os du tarse et des orteils.

Une seule amputation, nécessitée par l'enlèvement du bras droit par un boulet, a été pratiquée.

Tous les membres fracturés ont été entourés de bandages pouvant permettre le transport des blessés.

A 4 heures du matin, tous les malades avaient reçu les premiers soins; à 6 heures, leur évacuation sur Novare était commencée, et, à 8 heures, je quittais cette ambulance après en avoir remis la direction, d'après vos ordres, à mon collègue M. Bertherand.

Vers 1 heure de l'après-midi, je me rendis, avec les médecins du quartier général, à Ponte Vecchio di Magenta, où le général Trochu avait fait installer une ambulance pour les blessés de sa division et les prisonniers autrichiens.

Les premiers secours leur avaient été donnés par MM. Bouton, médecin-major, et Krauss, aide-major au 44ᵉ de ligne, et, plus tard, par M. Quesnoy, médecin-major du quartier général du 3ᵉ corps. A notre arrivée, nous constatâmes la présence de 141 Français et de 366 Autrichiens.

Parmi les premiers, on ne comptait qu'un petit nombre de blessures graves, entre autres celle d'un sergent-major atteint de plaie de tête avec fracture du crâne et pénétration du projectile dans la substance cérébrale. Chez ce blessé, il y avait perte complète de l'intelligence, de la sensibilité et état convulsif général.

Bon nombre d'Autrichiens avaient des cas évidents d'amputation; mais, en raison de l'heure avancée et de la nécessité de les évacuer immédiatement, nous ne pratiquâmes que trois opérations qui ne pouvaient être différées : une amputation du bras droit à la partie inférieure, une amputation de la cuisse gauche au-dessus des condyles, et une de la jambe du même côté au lieu d'élection.

A 7 heures du soir, on commença l'évacuation de ces malades; mais elle ne put être terminée que dans la matinée du 6.

Dans cette circonstance, nous pûmes constater encore une fois la différence de gravité des blessures produites par des projectiles français et autrichiens.

L'ambulance de la 1ʳᵉ division (docteur Coblence, médecin-major), établie à Ponte di Magenta, a reçu 256 blessés: Français, 125; Autrichiens, 131. — Sur ce nombre, 9 Français et 14 Autrichiens sont morts peu de temps après leur entrée et 5 ont subi de grandes opérations :

Amputation de la cuisse au tiers moyen. 3
— de la jambe au lieu d'élection. . . . 1
— du bras au tiers inférieur. 1

M. Coblence, dans son rapport particulier, classe ainsi les blessures par régions :

Plaies de tête par projectiles. . . . . 15 dont 5 avec fracture des os du crâne.

Plaies de la face.   7
— du col. . . . .   6 dont 2 avec lésion de la trachée et
                                                des vertèbres cervicales.
— de la poitrine. . . . .   26 dont 16 pénétrantes.
— de l'abdomen. . . . .   32 dont 5 par intruments piquants.
— de la colonne vertébrale.   2
— des membres supérieurs. . . . . .   28 .
— des membres inférieurs.   75
Blessures légères sans région déterminée.   56

L'ambulance de la 2e division (docteur Lacronique, médecin–major), placée à Ponte Nuovo, près Magenta, a reçu, dans les journées du 4 et du 5, 382 blessés, dont 200 Français et 182 Autrichiens.

18 grandes amputations ont été pratiquées sur des Français :

Amputations de la cuisse au tiers moyen. .   5
—   —   au tiers inférieur.   3
—   de la jambe au lieu d'élection.   3
—   —   susmalléolaire. . . .   1   } 18
—   du bras.   3
—   de l'avant–bras.   2
—   désarticulation du coude. . .   1

L'ambulance de la 3e division (docteur Gerrier, médecin–major), installée dans le village même de Magenta, n'a reçu que 59 blessés français et autrichiens, sur lesquels ont été pratiquées les opérations suivantes :

Résection de la 2e phalange du pouce droit.   1
Amputation du bras.   2   } 5
—   de la cuisse au tiers inférieur. .   1
—   de la jambe au lieu d'élection.   1

Ces malades ont été évacués dans la soirée du 5, et les médecins de cette ambulance sont allés aider leurs collègues des ambulances plus chargées.

Tous les médecins sous mes ordres ont montré un zèle et un dévouement dignes des plus grands éloges, et je réclame en leur faveur toute votre bienveillance.

Thomas, médecin en chef du 3e corps.

4e corps, 6 juin. — M. le médecin en chef de l'armée, le 4 juin, à Magenta, l'ambulance de la 2e division du 4e corps fut établie à Ponte Nuovo. Environ 300 blessés de cette division et des autres corps, au nombre desquels 80 Autrichiens, ont été apportés à l'ambulance, où ils ont reçu les premiers soins (secours, pansements et opérations).

Installée vers 6 heures du soir dans une auberge dévastée où la lutte a été vive, l'ambulance a pu cependant disposer de quelques lits incomplets, d'une douzaine de matelas ou paillasses. On a eu en outre assez de foin ou de paille pour coucher les blessés, dont l'évacuation, commencée pendant la nuit même au moyen de litières et de cacolets, a continué le lendemain 5 et a été enfin terminée, dans la matinée du 6, par le transport dans les voitures de quelques blessés français restants et du plus grand nombre des blessés autrichiens.

Le 4, M. le général en chef était parti de Trécate en reconnaissance, donnant l'ordre de laisser les ambulances à Trécate. M. le général Vinoy avait emmené heureusement celle de la 2e division ; aussitôt que j'appris que le 4e corps était engagé, je partis à cheval, accompagné de M. Renard, médecin-major, recommandant de préparer un local, du bouillon, du pain et du vin, et je me rendis à l'ambulance de Ponte Nuovo, où je ne trouvai que M. Gueury, médecin-major, et M. Buffé, médecin aide-major, M. Vézien ayant été détaché par ordre à une ambulance de la garde au moment où la 2e division s'engageait. J'ai dirigé le service, opéré et fait des pansements concurremment avec ces deux médecins jusqu'à 1 heure et demie du matin, heure à laquelle tout fut terminé. A 4 heures du matin, je rentrai à Trécate, et je rencontrai le général en chef partant avec l'état-major.

J'ai suivi jusqu'à Marcallo, où nous nous sommes arrêtés, attendant des ordres. J'ai dû visiter immédiatement les ambulances provisoires, et ce n'est que le soir, à une heure avancée, que j'ai pu grignoter un morceau de pain.

Les médecins-majors Basselet, du 85e, et Aron, du 73e, étaient venus le 4, nous prêter leur concours jusqu'à la fin de la journée. Il a été impossible, dans un pareil encombrement, de recueillir des notes précises, ni de prendre le nom des blessés; on n'a pu non plus faire toutes les grandes opérations indiquées, l'ordre étant d'évacuer immédiatement. On a donc dû se borner aux pansements simples des fractures comminutives ou des lésions qui auraient nécessité des amputations ou des résections.

En résumé, à part l'ablation de quelques métacarpiens ou métatarsiens, on n'a pratiqué que deux amputations du bras.

Les extractions de projectiles, balles presque toutes cylindro-coniques, biscaïens, mitraille de toutes formes, ont été nombreuses. Peu ont dû échapper à nos recherches. Nous n'avons pu nous occuper avec le même soin des projectiles dans les cavités splanchniques.

Les plaies de tête ont été examinées soigneusement et simplifiées immédiatement par l'extraction des corps étrangers, des esquilles et du redressement des portions d'os déprimées.

Environ cent pansements ont été faits à Trécate, au syndicat, où s'établit l'ambulance de la 3ᵉ division, dirigée par M. Lefebvre, médecin-major. Il y arrivait des blessés de la garde auxquels on n'avait fait que des pansements provisoires. On a parfait ces pansements et fait l'ablation de quelques phalanges.

A l'ambulance de Magenta, dirigée par M. Lemarchand, médecin-major, on a eu beaucoup de blessés autrichiens à panser. M. Lemarchand a fait à un officier autrichien une résection de l'humérus.

Fenin, médecin en chef du 4ᵉ corps.

Magenta, 6 juin. — M. le médecin en chef de l'armée, après avoir donné des soins aux premiers blessés de Magenta évacués sur Novare, M. Berthe-rand, médecin en chef de l'ambulance, reçut, à 11 heures du soir, l'ordre de l'intendant général de partir immédiatement pour Magenta, sans bagages et sans matériel. Nous nous mettons en route, MM. Bertherand, Lecomte, Jacquemin et moi. N'étant pas encore monté, on voulut bien me prêter un mulet du train ; je ne pus suivre les chevaux, et, laissé en arrière, je m'égarai et ne pus arriver à Magenta qu'à 7 heures du matin. Aussitôt je me dirigeai vers la gare du chemin de fer, où je retrouvai mes compagnons de route. Immédiatement à la besogne, nous fûmes occupés pendant toute la journée près des blessés atteints de fractures ; tous les autres blessés pouvant marcher avaient déjà été évacués. Plusieurs amputations ont été faites ; une désarticulation coxo-fémorale a été tentée *in extremis* sur un Autrichien atteint d'une fracture comminutive de la cuisse, et dont tout le membre était déjà gangrené. Le malheureux n'a survécu qu'une heure environ à l'opération.

Gaujot, médecin aide-major.

Gênes, 6 juin 1859. — M. le médecin en chef, M. Molard nous est arrivé ce matin. Il est désigné provisoirement pour l'hôpital Della-Neve ; mais je vous prie de me faire savoir si vous voyez un inconvénient à ce que ce confrère soit déclaré impropre au service de guerre. Selon moi, la place de ce médecin, qui à une extrême obésité joint beaucoup d'autres infirmités, me paraît être marquée dans les postes sédentaires de l'intérieur. Le service fatigant de Gênes est évidemment au-dessus de ses forces. Il a 18 ans de service, 11 ans de séjour en Afrique, où il a reçu un coup de feu à la cuisse.

Il ne nous reste ici que deux médecins traitants de la profession chirurgicale, MM. Malapert et Maupin. Il y aurait inconvénient grave à nous les enlever en présence des exigences de la situation.

J'ai chargé provisoirement M. Lagrave de la surveillance médicale des hôpitaux civils et militaires sardes de la place. Il aura à me rendre compte chaque jour des ressources et des besoins de ces grands établissements, qui ne comptent pas moins de 500 malades français.

Boudin, médecin en chef des hôpitaux de Gênes.

Marseille, 6 juin. — M. le président du conseil de santé des armées,

La nécessité d'augmenter le nombre des hôpitaux du littoral de la Méditerranée, en prévision des besoins de l'armée d'Italie, devait engager Son Excellence le Ministre de la guerre à demander à l'autorité supérieure l'énumération des ressources que l'on pouvait rapidement organiser dans la 9e division militaire.

Ces ressources, pendant la guerre de Crimée, se résument ainsi :

1° Conversion de la caserne de la Corderie en hôpital temporaire, que M. le chef du génie estime pouvoir contenir aujourd'hui 400 malades ;

2° Occupation des îles du Frioul.

Leur éloignement de la ville semblerait en faire un lieu d'autant plus heureusement choisi qu'il pourrait donner asile à près de 700 malades et calmer les craintes légitimes d'une grande cité, facile à s'alarmer en présence du danger de la contagion en temps d'épidémie.

Ce dernier établissement, que je ne connaissais pas encore, puisque je n'appartenais point à l'hôpital de Marseille lorsqu'il fut occupé, vient d'être, de la part d'une commission dont j'ai fait partie, l'objet d'un examen minutieux, en exécution des ordres de M. l'intendant général Dubois.

J'ai l'honneur, M. le président, de vous adresser une copie des notes que j'ai recueillies sur les lieux, des ressources que cet établissement peut offrir et de l'impression qu'il m'a laissée au point de vue de l'hygiène.

J'ignore quelle fut l'opinion de MM. les inspecteurs médicaux, qui, successivement, visitèrent Marseille et les îles pendant la guerre de Crimée : aussi ne puis-je me défendre d'un certain embarras dans la crainte de heurter, peut-être sans le vouloir, les idées des inspecteurs dont la haute appréciation doit faire autorité dans les conseils du Ministre. En émettant mon avis, le conseil me permettra de lui donner l'assurance d'avoir accompli mon devoir sans prévention, et d'avoir loyalement exprimé ce que je pense dans le but d'éclairer l'autorité supérieure et dans l'intérêt de l'armée.

1° LE FRIOUL.

Le Frioul est formé par un groupe de deux petites îles, réunies par une jetée ou digue, n'ayant pas moins de 300 mètres de longueur, et dont le mistral rend souvent le parcours difficile. Cette chaussée a converti en deux ports, faciles à aborder par les temps ordinaires, le canal qui les séparait.

Le port nord, formant une anse peu étendue en face de Marseille, non loin du château d'If, présente, à quelques mètres au-dessus du niveau de la mer, deux établissements distincts reliés par la jetée dont je viens de parler.

Celui de l'est, désigné sous le nom de Grand Angar, se compose :

1° D'une vaste baraque, ayant 100 mètres de longueur sur 24 de largeur, pouvant contenir 400 malades. Ce chiffre ne pourrait être atteint qu'en y plaçant six rangées de lits, et me paraît exagéré. (Pendant la guerre de Crimée, il n'y en avait que quatre.)

Il y aurait à établir dans la toiture, percée d'un nombre suffisant d'ouvertures, des châssis mobiles pour faciliter la ventilation et la modérer au besoin quand souffle le mistral ;

2° D'une cuisine assez bien installée, mais peut-être insuffisante, ainsi que d'une petite dépense ;

3° De deux pièces disposées pour le service de la pharmacie et situées au-dessus des bâtiments dont il vient d'être question.

A l'extrémité sud ou prolongement du Grand Angar, existent plusieurs magasins que le service sanitaire se réserve pour y déposer les marchandises suspectes, ou les faire occuper par des individus en quarantaine. M. le médecin, directeur de la santé des ports de Marseille, les céderait probablement, car il ne voudrait pas donner un voisinage aussi dangereux à un établissement hospitalier.

L'établissement de l'ouest, en face du premier, de l'autre côté du même port, est appelé Petit Angar. Il comprend, avec ses annexes :

1° Une baraque pour la pharmacie ;

2° Un grand hangar, composé de quatre pièces pour différents bureaux, et deux salles pouvant contenir 350 malades (chiffre trop élevé), plus une salle pour 15 officiers. Cette dernière est formée par des cloisons en planches mal réunies et aurait besoin d'être réparée.

Cette partie du Frioul est dominée par le plateau de la Chapelle, sur lequel sont établis, savoir : la buanderie, sans eau ; l'amphithéâtre ; le logement du personnel médical et administratif, trop éloigné de la grande baraque ; un magasin et le casernement des infirmiers. Sur la pente de ce plateau, du côté sud-ouest de la mer, existe un petit cimetière, convenablement muré, mais trop étroit, car plus d'un tiers a déjà servi aux inhumations. La couche de terre transportée par les soins du génie y est, dit-on, insuffisante.

Il n'y a point de salle de bains. L'eau est fournie par deux citernes : la première, derrière l'église, renfermerait 400,000 litres lorsqu'elle est pleine, et la seconde, près du Grand Angar, en contiendrait 800,000. Toujours est-il que, pendant la guerre de Crimée, on faisait transporter l'eau de Marseille.

2° RATONEAU.

A deux kilomètres au moins, sur le point culminant de l'île principale, au pied de laquelle se trouve située la partie du Frioul dont il vient d'être question, existe le Lazaret ou Ratoneau. Cet établissement est bien situé, et, quoiqu'un peu négligé extérieurement, il réunit d'excellentes conditions d'isolement pour un lieu de quarantaine ; il pourrait, à la rigueur, constituer un assez bon hôpital temporaire ; mais M. le chef du service de la santé a proposé à la commission de céder, seulement à titre provisoire et tant que les besoins de son service ne s'y opposeraient pas, un hangar et deux pavillons.

Le hangar est long, bas de toiture, très-étroit, et ne pourrait être utilisé que comme magasin. Il doit être humide.

Le premier pavillon est appelé pavillon Belzunce. Il comprend trente-deux cabinets pour officiers,—un seul par cabinet,—et deux vestibules ayant au centre un large et facile escalier en colimaçon et percés de sept portes ou fenêtres, dans l'intervalle desquelles on peut placer deux lits, soit vingt-huit, quatorze à chaque étage.

Le second, ou pavillon du chevalier Roses, offre un premier étage semblable à celui du pavillon Belzunce, avec quarante-six lits, dont trente-deux pour officiers.

Le second étage comprend quatre dortoirs très-bas de plafond et pouvant contenir chacun six lits. Le vestibule présente les dispositions et les ressources du pavillon Belzunce.

Les dépendances seraient convenables et complètes. L'eau y est fournie par dix citernes contenant 90,000 litres lorsqu'elles sont pleines.

Le nombre des malades que l'on pourrait admettre dans cette partie du Lazaret ne dépasserait pas 162, parmi lesquels 64 officiers.

Un second cimetière existe au pied de la côte, au sommet de laquelle a été bâti le Lazaret ; c'est l'ancien cimetière ; on n'y a point fait d'inhumations depuis près de cinq ans. Les deux seraient complétement insuffisants pour les besoins d'un hôpital, et, pour les agrandir, il faut faire venir la terre de Marseille.

Telles sont, M. le président, les ressources du Frioul et de Ratoneau. La majorité de la commission a reconnu que l'on pouvait y recevoir 848 soldats ou sous-officiers et 79 officiers. Je ne partage pas cette opinion, du moins pour le premier chiffre.

Je dois faire observer que, dans l'hypothèse de l'occupation des deux établissements, l'éloignement de Ratoneau du Frioul ne permettrait pas d'y assurer le service avec le même personnel ; de même qu'il faudrait établir deux cuisines distinctes au Frioul, car les aliments, préparés d'un côté, arriveraient nécessairement froids lorsqu'ils seraient transportés à l'autre.

Au point de vue de l'hygiène, ni Ratoneau ni le Frioul ne conviennent pour établir un hôpital temporaire. Ils ne devraient recevoir cette destination que si des circonstances calamiteuses imposaient l'absolue nécessité d'ouvrir les lazarets.

L'aspect triste et désolé de l'île, l'absence complète d'ombrage pour s'abriter pendant les chaleurs africaines du jour, augmentées par la réverbération de rochers arides, la nécessité, presque forcée pour les malades, de rester nuit et jour dans les baraques, la pénurie de l'eau qu'il faudra faire venir de Marseille ainsi que toutes les provisions, la difficulté et, assez souvent, l'impossibilité d'aborder pendant le mauvais temps, l'insuffisance des cimetières, les miasmes qui s'en exhaleront pendant les chaleurs, l'obligation de renouveler souvent un personnel exilé dans de telles conditions, me paraissent des raisons assez puissantes pour faire repousser le projet d'établir un hôpital temporaire au Frioul et à Ratoneau pendant la guerre d'Italie. Les malades et les bien portants y seraient fort mal sous tous les rapports, et l'influence de ce séjour sur la marche des maladies entraînerait probablement de grandes calamités qu'il est de notre devoir de prévenir.

On pourrait cependant les utiliser pour les besoins de l'armée d'Italie, en en faisant un lieu de débarquement où les convalescents séjourneraient le moins possible, tandis que les blessés et les malades graves seraient déposés dans les hôpitaux de Marseille ou dirigés sur ceux de l'intérieur.

VILLAMUR, médecin principal.

Ministère de la guerre. — Service de santé. — Avis aux jeunes médecins et étudiants.

Des épreuves s'ouvriront, le 20 juin courant, dans les hôpitaux militaires du Gros-Caillou, à Paris; de Lille; de Metz; de Strasbourg; de Lyon; de Montpellier; de Toulouse; de Bordeaux; de Rennes; de Perpignan; pour la nomination d'un certain nombre de sous-aides requis pour les ambulances de l'armée.

Ces épreuves consisteront :

1° En une composition écrite sur la physiologie élémentaire;

2° En interrogations variées sur l'anatomie et les petites opérations chirurgicales.

Ne seront admis à ces épreuves que les étudiants des facultés ou écoles préparatoires de médecine ayant au moins quatre inscriptions et reconnus aptes à servir activement dans l'armée.

Les étudiants requis comme sous-aides, après s'être préalablement engagés à servir pendant toute la durée de la campagne, devront se tenir prêts à partir au premier ordre.

Ils recevront la solde du grade de sous-aide, portée sur pied de guerre au moment du passage de la frontière (1800 fr.), ainsi que les rations allouées à ce grade. Il leur sera payé une gratification d'entrée en campagne de 400 francs, à charge par eux de se pourvoir d'une tenue militaire de campagne.

MM. les étudiants qui désirent se présenter à ces épreuves sont invités à se faire inscrire sans retard chez MM. les intendants militaires des localités susindiquées.

7 Juin. — *Armée française.* — Le 2e corps entre dans Milan et se porte en avant de la ville, où il établit son bivouac ; les 4e et 3e corps sont sur les deux côtés du Naviglio Grande, à Corsico et Gaggiano ; la garde et la division de cavalerie Desvaux s'avancent sur Milan ; le 1er corps à San Pietro l'Olmo. Le grand quartier général impérial s'arrête, avec la garde, à Casa Pobietta et à Quarto Cagnino, à 4 kilomètres de Milan.

Armée piémontaise. — Toutes les divisions, la 2e en tête (infanterie et cavalerie), s'étendent de Carbagnate à Castano et Turbigo ; le grand quartier général royal s'est établi en arrière de la 2e division. — Le corps de Garibaldi est à Almeno, menaçant Bergame.

Armée autrichienne. — Le grand quartier général s'est retiré à Codogno, dans les lignes du ixe corps, qui se prolongent de Casal Pusterlengo à Crémone. Le viiie corps s'étend de Melegnano à Lodi, où se trouvent aussi le viie corps et la division de cavalerie Mensdorff. Le iiie corps s'étend de San Angiolo à Lodi. Les iie et 1er corps sont en arrière du iiie, à Villa-Nuova et Borghetto. Le ve corps, plus rapproché du Pô, a sa droite à Corte-Olona et sa gauche à Chignolo. La division Urban passe l'Adda et se porte à Vaprio.

———

Le 7, dans la soirée, l'Empereur adressait l'ordre suivant au maréchal Baraguey d'Hilliers :

Maréchal,

Vous partirez demain, à 4 heures du matin, de San Pietro l'Olmo. Vos deux premières divisions passeront par Settimo et Baggio ; votre troisième, l'artillerie et les bagages, suivront la grande route. Vous traverserez Milan et vous camperez sur la route de Melegnano à San Donato ou à San Giuliano, prêt à soutenir le maréchal de Mac-Mahon. Le but de cette marche est d'intercepter les Autrichiens qui se retirent de Binasco et de Landriano sur Lodi.

Milan, le 7 juin. — M. le médecin en chef de l'armée, après avoir terminé le pansement des blessés à l'ambulance du quartier général de la garde, à la suite de la bataille du 4 juin, j'ai reçu de M. l'intendant Cetty l'ordre de me rendre à l'ambulance dite du Pont, afin d'y soigner 460 blessés que l'on y avait successivement rassemblés, et de diriger leur évacuation sur Novare. J'arrivai, le 5 juin, à 6 heures du soir. Le personnel de cette ambulance se composait d'un médecin aide-major de 2e classe, M. Kopf, de deux officiers d'administration et d'un infirmier militaire. Vingt grenadiers, envoyés là comme auxiliaires, étaient commandés par un sergent. Comme matériel, il y avait un caisson d'ambulance. 126 blessés seulement avaient trouvé place dans une maison à deux étages, 60 autres avaient été placés dans deux hangars et une écurie, 274 étaient en plein air dans un pré voisin de la maison, sans autre abri que celui que nous leur procurâmes par notre industrie. Nous reçûmes, le soir, 200 couvertures ou demi-couvertures. Parmi ces blessés, il y avait environ 200 Autrichiens. Mon premier soin fut d'espacer les hommes renfermés dans les chambres des deux étages et de faire établir de grands gourbis en feuillage, sous lesquels je réunis les hommes dispersés dans le pré, pour les garantir de la pluie, de la fraîcheur de la nuit et du soleil du lendemain. A proximité, je fis allumer de grands feux, qui furent entretenus pendant toute la nuit, et, aussitôt que les couvertures arrivèrent, elles furent distribuées. La distri- bution alimentaire se fit régulièrement par les soins de l'officier comptable; la boisson consista en eau rougie, eau et café.

Le lendemain matin, M. Kopf et moi, nous procédâmes à une visite générale des blessés, visite pendant laquelle nous eûmes à refaire un grand nombre de pan- sements, principalement chez les Autrichiens, qui, ne nous comprenant pas, enle- vaient les appareils dès qu'ils les gênaient un peu. Je fis plusieurs extractions de balles; j'en enlevai une, entre autres, dont le trajet offrait une particularité assez remarquable. Le projectile était entré au niveau de l'articulation coxo-fémorale gauche, à la partie externe de la cuisse, et était venu se loger dans le côté droit du scrotum. Cette visite, commencée de grand matin, se prolongea jusqu'à deux heures de l'après-midi. Aussitôt commencèrent les évacuations sur Novare; une première comprit 60 blessés, une seconde, 272; enfin, aujourd'hui, à midi, nous fîmes partir ce qui restait, c'est-à-dire 116 blessés. Ces évacuations se firent au moyen de charrettes du train auxiliaire français. Je fis garnir ces charrettes, fonds et côtés, avec la paille, le foin et l'herbe que nous pûmes nous procurer.

M. Kopf et moi, nous dûmes prendre une part active au placement des blessés sur les charrettes, nous chargeant nous-mêmes de ce soin, pour leur éviter les souffrances que cause en général cette pénible manœuvre quand elle est faite par des hommes inexpérimentés, bien que remplis d'une extrême bonne volonté.

Nous perdîmes trois hommes pendant notre séjour à cette ambulance, 1 Français (plaie pénétrante du crâne), et 2 Autrichiens, atteints tous deux de plaies pénétrantes de la poitrine et de l'abdomen, avec perforation des poumons et du foie. Tout étant terminé à 4 heures, nous partîmes, M. Kopf et moi, pour rejoindre, lui son régiment, moi, mon ambulance.

BOULONGNE, médecin aide-major.

Alexandrie, 7 juin. — M. le médecin en chef de l'armée,

J'ai compris la nécessité de retenir M. Baizeau à Verceil, et bien qu'il nous faille ici des chirurgiens, je ne vous demande à le faire remplacer qu'autant que vous le pourrez. Le service se fait tant bien que mal dans les hôpitaux sardes, grâce au zèle et à l'activité de MM. Mauduit et Driard, aides-majors qui, en se multipliant outre mesure, rendent les plus grands services ; ils viennent d'être nommés majors, et je désire vivement les conserver ; avec eux, je peux beaucoup, mais dès que nous recevrons des blessés de Magenta, nous serons débordés. Je ferai requérir tout ce que je pourrai pour la tenue des cahiers et les pansements ; mais, avec les gens du pays, on ne va pas loin, et j'attends avec la plus vive impatience des médecins français pour faire marcher nos services.

CAZALAS, médecin en chef des hôpitaux d'Alexandrie.

Gênes, 7 juin.

MM. Cuvellier, Molard, médecins principaux, Ganderax et Fropo, médecins-majors, arrivent à l'instant, et je leur prescris de partir, sans délai, pour le grand quartier général. M. Maignien, arrivé hier, a été retenu provisoirement par M. l'intendant militaire de Cambis, pour remplacer M. Laforet, appelé à Novare par dépêche télégraphique de l'intendant général, ainsi que MM. Fernet et Brun.

BOUDIN, médecin en chef des hôpitaux de Gênes.

Gênes, 7 juin. — Hôpital San Benigno. — M. le médecin en chef, nous sommes loin du chiffre posé au début comme contenance de l'hôpital, et en persévérant dans la voie où l'on nous pousse, nous arriverons à une catastrophe. Il est bon que M. l'intendant Odier en soit bien convaincu et tienne compte de notre expérience. Plusieurs médecins italiens se sont présentés comme auxiliaires, ils ont été admis et cherchent à se former ; les jeunes médecins du pays, qui passent pour les plus capables, ne le sont que bien médiocrement ; il faut les surveiller et les diriger incessamment, c'est-à-dire perdre beaucoup de temps. Il n'y a pas d'illusions à se faire à cet endroit.

MAUPIN, médecin principal.

Magenta, 7 juin.—M. le médecin en chef de l'armée, le 5 juin, vers 6 heures du soir, averti par M. le sous-intendant militaire de La Valette de l'arrivée prochaine à Novare d'un grand nombre de blessés venant de San Martino, j'ai immédiatement pris les mesures suivantes :

Je me suis transporté à l'hôpital civil de Novare avec le personnel médical de l'ambulance du quartier général. 300 malades, en très-grande partie fiévreux, étaient désignés pour partir le lendemain dans la direction de Verceil. J'ai réparti mes aides-majors dans les différentes salles de l'hôpital pour visiter sommairement ces malades et faire, sur-le-champ, évacuer sur la caserne Perrone tous ceux qui pouvaient faire le trajet impunément.

Par ce moyen, nous avons pu, en peu de temps, rendre disponibles 700 lits à l'hôpital civil, tandis que l'administration sarde, sur ma demande pressante, faisait disposer dans la caserne Perrone toutes les fournitures et la paille nécessaires au couchage de 1,000 à 1,500 malades ou blessés.

Cela exécuté, j'avais commencé, avec mes aides et le concours de MM. les chirurgiens sardes, à panser les blessés qui arrivaient coup sur coup, lorsque, vers minuit, M. l'intendant général nous a fait parvenir l'ordre de rallier le grand quartier général. Nous ne pouvions obtempérer entièrement à cet ordre, en face des nécessités qui menaçaient Novare. J'ai donc pris sur moi d'y laisser MM. Douchez et Paulet, aides-majors, et je suis parti à 1 heure du matin avec MM. Lecomte, Jacquemin, Gaujot, quatorze infirmiers, trois officiers d'administration, un pharmacien aide-major, cinq caissons et plusieurs ballots de linge.

A mon arrivée à San Martino, à 5 heures du matin, le 5, M. le médecin principal Thomas m'a remis le service de l'ambulance improvisée dans la gare du chemin de fer.

Il me serait bien difficile, M. le médecin en chef, de préciser le nombre des blessés qui ont été apportés à San Martino, et que nous avons évacués successivement sur Novare pendant la journée (1,000 à 1,200 approximativement).

Le service que j'ai dirigé consistait principalement à visiter les plaies douloureuses, douteuses, incomplétement pansées, ou compliquées d'hémorrhagies, et à appliquer ou rajuster les appareils. Par des raisons que je n'ai pas besoin de vous développer, je me suis abstenu, autant que possible, de toute opération qui ne présentait pas de caractère d'urgence absolue. C'est ainsi que, pour un nombre aussi considérable de blessures, je n'ai eu à pratiquer que deux amputations.

1° Une de l'avant-bras droit, chez M. Pichoud, officier des zouaves de la garde; coup de feu ayant fracturé le deuxième métacarpien, tout le carpe et l'extrémité inférieure du radius. Ces énormes désordres étaient compliqués d'une hémorrhagie abondante.

2° Une amputation de la cuisse droite, au-dessus des condyles du fémur (procédé à lambeau antérieur), pour une plaie pénétrante du genou, avec fracture très-comminutive des surfaces articulaires et de la rotule et hémorrhagie inquiétante. Le blessé se nomme Bralon, caporal au 2e grenadiers de la garde.

J'ai pris quelques notes succinctes sur divers cas intéressants de plaies d'armes à feu. Je vous signalerai particulièrement les suivantes :

1° *Bon*, chasseur au 6e bataillon; coup de feu au cou (pénétrant), balle enclavée dans la sixième ou septième vertèbre cervicale, où il est impossible de la saisir. Paralysie du mouvement et de la sensibilité des membres supérieurs et inférieurs.

2° *Mancip*, capitaine au 85e de ligne; plaie pénétrante de l'abdomen, par balle; entrée à la région épigastrique droite et traversant le foie pour venir faire saillie sous la peau du dos, tout contre le rachis. J'ai extrait la balle, qui est très-déformée. Cet officier, malgré la gravité de la blessure et un écoulement abondant et continu de bile — il en était inondé — n'avait pas de fièvre ; il ne souffrait presque pas, marchait et voulait manger ; il n'avait vomi qu'un peu de suc gastrique incolore.

3° *Martin*, du 84° de ligne ; deux coups de feu, un, dans le moignon de l'épaule — balle perdue dans l'aisselle, ou peut-être logée dans la tête de l'humérus ; — l'autre, à travers la poitrine, d'avant en arrière, au-dessus du teton droit. J'ai extrait cette balle entre l'omoplate et le rachis ; elle était coiffée d'un morceau de capote.

Parmi un si grand nombre de blessures, il n'y en avait réellement qu'un très-petit nombre de graves ; nous n'avons vu que très-peu de plaies produites par l'artillerie ; un très-petit nombre de plaies par armes blanches, trois ou quatre au plus.

Vers 7 heures du soir, il ne me restait plus que 300 blessés, la plupart pansés, ayant reçu du bouillon et du pain, prêts en un mot à être évacués. En dehors de l'ambulance, un bon nombre de blessés autrichiens avaient reçu nos soins, comme ceux, du reste moins nombreux, qui se trouvaient mêlés à nos soldats.

Après avoir partagé le service de nuit par tours de quart entre MM. les aides-majors, de manière que l'un d'eux fût toujours prêt à recevoir les entrants et à surveiller les évacuations annoncées, je me suis rendu à Novare près de la section d'ambulance que j'y avais laissée la veille. J'ai pu m'assurer que les blessés y avaient reçu toute la nuit et tout le jour des soins empressés. Nos camarades ne s'étaient pas couchés depuis le 4. On avait fait une évacuation de 300 malades et on en préparait une autre pour ce matin. M. le sous-intendant de La Valette avait fait venir de Verceil M. le médecin-major Baizeau pour lui donner la direction de l'hôpital-caserne Perrone.

A mon retour à San Martino, ce matin, j'ai trouvé, abandonné dans des cours du débarcadère, un pauvre Hongrois à qui un éclat d'obus avait pris d'écharpe la face postérieure de la cuisse. Le fémur avait été brisé en larges et longues esquilles tout le long de sa diaphyse.

La plaie était béante, gangréneuse ; ce malade était voué à une mort certaine. L'état des parties molles s'ajoutait au délabrement osseux pour ne laisser d'autre opération possible que la désarticulation de la cuisse.

La situation de ce malade intransportable se compliquait de l'absence de tous soins médicaux dans le bourg de San Martino. L'humanité voulait qu'on ne laissât pas ce pauvre blessé abandonné, peut-être, à des mains que les fâcheux rapports des Autrichiens dans le pays auraient pu rendre malveillantes et vindicatives.

Je me suis donc décidé à l'opérer. Habilement secondé par des aides dont vous connaissez la valeur, je n'ai éprouvé aucune difficulté dans le manuel opératoire : point d'hémorrhagie, point de syncope ; réveillé du sommeil chloroformique, le blessé semblait dans de bonnes conditions générales, lorsque, trois heures après, il s'est affaissé, s'est refroidi et a succombé en quelques secondes. Son appareil était à peine taché de sang.

Je ne terminerai pas ce rapport sans m'acquitter d'un devoir bien doux, après les pénibles émotions de ces deux journées; mais je manquerais aux jeunes et dévoués collègues qui m'ont si vaillamment prêté leur concours, en n'appelant pas votre bienveillance sur MM. Lecomte, Jacquemin et Gaujot.

M. Jacquemin est resté à San Martino jusqu'à l'évacuation complète des malades qui devaient encore y passer dans la journée.

Bertherand, médecin en chef de l'ambulance du grand quartier général.

8 Juin. — *Armée française.* — Le grand quartier général impérial arrive dès le matin vers 7 heures à Milan, avec la garde, le 3ᵉ corps et les deux divisions de cavalerie Partouneaux et Desvaux. Le 2ᵉ corps à l'aile gauche, le 1ᵉʳ au centre, le 4ᵉ à l'aile droite, se sont portés en avant, et la ligne qu'ils forment devant Melegnano qu'il faut enlever à l'ennemi s'étend de Dresano à Gnignano. La division d'Autemarre s'étend de Verceil à Novare. L'Empereur et le roi Victor-Emmanuel sont reçus à Milan avec les témoignages les plus enthousiastes de la population, mais ils n'étaient pas attendus de si bonne heure (8 heures), et la ville surprise n'a pu ce jour exprimer complétement sa reconnaissance.

Armée piémontaise. — Le quartier général royal est à Milan. La 2ᵉ division se porte en avant de Milan en arrière du 2ᵉ corps français. Les 1ʳᵉ, 3ᵉ, 4ᵉ divisions ainsi que la division de cavalerie Sambuy occupent les abords de Milan. La 5ᵉ division est à San Pietro, route de Milan à Trécate. — Le corps de Garibaldi est à Bergame.

Armée autrichienne. — Pas de mouvements importants. Une brigade de la division Urban remonte vers Bergame à Osio di Sotto.

PROCLAMATION DE L'EMPEREUR NAPOLÉON

AUX ITALIENS.

Italiens!

La fortune de la guerre nous conduisant aujourd'hui dans la capitale de la Lombardie, je viens vous dire pourquoi j'y suis.

Lorsque l'Autriche attaqua injustement le Piémont, je résolus de soutenir mon allié le roi de Sardaigne, l'honneur et les intérêts de la France m'en faisant un devoir. Vos ennemis, qui sont les miens, ont tenté de diminuer la sympathie universelle qu'il y avait en Europe pour votre cause, en faisant croire que je ne faisais la guerre que par ambition personnelle ou pour agrandir le territoire de la France.

S'il y a des hommes qui ne comprennent pas leur époque, je ne suis pas du nombre.

Dans l'état éclairé de l'opinion publique, on est plus grand aujourd'hui par l'influence morale qu'on exerce que par des conquêtes stériles, et cette influence morale, je la recherche avec orgueil en contribuant à rendre libre une des plus belles parties de l'Europe. Votre accueil m'a déjà prouvé que vous m'avez compris. Je ne viens pas ici avec un système préconçu pour déposséder les souverains ni pour vous imposer ma volonté; mon armée ne s'occupera que de deux choses : combattre vos ennemis et maintenir l'ordre intérieur. Elle ne mettra aucun obstacle à la libre manifestation de vos vœux légitimes. La Providence favorise quelquefois les peuples comme les individus en leur donnant l'occasion de grandir tout à coup; mais c'est à la condition qu'ils sachent en profiter. Profitez donc de la fortune qui s'offre à vous !

Votre désir d'indépendance si longtemps exprimé, si souvent déçu, se réalisera, si vous vous en montrez dignes. Unissez-vous donc dans un seul but, l'affranchissement de votre pays. Organisez-vous militairement. Volez sous les drapeaux du roi Victor-Emmanuel, qui vous a déjà si noblement montré la voie de l'honneur! Souvenez-vous que sans discipline il n'y a pas d'armée, et, animés du feu sacré de la patrie, ne soyez aujourd'hui que soldats; demain, vous serez citoyens libres d'un grand pays.

Au quartier impérial de Milan, 8 juin.   NAPOLÉON.

A L'ARMÉE L'ITALIE.

Soldats !

Il y a un mois, confiant dans les efforts de la diplomatie, j'espérais encore la paix, lorsque tout à coup l'invasion du Piémont par les troupes autrichiennes nous appela aux armes. Nous n'étions pas prêts : les hommes, les chevaux, le matériel, les approvisionnements manquaient, et nous devions, pour secourir nos alliés, déboucher à la hâte, par petites fractions, au delà des Alpes, devant un ennemi redoutable et préparé de longue main.

Le danger était grand, l'énergie de la nation et votre courage ont suppléé à tout.

La France a retrouvé ses anciennes vertus, et, unie dans un même but comme en un seul sentiment, elle a montré la puissance de ses ressources et la force de son patriotisme. Voici dix jours que les opérations ont commencé, et déjà le territoire piémontais est débarrassé de ses envahisseurs.

L'armée alliée a livré quatre combats heureux et remporté une victoire décisive, qui lui ont ouvert les portes de la capitale de la Lombardie; vous avez mis hors de combat plus de 35,000 Autrichiens, pris 17 canons, 2 drapeaux, 8,000 prisonniers : mais tout n'est pas terminé ; nous aurons encore des luttes à soutenir, des obstacles à vaincre.

Je compte sur vous : courage donc, braves soldats de l'armée d'Italie! Du haut du ciel, vos pères vous contemplent avec orgueil !

Au quartier impérial de Milan, 8 juin.   NAPOLÉON.

COMBAT DE MELEGNANO, 8 JUIN.

Au moment même où Milan allumait ses verres de couleur, ses lanternes vénitiennes, et jusqu'à des cierges accrochés au murailles ; pendant que la députation de la ville, partie de la place de la Scala, musique en tête et bannières déployées, s'en allait, malgré le bruit d'un orage, porter à l'Empereur et au roi de Sardaigne un hommage respectueux, un combat sanglant se livrait presque aux portes de Milan, au village de Melegnano (Marignan). Le bruit du canon aurait pu s'entendre au centre même de la ville, si celui du tonnerre ne l'eût entièrement couvert.

L'ennemi s'était établi à Melegnano profitant de quelques restes de fortifications. Toutes les maisons avaient été, dans l'espace de deux jours, transformées en autant de forteresses ; les principales rues se trouvaient barricadées et des forces nombreuses, groupées dans des carrefours, s'apprêtaient à faire sur les assaillants un feu d'autant plus meurtrier que les défenseurs pouvaient se mettre à l'abri de nos balles. Indépendamment de ces maisons changées en casemates, de ces barricades à créneaux et hérissées de baïonnettes, l'ennemi occupait un vaste bâtiment servant de pénitencier et situé à l'extrémité du village, dans la direction de Lodi ; ce pénitencier devenait une véritable citadelle.

En avant et à gauche de Melegnano se trouve le cimetière dont les murs sont crénelés et occupés par des forces imposantes. Plusieurs pièces d'artillerie défendent les approches du village.

« C'est sur cette position que fut lancée la division Bazaine, le 1er zouaves en avant. Il était 5 heures du soir. La plaine, assombrie par un orage, s'illuminait d'éclairs. Une barricade s'élevait, au delà d'un petit pont, à l'entrée du village. Les zouaves s'emparent de la barricade et se lancent à la baïonnette. L'ennemi, interdit par cette attaque, se retire vers les premières maisons. Mais, du cimetière, part une fusillade qui suspend un instant le mouvement. La porte du cimetière est barricadée, et, grimpés sur des échelles, les Autrichiens entretiennent un feu très-vif. Rien n'arrête l'élan de nos troupes : en moins d'une demi-heure l'ennemi est obligé de céder. Sur chaque tombe s'amoncellent des morts, et tous les Autrichiens qui échappent à nos coups sont faits prisonniers. Une fois l'entrée du village forcée, les troupes de la division Bazaine et une partie de la division Ladmi-

rault purent donner simultanément, et un combat de rues, de maisons, s'engagea
pendant quatre heures.

Dire ce qui se dépensa alors de courage et de dévouement est impossible! Nos
soldats ne reculèrent devant aucune difficulté : ils se présentaient, poitrine ouverte,
devant les maisons, enfonçaient les portes et luttaient corps à corps avec une énergie incroyable. La résistance des Autrichiens fut des plus opiniâtres. Des compagnies se virent cernées, mais elles luttèrent jusqu'au dernier homme. Et quand
les principales rues furent occupées, quand l'église et l'hôtel de ville tombèrent au
pouvoir de nos troupes, les zouaves et les chasseurs à pied, marchant en avant, se
trouvèrent en face du pénitencier. Des fossés entouraient ce gigantesque bâtiment,
vraie prison du moyen âge. Les zouaves durent attaquer la porte principale et s'éga-
rer dans un dédale de cours, de préaux et de corridors dont nul d'entre eux ne connaissait l'issue. Chaque pas pouvait conduire à un piége, chaque mur abritait des
soldats autrichiens ; la nuit venait; une pluie torrentielle inondait les rues du village, et le combat ne cessait pas.

Enfin le clairon retentit ; le village est complétement occupé! la poursuite continue néanmoins. L'ennemi, en retraite dans la plaine, essuie le feu des batteries
de la division Forey. Chaque coup porte: aussi ne peut-on se faire une idée du
spectacle qu'offraient en ce moment les environs de Mélégnano : les routes, les
fossés, les massifs étaient comblés de cadavres. La pluie avait changé les cours
d'eau en torrents, et les chutes dans l'eau vinrent augmenter les pertes de l'ennemi : malheureusement le sort des Autrichiens noyés fut partagé par quelques-
uns de nos soldats.

Les habitants de Mélégnano, cachés dans les caves pendant le combat, sortirent de leur retraite quand la canonnade eut cessé, et vinrent offrir leurs services
pour les blessés. Ch. Adam.

C'est dans Mélégnano que l'on a vu des officiers autrichiens armés de fusils,
et formant le premier rang, se porter sur une tête de colonne pour entraîner leurs
soldats et leur montrer à se servir de la baïonnette.

L'attaque avait commencé vers 5 heures, et à 9 heures du soir on était
maître de toutes les positions. Voir, au 9 juin, le rapport du maréchal Baraguey
d'Hilliers.

L'ordre du jour n° 16, du commandant de l'armée sarde, donne un rapide
résumé des beaux résultats obtenus par le général Garibaldi, lequel, à la tête des
chasseurs des Alpes, après avoir chassé l'ennemi de Sesto-Calende, où il passa le
Tessin, a repoussé, quoique dépourvu d'artillerie, le corps du feld-maréchal
Urban, fort de 3,000 hommes, 200 chevaux et 4 canons, qui l'avait attaqué à
Varèse, et s'est frayé, par de beaux faits d'armes, le chemin de Côme.

Le général Garibaldi, poursuivant ses succès, a occupé Bergame le 8 juin. Ayant appris qu'un corps de 1,500 Autrichiens venait du côté de Brescia, il a envoyé à sa rencontre un détachement de ses troupes qui, quoique bien inférieur en nombre, a repoussé l'ennemi.

———

Quartier général de la garde, Milan, 8 juin. — M. le médecin en chef de l'armée,

Le 4 juin, au moment où la bataille de Magenta s'engageait, il avait été décidé par M. l'intendant que, pour placer les premiers secours plus à portée des blessés, une ambulance volante serait installée dans les premières maisons du village de Buffalora ; mais au moment où nous arrivions au point désigné, un retour offensif de l'ennemi, qui reprit ses positions, nous a mis dans l'obligation de rétrograder de près de 300 mètres avec nos caissons. C'est là qu'ont été apportés les premiers blessés, sans distinction d'armes ou de corps d'armée, Français et Autrichiens, au nombre de 700 environ. L'insuffisance du personnel (quatre médecins seulement), écrasé par les pansements qu'il a fallu faire immédiatement et sans désemparer, ne nous a pas permis de faire un relevé exact ; l'administration elle-même, chargée réglementairement de ce soin, s'est trouvée dans l'impossibilité de suffire à cette tâche. On ne pouvait songer à faire toutes les opérations indiquées ; huit seulement, reconnues indispensables, ont été faites immédiatement : trois amputations du bras, une de l'avant-bras, trois amputations partielles de la main et une amputation de la jambe. Le lendemain, à 8 heures du soir, tous les blessés avaient été évacués à l'aide de fourgons ou de brancards, soit sur l'hôpital de Novare, soit à l'ambulance de dépôt. Vingt-neuf blessés sont morts à l'ambulance jusqu'au moment de l'évacuation.

L'ambulance de la 1re division de la garde a été établie à 500 mètres environ en arrière de l'ambulance du quartier général ; elle a reçu 426 blessés qui ont été pansés le jour même et évacués le lendemain ; on n'y a fait aucune opération importante.

L'ambulance de la 2e division, par une circonstance que je ne peux apprécier, s'est trouvée dans l'impossibilité de suivre sa division ; elle s'est établie au pont de Magenta et a reçu 319 blessés français et autrichiens. Deux amputations de cuisse ont été pratiquées dans la soirée du 5.

Enfin, le 6 juin, à notre arrivée à Magenta, l'ambulance du quartier général a porté secours et soins à 900 Autrichiens dispersés sur divers points du village, et, pendant la nuit, j'ai dû faire quelques opérations indispensables.

Méry, médecin en chef de la garde.

Gênes, hôpital Della-Neve, 8 juin. — M. le médecin en chef des hôpitaux de Gênes,

Les médicaments prescrits jusqu'à ce jour ont été préparés par un médecin aide-major, en attendant l'arrivée d'un pharmacien ; le service n'a pas souffert.

CAMBAY, médecin principal.

Gênes, 8 juin. — M. le médecin en chef de l'armée, je suis heureux de pouvoir vous annoncer que nous avons enfin obtenu la concession du collége national. On prépare l'hôpital Saint-Sylvestre et l'on étudie la question du placement des vénériens et des convalescents sous des tentes. Je reçois aussi de bons renseignements sur Savone et sur Nice.

J'ai chargé M. Lagrave de la surveillance médicale des hôpitaux civils et militaires sardes de Gênes. M. Malapert demande un deuxième médecin aide-major à l'hôpital du séminaire. Il faudrait en avoir !

J'ai l'honneur de vous prier de m'envoyer des instructions précises sur le choix des hommes à évacuer sur France, afin que cette opération ne rencontre aucune difficulté.

Le service commence à bien marcher. L'état sanitaire de tous les hôpitaux est des plus satisfaisants. Nous attendons une nouvelle évacuation aujourd'hui.

Les prisonniers autrichiens sont embarqués pour France au fur et à mesure de leur arrivée à Gênes.

BOUDIN, médecin en chef des hôpitaux de Gênes.

Milan, 8 juin. — M. le médecin en chef de l'armée, je vous prie de faire établir et de m'adresser le plus promptement possible : 1° les situations numériques du personnel de santé du grand quartier général qui doivent me parvenir tous les cinq jours, et qui ne m'ont pas été produites, pour le 31 mai ; 2° les situations mensuelles, numériques et nominatives du même personnel, dressées conformément aux modèles que vous avez reçus à cet effet, et qui doivent être remises mensuellement. Ces documents me sont de la plus urgente nécessité pour me permettre de les réunir dans un travail d'ensemble concernant toute l'armée.

PARIS, intendant général.

Milan, 8 juin. — M. le médecin en chef de l'armée,

Le soussigné, directeur et chirurgien en chef de l'hôpital militaire italien de Saint-Philippe, donne aussi des soins à quelques officiers français qui sont logés dans des maisons bourgeoises, et dont voici les noms :

Ernest Trefouel, capitaine au 45°........⎫ Chez M. le comte Castelbarco,
Joseph Vincendon, capitaine au 2° zouaves.⎭ rue de Brera.

Pierre-Baptiste Pianelli, lieutenant au 2e zouaves. . . . . J. Petit, adjudant au 2e étranger. . . . . . Louis de La Chevardière de Lagrandville, capitaine au 2e grenadiers de la garde impériale. } Chez M. le comte Castelbarco, rue de Brera.

Victor Duchochois, chef de bataillon au 2e étranger ; chez M. Bataglia, rue de Brera.

N., capitaine ; chez M. le marquis Rescalli, tout près de la barrière Orientale.

Faty Bruno, capitaine au 52e ; chez M. Clerici, rue de Brera.

Ces renseignements vous sont indispensables pour connaître la situation de ces blessés.   GHERINI.

---

9 JUIN. — *Armée française.* — Le 1er corps se porte en avant de Melegnano, ayant le 2e corps à sa gauche et le 4e à sa droite ; le 3e corps, sa division de cavalerie et la garde sont à Milan. La division de cavalerie Desvaux, rattachée au 1er corps, est à San Giuliano. La division de cavalerie Partouneaux, détachée depuis le 31 mai, revient au 3e corps. — La division d'Autemarre est à Magenta.

Armée piémontaise. — La 5e division arrive à Milan.

Armée autrichienne. — Le quartier général se retire devant Crémone avec le IXe corps. Le VIIe corps, en avant de Lodi, défend la rive droite de l'Adda. Le VIIIe corps est à Lodi avec la division de cavalerie Mensdorff. Les IIIe, IIe et Ier corps s'établissent en avant de Pizzighettone. Le Ve corps occupe Casal–Pusterlengo et Codogno.

Surprise hier par l'arrivée matinale de l'Empereur, la ville fait aujourd'hui de grandes démonstrations. Les balcons sont garnis de drapeaux, les souverains vont entendre un *Te Deum* à la cathédrale ; les rues se couvrent de fleurs ; les maisons sont pavoisées, couvertes de tentures et de tapisseries ; hommes, femmes, enfants, tous se pressent pour voir leurs libérateurs ; l'enthousiasme est du délire ; une pluie de fleurs d'orangers, de couronnes, couvre les troupes.

Les Milanais possesseurs de voitures vont chercher les blessés encore tout couverts de sang et les ramènent en triomphe ; on se dispute l'honneur d'abriter nos braves soldats.

Le maréchal Vaillant, major général, au Ministre de la guerre.

Après la victoire de Magenta, les Autrichiens ont évacué Milan en toute hâte, laissant dans la citadelle 41 canons en bronze, des munitions et des vivres en abondance. Ils se sont mis en pleine retraite sur Lodi et Pavie.

Le 8, l'Empereur a donné l'ordre au maréchal Baraguey d'Hilliers d'occuper la position de Melegnano, d'où nous menacions à la fois deux lignes de retraite de l'ennemi; mais les Autrichiens, qui avaient compris toute l'importance de Melegnano pour couvrir leur retraite, avaient profité des restes de fortifications que présente cette ville, et s'y étaient solidement retranchés.

Le maréchal Baraguey d'Hilliers, arrivé à 4 heures devant la position, l'a fait immédiatement attaquer de front par les divisions Bazaine et Ladmirault, pendant que la division Forey devait la tourner. Ce combat n'a pas duré moins de trois heures.

L'ennemi a opposé la résistance la plus énergique aux efforts de nos soldats. Enfin, chassé à la baïonnette de retranchement en retranchement, de maison en maison, il s'est retiré vers 7 heures, laissant le terrain couvert de ses morts, et abandonnant entre nos mains un canon et un millier de prisonniers.

Un si beau succès ne pouvait être que chèrement acheté. Nous avons eu environ 50 officiers et 800 soldats hors de combat.

Nous apprenons à l'instant que les Autrichiens ont évacué Pavie et Lodi, et repassé l'Adda en détruisant les ponts.

. S. A. R. Mme la duchesse de Parme est partie, le 9 juin, pour la Suisse, après avoir dégagé les troupes de leur serment, laissant le soin du gouvernement à la municipalité, qui s'est empressée d'envoyer à S. M. le Roi de Piémont une députation pour le prier de prendre en main le gouvernement du pays.

Rapport du maréchal Baraguey d'Hilliers sur le combat de Melegnano (Marignan).

Melegnano, 9 juin 1859.

Sire,

Votre Majesté m'a donné l'ordre, hier, de me porter avec le 1er corps sur la route de Lodi, de chasser l'ennemi de San Giuliano et de Melegnano, en me prévenant que, pour cette opération, elle m'adjoignait le 2e corps, commandé par le maréchal de Mac-Mahon.

Je me suis porté immédiatement à San Donato, pour m'entendre avec le maréchal, et nous sommes convenus qu'il attaquerait avec sa 1re division San Giuliano; qu'après en avoir déposté l'ennemi, il se dirigerait sur Carpianello pour passer le Lombro, dont les abords sont très-difficiles, et que de là il se dirigerait sur Mediglia.

La 2e division devait prendre, à San Martino, la route qui, par Trivulzo et Casanova, la conduisait à Bettola et se diriger sur la gauche de Mediglia, de manière à tourner la position de Melegnano.

Il fut convenu que le 1er corps se dirigerait tout entier sur la grande route de Melegnano, enverrait à droite, au point indiqué sur la carte « Betolma, » la 1re division, qui, passant par Civesio, Viboldone, irait à Mezzano, établirait sur ce point une batterie de 12 pièces pour battre Pedriano, d'abord, et plus tard le cimetière de Melegnano, où l'ennemi s'était retranché et où il avait établi de fortes batteries ;

Que la 2e division du 1er corps, après avoir quitté San Giuliano, se porterait sur San Brera et y établirait également une batterie de 12 pièces pour battre le cimetière et enfiler la route de Melegnano à Lodi ;

Qu'enfin la 3e division du même corps se dirigerait directement sur Melegnano et enlèverait la ville, concurremment avec les 1re et 2e divisions, dès que le feu de notre artillerie y aurait jeté du désordre.

La 1re division, laissant Melegnano sur sa gauche, eut ordre de se porter sur Cerro, la 2e et la 3e sur Sordio, où elles devaient se mettre en rapport avec le 2e corps, qui, par Dresano et Casalmajocco, s'y dirigeait également.

Pour que ces combinaisons pussent avoir un plein succès, il fallait que le temps ne manquât pas à leur développement, et, en me prescrivant d'opérer le jour même de mon départ de San Pietro l'Olmo, Votre Majesté rendait ma tâche plus difficile, car la tête de la 3e division du 1er corps ne put entrer en ligne qu'à 3 heures et demie, tant la route était embarrassée par les convois des 2e et 4e corps. Cependant, à 2 heures et demie je donnai l'ordre au maréchal de Mac-Mahon de marcher sur San Giuliano : il n'y trouva pas l'ennemi, passa le Lambro à gué, quoique un pont fût indiqué sur la route à Carpianello, et continua son mouvement sur Mediglia.

A 5 heures et demie, la 3e division du 1er corps arriva à environ 1,200 mètres de Melegnano, occupé par l'ennemi, qui avait élevé une barricade à environ 500 mètres en avant sur la route, et avait établi des batteries à l'entrée même de la ville, derrière une coupure, à hauteur des premières maisons. J'ordonnai au général Bazaine de disposer sa division pour l'attaque : un bataillon de zouaves fut jeté en avant et sur les flancs en tirailleurs. L'ennemi nous accueillit par une canonnade qui pouvait devenir dangereuse, parce que ses boulets enfilaient la route sur laquelle nous devions marcher en colonne.

Notre artillerie répondit avec succès à celle des Autrichiens, et le général Forgeot, avec deux batteries et les tirailleurs de la 1re division à Mezzano, appuya sur notre droite l'attaque que nous allions faire. Je fis mettre les sacs à terre et lancer au pas de course sur la batterie ennemie le 2e bataillon de zouaves, suivi par toute la 1re brigade. Les Autrichiens avaient garni d'une nuée de tirailleurs les premières maisons de la ville, la coupure de la route et du cimetière, et cependant ils ne purent résister à l'élan de notre attaque, battirent en retraite à droite et à gauche, firent une vigoureuse résistance dans les rues, au château, derrière les haies et les murs des jardins, et furent complétement chassés de la ville à 9 heures du soir.

La 2e division, à son arrivée près de Melegnano, prit à gauche de la 3e, suivit la rivière et prit ou tua les ennemis que nous avions déjà chassés du haut de la ville et dépassés. Le maréchal de Mac-Mahon put même envoyer aux Autrichiens des balles et des boulets sur la route de Lodi : il s'était porté, au bruit de notre fusillade, à Colognio.

La résistance de l'ennemi a été vigoureuse. On s'est plusieurs fois abordé à la baïonnette : dans l'un des retours offensifs des Autrichiens, l'aigle du 33e, un instant en péril, a été bravement défendue.

Les pertes de l'ennemi sont considérables : les rues et les terrains avoisinant la ville étaient jonchés de leurs morts : 1,200 blessés autrichiens ont été portés à nos ambulances ; nous avons fait de 8 à 900 prisonniers et pris une pièce de canon. Nos pertes s'élèvent à 943 hommes tués ou blessés ; mais, comme dans tous les engagements précédents, les officiers ont été frappés dans une large proportion : le général Bazaine et le général Goze ont été contusionnés ; le colonel du 1er de zouaves a été tué ; le colonel et le lieutenant-colonel du 33e ont été blessés ; il y a eu en tout 13 officiers tués et 56 officiers blessés.

J'ai l'honneur d'envoyer à l'Empereur, avec l'état de ces pertes, les propositions faites par les généraux de division et approuvées par moi. Je le prie d'y avoir égard et de traiter le 1er corps avec sa bienveillance habituelle.

Je lui recommanderai particulièrement le colonel Anselme, mon chef d'état-major, proposé pour général de brigade ; le commandant Foy, dont le cheval a été blessé, et qui est proposé pour lieutenant-colonel ; le commandant Melin, proposé pour officier de la Légion d'honneur ; le capitaine de Rombaud, pour lequel j'ai demandé déjà de l'avancement, et M. Franchetti, sous-officier au 1er chasseurs d'Afrique, mon porte-guidon, qui a été blessé à mes côtés.

Je suis avec respect, de Votre Majesté, Sire, le très-humble et très-fidèle sujet,   Le maréchal BARAGUEY D'HILLIERS.

PERTES DU 8 JUIN. — 1er CORPS.

FRANÇAIS.

	Tués.	Blessés.	Prisonniers ou disparus.
Division Ladmirault	18	139	14
Division Bazaine	135	595	50
Total	153	734	64
dont : officiers	15	55	»

AUTRICHIENS.

	Tués.	Blessés.	Prisonniers.
Sous-officiers et soldats.	120	240	1,124
Officiers.	8	8	10
Total.	128	248	1,134

Les blessés ont été transportés dans les églises transformées en ambulances. Dans les rues, les morts des deux nations étaient parfois entassés les uns sur les autres. Les ambulances du 1er corps ont été établies d'abord dans une tuilerie devant Melegnano, dans la chapelle du cimetière et dans le village même, dans l'église de San Donato, et dans une autre église ainsi qu'à la caserne de gendarmerie.

Melegnano, 9 juin. — M. le médecin en chef de l'armée, le combat de Melegnano nous a donné un nombre de blessés, français et autrichiens, que j'évalue à 900, et que je fais évacuer sur Milan. Ce chiffre n'est qu'approximatif, car il arrive à toute minute des hommes ramassés dans les maisons et dans les champs. J'espère être demain en mesure de vous fournir des données plus exactes. Malgré les conditions météorologiques dans lesquelles nous nous sommes trouvés et l'insuffisance des infirmiers surtout, tous les pansements ont été faits, tous les hommes ont été nourris et installés d'une manière satisfaisante. Inutile de vous dire que le zèle et le dévouement de nos camarades ne peuvent être trop loués; et je suis très-heureux d'avoir encore une fois l'occasion de vous exprimer ce témoignage de leur admirable conduite comme de celle de l'administration qui a parfaitement et très-intelligemment secondé nos efforts.

Je charge M. Barthet d'accompagner l'évacuation.

CHAMPOUILLON, médecin en chef du 1er corps.

Gênes, 9 juin. — M. le médecin en chef de l'armée, j'ai visité hier, 8 juin, le champ de manœuvres situé hors de la ville, près de la porte Pila.

Son sol dépourvu de toute espèce de végétation, presque imperméable, est disposé en pente douce, et permet le facile écoulement des eaux pluviales.

Limité à l'est par le torrent appelé Bisagno, dont le lit ne renferme que des cailloux, il l'est à l'ouest par le fossé des fortifications, dont les enfants de Gênes ont fait le lieu de leurs amusements et dans lequel on aperçoit un ruisseau limpide sans aucune trace de flore paludéenne. Les médecins que j'ai interrogés sont unanimes à déclarer l'emplacement sain. La mine de tous les habitants du voisinage respire une santé remarquable. Enfin, et ce fait est d'une haute signification, la vente du sulfate de quinine à la pharmacie Macazzi, la plus voisine du champ de manœuvres, est à peu près nulle.

D'après l'ensemble de ces faits, j'estime qu'aucune considération de l'ordre médical ne s'oppose à l'installation d'un hôpital de vénériens et de convalescents sur le terrain en question.

BOUDIN, médecin en chef des hôpitaux de Gênes.

Grand quartier général de Milan, 9 juin. — M. l'intendant général,

De nouveaux locaux ont été visités dans la place de Gênes, par M. le médecin principal Boudin, qui désigne le couvent de Turchine, la caserne de Carignano et le couvent de Saint-Sylvestre pour les convertir en hôpitaux. Il a visité le collége national, qui nous donnera encore 800 bonnes places, et il croit qu'on ne doit rien négliger pour que cet établissement nous soit délivré sans délai.

Baron LARREY, médecin en chef de l'armée.

M. le médecin en chef de l'armée,

Attaché au 37e de ligne comme médecin aide-major de 2e classe, seul officier de santé présent au régiment pendant la campagne d'Italie, Melegnano fut notre premier combat. Voici en quelques lignes l'historique du fait d'armes qui m'a mis à même de remplir ma mission.

La 3e division, dont faisait partie mon régiment, fut chargée d'attaquer de front la position de Melegnano ; elle arriva, vers 5 heures du soir, à environ 1200 mètres de ce village, qu'occupait l'ennemi ; la chaleur était étouffante, et tout faisait présager un orage qui éclata à l'entrée de la nuit. Une barricade élevée à 500 mètres en avant par les Autrichiens fut presque immédiatement enlevée par un bataillon de zouaves, tête de colonne de la brigade ; les premières maisons, que nous apercevions facilement, étaient garnies de soldats, et des batteries établies à l'entrée de la ville même nous auraient fait un grand mal, si l'impétuosité de nos soldats n'avait paralysé leur feu. La 2e brigade, à la suite de la 1re, entra avec elle dans la ville et fut foudroyée par des nuées de soldats autrichiens embusqués à tous les étages. Le 37e, aux premières décharges, eut une cinquantaine d'hommes couchés par terre, blessés plus ou moins grièvement ; entre autres, quatre officiers, dont un a eu la poitrine traversée, et un autre la cuisse déchirée par balles, les deux autres fortement contusionnés. Après avoir donné mes soins à divers blessés qui se trouvaient sur ma route, car seul, il m'était impossible de les rechercher tous, en raison de l'encombrement et du tumulte, j'arrivai avec le régiment près des abords de la grande place de Melegnano ; là, la résistance de l'ennemi était plus énergique encore et la fusillade multipliait sensiblement le chiffre de nos blessés, déjà si considérable. En effet, tous les régiments s'étaient fusionnés, pour ainsi dire, devant la résistance, et je ne tardai pas à me trouver en présence d'une masse de soldats de toutes armes, atteints plus ou moins sérieusement et qui réclamaient tous impatiemment mes soins. Pour mettre ces braves gens à l'abri des projectiles qui sillonnaient l'air de tous les côtés, j'avisai la boutique d'un épicier qui avait été abandonnée par ses propriétaires, car nous n'y trouvâmes personne ; j'y fis entrer ceux qui pouvaient s'y transporter et apporter ceux que des blessures graves retenaient dans la rue ; mon installation ressemblant assez à celle d'une ambulance, la boutique fut bientôt au grand complet. Plus rassuré sur la sécurité des blessés et plus calme moi-même, il me fut dès lors possible de faire des pansements ; je pus placer de petits appareils à fracture — provisoires, — arrêter des hémorrhagies, extraire quelques balles superficielles, etc., etc. ; consoler et soutenir le moral de ces malheureuses victimes de la guerre, jusqu'à ce que l'ambulance du quartier général étant installée et la position enfin enlevée, je pus faire évacuer dans la nuit tous mes blessés sur cette ambulance.

J'avais préparé et fait préparer, pendant notre marche de Gênes à Melegnano, des appareils à fractures avec des feuilles de carton ; ils me furent tous d'une grande utilité, car le 37ᵉ, parti le premier de France et parti brusquement (il tenait garnison à Toulon), n'avait pas eu le temps de s'approvisionner de ce qui lui était indispensable pour la campagne qui allait s'ouvrir. Je pris donc dans l'intérêt du service, et pour assurer ma mission autant que possible, toutes mes dispositions pour parer aux éventualités qui pourraient se présenter, avec les seuls moyens que j'avais et qui étaient relativement bien minimes. Maintenant, quels sont les pansements que j'ai dû faire, les soins que j'ai pu donner ? Il me serait bien difficile de répondre à ces questions : je n'ai pratiqué aucune opération, et je ne pense pas que la chose fût possible dans la situation où je me trouvais et placé que j'étais dans une rue étroite, encombrée de soldats faisant le coup de feu autour de moi. Je ne pouvais me proposer que ceci : arrêter autant que possible les hémorrhagies par la compression, quand la compression pouvait offrir quelque chance de succès, panser les plaies, extraire les balles superficielles, gênant le mouvement ou occasionnant une grande douleur ; enfin, emprisonner le membre fracturé dans un appareil provisoire ; n'oubliant pas que la célérité, dans ces circonstances, est une des qualités du médecin militaire dont tous les instants sont comptés, dans un langage que seuls parlent les blessés et que l'humanité comprend ; dans de telles conditions, nous n'avons qu'un regret, c'est de ne pouvoir suffisamment nous multiplier et de ne pouvoir mieux faire.

DAVID, médecin aide-major au 37ᵉ de ligne.

Au grand quartier général, à Milan, 9 juin 1859. — M. l'intendant général,

En arrivant hier à Milan, je me suis empressé de visiter la plupart des hôpitaux, pour me renseigner sur la contenance de chacun d'eux et pour apprécier la situation des blessés. Le tableau suivant vous donnera une indication approximative du nombre de places :

1.	S. Ambrogio.	800
2.	S. Francesco.	2,000
3.	S. Bernardino.	400
4.	Monastero Maggiore.	500
5.	S. Lucca.	300
6.	Sta Prassede.	1,000
7.	Casa di Correzione.	400
8.	S. Angelo.	560
9.	Casa di Salute.	800
10.	S. Philippo.	560
	Total.	7,260

Je m'empresserai de compléter aujourd'hui ces premiers documents par la visite de quelques hôpitaux secondaires, et j'y renouvellerai la recommandation que j'ai déjà faite partout, de réserver beaucoup de place à de nouveaux blessés ou malades, en prévenant les principales causes de l'encombrement.

J'aurai l'honneur, M. l'intendant général, de vous proposer l'application du système des hôpitaux sous tentes, si l'ensemble des hôpitaux de Milan ne me paraissait devoir suffire aux éventualités les plus rapprochées de la guerre.

Baron LARREY, médecin en chef de l'armée.

Au grand quartier général, à Milan, 9 juin. — M. l'intendant général,

Le besoin de sous-aides auxiliaires ou d'aides-majors provisoires devient chaque jour plus impérieux pour le service médical des hôpitaux de l'armée d'Italie et, spécialement, pour ceux de la place de Gênes. Je vous prie de vouloir bien en référer de nouveau à S. Exc. le Ministre de la guerre, afin que les soins dus à nos malades et à nos blessés ne soient pas négligés.

Baron LARREY, médecin en chef de l'armée.

Au grand quartier général, à Milan, 9 juin. — M. l'intendant général,

M. le médecin-major Molard, désigné provisoirement pour le service de l'hôpital Della-Neve à Gênes, est d'une obésité extrême; de plus, il souffre d'une ancienne blessure à la cuisse et d'autres infirmités qui le rendent tout à fait impropre au service de guerre. Je vous prie de proposer à S. Exc. le Ministre de la guerre le remplacement de M. Molard, ou du moins la rentrée en France de cet officier, qui ne peut plus être employé utilement qu'à un service sédentaire à l'intérieur.

Baron LARREY, médecin en chef de l'armée.

Au grand quartier général, à Milan, 9 juin. — M. l'intendant général,

Le combat de Buffalora et la bataille de Magenta viennent de fournir aux médecins de l'armée une nouvelle et éclatante occasion de montrer leur zèle et leur dévouement, comme ils en avaient déjà donné des preuves aux combats de Montebello et de Palestro. C'est surtout dans cette mémorable journée du 4 juin que les médecins des ambulances et des régiments ont bien mérité de l'Empereur et de l'armée, en suppléant par l'énergie de l'activité à l'insuffisance du nombre. Il faudrait, pour mentionner les plus dignes, les nommer tous, et je me réserve de désigner plus tard les plus méritants. Mais, en attendant, j'ai l'honneur de vous proposer de vouloir bien faire mettre à l'ordre du jour de l'armée la conduite traditionnelle des médecins de l'armée au milieu des circonstances difficiles où ils se trouvaient, pour secourir les nombreux blessés français et autrichiens, avec ce sentiment pieux de la chirurgie chrétienne qui donne également ses soins empressés aux amis et aux ennemis.   Baron LARREY, médecin en chef de l'armée.

Au grand quartier général, à Milan, 9 juin. — M. l'intendant général,

La désignation d'un médecin principal à Milan me paraît nécessaire pour surveiller l'ensemble du service des différents hôpitaux italiens, sinon pour en organiser un plus tard dans des conditions toutes françaises ; mais le choix à faire m'embarrasse, faute de personnel, et aussitôt qu'un nouveau médecin principal venu de France se présentera au quartier général, j'aurai l'honneur de vous le proposer comme chef de service à Milan, au même titre que MM. Boudin à Gênes, Cazalas à Alexandrie et Salleron à Turin.

Baron LARREY, médecin en chef de l'armée.

Voulant rétablir d'anciennes et glorieuses traditions, l'Empereur a décidé que le régiment qui prendrait un drapeau à l'ennemi porterait la croix de la Légion d'honneur attachée au-dessous de son aigle.

Le lieutenant-colonel Schmitz est arrivé à Paris, en mission, chargé par l'Empereur de remettre à S. M. l'Impératrice le drapeau du 9e régiment d'infanterie de l'armée autrichienne, pris à la bataille de Magenta.

Toscane. — Florence, 9 juin.

ORDRE DU JOUR A L'ARMÉE TOSCANE.

Officiers, sous-officiers et soldats! je suis enchanté et fier en même temps de porter à votre connaissance une lettre que S. A. I. le Prince Napoléon m'a adressée, après m'avoir fait l'honneur de visiter avec lui les positions de la colonne mobile à Filigare. Elle est conçue en ces termes :

ARMÉE D'ITALIE. — 5ᵉ CORPS. — ÉTAT-MAJOR GÉNÉRAL.

Le Prince commandant en chef, Napoléon (Jérôme), au général Ulloa, commandant l'armée toscane.

« Quartier général, à Florence, le 8 juin 1859.

« Général, en visitant hier les cantonnements de l'armée toscane, sur la route de Filigare, j'ai été frappé de la belle tenue des troupes de la 1ʳᵉ brigade, commandée par le colonel Stefanelli, de leur air martial et du bon esprit qui les anime. Veuillez leur en témoigner ma satisfaction. J'ai la ferme assurance qu'au jour du combat, elles sauront faire honneur à l'Italie par leur bravoure et leur fermeté.

« Recevez, général, l'assurance de ma considération très-distinguée. »

Ces louanges sont pour vous la plus belle des récompenses ; vous ne pouvez en désirer qui soit plus flatteuse que celle qui vous est offerte par celui qui commande nos braves et généreux alliés.

Au moment de faire vos preuves, moment que vous appelez de tous vos vœux et qui, je vous le promets, sera prochain, vous ferez voir que le chemin de la victoire ne vous est pas inconnu, et vous vous montrerez les dignes émules des héros de Montebello, de Palestro et de Magenta.

Le lieutenant général, Jérôme ULLOA.

Au grand quartier général, à Milan, 9 juin. — M. l'intendant général,

Quelques médecins militaires, récemment arrivés de France à Gênes, n'ont pu se rendre au grand quartier général pour y recevoir des destinations précises. J'ai l'honneur de vous rappeler combien il serait utile cependant que la mesure arrêtée entre nous, à cet égard, fût régulièrement suivie, afin de mieux assurer tous les besoins du service médical ; mais si les déplacements devaient être trop nombreux ou trop éloignés, on pourrait au moins ne retenir que provisoirement à Gênes les médecins nouvellement arrivés, à condition de m'en informer sans retard pour vous proposer ensuite de leur donner telle ou telle destination.

Baron LARREY, médecin en chef de l'armée.

Au grand quartier général, à Milan, 9 juin. — M. l'intendant général,

Une nouvelle bataille semble imminente du côté de Lodi, et il serait bien regrettable que nous fussions encore pris au dépourvu, comme à Magenta, pour assurer et régulariser l'assistance et le transport des blessés.

J'ai l'honneur de vous prier de vouloir bien donner d'avance les ordres nécessaires pour que les ambulances soient suffisamment pourvues d'un personnel d'infirmiers et du matériel nécessaire en caissons, brancards, cacolets et appareils à pansements (et surtout en gouttières), autant que le permettront les ressources dont nous pouvons disposer.

Baron LARREY, médecin en chef de l'armée.

Novare, 9 juin 1859. — M. le médecin en chef de l'armée,

Demandé le 4 juin à Novare par M. le sous-intendant de La Valette, je suis parti de Verceil dans la nuit, et le lendemain, à 4 heures du matin, j'ai pris la direction du service des hôpitaux. J'ai trouvé à mon arrivée deux aides-majors, MM. Douchez et Paulet, qui étaient déjà à l'œuvre et qui m'ont secondé avec un grand dévouement. J'ai gardé avec moi à l'hôpital civil M. Paulet, et j'ai désigné M. Douchez pour l'hôpital de Perrone, où les blessures étaient moins graves. Notre travail a été excessif pendant plusieurs jours, et nous avons dû employer les jours et les nuits à faire des pansements ; mais en présence de tant de souffrances et de tant de besoins, nous avons su trouver assez de force physique pour remplir notre tâche : aussi ai-je la satisfaction de vous annoncer que, malgré l'insuffisance du personnel chirurgical, tous les blessés sans exception ont reçu tous les soins possibles. Je dois ajouter que nous devons de profonds remercîments aux médecins civils piémontais, qui nous ont prêté avec empressement leur concours. Aujourd'hui, le service marche régulièrement, l'encombrement commence à cesser, de nombreuses évacuations ont été faites sur Verceil, Alexandrie, Gênes et Turin, et nous n'avons plus que 12 à 1300 blessés ; il est vrai qu'il nous reste toutes les blessures graves, mais après-demain le chemin de fer de Novare à Alexandrie par Mortara sera rétabli, et on évacuera sur Alexandrie et Gênes un certain nombre de blessés que la difficulté du transport de Novare à Verceil nous avait forcé de garder.

Nous aurions eu à faire beaucoup d'opérations ; malheureusement tous les malades sont dans la période inflammatoire, et nous ne pouvons opérer que dans d'assez mauvaises conditions. Me rappelant vos sages préceptes, je suis sobre d'amputations ; cependant j'ai dû opérer plusieurs fois, n'ayant pas d'autres ressources pour sauver ces pauvres blessés. Une autre considération, la présence de la pourriture d'hôpital chez quelques amputés me rend encore plus réservé.

Je vous prie de m'excuser de ne vous avoir pas immédiatement annoncé mon déplacement ; mais, brisé par la fatigue et passant toutes mes journées à l'hôpital de 5 heures du matin à 11 heures du soir, et même souvent jusqu'à une heure plus avancée de la nuit, il m'a été impossible de vous écrire. Plusieurs médecins militaires de passage à Novare, et devant aller à Milan prendre vos ordres, viennent de nous être adjoints ; ce sont MM. Brun, Laforet, médecins-majors de 1re classe, et M. Fernet, médecin-major de 2ᵉ classe. Ces messieurs, plus élevés en grade ou plus anciens que moi, ont pris la direction du service. J'espère donc qu'on me laissera bientôt retourner à l'ambulance du grand quartier général.

Baizeau, médecin-major.

10 Juin. — *Armée française.* — L'Empereur sort de Milan entre 8 et 9 heures du matin, se rend à Melegnano et revient de bonne heure à Milan. Le service de la place est fait par le 1ᵉʳ étranger, dont l'effectif, considérablement diminué, a besoin de se compléter. La division de cavalerie Desvaux se porte en avant du 1ᵉʳ corps à Melegnano. — La division d'Autemarre est à Abbiategrasso. — L'artillerie du 5ᵉ corps, partie de Marseille, où elle a commencé son embarquement le 23 mai, arrive à Livourne du 25 mai au 8 juin, et est rendue le 10 juin à Pistoja, à Florence et à San Marcello.

Armée piémontaise. — La 4ᵉ division se porte en avant de Monza à Vimercate ; la 1ʳᵉ division s'avance à Melzo ; la 5ᵉ et la 2ᵉ s'échelonnent derrière la 1ʳᵉ.

Armée autrichienne. — Le VIIIᵉ corps et la division de cavalerie sont à Lodi ; le VIIᵉ occupe Crema ; le IIIᵉ et le quartier général se portent à Soresina ; le Iᵉʳ et le IIᵉ sont sur la rive droite de l'Oglio ; le Vᵉ et le IXᵉ s'étendent de Zanengo à Crémone. Les Autrichiens abandonnent Plaisance, détruisent les défenses de la place, enclouent ceux des canons qu'ils ne peuvent emmener, et font sauter deux arches du pont de la Trebbia, et la garnison se retire à Pizzighettone.

Melegnano, 10 juin. — M. le médecin en chef de l'armée,

Il résulte des recherches auxquelles je me suis livré et des perquisitions que j'ai fait opérer soit dans les maisons, soit dans les champs, que 922 blessés ont été apportés et traités dans les quatre ambulances du 1ᵉʳ corps, mais dans des proportions très-différentes. L'ambulance du quartier général et celle de la 3ᵉ division ont reçu le plus grand nombre de ces blessés. Je joins à mon rapport une note dans laquelle M. Martenot de Cordoux a consigné quelques remarques sur la nature et la gravité des lésions. Ici, comme à Voghera, comme à Buffalora, j'ai constaté que chez les Autrichiens la gangrène envahit rapidement les extrémités inférieures frappées soit par des projectiles, soit par les armes blanches. Il m'a paru qu'on pouvait rapporter cette particularité à trois causes principales : la constitution des hommes, généralement lymphatiques, la mauvaise qualité de leurs aliments, du pain surtout, et l'état de démoralisation qui affaiblit en eux l'énergie vitale. J'ai observé une fois de plus encore combien sont considérables les ravages exercés par nos balles sur les os, les parties molles et les viscères parenchymateux. Cela est si vrai que j'ai retrouvé chez nos soldats, qui par erreur avaient tiré les uns sur les autres, les mêmes désordres que ceux constatés sur les blessés autrichiens.

M. de Santi se loue beaucoup du zèle déployé par ses collaborateurs de la 3ᵉ division.

De nouvelles propositions ont été faites aujourd'hui même en faveur de MM. Martenot de Cordoux et Barthet pour la décoration. J'ignore si elles seront plus favorablement accueillies que les premières; il serait vraiment regrettable qu'elles eussent le même sort, car il s'agit de deux excellents serviteurs. Veuillez remarquer qu'aucune récompense jusqu'ici n'a été accordée aux médecins militaires, tandis qu'elles abondent pour les officiers combattants. Croyez bien pourtant que le zèle de mes collaborateurs est trop vif pour qu'il se refroidisse par suite de cette comparaison.   CHAMPOUILLON, médecin en chef du 1ᵉʳ corps.

Renseignements sur les blessés soignés à Melegnano le 8 et le 9 juin par l'ambulance du quartier général du 1ᵉʳ corps.

Ambulance du quartier général du 1ᵉʳ corps, Melegnano, 10 juin 1859.

M. le médecin en chef,

Dès notre arrivée dans la ville (le 8 à 7 heures du soir), nous avons installé l'ambulance du quartier général du 1ᵉʳ corps dans une caserne autrichienne. Tous nos blessés ont pu être placés sur des paillasses posées sur des châlits au 1ᵉʳ étage, et simplement sur de la paille au rez-de-chaussée. Le service s'est promptement et convenablement organisé, et vers minuit tous les blessés avaient été pansés et quelques-uns opérés.

Le lendemain jusqu'à midi, nous avons encore fait des pansements et des opérations, et de midi à 4 heures, nous avons procédé à l'évacuation de nos blessés sur Milan.

A peine avions-nous terminé qu'on est venu nous prévenir qu'il y avait environ 80 blessés oubliés dans une église; nous nous y sommes transportés immédiatement, et l'évacuation de ces blessés a commencé dès que les pansements ont été terminés. Ici je n'ai fait que des pansements, des extractions de balles et des débridements.

Dans le premier local, il est entré 209 blessés, 106 autrichiens et 103 français. J'ai pratiqué huit amputations de doigts et métacarpiens sur des soldats français; tous avaient été blessés à bout portant; l'amputation était presque faite par le projectile, et il ne restait plus qu'à la régulariser. Ces huit amputations ont été pratiquées sur six soldats, cinq zouaves et un grenadier du 33ᵉ; ce dernier et un zouave ont eu à supporter une double amputation.

M. Barthet et M. Allaire ont fait chacun deux amputations de doigt; j'ai fait les quatre autres, dont une du premier métacarpien.

M. Allaire a fait une amputation de jambe (un Autrichien); j'en ai pratiqué deux (2 zouaves) et trois de cuisse (un chasseur du 10e bataillon et 2 zouaves, dont un fourrier).

Je vous ferai remarquer que presque tous les Autrichiens ont été blessés à la tête, à la poitrine et aux épaules, pendant la première période du combat, parce que, embusqués dans les maisons de la ville et derrière des barricades, ils ne présentaient à nos coups que la partie supérieure du corps. C'est ce qui explique le petit nombre d'amputations et le petit nombre d'appareils à fracture à poser sur les blessés. Vers la fin de la bataille, poursuivis par nos soldats, les Autrichiens ont reçu alors des blessures variées, mais principalement des coups de baïonnette.

Quant à nos zouaves, assaillis de tous côtés à la fois et mitraillés à travers les portes et les fenêtres, ils ont presque tous été blessés de très-près, et la plupart des blessures offraient un trajet oblique de haut en bas. La mitraille en a touché un certain nombre, et sur les six grandes amputations qui ont été pratiquées, deux étaient nécessitées par des blessures faites par la mitraille.

Nous avons encore, comme à Voghera, comme à Buffalora, fait de la chirurgie pressée, et nos malades nous ont été enlevés si précipitamment par les évacuations, que je n'ai pu les observer assez longtemps pour pouvoir vous donner plus de détails.

Je termine en vous disant que MM. Barthet, Fleury et Allaire ont été, comme toujours, pleins de zèle et de dévouement, et je les recommande à votre bienveillance.   Martenot de Cordoux, médecin-major.

Au bivouac de Dresano, 10 juin. — M. le médecin en chef de l'armée,

Je vais essayer de résumer avec un peu plus de détail que je ne l'ai fait dans un premier rapport les principaux faits qui se rattachent au service des ambulances du 2e corps pendant et après la mémorable journée du 4 juin. Mais vous m'excuserez si je suis forcément bien incomplet, ainsi que le sont plusieurs des rapports de mes médecins-majors. Nous n'avons fait que traverser Milan, où nous comptions nous recueillir ; nous en sommes repartis dans la nuit même qui a suivi notre entrée triomphale. Toujours en marche, toujours tenus en haleine, couchant sur le foin, dans les fermes, ou bivouaquant sous un ciel par trop inclément, je ne puis être exigeant vis-à-vis de mes collaborateurs, quand je trouve surtout qu'ils font bien tout ce qu'ils peuvent.

Comme fait général, j'ai été frappé de nouveau de la moindre gravité de nos blessures, comparées à celles des Autrichiens. Les fractures en particulier sont proportionnellement beaucoup plus fréquentes et plus graves chez eux que chez nous ; ce qu'il faut attribuer à la différence très-considérable du volume des balles cylindro-coniques employées dans les deux armées. L'ouverture d'entrée de ces projectiles est en général assez nette, parfois un peu oblongue ou presque linéaire;

tandis que l'ouverture de sortie est constamment plus grande, irrégulière et souvent déchirée, par suite, sans doute, de la déviation que le projectile a subie dans son trajet.

Les blessures par le boulet, constatées par nous, ont été peu nombreuses, ce qui s'explique par la gravité même de ces lésions, si souvent immédiatement mortelles ; car l'ennemi, ainsi que nous-mêmes, a fait grand usage de ses canons. J'ai pu observer quelques cas de commotion générale et de stupeur, accompagnés de refroidissement et suivis assez promptement d'une bonne réaction à la suite de désordres causés par des projectiles de gros calibre.

Quant aux coups de baïonnette, ils sont également en nombre peu considérable.

Dans l'une de nos ambulances, sur 385 blessés, français et autrichiens, on en compte 25, ou 1/15e environ. Dans une autre ambulance, où les Autrichiens se trouvaient en très-grande majorité, cette proportion est de 20 sur 176 ou 1/9e environ.

Les plaies d'abdomen m'ont toutes présenté une gravité extrême et laissant peu d'espoir. J'ai eu l'occasion de réduire, en débridant la ligne blanche, une portion d'intestin grêle qui n'avait pas moins de 70 centimètres de longueur, chez un jeune soldat autrichien. Deux points de suture entortillée ont terminé l'opération. Chez un autre, j'ai enlevé une masse d'épiploon toute souillée de terre et de sang. D'autres hernies épiploïques ont été réduites.

La proportion des officiers blessés est très-considérable , comme il faut s'y attendre dans une guerre de détail, de prises de positions et de villages fortifiés, où les premiers coups sont nécessairement pour les premiers arrivants, pour les hommes à cheval et ceux dont les uniformes brillent. Je ne connais cette proportion que pour deux ambulances, où sur 539 blessés, les officiers sont au nombre de 22, dont un général, M. de Martimprey (séton à la cuisse), un colonel du génie, M. Lebaron (séton à l'épaule), un lieutenant-colonel d'état-major, M. de Beaumont (coup de feu à l'avant-bras), un chef d'escadron, M. Faivre (séton à la cuisse), 5 capitaines du 70e, 2 du 65e, un des tirailleurs algériens, 1 du 52e. Dans la succursale de Buffalora, sur 200 blessés environ (français), j'ai compté douze officiers, parmi lesquels un de mes vieux camarades, le duc de Grammont (balle dans les chairs de la cuisse gauche). Autant que j'ai pu en juger, les officiers autrichiens, beaucoup plus dissimulés que les nôtres par la simplicité de leurs uniformes, sont blessés en proportion beaucoup moindre ; il est vrai que nous ne connaissons que ceux qui entrent à nos ambulances.

Je ne rappellerai pas les chiffres généraux que j'ai donnés dans mon rapport du 6 juin, parce que ces chiffres sont exacts pour trois de mes ambulances, et que pour la quatrième, celle de la 2e division, que vous avez vue à Magenta, et qui était établie la veille à Marcallo, je manque et manquerai de renseignements précis. Le rapport de M. Corne, médecin-major, est en effet très-insuffisant sous ce point de vue, ce que j'attribue au grand nombre des blessés auxquels on ne pouvait suffire et au manque de temps nécessaire même pour les compter. M. Corne évalue à 500 les blessés reçus à Marcallo, et à 600 ceux de l'embarcadère à Magenta. Pour me tenir dans une prudente réserve, et par la crainte de double emploi, je n'avais évalué qu'à 600 le nombre total de ces blessés. Mais en supposant à peu près exact pour ces deux ambulances, le chiffre de 1100 blessés, cela porterait à 2,300 au lieu de 1,563, le nombre total des blessés reçus et pansés dans nos quatre ambulances, du 4 au 6 juin, et sur lesquels il faut compter un bon tiers d'Autrichiens.

Voici maintenant, pour 727 blessés, le classement des blessures par ordre de régions :

à la tête.	56		*Report*.	306
au cou.	22		au bras.	59
à la poitrine.	66		à l'avant-bras.	36
à l'abdomen.	52		à la main.	59
aux lombes.	48		à la cuisse.	135
à la hanche.	12		à la jambe.	116
à l'épaule.	50		au pied.	16
A reporter.	306		Total.	727

Ainsi que je l'ai dit, les amputations les plus urgentes seulement ont été pratiquées, c'est-à-dire celles qu'il était impossible de différer d'un jour. En revanche, un très-grand nombre d'appareils à fractures ont été appliqués ; et cela me rappelle que vous m'avez annoncé l'envoi de gouttières métalliques qui nous seraient, le cas échéant, du plus grand secours.

Nous n'avons toujours pas de cantines de pharmacie. Et jusqu'à présent, sans cesse en marche ou entourés de blessés, le besoin de médicaments ne s'est pas fait sentir. Mais si nous venions à nous arrêter et à recevoir des malades, ces médicaments nous deviendraient indispensables, et alors seulement MM. les pharmaciens ne seraient plus pour nos ambulances une sorte de luxe.

Je vais maintenant dire quelques mots des affaires du 3 au soir, à Robecchetto (près de Turbigo) et du 8 au soir à Dresano (près de Melegnano).

1° ROBECCHETTO. — Le combat se livrait pendant notre passage de la rive droite à la rive gauche et à peu de distance du Tessin. L'ambulance du quartier général arrivait à Turbigo. Elle y recevait les tirailleurs algériens blessés, et à minuit tous étaient pansés. Il y avait 29 tirailleurs, dont 4 officiers et 1 sous-officier, 2 voltigeurs de la garde et 5 Autrichiens. Toutes ces blessures résultaient de coups de feu et se répartissent comme il suit :

à la tête	2		Report	19
au cou	3		à l'abdomen	2
à la poitrine	6		à la cuisse	5
à l'épaule	4		à la jambe	5
au bras	4		au genou	1
A reporter	19		au pied	4
			Total	36

Tous ces blessés ont été évacués dès le lendemain matin sur Novare.

2° MELEGNANO. — Quant à l'affaire du 8 au soir, à Melegnano, à laquelle le 2e corps n'a pris qu'une faible part, en opérant un mouvement tournant sur la droite de l'ennemi, elle a donné lieu à un petit nombre de blessés, par suite d'une méprise. C'était dans l'obscurité de la nuit, vers neuf heures. Une colonne d'Autrichiens débouchait par un chemin de traverse, et venait se rendre à nous. On ne se comprit pas assez vite ; et l'on fit feu de notre côté d'abord, puis de l'autre. J'étais, de ma personne, entre ces feux croisés, avec M. Brault, qui m'accompagnait, ainsi que M. Fuzier. Notre fusillade fut à son tour prise pour celle de l'ennemi, et il y fut malheureusement répondu par des détachements voisins. D'où il résulta, de notre côté, 2 tués et 7 blessés : ces derniers ont été dès le lendemain matin évacués sur Milan.

Je ne pourrai vous fournir les renseignements importants que vous me demandez qu'autant que les médecins-majors des régiments de notre corps d'armée m'adresseront exactement des rapports; je leur fais parvenir une circulaire à ce sujet. C'est le seul moyen d'arriver au but que nous nous proposons; car, ainsi que je crois vous l'avoir exposé déjà précédemment, les chiffres que nous possédons sur les hommes reçus et évacués par nos soins sur les divers hôpitaux sont relativement incomplets; la plupart des corps de troupes ayant laissé en arrière et évacué directement un grand nombre d'hommes qui n'ont point passé par nos mains.

J'ai donné des instructions pour faire colliger autant que possible les projectiles qui seront extraits à l'avenir. Nous en possédons déjà quelques-uns qui sont tenus en réserve.

J'avais encore à vous demander si c'est à l'ambulance du quartier général que doivent s'approvisionner les régiments pour le ravitaillement de leurs cantines, ou si, dans les conditions où nous nous trouvons, par exemple, ce ne serait pas à Milan que devrait s'opérer ce ravitaillement.

Il me reste à vous dire de nouveau que, dans ces jours difficiles, tout mon personnel s'est acquitté de sa tâche avec une ardeur inimaginable et le plus complet dévouement : aussi est-ce avec bonheur que j'ai dressé une liste de propositions qui doit passer sous vos yeux et que je vous recommande chaleureusement.

PÉRIER, médecin en chef du 2e corps.

10 juin. — M. le médecin en chef de l'armée,

Depuis Montebello, la 1re division du 1er corps n'a pas été directement engagée, mais à Melegnano cette division avait à opérer, par la droite de l'armée s'avançant sur la chaussée qui conduit de Milan à cette ville, un mouvement tournant qui devait nous amener sur la gauche et les derrières de l'ennemi. Ce mouvement tournant n'a pas eu le résultat qu'on en attendait par suite d'obstacles matériels presque insurmontables que nous rencontrâmes, par suite aussi de l'obscurité et de l'orage épouvantable qui nous assaillit.

Les obstacles formés par plusieurs cours d'eau à bords escarpés, qu'il fallut combler avec des troncs d'arbres et de la terre, furent tels que la 2e brigade ne put les franchir et dut retourner en arrière avec l'artillerie, les caissons d'ambulance et les mulets de cacolets. Je fus au petit nombre de ceux qui réussirent à passer et surtout à faire passer leurs chevaux, et je restai avec la 1re brigade, composée du 74e, du 84e de ligne et d'une compagnie du génie, sur la route qui conduit de Melegnano à Lodi, route que nous devions fermer à l'ennemi si nous avions pu arriver à temps.

Il était 11 heures du soir quand nous entrâmes à Melegnano; le spectacle qui nous y attendait était affreux, surtout à cause de l'impossibilité où nous étions de porter secours aux malheureux blessés de cette affaire. Ce n'est qu'au point du jour que nous pûmes faire quelques pansements avec M. Achte, aide-major au 84e de ligne, et un aide-major du 74e, réduits aux ressources de leurs sacs d'ambulance et aux chemises des morts, que nous employâmes à cet effet. Nous pûmes faire ainsi soixante pansements environ dans une maison située à droite de la route, près d'une église. Je fis encore une quinzaine de pansements avec M. Coocbe, mon collègue du 34e de ligne, dans une auberge située à l'entrée de la ville, à droite de la route par laquelle on arrive à la place du château.

Nos caissons d'ambulance n'arrivèrent que vers neuf heures et demie du matin; à ce moment les deux petites ambulances improvisées avaient vu tous leurs blessés pansés et en partie évacués.

Quelques jours auparavant, au village de Buffalora, M. Dufresne et moi nous avions donné des soins à une cinquantaine de blessés environ qui n'avaient pas été pansés et qui purent être évacués dans la journée sur Milan.

M. Sculfort, déjà malade, ne put nous seconder, et quelques jours après je dus l'envoyer à l'hôpital.

Depuis ce moment nous n'avons eu que des fiévreux, qui chaque jour se sont présentés en grand nombre à l'ambulance. En général, les affections qui motivent ces entrées n'ont pas de gravité, mais elles sont nombreuses et laissent après elles une profonde débilité; ce sont surtout des diarrhées et des embarras gastro-intestinaux dus à des marches pénibles, aux vicissitudes atmosphériques, au manque suffisant d'abri et surtout à l'insuffisance de la nourriture.

L'administration de l'ipécacuanha, soit seul, soit uni au calomel, nous a tou-jours réussi à arrêter ces diarrhées et les coliques qui les accompagnent. Je crois que les cantines régimentaires ne sont pas suffisamment approvisionnées de ce médicament, qui déjà nous avait réussi à Rome au commencement de la saison estivale, ou que les médecins des corps n'y recourent pas à temps.

MENUAU, médecin-major.

Grand quartier général, Milan, 10 juin. — M. CAZALAS, médecin en chef des hôpitaux d'Alexandrie.

Je vous engage à compléter votre œuvre d'organisation à Alexandrie, où votre présence est encore nécessaire. Vous recevrez du renfort, dès que nous en aurons.

Veillez toujours aux évacuations régulières, si importantes pour prévenir l'en-combrement. Donnez-moi de vos nouvelles partout où nous serons.

Baron LARREY, médecin en chef de l'armée.

Grand quartier général, Milan, 10 juin. — M. l'intendant général,

La fréquence des diarrhées m'a été signalée par les médecins de quelques régiments, et semble devoir être attribuée surtout à l'abus de l'eau pendant que les hommes sont en marche et dans un état de transpiration.

J'ai l'honneur, M. l'intendant général, de signaler à votre attention cette fâcheuse influence, comme cause de débilité et comme imminence d'épidémie, en vous priant de vous concerter avec le commandement militaire, afin de prendre telle mesure que vous jugerez convenable pour diminuer dans l'armée l'abus des boissons aqueuses.

L'un des plus sûrs moyens, selon moi, d'y réussir serait de régulariser le mieux possible les distributions réglementaires de soupe, de vin et de café, en même temps que les médecins en chef des corps veilleront, pour leur part, à l'observation des règles de l'hygiène.

Baron LARREY, médecin en chef de l'armée.

Grand quartier général, Milan, 10 juin. — M. PÉRIER, médecin en chef du 2ᵉ corps.

Je viens d'écrire à M. l'intendant général pour le renouvellement des cantines de chirurgie, et j'espère qu'il avisera au moyen d'y pourvoir.

J'ai adressé aussi un rapport spécial à M. l'intendant général sur les causes diverses des maladies légères survenues dans le 2ᵉ corps à peu près comme dans les autres, et j'espère obtenir sans retard de l'autorité supérieure l'application de quelques-unes des mesures propres à améliorer l'état sanitaire de l'armée.

Le mémoire collectif de proposition que vous avez établi pour la croix, en faveur de plusieurs officiers de santé placés sous vos ordres, ne pouvait avoir un heureux effet pour tous, tandis que si vous aviez pu établir un mémoire particulier pour deux ou trois seulement d'entre eux, vous auriez eu plus de chance d'obtenir la récompense demandée. Je regrette aussi pour cela que ces propositions ne m'aient pas été transmises par M. l'intendant général, pour y joindre mon avis, comme il en est convenu en principe avec moi pour tous les mémoires de proposition.   Baron LARREY, médecin en chef de l'armée.

Grand quartier général, Milan, 10 juin. — M. l'intendant général,

M. le médecin principal Cuvellier, envoyé aux hôpitaux de l'armée d'Italie, me paraît devoir être attaché d'une manière spéciale à Milan, pour suivre et surveiller au besoin l'état des malades et des blessés français répartis dans les divers hôpitaux de cette ville.

M. Cuvellier, dont j'apprécie depuis longtemps le mérite et l'expérience, serait digne à tous égards de remplir les fonctions de médecin en chef, si plus tard la création d'un hôpital français dans cette place, ou tout au moins la séparation distincte des salles militaires dans l'un des grands hôpitaux, devenait nécessaire.

Cette dernière combinaison est pourtant beaucoup préférable à l'organisation, d'ailleurs difficile, d'un hôpital complet.

Baron LARREY, médecin en chef de l'armée.

Quartier général, Milan, 10 juin. — M. le médecin en chef de l'armée,

J'ai l'honneur de vous rendre compte de la visite que j'ai faite hier, avec M. le sous-intendant militaire de La Valette, des hôpitaux de Milan, et des observations auxquelles cette visite a donné lieu de ma part.

Les hôpitaux que j'ai visités sont :

1° L'hôpital Majeur ;
2° Le collége San Philippo ;
3° Le monastère Majeur ;
4° L'hôpital San Ambrogio ;
5° L'hôpital San Lucca.

De ces différents locaux, un seul me parait être tout à fait en dehors des conditions de salubrité requises : c'est le monastère Majeur. A mon avis, ce bâtiment, mal aéré, vieux, mal distribué, aux salles basses, sombres, humides, dut être évacué immédiatement par les blessés. Tout au plus pouvait-il servir de dépôt provisoire pour les convalescents, les écloppés et l'hospitalisation de quelques indispositions légères.

Nous avons recueilli partout les plaintes des soldats et les *desiderata* des officiers, relativement au régime culinaire appliqué dans les hôpitaux, régime que les habitudes du pays rendent si différent de l'alimentation en usage chez nous.

Les médecins administrateurs des divers hôpitaux de Milan ont offert, avec beaucoup d'empressement, d'adopter le règlement de nos hôpitaux. Pour leur en faciliter la prompte application, j'ai extrait de ce règlement, compliqué et souvent d'une intelligence difficile, une note sommaire, sous forme d'instruction, rédigée en tableau. M. de La Valette va faire faire des copies de cette lettre, et il en sera envoyé un exemplaire à chacun des hôpitaux de la ville.

Nous avons recueilli partout les témoignages les plus unanimes de la reconnaissance de nos blessés pour les soins dont ils sont entourés. Afin de les rendre plus complets, un petit nombre d'infirmiers militaires (quatre ou six) devraient être attachés à chaque hôpital ; ces hommes serviraient en quelque sorte de moniteur aux infirmiers italiens encore peu expérimentés ; ils serviraient aussi d'intermédiaires entre les blessés et l'administration. Leur consigne spéciale serait de veiller à la propreté et à l'aération constante des salles, conditions souvent trop négligées, en particulier au collége Saint-Philippe.

La marche des plaies m'a généralement paru bonne. J'ai cependant observé un cas de trismus, à Saint-Philippe, chez un blessé atteint de fracture comminutive du pied gauche dans le tarse. La plaie de cet homme est très-grave ; elle a une grande tendance à revêtir la forme putride, et, dans l'hypothèse de l'amendement des accidents tétaniques, il faudra certainement amputer. J'ai conseillé à M. Gherini de le faire immédiatement.

J'ai constaté avec satisfaction que nos blessés recevaient ici des soins chirurgicaux et médicaux plus intelligents que je ne l'avais encore vu jusqu'à présent dans les divers hôpitaux italiens. MM. Gherini, à Saint-Philippe, Griffini, à San Lucca, Strambio, à San Ambrogio, méritent particulièrement toute confiance comme praticiens.

Dans mon appréciation, les hôpitaux de Milan donneraient facilement les moyens de recevoir de 3 à 4,000 blessés, le cas échéant, surtout si l'on a soin de poursuivre le système d'évacuations par échelons, si heureusement adopté jusqu'ici. Il est évident, d'ailleurs, que, dans une circonstance urgente, les grands hôpitaux civils pourraient évacuer sur les maisons particulières un certain nombre de leurs pensionnaires.

Dans l'état actuel, l'hôpital Maggiore pourrait recevoir encore   500 blessés.

    —   —   San Ambrogio compte. . . . . . 800 lits.

    —   —   San Lucca   — . . . . . . 400 —

    —   —   San Philippo   — . . . . 400 —

L'hôpital San Francesco, établi dans la caserne du même nom, peut contenir

3,000 blessés à lui seul; il a été affecté à l'hospitalisation des blessés autrichiens. Je crois qu'il y a lieu de lui conserver cette destination.

BERTHERAND, médecin en chef du quartier général.

Grand quartier général, Milan, 10 juin. — M. l'intendant général,

Le premier hôpital temporaire de Turin est à peu près complétement organisé et peut aujourd'hui recevoir des malades, malgré l'insuffisance du matériel. On espérait y placer environ 1,500 lits; mais M. le médecin principal Salleron a sagement fait d'en réduire le nombre à 1,000, tant il faut nous préoccuper partout des redoutables conséquences de l'encombrement.

Les conditions assez mauvaises que semble d'ailleurs présenter cet hôpital, doivent être prises en sérieuse considération; peut-être même l'exécution du service serait-elle difficile et compliquée, si nous ne devions compter sur toute la sollicitude et l'expérience du médecin en chef.

M. Salleron m'a fait savoir qu'une caserne de cavalerie peut être appropriée à un second hôpital de 600 à 700 lits, dans d'assez bonnes conditions d'hygiène, et pourrait recevoir dès à présent des malades, s'il peut être pourvu du matériel nécessaire.

Le personnel médical aura besoin d'être augmenté dans le premier hôpital aussitôt que je serai en mesure d'y pourvoir par l'arrivée de nouveaux officiers de santé.

J'ai l'honneur de vous prier de vouloir bien ratifier la désignation de M. le médecin principal Salleron, comme médecin en chef des hôpitaux de Turin.

Baron LARREY, médecin en chef de l'armée.

Grand quartier général, Milan, 10 juin. — M. l'intendant général,

L'évacuation, sur France, de tous les malades blessés dont la guérison complète ne pourrait être obtenue avant trois mois, est une mesure qui me paraît de première nécessité, pour prévenir l'encombrement des hôpitaux de l'Italie et ses funestes conséquences.

J'ai l'honneur de vous proposer de nouveau l'adoption et l'application régulière de cette mesure. L'évacuation des vénériens et des galeux, non pas sur France, mais sur un des hôpitaux du littoral, aurait besoin d'être régularisée aussi, pour diminuer à la fois les chances de l'encombrement et de la contagion.

Baron LARREY, médecin en chef de l'armée.

Grand quartier général, Milan, 10 juin. — M. Salleron, médecin en chef des hôpitaux de Turin.

Le temps m'a manqué pour répondre de suite à votre dernière lettre. Excusez-moi donc de ce retard.

Je me suis cependant empressé de communiquer à M. l'intendant général vos remarques sur l'installation du premier hôpital de Turin et sur l'appropriation possible du second.

J'aurai soin de vous adresser deux ou trois médecins aussitôt que notre personnel sera augmenté. Vous me direz alors si vous avez assez de monde ; mais je vous engage d'avance à en faire une répartition assez réservée, pour que je puisse suffire partout aux réclamations qui me sont adressées.

Votre position à Turin étant celle de médecin en chef de nos hôpitaux dans cette ville, vous aurez par conséquent plein droit de choisir tel service de chirurgie qui vous conviendra, et, pour plus de régularité, je vous transmettrai une nouvelle lettre de service approuvée par l'intendant général de l'armée.

Veuillez seulement me tenir au courant de tout ce qui intéresse le service médical à Turin, en me faisant connaître toutes les mesures que vous croirez utiles à l'état sanitaire des hôpitaux, et surtout les moyens les plus propres à prévenir l'encombrement.

Je désigne à l'instant M. le médecin aide-major Toussaint comme étant apte à un service chirurgical, pour se rendre à Turin, où vous lui confierez tel poste que vous jugerez convenable.

Les jeunes médecins dont vous me parlez pour le service des ambulances ne sauraient y être employés, d'après une mesure que j'ai cru devoir adopter en principe, afin de réserver ces fonctions-là à nos médecins militaires ; mais les jeunes médecins pourraient être très-utilement attachés au service des hôpitaux.

Baron Larrey, médecin en chef de l'armée.

Grand quartier général, Milan, 10 juin. — M. Boudin, médecin en chef des hôpitaux de Gênes.

J'insiste de nouveau auprès de M. l'intendant général pour qu'il fasse lever les difficultés de l'appropriation du collége national de Gênes à un nouvel hôpital.

J'ai demandé officiellement la rentrée de M. Molard en France, eu égard à sa santé. Veuillez seulement l'en prévenir de ma part.

Les évacuations de malades et de blessés sur Gênes ne peuvent être assurées toujours régulièrement, à cause de l'encombrement des routes et des voies ferrées ; mais l'administration pourvoira sans doute, autant que possible, à cette juste réclamation de votre part.

Si l'administration sarde persiste à ne pas nous livrer le collége national, malgré nos instances pour l'obtenir, tâchez au moins qu'elle mette un autre local à notre disposition, sinon mieux vaudra, je crois, placer convenablement nos malades et nos blessés sous des tentes que de les entasser dans les hôpitaux.

Je viens d'écrire à M. l'intendant général au sujet des évacuations sur France et sur le littoral de l'Italie.   Baron Larrey, médecin en chef de l'armée.

Grand quartier général, Milan, 10 juin. — M. l'intendant général,

L'hôpital installé dans le seminario maggiore, que j'ai visité aujourd'hui, a besoin d'être débarrassé des chevaux, des mulets et des bagages qui en encombrent les abords et les cours. J'ai l'honneur de porter ce fait à votre connaissance, afin que vous puissiez faire prendre telle mesure que vous croirez convenable pour rendre facile l'accès de cet hôpital.

Baron LARREY, médecin en chef de l'armée.

Grand quartier général, Milan, 10 juin. — M. l'intendant général,

Des feuilles imprimées me sont indispensables afin d'établir des états réguliers de mouvement pour le personnel de santé de l'armée, et depuis longtemps j'aurais eu l'honneur de vous transmettre ces états si j'en avais possédé les éléments officiels. Le dépôt des imprimés est, m'assure-t-on, à Gênes. Je vous prie de vouloir bien me faire délivrer ces feuilles, dont vous pouvez apprécier vous-même le besoin.

Baron LARREY, médecin en chef de l'armée.

11 JUIN. — *Armée française.* — Le 3ᵉ corps et la division de cavalerie Partouneaux se portent entre Gorgonzola et Melzo. Le 2ᵉ corps s'échelonne sur Paullo et Gavazzo, le 1ᵉʳ remonte à San Felice, sa division de cavalerie formant sa droite. Le 4ᵉ revient à Milan. — La division d'Autemarre est à Bereguardo.

Le prince Napoléon reçoit l'ordre de concentrer à Plaisance les forces dont il dispose, et où la division détachée près de l'armée active devra précéder le 5ᵉ corps.

Armée piémontaise. — Le quartier général royal passe de Milan à Vimercate. Toute l'armée marche vers l'Adda, qu'une division traverse à Vaprio. — Le corps de Garibaldi quitte Bergame et vient s'établir entre Martinengo et Palazzolo.

Armée autrichienne. — Le quartier général est à Verolanova. La division Urban se retire derrière Urago d'Oglio. Le viiiᵉ corps et la division Mensdorff sont à Crema. Le iᵉʳ à Sola et à Mottella. Le viiᵉ corps s'est retiré à Soncino et Orzinovi. Les iiᵉ, iiiᵉ et vᵉ corps, sur les deux rives de l'Oglio, s'étendent de Padernello à Robecco. Le ixᵉ corps a quitté Crémone pour s'établir à Cigognolo. Pavie et Pizziggettone sont abandonnés, le pont de l'Adda est détruit.

Grand quartier général, Milan, 11 juin. — M. l'intendant général,

Un dépôt de convalescents me paraît indispensable à Milan, pour y évacuer tous les fiévreux ou blessés dont la guérison à peu près définitive ne nécessite plus que quelques soins tout à fait secondaires. Ce dépôt offrira, en même temps, l'avantage précieux de débarrasser tous les hôpitaux d'un trop-plein qui doit toujours nous faire craindre l'encombrement. Il permettrait enfin de diriger de là les hommes sur leurs corps respectifs bien plus facilement qu'à leur sortie directe de l'hôpital.

M. le médecin principal Cuvellier pourvoirait, avec M. Fropo et de concert avec les médecins traitants milanais, à la désignation de tous les hommes en état d'être évacués sur le dépôt des convalescents ; mais il importerait que l'installation en fût très-prompte, parce que deux ou trois établissements hospitaliers commencent déjà à s'encombrer.

Baron LARREY, médecin en chef de l'armée.

Milan, 11 juin. — Note pour M. le médecin en chef de l'armée.

Les intentions de M. l'intendant général seraient de laisser l'administration des hôpitaux de Milan aux commissions qui fonctionnent actuellement. De cette manière, il n'y aura pas à se préoccuper du matériel, des marchés à passer, etc.; et comme, parmi les établissements existants, dans d'excellentes conditions, il y a assez de ressources pour suffire aux besoins présumés, toutes recherches de locaux deviennent inutiles.

Le personnel des médecins et des chirurgiens de Milan offrirait aussi des ressources suffisantes. Toutefois, M. l'intendant général est d'avis que nous devons avoir dans chaque établissement un médecin, un officier d'administration et cinq ou six infirmiers, afin d'imprimer une marche générale qui se rapproche le plus possible de celle que nous avons en France, et de donner à nos malades une preuve de sollicitude et des garanties pour les soins auxquels ils ont droit.

M. l'intendant général estime que quand tous les hommes légèrement blessés ou indisposés auront quitté les hôpitaux, le mouvement normal de Milan ne dépassera pas 2,500 hommes, répartis en cinq ou six hôpitaux. Il faudrait donc, en comptant le dépôt des convalescents et celui des isolés pour un hôpital, six médecins ayant au-dessus d'eux un médecin en chef du grade de principal.

Si ces dispositions ne donnent lieu de la part de M. le baron Larrey, médecin en chef de l'armée, à aucune objection, j'ai l'honneur de le prier, en attendant qu'il reçoive une lettre de M. l'intendant général, de prendre les mesures qu'il jugera devoir concourir à l'exécution de celles qui précèdent.

Je lui demande pardon de la forme de cette note, dans laquelle je n'ai eu d'autre but que de lui faire connaître un peu plus tôt les instructions de M. l'intendant général.   DE LAVALETTE, sous-intendant militaire.

Gênes, 11 juin 1859. — M. le médecin en chef de l'armée,

J'ai l'honneur de vous adresser l'état décadaire de situation et de répartition du personnel médical des hôpitaux de Gênes, à la date du 11 juin.

Vous remarquerez que ces hôpitaux, dès à présent, au nombre de cinq et qui seront portés à sept et même à huit dans quelques jours, ne possèdent, pour le moment, que deux médecins traitants de la profession chirurgicale : MM. Malapert et Maupin, médecins principaux.

M. Laforet, médecin-major, ayant reçu l'ordre de se rendre d'urgence à Novare, l'hôpital Della-Neve se trouve sans chirurgien ; à San Benigno, qui a compté à diverses reprises près de 450 blessés, M. Maupin, par suite d'une blessure accidentelle à la main, est menacé d'être obligé de suspendre ses fonctions d'opérateur pendant quelques jours. Dans cette situation, M. l'intendant militaire de Cambis a cru devoir retenir à Gênes M. Maignien, médecin-major, et je vous signale sa présence comme indispensable.

MM. Fernet et Brun, médecins-majors, que votre lettre du 8 juin m'autorise à garder à Gênes, ont quitté cette place il y a trois jours, en vertu d'un ordre de l'intendant général, qui les appelait à Novare.

Hier, 10 juin, MM. Catteloup et Isnard, médecins principaux, et M. Guiches, aide-major, ont débarqué à Gênes ; les deux premiers ont été dirigés immédiatement sur le quartier général ; M. Guiches a été retenu par ordre de l'intendant, pour les besoins de la place.

Aujourd'hui, 11 juin, je prescris à M. Castano, médecin principal, à MM. Thierry de Maugras, médecin-major, et Ridreau, aide-major, qui arrivent à l'instant, de se rendre sans délai au quartier général. Ces deux derniers sont montés et très-aptes au service actif de guerre. M. Castano, médecin principal, qui a une partie de sa famille à Milan, demande à être attaché aux hôpitaux de cette place. Il parle italien et allemand et pourra être utilisé pour les blessés autrichiens.

Je ne perds pas un seul instant pour augmenter les ressources en locaux et en personnel à requérir éventuellement. Les élèves commencent à nous manquer. Nous avons été menacés de perdre ceux dont nous disposions déjà, et qui étaient réclamés par l'autorité sarde pour le service de l'armée et de la garde nationale. Je ne sais si je réussirai à faire renoncer l'autorité sarde à son projet de nous enlever ce personnel.

On nous fait espérer l'arrivée prochaine de quelques élèves de Marseille. J'attends vos instructions pour l'emploi de ce nouveau personnel, qui sera mobilisable et engagé pour deux ans.

Nous disposons, dès à présent, des places ci-après :

À San Benigno.	1,400 places.	
Au séminaire.	400	
À Della-Neve.	230	3,330
À Saint-Sylvestre.	500	
Aux hôpitaux sardes.	800	

Si nous obtenons définitivement le collége, nos ressources seront augmentées de 700 à 800 places.

Le champ de manœuvres, situé hors la porte Pila, pourrait recevoir des tentes ou des baraques pour 1,000 vénériens ou convalescents, ce qui nous assurerait un total de 5,000 places à Gênes.

Savone paraît pouvoir en donner 800 ; je ne suis pas encore entièrement fixé sur Nice.

Je partage complétement vos vues sur la nécessité d'opérer de larges évacuations; mais nous sommes arrêtés jusqu'ici par des ordres que l'on dit basés sur la volonté de l'Empereur, et les évacuations n'ont porté jusqu'à présent que sur les Autrichiens et sur les malades français incurables, qui sont en très-petit nombre. Veuillez, je vous prie, nous mettre promptement en mesure d'agir sur une plus large échelle.

BOUDIN, médecin en chef des hôpitaux de Gênes.

Milan, 11 juin 1859. — M. le médecin en chef de l'armée,

J'apprends qu'il existe à la citadelle, parmi les prisonniers autrichiens, sept médecins militaires : je vous prie de les visiter, afin de reconnaître s'ils sont susceptibles d'être employés utilement dans nos ambulances : ces médecins ont, d'ailleurs, offert spontanément leurs services.

Pour l'intendant général et par son ordre, BROU, sous-intendant militaire.

Lettre adressée à Sa Majesté l'Empereur Napoléon III par les médecins autrichiens faits prisonniers le 4 juin à Magenta.

Milan, 11 juin.

Sire,

Confiants en la grandeur d'âme et la justice de Votre Majesté, les chirurgiens soussignés ont l'honneur de lui exposer les faits suivants :

Pendant le combat de Buffalora, les soussignés furent envoyés à Magenta, pour donner les premiers secours aux blessés.

A la prise de Magenta, il y avait dans notre ambulance environ 700 hommes, la plupart grièvement blessés et appartenant aux deux armées autrichienne et française.

Les soussignés, sans avoir égard à leur propre vie et restant fidèles à leur mission, n'épargnèrent rien pour sauver un grand nombre de blessés des deux armées, auxquels les secours les plus prompts étaient nécessaires. Le 7 de ce mois, ils furent conduits à Milan avec les blessés et considérés comme prisonniers.

Ils supplient Votre Majesté d'avoir égard à la difficulté de la mission qu'ils ont dû remplir pendant le combat, et osent demander leur liberté et un retour assuré dans leur patrie.

> Lederer (Marco), chirurgien-major au 10e régiment de chasseurs (brigade Baltin).
>
> Pahler (Carlo), chirurgien-major au 46e régiment de ligne (comte Jellachich).
>
> Kispersky (Alberto), chirurgien-major au 45e régiment de ligne (archiduc Sigismond).
>
> Giertler (Ignazio), chirurgien-major au 9e régiment de ligne (comte Hartmann).
>
> Bierl (Matteo), chirurgien aide-major au 9e régiment de ligne (comte Hartmann).
>
> Gelber (Giacobbe), chirurgien aide-major au 9e régiment de ligne (comte Hartmann).
>
> Gussler (Riccardo), chirurgien aide-major au 1er régiment de ligne (Kaiser).
>
> Schachermager (Enrico).

Grand quartier général de Milan, 11 juin 1859.—M. l'intendant général,

Les médecins autrichiens prisonniers à la citadelle sont au nombre de huit. Je me suis empressé de les visiter aujourd'hui et de leur faire connaître les bienveillantes intentions de l'Empereur, qui a ordonné leur mise en liberté après la guérison de leurs compatriotes blessés, auxquels ils devront donner des soins. Ces médecins seront, bien entendu, soumis à l'autorité médicale milanaise.

Vous jugerez sans doute équitable, M. l'intendant général, que pendant leur séjour à Milan, les médecins autrichiens reçoivent un secours qui leur permette de pourvoir honorablement à leur subsistance.

J'ai chargé M. le médecin principal Cuvellier de recueillir leurs noms ou leurs signatures sous forme d'engagement, et d'assurer et de surveiller lui-même le service médical dont ces officiers de santé seront chargés auprès de leurs compatriotes.

Baron Larrey, médecin en chef de l'armée.

12 Juin. — *Armée française.* — Le grand quartier général et la garde quittent Milan pour se porter à Gorgonzola. Le 3e corps et sa division de cavalerie s'avancent à Cassano et de là à Treviglio, après avoir jeté deux ponts de bateaux à Cassano, sur la Muzza et l'Adda, et un pont de chevalets au-dessous de la ville, pour remplacer le pont du chemin de fer détruit par l'ennemi. Le 2e corps et la division de cavalerie Desvaux arrivent en avant de Melzo à Albignano ; le 1er corps s'échelonne à Pozzuolo, Melzo et Vignate, reliant la garde au 2e corps. Le 4e corps

s'avance de Milan à Pioltello. La division d'Autemarre passe à Pavie et s'arrête à
Belgiojoso et Corte Olona, et elle a son avant-garde à Plaisance ; les deux brigades
de cavalerie de la garde laissées à Alexandrie s'avancent à Valenza et Mortara. —
Violent orage, pluie torrentielle. — Les troupes du 5e corps en Toscane commencent leur mouvement et se dirigent sur Pistoja et Massa.

Départ de Toulon de la 1re division de la flotte de siége, sous le commandement de l'amiral comte Bouët-Willaumez. Elle se compose du *Mogador*, du *Gomer*, du *Descartes* et du *Vauban*, remorquant trois batteries flottantes. La 2e division,
composée des canonnières, partira sous peu de jours, remorquée par l'escadre de
l'amiral Desfossés.

Armée Piémontaise. — La 3e division s'avance à Cologno, se reliant ainsi au
corps de Garibaldi, qui abandonne Martinengo et se concentre à Palazzolo. La 5e division se porte à Sola, occupé la veille par l'avant-garde du 1er corps autrichien.
La 1re et la 2e division sont à Marengo et à Pagazzano, en avant du 3e corps français, et ont à leur gauche la division Sambuy.

Armée autrichienne. — La division Urban est à Chiari avec une avant-garde à
Pontoglio. Les viiie et 1er corps couvrent Orzinovi, Orzivecchi et Pompiano ; les iiie,
iie, ve et viie occupent diverses positions autour de Verolanova, à Padernello,
Quinzano, Cignano, Manerbio et Robecco. Une partie du 1er corps, après l'arrivée
de l'avant-garde du 5e corps français à Plaisance, vient à Cavatigozzi en avant de
Crémone. Le ixe corps est à Canneto et à Piadena.

Gorgonzola, 12 juin 1859. — M. le médecin en chef de l'armée,

Dès mon arrivée à Gorgonzola, et sur l'invitation qui m'en a été faite par
M. le sous-intendant militaire du grand quartier général, je me suis mis en quête
des locaux de la ville qui, dans la prévision d'un combat, pourraient recevoir des
blessés.

M. le syndic de la ville m'a conduit à l'hôpital civil. Ce bâtiment, dont la construction n'est pas encore totalement achevée et qui par conséquent n'a point d'a-
meublement, pourrait néanmoins être utilisé avantageusement pour une ambulance
temporaire de cinq cents blessés.

Il est isolé, bien ouvert, bien aéré, pourvu d'eau en abondance jusque dans les
cuisines, la pharmacie et la salle des bains, etc. De grandes salles et de vastes galeries au rez-de-chaussée recevraient les soldats. Une douzaine de petites chambres,
pouvant contenir chacune de deux à six lits, seraient affectées aux officiers.

Dans les cours et jardins environnants, il serait encore possible de dresser des
tentes et de réunir ainsi un plus grand nombre d'abris sur un même point, pour la
facilité des secours.

Il existe bien en ville deux petites casernes, la maison Guasla et la caserne
communale, pourvues de lits en bois sur tréteaux avec paillasses et couvertures.

Mais ces locaux ont peu d'importance ; une grande distance les sépare de l'hôpital civil, et le service deviendrait difficile si on l'éparpillait ainsi entre trois locaux.

A mon avis, si une affaire sérieuse avait lieu, voici comment il faudrait procéder :

1° Faire transporter à l'hôpital neuf, par le train, les fournitures réparties aujourd'hui entre les deux casernes et un petit magasin de la ville. Ces fournitures consistent en trois cents couvertures, trois cents paillasses, six cents draps de lit et quarante lits complets, ces derniers pour officiers ;

2° Faire approprier par des corvées l'hôpital civil, en ce moment occupé par la garde ;

3° Faire appel à la population pour obtenir des apports volontaires, à l'hôpital, en matelas, couvertures, linge, etc.

Comme dernière ressource, Gorgonzola possède une belle église, où l'on pourrait déposer trois cents blessés. Le syndic de la ville mettra de la paille à notre disposition.

Les évacuations sur Milan seraient rendues très-faciles, soit en dirigeant les blessés sur le chemin de fer dont la gare est à deux milles de la ville, soit, ce qui serait préférable, en les déposant sur des bateaux qui, au moyen du canal traversant la ville, les conduiraient sans fatigue à Milan en moins de 4 heures.

BERTHERAND, médecin en chef du grand quartier général.

Grand quartier général, Gorgonzola, 12 juin. — M. l'intendant général,

Les gouttières métalliques que j'ai eu l'honneur de vous demander, dans deux de mes dépêches, forment des appareils de première nécessité pour les fractures, afin d'immobiliser les membres et de les préserver non-seulement des secousses, des déplacements et des souffrances qui en résultent, mais souvent même des accidents qui nécessitent des amputations.

Le nombre des gouttières de nos caissons serait tout à fait insuffisant pour les éventualités d'une nouvelle bataille ou d'un siége, sans compter que plusieurs de nos ambulances s'en sont trouvées tout à fait dépourvues.

Le modèle usité en France, sorte de grillage flexible, me paraît moins avantageux que le modèle employé en Piémont : cette gouttière est en fer-blanc plein et léger, s'adaptant fort bien aux membres ; les ambulances de la garde impériale ont pu s'en procurer. Le prix de ces appareils est très-modique, eu égard surtout aux grands avantages que l'on peut en tirer.

Je vous prie encore, M. l'intendant général, de vouloir bien apprécier l'utilité de cette demande, en faisant délivrer à chacune des ambulances actives, au moins 15 gouttières métalliques.

Baron LARREY, médecin en chef de l'armée.

Gênes, 12 juin. — M. le médecin en chef de l'armée,

Onze chirurgiens sous-aides requis, arrivant de France, viennent de débarquer à Gênes, où ils sont momentanément retenus par M. l'intendant militaire de Cambis. Je les ai attachés provisoirement, et en attendant vos ordres, à l'hôpital San Benigno, pour y être exercés à la tenue des cahiers de visite et à l'établissement des relevés.

Je remarque que deux seulement de ces sous-aides requis ont une tenue militaire, tandis que les autres n'en ont pas. Veuillez, je vous prie, me faire savoir si la tenue militaire vous paraît obligatoire, ou si elle doit rester facultative.

A l'instant même, je reçois la visite des médecins militaires qui viennent aussi de débarquer.

Il y a M. Haspel, médecin principal, et dix aides-majors.

Tous ces officiers de santé reçoivent l'ordre de partir dans les vingt-quatre heures pour le quartier général.

On nous annonce pour aujourd'hui une évacuation de 250 blessés autrichiens. Tout est prêt pour les recevoir.

Boudin, médecin en chef des hôpitaux de Gênes.

Florence, 12 juin. — M. le médecin en chef de l'armée,

En arrivant à Florence, j'ai dû m'occuper des ressources hospitalières que présente cette ville. Il y a plusieurs hospices civils et un hôpital militaire qui a été mis en partie à notre disposition. Nous pouvons disposer de 260 lits bien installés, dans des salles qui ne laissent rien à désirer. Le service de santé est confié aux médecins et chirurgiens titulaires de l'établissement. Ces messieurs sont des gens instruits et à la hauteur de leur mission.

Nos troupes ayant été portées en avant et réparties à Pistoja, Lucques et San Marcello, je suis allé m'assurer des moyens d'hospitaliser nos malades.

A Pistoja, trois établissements peuvent recevoir 500 lits.

A Lucques, l'hôpital militaire est préparé pour recevoir 90 Français, et une maison voisine, dite Sainte-Justine, maison d'orphelines, pourra contenir environ 250 lits.

A San Marcello, nos moyens suffisent; une ambulance a été établie dans une ferme.

Si, peu à peu, nos ressources matérielles s'organisent, il n'en est pas de même de notre personnel; l'artillerie n'a pas un médecin, le service des batteries est fait par un médecin d'un des régiments de la division. La réserve et le parc d'artillerie, formant une section à part, presque toujours campée isolément, ont provisoirement un médecin détaché des ambulances. Cet appauvrissement du personnel des ambulances pourrait, dans un moment donné, présenter de sérieux inconvénients. Nous quittons Florence demain pour nous diriger vers l'Apennin et nous rapprocher de l'armée.   LEGOUEST, médecin en chef du 5e corps.

13 JUIN. — *Armée française.* — Le grand quartier général impérial s'avance à Cassano, sur l'Adda, ainsi que la garde. Le 4e corps se porte de Trecella jusqu'au bord de l'Adda. Le 3e corps et la division de cavalerie s'établissent de Mozzanica à Sola, où s'avance la 3e division. Le 2e corps et la division Desvaux sont à Caravaggio ; le 1er corps à Treviglio. — Un régiment, le 68e, part de Lyon et se dirige, par chemin de fer, sur Saint-Jean de Maurienne.

Armée piémontaise. — La 4e division passe l'Adda et remonte au nord jusqu'à Gorlago. Le quartier général royal et la 3e division passent l'Oglio, arrivent à Palazzolo, remplaçant le corps de Garibaldi, qui s'est porté à Brescia. Les autres divisions passent aussi l'Oglio et se mettent en ligne entre Palasco et Pontoglio. La division Sambuy s'avance jusqu'à Coccaglio, éclairant les 1re, 2e, 3e et 5e divisions, qui marchent vers Brescia.

Armée autrichienne. — Le quartier général est à Leno. Toute l'armée est concentrée entre Robecco, extrême gauche, et Capriano, extrême droite. Le IXe corps est à Mantoue avec avant-postes à Bozzolo et Marcaria.

Grand quartier général, Gorgonzola, 13 juin. — M. l'intendant général,

Gorgonzola offre quelques locaux où l'on pourrait obtenir au besoin des secours hospitaliers, d'après un rapport que vient de m'adresser M. le médecin principal Bertherand, de l'ambulance du grand quartier général.

Ainsi, l'hôpital civil pourrait être approprié très-convenablement à une ambulance temporaire de 500 blessés, sans compter, dans son intérieur, un espace favorable à l'installation de plusieurs tentes.

Deux casernes, indiquées aussi dans le rapport, ne me paraissent pas pouvoir être employées eu égard à leur mauvais état, à leur peu d'importance et à leur éloignement de l'hôpital ; mais on pourrait en utiliser les fournitures dont le détail vous sera sans doute indiqué d'autre part.

L'église, enfin, dans un cas d'urgence, pourrait servir secondairement à l'installation d'une ambulance. Quant aux évacuations, toujours si importantes, elles seraient facilitées sur Milan par le chemin de fer.

                    Baron LARREY, médecin en chef de l'armée.

Grand quartier général, Cassano, 13 juin. — M. le médecin en chef de l'armée,

Les ressources que la ville de Cassano présenterait pour l'hospitalisation des malades sont, d'après les recherches auxquelles je viens de me livrer, les suivantes :

1° A l'hôpital civil, 30 lits environ, garnis et affectables de préférence aux officiers blessés. Cet établissement possède un directeur médecin, et on n'aurait pas à s'occuper des soins administratifs de sa gestion.

2° Trois casernes municipales : maison Cusani, maisons Branbilla n° 1 et n° 2, en assez mauvais état, et ne contenant chacune qu'une trentaine de paillasses fort sales. Total, 80 places.

3° La caserne du Castello, occupée en ce moment par nos troupes ; il y a là d'assez vastes salles et galeries pour soldats blessés, plus une série de petites pièces et dépendances aptes à recevoir des officiers, la cuisine, et il y aurait ici environ 275 places.

4° Le collége ; il y a un ameublement qui serait fort utile ; on pourrait y mettre 340 malades, dont 100 sur la paille, dans une chapelle annexée.

5° La grande église, Via Maggiore, 250 places.

6° L'église San Dionidjio et une autre qui lui fait face contiendraient encore 100 blessés.

En résumé, dans les deux locaux qui me paraissent le mieux appropriés aux conditions de l'hygiène et d'un service facile, la caserne du Castello et le collége, il y a place pour 610 blessés soldats.

Les officiers (30 environ) seraient placés à l'hôpital civil.

Si cela ne suffisait pas, je conseillerais d'abord les églises ; les soi-disant casernes, par leur insalubrité, leur accès difficile, ne devront être employées qu'en dernier ressort.

La municipalité disposerait de 1000 draps de lit, 500 couvertures, 500 paillasses, et donnerait une grande quantité de vaisselle, ustensiles, etc.

Les soins pharmaceutiques et la nourriture des malades seraient donnés facilement par le personnel de l'ambulance installée dans les locaux du collége et du Castello. Pour les églises, il faudrait, pour la nourriture et la tisane, faire des réquisitions dans les hôtels et les officines de la ville ; ce serait économique, plus prompt, et cela ménagerait les infirmiers, dont nous continuons à être pourvus en nombre fort insuffisant, malgré l'expérience faite à San Martino le 4 juin.

Je dois, pour terminer, vous donner un autre renseignement important, si nous devions être débordés par un grand nombre de blessés. Il existe à Caravaggio et à Treviglio, tout près de nous, des ressources en hôpitaux, à ce qu'il paraît considérables.

Si les 980 places dont nous pouvons disposer, au maximum, ne suffisaient pas, on pourrait diviser le transport des blessés en les dirigeant sur ces deux points.

BERTHERAND, médecin en chef du quartier général.

Gênes, 13 juin. — M. le médecin en chef de l'armée,

Deux médecins aides-majors sont arrivés à Gênes ce matin, et je leur ai prescrit de partir dans les vingt-quatre heures pour le quartier général.

Le *Moniteur universel* annonce un concours dans les principales villes de France pour le grade de sous-aide, avec engagement pour deux ans. Le même journal prescrit le port de l'uniforme, ce qui résout la question que je posais hier.

Milan, 13 juin. — M. le médecin en chef de l'armée,

Les blessés sont dans un état satisfaisant.

J'ai dû faire quelques débridements aponévrotiques profonds. Jusqu'à ce jour, les grandes incisions et celles indispensables pour l'extraction des esquilles et des projectiles n'étaient faites par les médecins civils qu'avec hésitation et timidité ; cependant j'ai toujours été invité par nos confrères italiens à leur donner l'exemple de la pratique chirurgicale française.

Le nombre actuel des blessés à Milan est d'environ 7,000, dont 2,000 Autrichiens.

Les blessés autrichiens sont toujours l'objet des mêmes soins que nos blessés.

Deux médecins autrichiens, qui faisaient le service près de leurs blessés, ont été changés à cause du peu de zèle et du peu d'aptitude qu'ils montraient.

Sans qu'aucune susceptibilité soit froissée, la pratique chirurgicale française gagne chaque jour du terrain sur les errements milanais.

CUVELLIER, médecin en chef des hôpitaux de Milan.

Milan, 13 juin. — M. le médecin en chef de l'armée,

Il y avait hier, dans les hôpitaux de Milan, plus de 7,000 malades français, autrichiens ou sardes, répartis dans vingt établissements. Malgré tout le zèle et le dévouement dont les médecins civils et les commissions administratives ne cessent de nous donner des preuves, il m'a paru indispensable de conserver ici un personnel médical et administratif essentiellement français. J'ai en conséquence prescrit à MM. Molard, médecin principal, et Ganderax, médecin-major de 1re classe, de rester provisoirement à Milan, à la disposition de M. Cuvellier, désigné pour être chef de service. Si, au point de vue de la spécialité et de l'aptitude particulière, vous pensiez devoir les remplacer par d'autres, je vous prie de me faire les propositions que vous jugerez convenables.

La situation de Milan va d'ailleurs se détendre, de jour en jour, par des évacuations sur d'autres hôpitaux ou sur des dépôts de convalescents. Des ordres sont donnés pour que les médecins désignent chaque jour les hommes qui se trouvent dans l'une ou l'autre de ces catégories.

J'ai dû également retenir momentanément à Milan M. Miche, médecin aide-major chargé du service des isolés, et qu'il m'a été impossible de faire remplacer par un médecin civil.   Paris, intendant général de l'armée.

Rapport au général d'Autemarre sur les blessés français prisonniers conduits à Pavie.

Pavie, le 13 juin 1859.

Mon général,

Hier, d'après vos ordres, je me suis transporté dans les hôpitaux et les maisons particulières où se trouvent des blessés français ; j'ai l'honneur de vous rendre compte de ma mission. Ces blessés sont :

1° M. Buchin (Jean-François), lieutenant au 73e, atteint d'un coup de feu au coude gauche, fracture comminutive de l'extrémité inférieure de l'humérus ; gonflement et tuméfaction considérables du bras et de l'avant-bras. Blessure grave qui intéresse l'articulation et nécessitera probablement l'amputation consécutive du bras ;

2° Gilbert (Jean), sergent-fourrier au 52e ; coup de feu au pied, fracture du gros orteil et lésion de l'articulation tarso-métatarsienne. Cette blessure a bonne apparence, et l'état général du blessé est satisfaisant.

3° De Chamisso (Paul), sergent au 23e ; trois blessures, produites par le même projectile : la balle, après avoir fracturé comminutivement la première phalange de l'indicateur de la main droite, et déchiré les tissus sur toute la longueur de la face palmaire de ce doigt, est venue briser la troisième phalange du médius de la même main, puis l'avant-bras gauche à son tiers inférieur. On s'explique ces trois blessures par le même projectile : le sergent de Chamisso a été frappé de côté, pendant qu'il ajustait pour tirer. Un appareil a été appliqué à la fracture du radius ; l'état est bon ; l'indicateur de la main droite aurait déjà dû être amputé ; je verrai, aujourd'hui même, le médecin civil chargé du service, et parviendrai, j'espère, à lui faire partager ma manière de voir.

4° Brisset (Jean-Pierre), caporal de grenadiers au 52e ; coup de feu au tiers supérieur externe du mollet gauche. La balle, qui n'a intéressé que les chairs, a pu être extraite ; blessure en voie de guérison.

5° Provais (Jules), caporal de voltigeurs au 75e ; coup de feu à la hanche droite, en arrière du grand trochanter ; pas de fracture, mais la balle n'a pu être extraite ; léger coup de baïonnette à l'épaule gauche, blessure à peu près cicatrisée. Ce blessé, recueilli dans une maison particulière, a été atteint d'une inflammation intestinale, mais il va assez bien aujourd'hui.

6° Kühn (Adam), voltigeur au 90e ; très-légère blessure, n'intéressant que la partie superficielle des muscles du dos sur une longueur de 5 centimètres ;

7° Vignèron (Charles), chasseur au 6e bataillon ; coup de feu au creux poplité de la jambe droite ; l'extraction de la balle n'a pu être faite ; blessure grave.

8° Lions (Pierre-Louis), grenadier au 70e ; coup de feu au bras gauche. La balle, après avoir fracturé l'humérus à son quart supérieur, est venue sortir à la partie moyenne du bord externe de l'omoplate ; blessure grave.

9° Coureau (Mathieu), caporal de grenadiers au 44e ; coup de feu à la joue droite. La balle, pénétrant au-dessous de la pommette, et n'intéressant que les parties molles, est venue sortir dans la bouche ; blessure en voie de guérison.

10° Coerin (Jacob), voltigeur au 2e régiment étranger ; coup de feu à la partie inférieure gauche du thorax. La balle, contournant les côtes, n'a produit aucune fracture ; la blessure est en voie de guérison.

Tous ces blessés ont été faits prisonniers le 4 juin. En général, ils ne se plaignent pas des Autrichiens ; mais tous se louent beaucoup des bons soins qui leur sont donnés depuis qu'ils sont confiés aux médecins de Pavie. Dans les hôpitaux et dans les maisons particulières, ils sont l'objet d'attentions et de prévenances de toutes sortes. Pendant la durée de notre séjour à Pavie, je verrai chaque jour ces blessés, à l'heure de la visite des médecins, et soumettrai à ces derniers, avec les égards et la discrétion voulus, les observations que je croirai utiles à nos blessés.

VERGÉ, médecin-major.

14 JUIN. — *Armée française.* — Le grand quartier général impérial passe l'Adda et arrive à Treviglio avec la garde, dont une division reste à Cassano. Les 2e et 3e corps, après avoir traversé le Sério, s'avancent vers l'Oglio et forment une ligne qui, de Romano, s'étend au delà de Fontanella. Le 1er corps est à Mozzanica, le 4e à Caravaggio. — La division d'Autemarre, à Plaisance, s'occupe de la construction d'un pont sur le Pô et de la réparation du pont de Pizzighettone sur l'Adda.

Armée piémontaise. — Le grand quartier général royal est à Castegnato. Les cinq divisions d'infanterie et la division de cavalerie s'établissent devant Brescia. Le corps de Garibaldi se porte en avant à San Eufemia.

Armée autrichienne. — La division Urban se retire à Castelnedolo. Le Ier corps s'étend de Fenile à Bagnole ; le VIIIe couvre Leno ; les IIe, IIIe et Ve forment l'aile gauche derrière la Mella ; le VIIe est à Montechiaro ; le IXe conserve ses positions.

Grand quartier général, Treviglio, 14 juin. — M. l'intendant général,

Les ressources hospitalières de la ville de Cassano sont les suivantes, d'après le rapport spécial que j'avais chargé M. le médecin principal Bertherand de m'adresser.

L'hôpital civil, de la contenance seulement de trente lits, pourrait être affecté au service des officiers.

La caserne du Castello et le collége fourniraient place à 600 blessés, et, si ces premières ressources ne suffisaient point, une des églises pourrait être utilisée, plutôt que les trois casernes municipales, qui sont en mauvais état et n'offrent point les conditions d'hygiène désirables.

La municipalité fournirait une grande partie du matériel, et nos propres ressources compléteraient le reste.

Les évacuations de Cassano, comme celles de Gorgonzola, sur Milan, seraient facilitées par le chemin de fer et par le canal, en affectant surtout cette dernière voie, comme le propose M. le médecin principal Bertherand, au transport des blessés.   Baron LARREY, médecin en chef de l'armée.

Palais de Saint-Cloud, 14 juin 1859. — A M. le médecin en chef de l'armée.

M. le Baron,

Je viens de faire expédier à M. le colonel Lepic, avec prière de vous en faire la remise, 1500 kilogrammes environ de charpie et de linge à pansements, destinés au service des ambulances de l'armée. D'autres envois ne tarderont pas à suivre celui-ci. Soyez assez bon pour en faire la distribution de la manière que vous jugerez la plus convenable et me faire connaître les quantités dont vous pouvez avoir encore besoin.

Nous sommes en mesure de porter votre approvisionnement à 25,000 kilogrammes s'il le faut.

ROLIN, général de division, adjudant général du Palais.

Grand quartier général, Cassano, 14 juin 1859. — M. le médecin en chef des hôpitaux de Gênes,

Je m'empresse de vous adresser quatre lettres de service signées d'avance, pour les désignations nouvelles les plus urgentes du personnel médical. Il vous suffira de les faire approuver par M. l'intendant divisionnaire pour M. l'intendant général. Mais il importe beaucoup, pour les besoins et la régularité de tout le service médical de l'armée, qu'à part ces désignations d'urgence, tous les nouveaux médecins arrivant se présentent à moi ou me soient annoncés sans retard au grand quartier général, afin que je puisse pourvoir plus sûrement à tous les besoins d'un service aussi compliqué que le nôtre, surtout depuis les promotions récentes. Veuillez par conséquent me faire connaître, le plus promptement possible, les destinations que vous aurez données aux quatre lettres de service ci-jointes. L'une d'elles sera remise à M. Maignien, que M. l'intendant a retenu d'urgence à Gênes. Mais prenez garde que la multiplicité des hôpitaux de cette place n'augmente pas les embarras du service par l'insuffisance du personnel de santé, car beaucoup d'autres hôpitaux réclament aussi du monde.

A défaut d'élèves ou de sous-aides auxiliaires, tâchez d'utiliser les quelques infirmiers assistants que vous auriez à votre disposition, ou mieux encore, tâchez de faire à Gênes ce qui a été fait si utilement à Paris au Val-de-Grâce et à Marseille, c'est-à-dire d'exercer un certain nombre d'infirmiers ordinaires, voir même des soldats convalescents ou malades, au service secondaire des pansements et de la tenue des cahiers. Lorsque enfin les élèves arriveront de Marseille, vous pourrez les retenir provisoirement à Gênes, en me faisant connaître aussitôt leur nombre, afin que je puisse en détacher quelques-uns sur les différents points où leur présence serait nécessaire.

Je vous félicite encore une fois, mon cher camarade, de votre sollicitude constante pour le service hospitalier de la place de Gênes ; mais ne perdez pas de vue qu'il ne faut pas accumuler nos principales ressources.

Quant à la question si importante des évacuations, je vous prie de vous entendre avec M. l'intendant divisionnaire, afin d'apprécier d'une manière exacte les moyens dont on pourrait disposer à Gênes à cet effet. Veuillez me les faire connaître sans retard, afin que je puisse en écrire à M. l'intendant général.

Baron Larrey, médecin en chef de l'armée.

Gênes, 14 juin 1859. — M. le médecin en chef de l'armée,

Je reçois à l'instant la visite d'arrivée de MM. Blanvillain et Worbe, médecins-majors, et de M. Nuzillat, médecin aide-major.

Ils m'apprennent que M. Leroy, médecin-major, est arrivé sur le même navire. MM. Leroy et Nuzillat reçoivent l'ordre de se rendre au quartier général ; mais les besoins du service m'obligent à conserver, à titre provisoire et en attendant vos ordres, MM. Worbe et Blanvillain.

Je n'ai ici, en effet, que trois médecins traitants de la profession chirurgicale, et le seul hôpital de San Benigno compte, depuis hier, 478 blessés. D'autre part, M. l'intendant militaire de Cambis me demande un médecin-major pour l'envoyer à Savone.

La division de Gênes aura, dans deux jours, huit hôpitaux, savoir :

L'hôpital San Benigno,	L'hôpital Saint-Sylvestre,
— du grand séminaire,	— civil de Pammatone,
— Della-Neve,	— militaire sarde,
— du collége national,	— de Savone.

La marine impériale met dès à présent à notre disposition, pour les évacuations, les bâtiments ci-après :

1° L'*Ulloa* et l'*Eldorado*, ayant chacun 112 lits à deux matelas, pouvant par conséquent transporter chacun 224 malades, dont 112 à plat pont ;

2° Deux corvettes à vapeur, le *Météore* et le *Grégeois*, pouvant transporter chacune 70 malades.

Je prends des dispositions pour la bonne installation des chirurgiens sous-aides requis, et pour la régularité et l'uniformité de leur tenue militaire.

BOUDIN, médecin en chef des hôpitaux de Gênes.

P. S. L'hôpital San Benigno a reçu hier par évacuation 260 malades, dont 177 blessés, en grande partie Autrichiens. Le chiffre des malades de cet hôpital était ce matin de 1060, dont 478 blessés.

15 JUIN. — *Armée française.* — Le grand quartier général impérial arrive à Covo; la garde à Romano. Le 2e corps répare le pont de l'Oglio, s'établit à Urago d'Oglio; le 3e à Fontanella; les 1er et 4e ne font aucun mouvement important. Les deux brigades de cavalerie de la garde arrivent à Milan.

Armée piémontaise. — La 4e division s'avance à San Eufemia, pour soutenir Garibaldi, qui, après avoir rencontré les Autrichiens à Treponti, avoir eu avec eux un engagement sérieux, et les avoir en définitive repoussés jusqu'auprès de Castelnedolo, se porte à Virle, Bettola et Bettoletto. La 5e division s'étend de Onzato à Azzano.

Armée autrichienne. — Se concentre devant Montechiaro et Castiglione sur les deux rives de la Chiese. La division Urban est à Calcinato; le vii° corps occupe Desenzano, Rivoltella et Montechiaro. Le viii° corps et la division Mensdorff sont sur la rive droite; le v° s'étend en avant de Castiglione, où se trouve le quartier général, de Novalli à Carpenedolo; le i^{er} est entre Vignizzolo et Montechiaro; le ii° à Cassiano et le iii° à Castelgoffredo.

AFFAIRE DE TREPONTI.

	Morts.	Blessés.
Perte des chasseurs des Alpes.	15	120

Les Autrichiens doivent avoir subi des pertes à peu près semblables.

Turin, 15 juin 1859. — M. le médecin en chef de l'armée,

Il m'est impossible pour le moment de vous envoyer le mouvement exact des malades pendant la première dizaine de ce mois. Mais depuis le 1er juin, nous avons reçu à peu près 1400 blessés par armes à feu. J'ai eu fort à faire, je me suis multiplié autant que j'ai pu; mais il m'a été impossible de tout voir et de tout faire. Je ne suis bien secondé que par un jeune Piémontais, agrégé de la faculté, médecin très-instruit et capable, mais qui a peu pratiqué et a encore besoin de conseils.

Chez tous les médecins italiens il y a du zèle et de la bonne volonté, mais cela ne suffit pas; cependant il y a progrès, et j'espère que le service marchera convenablement.

Nous avons maintenant deux hôpitaux organisés. Dans le premier installé, j'ai laissé tous les blessés, parce qu'il est à proximité du débarcadère ; dans le second, qui est assez éloigné du point d'arrivée, j'ai placé tous les fiévreux et les vénériens qui nous restent. Ce dernier, qui est une caserne de cavalerie, est dans de bonnes conditions hygiéniques et convenablement disposé pour faciliter les services médical et administratif.

Nos débuts ont été très-pénibles, par défaut de matériel convenable et d'infirmiers-majors, qui sont tous de simples soldats, peu au courant du service et manquant de l'autorité du grade. De plus, les infirmiers militaires étant en nombre très-insuffisant, il a fallu prendre des infirmiers civils, qui sont de fort mauvais serviteurs.

Nous avons reçu beaucoup de blessures graves, surtout aux mains. Ces blessures se sont rapidement compliquées d'accidents phlegmoneux, qui ont déjà nécessité et nécessiteront encore beaucoup d'opérations.

Jusqu'à présent tous mes opérés vont bien, et j'ai l'espoir de voir guérir le plus grand nombre. Il ne s'est encore manifesté aucun phénomène d'infection purulente sur les amputés, et la cicatrisation marche régulièrement et assez rapidement.

Nous avons tenté la réunion immédiate chez plusieurs amputés; elle paraît devoir réussir; mais j'ai donné et, à l'avenir, je donnerai probablement la préférence à la réunion médiate.

Jusqu'à présent, les conditions hygiéniques et organiques ont été favorables; mais j'observe déjà des modifications sensibles, fâcheuses, sur les blessés atteints de lésions graves, surtout dans celles compliquées de fracture.

J'ai précipité les opérations autant que l'a nécessité la gravité des lésions et que l'ont permis les circonstances, le grand nombre de blessés et la médiocrité scientifique du personnel chirurgical italien. Malgré toute l'attention et toute l'activité que j'ai mises à simplifier autant que possible les blessures graves et nombreuses que nous avons reçues, je le répète, il m'a été impossible de tout voir et de tout faire : aussi nous sommes débordés par les accidents, et il nous reste encore beaucoup à opérer pour nettoyer nos salles, ouvrir les foyers purulents et prévenir l'atmosphère miasmatique qui a si cruellement décimé nos opérés dans les hôpitaux de Constantinople. J'espère cependant arriver à un résultat satisfaisant, si nous ne recevons pas de nouveaux blessés avant une dizaine de jours.

J'ai le regret de vous annoncer que nous comptons déjà huit cas de tétanos, dont six se sont terminés par la mort; il en reste deux qui, probablement, se termineront comme les premiers. Cette fâcheuse complication s'est montrée, comme toujours, indépendante de la gravité des blessures, et s'est manifestée si évidemment sous l'influence de l'état atmosphérique qu'il est impossible de ne pas admettre un rapport positif de cause à effet.

Avant-hier, MM. Lécart et Moullié, aides-majors de passage, ont été retenus provisoirement pour me prêter leur concours, qui m'était bien nécessaire. M. Toussaint, aide-major, est arrivé le même jour, à ma grande satisfaction, et j'espère qu'il me sera très-utile.

On organise en ce moment un troisième hôpital qui est dans une situation charmante, sur la rive gauche du Pô : il pourra contenir de quatre à cinq cents malades. C'est un château royal déchu de sa splendeur primitive, situé à un kilomètre de la ville, entouré de beaux jardins et de promenades délicieuses, où les malades pourront respirer le grand air. C'est une charmante habitation d'été; mais je doute qu'on puisse y laisser des malades pendant l'hiver.

Je vous exprime de nouveau le désir et presque la nécessité de mettre à la tête de chaque hôpital un médecin militaire du grade de major.

SALLERON, médecin en chef des hôpitaux de Turin.

Alexandrie, 15 juin. — M. le médecin en chef de l'armée,

Au point de vue du matériel, le service médical de la circonscription d'Alexandrie est aujourd'hui organisé. Il n'en est pas tout à fait de même sous le rapport du personnel.

San Stefano et Santa Clara sont desservis par l'administration française; l'hôpital divisionnaire, le collége, le séminaire et Santa Martha par l'administration sarde.

Ces deux groupes d'hôpitaux peuvent recevoir 2,000 malades, et comme les Sardes n'en ont que 2 ou 300 en moyenne, nous avons place pour 16 à 1700 Français, officiers, sous-officiers et soldats.

Asti et Novi, situés sur la ligne ferrée et à une faible distance d'Alexandrie, ont les ressources nécessaires, personnel et matériel, pour loger et soigner 1000 malades ou blessés français.

Des tentes, planchéiées et pourvues de paillasses et de couvertures, sont dressées tout à côté de l'embarcadère du chemin de fer, pour y recevoir, provisoirement, en cas de besoin urgent et pour faciliter les évacuations, 1,000 à 1,500 malades.

De sorte qu'en l'état normal on peut avoir dans la circonscription d'Alexandrie 2,700 malades français et 4,000 au moins dans les circonstances pressantes. Santa Martha et Santa Clara ne reçoivent plus que des blessés, le collége et le séminaire que des fièvreux; San Stefano et l'hôpital divisionnaire admettent, en même temps et suivant les besoins, des fièvreux et des blessés.

Tous les officiers fièvreux et blessés sont reçus aux hôpitaux divisionnaires et à

San Stefano ; les malades de la place sont dirigés, les blessés sur Santa Martha, et les fiévreux sur le collége ; parmi les hommes isolés arrivant par le chemin de fer, les blessés sur Santa Clara, et les fiévreux sur le séminaire ; les hôpitaux divisionnaires de San Stefano, d'Asti et de Novi sont réservés pour les évacuations en grand.

J'ai obtenu, non sans patience ni sans peine, que tous les matins, à l'issue des visites, chaque médecin traitant me fasse parvenir à l'hôpital divisionnaire, où je vais tous les jours, un bulletin indiquant le mouvement de la veille, par catégorie de malades fiévreux, blessés, vénériens et galeux. C'était le seul moyen de pouvoir vous fournir un mouvement exact de nos malades tous les dix jours. Ce système, dont je dois la réalisation à la bienveillante activité de M. Cortèse, fonctionne, sans lacune, depuis le 10, et j'ai tout lieu d'espérer qu'il se perpétuera sans interruption jusqu'à la fin de la campagne.

L'hôpital d'Asti a un personnel sarde médico-chirurgical et administratif suffisant, et le médecin en chef, M. Alciadi, ancien médecin divisionnaire en retraite, qui m'a paru avoir une valeur réelle, m'envoie, tous les dix jours, le mouvement des malades et me fait part, dans l'intervalle, de tous les incidents remarquables de son service.

L'honorable et savant professeur Cortèse est remplacé à l'hôpital divisionnaire par M. Cairo, médecin du séminaire, et M. Cairo par M. Piccinini de Santa Clara. Depuis le départ de M. Cortèse, précédé et suivi de celui de presque tous les médecins capables de l'armée, le personnel médical est insuffisant dans les hôpitaux sardes sous le rapport du nombre et surtout sous celui de la qualité. Tous les médecins de la ville, valides ou capables, sont requis ; et malgré cette réquisition générale et le chiffre réduit des malades, le service médical y est en souffrance : les blessés sont genéralement négligés, et les fiévreux abandonnés aux ressources de la nature quand ils ne sont pas saignés à outrance.

Quand nous n'avions que peu de malades à San Stefano et que les médecins de l'ambulance de la cavalerie de la garde étaient encore ici, nos médecins allaient, chaque jour, faire presque tous les pansements du collége national ; mais à présent que les Sardes sont presque livrés à eux-mêmes, nos malades en souffrent nécessairement. J'ai obvié, en partie, à cet inconvénient, en faisant transporter les blessés du collége et du séminaire à Santa Martha, où se trouve M. Restelli, chirurgien capable et plein d'activité et de bonne volonté. Il a déjà fait plusieurs opérations qui auraient dû être pratiquées depuis longtemps.

Pour les hôpitaux de San Stefano et de Santa Clara, qui peuvent recevoir 850 malades, et qui en avaient, il y a deux jours 344, dont plus de 200 blessés, je n'ai que deux aides-majors, un sergent bon à peu de chose, des infirmiers en nombre insuffisant et généralement mauvais, des jeunes gens du pays, sans expérience et sans connaissance spéciale pour tenir les cahiers de visite, faire les relevés et la distribution des aliments et des médicaments.

Un médecin de la ville est chargé depuis quelques jours de la visite des isolés et des passagers malades ; mais, soit à cause de son inexactitude ou pour tout autre motif, tous les matins, au milieu de notre service, déjà si long et si pénible, nous sommes assaillis par des hommes de passage à visiter.

Telle est la situation du service sanitaire d'Alexandrie au point de vue du personnel médical et des infirmiers, et je crois devoir vous faire connaître la réalité, dont la responsabilité ne saurait retomber ni sur vous ni sur moi.

L'éloignement de l'armée va sans doute diminuer l'importance d'Alexandrie; je le désire si nos malades et nos blessés doivent trouver ailleurs des ressources plus favorables à leur rétablissement.

> CAZALAS, médecin en chef des hôpitaux d'Alexandrie.

16 JUIN. — *Armée française.* — Le grand quartier général impérial se porte à Calcio avec une partie de la garde, l'autre partie occupe Chiari ; le 2ᵉ corps est à Castrezzato, le 1ᵉʳ à Urago d'Oglio et à Kudiano, le 4ᵉ à Antignate et Fontanella, le 3ᵉ à Orzinovi et Soncino. Les brigades de cavalerie de la garde arrivent à Cassano. — Le 68ᵉ, venant de Lyon, arrive à Suze.

Armée piémontaise. — Conserve ses positions. Mais une brigade de la 4ᵉ division est détachée dans la montagne et s'avance à Dorfo et à Breno, où elle se fortifie pour s'opposer au mouvement du vɪᵉ corps autrichien, manœuvrant dans le Tyrol et menaçant le flanc gauche de l'armée alliée; les chasseurs des Alpes vont aussi occuper les routes de la montagne.

Armée autrichienne. — Le quartier général se transporte à Volta avec le vᵉ corps. Le vɪɪᵉ corps est à Lonato ; le ɪᵉʳ s'étend de Desenzano à Castel-Venzago et Peschiera ; le vɪɪɪᵉ occupe Castiglione, Cavriana et Guidizzolo avec la division de cavalerie Mensdorff ; le ɪxᵉ s'est établi à Goito et Cagliara, en avant du ɪɪɪᵉ. Le ɪɪᵉ forme l'extrême gauche à Castellucchio, en avant de Mantoue.

Calcio, 16 juin. — M. le médecin en chef de l'armée,

Je continue à vous faire connaître les ressources hospitalières que j'ai été à même de constater sur notre passage depuis Cassano :

1° A *Treviglio*, les blessés et malades pourraient trouver un asile momentané : dans l'hôpital civil ; c'est un bâtiment neuf et assez bien situé, qui ne compte guère qu'une cinquantaine de lits ; mais je me suis assuré que les trois corps de logis qui le constituent pourraient recevoir près de 300 blessés ; dans la caserne de gendarmerie : il y a place pour soixante hommes sur la paille ; dans les églises : San Martino, la plus considérable de toutes, contiendrait à elle seule plus de 200 blessés.

2° A *Covo*, village très-pauvre, je ne vois guère que deux petites églises qui pourraient être utilisées, ainsi que le corps de logis et les arcades de la maison où était logé l'Empereur.

3° A *Romano*, petite ville située à un mille seulement de Covo, il y a un hôpital de 25 à 30 lits qui pourrait servir à loger autant d'officiers. La localité compte plusieurs rues et bon nombre de maisons à arcades pouvant servir d'abri temporaire pour des évacuations de blessés. La route de Calcio à Treviglio pouvant se suivre indistinctement par Covo ou Romano, s'il fallait absolument s'arrêter en chemin, il vaudrait mieux le faire à Romano.

4° *Calcio* possède un hospice civil bien situé, bien aéré, bien tenu par un médecin directeur assisté de sœurs de Saint-Vincent de Paule. Bien que cet établissement ne possède que 12 lits garnis, on pourrait aisément y loger 200 blessés, tant dans les salles que dans les galeries et le grenier, qui est très-spacieux et garni de nombreuses fenêtres ; il y a dans la maison cuisine et accessoires suffisants. Les officiers y seraient très-bien dans les deux salles du rez-de-chaussée.

Je dois vous signaler encore à Calcio : 1° la caserne de gendarmerie, pouvant contenir 25 malades soldats ; 2° la maison Oldofredi (garnie), 20 officiers ; 3° la maison Della Marchese di Cecco, 100 malades soldats ; 4° une église, 250 soldats.

A première sollicitation, la municipalité se fait fort de réunir, par un appel à la population, 150 à 200 matelas, paille, couvertures et accessoires, linge, médicaments, etc.

En résumé, on peut compter à Calcio sur des abris pour une centaine d'officiers et 300 soldats, non compris la ressource des habitations particulières.

BERTHERAND, médecin en chef du grand quartier général.

Milan, 16 juin. — M. le médecin en chef de l'armée,

La position critique dans laquelle nous avons été à Milan, avec un effectif de malades dépassant 7,000, et réparti dans 20 hôpitaux, m'a déterminé à retenir provisoirement :

MM. Molard, Catteloup, } médecins principaux.	MM. Thierry, Reeb, Mathieu, } médecins aides-majors.	
Ganderax, Fropo, } médecins-majors.		

Ce dernier pour le dépôt des convalescents établi à Monza.

Malgré tout le savoir des médecins du pays, ils sont tellement loin de nos habitudes et de nos idées, que j'estime nécessaire, au moins pendant quelque temps, de maintenir le personnel, comme je viens de l'indiquer, au point de vue numérique.

Plusieurs médecins sont arrivés hier et avant-hier. Comme ils n'avaient pas

de moyens de transport et que les hôpitaux de Gênes, de Turin et d'Alexandrie
manquent de personnel, il nous a paru qu'ils pourraient attendre des ordres ici.
Alexandrie, d'après les rapports que je reçois, est une des places dont les besoins
sont le plus pressants. Il y faudrait au moins quatre médecins pour pouvoir utiliser
les ressources qui y ont été créées.

Les médecins arrivés sont :

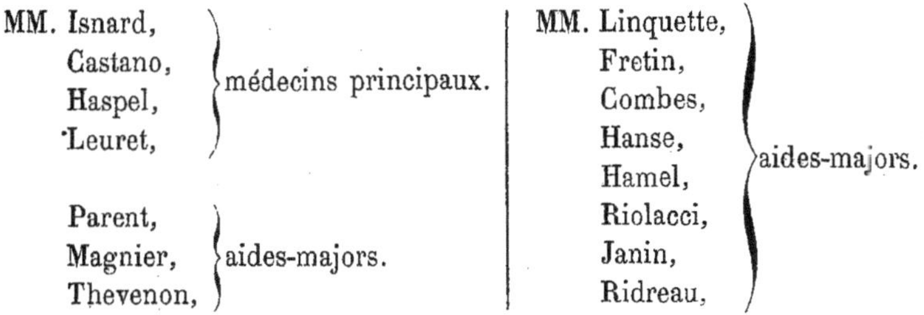

Plusieurs de ces messieurs se sont déjà mis en route et ont dû se présenter à
vous.

Je compte partir, après-demain, pour rejoindre le quartier général. Les lettres
de service que vous auriez à faire remettre devront donc être adressées soit à mon
camarade, M. Thiévard, adjoint de 2e classe, soit à M. Cuvellier, médecin en chef.

DE LAVALETTE, sous-intendant militaire.

P. S. Je crois devoir ajouter que le concours de nos médecins n'est pas seulement nécessaire au point de vue de la science, mais encore à celui de l'exécution
du service (évacuations, régime alimentaire, etc.).

----

*Circulaire à MM. les médecins en chef de la garde impériale, des corps d'armée
et des hôpitaux militaires.*

Grand quartier général, Brescia, 16 juin. — M. le médecin en chef,

L'évacuation sur France des malades et des blessés hors d'état de continuer la
campagne, ou dont le rétablissement exigerait un délai de plus de trois mois, est
une mesure de la plus importante nécessité, pour prévenir l'encomb rement des hôpitaux et ses redoutables conséquences. Je m'en suis préoccupé dès l'arrivée des
troupes en Italie, et j'ai proposé à M. l'intendant général, ainsi qu'à l'autorité militaire, les mesures qui me semblaient les plus propres à assurer et à régulariser partout le service des évacuations. Cette grave question a été enfin discutée devant
l'Empereur, et, d'après les ordres de Sa Majesté, M. le major général vient d'adresser
aux commandants militaires de Milan, Novare, Verceil, Alexandrie et Gênes, les
instructions ci-après :

Grand quartier général, Covo, 15 juin.

Les combats livrés par l'armée et les fatigues des marches rapides qu'elle a eues à exécuter depuis qu'elle est entrée en opérations, ont dû naturellement faire entrer un grand nombre d'hommes dans les hôpitaux militaires des villes qu'elle a traversées.

Il importait, en prévision des besoins à venir, d'empêcher l'encombrement de ces établissements. J'ai l'honneur de vous informer que, d'après les ordres de l'Empereur, j'adresse à MM. les commandants militaires de Milan, Novare, Verceil, Alexandrie et Gênes, les instructions ci-après :

Le 1er et le 16 de chaque mois, et plus souvent si des circonstances particulières viennent à le rendre nécessaire, ces officiers généraux procéderont à une visite générale et détaillée des hôpitaux militaires de la place qu'ils commandent, en se faisant accompagner du sous-intendant et du médecin en chef de chaque hôpital.

Dans cette visite, ils se feront désigner les malades dont le rétablissement exigerait un délai de plus de trois mois, ainsi que les blessés que la gravité de leurs blessures mettrait dans l'impossibilité de servir utilement à l'armée avant le même laps de temps. Ils feront constater leur état, et, s'il est reconnu qu'ils puissent supporter le transport, ils les feront diriger sur Gênes, pour de là être évacués sur France. Ils voyageront par les chemins de fer, toutes les fois que cela sera possible. Les commandants militaires donneront avis de leur départ à M. le général Herbillon, à Gênes, qui, à son tour, préviendra la 9e division militaire des évacuations sur France qu'il fera effectuer.

Les hommes atteints d'affections légères, ou seulement fatigués, devront sortir des hôpitaux pour être envoyés dans des dépôts de convalescents, qui seront créés dans chacune des villes où il a été institué des commandements militaires. Les commandants sont chargés, en conséquence, de rechercher les emplacements les plus convenables pour établir des dépôts de cette nature, et de les faire organiser sans aucun délai.

Dès que leur guérison sera complète, les hommes devront quitter les dépôts de convalescents pour rejoindre leurs corps, sur lesquels, d'ailleurs, devront être immédiatement dirigés ceux dont l'état de maladie ou de faiblesse serait reconnu simulé.

Il est bien entendu que les dispositions qui précèdent devront être appliquées aux prisonniers qui se trouvent dans les hôpitaux, et qui devront en sortir pour être évacués sur les dépôts de prisonniers aussitôt que leur état le permettra.

Je vous prie de concourir, en ce qui vous concerne, à assurer l'exécution de ces dispositions.

Le maréchal-major général,

Par ordre : De Martimprey, général de division, aide-major général.

D'après ces instructions précises, je prie à mon tour les médecins en chef des corps d'armée et des hôpitaux d'en assurer, pour leur part, l'exécution, et de recommander aux médecins placés sous leurs ordres les mesures d'hygiène les plus propres à empêcher partout la fréquence des maladies, à éloigner les dangers de l'encombrement, et à garantir l'armée des épidémies, par le système bien appliqué des évacuations de malades et de blessés.

Baron LARREY, médecin en chef de l'armée.

Gênes, 16 juin. — M. le médecin en chef de l'armée,

L'hôpital militaire sarde se plaint de ne pas recevoir de blessés provenant des évacuations. Faut-il donner suite à cette réclamation? Les Autrichiens ne peuvent être dirigés que sur les hôpitaux militaires français, et nos blessés préfèrent les soins des chirurgiens de notre armée.

L'hôpital Pammatone, qui n'a que de très-grandes salles, s'est trouvé dans l'obligation d'affecter une de ces grandes salles à quatre de nos militaires atteints de variole, d'où résulte une perte notable de places. Pour remédier à cet inconvénient, je viens de proposer la centralisation des varioleux dans une salle de vingt lits d'un de nos hôpitaux militaires.

BOUDIN, médecin en chef des hôpitaux de Gênes.

17 JUIN. — *Armée française.* — Le grand quartier général impérial est à Travigliato avec la garde, dont une partie est en avant de Chiari à Castrezzato. Le 1er corps s'échelonne entre Trenzano et Lograto, couvert par le 2e et le 3e corps et par la division Partouneaux. Le 4e corps est à Orzivecchi; la division Desvaux à Bagnole. — Les brigades de cavalerie de la garde arrivent à Antignate.

Armée piémontaise. — Le grand quartier royal est à Brescia. La 3e division arrive à San Eufemia, en remplacement d'une brigade de la 4e, qui s'avance sur la route de Brescia à Lonato. Les 1re et 2e divisions sont à Castelnedolo; la 5e se dirige sur Boffalora. La division de cavalerie Sambuy prend la gauche de la division Desvaux. — Le corps de Garibaldi s'avance à Gazzane.

Armée autrichienne. — Réorganisation. — De nouveaux corps, infanterie et cavalerie, sont appelés à prendre part aux opérations en Italie.

La 1re armée, sous les ordres du comte Wimpffen, comprend les IIe, IIIe, IXe et XIe corps, ainsi qu'une division de cavalerie venue du Tyrol.

La 2e armée, sous les ordres du comte Schlick, en remplacement du comte Gyulai, comprend les Ier, Ve, VIIe et VIIIe corps, ainsi que la division de cavalerie Mensdorff.

L'Empereur d'Autriche prend le commandement de l'armée et établit son grand quartier général à Vérone. Le quartier général de la 2e armée est porté de

Volta à Pozzolengo. Le vii⁰ corps est en avant de Lonato, les i⁰ʳ et viii⁰, ainsi que la division de cavalerie Mensdorff, se massent à Esenta, Castelvenzago, Castiglione et Solférino. Le v⁰ corps est à Volta. — Le quartier général de la 1ʳᵉ armée est à Mozze-cane avec le xi⁰ corps, qui occupe Tormene ; le ii⁰ corps est à Mantoue, le iii⁰ s'étend de Cerlungo et Goito à Cartiera sur le Mincio, le ix⁰ à Roverbella, la division de ca-valerie à Volargue ; le x⁰ corps, faisant partie de la 3ᵉ armée, mais détaché à la 1ʳᵉ, est à Nogara et Bonferraro.—Des détachements du vi⁰ corps devant opérer dans le Tyrol se portent dans la montagne, tournent le lac de Garde et se dispersent sur plusieurs points.

Travagliato, 17 juin. — M. le médecin en chef de l'armée,

Depuis notre départ d'Alexandrie, plusieurs médecins de l'ambulance du grand quartier général ne sont pas montés. Ils font les étapes à pied ou perchés sur les caissons. Cela n'est pas digne d'une part, et de l'autre cela est nuisible au service. Quelle assistance attendre au gîte d'un personnel harassé par les fatigues de la journée ou resté en arrière sur des caissons ou des voitures d'emprunt ? L'espérance donnée à ces médecins de les monter en route s'évanouit pour eux à chaque étape, parce que les troupes actives ne stationnant pas, les commissions de remonte prises dans leur sein n'ont pas le temps de se former et encore moins celui de fonc-tionner.

Il serait facile, ce me semble, au commandement qui a la remonte dans ses attributions, d'obvier à cet inconvénient. Il suffirait de constituer près d'un quar-tier général, et à l'aide des officiers de cavalerie qui y sont attachés, une commission permanente de remonte, pour apprécier et recevoir les chevaux qui lui seraient présentés par les officiers ayant droit à être montés.

BERTHERAND, médecin en chef du grand quartier général.

Grand quartier général, Travagliato, 17 juin. — M. l'intendant général,

Plusieurs médecins de l'ambulance du grand quartier général ne sont pas montés, malgré toutes leurs démarches pour obtenir des chevaux, et depuis notre départ d'Alexandrie, ils sont obligés de faire les étapes à pied ou sur des caissons. Cette situation n'est pas non-seulement peu convenable pour eux, elle est aussi nui-sible au bien du service. Quelle assistance, en effet, peut-on attendre, aux stations d'arrivée, d'un personnel harassé par la chaleur et la fatigue de la marche, ou arrêté en arrière tantôt sur les voitures, tantôt sur des véhicules d'emprunt ? L'espoir donné à ces médecins de les monter en route semble s'évanouir pour eux à chaque étape. Ne serait-il pas possible d'obvier à cet inconvénient par telle mesure qu'il ne m'appartient pas d'indiquer ?

Baron LARREY, médecin en chef de l'armée.

26

Travagliato, **17 juin**. — M. le médecin en chef de l'armée,

La petite ville de Travagliato, d'après les recherches auxquelles je me suis livré aujourd'hui, offrirait les ressources suivantes pour la réception des blessés que les événements de la guerre pourraient faire diriger sur elle :

1° L'*hôpital civil*, très-jolie construction au nord de la ville, du côté de la montagne, isolé, avec un beau jardin. C'est un véritable monument hospitalier en miniature ; ses fondateurs n'ont même pas épargné un certain luxe architectural. Il possède une quinzaine de bons lits, pour officiers, et l'on pourrait aisément loger de cent vingt à cent trente malades dans ses dépendances ainsi que sous ses galeries ;

2° La *casa Pitezzi*, grande maison où se trouve logée aujourd'hui l'intendance générale de l'armée. De grandes chambres, précédées de grands corridors, permettraient de recevoir ici environ cent cinquante malades ;

3° Les *casa Cadeo* et *casa Ziliani*, deux vastes maisons de la contenance chacune de trente à quarante malades ;

4° La *casa Oldofredi*, maison habitée par l'Empereur, et que vous pouvez apprécier comme hôpital possible ;

5° Enfin les deux églises, *Disciplina* et *Soffrage*, abriteraient au besoin cent cinquante blessés.

Travagliato n'a qu'un seul médecin et trois sœurs hospitalières.

La municipalité ferait un appel aux habitants pour avoir de la literie, du linge et de la paille.

La nourriture serait préparée, pour les locaux autres que l'hôpital, dans les auberges et sur réquisition.

BERTHERAND, médecin en chef du quartier général.

Gênes, **17 juin**. — M. le médecin en chef de l'armée,

J'ai l'honneur d'appeler votre attention la plus sérieuse sur la situation que tend à nous faire la cessation de toute évacuation de malades et de blessés sur Gênes.

Conformément à vos instructions, tout ce qui était possible a été fait pour créer des hôpitaux dans cette place et pour organiser un système d'évacuations régulières sur France.

Nous disposons aujourd'hui de huit grands hôpitaux tant à Gênes qu'à Savone ; pour les évacuations, deux frégates, une corvette à vapeur et un aviso sont à notre disposition.

Les évacuations suivent leur cours, à telles enseignes que bientôt nos grands hôpitaux seront vidés. Tout a été préparé en vue des malades que nous attendions. Rien n'arrive.

Il est impossible qu'un tel état de choses ne se rattache pas à un malentendu ou à la non-connaissance de nos ressources.

L'hôpital San Benigno, qui, au besoin, pourrait contenir 1,400 malades, n'en compte que 137 ; enfin, la Neve n'en compte que 33. Ajoutez à cela que 120 malades vont partir pour Savone et que d'autres suivront de près ; enfin, que tous les Autrichiens sont évacués sur France à mesure qu'ils se trouvent en état de supporter la traversée.

Si un tel état de choses devait se prolonger, j'aurais l'honneur de vous proposer de disposer d'une partie du personnel médical de Gênes en faveur des hôpitaux de l'intérieur de l'Italie.

MM. Fernet et Brun, que vous m'autorisez à garder à Gênes, n'y ont pas reparu, retenus je ne sais où.

On m'annonce qu'un médecin aide-major, dont j'ignore le nom, vient de débarquer ; j'ai prié M. l'intendant de Gênes de le faire diriger immédiatement sur le quartier général.

Nous avons ici treize sous-aides requis dont vous pouvez disposer si nous ne devons pas recevoir d'évacuations.

Je vous ai communiqué une lettre de M. Philippe, qui demande au moins un aide-major pour Livourne. Dois-je engager M. Philippe à s'adresser au médecin en chef de l'armée directement, ou par l'intermédiaire du médecin en chef du 5e corps qui, en ce moment, est loin de Livourne ?

J'attends, sur ces divers points, vos instructions.

BOUDIN, médecin en chef des hôpitaux de Gênes.

Travagliato, 17 juin. — M. l'intendant général,

M. le Dr Lecomte, médecin-major de 2e classe, que j'avais fait attacher à l'ambulance du grand quartier général, comme m'étant personnellement nécessaire pour le service médical de la maison de l'Empereur et pour la correspondance officielle, vient d'être promu au grade de médecin-major de 1re classe et désigné pour le grand parc d'artillerie de l'armée d'Italie.

Mais M. Lecomte m'est tellement indispensable que je viens vous prier, M. l'intendant général, de m'autoriser à le maintenir à l'ambulance du grand quartier général, en approuvant la lettre de service ci-jointe.

Baron LARREY, médecin en chef de l'armée.

Milan, 17 juin. — M. Cuvellier, médecin en chef des hôpitaux de Milan,

Mon premier soin, en prenant la direction des hôpitaux de San Ambrogio, Caza Borromeo et Monasterio Maggiore, a été de me mettre en rapport avec MM. les médecins en chef italiens, qui sont en même temps les directeurs de ces établissements. J'ai eu avec ces messieurs une longue conférence sur l'hygiène générale de leurs établissements, soins de propreté, ventilation des salles, leur désinfection par le chlorure de chaux, l'emploi journalier du sulfate de fer dans les lieux d'aisances, l'espacement des lits, etc., etc. Je les ai mis au courant du régime alimentaire de nos hommes en état de santé et de maladie, de leurs habitudes militaires. Je leur ai fait observer que l'expérience des guerres d'Afrique et de Crimée nous avait amenés à donner à nos blessés une alimentation réparatrice, dès que la fièvre traumatique avait cessé ; que nous suivions la même règle pour les malades atteints d'affections internes dès que les premiers accidents inflammatoires étaient calmés ; je leur ai dit que l'homme de guerre étant soumis à des causes débilitantes nombreuses qui dépriment les forces de l'organisme, ces causes nous rendaient aussi très-sobres d'émissions sanguines générales, etc., etc. Ces observations, présentées avec la déférence et les égards dus à des hommes instruits qui se dévouent à soigner nos malades, ont été bien accueillies, et j'ai trouvé chez mes confrères le concours le plus empressé et le plus intelligent.

Les hôpitaux Caza Borroméo et Monasterio Maggiore, improvisés pour les circonstances actuelles, ont été appropriés à leur nouvelle destination avec le plus grand soin et une grande intelligence. Les salles sont bien aérées, les plâfonds élevés, les lits bien espacés ; on s'occupe de percer des ouvertures dans deux salles pour en faciliter la ventilation, et on apporte le plus grand soin à maintenir la propreté des salles, lieux d'aisances, etc., etc. Le nombre des malades de ces hôpitaux n'est pas trop considérable.

San Ambrogio, ancien hôpital militaire autrichien, se trouve dans de moins bonnes conditions de salubrité. Les salles sont étroites, celles du rez-de-chaussée difficiles à ventiler, et je ne saurais trop appuyer la demande de M. le médecin en chef italien, qui désire que le nombre des malades de son établissement ne dépasse jamais huit cents ; il est aujourd'hui de neuf cents. La suppression de cent lits est indispensable pour donner aux autres un espacement convenable.

Presque toutes les blessures sont le résultat de coups de feu. Les plus graves sont trois plaies pénétrantes de poitrine et quelques fractures comminutives de cuisse et de jambe ; aucune opération grave n'a encore été pratiquée. Cinq consultations ont eu lieu depuis deux jours, trois concernant des fractures comminutives de jambe, une fracture comminutive de l'humérus, partie inférieure, et une fracture comminutive des deux os de l'avant-bras. Le résultat a été l'amputation. L'état général des blessés est bon, leur moral excellent ; ni pourriture d'hôpital, ni infection purulente, ni gangrène.

Les affections internes, assez nombreuses, ne présentent aucun caractère d'ensemble dénotant soit une constitution médicale déterminée, soit une influence endémique ou épidémique ; ce sont pour la plupart des fièvres éphémères, des embarras gastriques, des courbatures, des diarrhées ou dyssenteries peu graves, quelques pneumonies et pleurésies.

GANDERAX, médecin-major.

Novare, 17 juin. — M. le médecin en chef de l'armée,

Je viens répondre à la lettre que vous m'avez fait l'honneur de m'adresser, à la date du 13, et que je n'ai reçue qu'hier, fort tard, dans la soirée. M. Raynaud a été atteint d'un coup de feu à la région trochantérienne ; la balle a pénétré profondément dans les parties molles et n'a pu être découverte, mais tout permet d'espérer qu'il n'y a pas de fracture du col, ainsi qu'on l'avait d'abord supposé. Le membre n'est ni raccourci, ni déformé, ni renversé en dehors, et les mouvements de la cuisse sur le bassin, moins douloureux que les premiers jours, s'exécutent déjà plus facilement. En somme, l'état général de cet officier ne présentant rien de bien grave, il a pu, il y a quelques jours, être évacué sur Alexandrie. Son frère, arrivé à Novare le 11 ou le 12, après le départ du blessé, doit être aujourd'hui près de lui.

Quant à la question du fonctionnement général des hôpitaux de Novare, au point de vue médical et administratif, voici sommairement, car nos moments sont précieux, le point où je l'ai trouvée à mon arrivée. M. Brun, médecin de l'hôpital de Toulouse, nommé aux hôpitaux d'Italie, venant de Gênes, par suite d'un ordre émané de l'intendance générale, avait été, à son passage, chargé, par ordre du général et de l'intendant de Novare, de la centralisation des différents services, qui, au moment de son arrivée, étaient, par suite de l'insuffisance du personnel et du matériel, dans un état de désordre inévitable, malgré le zèle et l'aptitude de tous les officiers de santé qui dirigeaient les divers services. Aujourd'hui, grâce à son activité dévouée et au puissant concours de MM. Laforet, Fernet, Baizeau, répartis dans les trois hôpitaux de la ville, aidés eux-mêmes par MM. Paulet et Douchet, des médecins civils et des officiers de santé de l'armée sarde, le service commence à marcher avec une certaine régularité. Les blessés se comptaient par milliers pendant les premiers jours ; aujourd'hui, que des évacuations successives ont permis de diriger sur Turin les blessés atteints légèrement ou transportables sans inconvénients, le chiffre des blessés des différents services s'élève à 880. Dans ce chiffre réduit, se trouvent les blessures les plus graves, nécessitant des pansements fort longs et pénibles, ainsi que de nombreuses opérations. Nous manquions complétement d'instruments pour les amputations dans l'hôpital le plus militarisé des trois (ancienne caserne belle et vaste). Une boîte à amputations avait été prêtée par un médecin des environs ; elle était devenue presque hors de service, à la suite des nombreuses amputations pratiquées. Aujourd'hui, enfin, nous avons reçu deux boîtes à amputations, modèle des hôpitaux. Tout est donc en bonne voie, et nous pouvons commencer à connaître et à classer nos différents malades ; mais le personnel est à peine suffisant et déjà nous avons à regretter le départ de M. Fernet, appelé à d'autres fonctions. Aujourd'hui on nous annonce l'arrivée prochaine à Novare de blessés évacués de Milan, et ce n'est pas le moment de diviser notre petit groupe médical, dont les divers éléments s'entendent d'ailleurs fort bien. Devant la gravité des circonstances et les efforts pénibles et incessants de mes collègues pour installer, avant mon arrivée, les divers éléments du service, concourant au même but, l'intérêt et le bien-être des malades, je n'ai pas cru devoir débattre, un seul instant, la question de chefferie, en faisant valoir ma bien récente commission. L'essentiel était, je pense, de joindre sans retard mon concours actif à celui de mes camarades déjà très-fatigués ; c'est ce que j'ai fait, et aujourd'hui le fonctionnement de toutes les parties du service paraît assuré. Il ne le serait peut-être plus si on venait à diminuer brusquement notre personnel à peine suffisant aujourd'hui. Les infirmiers nous manquent, et on pense déjà à diriger sur Milan ceux du service sarde ; nous allons, par suite de cette mesure, nous trouver très-embarrassés.

Nous faisons tous les jours des amputations, à mesure que l'état des malades nous y oblige et nous le permet ; malheureusement, il en reste encore beaucoup à faire. Nous avons quelques cas de tétanos, beaucoup de graves fractures comminutives avec suppuration d'un très-mauvais caractère, quelques gangrènes limitées en bonne voie, beaucoup de plaies pénétrantes mortelles de la poitrine et de l'abdomen et peu de fiévreux. Le bruit s'était répandu que les amputations pratiquées à Novare ne réussissaient pas ; sur *quatre-vingt-quatre* opérés, on compte jusqu'à ce jour *trois décès*..... Voilà l'exacte vérité.

RUSTAN DE VÉRAC, médecin-major.

18 JUIN. Chaleur accablante. — *Armée française.* — L'armée franchit la Mella. Le grand quartier général impérial s'établit à Brescia avec la garde et le 1er corps ; l'Empereur est reçu à Brescia avec les mêmes ovations qu'il a rencontrées sur toute sa route. Le 68e, venu de France, envoie des détachements qui occuperont Alexandrie, Verceil, Novare, Gênes, Pavie et Crémone. Travaux de réparation des voies ferrées détruites par les Autrichiens ; — 5 kilomètres de voie sont rétablis entre Magenta et San Martino. — Le 2e corps s'étend de Borgo Satollo à San Zeno ; les 3e et 4e s'avancent à Poncarale et à Bagnolo. Les deux divisions de cavalerie se portent en avant de Montirone. — La division de cavalerie de la garde est au complet ; les dernières brigades sont à Ospitaletto et seront demain à Brescia.

Les troupes du 5e corps arrivent à Massa.

Armée piémontaise. — Manœuvre en avant des lignes françaises. Le corps de Garibaldi est à Salo, sur le lac de Garde.

Armée autrichienne. — Le grand quartier général impérial est à Villafranca. Les VIIe, Ier et VIIIe corps, ainsi que la division Mensdorff, manœuvrent dans leurs lignes entre Desenzano et Castiglione. Le ve corps porte sa droite à Solférino, son centre à Cavriana et sa gauche à Volta. Les autres corps ne font aucun mouvement important.

———————

4e corps, quartier général, Bagnolo, 18 juin. — M. le médecin en chef de l'armée,

Le 16, on a fait à Caravaggio une évacuation de 400 malades sur Milan. Depuis deux jours, les entrants aux ambulances n'augmentent pas. L'affection dominante est la diarrhée ou la dyssenterie. Trois cas de diarrhée cholériforme avec période algide ont été observés à l'ambulance de la 3e division, un cas à la 1re division.

La plupart de nos médecins font la route soit à pied, soit sur les caissons.

Par suite de la bienveillance de M. le général Niel, bien des améliorations ont été ordonnées par lui en faveur des malades et des médecins des ambulances.

Si je suis en retard pour vous adresser mon rapport du 10 juin, cela tient à ce que partant de très-grand matin, nous précédons nos bagages qui n'arrivent que vers minuit, 2 heures et même 3 heures du matin. J'ai déjà été deux jours et une autre fois trois jours sans voir mes bagages. M. le général en chef part ordinairement de 5 à 6 heures, je l'accompagne avec l'état-major. Enfin aujourd'hui nous faisons séjour à Bagnolo, j'en profite pour vous écrire.

Ce qui prolonge l'arrivée aux stations, c'est que chaque jour nous rencontrons pour le moins un corps d'armée qui nous coupe. A chaque rencontre, on reste quatre ou cinq heures arrêté en plein soleil, sans compter les temps d'arrêt ordinaires d'un corps d'armée.

M. Lemarchand, médecin-major, a dû entrer pendant trois jours à l'hôpital de Milan, étant atteint de dyssenterie.

M. Mathelin, médecin-major du 2e de ligne, est entré hier à l'ambulance, atteint d'une fracture du radius gauche. On l'évacue aujourd'hui sur Brescia.

FENIN, médecin en chef du 4e corps.

Brescia, 18 juin. — M. le médecin en chef de l'armée,

J'ai l'honneur de vous adresser, comme vous en témoignez le désir, la lettre de service qui maintient M. le médecin-major Lecomte à l'ambulance du grand quartier général. BROU, sous-intendant militaire.

Grand quartier général, Brescia, 18 juin. — M. le médecin en chef des hôpitaux de Gênes,

J'insiste sur la recommandation que je vous ai faite dans ma dernière lettre de ne point multiplier les hôpitaux à Gênes, s'ils n'offrent pas tous d'assez grandes proportions pour les besoins du service, parce que les ressources du personnel et du matériel n'y suffiraient point. Vous ferez certainement mieux d'installer sous des tentes et dans des baraques tous les hommes atteints de maladies légères, d'accidents syphilitiques ou convalescents d'affections diverses.

Je ne saurais trop vous recommander toute la réserve nécessaire dans le choix ou la désignation des établissements que l'on pourrait approprier à des hôpitaux, car nous devons faire la part des besoins et des intérêts locaux, tout en cherchant ce qui peut convenir à l'établissement du service hospitalier. Cette recommandation me paraît d'autant plus opportune que la place de Gênes est déjà pourvue de grands hôpitaux, et que le système des évacuations tend à s'y régulariser de jour en jour plus complétement.

Les sous-aides requis arrivés déjà, comme ceux qui arriveront encore à Gênes, pourront y être retenus provisoirement afin de les habituer d'abord à la pratique spéciale de nos hôpitaux. Ils seront dirigés ensuite sur les différents points où leur présence serait nécessaire. Mais je vous prie d'exiger d'eux la tenue militaire, conformément à la décision ministérielle.

Je n'ai vu aucun des médecins dont vous m'avez indiqué les noms, MM. Haspel, Leuret, Bagnol et autres qui devaient cependant, le 12, se rendre, dans les vingt-quatre heures, au grand quartier général. Où sont-ils retenus? Quelles entraves! Que de temps perdu !

Les chirurgiens proprement dits nous manquent, je ne puis donc vous en envoyer deux maintenant. Tâchez d'y suppléer provisoirement par l'aptitude spéciale de quelques médecins.

Envoyez-moi les nouveaux aides-majors dès leur arrivée à Gênes. J'en aurai besoin au grand quartier général, car nous sommes à la veille d'une bataille et, peut-être, d'un siége.

Dès que le principe des évacuations sur France sera en voie d'application régulière, vous apprécierez si les six ou huit hôpitaux de Gênes ne suffiront pas et au delà à tous les besoins du service, et si même il ne conviendra pas d'en restreindre le nombre, au lieu de l'augmenter. C'est une question grave sur laquelle, dès à présent, j'appelle toute votre attention, en vous laissant le soin de la résoudre sans idée préconçue.

Il importe de faire accompagner par un médecin chaque convoi d'évacuation. Vous désignerez, à cet effet, les auxiliaires les plus entendus ou les plus capables, sinon les aides-majors, en prescrivant le retour à jour fixe.

Baron LARREY, médecin en chef de l'armée.

Un décret impérial, en date du 18 juin, institue, sous la présidence de l'Impératrice régente, un comité chargé de centraliser le produit des sommes offertes dans le but de venir en aide aux blessés et aux familles des militaires et marins tués ou blessés à l'armée d'Italie, et de diriger l'emploi de ces dons.

Le comité est composé ainsi qu'il suit :

L'Impératrice, régente;
S. A. I. la Princesse Marie-Clotilde Napoléon;
S. A. I. la Princesse Mathilde;
Mme la maréchale comtesse Vaillant;
Mme la maréchale duchesse de Malakoff;
Mme la maréchale comtesse Randon;
Mme la maréchale duchesse de Magenta;
Mme la maréchale comtesse Regnault de Saint-Jean d'Angely;
Mme l'amirale Parceval-Deschênes;
Mme l'amirale Hamelin;
S. Em. Mgr le cardinal archevêque de Paris;
M. le comte de Germiny, gouverneur de la Banque de France;
M. le baron Barbier, intendant de la 1re division militaire;
M. Davenne, directeur de l'assistance publique.

Brescia, 18 juin. — M. le médecin en chef de l'armée,

J'ai l'honneur de vous informer que je suis à Brescia depuis hier, 17, à midi. J'ai employé le reste de la journée à visiter les hôpitaux déjà existants et les locaux susceptibles d'être appropriés au service hospitalier.

Je rencontre chez les membres de la commission municipale, les médecins et chefs d'établissement, tout l'empressement désirable, mais il y a beaucoup à faire.

Les hôpitaux, au nombre de huit aujourd'hui, forment un total de 2,430 lits, déjà occupés par 1,347 malades.

Nous avons visité hier un couvent habité par des moines, le collége et une ancienne caserne pouvant recevoir ensemble 560 lits.

Je vais me mettre à la recherche d'autres locaux.

Nombre de lits installés aujourd'hui.. 2,430
 — occupés.. 1,347
 — libres.. . . . . 1,083)
Dans quelques jours de plus. . . . . 560 } 1,643

Les officiers malades pourront être reçus chez les habitants.

On me donne avis qu'entre Brescia, Peschiera et Mantoue, il existe des hôpitaux à Desenzano, à Lonato, Calcinato, Montechiaro, Carpendolo et Castiglione.

Goze, médecin principal.

19 Juin. — *Armée française.* — Pas de mouvements, repos pour tous les corps; toute la division de cavalerie de la garde est réunie devant Brescia. Le drapeau du 2e zouaves est décoré pour avoir pris un drapeau à Magenta. Formation à Brescia d'un dépôt pour les hommes malades, fatigués, pour les chevaux blessés et les bagages. Travaux de défense, réparation de l'enceinte. — Le général de Polhès est nommé commandant supérieur à Brescia.

Armée piémontaise. — Mouvements sans importance. Le reste de la 4e division est chargé de garder les passages de la montagne (vallée de la Chiese) et s'engage jusqu'à Vobarno.

Armée autrichienne. — Pas de mouvements à signaler. La division de cavalerie Zedtwitz, suivant la vallée de l'Adige, arrive à Vérone.

Gênes, 19 juin. — M. le médecin en chef de l'armée,

Deux médecins aides-majors de 1re classe, MM. Ohier et Folie-Desjardins, débarqués à Gênes, le premier, hier, le second, avant-hier, ont reçu l'ordre de partir immédiatement pour le quartier général.

J'apprends à l'instant que 200 malades ou blessés sont annoncés pour aujourd'hui ; ils seront répartis entre le collége et Saint-Sylvestre.

Nous avons fait hier sur Savone une première évacuation de 120 malades.

BOUDIN, médecin en chef des hôpitaux de Gênes.

Grand quartier général, Brescia, 19 juin. — M. l'intendant général,

Plusieurs médecins de l'armée sont arrivés à Gênes depuis le 12 et ne se sont pas encore présentés au grand quartier général (ils ont sans doute été retenus, par ordre, sur un point quelconque de leur route). J'ai l'honneur de vous prier de vouloir bien rappeler combien il est nécessaire que les désignations de service, à moins d'urgence exceptionnelle, soient proposées par le médecin en chef de l'armée pour être approuvées ensuite par l'intendant général.

Quant aux sous-aides auxiliaires ou requis, je pense qu'il serait utile de leur faire faire à tous un stage d'une durée variable dans les hôpitaux de Gênes, pour les exercer à la pratique du service militaire, avant de les attacher aux ambulances actives ou aux hôpitaux.   Baron LARREY, médecin en chef de l'armée.

Brescia, 19 juin. — M. le médecin en chef de l'armée,

Je ne vois d'autre moyen pratique de pourvoir de chevaux les officiers de santé, que de les inviter à rechercher eux-mêmes ceux qui pourraient leur convenir et à les désigner aux présidents des commissions de remonte de leurs corps respectifs, pour qu'il en soit fait achat et remise immédiatement.

Pour l'intendant général et par son ordre :

BROU, sous-intendant militaire.

San Zeno, 19 juin. — M. le médecin en chef,

Vous savez que nous n'avons toujours pas de cantine de pharmacie, et, à ce sujet, je crois devoir vous rappeler que plusieurs médecins des régiments sont embarrassés pour le ravitaillement de leurs cantines de chirurgie, et que d'autres se plaignent de ne pouvoir compléter ce matériel, malgré la demande régulière qu'ils ont adressée à ce sujet.

Les ambulances divisionnaires, comme cela s'est toujours fait jusqu'ici, évacuent chaque jour, sur les hôpitaux voisins, les hommes malades ou fatigués, entrés la veille, et qui ne peuvent suivre. Le nombre de ces malingres varie chaque jour entre trente-cinq et quarante. Depuis quelque temps, en effet, nos soldats dorment peu, marchent une partie du jour, bivouaquent souvent et n'ont pas assez de repos ; leur alimentation souffre de cet état de choses ; la soupe ne peut pas toujours être faite, et quand la marmite est renversée, les hommes se nourrissent comme ils peuvent. De là, un état d'affaiblissement notable. Il serait à désirer qu'à défaut de vin, dont nos troupes n'ont reçu aucune distribution, on augmentât la ration de café qui est insuffisante (16 grammes), pour que le soldat puisse en prendre deux fois par jour. Quant à l'eau-de-vie, il est certain que dans le 2ᵉ corps il n'en a point été distribué.   Périer, médecin en chef du 2ᵉ corps.

Grand quartier général, Brescia, 19 juin. — M. l'intendant général,

Des mémoires de proposition en faveur d'officiers de santé du 2ᵉ corps ont été établis sans m'avoir été communiqués.

J'ai l'honneur, M. l'intendant général, de signaler cet oubli à votre attention, en vous priant de donner un nouvel ordre pour l'exécution de la mesure que vous avez déjà prescrite à cet égard.

Baron Larrey, médecin en chef de l'armée.

Grand quartier général, Brescia, 19 juin. — M. l'intendant général,

Les évacuations de malades et de blessés sur Gênes paraissent suspendues. M. le médecin en chef de cette place m'en exprime quelque inquiétude. J'ai l'honneur de signaler simplement ce fait à votre attention, et j'engage M. le médecin principal Boudin à ne pas s'en préoccuper provisoirement.

Baron Larrey, médecin en chef de l'armée.

20 Juin. — *Armée française.* — Pas de mouvements, repos pour tous les corps. La division de cavalerie du 1ᵉʳ corps est placée sous le commandement du général Niel. — Le 5ᵉ corps quitte Massa et se dirige sur Parme.

Armée piémontaise. — Les 1ʳᵉ et 3ᵉ divisions s'avancent de chaque côté du chemin de fer jusqu'à Calcinatello. — Le corps de Garibaldi étend sa droite de Salo à S. Eusebio.

Armée autrichienne. — Se retire derrière le Mincio et se concentre entre Peschiera et Mantoue. Le viie corps à Peschiera; le viiie à Monzambano; le ier à Oliozi; le ve à Valeggio, avec le quartier général; le iiie à Remelli, en arrière de Pozzolo; la division de cavalerie Mensdorff en avant de Villafranca; la division de cavalerie Zedtwitz à Grezzano, à la droite du xie corps. Le grand quartier général impérial à Villafranca; celui de la 1re armée à Mozzecane et celui de la 2e armée à Valeggio.

Gênes, 20 juin. — M. le médecin en chef de l'armée,

Une évacuation de 209 malades et blessés est arrivée à Gênes hier à 9 heures du soir, venant de Novare; elle a été partagée entre le collége Saint-Sylvestre et San Benigno.

J'ai réussi à recruter huit nouveaux élèves indigènes et je me suis empressé de demander le départ immédiat d'un égal nombre de chirurgiens sous-aides pour le quartier général. Ces huit médecins reçoivent l'ordre de partir aujourd'hui même.

Les huit élèves qui les remplacent sont :

MM. Guiderdoni,	MM. Santa-Maria,
Milgrani,	Antonini,
Giorgi,	Morelli,
Tomasini,	Massiani.

BOUDIN, médecin en chef des hôpitaux de Gênes.

Brescia, 20 juin. — M. le médecin en chef de l'armée,

Le personnel des officiers de santé de l'armée ayant éprouvé dans ces derniers temps de nombreuses mutations, je vous prie de m'envoyer en communication l'état général de sa répartition, afin que je puisse en faire prendre copie.

Pour l'intendant général et par son ordre :

BROU, sous-intendant.

Grand quartier général, Brescia, 20 juin. — M. l'intendant général,

Le personnel de santé présente en ce moment des promotions et des mutations si nombreuses que je ne puis vous envoyer avant quelques jours l'état général de la répartition, ainsi que vous me faites l'honneur de me le demander. Je n'en ai encore reçu aucune notification du ministère. Vous savez d'ailleurs certainement, M. l'intendant général, que je n'ai ni bureau, ni frais de bureau pour suffire aux obligations si multipliées de ma correspondance officielle, et je ne parviens à les remplir qu'à force de temps, de fatigue et de veilles, avec l'assistance seule de M. le médecin-major Lecomte, aidé d'un sous-officier.

J'ai eu cependant l'honneur, M. l'intendant général, de vous envoyer ces jours-ci même, une première répartition du personnel à la date du 1er juin, et je m'empresserai de vous transmettre celle qui se fait maintenant lorsqu'elle sera complétée par l'envoi des commissions qui sont encore entre vos mains, et lorsque j'aurai reçu des médecins en chef des divers corps les documents que je leur ai demandés instamment.   Baron LARREY, médecin en chef de l'armée.

Grand quartier général, Brescia, 20 juin. — M. l'intendant général,

Les quinze lettres de service que vous m'avez fait l'honneur de me communiquer vous sont remises sous ce pli avec les états suivants :

1° La situation de présence pour le grand quartier général au 15 juin ;

2° La situation numérique à la date du 1er juin ;

3° L'état nominatif des médecins militaires de l'armée d'Italie à la date du 1er juin.

Le retard apporté dans l'envoi de ce dernier état résulte de ce que je n'ai pu obtenir les feuilles imprimées dont j'ai essentiellement besoin pour établir le contrôle général du personnel médical de l'armée ; je vous prie de donner des ordres pour que ces imprimés me soient fournis le plus promptement possible.

Baron LARREY, médecin en chef de l'armée.

Massa, 20 juin. — M. le médecin en chef de l'armée,

Nos malades ont été évacués aujourd'hui sur Livourne, à bord de la *Reine Hortense*. Tous ceux des hôpitaux de Lucques, Pistoja et Florence sont aussi dirigés sur le même point. Notre marche en avant ne permettant pas aux hommes guéris de nous rejoindre par terre, ces hommes partiront de Livourne pour Gênes à bord des bâtiments de transport et rallieront par les chemins de fer de Gênes à Plaisance, Pavie et Parme. Le nombre de nos vénériens est considérable : notre passage dans les villes populeuses et hospitalières que nous avons traversées en est la cause. Je pense que ce nombre va progressivement décroître maintenant que nos hommes marchent et bivouaquent loin des grands centres de populations. Les maladies de poitrine (pneumonies, bronchites, pleurésies) sont toujours les plus communes après les embarras gastriques. Nous avons eu trois cas d'accès cholériformes qui, tous trois, se sont terminés heureusement ; l'ingestion de boissons froides en grande quantité en a été la cause déterminante. Ma conviction est que ces faits sont et resteront tout à fait isolés.

A partir d'aujourd'hui, les ambulances recevront exclusivement nos malades à cause de l'absence de chemin de fer qui ne nous permettra pas de les évacuer. Nous les transporterons jusqu'à Parme ou nous les laisserons dans les hôpitaux.

Sur les douze médecins des ambulances, trois sont détachés, un à Livourne et deux dans les corps de troupes sans médecins titulaires. M. Hattute, médecin aide-major, n'est pas encore arrivé. Le personnel médical de l'ambulance du quartier général et de celle de la 2e division est réduit à huit médecins.

LEGOUEST, médecin en chef du 5e corps.

Milan, 20 juin. — M. le médecin en chef de l'armée,

Il reste aujourd'hui à Milan 4,581 blessés français ;

                        740   —   italiens ;

                      2,656   —   autrichiens.

Total. . . . 7,977

CUVELLIER, médecin en chef des hôpitaux de Milan.

Grand quartier général, Brescia, 20 juin. — M. Cazalas, médecin en chef des hôpitaux d'Alexandrie,

Votre rapport du 15 prouve tout le bien que sait faire votre sollicitude pour le service, au milieu des conditions les plus difficiles. Je vous en félicite et je vais pourvoir aux besoins les plus pressants de votre personnel de santé. Je vous ai déjà adressé hier M. le médecin-major Linquette, et je désignerai aujourd'hui MM. Riolacci et Ridreau. Dites-moi si vous avez obtenu quelques infirmiers, sinon, j'en réclamerai d'urgence à M. l'intendant général.

Baron LARREY, médecin en chef de l'armée.

Brescia, 20 juin. — M. le médecin en chef de l'armée,

J'ai l'honneur de vous adresser : 1° l'état de répartition du personnel médical de la garde ; 2° le mouvement des malades pour la dernière décade, établi sur les documents qui m'ont été fournis par les régiments.

Je profite de cette circonstance, M. le médecin en chef, pour appeler votre attention sur le grand nombre d'hommes laissés par nous dans les différents hôpitaux que nous avons rencontrés sur notre route, et dont un petit nombre seulement est rentré dans les rangs.

Je pense qu'il serait indispensable de faire une visite sévère de ces établissements pour constater l'état des hommes qui sont guéris et qui peuvent rejoindre leurs régiments.   MÉRY, médecin en chef de la garde.

21 JUIN. — *Armée française.* — Le grand quartier général impérial s'avance à Castelnedolo avec la garde. Le 2e corps arrive à Montechiaro sur la rive gauche de la Chièse, le 4e franchit la Chièse à Mezzane et arrive à Carpenedolo. Le 1er à Rho, le 3e en arrière de Mezzane, s'étendant jusqu'à Visano, restent sur la rive

droite de la Chièse. Les deux divisions de cavalerie sont en avant du 4e corps auquel elles sont attachées momentanément. — Arrivée à Antivari des frégates et batteries flottantes, parties le 12.

Armée piémontaise. — Le grand quartier général royal à Calcinato, à la gauche de la 2e division. La 3e division à Rivoltella ; la 5e et la 1re à Lonato. La division de cavalerie Sambuy sur la rive gauche de la Chièse à Bedizzole.

Armée autrichienne. — Le viie corps quitte Peschiera et se porte entre Villafranca et Mozzecane, en avant de la voie ferrée de Vérone à Mantoue. Le 1er corps part d'Oliosi pour s'établir à Quaderni en arrière du ve corps, qui reste à Valeggio. Le viiie corps forme l'extrême droite. Le ixe se concentre à Goito, extrême gauche, et le xie corps, s'avance à Roverbella étendant sa gauche à San Brizio.

Grand quartier général, Castelnedolo, 21 juin. — M. l'intendant général,

Un grand nombre de maladies légères jusqu'ici, diarrhées, embarras gastriques, fièvres intermittentes, etc., forçant les hommes à quitter leur corps pour entrer dans les hôpitaux, paraissent provenir des fatigues de la marche pendant la chaleur du jour, de l'humidité de certains bivouacs, de la diminution du sommeil, surtout de l'insuffisance de l'alimentation, ainsi que de la privation de vin, d'autant que la ration de café qui lui est substituée est trop faible.

Je crois devoir signaler ces faits à votre attention, afin d'aviser aux moyens d'en prévenir l'aggravation, et les conséquences sérieuses pour l'état sanitaire de l'armée. Baron LARREY, médecin en chef de l'armée.

Grand quartier général, Castelnedolo, 21 juin. — M. l'intendant général,

Plusieurs médecins de l'ambulance du grand quartier général ont été détachés provisoirement à Novaré, pour les besoins pressants du service. A la veille d'une rencontre avec l'ennemi, il est urgent que ces officiers de santé reviennent immédiatement à leur poste. Baron LARREY, médecin en chef de l'armée.

Milan, 21 juin. — M. le médecin en chef de l'armée,

Les amputations consécutives deviennent de plus en plus nombreuses. Les débridements, les grandes incisions, l'extraction des esquilles mobiles et des corps étrangers ne suffisent généralement pas pour légitimer une plus longue temporisation. Les amputations et les résections sont notre seule ressource pour porter remède à toutes ces fractures comminutives au plus haut degré, produites par les balles cylindro-coniques. L'examen des membres amputés nous a toujours fait reconnaître des désordres généralement plus graves que ceux que l'on s'attendait à rencontrer. M. Isnard a pratiqué à Incoronata une désarticulation coxo-fémorale avec succès jusqu'à présent.

CUVELLIER, médecin en chef des hôpitaux de Milan.

Mezzane, 21 juin. — M. le médecin en chef du 3e corps,

Nos hommes se plaignent de la polenta qui leur est distribuée en remplacement de pain ou de biscuit, et constitue en effet pour eux un aliment peu convenable et moins nourrissant. Le chiffre le plus élevé des diarrhées correspond aux jours de ces distributions. J'adresse un rapport au colonel pour obtenir la suppression d'une semblable ressource.

LÉQUES, médecin aide-major au 11e de Lgne.

Circulaire aux médecins en chef des corps d'armée et de la garde impériale.

Monsieur le médecin en chef,

Des mutations nombreuses dans le personnel médical de l'armée s'opèrent en ce moment, par suite de promotions récentes. Il devient donc absolument indispensable que vous me fournissiez dans le plus bref délai la répartition nouvelle de tous les médecins des ambulances et des régiments de votre corps d'armée. Vous voudrez bien m'indiquer aussi, à la colonne d'observations, de votre mouvement décadaire, où plus fréquemment s'il y a lieu, les vacances d'emploi et les *desiderata* du personnel placé sous vos ordres.

Baron LARREY, médecin en chef de l'armée.

Grand quartier général, Castelnedolo, 21 juin. — M. l'intendant général,

Le renouvellement des cantines de chirurgie présente des difficultés dans certains régiments. Plusieurs officiers de santé, malgré les demandes régulières à cet effet, attendent encore qu'il y soit fait droit.

J'ai l'honneur de porter ce fait à votre connaissance, afin qu'au milieu des circonstances graves qui se préparent, les objets de pansement et d'appareils ne fassent défaut nulle part.   Baron LARREY, médecin en chef de l'armée.

Castelnedolo, 21 juin. — M. le médecin en chef de l'armée,

La petite ville de Castelnedolo ne possède point d'hôpital. Le service des indigents malades y est fait à domicile, par un médecin de district, chez lequel je suis logé et duquel je tiens ce renseignement.

Deux salles assez vastes et pouvant contenir chacune une vingtaine de blessés, l'église principale qui en recevrait environ deux cents, telles sont les seules ressources de Castelnedolo, en fait de bâtiments publics affectables à l'établissement d'une ambulance de dépôt.

Mais la rue principale de cette ville se compose d'une série de maisons, en général spacieuses, pourvues intérieurement de granges, de hangars, de galeries pour les besoins de l'agriculture et le travail de la soie.

Garnies de paille, aménagées avec les moyens de couchage que le bon esprit des habitants s'empresserait de mettre à notre disposition, ces maisons permettraient de grouper ainsi, assez avantageusement, des abris où, j'en ai la conviction, cinq à six cents blessés seraient l'objet de soins particuliers très-attentifs.

Si donc il ne faut pas songer à Castelnedolo pour un hôpital temporaire de quelque durée, vous voyez qu'on pourrait encore, pour trois ou quatre jours, y mettre un premier dépôt de six à huit cents blessés.

Il y a à Castelnedolo une petite pharmacie et un médecin, mais ce dernier ne fait pas de chirurgie.

BERTHERAND, médecin en chef du quartier général.

Brescia, 21 juin. — M. le médecin en chef de l'armée,

Il est très-urgent d'organiser une évacuation de Brescia sur Crémone, où se trouvent 2,000 places dans les hospices civils.

Je vous prie de me faire connaître si vous avez désigné un officier de santé pour prendre la direction supérieure des hôpitaux de Brescia.

Dans le cas d'affirmative, veuillez lui prescrire de se rendre sur-le-champ dans mon cabinet. PARIS, intendant général.

22 JUIN. — *Armée française.* — Le grand quartier général impérial se porte à Montechiaro avec la garde, moins sa division de cavalerie, qui reste à Castelnedolo. Le 2e corps s'établit en avant de Castiglione. Les autres corps conservent leurs positions. — La division d'Autemarre se rend à Pizzighettone. — Un violent orage fait grossir les torrents en avant d'Aulla et éprouve les troupes du 5e corps, qui se rendent d'Aulla à Pontremoli, ainsi que celles qui se trouvent en marche en avant de Sarzana.

Armée piémontaise. — Aucun mouvement important. Une partie de la division Cialdini s'avance le long du lac d'Idro, jusqu'à Rocca d'Anfo, occupé par les Autrichiens, et ils interceptent ainsi à Breno et à Rocca d'Anfo les deux routes praticables de la montagne.

Armée autrichienne. — Aucun mouvement important.

Montechiaro, 22 juin.

« L'armée française a complété aujourd'hui le passage de la Chièse à Montechiaro, que les Autrichiens ont évacué avant-hier.

« La cavalerie a poussé des reconnaissances habilement conduites, par le capitaine de Contenson, du 1er régiment de chasseurs d'Afrique. Une grand'garde de uhlans a été surprise. Quelques hommes ont été tués. Neuf ont été pris avec leurs chevaux. De leur côté, les Piémontais ont rencontré l'avant-poste ennemi vers Peschiera. Un engagement assez vif a eu lieu, dans lequel deux officiers et quelques soldats autrichiens ont été tués.

« Aujourd'hui la municipalité est venue offrir à l'Empereur un pieux souvenir de nos victoires. Une colonne, où étaient gravés les noms des officiers français morts en combattant, avait été élevée sur le champ de bataille de Castiglione. En 1818, les Autrichiens renversèrent ce monument, que la ville de Montechiaro recueillit et conserva religieusement dans ses murs.

« Sa Majesté l'a accepté et a ordonné que cette colonne fût replacée aux lieux mêmes où elle avait été primitivement élevée. »

Grand quartier général, Montechiaro, 22 juin. — M. l'intendant général,

MM. Baizeau, Douchez et Paulet, retenus encore aux hôpitaux de Novare, deviennent plus que jamais nécessaires à l'ambulance du grand quartier général, d'où ils n'ont été que momentanément détachés. Ils doivent rentrer sans retard.

Baron LARREY, médecin en chef de l'armée.

Carpenedolo, 22 juin. — M. le médecin en chef de l'armée,

Depuis 1848, aucun règlement n'a mis le service médical en harmonie avec les différents décrets organiques qui ont paru, relativement aux médecins militaires. A cette époque et par suite de dissidences continuelles, pendant les différentes oscillations réglementaires, parut un arrêté ministériel ainsi conçu : Le médecin en chef dirige son service comme bon lui semble, sous sa responsabilité personnelle. J'ignore la date précise de cet arrêté ministériel ; il a été pris à la même époque que celui pour les contre-visites. Il n'est pas à ma connaissance qu'aucun autre arrêté ministériel soit venu le modifier. En ce moment, aucun règlement particulier ne régit le service hospitalier. A chaque décret de modification organique, on dit : on fera cadrer les règlements et instructions antérieurs avec le présent décret. Le service marche donc par la bonne volonté de chacun et selon son interprétation plus ou moins judicieuse des règlements et ordonnances.

Chef du service médical du 4ᵉ corps, j'ai compris que si j'avais une responsabilité, je devais pouvoir diriger et employer mon personnel suivant des aptitudes connues. J'ai déjà adressé une réclamation à M. l'intendant Wolf, au sujet d'une désignation qu'il avait faite dans mon personnel, et il avait été convenu entre nous que j'en aurais la direction, puisque j'en avais la responsabilité.

M. l'intendant Wolf vient de m'adresser, pour être transmis à M. Ouradou, un ordre de service ainsi conçu : M. Ouradou, médecin-major, fera le service de santé au 6ᵉ bataillon de chasseurs à pied. Il se présentera chez M. le général Vinoy, et prendra ses ordres.

Il y a un mois j'ai désigné M. Tirard pour faire le service au parc de l'artillerie de réserve. J'apprends que M. le sous-intendant d'Huc de Monségou a fait désigner un autre médecin. A la 3e division, un adjoint de l'intendance a ordonné verbalement, d'une façon peu parlementaire, devant le personnel de l'ambulance et ensuite par écrit, à M. Lefèvre, médecin-major de 1re classe, chef de l'ambulance, de lui envoyer chaque matin, avant neuf heures, un rapport médical. Réglementairement le médecin ne doit aucun rapport médical à l'intendance ; le chiffre et la distinction des malades, en blessés, fiévreux, vénériens, galeux, lui sont envoyés chaque jour par le comptable.   FENIN, médecin en chef du 4e corps.

Grand quartier général, Montechiaro, 22 juin. — M. l'intendant général,

L'insuffisance du nombre des infirmiers à Novare rend le service des hôpitaux de plus en plus difficile, malgré tous les efforts des médecins pour répondre aux obligations d'un mouvement considérable de blessés et de malades. J'ai l'honneur de vous prier de vouloir bien faire diriger sur Novare quelques-uns des infirmiers qui pourraient se trouver en trop grand nombre ailleurs.

Baron LARREY, médecin en chef de l'armée.

23 JUIN. — *Armée française.* — Le 1er corps se porte en avant de Montechiaro, sa gauche à Esenta, sa droite à la route de Montechiaro à Castiglione. Les autres corps conservent leurs positions. Reconnaissances en avant de toute la ligne ; elles rencontrent sur tous les points les avant-gardes de l'ennemi. — La division d'Autemarre arrive à Crémone.—L'Empereur donne l'ordre de prendre le café de très-bonne heure le 24, de manière à pouvoir se mettre en marche entre deux et trois heures du matin, pour éviter la chaleur. Tous les corps doivent envoyer le même jour à Montechiaro des corvées pour compléter l'approvisionnement des cantines des médecins des régiments. — Les deux gares de Milan sont reliées par une voie de jonction.

Armée piémontasie. — Le grand quartier général royal se porte à Lonato ; la 2e division s'avance à Malocco à la gauche du 2e corps français. Une partie du corps de Garibaldi se rend d'Ospitaletto à Palazzolo.

Armée autrichienne. — S'apprête à reprendre l'offensive et revient aux positions abandonnées le 20. Le grand quartier général impérial se porte à Valeggio. Le quartier général de la 2e armée est à Volta, celui de la 1re armée à Cereta. Le VIIIe corps et une brigade du VIe, descendant de Roveredo, s'avancent à Pozzolengo. Le Ve corps passe le Mincio à Valeggio et s'étend à droite et à gauche de Solférino, en avant de San Cassiano. Le IXe corps occupe Medole, Rebecco et Guidizzolo ; le Ier corps arrive à Cavriana, le IIIe appuie sa gauche à San Giacomo et à sa droite à la division de cavalerie Mensdorff ; le VIIe s'avance à Volta et le XIe s'échelonne de Castelgrimaldo à Cerlungo. Le ıı^e corps, qui occupe Mantoue, envoie des détachements à Marcaria et à Mosio. Le xe corps est en observation à Nogara et Villimpinta.

Grand quartier général, Montechiaro, 23 juin. — M. l'intendant général,

Le personnel de santé de la garde impériale, et spécialement celui des ambulances, se trouve en souffrance par suite des mutations survenues, des désignations nouvelles données à quelques-uns des médecins de ce corps, sans que l'on ait pourvu à leur remplacement. Il m'est d'ailleurs impossible de remplir les places vacantes dans la garde, par des officiers de santé empruntés aux autres corps de l'armée.

J'ai l'honneur de vous prier, M. l'intendant général, de vouloir bien informer d'urgence le Ministre de la guerre de cette situation fâcheuse, à laquelle il est essentiel de remédier sans retard.

Baron Larrey, médecin en chef de l'armée.

Grand quartier général, Montechiaro, 23 juin. — M. l'intendant général,

Plusieurs médecins de l'ambulance du grand quartier général sont retenus aux hôpitaux de Novare, malgré mes précédentes et instantes réclamations ; il est urgent qu'ils rentrent à leur poste, dont ils n'ont été que momentanément détachés.   Baron Larrey, médecin en chef de l'armée.

Turin, 23 juin 1859. — M. le médecin en chef,

Il s'est formé à Turin un comité composé de sénateurs, de députés et de médecins, pour créer à quelques lieues de la ville, dans le voisinage des Alpes, un établissement destiné au traitement, par des bains minéraux, des lésions consécutives aux plaies par armes à feu.

M. le marquis de Cavour, frère du ministre et président du comité, m'a prié de vouloir bien en faire partie ; je ne pouvais refuser malgré les observations que j'ai dû faire aux membres du comité sur les difficultés inhérentes à l'installation d'un établissement de cette nature, et au peu de résultats satisfaisants que l'on doit en attendre. La commission a persisté dans ses résolutions : seulement on a changé le nom, pour ne pas afficher des prétentions qui auraient paru exorbitantes, et pour ne pas effrayer la charité publique par des dépenses exagérées auxquelles aurait entraîné un enthousiasme irréfléchi. Le but du comité est de prouver sa reconnaissance à la France, en procurant à nos blessés des moyens de guérison en dehors de nos hôpitaux, par une manifestation publique qui témoigne des bons sentiments de toute la population. Mais, maintenant que le comité connaît toutes les difficultés d'une pareille entreprise, je doute qu'il puisse atteindre le but qu'il s'est proposé. Le nombre des places sera très-limité, et je ne crois pas que nos blessés, atteints d'affections réclamant par la suite un traitement par les eaux thermales, consentent facilement à prolonger leur séjour en Piémont, lorsqu'ils seront en état de sortir de l'hôpital. Si le comité parvient à installer son établissement, ce sera simplement un petit dépôt de convalescents dans les derniers contre-forts des Alpes; j'ai cru devoir vous donner connaissance de ce qui se fait, parce que vous devez en être prochainement informé d'autre part, et que j'attendrai vos ordres à ce sujet.

Le nombre des fiévreux a beaucoup diminué, celui des blessés baisse plus lentement; mais un grand nombre sont en voie de guérison. Les lésions osseuses commencent à se compliquer d'accidents érysipélateux et purulents. En somme, nos amputés continuent à bien aller ; mais les amputations partielles de la main, qui ont été nombreuses, réussissent mal ; plusieurs ont déjà nécessité une seconde amputation.

Jusqu'à présent, nous n'avons aucune trace de pourriture d'hôpital; mais l'intoxication purulente se fait déjà sentir et nous met dans la nécessité de sacrifier des membres que j'avais espéré pouvoir conserver.

Le service marche maintenant régulièrement, assez réglementairement, mais peu scientifiquement. SALLERON, médecin en chef des hôpitaux de Turin.

Gênes, 23 juin. — M. le médecin en chef de l'armée,

Les évacuations sur la France des malades et blessés ayant besoin de plus de trois mois de traitement ne donnent lieu qu'à de très-faibles vides jusqu'à présent, et, d'autre part, les évacuations de Novare commencent à nous arriver.

MM. Brun et Laforet n'ont pas encore reparu à Gênes, M. Fernet est arrivé hier.

Trois officiers de santé ont débarqué à Gênes depuis le 22 juin; l'un a été désigné pour la 1re division du 4e corps, le second pour le parc d'artillerie; enfin, M. Leroy, médecin aide-major, sans destination, a reçu l'ordre de se rendre immédiatement au quartier général.

M. Dèzon, médecin aide-major, qui arrive à l'instant, reçoit aussi le même ordre. BOUDIN, médecin en chef des hôpitaux de Gênes.

Montechiaro, 23 juin. — M. le médecin en chef,

Par suite des mutations survenues dans le personnel des officiers de santé, les ambulances du corps d'armée de la garde se trouvent composées ainsi qu'il suit :

Quartier général . . .
- MM. Rossignol, médecin-major, chef.
- Duboscq, id., reste provisoirement.
- Mouret, id.
- Ving, médecin aide-major.
- Boulongne, id.

1re division. . . . . . {	MM. Delassus, médecin-major.
	Courboulis, id., resté provisoirement.
2e division. . . . . . {	Boudier, médecin-major.
	Bezins, id., reste provisoirement.
Division de cavalerie. .|	Hermann, médecin-major.

J'ai l'honneur de vous prier, M. le médecin en chef, de vouloir bien prendre les mesures nécessaires pour parer à l'insuffisance du personnel des 1re et 2e divisions d'infanterie du corps d'armée de la garde et de l'ambulance de la cavalerie du même corps.   Méry, médecin en chef de la garde.

Grand quartier général, Montechiaro, 23 juin. — M. Cuvellier, médecin en chef des hôpitaux de Milan,

Je viens de recevoir votre rapport du 20 et je m'empresse de vous répondre que vous pouvez utiliser la bonne volonté des médecins italiens qui vous demandent à prendre du service dans les hôpitaux de Milan, à condition qu'ils vous présenteront leurs titres ou diplômes officiels, et qu'ils seront agréés par les autorités administratives ou médicales de ces hôpitaux. Il est important de ne retenir aucun médecin militaire à Milan sans nécessité absolue.
               Baron Larrey, médecin en chef de l'armée.

Castiglione, 23 juin. — M. le médecin en chef de l'armée,

L'état sanitaire général est toujours le même. Cependant plusieurs régiments me signalent l'accroissement numérique des malades, surtout parmi les jeunes soldats arrivant des dépôts. La fatigue des marches, l'insuffisance de la ration, l'irrégularité des repas, le campement dans les plaines humides, souvent marécageuses, et la fréquence des pluies doivent être considérés comme les causes essentielles de l'augmentation du nombre des malades.   Périer, médecin en chef du 2e corps.

Brescia, 23 juin. — M. le médecin en chef de l'armée,

Du 20 au 23 juin, nous avons évacué 587 malades sur Crémone, et demain une nouvelle évacuation de 300 prendra la même direction. L'installation de nouveaux hôpitaux se continue. Je pense qu'il convient de mettre dans des hôpitaux distincts les blessés séparés des fiévreux ; en conséquence, les quatre hôpitaux de Brescia les plus rapprochés de la porte de la ville seront affectés aux blessés. Nous cherchons aussi un local pour recevoir exclusivement des officiers. Leur réunion dans un même hôpital permettra de leur appliquer plus facilement le régime alimentaire qui leur est spécial.

Il est impossible d'utiliser les vivres auxquels nous avons droit et qui sont perdus pour nous, si on ne les remplace pas par une indemnité représentative.
               Goze, médecin principal.

ORDRE DE MARCHE POUR LE 24 JUIN.

L'armée sarde, qui forme l'extrême gauche, devra se porter, le 24 au matin, sur Pozzolengo.

Le 1er corps, qui se relie sur sa gauche avec l'armée du roi, quittera Esenta pour s'établir à Solférino.

Le 2e corps se rendra de Castiglione à Cavriana et s'entendra avec le maréchal Baraguey d'Hilliers sur les directions à suivre, afin d'éviter les retards que pourrait amener une rencontre entre les colonnes.

Le 3e corps se rendra de Mezzane à Médole.

Le 4e corps se portera de Carpenedolo à Guidizzolo.

Les divisions de cavalerie du 1er et du 3e corps occuperont la gauche du 4e corps.

Le quartier impérial et la garde iront de Montechiaro à Castiglione.

Les bagages resteront parqués jusqu'à ce que les corps, suivant la même route, aient défilé ; ils suivront ensuite à leur tour.

La chaleur étant très-grande, les troupes, après avoir pris leur premier repas, commenceront leur mouvement à 3 heures du matin, les chemins étant bien reconnus d'avance.

ORDRE DE MARCHE DU 1er CORPS. DISPOSITIONS DU MARÉCHAL BARAGUEY D'HILLIERS.

La 2e division, chargée d'attaquer le village de Solférino, partira à 3 heures du matin, et passera par Santa Maria, Barche di Castiglione et Barche di Solférino.

La 1re division, destinée à appuyer la droite de la 2e, se mettra en route à 4 heures, se dirigeant par Castiglione, le Fontane et le Grole.

La 3e division marchera sur les traces de la 1re et ne devra quitter Esenta qu'à 6 heures.

BATAILLE DE SOLFÉRINO.

24 JUIN. — *Armée française.* — Le mouvement prescrit a eu son exécution.

A la fin de la journée, toute l'armée massée entre Solférino et Castel Goffredo bivouaque sur le champ de bataille.

Le grand quartier général impérial est à Cavriana avec les divisions d'infanterie de la garde. La cavalerie de la garde en arrière, à San Cassiano.

Le 1er corps à Solférino.

Le 2e corps à Cavriana.

Le 4e corps à Rebecco.

Le 3e corps entre Rebecco et Castel Goffredo.

Les divisions de cavalerie (Desvaux) en arrière, à droite du 2e corps (Partouneaux) à Médole, en arrière du centre du 4e corps.

Armée piémontaise. — La 2e division (Fanti), sa droite à la gauche du 1er corps français et sa gauche à la droite de la 3e division (Mollard). Les 1re division (Durando) et 5e (Cucchiari) s'échelonnent en arrière de la gauche et du centre de la ligne. La division de cavalerie (Sambuy) rejoint le grand quartier général royal à Lonato. La 4e division (Cialdini) occupe toujours divers passages de la montagne. — Un détachement du corps de Garibaldi est à Vobarno ; les autres parties de ce corps sont à Palazzolo et Bergame.

Armée autrichienne. — Le grand quartier général impérial est à Villafranca.

Deuxième armée. — Le viiie corps et une brigade du vie sont à Peschiera et Salionce ; le ve à Monzambano et Prentina.

Le viie en arrière à Torrione ; le ier à Valeggio avec le quartier général de la deuxième armée.

La division de cavalerie (Mensdorff) couvre Volta.

Première armée. — Le xie corps est à Cerlungo ; le ixe à Goito ; le iiie s'étend de Remelli à Palazzina, avec le quartier général à Roverbello et la division de cavalerie Zedtwitz à San Brizio.

Le xe corps s'étend de Nogara à Mantoue et le iie de Mantoue à Marcaria, poussant sa tête de colonne à Mosio.

Milan, 24 juin. — M. le médecin en chef de l'armée,

Deux services d'évacuations, l'un sur Novare, l'autre sur Vigevano, fonctionnent activement ; six aides-majors chargés de ce service sont constamment en route. J'ai le regret de vous apprendre que six autres aides-majors, MM. Lapeyre, Nuzillat, Reeb, Ridreau, Alezaïs et Ohier, sont retenus ici pour quelques jours par l'intendant.   CUVELLIER, médecin en chef des hôpitaux de Milan.

L'EMPEREUR A L'IMPÉRATRICE.

Cavriana, le 24 juin, 9 heures un quart du soir.

Grande bataille et grande victoire.

Toute l'armée autrichienne a donné.

La ligne de bataille avait cinq lieues d'étendue. Nous avons enlevé toutes les positions, pris beaucoup de canons, de drapeaux et de prisonniers.

Les autres détails sont impossibles pour le moment.

La bataille a duré depuis 4 heures du matin jusqu'à 8 heures du soir.

Nota. — Voir plus loin et à leur date les divers rapports sur la bataille de Solférino.

EFFECTIF DES ARMÉES LE 24 JUIN.   EFFECTIF
                                                          ayant pris part à la bataille.

Armée française	Infanterie	118,019		97,141	
	Cavalerie	10,206	128,225		
	Artillerie	432 pièces.			135,234
Armée sarde	Infanterie	55,584		38,093	
	Cavalerie	4,147	59,731		
	Artillerie	90 pièces.			

                                                         187,956

Armée autrichienne	Infanterie	198,035		163,124
	Cavalerie	19,289	217,324	
	Artillerie	688 pièces.		

                                                         298,358

Pertes approximatives des armées en présence le 24 juin, d'après un premier rapport.

La plupart des hommes portés *disparus* ont été retrouvés ultérieurement dans les ambulances ou les hôpitaux.

		Tués.	Blessés.	Disparus.	
Armée française	Garde	181	704	63	Dont : 117 officiers tués et 544 blessés.
	1er corps	610	3,162	659	
	2e —	234	986	275	
	3e —	37	257	19	Total. 661
	4e —	560	3,421	502	
		1,622	8,530	1,518	
Armée sarde		691	3,572	1,258	Dont : 49 officiers tués et 167 blessés. Total. 216
Total des pertes des armées alliées		2,313	12,102	2,776	
Total			17,191		
Armée autrichienne		2,386	10,634	9,290	Dont : 94 officiers tués et 493 blessés. Total. 587
Total			22,310		

Total général des pertes des armées alliées et autrichiennes.   39,501

Pendant la bataille, les ambulances, marchant avec les corps auxquels elles appartiennent, suivent tous leurs mouvements ainsi qu'il suit :

L'ambulance du grand quartier général, arrivée à Castiglione, envoie une section volante sur le champ de bataille et s'établit, avec le reste du personnel, à Castiglione, à l'hôpital civil, à la caserne San Luiggi et dans une église ainsi que dans le cloître qui lui est contigu. Dans la journée, diverses autres maisons ont reçu des blessés en plus ou en moins grand nombre ; dans la soirée, la ville n'était plus qu'un vaste hôpital. Par une circonstance heureuse, on avait enlevé à l'ennemi une ambulance composée de seize médecins et de trente-quatre infirmiers avec tout le matériel. Ces collègues furent immédiatement chargés d'utiliser leurs infirmiers et le matériel pour donner des soins à leurs compatriotes blessés.

L'ambulance du grand quartier général de la garde s'est établie à Solférino, dans des maisons, des hangars, des jardins et dans une église transformée déjà en ambulance par les Autrichiens. Les ambulances divisionnaires ont marché en arrière et à gauche de chaque division.

L'ambulance du quartier général du 1er corps, d'abord établie à Castiglione, dans une maison à la sortie de la ville, s'est portée le soir à Solférino ; celle de la 1re division au village de le Grole ; celle des 2e et 3e divisions, après divers mouvements, ont fonctionné à Solférino, au château, sous des hangars, à l'école, à la mairie et au presbytère ; pendant la bataille, des sections volantes ont donné des secours aux blessés en profitant des plis de terrain pour s'abriter.

Les ambulances du 2e corps, quartier général et 1re division, se sont avancées sur Médole et ont fonctionné dans la journée à la casa Morino, puis à San Cassiano ; celle de la 2e division s'est portée en avant de Médole.

Les ambulances du 3e corps ont occupé diverses positions. Celle du quartier général établie dans une église ; celle de la 1re division dans un moulin en avant de Médole, s'est portée successivement de Rebecco à Guidizzolo ; celle de la 2e division au Castello et dans la salle de spectacle de Médole ; celle de la 3e division dans la maison du syndic.

Les ambulances du 4e corps ont occupé des fermes près de Médole et les églises de la ville.

Les ambulances des divisions de cavalerie ont suivi et ont gagné San Cassiano.

---

25 JUIN. — *Armée française.* — S'avance vers le Mincio. Le 4e corps se porte à Volta ; les autres corps forment une ligne qui s'étend de Pozzolengo à Guidizzolo. Le 1er corps à l'aile gauche, le 2e corps et la garde au centre à Cavriana, une division du 3e corps à l'aile droite à Guidizzolo. Les deux autres divisions à Solférino. La cavalerie de la garde en arrière du centre de la ligne. Les deux divisions de cavalerie de ligne en arrière de l'aile droite à Guidizzolo. — Le Prince Napoléon

est à Fornovo, où il apprend que la veille il y a eu une grande bataille ; il part de suite pour Parme, avec son état-major, où il connaît le glorieux résultat de la journée du 24. La division d'Autemarre arrive à Piadena.

Armée piémontaise. — Le grand quartier général royal se porte à Rivoltella, précédé par la division de cavalerie Sambuy. La 3ᵉ division s'avance à Rovizza ; les 2ᵉ et 1ʳᵉ divisions se mettent en ligne à la gauche du 1ᵉʳ corps français ; la 5ᵉ est prête à se porter au centre de la ligne piémontaise.

Armée autrichienne. — Le grand quartier général impérial se porte à Vérone. Le v111ᵉ corps s'éloigne de Peschiera et se retire derrière le Mincio ; les vᵉ, 1ᵉʳ et 1xᵉ corps conservent à peu près leurs positions à Monzambano, Valeggio et Goito ; le 111ᵉ s'établit à droite de Robervella, où se porte le quartier général de la première armée, ainsi que le x1ᵉ corps et la brigade de cavalerie Zedtwitz. Le v11ᵉ corps s'étend de Torrione à Mozzecane ; le quartier général de la deuxième armée et la division Mensdorff se rendent à Villafranca. Le xᵉ corps reprend ses positions à Nogara, Villimpenta et Corezzo.

L'EMPEREUR A L'IMPÉRATRICE.

Cavriana, le 25 juin, 1 heure 1/2 du soir.

Il est encore impossible d'avoir des détails précis sur la bataille d'hier.

L'ennemi s'est retiré cette nuit.

J'ai passé la nuit dans la chambre occupée le matin de la bataille par l'empereur d'Autriche.

Le général Niel est nommé maréchal de France.

« Cavriana, 25 juin.

« La journée d'hier a été marquée par une de ces batailles qui, si elles ne terminent pas la guerre, permettent du moins d'en pressentir la solution. L'empereur d'Autriche commandait en personne, il a pu voir de quelle nation il s'était fait l'ennemi.

« Les Autrichiens, en se retirant précédemment devant nous, se ménageaient un retour offensif. Leur retraite si décidée derrière le Mincio avait eu pour but de nous inspirer une confiance aventureuse, de laisser un vaste champ à la rapidité de nos mouvements et d'exposer ainsi nos colonnes, éloignées les unes des autres par l'ordre de marche, à une attaque soudaine qui eût pu les affaiblir en les isolant. Mais, heureusement, l'Empereur ne s'est pas départi de cette haute prudence qui domine jusqu'à son courage ; plus l'armée alliée avançait, plus nos colonnes se fortifiaient les unes les autres en se resserrant.

« Dans la nuit du 23 au 24, on apprit que les Autrichiens repassaient le Mincio et marchaient à notre rencontre. Une bataille était imminente. Toute l'armée ennemie, revenue sur ses pas, se préparait à nous disputer le passage; Solférino, Cavriana, positions formidables, étaient occupées par les Autrichiens, qui, soutenus par une nombreuse artillerie, couronnaient toutes les hauteurs jusqu'à Volta sur leur gauche; dans la plaine, entre Volta, Guidizzolo et Médole, s'avançaient de nombreuses colonnes avec de l'artillerie et de la cavalerie pour déborder notre droite et la tourner. L'ennemi avait, en outre, entre Solférino et Peschiera, des forces considérables qui devaient s'opposer à l'armée du roi de Piémont, marchant de Desenzano à Pozzolengo. Les armées occupaient ces positions quand, à 5 heures du matin, le 1er corps (maréchal Baraguey d'Hilliers) commença à s'engager devant Solférino. Les hauteurs et le village furent enlevés et occupés de haute lutte après un combat acharné. Pendant ce temps, le 2e corps (maréchal de Mac-Mahon), qui était à droite du 1er dans la plaine, s'étendait vers sa propre droite pour se relier avec le général Niel, qui marchait sur Médole.

« L'Empereur avait pris le commandement de toute l'armée; Sa Majesté fit avancer l'infanterie et l'artillerie de la garde pour s'établir entre le 1er et le 2e corps et pour enlever San Cassiano, puis, pour renforcer la droite du maréchal de Mac-Mahon (2e corps), un peu vulnérable à cause de l'éloignement du général Niel, Sa Majesté envoya toute la cavalerie de la garde et les deux divisions de cavalerie du 1er et du 3e corps pour remplir le vide entre le 2e et le 4e corps.

« Le maréchal Canrobert avait été chargé de surveiller le mouvement des Autrichiens attendus du côté de Mantoue. Pendant toute la journée, on s'est battu en avançant lentement, mais en avançant toujours en bon ordre, les corps se reliant entre eux. Le 1er corps, après s'être emparé de Solférino, a enlevé toutes les positions les unes après les autres, dans la direction de Pozzolengo; la nuit seule a pu l'arrêter. La garde s'est portée sur San Cassiano et sur Cavriana en couronnant les crêtes. Ce dernier village a été enlevé avec un grand entrain sous les yeux de l'Empereur, qui dirigeait lui-même le feu de l'artillerie.

« Quant au 4e corps (général Niel), il avançait pas à pas, gagnant toujours du terrain. Il y eut un moment, vers 4 heures de l'après-midi, où, pour soutenir leur retraite, les Autrichiens firent un suprême effort pour s'établir entre le 4e et le 2e corps. Une lutte acharnée s'engagea; l'infanterie et la cavalerie y prirent part, et la cavalerie, par plusieurs charges, acheva de décider le succès de cette grande journée.

« Ce fut là le dernier acte de la bataille. Les Autrichiens se mirent en retraite sur toute la ligne. Cette retraite fut favorisée par un orage épouvantable qui dura plus d'une heure : le tonnerre, la grêle, le vent, enfin une trombe affreuse produisirent un tel effet, qu'on ne distinguait plus rien sur le champ de bataille.

« Quand le temps fut redevenu calme, l'ennemi avait disparu, et l'on voyait au loin la direction que prenaient ses colonnes de retraite. L'empereur d'Autriche, qui logeait à Cavriana, dans l'endroit même où plus tard l'Empereur a établi son quartier général, a quitté vers 4 heures le lieu de la bataille, en se retirant du côté de Goito. Des hauteurs de Cavriana, on a pu voir la forte colonne de poussière qui s'élevait sous les pas de son escorte.

« L'Empereur Napoléon a été en quelque sorte supérieur à lui-même ; on l'a vu partout, toujours dirigeant la bataille ; tout le monde autour de lui frémissait du danger qui le menaçait sans cesse ; lui seul semblait l'ignorer. La protection dont Dieu l'a couvert s'est étendue à son état-major ; un cent-garde seul a été blessé près de Sa Majesté ; plusieurs chevaux de l'état-major et de l'escorte ont été tués ou blessés, entre autres celui du médecin en chef. »

BULLETIN DE LA BATAILLE DE SOLFÉRINO.

Quartier général de Cavriana, 25 juin 1859.

« Après la bataille de Magenta et le combat de Melegnano, l'ennemi avait précipité sa retraite sur le Mincio en abandonnant l'une après l'autre les lignes de l'Adda, de l'Oglio et de la Chièse. On devait croire qu'il allait concentrer toute sa résistance derrière le Mincio, et il importait que l'armée alliée occupât le plus tôt possible les points principaux des hauteurs qui s'étendent de Lonato jusqu'à Volta, et qui forment au sud du lac de Garde une agglomération de mamelons escarpés. Les derniers rapports reçus par l'Empereur indiquaient, en effet, que l'ennemi avait abandonné ces hauteurs et s'était retiré derrière le fleuve.

D'après l'ordre général donné par l'Empereur le 23 juin au soir, l'armée du roi devait se porter sur Pozzolengo ; le maréchal Baraguey d'Hilliers sur Solférino ; le maréchal duc de Magenta sur Cavriana ; le général Niel sur Guidizzolo ; et le maréchal Canrobert sur Médole. Il avait été décidé que les mouvements commenceraient à 3 heures du matin, afin d'éviter l'excessive chaleur du jour.

Cependant, dans la journée du 23, plusieurs détachements ennemis s'étaient montrés sur différents points, et l'Empereur en avait reçu avis ; mais comme les Autrichiens ont l'habitude de multiplier les reconnaissances, Sa Majesté ne vit dans ces démonstrations qu'un exemple de plus du soin et de l'habileté qu'ils mettent à s'éclairer et à se garder.

Le 24 juin, dès 5 heures du matin, l'Empereur, étant à Montechiaro, entendit le bruit du canon dans la plaine et se dirigea en toute hâte vers Castiglione, où devait se réunir la garde impériale.

Pendant la nuit, l'armée autrichienne, qui s'était décidée à prendre l'offensive, avait passé le Mincio à Goito, Valeggio, Monzambano et Peschiera, et elle occupait de nouveau les positions qu'elle venait tout récemment d'abandonner. C'était le résultat du plan dont l'ennemi avait poursuivi l'exécution depuis Magenta, en se retirant successivement de Plaisance, de Pizzighettone, de Crémone, d'Ancône, de Bologne et de Ferrare; en évacuant, en un mot, toutes ses positions, pour accumuler ses forces sur le Mincio. Il avait en outre accru son armée de la plus grande partie des troupes composant les garnisons de Vérone, de Mantoue et de Peschiera; et c'est ainsi qu'il avait pu réunir neuf corps d'armée, forts ensemble de 250 à 270,000 hommes, qui s'avançaient vers la Chièse, en couvrant la plaine et les hauteurs.

Cette force immense paraissait s'être partagée en deux armées : celle de droite, d'après les notes trouvées, après la bataille, sur un officier autrichien, devait s'emparer de Lonato et de Castiglione ; celle de gauche devait se porter sur Montechiaro. Les Autrichiens croyaient que toute notre armée n'avait pas encore passé la Chièse, et leur intention était de nous rejeter sur la rive droite de cette rivière.

Les deux armées, en marche l'une contre l'autre, se rencontrèrent donc inopinément. A peine les maréchaux Baraguey d'Hilliers et de Mac-Mahon avaient-ils dépassé Castiglione, qu'ils se trouvèrent en présence de forces considérables qui leur disputèrent le terrain. Au même instant, le général Niel se heurtait contre l'ennemi à la hauteur de Médole. L'armée du roi, en route pour Pozzolengo, rencontrait de même les Autrichiens en avant de Rivoltella, et de son côté, le maréchal Canrobert trouvait le village de Castelgoffredo occupé par la cavalerie ennemie.

Tous les corps de l'armée alliée étant alors en marche à une assez grande distance les uns des autres, l'Empereur se préoccupa tout d'abord de les relier, afin qu'ils pussent se soutenir mutuellement. A cet effet, Sa Majesté se porta immédiatement auprès du maréchal duc de Magenta, qui était à droite dans la plaine et qui s'était déployé perpendiculairement à la route qui va de Castiglione à Goito.

Comme le général Niel ne paraissait pas encore, Sa Majesté fit hâter la marche de la cavalerie de la garde impériale et la mit sous les ordres du duc de Magenta, comme réserve, pour opérer dans la plaine, sur la droite du 2e corps. L'Empereur envoya en même temps au maréchal Canrobert l'ordre d'appuyer le général Niel autant que possible, tout en lui recommandant de se garder à droite contre un corps autrichien qui, d'après les avis donnés à Sa Majesté, devait se porter de Mantoue sur Azola.

Ces dispositions prises, l'Empereur se rendit sur les hauteurs, au centre de la ligne de bataille, où le maréchal Baraguey d'Hilliers, trop éloigné de l'armée sarde pour pouvoir se relier avec elle, avait à lutter, dans un terrain des plus difficiles, contre des troupes qui se renouvelaient sans cesse.

Le maréchal était néanmoins arrivé jusqu'au pied de la colline abrupte au sommet de laquelle est bâti le village de Solférino, que défendaient des forces considérables, retranchées dans un vieux château et dans un grand cimetière, entourés l'un et l'autre de murs épais et crénelés. Le maréchal avait déjà perdu beaucoup de monde et avait dû payer plus d'une fois de sa personne en portant lui-même en avant les troupes des divisions Bazaine et Ladmirault. Exténuées de fatigue et de chaleur, et exposées à une vive fusillade, ces troupes ne gagnaient du terrain qu'avec beaucoup de difficulté. En ce moment, l'Empereur donna l'ordre à la division Forey de s'avancer, une brigade du côté de la plaine, l'autre sur la hauteur, contre le village de Solférino, et la fit soutenir par la division Camou, des voltigeurs de la garde. Il fit marcher avec ces troupes l'artillerie de la garde, qui, sous la conduite du général de Sévélingues et du général Le Bœuf, alla prendre position à découvert, à trois cents mètres de l'ennemi. Cette manœuvre décida du succès au centre.

Pendant que la division Forey s'emparait du cimetière et que le général Bazaine lançait ses troupes dans le village, les voltigeurs et les chasseurs de la garde impériale grimpaient jusqu'au pied de la tour qui domine le château et s'en emparaient. Les mamelons des collines qui avoisinent Solférino étaient successivement enlevés, et à 3 heures et demie les Autrichiens évacuaient la position sous le feu de notre artillerie couronnant les crêtes, et laissant entre nos mains 1,500 prisonniers, 14 canons et 2 drapeaux. La part de la garde impériale dans ce glorieux trophée était de 13 canons et 1 drapeau.

Pendant cette lutte et au plus fort du feu, quatre colonnes autrichiennes, s'avançant entre l'armée du roi et le corps du maréchal Baraguey d'Hilliers, avaient cherché à tourner la droite des Piémontais. Six pièces d'artillerie, habilement dirigées par le général Forgeot, avaient ouvert un feu très-vif sur le flanc de ces colonnes et les avaient forcées à rebrousser chemin en désordre.

Tandis que le corps du maréchal Baraguey d'Hilliers soutenait la lutte à Solférino, le corps du duc de Magenta s'était déployé dans la plaine de Guidizzolo, en avant de la ferme Casa Morino, et sa ligne de bataille, coupant la route de Mantoue, dirigeait sa droite vers Médole. A 9 heures du matin, il fut attaqué par une forte colonne autrichienne, précédée d'une nombreuse artillerie qui vint se mettre en batterie à 1,000 ou 1,200 mètres en avant de notre front. L'artillerie des deux premières divisions du 2e corps, s'avançant immédiatement sur la ligne des tirailleurs, ouvrit un feu très-vif contre le front des Autrichiens, et, dans le même instant, les batteries à cheval des divisions Desvaux et Partouneaux, se portant rapidement sur la droite, prirent d'écharpe les canons ennemis, qui furent ainsi réduits au silence et bientôt forcés à se reporter en arrière. Immédiatement après, les divisions Desvaux et Partouneaux chargèrent les Autrichiens et leur firent 600 prisonniers.

Cependant une colonne de deux régiments de cavalerie autrichienne avait cherché à tourner la gauche du 2e corps, et le duc de Magenta avait dirigé contre elle six escadrons de chasseurs. Trois charges heureuses de notre cavalerie repoussèrent celle de l'ennemi, qui laissa dans nos mains bon nombre d'hommes et de chevaux.

A 2 heures et demie, le duc de Magenta prit l'offensive à son tour, et donna au général de La Motterouge l'ordre de se porter sur sa gauche, du côté de Solférino, pour enlever San Cassiano et les autres positions occupées par l'ennemi.

Le village fut tourné de deux côtés et emporté avec une vigueur irrésistible par les tirailleurs algériens et par le 45e. Les tirailleurs furent lancés aussitôt après, sur le contre-fort principal qui relie Cavriana à San Cassiano, et qui était défendu par des forces considérables. Un premier mamelon, couronné par une espèce de redoute, tomba rapidement au pouvoir des tirailleurs ; mais l'ennemi, par un vigoureux retour offensif, parvint à les en déloger. Ils s'en emparèrent de nouveau avec l'aide du 45e et du 72e, et en furent repoussés une fois encore. Pour soutenir cette attaque, le général de La Motterouge dut faire marcher sa brigade de réserve, et le duc de Magenta fit avancer son corps tout entier.

En même temps, l'Empereur donnait l'ordre à la brigade Manèque, des voltigeurs de la garde, appuyée par les grenadiers du général Mellinet, de se porter de Solférino contre Cavriana.

L'ennemi ne put résister plus longtemps à cette double attaque soutenue par le feu de l'artillerie de la garde, et, vers 5 heures du soir, les voltigeurs et les tirailleurs algériens entraient en même temps dans le village de Cavriana.

En ce moment, une effroyable tempête, qui éclata sur les deux armées, obscurcit le ciel et suspendit la lutte ; mais, dès que l'orage eut cessé, nos troupes reprirent l'œuvre commencée et chassèrent l'ennemi de toutes les hauteurs qui dominent le village. Bientôt après, le feu de l'artillerie de la garde changeait la retraite des Autrichiens en une fuite précipitée.

Pendant cette affaire, les chasseurs à cheval de la garde, qui flanquaient la droite du duc de Magenta, eurent à charger la cavalerie autrichienne, qui menaçait de le tourner.

A 6 heures et demie, l'ennemi battait en retraite dans toutes les directions.

Mais bien que la bataille fût gagnée au centre, où nos troupes n'avaient pas cessé de faire des progrès, la droite et la gauche restaient encore en arrière. Cependant les troupes du 4e corps avaient pris, elles aussi, une large et glorieuse part à la bataille de Solférino.

Parties de Carpenedolo à 3 heures du matin, elles se dirigeaient sur Médole, appuyées par la cavalerie des divisions Desvaux et Partouneaux, lorsque, à deux kilomètres en avant de Médole, les escadrons de chasseurs qui éclairaient la marche du corps rencontrèrent les uhlans. Ils les chargèrent avec impétuosité, mais ils furent arrêtés par l'infanterie et l'artillerie ennemies, qui défendaient le village. Le général de Luzy prit aussitôt ses dispositions d'attaque. Pendant qu'il faisait tourner Médole à droite et à gauche par deux colonnes, il s'avançait lui-même de front, précédé par son artillerie qui canonnait le village. Cette attaque, exécutée avec une grande vigueur, eut un plein succès ; à 7 heures, l'ennemi se retirait de Médole, et nous lui avions enlevé 2 canons et fait bon nombre de prisonniers.

La division Vinoy, qui suivait la division de Luzy, se porta au sortir de Médole, dans la direction d'une maison isolée, nommée Casa-Nova, située dans la plaine sur la route de Mantoue, à deux kilomètres de Guidizzolo. L'ennemi se trouvait en forces considérables de ce côté, et un combat acharné s'y engagea, pendant que la division de Luzy marchait vers Ceresara d'une part et vers Robecco de l'autre.

En ce moment, l'ennemi tenta de tourner la gauche de la division Vinoy, par l'intervalle que laissaient entre eux le 2e et le 4e corps ; il s'approcha jusqu'à 200 mètres du front de nos troupes, mais il fut alors arrêté par le feu de 42 pièces d'artillerie, dirigées par le général Soleille. Le canon de l'ennemi vint aussitôt prendre part à la lutte, et la soutint une grande partie de la journée, bien qu'avec une infériorité manifeste.

La division de Failly arriva à son tour, et le général Niel, réservant la seconde brigade de cette division, porta la première entre Casa-Nova et Robecco, vers le hameau de Baete, pour relier le général de Luzy au général Vinoy. Le but du général Niel était de se porter vers Guidizzolo, dès que le duc de Magenta se serait emparé de Cavriana, et il espérait couper ainsi à l'ennemi la route de Volta et de Goito ; mais il fallait, pour exécuter ce plan, que les troupes du corps du maréchal Canrobert vinssent remplacer à Robecco celles du général de Luzy.

Le 3e corps, parti de Mezzane à deux heures et demie du matin, avait passé la Chièse à Viseno et était arrivé à sept heures à Castelgoffredo, petite ville enceinte de murs, que la cavalerie de l'ennemi occupait encore. Tandis que le général Jannin tournait la position au sud, le général Renault l'abordait de front, faisant enfoncer la porte par les sapeurs du génie, et pénétrait dans la ville en chassant devant lui les cavaliers ennemis.

Vers neuf heures du matin, la division Renault, arrivée à la hauteur de Médole, se reliait sur sa gauche avec le général de Luzy, du côté de Ceresara, et sur sa droite faisait face à Castelgoffredo, de manière à surveiller les mouvements du corps détaché dont le départ de Mantoue avait été annoncé.

Cette appréhension paralysa, pendant la plus grande partie du jour, le corps d'armée du maréchal Canrobert, qui ne jugea pas prudent de prêter tout d'abord au 4e corps, l'appui que lui demandait le général Niel.

Néanmoins, vers trois heures de l'après-midi, rassuré sur sa droite, et ayant jugé par lui-même la position du général Niel, le maréchal Canrobert fit appuyer la division Renault sur Robecco, et donna ordre au général Trochu de porter sa première brigade entre Casa-Nova et Baete sur le point où se dirigeaient les plus redoutables attaques de l'ennemi. Ce renfort de troupes fraîches permit au général Niel de lancer dans la direction de Guidizzolo, une partie des divisions de Luzy et de Failly. Cette colonne s'avança jusqu'aux premières maisons du village, mais, trouvant devant elle des forces supérieures établies dans une bonne position, elle fut contrainte de s'arrêter.

Le général Trochu s'avança alors pour soutenir l'attaque avec la brigade Bataille, de sa division. Il marcha à l'ennemi par bataillons serrés, en échiquier, l'aile droite en avant, avec autant d'ordre et de sang-froid que sur un champ de manœuvres. Il enleva à l'ennemi une compagnie d'infanterie et deux pièces de canon, et déjà il était arrivé à demi-distance de la Casa Nova à Guidizzolo, lorsque éclata l'orage qui vint mettre fin à cette terrible lutte, que le concours du 3e et du 4e corps menaçait de rendre si funeste à l'ennemi.

Au milieu des péripéties de ce combat de douze heures, la cavalerie a été d'un puissant secours pour arrêter les efforts de l'ennemi du côté de la Casa Nova. A plusieurs reprises, les divisions Partouneaux et Desvaux ont chargé l'infanterie autrichienne et rompu ses carrés. Mais c'est surtout notre nouvelle artillerie qui produisit sur l'ennemi les effets les plus terribles. Ses coups allaient l'atteindre à des distances, d'où les plus gros calibres étaient impuissants à riposter, et jonchaient la plaine de cadavres.

Le 4e corps a enlevé aux Autrichiens un drapeau, sept pièces de canon et deux mille prisonniers.

De son côté, l'armée du roi, placée à notre extrême gauche, avait eu également sa rude et belle journée.

Elle s'avançait, forte de quatre divisions, dans la direction de Peschiera, de Pozzolengo et de Madonna Della Scoperta, lorsque vers sept heures du matin, son avant-garde rencontra les avant-postes ennemis entre San Martino et Pozzolengo.

Le combat s'engagea ; mais de gros renforts autrichiens accoururent et firent reculer les Piémontais jusqu'en arrière de San Martino, et menacèrent même de couper leur ligne de retraite. Une brigade de la division Mollard arriva alors en toute hâte sur le lieu du combat, et monta à l'assaut des hauteurs où l'ennemi venait de s'établir. Deux fois elle en atteignit le sommet en s'emparant de plusieurs pièces de canon, mais deux fois aussi elle dut céder au nombre et abandonner sa conquête.

L'ennemi gagnait du terrain, malgré quelques charges brillantes de la cavalerie du roi, quand la division Cucchiari, débouchant sur le champ de bataille par la route de Rivoltella, vint soutenir le général Mollard. Les troupes sardes s'élancèrent une troisième fois sous un feu meurtrier : l'église et toutes les cassines de la droite furent emportées, et huit pièces de canon furent enlevées; mais l'ennemi parvint encore à les dégager et à reprendre ses positions.

En ce moment, la 2e brigade du général Cucchiari qui s'était formée en colonne d'attaque à gauche de la route de Lugano, marcha contre l'église de San Martino, regagna le terrain perdu, et emporta les hauteurs pour la quatrième fois, sans réussir cependant à s'y maintenir; car, écrasée par la mitraille et placée en face d'un ennemi qui, renforcé sans cesse, revenait sans cesse à la charge, elle ne put attendre le secours que lui apportait la 2ᵉ brigade du général Mollard, et les Piémontais épuisés firent retraite en bon ordre sur la route de Rivoltella.

C'est alors que la brigade d'Aoste, de la division Fanti, qui s'était portée d'abord vers Solférino pour donner la main au maréchal Baraguey d'Hilliers, fut envoyée par le roi pour appuyer les généraux Mollard et Cucchiari dans l'attaque de San Martino. Elle fut un moment arrêtée par la tempête, mais, vers cinq heures du soir, cette brigade et la brigade Pignerol, soutenues par une forte artillerie, marchèrent à l'ennemi sous un feu terrible et atteignirent les hauteurs. Elles s'en emparèrent pied à pied, cassine par cassine, et parvinrent à s'y maintenir en combattant avec acharnement. L'ennemi commença à plier, et l'artillerie piémontaise, gagnant les crêtes, put bientôt les couronner de 24 pièces de canon, que les Autrichiens cherchèrent vainement à enlever. Deux brillantes charges de la cavalerie du roi les dispersèrent; la mitraille porta le désordre dans leurs rangs, et les troupes sardes restèrent enfin maîtresses des formidables positions que l'ennemi avait défendues, une journée entière, avec tant d'acharnement.

D'un autre côté, la division Durando était restée aux prises avec les Autrichiens depuis cinq heures et demie du matin. A cette heure, son avant-garde avait rencontré l'ennemi à Madonna della Scoperta, et les troupes sardes y avaient soutenu jusqu'à midi les efforts d'un ennemi supérieur en nombre qui les avait enfin obligées à se replier; mais, renforcées alors par la brigade de Savoie, elles reprirent l'offensive, et, repoussant les Autrichiens à leur tour, elles s'emparèrent de Madonna della Scoperta. Après ce dernier succès, le général de La Marmora dirigea la division Durando vers San Martino, où elle ne put arriver à temps pour concourir à la prise de la position, car elle rencontra sur la route une colonne autrichienne avec laquelle elle eut à lutter pour s'ouvrir passage ; et, quand elle eut triomphé de cet obstacle, le village de San Martino était au pouvoir des Piémontais. Le général de La Marmora avait dirigé, d'autre part, la brigade de Piémont de la division Fanti vers Pozzolengo. Cette brigade enleva avec une grande vigueur les positions ennemies en avant du village, et, s'étant rendue maîtresse de Pozzolengo après une vive attaque, elle repoussa les Autrichiens et les poursuivit jusqu'à une certaine distance, en leur faisant essuyer de grandes pertes.

Celles de l'armée sarde furent malheureusement très-considérables et ne s'élevèrent pas à moins de 49 officiers tués, 167 blessés, 642 sous-officiers et soldats tués, 3,405 blessés, 1,258 hommes disparus; total 5,525 manquant à l'appel. Cinq pièces de canon étaient restées aux mains de l'armée du roi, comme trophée de cette sanglante victoire qu'elle avait remportée contre un ennemi supérieur en nombre et dont les forces paraissent n'avoir pas été moindres de 12 brigades.

Les pertes de l'armée française se sont élevées au chiffre de 12,000 hommes de troupe tués ou blessés et de 720 officiers hors de combat, dont 150 tués. Parmi les blessés, on compte les généraux de Ladmirault, Forey, Auger, Dieu et Douay; 7 colonels et 6 lieutenants-colonels ont été tués.

Quant aux pertes de l'armée autrichienne, elles n'ont pu être estimées encore, mais elles ont dû être très-considérables, à en juger par le nombre des morts et des blessés qu'ils ont abandonnés sur toute l'étendue du champ de bataille, qui n'a pas moins de 5 lieues de front. Ils ont laissé dans nos mains 30 pièces de canon, un grand nombre de caissons, 4 drapeaux et 6,000 prisonniers.

La résistance que l'ennemi a opposée à nos troupes pendant seize heures peut s'expliquer par l'avantage que lui donnaient la supériorité du nombre et les positions presque inexpugnables qu'il occupait.

Pour la première fois, d'ailleurs, les troupes autrichiennes combattaient sous les yeux de leur souverain, et la présence des deux Empereurs et du Roi, en rendant la lutte plus acharnée, devait la rendre aussi plus décisive.

L'Empereur Napoléon n'a pas cessé un seul instant de diriger l'action, en se portant sur tous les points où ses troupes avaient à déployer les plus grands efforts et à triompher des obstacles les plus difficiles. A diverses reprises, les projectiles de l'ennemi ont frappé dans les rangs de l'état-major et de l'escorte qui suivait Sa Majesté.

A 9 heures du soir, on entendait encore dans le lointain le bruit du canon qui précipitait la retraite de l'ennemi, et nos troupes allumaient les feux du bivouac sur le champ de bataille qu'elles avaient si glorieusement conquis.

Le fruit de cette victoire est l'abandon par l'ennemi de toutes les positions qu'il avait préparées sur la rive droite du Mincio pour en disputer les approches. (*Moniteur de l'armée.*)

BATAILLE DE SOLFÉRINO.

Rapport du maréchal commandant en chef la garde impériale.

Cavriana, le 25 juin.

Sire,

Le 24 juin, la garde impériale était campée, les deux divisions d'infanterie à Montechiaro, les huit batteries d'artillerie et la division de cavalerie à Castenedolo.

Votre Majesté lui donna l'ordre de partir de ces deux positions pour se rendre à Castiglione.

L'infanterie partit de Montechiaro à 5 heures du matin, l'artillerie partit à la même heure de Castenedolo et rejoignit la gauche des deux divisions d'infanterie à Montechiaro, vers sept heures moins un quart.

La division de cavalerie ne devait partir qu'à 9 heures du matin de Castenedolo, et marcher librement afin de ménager les chevaux.

Vers six heures du matin, une canonnade bien nourrie s'engagea avec l'ennemi, qui avait pris position au delà de Castiglione et s'était décidé à livrer bataille.

Votre Majesté ordonna alors à la garde d'accélérer son mouvement. L'ordre fut expédié de suite à la cavalerie de partir avant l'heure qui lui avait été désignée ; à 8 heures elle put monter à cheval, et, vers 9 heures et demie, elle arriva sur le lieu du combat, où elle fut mise à la disposition de M. le maréchal de Mac-Mahon, d'après les ordres de Votre Majesté.

Les deux divisions d'infanterie de la garde avaient débouché de Castiglione par la route de Guidizzolo, mais Votre Majesté ayant jugé que le point décisif de la bataille était l'enlèvement de la position de Solférino, vivement défendue par l'ennemi, donna l'ordre à sa garde de se porter à gauche, afin de se trouver en situation d'appuyer l'attaque du maréchal Baraguey d'Hilliers contre Solférino.

La division de voltigeurs, commandée par le général Camou, fut placée en ligne déployée derrière le 1er corps, et à 500 mètres en arrière, la division Mellinet fut formée en colonne double par division, à distance de déploiement.

La division Forey ayant éprouvé des pertes sensibles dans l'attaque de la position del Monte, la brigade Manèque, composée des chasseurs à pied de la garde, des 1er et 2e voltigeurs, fut portée à son secours et enleva ces positions, aux cris de vive l'Empereur !

Au même moment, deux bataillons du 2e voltigeurs, lancés sur la tour et le couvent de Solférino, les enlevèrent avec un remarquable élan.

Ces bataillons ont ensuite occupé les crêtes de la position del Monte, et y ont été soutenus par l'artillerie à cheval de la garde, qui vint se mettre en batterie sur la grande route de Cavriana. Bientôt l'ennemi chercha à reprendre cette importante position, et le petit nombre de troupes qui étaient sur ce point n'aurait pas permis de la conserver si Votre Majesté, en se rendant parfaitement compte de l'état des choses, n'avait envoyé immédiatement l'ordre à la division de grenadiers, commandée par le général Mellinet, de soutenir les batteries de la garde et la brigade Manèque. Cet ordre, promptement exécuté par le général Mellinet, permit à la brigade Manèque et à l'artillerie de la garde, non-seulement de conserver la position un instant menacée, mais encore de gagner du terrain en avant, en s'emparant successivement des positions de l'ennemi.

La brigade Manèque arriva ainsi à quelque distance de Cavriana, position importante entourée de vieilles fortifications, où l'ennemi pouvait renouveler dans la ville et dans le château, la longue résistance qu'il avait opposée à Solférino.

Votre Majesté envoya l'ordre à l'artillerie de la garde de battre cette position, et à la brigade Manèque de l'enlever. Cet ordre fut exécuté avec vigueur et intelligence sous les yeux de Votre Majesté.

Le village de Cavriana venait d'être enlevé vers cinq heures du soir, lorsqu'un violent orage éclata et suspendit un instant les opérations. Mais à peine avait-il cessé, que les voltigeurs de la garde reprirent l'œuvre commencée et chassèrent l'ennemi des hauteurs qui dominent le village, où le quartier général de Votre Majesté devait être établi, et terminèrent ainsi la journée.

La brigade Manèque a enlevé un drapeau, des prisonniers et 13 pièces de canon aux Autrichiens.

Pendant toute cette affaire, l'artillerie de la garde s'est fait remarquer par la précision de son tir et le choix successif de ses positions. Partout où elle a eu à contre-battre des batteries ennemies, elle a fait taire leur feu en peu de temps.

La cavalerie, commandée par le général Morris, est venue, dès son arrivée, sur le champ de bataille, et, d'après les ordres de Votre Majesté, se placer sous le commandement du maréchal de Mac-Mahon, qui opérait dans un pays de plaine où, dans certains cas, elle pouvait trouver l'occasion de faire un bon service.

En attendant l'arrivée du corps du général Niel, qui devait se lier par sa gauche au maréchal de Mac-Mahon, elle fut employée à couvrir la droite du 2ᵉ corps, et, à cet effet, le général Morris disposa ses trois brigades par échelons et les fit couvrir par une ligne de tirailleurs.

Le général Morris attendait avec impatience l'occasion de faire agir sa cavalerie ; elle se présenta vers trois heures et demie. Une colonne de cavalerie autrichienne ayant paru, il la fit charger en flanc par les chasseurs à cheval. Les Autrichiens refoulés se retirèrent à droite vers leurs batteries, dont le feu arrêta notre poursuite.

Je viens d'exposer la part que la garde a prise à la bataille de Solférino. Là, comme à Magenta, elle a agi sous les yeux et l'impulsion directe de Votre Majesté, qui a pu juger par Elle-même du courage et du dévouement absolu qu'elle mettait à exécuter ses ordres.

Je ferai connaître plus tard à Votre Majesté les noms des officiers qui se sont le plus particulièrement distingués, et je les proposerai pour des récompenses.

Je suis, etc.

Le maréchal commandant en chef la garde impériale,

REGNAUD DE SAINT-JEAN D'ANGELY.

P. S. Je dois signaler à Votre Majesté M. Moneglia, lieutenant de chasseurs à pied, qui a pris, dans le village de Solférino, quatre pièces de canon attelées, commandées par un colonel qui lui a remis son épée.

Rapport du maréchal commandant en chef le 1ᵉʳ corps.

Pozzolengo, le 25 juin.

Sire,

Votre Majesté m'avait donné l'ordre de me porter, le 24, d'Esenta à Solférino. Je fis partir, à 2 heures du matin, par la route de la montagne, la division Ladmirault avec quatre pièces d'artillerie, et par celle de la plaine, à 3 heures, les divisions Forey et Bazaine avec leur artillerie, l'artillerie de réserve et les bagages.

A peine la tête de cette dernière colonne était arrivée au Fontane, que la division Forey engagea deux compagnies de chasseurs avec l'ennemi, le débusqua sans trop de difficultés des hauteurs du Monte di Valscura, et, avec deux bataillons du 74ᵉ, le chassa du village du Grole où la résistance fut plus sérieuse.

A ce moment, la 2ᵉ division, à gauche de la 1ʳᵉ, était ralliée dans une vallée assez large, bordée des deux côtés de collines élevées s'étendant par des positions successives et étagées jusqu'à Solférino. Le général de Ladmirault disposa sa division en trois colonnes : celle de droite, composée de deux compagnies de chasseurs et de quatre bataillons, confiée à M. le général Douay ; celle de gauche, composée comme la première, sous les ordres du général de Négrier, et se réserva la colonne du centre, composée de quatre compagnies de chasseurs, de quatre bataillons et de l'artillerie.

Les divisions Forey et Ladmirault s'avancèrent parallèlement sur Solférino : la première à droite, attaquant le mont Fenile ; la deuxième à gauche, enlevant à l'ennemi les premiers mamelons boisés de sa position.

L'occupation du mont Fenile par le 84ᵉ permit à la 6ᵉ batterie du 8ᵉ régiment de s'y établir et de protéger le mouvement de la 1ʳᵉ brigade, commandée par le général Dieu, qui descendit le revers du mont Fenile et se porta dans la direction de Solférino, en chassant de crête en crête les troupes ennemies dont le nombre s'accroissait sans cesse. Cette brigade prit position devant des forces supérieures, et dirigea le feu de son artillerie sur les hauteurs couronnées par une tour et un bois de cyprès. Ce fut pendant cette canonnade que le général Dieu, gravement blessé, dut remettre son commandement à M. le colonel Cambriels, du 84ᵉ.

Votre Majesté arriva elle-même près des batteries de la division Forey, et, après avoir examiné la position, donna l'ordre de porter en avant, avec quatre pièces de la réserve du 1ᵉʳ corps, la brigade d'Alton, déployée par bataillons, à demi distance en colonne par peloton.

Le général Forey se mit à la tête de cette brigade, qui s'avança avec élan, mais qui fut accueillie par un feu de mitraille et de mousqueterie si violent de front et d'écharpe, qu'elle dut arrêter son mouvement.

Votre Majesté envoya aussitôt la brigade Manèque, des voltigeurs de la garde, soutenir la 1re division, qui, ranimée par ce secours, battit la charge, se reporta en avant, attaqua l'ennemi au cri de vive l'Empereur! et, après une lutte opiniâtre, s'empara du mamelon aux cyprès et de la tour qui domine Solférino.

La division Ladmirault avait commencé son attaque en même temps que la division Forey; elle mit d'abord son artillerie en batterie, et, après une canonnade qui avait ébranlé l'ennemi, elle s'élança et enleva à la baïonnette les premières positions, mais bientôt ses charges firent démasquer des bataillons entiers fournissant le feu le plus serré et le plus meurtrier, et elle n'avança plus qu'à grand'peine et pied à pied. Le général de Ladmirault fut atteint d'un coup de feu à l'épaule, se retira un instant pour se faire panser, reprit le commandement et lança ses quatre bataillons de réserve qui imprimèrent à notre attaque une nouvelle impulsion; frappé d'une nouvelle balle, le général de Ladmirault fut contraint de remettre son commandement au général de Négrier.

L'opiniâtre résistance de l'ennemi, les forces considérables qu'il nous opposait, et les difficultés que présentaient à la 2e division le terrain très-rétréci des attaques et les feux croisés du mamelon aux cyprès et du cimetière crénelé, contre lequel plusieurs charges au pas de course avaient vainement été tentées, me forcèrent à engager la division Bazaine. Le 1er régiment de zouaves et bientôt après le 34e vinrent appuyer la 2e division; l'ennemi couvrit nos colonnes de feux d'artillerie, de mousqueterie et de fusées, et tenta à plusieurs reprises des retours offensifs sur nos deux flancs. Le 37e fut aussi lancé en avant.

Le cimetière arrêtait tous nos efforts; voyant qu'il était indispensable de démolir cet obstacle, je donnai l'ordre d'y faire brèche, en portant à découvert, à 300 mètres du mur, dans un poste très-périlleux, une batterie d'artillerie du 10e régiment, commandée par M. le capitaine de Canecaude. La demi-batterie de montagne et d'autres pièces des divisions concentrèrent leur tir dans la même direction.

Après un feu bien dirigé et très-nourri, les murs du cimetière, des maisons et du château étant suffisamment ébréchés, et l'artillerie ennemie du mamelon des cyprès ayant été atteinte par l'artillerie du général Forey et par la 9e batterie du 10e régiment de la 3e division, le général Bazaine lança sur le cimetière le 3e bataillon du 78e, commandé par le chef de bataillon Lafaille, et fit sonner et battre la charge dans les deux divisions; toutes les troupes s'élancèrent et emportèrent le village et le château au moment même où la 1re division apparaissait sur le sommet de la tour et au bois de cyprès.

Je crois remplir un devoir en rendant témoignage de la bravoure et de la fermeté de la brigade de la garde que Votre Majesté a envoyée soutenir la 1re division dans un moment difficile ; une batterie de la garde, conduite par M. le général Lebœuf, et lançant dans le village une grêle d'obus, a puissamment secondé notre attaque.

Le 1er corps a tué à l'ennemi 800 ou 1,000 hommes environ, lui a blessé beaucoup de monde, lui a fait 1,200 prisonniers, pris quatre canons, deux caissons et deux drapeaux. Il n'a pas obtenu ce succès sans éprouver des pertes regrettables. Les généraux de Ladmirault et Dieu ont été blessés dangereusement ; le général Forey légèrement.

Les colonels de Taxis, Brincourt, Pinard et Barry ont été blessés, ainsi que les lieutenants-colonels Valet, Maire, Hémar et Servier. Le lieutenant-colonel Ducoin et les chefs de bataillon Kléber, de Saint-Paër, Angevin et Guillaume ont été tués. Les chefs de bataillon Brun, Meuriche, de Pontgibaud, Lebreton, Laguerre, Lesèble, Mocquery, Gouzy, Lespinasse et Foy, ont été blessés. Le nombre des officiers hors de combat est de 234, et celui des soldats tués et blessés s'élève à 4,000 environ.

J'ai adressé à Votre Majesté des mémoires de proposition, non-seulement pour pourvoir aux emplois vacants, mais encore pour les récompenses à accorder à de braves soldats qui ont bien mérité de la patrie et de l'Empereur dans cette grande journée où les deux armées se sont rencontrées sur un vaste terrain dont Solférino occupait, au centre, un des points du plus difficile accès. Votre Majesté, qui était elle-même sur le lieu du combat, a vu et apprécié les obstacles que le 1er corps a eus à vaincre, les forces nombreuses que l'ennemi lui a opposées, et la ténacité de la défense, augmentée encore, dit-on, par la présence du général en chef autrichien à Solférino.

Après la prise du village, les troupes étaient à peine reformées que, sur l'ordre de Votre Majesté, la 1re division s'est portée sur les crêtes dans la direction de Cavriana ; la 3e division a poursuivi l'ennemi pendant une heure dans la plaine, et, couvrant du feu de ses batteries les colonnes autrichiennes en retraite, leur a fait éprouver de grandes pertes et capturé de nombreux prisonniers. Parties d'Esenta à 2 et 3 heures du matin, nos divisions n'ont pris leurs bivouacs qu'à 9 heures du soir.

Pendant le combat et au plus fort du feu, vers midi, nous aperçûmes quatre colonnes autrichiennes qui cherchaient à tourner la droite de l'armée piémontaise ; six pièces d'artillerie, dirigées par M. le général Forgeot, forcèrent, par un feu très-juste et très-vif, ces colonnes à rebrousser chemin en désordre.

Je ne saurais assez louer le zèle et la vigueur de tous les officiers des divisions du 1er corps et de l'état-major général, et particulièrement des généraux Forey, de Ladmirault, Bazaine et Forgeot. Je m'abstiens de faire des citations individuelles, parce qu'elles seraient trop nombreuses ; je dois aux officiers de toutes les armes ce tribut d'éloges bien mérités, et si parmi eux, le chiffre des tués et des blessés, dans ce rude combat, est au-dessus de la proportion ordinaire, c'est que tous ont payé largement de leurs personnes, heureux de donner ainsi à l'Empereur une nouvelle preuve de leur dévouement.

Je suis, etc.

Le maréchal BARAGUEY D'HILLIERS.

Rapport du maréchal commandant en chef le 2ᵉ corps.

Au grand quartier général, à Cavriana, 26 juin.

Sire,

Conformément aux ordres de Votre Majesté, le 2ᵉ corps a quitté Castiglione le 24 au matin, pour aller occuper Cavriana. Il a débouché de Castiglione vers 3 heures, marchant sur une seule colonne, par la route de Mantoue, afin de ne pas gêner le mouvement des 1ᵉʳ et 4ᵉ corps, qui marchaient sur ses flancs en arrière de lui.

Il devait quitter la route de Mantoue à environ six kilomètres de Castiglione, et se porter sur Cavriana, par le chemin de San Cassiano.

Vers 4 heures, je fus prévenu par le général Gaudin de Villaine, qui éclairait ma marche, que l'ennemi était devant moi, à peu de distance, sur la route même que je suivais.

A 5 heures, la fusillade s'engageait entre mes tirailleurs et ceux de l'ennemi, qui occupaient la ferme de Casa Morino.

Je me portai de ma personne à Monte Medolano, qui est près de cette ferme, et de cette éminence je pus me convaincre que j'allais avoir affaire à des masses ennemies, avec lesquelles il fallait compter.

A cette même heure (5 heures), j'entendais un vif engagement sur ma gauche, entre Castiglione et Solférino.

C'était le maréchal Baraguey d'Hilliers qui, dans sa marche sur ce dernier point, se trouvait aux prises avec l'ennemi.

Du côté de Cavriana, j'apercevais un grand mouvement de troupes ennemies venant couronner successivement toutes les hauteurs qui s'étendent entre Solférino et Cavriana.

La situation dans laquelle je me trouvais méritait réflexion. Je sentais la nécessité de me porter aussitôt que possible sur le canon du maréchal Baraguey d'Hilliers ; mais, d'un autre côté, je ne pouvais dégarnir la plaine et marcher sur Solférino ou Cavriana, sans courir le risque de permettre à l'ennemi de couper l'armée en deux, en débouchant dans cette même plaine par la route de Mantoue à Guidizzolo, entre les 3ᵉ et 4ᵉ corps et moi.

J'étais sans nouvelles du général Niel et je sentais toute l'importance de me maintenir dans la position où je me trouvais, et de savoir, avant de faire un mouvement, s'il était à même de me soutenir en occupant la ligne qui s'étend de Médole à Guidizzolo.

Vers 6 heures, je ne voyais point encore les colonnes du général Niel du côté de Médole. J'envoyai mon chef d'état-major général dans cette direction, afin de savoir où en était le mouvement du 4ᵉ corps sur Guidizzolo.

Le général Lebrun arriva à Médole au moment même où le 4ᵉ corps attaquait ce village, où l'ennemi s'était établi fortement.

Le général Niel, prévenu de l'intention que j'avais de me porter vers le 1ᵉʳ corps, me fit connaître que, dès qu'il aurait enlevé Médole, il se rapprocherait aussi vite que possible de ma droite, afin de me permettre d'exécuter mon mouvement sur Cavriana. Il me prévenait en même temps qu'il ne pourrait me rejoindre avant que le 3ᵉ corps eût fait sa jonction avec lui pour appuyer sa droite.

Vers 8 heures et demie, m'apercevant que les forces de l'ennemi augmentaient sur mon front dans la plaine de Guidizzolo, je fis attaquer la ferme de Casa Morino, pour porter ma tête de colonne à hauteur de cette ferme, d'où je devais mieux juger les mouvements et les forces de l'ennemi.

Je pris alors les dispositions suivantes :

La 2ᵉ division, qui marchait en tête du corps d'armée, fut déployée en avant de la ferme, perpendiculairement à la route de Mantoue, sa droite à cette route. A sa hauteur et prolongeant la ligne de bataille, je fis placer la 1ʳᵉ brigade de la 1ʳᵉ division, sa gauche à la même route, sa droite se dirigeant vers Médole, par où devait venir le corps du général Niel. La 2ᵉ brigade de la 1ʳᵉ division, formant la réserve du corps d'armée, fut établie en arrière de Casa Morino, vers la ferme de Barcaccia, pour tenir tête aux colonnes de cavalerie qui, de San Cassiano, menaçaient de faire une trouée entre le 1ᵉʳ et le 2ᵉ corps. La cavalerie de réserve (7ᵉ régiment de chasseurs), couvrit de ce même côté la gauche de ma 2ᵉ division.

A peine ces dispositions étaient-elles prises qu'une forte colonne autrichienne, venant de Guidizzolo par la route de Mantoue, s'avança sur Casa Morino. Elle était précédée d'une nombreuse artillerie, qui vint se mettre en batterie à 1,000 ou 1,200 mètres en avant de mon front.

Les quatre batteries d'artillerie, des 1ʳᵉ et 2ᵉ divisions (12ᵉ du 7ᵉ, 11ᵉ du 11ᵉ, 2ᵉ du 9ᵉ et 13ᵉ du 13ᵉ)ᵉ se portèrent immédiatement sur la ligne des tirailleurs et ouvrirent un feu très-vif, qui força bientôt l'artillerie ennemie à se reporter en arrière, après avoir vu sauter deux de ses caissons. C'est au commencement de ce combat d'artillerie contre artillerie, que le général Auger eut le bras gauche emporté par un boulet.

Sur ces entrefaites, on me signalait les divisions de cavalerie Partouneaux et Desvaux, arrivant en arrière de la droite de ma ligne de bataille. Je les fis prévenir de se porter rapidement à hauteur de ma droite, de manière à occuper l'espace laissé libre jusque-là entre Médole et Monte Medolano.

Les batteries à cheval de ces deux divisions se déployèrent en avant de leur front, et prirent d'écharpe l'artillerie ennemie, déjà battue de front par le canon de mes divisions. Les généraux Partouneaux et Desvaux exécutèrent plusieurs charges heureuses. Dans l'une d'elles, 600 hommes d'infanterie furent rejetés sur nos tirailleurs, qui les firent prisonniers.

Pendant que ceci se passait sur ma droite, une colonne, composée de deux régiments de cavalerie, cherchait à tourner ma gauche, qui était soutenue par deux escadrons du 4ᵉ chasseurs et quatre escadrons du 7ᵉ chasseurs, commandés par le colonel Savaresse. Notre cavalerie repoussa vigoureusement trois charges de l'ennemi, et le rejeta dans le plus grand désordre, sur les bataillons de gauche de la 2ᵉ division (11ᵉ bataillon de chasseurs, 72ᵉ de ligne), qui s'étaient formés en carré. L'ennemi laissa sur le terrain un grand nombre de chevaux tués ou blessés. Nos chasseurs ramenèrent plusieurs prisonniers, parmi lesquels un officier supérieur et une trentaine de chevaux tout harnachés.

Grâce à ces charges heureuses, grâce au feu de mon artillerie, je pus maintenir partout l'ennemi à bonne distance, et attendre, non sans une certaine impatience, l'entrée en ligne du 4ᵉ corps.

Vers 11 heures seulement, je reçus du général Niel l'avis qu'il était en mesure de marcher directement sur Cavriana. J'ordonnai au général de La Motterouge de se porter, avec sa division disposée sur deux lignes, vers Solférino, où il devait faire jonction avec l'infanterie de la garde impériale qui marchait sur ce point. Le général Decaen devait suivre son mouvement.

En ce moment (2 heures et demie), la division de cavalerie de la garde impériale était mise à ma disposition, par ordre de Votre Majesté.

J'ordonnai au général Morris de se porter dans l'intervalle qui séparait ma droite des divisions Partouneaux et Desvaux, et de se former en arrière en échelons, dès que le 2ᵉ corps se reporterait en avant; de cette manière, il devait me relier avec le 4ᵉ corps. Ces dispositions prises et dès que la division La Motterouge eut fait sa jonction avec les voltigeurs de la garde, tout le 2ᵉ corps fit, dans chaque bataillon, tête de colonne à droite, pour se porter sur San Cassiano et sur les autres positions que l'ennemi occupait dans la plaine.

Le village de San Cassiano fut tourné à droite et à gauche, et enlevé en un instant, avec un élan irrésistible, par les tirailleurs indigènes et par le 45ᵉ de ligne.

Les tirailleurs algériens appuyèrent ensuite à gauche pour se porter sur le contre-fort principal, qui relie Cavriana à San Cassiano.

Ce contre-fort était fortement défendu par l'ennemi, qui avait réuni sur ce point des forces considérables.

Le premier mamelon, sur lequel se trouvait une espèce de redoute, fut enlevé par les tirailleurs,

Mais en ce moment, je m'aperçus que l'ennemi faisait un nouvel effort pour se jeter entre ma droite et le général Niel, et que, d'un autre côté, la colonne qui était à ma gauche n'arrivait pas encore à ma hauteur.

Je dus donc faire arrêter un moment le mouvement général en avant.

L'ennemi réunit alors de grandes forces entre Cavriana et la redoute occupée par les tirailleurs, puis il fit tout à coup un vigoureux retour offensif qui les obligea à quitter cette position. Un bataillon du 45e et une partie du 72e, commandée par le colonel Castex, vinrent alors en aide aux tirailleurs, qui reprirent la redoute, où ils durent également s'arrêter d'après l'ordre donné.

Le 45e et le 72e de ligne prirent position plus en arrière.

Bientôt l'ennemi fit un nouvel effort sur les tirailleurs, et les força une seconde fois à quitter la position.

J'ordonnai alors au général de La Motterouge de soutenir cette colonne, avec sa brigade de réserve (65e et 70e), et je prescrivis à tout le corps d'armée de se porter en avant, dès que notre attaque de gauche recommencerait. Dès que le général de La Motterouge eut rejoint les tirailleurs et le 35e, toute la colonne se porta en avant.

Elle fut soutenue dans ce mouvement par un bataillon de grenadiers, et un peu en arrière par le reste de la brigade de la garde, commandée par le général Niel.

Toutes les positions furent successivement enlevées jusqu'à Cavriana, où les tirailleurs indigènes entrèrent en même temps que les voltigeurs de la garde, qui y arrivèrent par le chemin de Solférino.

La division Decaen suivit le mouvement et chassa l'ennemi de plusieurs fermes qui se trouvaient devant elle dans la plaine.

La cavalerie de la garde, qui, sous les ordres du général Morris, flanquait mon extrême droite pendant tout le mouvement, était formée en trois échelons.

Le premier, composé des chasseurs et des guides, avait sa gauche appuyée à la droite de la division Decaen; les deux autres, situés un peu plus en arrière, se reliaient avec le général Desvaux.

Vers 3 heures, le général Morris fit charger en flanc par le général Cassaignolles une colonne de cavalerie autrichienne qui menaçait de tourner sa droite.

Un peu plus tard, un régiment de cavalerie ennemie chercha à repousser un escadron de chasseurs de la garde qui formait une ligne de tirailleurs conduite d'une manière remarquable par le commandant de Lavigerie. L'ennemi prit sa direction, sans s'en douter, sur le 11e bataillon de chasseurs à pied, qui était formé en carré dans un chemin creux et dans les blés, d'où il ne pouvait être aperçu.

Ce bataillon se leva tout à coup et fit feu de deux de ses faces. La cavalerie ennemie fit aussitôt demi-tour et se retira en désordre, prise alors en flanc par une batterie de la 2ᵉ division et par une batterie de la garde.

Vers 6 heures et demie, l'ennemi était en retraite dans toutes les directions, ayant éprouvé de très-grandes pertes, à en juger par le nombre des cadavres qu'il avait laissés sur le terrain.

La 1ʳᵉ division bivouaqua alors sur le contre-fort situé en arrière de Cavriana, et la 2ᵉ division resta en bataille dans la plaine, de manière à faciliter la jonction du 4ᵉ corps avec le 2ᵉ.

Je n'ai pas besoin de dire si les troupes du 2ᵉ corps ont combattu vaillamment pendant cette longue journée. Votre Majesté a pu juger elle-même de leur élan irrésistible pendant les diverses phases de la bataille. Elle a vu de ses propres yeux comment elles ont su, à la fin de la journée, pour couronner la victoire, enlever les positions si difficiles de Cavriana et battre l'ennemi sur les hauteurs, où il a essayé vainement de tenir devant elles.

Nos pertes ont malheureusement été très-sensibles ; il n'en pouvait être autrement.

Au début de la bataille, le général Auger, commandant l'artillerie du 2ᵉ corps, a eu le bras gauche emporté par un boulet.

Le colonel Douay, du 70ᵉ de ligne, le colonel Laure et le lieutenant-colonel Herment, du régiment de tirailleurs, ont été tués bravement à la tête de leurs troupes.

Parmi les corps qui ont le plus souffert, je citerai : le régiment de tirailleurs, qui a eu 7 officiers tués et 22 officiers blessés ; le 72ᵉ de ligne, qui a eu 5 officiers tués et 19 officiers blessés ; le 45ᵉ de ligne, déjà si éprouvé à Magenta, a eu 20 officiers mis hors de combat dans la journée du 24 juin.

En résumé, dans cette rude journée, le 2ᵉ corps a eu 19 officiers tués, 95 officiers blessés, 192 soldats tués, 1,266 blessés et 300 disparus (ce dernier chiffre, qui était de 500 hier, diminue d'heure en heure, par suite de la rentrée à leurs corps d'hommes fatigués qui n'avaient pu suivre).

Je ne fais pas en ce moment de citations particulières à Votre Majesté ; je me réserve d'appeler ultérieurement toute sa bienveillante sollicitude sur ceux qui, braves entre tous, ont mérité d'être proposés pour des récompenses.

J'ai l'honneur, etc.

Le maréchal commandant en chef le 2ᵉ corps,

DE MAC-MAHON, duc de Magenta.

Rapport du maréchal commandant en chef le 3ᵉ corps.

Bivouac de Rebecco, le 25 juin 1859.

Sire,

En rendant compte à Votre Majesté dès hier soir des opérations auxquelles le 3ᵉ corps a pris part dans la journée du 24 juin courant, je n'ai pu fournir à l'Empereur que des indications sommaires, en l'absence de renseignements transmis par les généraux commandant les divisions ; les rapports que je reçois aujourd'hui me permettent d'entrer dans des détails plus précis.

Parti de Mezzane le 24 juin, à 2 heures et demie du matin, en me dirigeant sur Médole, conformément aux ordres de l'Empereur, j'ai effectué le passage de la Chiese à Visano sur un pont jeté pendant la nuit par le génie piémontais. J'avais prescrit la veille au soir à la brigade Jannin, de la division Renault, de se porter sur ce point pour protéger l'opération. A 7 heures, ma tête de colonne arrivait à Castelgoffredo, et les renseignements recueillis par mon avant-garde m'apprenaient que la cavalerie ennemie était encore dans cette petite ville, ancienne place ceinte d'une muraille et munie de portes qui avaient été barricadées. Le général Jannin, à la tête d'un bataillon du 56ᵉ, reçut l'ordre de tourner la position et de se diriger au sud de la ville pour y pénétrer par la porte de Mantoue. Le général Renault se plaça à la tête des troupes qui devaient attaquer de front, et la porte du côté d'Acqua Fredda fut abattue à coups de hache par le génie. Les hussards du 2ᵉ régiment, composant mon escorte, sous la vigoureuse impulsion de leur chef, le capitaine-commandant Lecomte, se ruèrent sur un piquet de hussards autrichiens qui se trouvaient dans la ville, et le sabrèrent. Ces cavaliers ont fait preuve d'un grand élan ; ils ont eu plusieurs blessés et ont tué et blessé quelques hommes à l'ennemi.

A 9 heures un quart, le 3ᵉ corps est arrivé à hauteur de Médole. En entrant dans ce village, j'ai appris que le 4ᵉ corps était engagé en avant de moi. L'aile droite de ce corps, commandée par le général de Luzy, avait dû soutenir des attaques très-sérieuses, et, menacée d'être tournée, elle demandait instamment à être appuyée.

Le général commandant le 4ᵉ corps m'adressait également plusieurs officiers pour me demander d'envoyer des renforts sur son centre, qui avait eu beaucoup à souffrir.

A ce moment même je recevais de l'Empereur communication d'une lettre par laquelle on annonçait qu'un corps de 25 à 30,000 hommes était sorti de Mantoue par la porte Pradella dans la journée d'hier 23, et que ses avant-postes étaient au village d'Acqua Negra. Ces renseignements étaient du reste corroborés par le général de Luzy, qui annonçait avoir vu une colonne considérable passer de sa gauche vers sa droite, par les renseignements émanant de gens du pays, enfin par une indication consistant en une longue traînée de poussière se dirigeant du côté d'Asola vers Acqua Fredda.

Pour faire face aux exigences de la situation, je m'empressai d'envoyer le
général Renault, avec six bataillons, soutenir le général de Luzy sur la route de
Ceresara. Le 41° prit position à 2 kilomètres de Médole, à cheval sur la Seriola
Marchionole. Le 56ᵉ fut placé en retour, faisant face à Castelgoffredo, de manière
à surveiller le mouvement tournant annoncé de la part de l'ennemi. Une section
d'artillerie se mit en batterie sur la route à hauteur des tirailleurs, et fit feu sur les
colonnes autrichiennes qui se dirigeaient sur notre droite.

Cette disposition permit à la division de Luzy d'appuyer à gauche, vers le
centre du général Niel, et, vers une heure de l'après-midi, les attaques sur Rebecco
paraissant plus menaçantes, j'appelai la totalité de la division Renault, moins deux
bataillons du 23ᵉ de ligne que je laissai à la garde de Médole. La division fut alors
établie sur la droite et la gauche de la Seriola, se reliant fortement à la droite du
4ᵉ corps, qu'elle suivit dans un mouvement prononcé que ce dernier dut faire vers
la gauche.

Une partie de la division Renault se trouva donc, par suite de ce mouvement,
à hauteur de Rebecco, sur lequel durent se porter un bataillon du 56ᵉ, le 90ᵉ avec
deux compagnies du 8ᵉ bataillon de chasseurs à pied et une section d'artillerie.
Cette attaque fut dirigée de la manière la plus énergique par le colonel Guilhem
du 90ᵉ et le commandant Schwartz du 56ᵉ. Cette colonne arriva en ligne au moment où le 73ᵉ (division de Luzy), débordé sur sa droite, était menacé d'être tourné:
une vigoureuse charge à la baïonnette du 56ᵉ, dirigée par le commandant Schwartz,
eut un plein succès, et plus tard, vers les 5 heures, cette portion de la division
Renault occupait le village de Rebecco.

Le 3ᵉ corps avait, en raison des éventualités qui pouvaient se produire sur sa
droite, disposé d'une partie déjà bien importante de ses forces, et cependant de nouvelles demandes lui étaient adressées instamment afin d'appuyer le centre du 4ᵉ corps
sur lequel l'ennemi faisait, comme sur la droite, un effort désespéré. Supposant
que la division Bourbaki ainsi que la brigade Collineau de la division Trochu seraient suffisantes pour repousser le corps ennemi annoncé de Mantoue, j'envoyai
le général Trochu avec la brigade Bataille de sa division au général Niel, pour être
placé entre les divisions de Failly et Vinoy, du 4ᵉ corps.

A 4 heures cette brigade entrait en ligne, les bataillons en colonne serrée
par division, dans l'ordre en échiquier que je leur prescrivis sur le terrain, l'aile
gauche refusée et l'artillerie à portée d'agir efficacement. Ce renfort permettait au
général Niel de prononcer un mouvement offensif qui a d'abord repoussé l'ennemi ; mais celui-ci ayant opéré un retour, la brigade Bataille a été lancée de nouveau, et, conduite avec un admirable entrain par le général Trochu, a refoulé définitivement l'ennemi, qui n'a pas reparu.

Dans cette marche rapide fournie jusqu'à la route de Ceresara, le 44ᵉ, formant
l'aile droite, a été un instant débordé par l'ennemi ; mais, sur l'ordre du général

Bataille, dont je ne saurais trop louer le courage et le sangfroid, les deux derniers bataillons, vigoureusement conduits par le colonel Pierson et le commandant Comdamin, ont fait face à droite, marché rapidement sur la Tuilerie, et serré de si près l'ennemi qu'ils lui ont fait des prisonniers et l'ont forcé à abandonner deux pièces qui ont été prises.

Le 43° de ligne, dont un bataillon s'est trouvé un instant très-sérieusement engagé, a montré une grande solidité. J'ai le regret d'annoncer à l'Empereur que son chef, le colonel Broutta, a été mortellement blessé.

Le 19° bataillon de chasseurs à pied s'est également distingué par son élan.

Pour soutenir le mouvement de la brigade Bataille, j'avais prescrit au général Courtois d'Hurbal de faire avancer son artillerie de réserve, qui était venue prendre position.

J'avais envoyé le colonel Besson, mon chef d'état-major général, sur la route de Médole à Castelgoffredo, pour s'assurer si les reconnaissances du général Bourbaki avaient pu faire découvrir quelque chose des projets de l'ennemi au sujet du mouvement tournant annoncé. De forts détachements de uhlans, appuyés par de l'artillerie légère, avaient pu faire croire à la réalisation de cette attaque, à laquelle il était indispensable de parer ; mais, comme il avait été constaté à plusieurs reprises qu'aucun corps d'infanterie ne paraissait derrière la cavalerie, je crus pouvoir laisser la brigade Collineau, de la division Trochu, seule, pour couvrir Médole et faire entrer en ligne la division Bourbaki.

A partir de ce moment, notre position était entièrement assurée.

La part prise par le général Trochu au succès de la journée mérite d'être signalée tout spécialement et fait le plus grand honneur à cet officier général, qui se loue beaucoup de son aide de camp le capitaine Capitan, lequel a eu un cheval tué sous lui.

Les pertes éprouvées par les troupes du 3° corps engagées dans la bataille du 24 juin s'élèvent à 250 tués ou blessés, parmi lesquels 3 officiers tués et 12 blessés.

De Votre Majesté, Sire, etc.,

Maréchal Canrobert.

Rapport du maréchal commandant en chef le 4° corps.

Au quartier général de Volta, le 27 juin 1859.

Sire,

Les troupes du 4° corps ont pris une large et glorieuse part à la bataille de Solférino. Je vais rendre à Votre Majesté un compte sommaire de cette rude journée.

D'après l'ordre de marche du 24 juin, le quartier impérial devait se porter

32

avec la garde de Montechiaro à Castiglione ; le 1ᵉʳ corps, d'Esenta à Solférino ; le
2ᵉ corps, de Castiglione à Cavriana ; le 3ᵉ corps, de Mezzane à Médole ; enfin le
4ᵉ corps, renforcé des deux divisions de cavalerie Partouneaux et Desvaux, de Carpenedolo à Guidizzolo. Le roi de Sardaigne devait occuper Pozzolengo.

Le 4ᵉ corps s'est mis en route à 3 heures du matin, les soldats ayant pris
le café. Les trois divisions d'infanterie suivaient la route de Carpenedolo à Médole ;
les batteries et les parcs de réserve étaient intercalés entre la division Vinoy et la
division de Failly ; la division de Luzy marchait en tête, éclairée par deux escadrons
du 10ᵉ chasseurs, commandés par le général de Rochefort. La route traverse un
pays couvert de riches cultures, d'arbres et de vignes ; elle est bordée par des fossés
profonds et pleins d'eau. Les deux divisions de cavalerie marchaient sur la route
de Castiglione à Goito, qui traverse une plaine de 3 ou 4 kilomètres de largeur, où
la cavalerie et l'artillerie peuvent facilement manœuvrer. Cette route passe à Guidizzolo.

A environ 2 kilomètres de Médole, les escadrons du général de Rochefort
ayant rencontré des uhlans, les chargèrent avec impétuosité ; mais ils furent bientôt arrêtés par des troupes d'infanterie qui occupaient le village en force, soutenues
par de l'artillerie. Le général de Luzy prit immédiatement ses dispositions d'attaque ; il fit entourer le village des deux côtés de la route par plusieurs bataillons
d'infanterie, sous les ordres des généraux Lenoble et Douay, et, dès qu'il fut en
vue des premières maisons qu'occupait l'ennemi, il les fit canonner.

Bientôt après, les mouvements de flanc étant bien prononcés, il fit battre la
charge et aborda lui-même le village avec une forte colonne d'infanterie. Cette attaque, exécutée avec une grande bravoure, fut couronnée d'un plein succès. A
7 heures, Médole était en notre pouvoir, et l'ennemi se retirait ayant essuyé de
grandes pertes et laissant entre nos mains deux canons et beaucoup de prisonniers.

Au sortir de Médole, trois bataillons de la division de Luzy se portèrent sur
la route de Ceresara, tandis que la brigade Douay marchait à la poursuite de l'ennemi vers Rebecco, village situé à une lieue de Médole sur la route de Guidizzolo.
Cette brigade rencontra bientôt des forces supérieures qui arrêtèrent sa marche.

Aussitôt que la division Vinoy vint déboucher du village de Médole, je fis
porter en avant, vers la route de la plaine, huit pièces appartenant à la division de
Luzy ; la division Vinoy alla soutenir cette artillerie, repoussant en même temps
l'ennemi qui occupait de petits fourrés dans la direction d'une maison isolée,
nommée Casa Nova, qui se trouve sur la droite de la grande route de Goito, à
2 kilomètres de Guidizzolo. Des combats acharnés se sont livrés pendant toute la
journée autour de cette maison.

Dès que je pus sortir du pays couvert que traverse le chemin de Médole,
j'aperçus dans la plaine de fortes colonnes autrichiennes d'infanterie et de cavalerie qui faisaient face au corps du maréchal de Mac-Mahon et qui menaçaient de

m'envelopper dans le mouvement que je faisais sur leur flanc. La division Vinoy se forma en bataille dans une direction oblique qui me rapprochait du maréchal de Mac-Mahon, et, sous cet appui, je fis déboucher de Médole l'artillerie de réserve, qui se mit en batterie, ayant derrière elle et à sa gauche les divisions de cavalerie.

Pour avoir un appui à sa droite, le général Vinoy enleva à l'ennemi la ferme de Casa Nova; mais, occupant ainsi un front très-étendu pour mes forces, j'attendais avec impatience la division de Failly, qui, de son côté, doublait de vitesse pour venir prendre part au combat.

L'ennemi tenta de tourner la gauche du général Vinoy dans l'espace que laissaient entre eux le 2e et le 4e corps. Une colonne d'infanterie, soutenue par une nombreuse cavalerie, s'approcha jusqu'à 200 mètres de la division Vinoy; mais elle fut arrêtée par la mitraille et les boulets des 42 pièces d'artillerie des divisions et de la réserve, qui prenaient successivement leur poste de combat, et qui bientôt furent toutes en batterie sous l'habile direction du général Soleille.

L'ennemi déploya à son tour son artillerie.

Dans cette lutte, qui dura une grande partie de la journée, notre artillerie eut toujours un avantage incontestable, et ses terribles effets sont marqués par les débris d'hommes et de chevaux qui jonchent le sol.

A mesure que le corps du maréchal de Mac-Mahon s'avançait, la division Vinoy, pivotant sur la Casa Nova, suivait le mouvement par l'aile gauche. Mais les forces ennemies, qui reculaient dans la plaine, portaient leurs efforts sur la Casa Nova et sur les premières maisons de Rebecco, où se livraient ces combats acharnés. Dès que la division de Failly put entrer en ligne, je donnai pour direction à sa tête de colonne le hameau de Baete, situé entre Rebecco et la ferme de Casa Nova. Le général de Failly s'y porta avec la brigade O'Farrell, et je conservai sous ma main, comme réserve, la brigade Saurin.

A partir de ce moment, mes troupes étaient disposées comme il suit, de la droite à la gauche : au village de Rebecco, la division de Luzy; à Baete, la première brigade de la division de Failly; à gauche, se refusant dans la direction du maréchal de Mac-Mahon, la division Vinoy déployée, sept batteries d'artillerie et deux divisions de cavalerie.

Le but que je poursuivais, et qui aurait donné de magnifiques résultats si j'avais pu l'atteindre, c'était que, lorsque Cavriana serait au pouvoir du 2e corps, le maréchal Canrobert, arrivé à Médole, voulût bien envoyer en avant une ou deux de ses divisions pour occuper Rebecco. Alors, avec les deux divisions de Luzy et de Failly, j'allais m'emparer de Guidizzolo, et, maître de l'embranchement des routes, je coupais la retraite, soit sur Goito, soit sur Volta, aux masses ennemies qui occupaient la plaine. Malheureusement, le maréchal Canrobert, menacé sur sa droite, ne jugea prudent de me prêter son appui que vers la fin de la journée.

L'ennemi, qui sentait tout le danger que lui faisait courir ma marche sur

Guidizzolo, réunit tous ses efforts pour l'arrêter. Une lutte des plus vives se prolongea pendant plus de six heures autour de la ferme de Casa Nova, au hameau de Baete et au village de Rebecco. Quand le combat avait lieu par des feux d'infanterie, l'ennemi ayant l'avantage du nombre, je perdais du terrain. Alors je formais une colonne d'attaque avec un des bataillons de ma réserve, et la baïonnette nous donnait plus que la fusillade ne nous avait fait perdre.

Dans ces combats incessants, j'ai eu le regret de voir tomber de braves soldats et des chefs bien dignes de les commander. Le colonel Lacroix, du 30° de ligne; le colonel Capin, du 53°; le colonel Broutta, du 43° (division Trochu); les lieutenants-colonels de Neuchèze, du 8° de ligne; de Campagnon, du 2° de ligne; Des Ondes, du 5° hussards; les chefs de bataillon Nicolas, Tiersonnier et Hébert, se sont fait tuer à la tête de leurs troupes.

Le général Douay, qui s'est particulièrement distingué dans cette journée, et un grand nombre d'officiers supérieurs, ont reçu des blessures qui priveront momentanément l'Empereur de leurs services. A toutes ces pertes j'en dois ajouter une qui m'est particulièrement sensible, celle du colonel du génie Jourjon, officier accompli, aussi remarquable par sa science que par ses qualités militaires.

La cavalerie nous a été d'un puissant secours pour éloigner de la Casa Nova l'infanterie ennemie, qui renouvelait sans cesse ses efforts pour nous enlever ce point d'appui important. Les deux divisions de Partouneaux et Desvaux ont, à plusieurs reprises, chargé l'infanterie autrichienne avec une grande bravoure.

Vers 3 heures, M. le maréchal Canrobert, étant venu sur le champ de bataille pour juger par lui-même ma position, envoya l'ordre à la division Renault, du 3° corps, qui observait la route de Médole à Ceresara, d'appuyer sur Rebecco, et il ordonna en même temps au général Trochu d'amener sa première brigade sur le lieu même où se trouvait ma réserve, entre Casa Nova et Baete, car c'était toujours là que se portaient les plus grands efforts de l'ennemi.

Voyant que j'allais être soutenu par des troupes fraîches, je formai immédiatement quatre bataillons de la division Luzy en colonnes d'attaque; j'y joignis deux bataillons de la division de Failly, qui formaient en ce moment mon unique réserve, et le général de Luzy conduisit ces troupes dans la direction de Guidizzolo. La tête de colonne, formée par un bataillon du 30° de ligne, arriva jusqu'aux premières maisons du village; mais, trouvant devant elle des forces supérieures, elle dut se retirer.

Nos soldats étaient, d'ailleurs, accablés par la fatigue; ils marchaient et combattaient depuis douze heures sur un terrain complétement dépourvu d'eau, et, pendant cette lutte incessante, ils n'avaient pas eu le temps de manger.

Cependant M. le maréchal Canrobert ayant bien voulu me promettre l'arrivée, avant la nuit, de la division Bourbaki, je voulus tenter un dernier effort sur Guidizzolo avec la brigade Bataille de la division Trochu, qui avait pris la place de ma réserve. Le général Trochu, ayant formé ses bataillons en colonnes serrées, les conduisit à l'ennemi en échiquier, l'aile droite en avant, avec autant d'ordre et de sang-froid que sur un champ de manœuvres. Il enleva à l'ennemi une compagnie d'infanterie et deux pièces de canon, et arriva jusqu'à demi-distance de la Casa Nova à Guidizzolo.

Un violent orage, précédé de tourbillons de poussière, qui nous plongea dans l'obscurité, vint mettre fin à cette terrible lutte, et le 4ᵉ corps prit ses bivouacs sur un champ de bataille qu'il avait glorieusement conquis. Il a pris à l'ennemi un drapeau, enlevé par des soldats du 76ᵉ de ligne, et sept pièces de canon. Il a fait environ 2,000 prisonniers; et sur un champ de bataille qui a près de deux lieues de long, la marche du 4ᵉ corps est jonchée des cadavres de l'ennemi. La lutte a été longue et opiniâtre, et il n'est pas un bataillon du corps d'armée qui n'y ait pris part.

Je ne puis citer à Votre Majesté les nombreux actes de bravoure dont j'ai été témoin ou qui m'ont été rapportés; mais je dois lui dire que chacun a fait noblement son devoir, et qu'en voulant donner des témoignages de satisfaction, je suis tout naturellement conduit à parler à Votre Majesté de la belle conduite des généraux de division; après eux, des généraux de brigade et ensuite des chefs de corps, qui ont été en si grand nombre tués ou blessés.

Voici l'état des pertes éprouvées par les troupes du 4ᵉ corps et des deux divisions de cavalerie :

	TUÉS.		BLESSÉS.		DISPARUS.	
	OFFICIERS.	TROUPES.	OFFICIERS.	TROUPES.	OFFICIERS.	TROUPES.
1ʳᵉ division d'infanterie (de Luzy)	15	276	84	1,552	»	»
2ᵉ idem (Vinoy)	4	150	39	896	»	126
3ᵉ idem (de Failly)	18	89	58	723	3	372
Division de cavalerie (Partouneaux)	1	12	7	44	»	4
Idem (Desvaux)	7	54	15	137	4	38
Artillerie	»	8	4	65	»	1
État-major du génie	1	»	»	5	»	»
TOTAL	46	586	207	3,447	7	541
	632		3,624		548	
			4,804			

Le maréchal commandant le 4ᵉ corps,

NIEL.

Le maréchal commandant le 3e corps de l'armée d'Italie a réclamé contre un passage du rapport sur la bataille de Solférino, adressé à l'Empereur par le commandant du 4e corps. Sa Majesté a ordonné l'insertion de la note suivante :

Il est dit dans ce passage que le 3e corps n'a donné son appui au 4e que sur la fin de la journée. Cependant, dès son arrivée au village de Médole, le maréchal Canrobert envoya les premières troupes de la division Renault sur la route de Ceresara, avec la mission de couvrir la droite du 4e corps. La présence de ces troupes a donc eu pour résultat, dès 6 heures du matin, d'enlever au général Niel toute appréhension sur les attaques qu'il pouvait avoir à craindre sur son flanc droit, qui n'était gardé que par trois de ses bataillons. Il est donc juste de reconnaître que le maréchal Canrobert avait déjà donné un appui utile au 4e corps avant l'heure où la division Renault vint occuper le village de Rebecco pour permettre au général Niel d'en retirer une partie de la division de Luzy, en même temps que la première brigade de la division Trochu venait combattre au milieu des troupes du 4e corps.

D'ailleurs, le général Niel ne pouvait avoir l'intention, dans son rapport à l'Empereur, d'incriminer en aucune manière la conduite du maréchal Canrobert, dont le caractère chevaleresque est bien connu.

Rapport à S. M. le roi de Sardaigne.

Le 24 juin, tandis que les troupes françaises, sous les ordres de M. le maréchal Baraguey d'Hilliers, marchaient sur Solférino, trois divisions de l'armée piémontaise avançaient dans la direction de Peschiera, Pozzolengo et Madonna della Scoperta. Elles étaient précédées par des détachements chargés d'éclairer leur marche et de reconnaître le terrain.

La 3e division (général Mollard) devait battre la plaine comprise entre le chemin de fer et le lac, et la 5e (général Cucchiari) marcher sur Pozzolengo, où devait aussi se rabattre la 1re division (général Durando) en passant par Castel-Venzago et Madonna della Scoperta. Le détachement envoyé en reconnaissance par la 5e division, composé d'un bataillon d'infanterie, d'un bataillon de bersaglieri, d'un escadron de chevau-légers et de deux pièces d'artillerie, sous les ordres du colonel Cadorna, laissa sur sa droite les hauteurs de San Martino, qui n'étaient point encore occupées par l'ennemi, et continua à s'avancer par la route de Lugnano vers Pozzolengo.

Les avant-postes autrichiens, vigoureusement attaqués et refoulés vers 7 heures du matin, furent bientôt soutenus par des forces imposantes devant lesquelles il fallut se replier.

Le général Mollard, entendant la fusillade et le bruit du canon, conduisit la petite colonne qui éclairait la marche de sa division au secours du colonel Cadorna, et envoya deux compagnies de bersaglieri à la Cascina Succale pour opérer une diversion.

La 3e et la 5e division reçurent l'ordre de hâter leur marche.

La colonne du colonel Cadorna se replia lentement et en bon ordre, soutenue par quatre pièces d'artillerie et par un bataillon d'infanterie placés à San Martino. Mais, sur la droite, l'ennemi gagnait déjà, avec de fortes colonnes, les hauteurs par Stefano et San Donino, et s'avançait rapidement sur Cascina Contracania, menaçant de couper la ligne de retraite.

Il fallut abandonner San Martino. Il était alors 9 heures du matin. La tête de la colonne de la 3e division commençait à déboucher par la chaussée du chemin de fer. Dans l'espoir de ne pas laisser à l'ennemi le temps de s'établir sur les hauteurs, le général Mollard fit immédiatement marcher à l'assaut le premier régiment qu'il eut sous la main (7e d'infanterie), et le fit bientôt après soutenir par le 8e, avec ordre d'attaquer à la baïonnette sans faire un coup de feu.

Soutenus par une batterie et par quelques charges des chevau-légers de Montferrat, deux fois ces braves régiments atteignirent avec un élan admirable le sommet des hauteurs en s'emparant de plusieurs pièces de canon ; mais deux fois aussi ils durent céder au nombre et abandonner leur conquête. Le colonel Berette et le major Solaro avaient été tués ; le général Ansaldi, les majors Borda et Longoni, blessés ; les pertes en officiers subalternes étaient également nombreuses.

L'ennemi gagnait du terrain ; il s'avançait par la Cascina Selvetta vers le chemin de fer, pour nous couper cette importante ligne de communication. Une charge brillante, exécutée par un escadron de cavalerie, donna le temps de réunir quelques troupes sur le point menacé.

Ce fut alors, vers 10 heures du matin, que la division Cucchiari arriva sur le champ de bataille par la route de Rivoltella. Trois bataillons du 12e régiment furent mis immédiatement à la disposition du général Mollard, afin de l'aider à reprendre les cassines Canova, Arnia, Selvetta et Monata, et dégager ainsi les approches du chemin de fer.

Sur la gauche, le 4e bataillon du 12e et le 11e régiment d'infanterie furent formés en colonnes d'attaque, à cheval sur la route de Lugano. On s'élança à l'assaut sous un feu meurtrier. Le village de San Martino, le Roccolo, ainsi que toutes les cassines sur la droite, y compris la Contracania, furent emportés avec une bravoure remarquable. On s'empara de trois pièces d'artillerie ; mais l'ennemi parvint encore une fois à les dégager. Dans cette attaque, un major avait été tué ; deux autres majors, ainsi qu'un colonel, blessés; telles étaient les pertes en officiers supérieurs.

Pendant ce temps, la 2e brigade de la 5e division (17e et 18e de ligne), avec son bataillon de bersaglieri, se formait en colonne d'attaque sur la gauche de la route de Lugano, laissant le 18ᵉ en réserve; deux bataillons du 17ᵉ et deux compagnies de bersaglieri marchèrent sur l'église de San Martino et la cascina Contracania, qui étaient retombées au pouvoir de l'ennemi, et les deux autres bataillons avec quelques bersaglieri, pliant à gauche, se dirigèrent sur Cascina Corbii di Sotto e Vestone. Le 18ᵉ s'avança pour soutenir le 11ᵉ, engagé sur son front. On regagna partout le terrain perdu, on atteignit le point culminant des hauteurs, et les positions furent emportées encore une fois.

Sur ces entrefaites, la brigade Pignerol (division Mollard) arrivait à Desenzano et Rivoltella. Formée sur deux lignes et dirigée, avec son artillerie, sur la Cascina Contracania, elle avait déjà commencé son feu, et allait compléter le succès de la 5ᵉ division, lorsque celle-ci, écrasée par la mitraille et placée en face d'un ennemi qui recevait sans cesse de nouveaux renforts, dut opérer sa retraite, qui eut lieu en bon ordre sur la route de Rivoltella.

Le général Mollard crut dès lors devoir suspendre l'attaque commencée par la brigade Pignerol jusqu'à l'arrivée de nouvelles troupes. L'attaque de San Martino ne pouvait plus effectivement être renouvelée sans que l'on donnât auparavant quelques heures de repos aux soldats qui avaient combattu toute la matinée sous un soleil ardent et sans qu'on les fît soutenir par des troupes fraîches.

La 2ᵉ division (général Fanti) avait été acheminée vers Solférino afin de concourir, le cas échéant, à l'attaque dirigée sur ce point par le maréchal Baraguey d'Hilliers. Le roi, voyant que la position avait été vaillamment emportée par les troupes françaises, et jugeant, d'autre part, combien il était essentiel de renforcer notre gauche, donna l'ordre à la 2ᵉ brigade de cette division de se porter immédiatement sur San Martino, et à la 1ʳᵉ de marcher vers Pozzolengo pour soutenir la division Durando, engagée depuis plusieurs heures dans un combat où elle avait déjà essuyé beaucoup de pertes.

Lorsque Sa Majesté fut informée que la brigade Aoste (de la 2ᵉ division) approchait de San Martino, elle envoya l'ordre d'attaquer de nouveau cette position et de s'en emparer avant la nuit. La brigade Aoste arriva sous San Martino vers 4 heures de l'après-midi et fut placée sous les ordres du général Mollard.

Elle prit position sur la gauche de la brigade Pignerol, en face de la cassine Contracania. L'artillerie avait l'ordre de n'ouvrir son feu qu'à très-petite portée de l'ennemi. On fit déposer les sacs aux soldats, et, vers cinq heures, on commença à marcher en avant.

Un bataillon et deux pièces d'artillerie devaient tâcher de tourner l'ennemi par sa gauche. La 5ᵉ division, qui s'était repliée sur la route de Rivoltella, était en marche pour rejoindre le champ de bataille. C'est alors qu'un ouragan terrible s'éleva du côté du lac, suivi d'une pluie torrentielle.

Les colonnes, bravant tous les obstacles, marchèrent résolûment à l'ennemi, qui, délivré de toute attaque sur sa droite, avait porté toute son artillerie sur le sommet des hauteurs, entre les cassines Contracania et Colombare, d'où il balayait avec un feu très-vif les approches de la position. La brigade Pignerol s'élança vers la cassine Contracania ; obligée de conquérir pied à pied le terrain, elle éprouva des pertes sensibles. Parmi les officiers supérieurs, les deux colonels furent tués et un major blessé.

La brigade Aoste marcha sur les cassines Canova, Arnia et Monata, s'en empara successivement, attaqua ensuite la Contracania et l'église de San Martino et tâcha de se maintenir dans ces différentes positions en combattant avec acharnement. Elle avait déjà son général, 2 colonels, 2 majors blessés et un major tué. Afin de soutenir l'infanterie par un feu imposant d'artillerie, le chef d'état-major fit placer 18 pièces près de la Casa Monata, pour battre la cassine Contracania.

Tous les efforts se dirigèrent bientôt vers ce point. Attaqué de front par le 3e et le 6e d'infanterie qui s'avançaient de la Casa Monata sur la droite, par la brigade Pignerol, et successivement par les 7e, 12e, 17e et 18e et par les bataillons de bersaglieri, l'ennemi commença à plier. Pour assurer un succès si chèrement acheté, l'ordre fut donné à toute l'artillerie disponible de se porter au galop sur le sommet.

Bientôt après, 24 pièces couronnaient les hauteurs et ouvraient leur feu. L'ennemi, qui était à peu de distance, menaçait de se jeter sur nos canons. Un escadron de cavalerie, avec deux charges des plus brillantes, mit le désordre dans ses rangs, déjà éclaircis par la mitraille, et, poursuivi par l'infanterie, l'ennemi laissa entre nos mains les formidables positions défendues une journée entière avec tant d'acharnement.

Tandis que le combat s'engageait dès le matin sur l'extrême gauche, du côté opposé, sur les collines de Solferino, le 1er corps d'armée française était aux prises avec l'ennemi, et soutenait un combat très-vif.

Une reconnaissance composée de troupes de la 1re division (Durando) (3e bataillon de bersaglieri, un bataillon de grenadiers et une section d'artillerie de la 10e batterie), sous la conduite du chef d'état-major, colonel de Casanova, partie de Lonato à l'aube, arriva vers 5 heures et demie à la hauteur de la position de Madonna Della Scoperta, qu'elle trouva occupée par l'ennemi.

Celui-ci fut aussitôt attaqué par les troupes de la reconnaissance, suivies de près par la brigade des grenadiers. Ces corps soutinrent à eux seuls jusque vers midi les efforts de l'ennemi, supérieur en nombre, puis furent obligés de se replier jusqu'à l'intersection des routes de Cascina Rondotto. Là, renforcés par quatre bataillons de la brigade de Savoie, commandés par le colonel de Rolland, ils reprirent vivement l'offensive et chargèrent l'ennemi à la baïonnette. Deux bataillons de grenadiers, envoyés dès le matin par Castelloro et Cadignolo, entraient à leur tour en ligne, tandis que la 11e batterie, se mettant en position, ouvrait son feu.

Ces efforts combinés décidaient l'ennemi à abandonner les positions conquises dans la matinée.

Le général de La Marmora avait été chargé par le roi de prendre le commandement de la 1re et de la 2e division. L'ennemi une fois repoussé à Madonna Della Scoperta, le général, suivant les ordres de S. M., dirigea une partie des troupes contre San Martino, où la 3e et la 5e divisions continuaient à combattre. La 1re division (Durando) passa par San Rocca, Cascina Taverna et Monte Fami ; elle donna, chemin faisant, contre une colonne ennemie composée du régiment de Prohaska et d'autres troupes qui avaient combattu à San Martino et cherchaient vraisemblablement à tourner les forces qui attaquaient cette position.

Cette colonne, repoussée, se replia à la hâte, mais il en résulta un retard dans le mouvement de la 1re division. L'heure était d'ailleurs avancée ; et ces troupes avaient combattu toute la journée contre trois brigades ennemies. Les pertes de cette division furent :

En officiers, 6 morts et 25 blessés, en troupes, 97 morts et 500 blessés.

La brigade de Piémont de la 2e division (Fanti) avait coopéré également à l'attaque des positions de Madonna Della Scoperta. L'ennemi repoussé, cette brigade fut dirigée par le général de La Marmora contre Pozzolengo. Arrivée à la hauteur de Cascina Rondotto, elle rencontra un corps ennemi fortement établi dans les cascines Torricelli, San Giovanni et Pedra, et sur les hauteurs de Serino.

L'ennemi, vivement attaqué dans ses positions par le 9e bataillon de bersaglieri (major Angelini), le 4e régiment de Piémont et une section de la 5e batterie sous le commandement du général Camerana, céda le terrain et fut poursuivi jusqu'au delà du bourg de Pozzolengo.

Cette même brigade de la 2e division (Fanti) ayant occupé San Giovanni, une batterie de 4 obusiers y prit position et ouvrit un feu très-vif qui prenait à revers les défenses de San Martino. Cette attaque contribua puissamment à obliger l'ennemi à céder cette position disputée avec acharnement depuis le matin.

La 2e division, outre les graves pertes subies par la brigade d'Aoste, qui avait été portée sur la gauche, compta encore dans cette journée 1 officier tué, 5 blessés, 16 hommes tués et 56 blessés. Les quatre divisions composant ce jour-là l'armée sarde en ligne furent toutes engagées, et leurs pertes totales s'élevèrent à 49 officiers tués, 167 blessés, 642 sous-officiers et soldats tués, 3,405 blessés, 1,258 hommes disparus ; total, 5,525 manquant à l'appel. Plusieurs corps ont eu le quart de leur effectif hors de combat, et un bataillon de bersaglieri, sur 13 officiers, en eut 7 tués ou blessés ; trois colonels de la même division ont succombé glorieusement.

L'ennemi, à la fin de la journée, avait été chassé de toutes ses positions, et celle de Pozzolengo avait été occupée par nos troupes ; 5 pièces de canon étaient restées dans nos mains comme trophées de cette sanglante victoire, où nos troupes avaient eu à lutter contre des forces bien supérieures. Celles-ci peuvent être portées, selon toute vraisemblance, à 12 brigades, car il a été fait des prisonniers appartenant à ces divers corps.

L'armée autrichienne avait déployé toutes ses forces, s'élevant à près de 20,000 hommes. Reprenant l'offensive, elle avait repassé le Mincio et occupé les positions de Pozzolengo, Solferino, étendant sa gauche dans la plaine de Guidizzolo ; mais le soir, sur tous les points de ce vaste champ de bataille, elle avait dû se replier et mettre entre elle et l'armée alliée victorieuse la barrière du Mincio et de ses forteresses.

Le chef de l'état-major,

L. G. DELLA-ROCCA.

Bulletin autrichien.

L'armée impériale avait occupé, le 21 juin, les positions qui lui avaient été assignées derrière le Mincio ; le viiie corps d'armée se tenait à l'extrémité de l'aile droite, entre Peschiera et Casa-Nuova ; le ve corps d'armée s'étendait de Brentina à Salionze ; le ier et le viie corps étaient en réserve à Quaderni et à San Zenore-di-Mozzo ; la cavalerie et l'artillerie de réserve à Rosegaferro, près de Villafranca, où le quartier général de l'Empereur avait été transporté depuis le 20 juin.

De la 1re armée, le iiie corps se trouvait tout près de Pozzolo, le ixe à Goito et aux environs, le xie corps d'armée arrivé entre temps était à Roverbella, la division de cavalerie du lieutenant feld-maréchal comte Zedwitz à Mozzecane.

L'armée autrichienne se trouvait ainsi réunie aux renforts disponibles qu'elle avait reçus, et mise de la sorte en mesure de pouvoir prendre contre l'ennemi, bien qu'encore supérieur en nombre, une vigoureuse offensive avec quelque chance de succès.

De plus, les dernières nouvelles que nous avions reçues sur les mouvements et les intentions probables de l'ennemi nous firent croire que nous devions précipiter l'attaque le plus possible. En conséquence, le 23 juin fut désigné pour le passage du Mincio.

L'ennemi s'était provisoirement borné à occuper fortement la ligne de la Chiese, sans suivre l'armée impériale dans sa retraite au delà du Mincio. Une patrouille, composée d'un escadron de hussards Empereur, d'un escadron de uhlans de Sicile et de deux pièces d'artillerie à cheval, sous le commandement du major Appell, du régiment de uhlans que nous venons de nommer, avait été chargée de reconnaître le pays coupé de collines qui se trouve entre les deux fleuves ; elle n'avait nulle part rencontré de colonnes importantes, mais seulement quelques détachements isolés.

A Chiodino et à Castel-Venzago, il y eut des escarmouches, qui se terminèrent par la retraite de l'ennemi, et dans lesquelles nous perdîmes 2 officiers, 5 hommes et 9 chevaux.

La 1re armée avait également envoyé vers la Chiese des reconnaissances qui ne rencontrèrent nulle part l'ennemi.

Le 23 juin, au matin, l'armée autrichienne commença son mouvement en avant. L'extrémité de l'aile droite était formée par la brigade Reichlin, du vie corps d'armée, qui, arrivée de Roveredo, se porta à travers le camp retranché de Peschiera vers Ponti, pour s'y joindre au viiie corps d'armée, qui passa le Mincio près de Salionze et atteignit Pozzolengo sans avoir éprouvé de la part de l'ennemi la moindre résistance.

Le ve corps d'armée passa le fleuve à Valeggio et se dirigea sur Solférino; le 1er corps d'armée suivit le ve et remonta vers Cavriana.

Le viie corps d'armée et la division de cavalerie de réserve du lieutenant feld-maréchal comte Mensdorff passèrent le Mincio sur un pont de chevalets près de Ferri, entre Massimbona et Pozzolo, et se rendirent, le premier à Foresto, la seconde au delà de cette localité jusqu'à Tezze, près de Cavriana.

Toutes les parties de la seconde armée placée sous les ordres du général de cavalerie comte Schlick atteignirent, dans le courant de l'après-midi, les points qui leur avaient été désignés, sans rencontrer l'ennemi, et le soir, les avant-postes furent avancés de Casa-Zapaglia jusqu'à le Grole, en passant par Contrada-Mascolara et Madona della Scoperta.

La 1re armée, sous le commandement du feldzeugmestre comte Wimpffen, formait l'aile gauche de l'avant-garde et passa également le Mincio à Ferri, avec le iiie corps d'armée; le ixe et le xie corps, ainsi que la division de cavalerie du lieutenant feld-maréchal comte Zedvitz, effectuèrent leur passage à Goïto. Cette dernière division, appuyée par le ixe corps d'armée, s'avança jusqu'à Medole; le iiie et le ixe corps d'armée campèrent à Guidizzolo, et le xie, comme réserve, à Castel-Grimaldo.

Du iie corps d'armée, la division du lieutenant feld-maréchal comte Jellachich reçut l'ordre de se rendre de Mantoue à Marcaria, pour prendre part aux opérations de l'armée principale et pouvoir agir sur le flanc de l'ennemi au delà de Goffredo.

Le commandant de corps lieutenant feld-maréchal prince Edouard Liechtenstein prit en personne le commandement de cette division. Le vie corps d'armée avait pour mission d'appuyer, dans la mesure des circonstances, la marche en avant de l'armée par des détachements envoyés du sud du Tyrol.

Pendant que le gros de l'armée autrichienne avait ainsi pris position, dans la soirée du 23, de Pozzolengo à Guidizzolo, pour agir ensuite concentriquement dans la direction de la Chiese et attaquer l'armée ennemie dans ses positions principales de Carpenedolo et de Montechiaro, l'ennemi, soit qu'il eût été informé de nos projets, soit qu'il exécutât un plan arrêté d'avance, fit également un mouvement en avant, et, le 23, il avait, avec toute l'armée piémontaise et quelques détachements français forts de 60 à 70,000 hommes, atteint les points d'Esenta, Desenzano et Rivoltella, ainsi que les positions avancées de Castel-Venzago et de San Martino, pendant que le gros de l'armée française occupait fortement Castiglione delle Stiviere, Carpenedolo et Montechiaro, et envoyait des détachements jusque vers Solferino et Medole.

Les deux armées se rencontrèrent. Dès le 24, de grand matin, l'ennemi entreprit avec des forces considérables une attaque générale contre la ligne de marche de l'armée autrichienne.

A l'aile droite, les troupes du viiie corps d'armée, sous la conduite du lieutenant feld-maréchal Benedeck, réussirent non-seulement à soutenir et à repousser le choc violent de l'armée piémontaise, mais encore elles poussèrent jusqu'à San Martino, s'emparèrent de cette position favorable et parvinrent à y maintenir la lutte.

Les troupes piémontaises furent repoussées avec des pertes considérables jusqu'à Rivoltella et Desenzano.

Au centre des positions autrichiennes, dont les hauteurs qui dominent Solferino formaient la clef, la brigade Biels, avant-garde du ve corps d'armée, fut également attaquée avec violence de très-grand matin dans sa position avancée et se trouva engagée dans une lutte ardente. L'attaque ennemie se développa bientôt avec des forces de beaucoup supérieures sur toute la ligne du ve corps d'armée.

Au premier rang, les brigades Bils et Puchner (infanterie Kinsky et Culoz, le 1er bataillon Ogulins et 4e bataillon chasseurs de l'Empereur), firent preuve d'une bravoure et d'une énergie admirables ; elles repoussèrent à la baïonnette, jusqu'à 11 heures du matin, toutes les attaques d'un ennemi trois fois plus nombreux, qui cependant avançait sans cesse de nouvelles troupes, mettait de nouveaux canons en batterie, et, à une distance de près de 3,000 pas, inondait avec succès Solferino de grenades.

Cependant, lorsque l'ennemi, avec une forte division, pénétra aussi dans la vallée au nord de Solferino et dans le val de Quadri, menaçant ainsi de déborder la position des brigades ci-dessus nommées, il fut impossible, même avec la résistance opposée par les brigades Koller et Gaal, du ve corps d'armée, qui étaient arrivées pendant ce temps, de rétablir dans de bonnes conditions le combat, qui, dès midi, commença à prendre une tournure défavorable.

N'étant pas appuyées avec une énergie suffisante par le i^{er} corps d'armée, les troupes du ve corps, qui, après avoir été repoussées à plusieurs reprises, s'étaient de nouveau lancées en avant avec les réserves et avaient reconquis leurs premières positions, se virent enfin obligées d'abandonner les premières hauteurs qui commandent le champ de bataille et de se retirer sur les cimes de Monte-Mezzana ; puis, lorsque de fortes colonnes ennemies s'avancèrent sur la route qui, de Castiglione, conduit par le Grole à Solferino, elles durent évacuer cette dernière localité et se borner à occuper le château, le cimetière et la Rocca, et enfin, après une héroïque résistance, il leur fallut aussi céder ces dernières positions.

Ce n'est qu'après la lutte la plus sanglante et au prix de sacrifices énormes que l'ennemi parvint à arracher ces points dominants au brave régiment Reischach, qui, avec un admirable dévouement, protégea et couvrit le départ des troupes de son propre corps et de celles du 1ᵉʳ, non sans faire les pertes les plus considérables. Les troupes du vᵉ corps se retirèrent à Mescolaro et Pozzolengo, celles du 1ᵉʳ se replièrent sur Cavriana, et de là sur Volta et Valeggio.

Le viiᵉ corps d'armée, qui de Foresto s'était avancé pendant ce temps-là en partie vers Solferino en passant dans la plaine par San Cassiano, en partie vers Cavriana en passant par les hauteurs situées au sud de cette dernière localité, n'arriva malheureusement plus à temps pour retarder la perte de Solferino et donner sur ce point une tournure favorable à la lutte. Par contre, il réussit, en occupant Cavriana et les collines environnantes, à protéger la retraite du centre jusqu'à ce que l'ennemi, s'avançant des hauteurs de Solferino qui dominent cette dernière position et la foudroyant de son artillerie, elle ne fût plus tenable.

La division de cavalerie Mensdorff, composée de trois brigades, s'était dès le matin avancée dans la plaine au delà du Val de Termine, pour s'emparer du terrain ouvert et favorable aux mouvements de la cavalerie qui se trouve entre Casa Morino et San Cassiano. Elle attaqua les batteries ennemies établies à cheval sur la route et les détachements de cavalerie ; mais elle eut à essuyer un violent feu croisé de quatre à cinq batteries et dut se retirer. Pendant que le viiᵉ corps se portait en avant, cette division de cavalerie chercha à appuyer par son artillerie les mouvements de ce corps, mais elle ne put résister au feu de l'ennemi, qui disposait d'un beaucoup plus grand nombre de canons.

Sur l'aile gauche, les détachements de la 1ʳᵉ armée, envoyés dès le 23 au soir en avant à Medole (2 bataillons du régiment d'infanterie archiduc François-Charles), furent violemment attaqués au point du jour, et, après une lutte acharnée, rejetés vers Guidizzolo.

L'ennemi, en les poursuivant, s'empara du village de Rebecco, situé entre Guidizzolo et Medole, et s'y établit avec des forces imposantes.

Le ixᵉ et le iiiᵉ corps d'armée arrivaient, cependant, de Guidizzolo ; le dernier s'avança sur la grand'route jusqu'à la Quagliara, mais ne put aller au delà, car le ixᵉ corps ne parvint pas, malgré tous ses efforts, à déloger l'ennemi de Rebecco.

Pendant plusieurs heures, le combat se livra pour la possession de cette localité, où l'ennemi envoyait constamment de Medole des réserves fraîches, tandis que, de notre côté, nous détachions de suite du xiᵉ corps, arrivé de Castel-Grimaldo, la division Blomberg (brigades Dobrensky et Host) pour appuyer le ixᵉ corps d'armée, et la brigade Baltin pour couvrir le iiiᵉ corps. La localité de Rebecco fut plusieurs fois prise et reperdue ; la lutte s'arrêta plusieurs fois, et chaque fois l'armée autrichienne reprit l'offensive.

Mais, bien qu'appuyées par une attaque énergique contre Medole, les troupes du ixe et du xie corps, malgré de vigoureux efforts et des pertes considérables, ne purent obtenir aucun avantage durable. Le iiie corps se trouva par là arrêté dans sa marche en avant, et il résista avec une admirable persévérance aux violentes attaques de l'ennemi, qui se renforçait sans cesse.

La division de cavalerie Zedwitz, dont l'appui était indispensable et continuellement attendu pour dégager l'aile gauche, ne vint pas, attendu que, par suite du combat livré le matin de bonne heure à Medole, elle avait dû se retirer jusqu'à Ceresara et Goïto.

Le mouvement de flanc que deux brigades du iie corps d'armée avaient l'ordre d'exécuter, et qui pouvait avoir un effet décisif sur le flanc et les derrières de l'ennemi, ne fut pas non plus exécuté, car la nouvelle de l'approche d'un gros corps ennemi venant de Piadena et Crémone (où se trouvait, en effet, la division d'Autemarre) retint cette division à Marcaria dès qu'elle eut passé l'Oglio.

L'aile gauche, sur l'ordre de l'Empereur, essaya encore une fois, vers 3 heures de l'après-midi, de reprendre l'offensive.

Après que la brigade Greschke, du xie corps d'armée, se fut avancée jusqu'à Guidizzolo pour rallier les détachements déjà ébranlés de son propre corps et du ixe, les deux dernières batteries de réserve furent amenées, sous la protection de deux bataillons et de deux divisions de cavalerie, pour canonner l'artillerie ennemie, pendant que, espérant toujours dans l'appui de la cavalerie de réserve, les troupes faisaient encore une attaque générale. Mais ce fut en vain ; fortement et sans cesse pressées sur le flanc gauche, ces troupes ne purent cette fois encore obtenir un bon résultat.

Vers le même temps, Cavriana, après une vaillante résistance, était aussi tombé au pouvoir de l'ennemi ; deux brigades du viie corps d'armée, enflammées par la présence de S. M. l'Empereur, avaient défendu longtemps avec des chances diverses cette localité et les hauteurs environnantes ; l'aile gauche de ce corps, appuyée par la division de cavalerie Mensdorff, qui revenait à la charge pour la troisième fois, fit encore une dernière et inutile tentative pour repousser l'ennemi, qui s'avançait en forces supérieures de San Cassiano à Cavriana.

Le centre ayant ainsi cédé à Solferino et à Cavriana, l'aile gauche ne pouvait plus forcer la position de l'ennemi, et à 4 heures de l'après-midi on décida la retraite générale.

A l'aile gauche, elle fut couverte avec beaucoup de prudence par les deux derniers bataillons intacts du régiment d'infanterie archiduc Joseph et le brave 10e bataillon de chasseurs, sous la direction personnelle du lieutenant feld-maréchal Wiegl, commandant le corps d'armée ; Guidizzolo ne fut abandonné qu'à 10 heures du soir, après que toutes les troupes eurent évacué la place, emmené les blessés et mis les batteries en sûreté.

Au centre, la retraite fut couverte par les troupes du vii° corps d'armée, qui firent preuve de fermeté et de dévouement, et l'on se retira en bon ordre et en combattant par le Bosco–Scuro, derrière Cavriana.

Un violent orage ayant interrompu de part et d'autre le combat pendant une demi–heure, l'ennemi cessa complétement de s'avancer dans le Bosco-Scuro. Les brigades Brandenstein et Wüssa (les braves régiments d'infanterie archiduc Léopold et Empereur, le 19e bataillon de chasseurs et le 1er bataillon de Liccans), se retirèrent en bon ordre à Volta, sous la conduite du lieutenant feld–maréchal prince de Hesse ; elles y arrivèrent à 8 heures du soir et l'occupèrent convenablement pour couvrir la retraite du train de l'armée à travers les défilés difficiles de Borghetto et de Valeggio.

La brigade Gablentz, de la même division, occupa jusqu'à 10 heures du soir les hauteurs situées immédiatement en face de Cavriana, avec deux bataillons d'infanterie Grucher et trois bataillons de chasseurs Empereur, et, après avoir reçu tous les petits détachements qui se retiraient, elle se replia tard, dans la nuit, sur Volta, et dès le point du jour, elle passa le Mincio sur le pont de Ferri.

A l'aile droite, le viii° corps d'armée s'était maintenu dans les conditions de lutte les plus favorables. Dès que le v° corps d'armée eut commencé sa retraite vers Pozzolengo, le lieutenant feld-maréchal Benedeck se retira aussi sur Salionze, après avoir repoussé deux attaques de l'ennemi en forces supérieures et lui avoir fait 400 prisonniers.

Pozzolengo resta occupé jusqu'à 10 heures du soir par les troupes du viii° corps d'armée, ce qui rendit possible la retraite ordonnée des troupes du v° et du i°° corps.

Dans ces combats, comme dans les autres, les troupes impériales se sont battues avec une admirable bravoure.

Les troupes des v° et viii° corps d'armée, qui ont été conduites avec beaucoup de prudence et d'activité, se sont comportées d'une manière admirable et ont fait preuve d'un dévouement au-dessus de tout éloge.

Du i°° corps d'armée, le régiment italien Wernhardt–infanterie, qui s'est très-bravement battu, est cité d'une manière tout à fait honorable dans le rapport détaillé du commandant d'armée. Dans la cavalerie, le régiment de hussards roi de Prusse mérite la mention la plus glorieuse ; ce régiment, sous le feu le plus violent des batteries ennemies, a exécuté une charge contre le régiment français des chasseurs d'Afrique, auquel il a fait subir des pertes considérables ; de plus, il a fait à l'ennemi de nombreux prisonniers.

Nos pertes, surtout en officiers, sont très-considérables ; dans quelques corps de troupes, elles s'élèvent au quart de l'effectif total. Les rapports détaillés et nominatifs des pertes ont déjà été donnés par la *Gazette de Vienne*. Mais l'ennemi a éprouvé aussi des pertes énormes, notamment à l'assaut de Cavriana et de Solférino.

Sur aucun point, il n'a osé contrarier le moins du monde la retraite de nos troupes.

Au centre, il n'a pas poussé plus loin que Cavriana ; sur les deux ailes, l'ennemi n'avait pu gagner un pouce de terrain sur nos troupes.

De notre côté, les Ier, IIIe, V^e, VIIe, VIIIe, IXe et XIe corps d'armée et une brigade du VIe avaient pris part au combat ; du côté de l'ennemi, il y avait, au dire des prisonniers, 5 régiments de cavalerie, les corps d'armée de Niel et de Mac-Mahon à l'aile droite, en face de l'aile gauche autrichienne ; au centre, les corps d'armée de Canrobert (1) et de Baraguey d'Hilliers, puis la garde, et enfin toute l'armée piémontaise à l'aile gauche, de sorte que toute l'armée ennemie était engagée.

L'armée autrichienne n'est pas ébranlée, et elle se tient prête à combattre dans les positions qui lui ont été désignées par l'Empereur. Si les forces supérieures de l'ennemi et un concours de circonstances contraires lui ont cette fois encore dérobé la palme de la victoire, elle se sent, cependant, encouragée et relevée par la conscience qu'elle a d'avoir non-seulement donné à l'agresseur des preuves réitérées de sa vaillance et de sa fermeté, mais encore, dans cette nouvelle rencontre, de lui avoir causé aussi de grandes pertes, d'avoir essentiellement ébranlé ses forces et contribué par là, au moins en partie, à amener le succès final. (*Gazette de Vienne.*)

ARMÉE D'ITALIE. — ORDRE DU JOUR.

Au quartier général impérial, à Cavriana, le 25 juin 1859.

Soldats !

L'ennemi croyait nous surprendre et nous rejeter au delà de la Chièse. C'est lui qui a repassé le Mincio.

Vous avez dignement soutenu l'honneur de la France, et la bataille de Solférino égale et dépasse même les souvenirs de Lonato et de Castiglione.

Pendant douze heures, vous avez repoussé les efforts désespérés de plus de 150,000 hommes. Ni la nombreuse artillerie de l'ennemi, ni les positions formi-

---

(1) On voit que le rapport autrichien fait ici une erreur : le maréchal Canrobert était à l'extrême droite de l'armée alliée.

dables qu'il occupait sur une profondeur de trois lieues, ni la chaleur accablante n'ont arrêté votre élan.

La patrie reconnaissante vous remercie par ma bouche de tant de persévérance et de courage; mais elle pleure, avec moi, ceux qui sont morts au champ d'honneur.

Nous avons pris trois drapeaux, trente canons et six mille prisonniers.

L'armée sarde a lutté avec la même bravoure contre des forces supérieures. Elle est bien digne de marcher à vos côtés.

Soldats! tant de sang versé ne sera pas inutile pour la gloire de la France et pour le bonheur des peuples.

Napoléon.

2° Rapport sur les pertes de l'armée française à la bataille de Solférino (24 juin).

DÉSIGNATION DES CORPS.	OFFICIERS.			TROUPE.		
	TUÉS.	BLESSÉS.	DISPARUS.	TUÉS.	BLESSÉS.	DISPARUS.
GARDE IMPÉRIALE.	6	43	»	115	661	63
1er CORPS. — 1re Division	17	72	»	194	1,052	269
1er CORPS. — 2e id.	16	72	»	186	1,044	258
1er CORPS. — 3e id.	11	40	»	138	711	89
1er CORPS. — Artillerie	»	4	»	5	32	»
1er CORPS. — Génie	»	2	»	»	»	»
1er CORPS. — Escorte	»	»	»	»	7	»
1er CORPS. — État-major	1	11	»	»	»	»
TOTAL	45	201	»	523	2,843	616
2e CORPS. — 1re Division	12	44	»	102	628	306
2e CORPS. — 2e id.	6	45	»	89	623	215
2e CORPS. — Artillerie	»	5	»	4	18	»
2e CORPS. — Génie	»	1	»	»	»	»
2e CORPS. — Cavalerie	1	5	»	4	15	1
TOTAL	19	100	»	193	1,284	522
3e CORPS. — 1re Division	»	»	»	»	»	»
3e CORPS. — 2e id.	3	11	»	19	179	1
3e CORPS. — 3e id.	»	»	»	»	»	»
3e CORPS. — Génie	»	»	»	»	1	»
3e CORPS. — Artillerie	»	2	»	1	15	»
TOTAL	3	13	»	20	195	1
4e CORPS. — 1re Division	15	84	»	276	1,552	»
4e CORPS. — 2e id.	5	56	»	227	1,322	151
4e CORPS. — 3e id.	18	58	3	89	723	372
4e CORPS. — Artillerie	»	4	»	8	65	1
4e CORPS. — Génie	1	»	»	»	»	»
TOTAL	39	202	3	600	3,662	524
1er CORPS. — Division de cavalerie Desvaux	7	15	4	51	137	38
3e CORPS. — Division de cavalerie Partouneaux	1	7	»	12	44	4
TOTAL	8	22	4	63	181	42
TOTAL GÉNÉRAL	120	581	7	1,514	8,826	1,768

*Lettre du général Renault, commandant la 1re division du 3e corps, au maréchal Can-
robert, au sujet des pertes insignifiantes de sa division, dans la journée du 24.*

Au quartier général de Guidizzolo, le 26 juin 1859.

Monsieur le Maréchal,

J'ai reçu la lettre que Votre Excellence m'a fait l'honneur de m'écrire ce
matin, au sujet de l'exiguïté des pertes de ma division dans la journée du 24.

Ainsi que vous, Monsieur le maréchal, j'ai été tout d'abord frappé du petit
nombre d'hommes que j'ai eus hors de combat, et je crois en avoir parfaitement
trouvé le motif, tant par mes appréciations personnelles que par les renseignements que j'ai ensuite recueillis ici.

L'empereur d'Autriche assistait en personne à la bataille; il se tenait à Guidizzolo, où il pensait coucher, puisqu'il y avait commandé un logement (1). Mais,
pour être en sûreté dans Guidizzolo, il fallait qu'il restât aussi maître de Rebecco.
C'est ce qui explique la longue résistance des Autrichiens dans ce dernier village,
et par suite, les grands efforts qu'il a fallu faire pour le lui enlever.

La division de Luzy était, comme vous l'avez vu vous-même, très-fatiguée et
menacée d'être débordée, lorsque je suis entré en ligne à une heure. Mais ce n'est
pas sans faire beaucoup de mal à l'ennemi et sans le fatiguer lui-même beaucoup
qu'elle s'était épuisée. C'est à ce moment que mes têtes de colonnes se sont préci-
pitées sur lui avec un élan incroyable. La vivacité de cette attaque, faite par des
troupes fraîches *et préparée par la mitraille*, a précipité la chute de Rebecco.

L'ennemi se trouvait alors dans une situation où le chiffre de ma division a dû
lui paraître plus considérable encore qu'il ne l'était, attendu que la chaussée de
droite était couverte de mes troupes et de mon artillerie; ses uhlans, que j'avais sur
mon flanc droit depuis 7 heures du matin, devaient aussi le tenir au courant de
notre approche.

Il est donc probable qu'à l'ahurissement causé par la brusquerie de mon
attaque, a dû se joindre pour lui la crainte de voir sa gauche débordée et le village
de Guidizzolo attaqué au sud et au sud-est, attaque qui eût gravement compromis
sa retraite et celle de son empereur.

Il n'est donc pas étonnant que, dans une pareille situation d'esprit, l'ennemi
nous ait fait peu ou point de mal, tandis que de notre côté nous avons dû lui causer
des pertes sensibles.

____

(1) La présence de l'empereur d'Autriche à Guidizzolo, après sa retraite de Cavriana,
explique l'opiniâtreté des attaques et des efforts désespérés de son aile gauche (1re armée),
contre la droite des alliés.

Telles sont les raisons qui me paraissent expliquer le peu de pertes que j'ai éprouvées, eu égard à l'effectif que j'ai engagé et au temps que mes têtes de colonnes ont été aux prises avec l'ennemi, et je m'en réjouis avec vous.

Veuillez agréer, Monsieur le maréchal, l'hommage de mon respectueux dévouement.   RENAULT, général commandant la 1re division.

Dépêche télégraphique de M. Isnard, médecin principal, à M. Larrey, médecin en chef de l'armée.

Brescia, 25 juin, à midi.

« Je suis ici depuis jeudi. Prière de me faire envoyer de Milan des médecins pour assurer le service. »

Cavriana, 25 juin 1859. — M. le médecin en chef de l'armée,

Les rapports détaillés des chefs des ambulances des 1re et 2e divisions, et de la division de cavalerie du corps d'armée de la garde impériale, ne me sont pas encore parvenus ; je n'ai que des rapports numériques, et il m'est impossible de vous adresser un rapport d'ensemble sur les faits chirurgicaux de la bataille du 24 juin.

En attendant que ces documents me soient parvenus, je m'empresse de vous rendre compte des faits qui se sont passés à l'ambulance du quartier général de la garde, la seule que j'aie pu suivre et diriger au milieu des mouvements si rapides de cette journée, mouvements qui m'ont séparé des autres ambulances par des distances telles qu'il m'a été impossible de les rejoindre. Cette ambulance d'ailleurs a été portée le plus près du champ de bataille, et pour cette raison a reçu le plus grand nombre de blessés. Le 24, les ambulances, auxquelles aucun avis n'avait été donné, avaient suivi leur ordre habituel de marche. Au moment où l'action s'est engagée le plus sérieusement, l'encombrement des routes nous a mis dans l'impossibilité absolue de dégager nos caissons pour les porter en avant. Ce n'est que vers 2 heures que les ambulances des 1re et 2e divisions ont pu s'établir en arrière et à gauche de ces divisions, et qu'il m'a été possible de porter en avant l'ambulance du quartier général de la garde.

Le village de Solférino, où s'était livré le principal combat et qui venait d'être abandonné par l'ennemi, a été choisi par nous, d'abord parce qu'un grand nombre de blessés y étaient restés sur le terrain, ensuite parce qu'il nous offrait le grand avantage d'être à proximité de la route, ce qui rendrait les évacuations plus faciles, et enfin parce qu'il nous offrait pour les blessés des abris et de l'eau.

A peine étions-nous installés que 280 Français environ nous ont été apportés, en même temps qu'un nombre plus considérable de blessés autrichiens. Avant notre arrivée, l'église avait été convertie par l'ennemi en dépôt d'ambulance ; il nous a donc fallu, pour loger nos nombreux blessés, choisir immédiatement les maisons les plus vastes, ainsi que les jardins et hangars environnants.

Nous avons trouvé dans le village du foin en assez grande abondance pour coucher assez commodément nos blessés. Une distribution de thé alcoolisé, d'eau vineuse et de bouillon a été faite. La nuit tout entière a été passée à faire rapidement les pansements les plus urgents. Deux médecins autrichiens faits prisonniers ont été adjoints par moi au faible personnel dont je pouvais disposer. Le lendemain dans la soirée, tous les pansements étaient terminés, et nous avons pu commencer les opérations les plus urgentes.

Pendant la soirée et le lendemain six amputations ont été pratiquées, deux de cuisse, trois de bras, une d'avant-bras.

Pendant ce temps, grâce aux soins actifs de M. l'intendant, toutes les voitures disponibles étaient requises, 150 cacolets ou litières étaient mis à notre disposition, et l'évacuation de nos blessés s'est faite avec une rapidité telle, que le 26, à 3 heures du soir, le dernier convoi de blessés quittait l'ambulance.

Le chiffre total des blessés, qui ne m'a pas encore été fourni, est approximativement de :

Ambulance du quartier général. . . Blessés. { Français.		284
{ Autrichiens. . . .		600 (1)
Ambulance de la 1re division . . . . id. . { Français.		102
{ Autrichiens. . . .		»
Ambulance de la 2e division. . . . . id. . { Français.		170
{ Autrichiens. . . .		10
Ambulance de la cavalerie. . . . . id. . | Français.		110
Total.		1,276

L'aspect général des blessures est grave. Le nombre des fractures produites par la balle cylindro-conique et qui ont nécessité ou nécessiteront des amputations est considérable. Cependant les blessures par gros projectiles, boulets ou obus, sont en très-petit nombre.

Je ne puis, M. le médecin en chef, que vous signaler de nouveau le zèle et le dévouement du personnel placé sous mes ordres.

MÉRY, médecin en chef de la garde.

---

(1) 148 blessés autrichiens seulement ont été soignés à l'ambulance ; 600 environ, dispersés dans les maisons voisines, ont reçu les soins des médecins de l'ambulance, mais, dans la précipitation, il n'a pu être pris de notes sur la nature de leurs blessures.

*Ambulance du quartier général de la garde impériale (Journée du 24 juin 1859). —
Détail des blessures par régions.*

INDICATION DES RÉGIONS.	FRANÇAIS.				AUTRICHIENS.			
	Avec fracture.	Sans fracture.	Péné-trantes.	Non péné-trantes.	Avec fracture.	Sans fracture.	Péné-trantes.	Non péné-trantes.
Crâne	6	8	»	»	3	4	»	»
Face	3	4	»	»	1	2	»	»
Cou	»	3	»	»	»	»	1	»
Poitrine	»	»	18	14	»	»	7	1
Épaule	6	5	»	»	4	5	»	»
Région axillaire	»	1	»	»	»	»	»	»
Bras	3	3	»	»	8	6	»	»
Coude	1	2	»	»	»	»	»	»
Avant-bras	1	3	»	»	3	3	»	»
Poignet	»	1	»	»	»	»	»	»
Main	8	»	»	»	»	4	»	»
Abdomen	»	»	20	12	»	»	9	1
Région dorso-lombaire	2	10	»	»	5	3	»	»
Bassin	»	»	»	»	4	1	»	»
Fesses	»	1	»	»	»	»	»	»
Cuisse	19	53	»	»	19	23	»	»
Genou	»	35	6	5	»	»	5	1
Jambe	16	8	»	»	4	9	»	»
Pied	5	1	»	»	4	4	»	»
Région périnéale	»	1	»	»	»	»	»	»
	70	135	4	35	55	58	22	3
		284				148		

Opérations pratiquées.

Amputation de la cuisse	2	Amputation d'un métacarpien.	1
— de la jambe	2	— de doigts	4
— de l'avant-bras	1	Extractions de balles	37

Blessures par genre de projectiles.		*Blessures suivant le côté.*	
Balles	407	Côté gauche	263
Éclat d'obus	17	Côté droit	113
Baïonnette	8	Partie moyenne	56
Total	432	Total	432

<table>
<tr><td rowspan="3">Le chiffre des blessés français se divise ainsi qu'il suit. . . . .</td><td>Officiers. . . . .</td><td>9</td><td rowspan="3">284</td></tr>
<tr><td>Sous-officiers.. . . . . .</td><td>20</td></tr>
<tr><td>Soldats . . . .</td><td>255</td></tr>
<tr><td rowspan="2">Pour les Autrichiens. . . . .</td><td>Officiers. . . . .</td><td>7</td><td rowspan="2">148</td></tr>
<tr><td>Sous-officiers et soldats. .</td><td>141</td></tr>
</table>

Outre ces blessés, il y en avait encore à Solférino, comme nous l'avons dit déjà, 600 et quelques, divisés dans toutes les maisons et dans l'église. L'ambulance a fait tout ce qu'elle a pu pour venir en aide aux médecins autrichiens et à ceux de la localité qui avaient soin de ces blessés ; elle s'est surtout occupée des cas les plus graves.

Parmi les officiers français blessés, deux sont gravement atteints. L'un a été amputé, l'autre a reçu un coup de feu qui a lésé la moelle épinière. Les autres n'ont reçu que des blessures légères.

Je signale un zouave blessé d'un coup de feu qui avait fracturé les incisives, le bord du maxillaire, l'os palatin et chez lequel la balle a été extraite du larynx. Les troubles qui se sont manifestés dans l'acte respiratoire n'ont pas paru s'amender après l'extraction du projectile. Si cette observation peut être recueillie, elle aura je pense, son utilité.

Nous n'avons pu pratiquer que peu d'opérations, celles qu'il était urgent de faire immédiatement. L'insuffisance du personnel médical nous a mis dans l'obligation d'appliquer seulement des bandages contentifs.

ROSSIGNOL, médecin-major.

Cavriana, 25 juin 1859. — M. l'intendant général,

L'évacuation des blessés du champ de bataille a été difficile ou impossible sur plusieurs points, notamment vers le corps d'armée du général Niel, faute de moyens de transport. J'ai l'honneur de vous prier de faire improviser un supplément de brancards et de mettre en réquisition les chevaux, mulets, voitures de toute espèce disponibles, pour compléter l'enlèvement de tous les blessés, en les dirigeant sur leurs destinations successives.

Les officiers de santé multiplient leurs efforts ; mais leur nombre ne suffira plus à leurs obligations, s'il est restreint encore par les obstacles à l'arrivée de ceux qui viennent de France, et au retour de ceux qui n'ont été que provisoirement détachés des ambulances. Baron LARREY, médecin en chef de l'armée.

Cavriana, 25 juin 1859.

Je prie M. le médecin en chef de me faire connaître les points sur lesquels se trouvent les blessés appartenant au 4e corps.

PARIS, intendant général.

Cavriana, 25 juin 1859. — M. le médecin en chef de l'armée,

Un rapport, qui m'arrive à l'instant, m'apprend qu'il y a énormément de blessés à Castiglione et que les médecins manquent ; veuillez, je vous prie, en envoyer sur le champ.   Paris, intendant général.

Cavriana, 25 juin 1859. — M. le médecin en chef de l'armée,

J'ai l'honneur de vous rendre compte que, d'après vos ordres, j'ai visité tous les blessés qui se trouvaient réunis ce matin à Cavriana.

Ces blessés au nombre de 120, étaient tous Autrichiens, excepté deux qui appartenaient au bataillon de chasseurs de la garde impériale.

J'ai fait des pansements provisoires à tous ces hommes, de manière à les mettre en état d'être transportés. Leur évacuation a pu être commencée à 3 heures.

J'ai pu encore une fois, dans cette circonstance, M. l'inspecteur, constater un fait qui a déjà été remarqué depuis le commencement de cette campagne. C'est que les blessures déterminées par nos balles sont infiniment plus graves, que celles qui sont le résultat des balles autrichiennes. Les diamètres différents de ces projectiles suffisent pour expliquer ces différents résultats.

Bachon, médecin aide-major des cent-gardes.

Grand quartier général, Cavriana, 25 juin. — M. l'intendant général,

Les blessés autrichiens de la bataille d'hier, après avoir été pansés convenablement sont en état d'être évacués sur Castiglione. Ils ont avec eux des chirurgiens prisonniers qui pourraient les accompagner dans cette évacuation, et leur donner avantageusement, à destination, comme en route, les soins nécessaires.

J'ai l'honneur, M. l'intendant général, de vous proposer cette mesure, en vous donnant avis de ce qui a été fait par le service de santé !

Baron Larrey, médecin en chef de l'armée.

SOLFÉRINO.

M. le médecin en chef de l'armée,

Partie d'Esenta à 2 heures du matin, la 3e division du 1er corps vint appuyer la 2e engagée avant elle dans la direction des hauteurs de Solférino : le 37e fut lancé en avant pour concourir à briser l'opiniâtre résistance que nous opposait l'ennemi des sommets des mamelons et plus tard du cimetière crénelé, hérissé lui-même de défenses importantes. Mais le feu meurtrier qui nous couvrait dans toutes les directions et qui devait se prolonger si longtemps, eut bientôt jonché le sol de blessés et de mourants. Dans cette attaque générale, alors que la charge battait dans les deux divisions, tous les corps n'en faisant pour ainsi dire qu'un, le

37e se fusionnant avec tous les autres, je n'eus bientôt plus devant moi que des blessés de tous les régiments, et j'étais bien impuissant à venir en aide à tous ceux qui réclamaient mes soins. Mes deux porte-sacs avaient été blessés au début de l'action, presque en arrivant sur la pente. L'un avait eu la main traversée par une balle en me présentant de la charpie; l'autre avait été frappé par un projectile à la partie externe de la cuisse droite et j'avais été obligé, après les avoir pansés tous deux, de les laisser en arrière. Seule, une cantinière, Mᵐᵉ Zimmermann, qui avait eu le courage de me suivre, put m'être d'une grande utilité par le dévouement, l'abnégation dont elle fit preuve pendant la majeure partie de la journée, jusqu'à ce qu'un ricochet de balle en la frappant par derrière, à la hauteur de l'omoplate gauche, vint aussi, non amoindrir son zèle, mais lui ôter, pour quelque temps, la possibilité de me continuer ses services. Elle ne tarda pas bientôt à reprendre ses fonctions près de moi, et aidé de deux soldats contusionnés qui n'avaient pu suivre leur compagnie, je pus me remettre à la recherche des blessés. Comme à Melegnano, je fis de nombreux pansements, quelques extractions de projectiles; je plaçai des appareils à fractures, j'en plaçai deux particulièrement à un fourrier de mon régiment, qui avait été frappé de trois coups de feu; un lui traversait la poitrine, le second lui avait fracturé le poignet droit et le troisième lui avait cassé la jambe gauche au tiers inférieur. J'ai vu depuis que ce brave sous-officier, avait été guéri et retraité. Un sergent-major du 34e de ligne, couché tout à côté de lui, se trouvait presque dans une position identique; il avait aussi deux fractures aux membres et un coup de feu dans la poitrine, mais j'ignore quel a été son sort. C'est à lui que je fis la ligature de la radiale au tiers inférieur. Je pratiquai mon incision entre le tendon du grand palmaire et la saillie du supinateur, ayant soin d'isoler l'artère de ses deux veines, après avoir divisé l'aponévrose avec précaution. Cette ligature était indispensable en raison de l'importance anormale que cette artère semblait avoir chez le sujet, de l'hémorrhagie très-considérable qui en était la suite, la compression que j'avais tentée d'abord, ayant été entièrement impuissante. Préciser le chiffre des pansements de toute nature que j'ai pu faire serait impossible, dans une journée aussi longue que meurtrière, puisque ce n'est qu'à 8 heures du soir, qu'épuisé de fatigue et brisé par les émotions du jour, j'ai pu retrouver mon régiment, mis, après la prise de Solférino, à la poursuite des Autrichiens dans la plaine du Mincio.   DAVID, médecin aide-major au 37e.

Grand quartier général, Cavriana, 25 juin. — M. l'intendant général,

Les médecins retenus aux hôpitaux de Novare, malgré mes demandes réitérées, sont plus que jamais nécessaires à l'ambulance du grand quartier général, veuillez les faire rentrer sans retard.

Les médecins arrivant de France ne viennent point se présenter au grand quartier général, malgré la décision que nous avons prise à cet égard. J'ai l'honneur de vous le rappeler au moment où leur nombre est insuffisant pour panser tous les blessés de la bataille d'hier.

Baron Larrey, médecin en chef de l'armée.

Grand quartier général, Cavriana, 25 juin.—M. le médecin principal Cuvellier.

Les médecins arrivés de France ne doivent pas plus être retenus à Milan qu'ailleurs, sans un ordre de service signé par moi et par M. l'intendant général. Nous avons eu hier une grande bataille et nous n'avons pas eu assez de médecins. Donnez donc l'ordre à MM. Lapeyre, Nuzillat, Ridreau, Alezaïs et Ohier, de se rendre sans délai au grand quartier général, où je leur assignerai des positions en rapport avec les besoins du service.

Baron Larrey, médecin en chef de l'armée.

Le prince Napoléon arrive à Parme, où il est reçu avec enthousiasme.

Grand quartier général, Cavriana, 25 juin. — M. Fenin, médecin en chef du 4ᵉ corps.

Je vous remercie des observations dont vous me faites part et vous prie de recueillir quelques notes, sur la nature des blessures et leurs principales particularités.

C'est au pharmacien en chef M. de Mortain, que vous devez adresser toutes les réclamations relatives aux médicaments; mais je n'ai pas d'ordres à lui donner.

Si ceux des médecins qui ne sont point montés, découvrent des chevaux disponibles ou à vendre, ils sont autorisés à en faire la demande, par la voie hiérarchique, au commandement militaire, qui fera en sorte de leur en assurer la possession. J'ai depuis longtemps provoqué, à cet égard, une mesure qui a été adoptée.

Envoyez-moi, le plus vite possible, un rapport d'ensemble sur les blessés de la bataille du 24, en attendant les renseignements particuliers que vous voudrez bien m'adresser ensuite. Baron Larrey, médecin en chef de l'armée.

M. le médecin en chef de l'armée,

Le 25 juin, lendemain de la bataille de Solférino, l'ambulance de la 2ᵉ division du 4ᵉ corps, établie sur la place et dans l'église du village de Medole, était encombrée de blessés. 1,600 blessés apportés à cette ambulance avaient été inscrits par l'administration, sans compter environ 180 blessés Autrichiens.

J'avais été, dès le 24, détaché du quartier général pour renforcer le personnel de cette ambulance, et je fus témoin du fait suivant :

Au moment où nous allions procéder à une amputation, des rumeurs alarmantes nous arrivèrent, l'ennemi, disait-on, avait tourné la position et occupait déjà les premières maisons du village, l'armée, ajoutait-on, était en retraite.

Un mouvement inquiet se manifestait et déjà la place de Medole était encombrée de voitures et de cavaliers, dans un désordre inexprimable.

On n'entendait cependant ni canonnade, ni fusillade, mais, malgré le peu de fondement des bruits qui circulaient, beaucoup de blessés songeaient à s'échapper.

Les soldats du train des équipages faisaient, sans ordres donnés, des préparatifs précipités de départ, et le médecin en chef de l'ambulance, M. Gueury, médecin-major, eut à prendre une détermination. Elle ne se fit pas attendre : « *Quoi qu'il arrive nous devons rester avec nos blessés.* » Telle fut l'opinion de tous, formulée par notre chef.

Les infirmiers cependant hésitaient et les hommes du train, chargés de la conduite du caisson d'ambulance, se préparaient à atteler : « *Je frappe le premier qui touche à mon caisson,* dit M. Gueury, alors armé de son couteau à amputation. »

L'énergie de cette menace retint même les plus effrayés ; chacun resta à son poste et nous pûmes paisiblement continuer notre pénible devoir.

Quelques instants plus tard, nous apprenions que la panique avait entraîné à une fuite honteuse et inconsidérée un assez grand nombre de militaires blessés.

Pas un des médecins attachés aux ambulances n'avait eu, un seul instant, l'idée de suivre ce triste exemple.   Bintot, médecin aide-major.

Guidizzolo, 25 juin 1859. — Note écrite au crayon et adressée au médecin en chef de l'armée,

Urgent d'envoyer un médecin à Guidizzolo, pour des amputations indiquées, par un médecin autrichien. Cette mission se terminera ce soir.

Paris, intendant général.

Grand quartier général, Cavriana, 25 juin. — M. l'intendant général,

Les médecins détachés provisoirement de l'ambulance du grand quartier général à l'hôpital de Novare, où ils ont rendu des services signalés, n'étant plus utiles depuis plusieurs jours dans cette position, avaient reçu de moi l'ordre de rentrer à leur poste. Mais, M. le général de Rouvray, commandant la place, les a retenus d'autorité. Je dois signaler à votre attention cet abus de pouvoir à l'égard du service de santé, en vous priant de faire comprendre à M. le général de Rouvray, que l'emploi ou la répartition du personnel médical de l'armée dépend seulement du médecin en chef, sous l'approbation de l'intendant général.

Si j'avais eu près de moi, le jour de la bataille de Solferino, tous les médecins ainsi détachés et réclamés, je n'aurais pas été obligé de faire faire sur le terrain aux médecins présents la besogne de dix.

Baron Larrey, médecin en chef de l'armée.

Gênes, 25 juin 1859. — M. le médecin en chef de l'armée,

J'ai l'honneur d'appeler votre attention sur la nécessité de recommander à S. E. le ministre, le contrôle rigoureux du physique des chirurgiens auxiliaires. Ainsi, dans le premier envoi, venu de Marseille, je signalerai entre autres, M. Massiani atteint de claudication, infirmité que ce chirurgien prétendait invoquer pour s'immobiliser à Gênes, ce que je n'ai point admis. Il serait utile, peut-être, que cet officier de santé, que j'ai dirigé sur le quartier général fût, pour le principe, renvoyé en France, s'il refusait d'accomplir tous les devoirs de sa mission.

L'arrivée récente à Gênes de M. Fernet rend disponible M. Worbe, médecin major du 86ᵉ, retenu d'urgence il y a quinze jours par M. l'intendant militaire de cette place. M. Worbe est sorti de l'hôpital le 11 juin avec la note ci-jointe inscrite sur le billet d'hôpital.

Contusion violente au bas-ventre et au bassin par une roue de voiture. Bien que guéri, ce médecin ne saurait sans inconvénient supporter le voyage à cheval ou en voiture.

Nous avons reçu, depuis quatre jours, environ 600 malades ou blessés par évacuation.   BOUDIN, médecin en chef des hôpitaux de Gênes.

Hôpital de Verceil, 25 juin 1859.—Dʳ Bima, médecin divisionnaire de l'armée sarde, à M. le médecin en chef, baron Larrey.

Le 27 mai, j'étais appelé en toute hâte à Verceil, pour me mettre à la disposition de l'intendant général, qui ne s'y trouvait pas encore. Je restai sans instruction jusqu'au lendemain. Ce fut alors que ce fonctionnaire me pria de me concerter avec la municipalité, pour organiser un service sanitaire avec le concours de médecins civils. Déjà la municipalité avait ouvert un hôpital avec un petit nombre de lits dans le séminaire ; le nombre de ces lits s'éleva bientôt à 500. On ouvrit aussi l'ancien hôpital del Carmine avec 160 lits. Je donnerai l'histoire de ma gestion de 29 jours, pour que l'on remarque l'énorme développement de ce service et combien le médecin en chef de l'armée avait raison quand il m'écrivait de préparer lits et matériaux sur la plus large échelle.

Le 30 mai dans la soirée, les blessés commencèrent à arriver transportés sur des charriots ou à l'aide de brancards. Ils étaient tous trempés par la pluie ou abîmés par la boue à cause de la nature des terrains inondés où s'était livrée la bataille ; le 31 mai, le matin, il y en avait 400 d'arrivés et le 1ᵉʳ juin, il y en avait plus de mille.

L'hôpital del Carmine avait ses 160 lits occupés ; au séminaire, on dédoubla les lits pour donner à l'un le matelas, à l'autre la paillasse.

Je suis entré en campagne porté de préférence vers la chirurgie conservatrice, mais convaincu de la différence qui doit exister entre la chirurgie du champ de ba—

taille, celle des hôpitaux de première ligne et celle des hôpitaux de seconde ligne. Sur le champ de bataille ou dans les ambulances, le chirurgien doit être encouragé à opérer, puisqu'il sait que dans ce cas il y a de grandes chances de succès pour les amputés et que leur transport sera moins douloureux et accompagné de moins de danger.

A l'hôpital du séminaire, la fièvre purulente fit de grands ravages sur les blessés, tout en respectant presque complétement les amputés sur le champ de bataille. Ces derniers au nombre de **22** guérirent presque tous, tandis que ceux qui furent soumis à des opérations secondaires à l'hôpital, succombèrent dans des proportions si considérables que le découragement s'empara de nous.

Si l'on ne tenait pas compte des circonstances exceptionnelles de la campagne, on pourrait juger avec sévérité certaines situations qui se sont présentées. Au lieu d'agir, on a mis trop de lenteur, on a perdu du temps à discuter l'organisation des ambulances, la composition du personnel, les désignations; aussi la campagne était-elle commencée que le personnel était encore à se constituer, à cause des changements de destination, des mutations, des hésitations et de l'absence d'unité dans la direction. Personne n'eut le temps de se familiariser avec ses supérieurs ou avec ses subordonnés avant le commencement des hostilités; de là, le peu d'utilité des individus au milieu du mouvement considérable de blessés et de malades.

Il me déplaît de devoir parler des subordonnés, cependant, placé dans les hôpitaux au milieu de médecins civils et d'une foule de médecins requis, je n'ai pu, comme en Crimée, avec un personnel discipliné et expérimenté, avoir une entière tranquillité sur ma responsabilité. Néanmoins, j'ai eu plus à me louer des médecins des hôpitaux que des médecins requis, parmi lesquels, à part quelques exceptions, je n'ai trouvé que médiocrité, vaine susceptibilité et fainéantise. Ils ne connaissaient pas les règlements et ne cherchaient pas à les connaître. Tout le temps se passait à leur faire des observations, à les diriger le plus souvent en pure perte, mais toujours au détriment du service.

Dr Bima, médecin divisionnaire de l'armée sarde.

Le comité institué par décret du 18 juin sous la présidence de S. M. l'Impératrice régente, a complété ainsi qu'il suit les résolutions qu'il avait adoptées dans la séance du 25 juin.

L'armée d'Italie étant amplement approvisionnée par les soins de l'administration de la guerre, les dons en nature provenant de la souscription nationale, seront successivement vendus par l'administration des domaines, et le produit de la vente, versé dans les caisses publiques, viendra en accroissement des dons en argent.

Il est fait exception à cette disposition pour les dons de linge à pansement qui, par mesure de prévoyance, seront versés dans les magasins militaires.

Le comité confie, avec l'agrément de S. M. l'Impératrice régente et sous la haute direction de LL. AA. II. les princesses Marie-Clotilde Napoléon et Mathilde, au patronage individuel des dames qui font partie du comité, l'examen des demandes de secours par circonscription des départements compris dans les 24 divisions militaires, et règle ainsi qu'il suit cette attribution de patronage :

MADAME LA MARÉCHALE COMTESSE VAILLANT.

La 1re division. — Seine, Seine-et-Oise, Oise, Seine-et-Marne, Aube, Yonne, Loiret, Eure-et-Loir.

La 2e division. — Seine-Inférieure, Eure, Calvados, Orne.

La 3e division. — Nord, Pas-de-Calais, Somme.

MADAME LA MARÉCHALE DUCHESSE DE MALAKOFF.

La 4e division. — Marne, Aisne, Ardennes.

La 5e division. — Moselle, Meuse, Meurthe, Vosges.

La 6e division. — Bas-Rhin, Haut-Rhin.

MADAME LA MARÉCHALE COMTESSE RANDON.

La 7e division. — Doubs, Jura, Côte-d'Or, Haute-Marne, Haute-Saône.

La 8e division. — Rhône, Loire, Saône-et-Loire, Ain, Isère, Hautes-Alpes, Drôme, Ardèche.

La 9e division. — Bouches-du-Rhône, Var, Basses-Alpes, Vaucluse, Plus les 3 divisions de l'Algérie : Alger, Oran et Constantine.

MADAME LA MARÉCHALE DUCHESSE DE MAGENTA.

La 10e division. — Hérault, Aveyron, Lozère, Gard.

La 11e division. — Pyrénées-Orientales, Ariége, Aude.

La 12e division. — Haute-Garonne, Tarn-et-Garonne, Lot, Tarn.

MADAME LA MARÉCHALE COMTESSE REGNAUD DE SAINT-JEAN D'ANGELY.

La 13e division. — Basses-Pyrénées, Landes, Gers, Hautes-Pyrénées.

La 14e division. — Gironde, Charente-Inférieure, Charente, Dordogne, Lot-et-Garonne.

La 15e division. — Loire-Inférieure, Maine-et-Loire, Deux-Sèvres, Vendée.

MADAME L'AMIRALE PARSEVAL-DESCHÉNES.

La 16e division. — Ille-et-Vilaine, Morbihan, Finistère, Côtes-du-Nord, Manche, Mayenne.

La 17e division. — Corse.

La 18e division. — Indre-et-Loire, Sarthe, Loir-et-Cher, Vienne.

Madame l'amirale Hamelin.

La 19e division. — Cher, Nièvre, Allier, Indre.
La 20e division. — Puy-de-Dôme, Haute-Loire, Cantal.
La 21e division. — Haute-Vienne, Creuse, Corrèze.

Les dons en argent qui seront adressés aux membres du comité, seront versés par leurs soins dans la caisse centrale du trésor public, au nom des donateurs.

S. M. l'Impératrice régente a désigné Mme la maréchale Niel, pour faire partie du comité institué, sous la présidence de Sa Majesté, pour centraliser les dons offerts en faveur des blessés et des familles des militaires et marins tués ou blessés à l'armée d'Italie.

26 Juin. — *Armée française.* — Le 1er corps porte deux de ses divisions jusqu'à la rive droite du Mincio, devant Monzambano ; le 2e marche en avant de Cavriana à Castellaro, pour se mettre en ligne avec le 4e qui occupe Volta depuis la veille. Une division de la garde remplace le 2e corps dans ses positions à Cavriana. Le 3e corps envoie une reconnaissance à Goito. Les divisions de cavalerie sont mises sous le commandement du maréchal Canrobert. Une colonne du 5e corps arrive à Parme ; la seconde colonne doit rejoindre demain.

Armée piémontaise. — Point de mouvements. — Le détachement du corps de Garibaldi passe à Bergame, à Lecco et à Sondrio.

Armée autrichienne. — S'est complétement retirée derrière le Mincio, occupe une ligne qui s'étend à peu près de Peschiera à Mantoue.

Un pont de bateau est jeté à Casal-Maggiore par les troupes du 5e corps, mais il ne sera complété que le 30, à l'aide de barques du pays.

L'EMPEREUR A L'IMPÉRATRICE.

Cavriana, 26 juin 1859, 11 heures 55 minutes du matin.

Les Autrichiens qui avaient passé le Mincio, pour venir nous attaquer avec toute leur armée, ont été contraints d'abandonner leurs positions et de se rejeter sur la rive gauche de la rivière.

Ils ont fait sauter le pont de Goito.

Les pertes de l'ennemi ont été très-considérables ; les nôtres sont de beaucoup inférieures. Nous avons pris trente pièces de canon, trois drapeaux et fait plus de 7,000 prisonniers.

Le général Niel et son corps d'armée se sont couverts de gloire, ainsi que toute l'armée.

Le général Auger a eu le bras emporté.

L'armée sarde, qui était à l'extrême gauche, a fait éprouver à l'ennemi des pertes sensibles, après avoir lutté avec un grand acharnement contre des forces supérieures.

La bataille du 24 juin prendra le nom de bataille de Solférino.

« Le colonel de Franconière, aide de camp de S. A. I. le Prince Napoléon, est arrivé le 26 juin au quartier général. Le 5ᵉ corps avait quitté Parme et avait opéré sa jonction le 28 avec l'Empereur. »

Mon cher frère,

Les champs de bataille se suivent et se ressemblent, si uniformes, sur cette terre lombarde, arène tristement privilégiée de la guerre, que je n'userai ni mon temps ni le tien à te raconter, en détail, mon voyage de Castiglione à Cavriana, à travers les territoires désolés de Solférino et de Cassiano. Sur la première moitié du chemin, la lutte, acharnée autant que le permettait un sol découvert, a balayé comme l'avalanche ou l'inondation toute trace de culture. Les chaumes vigoureux des plants de maïs rampent partout, confondus et foulés dans la terre battue des sillons. Mutilées par la mitraille, les longues files de mûriers, l'orgueil et la fortune de ces riches plaines, n'alignent plus maintenant que des troncs décapités. Des bornes de grès, régulièrement jalonnées de Castiglione à Mantoue, ainsi que sur toutes les grandes voies de l'Italie, les unes sont déracinées, d'autres fendues en éclats ; les moins maltraitées portent de terribles entamures. Entre des tas de shakos, de sacs, de vêtements, d'armes fracassées, ici, un chariot brisé ; là, tout le chargement d'un caisson que les Autrichiens ont jeté à terre pour alléger leur fuite. Un peu plus loin, des roues, des essieux épars attestent la précision du tir de notre nouvelle artillerie. Les murs de Cassiano et de Solférino sont percés à jour ; crénelés le matin pour la défense, criblés le soir pour l'assaut.

Entre ces deux villages, une pièce d'artillerie ennemie, versée dans un fossé qui borde le chemin, n'a pu en être sortie et ses conducteurs l'ont abandonnée. Seul, — comme cet autre dernier ami du malheur, dans le *Convoi du Pauvre*, — le chien de la batterie n'a pas voulu quitter le train sous lequel l'enchaînait l'habitude, peut-être la reconnaissance. Ses aboiements inquiets, ses hurlements plaintifs et désespérés semblent reprocher à son maître l'oubli de la fidélité que l'honneur commande au cœur du soldat, et dont l'instinct de la bête révèle, en ce moment, à nos yeux, une nouvelle et touchante expression !

36

J'ai promis, mon cher ami, de ne pas trop m'arrêter en route : je laisse donc à gauche ces contreforts abrupts intrépidement emportés par nos troupes, repris, perdus, puis repris encore par les Autrichiens, victorieusement enfin restés nôtres. Cette pyramide carrée, plantée sur la crête, comme un phare à la pointe d'un promontoire — pour surveiller, cette fois, non pour éclairer l'espace — c'est la *Tour de Solférino, la Spia dell' Italia.* Malgré les fouilles brutales du canon, il reste au vieux manoir féodal assez de pans qui consacreront longtemps la place d'héroïques sépultures ! — Les yeux fixés avec une curiosité attentive sur un pli de terrain, un groupe de soldats me montre le lieu où l'Empereur et son escorte furent, l'avant-veille, le point de mire des balles ennemies. L'une d'elles blessa, assez avant dans l'épaule, le cheval du médecin en chef de l'armée, le baron H. Larrey. L'hémorrhagie de la jugulaire externe nécessita immédiatement l'application d'une ligature sur le vaisseau, après quoi, notre savant inspecteur reprit, sans autre émotion, la place qu'un glorieux héritage lui avait marquée, durant cette campagne.

BERTHERAND, médecin en chef de l'ambulance du grand quartier général.

Cavriana, le 26 juin 1859.

« Je profite, pour vous écrire, du séjour que nous faisons à Cavriana, où l'Empereur a établi son quartier général le soir même de la grande bataille de Solférino.

Oui, grande bataille, celle qui a été livrée le 24, et grande victoire, celle qui, après quinze à seize heures de glorieux combats, sur une ligne de cinq lieues environ d'étendue, a enlevé à l'ennemi toutes les positions qu'il occupait très-fortement en avant de Castiglione et l'a forcé à reculer en même temps partout dans la plaine où, depuis cinq heures du matin, se déployaient les forces de la monarchie autrichienne, animées par la présence de leur empereur ! Car, s'il n'était pas au milieu de ses troupes au moment du combat, il se tenait à Cavriana et à Volta pour soutenir leur ardeur.

Trois cent mille hommes environ, français, piémontais, autrichiens, se sont mesurés dans cette lutte gigantesque qui rappelle, pour le nombre des combattants, les armées de l'antiquité. Je ne crois pas, en effet, que sous le premier Empire, même à la Moskowa, ou aux plus grandes batailles du commencement du dix-neuvième siècle, des masses aussi considérables en soient venues aux mains le même jour.

A notre extrême gauche, se trouvait le roi de Sardaigne, dont l'armée se rapprochait du lac de Garde; puis venait le 1er corps (maréchal Baraguey d'Hilliers); le 2e (maréchal de Mac-Mahon), le 4e (général Niel, maintenant maréchal, dignité glorieusement conquise, ce jour-là surtout), et à notre droite le 3e (maréchal Canrobert). Les deux divisions de cavalerie (généraux Partouneaux et Desvaux) étaient avec les maréchaux de Mac-Mahon et Niel. L'Empereur, avec sa garde comme grande réserve, indépendamment des réserves des corps d'armée, dirigeait en personne les mouvements, et donnait ses ordres avec le calme qui inspire la confiance et assure le succès.

Dès cinq heures du matin, le canon grondait dans les deux armées. L'Empereur arrivait bientôt sur le terrain et, se portant sur les hauteurs en avant de Castiglione, jugeait à chaque instant par lui-même de la résistance de l'ennemi et de la force des positions qu'il occupait.

Parmi toutes ces positions, plusieurs étaient tellement fortifiées par la nature, qu'on pouvait les considérer en quelque sorte comme imprenables. Celle de Solférino surtout, avec ses hauteurs à pic, ses maisons et sa tour qui les couronnaient, aurait fait renoncer à l'attaque toute autre troupe que la nôtre. Mais la furie française, jointe à l'habileté des manœuvres, ne connaît point d'obstacles. Ainsi, malgré une lutte terrible, car l'ennemi se défendait là, comme partout, avec une grande bravoure, vers une heure nous étions maîtres de cette magnifique position qui donnera certainement son nom à la bataille. Là, les troupes du 1er corps et de la division Forey en particulier ont fait des merveilles.

La cavalerie de la garde, envoyée au moment favorable par l'Empereur, est venue joindre son effet irrésistible à celui de ces braves troupes, et cette formidable défense restait entre nos mains.

On est pénétré d'admiration quand on voit de près l'intrépidité de nos soldats; rien ne les arrête : obstacles naturels, coups de feu ou boulets ennemis, lutte corps à corps; ils triomphent de tout. Et nos pièces d'artillerie! C'était prodige de les voir venir s'établir sur le sommet des pentes tellement roides qu'on les aurait crues impraticables à un cheval; mais les chevaux s'animent comme les hommes, les soldats poussent à la roue, et bientôt vous entendez tonner ces nouvelles pièces légères dont la justesse et la portée ont aidé puissamment à préparer l'action de l'infanterie pour enlever les positions, et les charges de la cavalerie dans la plaine.

Je voudrais pouvoir vous retracer quelques-uns des émouvants épisodes auxquels notre régiment a assisté, en couronnant successivement ces hauteurs, pendant que nous jugions de l'étendue de nos progrès au loin dans la plaine. Mais le temps me manque et je suis obligé de m'arrêter en vous disant que les résultats de cette immense bataille seront sans doute immenses aussi; car l'armée autrichienne, qui a lutté vaillamment et avec une opiniâtre tenacité, doit être démoralisée de notre nouveau triomphe. Nous avons entre nos mains une trentaine de pièces de canon, trois drapeaux, 6,000 prisonniers. Vous pouvez juger par là du chiffre de ses pertes. Les nôtres sont nombreuses, sans doute, et nous avons à déplorer la mort de braves soldats et de bien regrettables officiers. Le général de Ladmirault a reçu deux blessures; le général Auger a eu le bras gauche fracassé par un boulet; les généraux Dieu et Douay sont blessés aussi.

Bien des officiers supérieurs et de divers grades ont trouvé glorieusement la mort sur ce champ de bataille, qu'un ouragan terrible de vent et de pluie a traversé vers quatre heures du soir après une chaude journée. A six heures, le ciel était épuré, nous étions maîtres de tout le terrain, l'ennemi battait en retraite sur toute la ligne, et à huit heures, l'Empereur s'établissait dans la position formidable de Cavriana, dont nous nous étions emparés quelques heures auparavant, et où l'empereur d'Autriche était venu dans la journée.

J'ajouterai que l'Empereur se portait partout où il jugeait sa présence utile. Dans son état-major, le capitaine Brady, un de ses officiers d'ordonnance et le docteur Larrey, médecin en chef, ont eu leurs chevaux frappés d'une balle; le commandant Verly, des cent-gardes, a été touché d'une balle qui, heureusement, s'est amortie sur la cuirasse. A dix pas de l'Empereur, et tout à côté du maréchal Vaillant, le cheval du lieutenant-colonel de Chamberet a reçu une balle dans le cou. L'enthousiasme de l'armée pour la froide et calme intrépidité de l'Empereur est au comble. » (*Correspondance du Moniteur de l'armée.*)

Rapport sur le service à Castiglione après la journée du 24 juin.

Blessés de Solférino a Castiglione.

Ambulance du grand quartier général impérial. — Cavriana, 26 juin 1859.

M. le médecin en chef de l'armée,

A mon arrivée à Castiglione, le 24 juin, vers 8 heures et demie du matin, prévoyant que la bataille engagée en avant de cette place, ne tarderait pas à nous amener un grand nombre de blessés, je me suis immédiatement occupé de rechercher des locaux propres à l'installation d'un hôpital temporaire.

Après avoir détaché de mon personnel d'ambulance, une section volante sous la direction de M. le médecin-major Leroy, et l'avoir dirigée vers le champ de bataille, j'ai pris possession de la grande caserne dite San Luidgi, du cloître et de l'église contigus. Cet ensemble de bâtiments me promettait de la place pour un total de 8 à 900 blessés.

Pendant que l'administration municipale obtempérait à mes réquisitions, faisant mettre à notre service environ 500 matelas et couvertures, de la paille, du foin, des ustensiles pour la tisanerie et la cuisine, je faisais disposer une des salles de la caserne, comme dépôt de matériel ; une autre, comme salle d'opérations avec tables, bancs, approvisionnement de linge et d'instruments, etc. En l'absence du pharmacien M. Brauwers, retenu à Montechiaro pour l'embaumement du général de Cotte, je requérais deux pharmaciens civils, afin d'assurer la distribution des tisanes, j'acceptais l'assistance offerte par M. Gallina et un autre médecin lombard dont le nom m'a échappé.

La municipalité faisait préparer du bouillon, et l'église des capucins évacuée, non sans quelque résistance de la part du clergé, se couvrait de litières.

Castiglione possède un hôpital civil d'une contenance de 22 à 30 lits, occupés par des fiévreux ; évacués par mon ordre, ces lits devinrent disponibles et furent presque aussitôt remplis par des officiers, pour lesquels j'avais prescrit de les ré— server.

Je commençais à m'inquiéter de l'insuffisance de mon personnel, M. le sous— intendant Lebreton, m'ayant enlevé une section volante, quand j'aperçus deux mé— decins principaux, MM. Haspel et Leuret, et deux aides-majors, MM. Riolacci et Lobstein qui, partis le matin de Brescia, se rendaient près de vous, au grand quar— tier général. Je crus devoir prendre sur moi de les retenir, en votre nom, et je les distribuai, ainsi que mon personnel, de la manière suivante :

M. Haspel devait continuer avec M. l'officier comptable Roussel, à rechercher de nouveaux locaux (car les blessés affluaient déjà, de manière à nous déborder bientôt), et à y installer, à y faire panser les cas les plus légers. Les blessures graves demeuraient dévolues aux locaux de San Luidgi, hôpital central dont je m'étais réservé la direction, avec des moyens plus nombreux d'action et des res— sources plus complètes, telles que pouvaient les réclamer des indications plus im— portantes.

Des cinq aides-majors qui restaient à ma disposition, trois se rendirent dans les salles et les galeries ; ils devaient distinguer les plaies compliquées de fractures, de corps étrangers, d'hémorrhagie et diriger les blessés désignés sur la salle de chirurgie, où je me tenais avec M. Leuret et deux aides-majors, pour les opérations que je me proposais d'y fairé et d'y faire faire par mes aides. Afin que tous partici— passent à cette clinique opératoire, ces médecins devaient alterner, d'heure en heure, dans le service des salles et dans celui de la chambre d'opérations.

Dès 11 heures du matin, notre hôpital de San Luidgi et ses annexes étaient remplis, ainsi que l'hôpital civil. Heureusement que, dans la soirée, M. le sous— intendant militaire de Lavalette put souscrire à une demande d'évacuation que je lui avais soumise, et faire partir sur Brescia 150 blessés légèrement atteints. D'autre part, M. Haspel avait disposé les nouveaux emplacements ci—après, savoir :

Locaux.	Contenance approximative.
Église majeure et chapelle attenante.	650
Église San Guiseppe.	150
Maison des capucins.	200
Église Sainte – Rosalie.	150
Caserne de gendarmerie.	50

Pour recevoir 1200 malades ou blessés de plus. Malheureusement, les lits à peine vidés, les places à peine préparées, se remplissaient aussitôt. Toutes les maisons particulières furent bientôt envahies, du consentement empressé des habitants, et toute la ville ne fit plus qu'un seul et vaste hôpital.

Les blessés ainsi disséminés, rendaient notre besogne beaucoup plus pénible, il nous eût été impossible de pourvoir au plus indispensable, sans le retour bien inspiré de notre section volante, que M. Lebreton nous ramena vers 5 heures du soir, avec les trois médecins qu'elle nous avait enlevés. Ces médecins se distribuèrent aussitôt le service des nouvelles succursales ouvertes et des maisons particulières, en attendant leur tour de venir prendre part aux opérations qui se poursuivaient sans relâche, depuis midi, à l'hôpital central de San Luidgi.

Vers la même heure je m'absentai un instant, laissant la direction chirurgicale à notre honorable collègue M. Leuret, pour aller voir les généraux Dieu et Ladmirault, le colonel du génie Servier et le lieutenant-colonel Vallet du 91ᵉ de ligne, dont je décrirai plus loin sommairement les blessures. Puis je revins à l'hôpital San Luidgi.

L'heure avancée rendait les opérations difficiles, dangereuses même au point de vue de l'omission possible des ligatures. Je décidai donc qu'elles seraient suspendues jusqu'au lendemain matin. De nombreux malades des hôpitaux et de l'intérieur de la ville réclamaient d'ailleurs des pansements, et beaucoup de blessés arrêtés devant l'hôpital de San Luidgi où ils ne pouvaient être admis faute de place, demandaient qu'on renouvelât leurs appareils, avant de continuer leur route sur des gîtes plus avancés.

MM. Leuret et Lhonneur passèrent toute la nuit à assurer ce service, à parer aux accidents dans l'intérieur de l'hôpital. A minuit, nous entreprîmes une revue générale des hôpitaux et des maisons particulières. Cette inspection nous tint debout, jusqu'au lendemain matin.

A 6 heures, les opérations recommencèrent, pendant que des voitures de transport recevaient les blessés susceptibles d'être évacués, au nombre de plus de 600 ; je ne parle bien entendu que de ceux qui furent évacués par nos soins. Je ne saurais apprécier le nombre de ceux qui traversèrent Castiglione sans s'y arrêter.

Dans la journée, arrivèrent des prisonniers et des blessés autrichiens, parmi les premiers se trouvaient 16 médecins et une trentaine d'infirmiers. C'était une ressource précieuse pour des besoins pareils aux nôtres, réduits que nous étions, pour toute assistance, à 16 infirmiers et 20 ouvriers d'administration qui leur avaient été adjoints ; Je proposai à M. de Lavalette, sous-intendant militaire, de requérir médecins et infirmiers prisonniers pour faire panser les blessés autrichiens, ce que nos confrères acceptèrent avec empressement et exécutèrent avec un zèle et une intelligence que je me plais à vous signaler.

C'est ici, M. le médecin en chef, le lieu de vous rapporter un incident regrettable, qui s'est produit, le 25 juin, vers 2 heures de l'après-midi, et qui nous a menacés, un instant, des plus grands embarras. Une panique s'était emparée de la tête d'un convoi, entre Castiglione et Cavriana. Les bruits d'une surprise par l'ennemi se propagent aussitôt, de Solférino à Castiglione, Montechiaro et jusqu'à Brescia. La route se couvre de voitures et de cavaliers. La plus vive inquiétude se répand chez nos blessés, qui se lèvent et veulent fuir à leur tour : on entend partout des cris de désespoir, les habitants de Castiglione se barricadent. La confusion est à son comble, et nous sommes obligés de nous mettre en travers des portes de l'hôpital pour empêcher un sauve-qui-peut général.

Heureusement, cette alerte a pu être réprimée dans Castiglione même, et les cavaliers, envoyés au galop sur la route de Brescia, ont fait rebrousser chemin aux plus pressés, qui avaient partout semé l'alarme sur leur passage. Dans cescirconstances, nous avons regretté l'absence, parmi nous, de toute autorité militaire, de commandement et de toute force armée. Un chef, dans de telles situations, serait pourtant bien nécessaire, pour organiser la surveillance, assurer la discipline et réprimer le désordre, quand il se produit d'une manière aussi fâcheuse.

Dans la soirée, M. le sous-intendant militaire du grand quartier général nous a fait parvenir l'ordre de le rejoindre à Cavriana. L'heure était avancée, de grands besoins nous réclamaient encore à Castiglione, et d'ailleurs, il fallait organiser sur place, un personnel pour assurer le service de l'hôpital après notre départ. J'y procédai aussitôt, de concert avec M. de Lavalette, sous-intendant militaire, délégué par M. l'intendant général de l'armée, et voici la composition provisoire de ce personnel :

MM. Haspel, médecin principal, chef de service.
    Leuret,   id.
    Lobstein, médecin aide-major.
    Guiches,
    Janin,   médecins aides-majors attachés provisoirement à l'ambulance.
    Bagnol,
    16 médecins autrichiens prisonniers dont la liste est ci-jointe.
M. Cohade, pharmacien aide-major.

Deux adjudants d'administration furent attachés à l'hôpital par M. l'officier comptable Roussel, avec 20 ouvriers d'administration et 30 infirmiers autrichiens prisonniers, pour suppléer au dénuement d'infirmiers titulaires, qui nous poursuit depuis le commencement de la campagne.

La nuit du 25 au 26 a été employée, comme la précédente, aux pansements des isolés en ville, aux évacuations de l'hôpital et à la réception non interrompue de nouveaux blessés.

Ce matin, à 7 heures, j'ai remis entièrement le service à M. le médecin principal Haspel et me suis rendu, avec le reste de l'ambulance à Cavriana, d'où je vous rédige à la hâte, ce compte rendu. Vous l'auriez reçu plutôt si, à mon arrivée, je n'avais dû faire transporter 86 blessés autrichiens,—des plus grièvement atteints parmi ceux restés à Cavriana et réclamant des soins,—dans l'église majeure où tous ont été pansés. Trois d'entre eux ont dû subir l'amputation de la cuisse. Il eût fallu en amputer trois autres, mais leurs plaies étaient déjà envahies par la gangrène.

Il me serait difficile, sinon tout à fait impossible, M. le médecin en chef, de vous donner des chiffres exacts sur les faits accomplis sous mes yeux, pendant ces trois journées des 24, 25 et 26 juin. J'essaierai pourtant de vous en faire un résumé approximatif, ainsi :

Plus de 150 pansements ont été faits ou renouvelés. 6 appareils à fracture de cuisse, 8 de bras et 1 d'avant-bras ont été posés, dans l'espoir de conserver des membres fracturés. Environ 3,800 blessés ont été secourus dans les hôpitaux et les maisons particulières, en ce sens, qu'ils y ont reçu soins, tisanes et nourriture.

600 blessés ont été assistés au passage dans la ville; ils pouvaient continuer leur route.

Le total des blessés arrivés à Castiglione, du 24 à midi jusqu'au 26 au matin, doit dépasser 4000, dont 1/4 environ de blessés autrichiens.

Le 25 au soir, 1,400 blessés avaient été évacués, il a dû en être évacué environ 600 dans la nuit; ces chiffres, augmentés des 600 dont il est fait mention plus haut, me font supposer qu'hier matin il ne devait plus rester à Castiglione que 14 à 1,600 blessés. Il est vrai que nous en avons rencontré encore beaucoup sur la route, et que ce chiffre aura dû s'accroître, dans la journée, par de nouvelles évacuations des ambulances des corps d'armée et de la garde.

D'après les renseignements fournis, il y a eu 24 décès parmi les blessés, du 24 à midi au 26 au matin.

État nominatif des médecins autrichiens faits prisonniers et requis pour le service des ambulances de Castiglione.

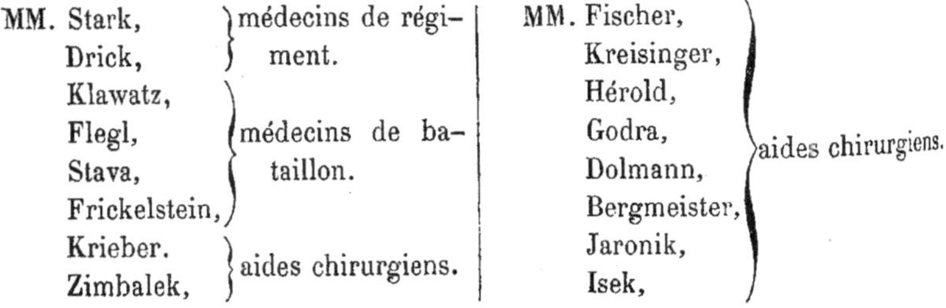

MM. Stark, Drick,	médecins de régiment.	MM. Fischer, Kreisinger, Hérold, Godra, Dolmann, Bergmeister, Jaronik, Isek,	aides chirurgiens.
Klawatz, Flegl, Stava, Frickelstein,	médecins de bataillon.		
Krieber. Zimbalek,	aides chirurgiens.		

En ce qui concerne la partie chirurgicale, vous trouverez ci-après deux listes indiquant :

1° La nature des opérations pratiquées ;

2° La description sommaire des blessures les plus importantes que j'aie été appelé à panser. J'ai recueilli moi-même ces renseignements. Je vous adresse aussi un certain nombre de balles extraites par plusieurs d'entre nous ; deux de ces projectiles enlevés sur des autrichiens se distinguent notablement des autres par la forme, le poids et la disposition : ce sont des projectiles français.

A. — *Opérations pratiquées.* — 43.

Amputations de cuisse.	7		*Report.*	26
— de bras.	9		Désarticulation de l'épaule.	4
— d'avant-bras.	3		— d'un doigt.	8
— de jambe.	1		— de deux doigts.	2
Désarticulation d'une phalange.	6		Résection d'une phalange.	2
A reporter.	26		— de deux métacarpiens.	1

Total. 43

Ces nombreuses amputations n'ont donné qu'un seul décès : M. Audouard, lieutenant au 84ᵉ de ligne, amputé de la cuisse, très-haut, par M. Leroy.

B. — Parmi les blessures les plus graves relevées sur mes notes, je trouve :

Blessures par balles.

1 plaie du pubis, avec rupture du canal uréthral.

8 plaies pénétrantes de la face.

6 fractures de cuisse (non amputées).

2 fractures de la tête de l'humérus (non amputées).

1 fracture du poignet ⎫
1 fracture du tarse ⎬ (non amputées).

3 plaies de tête.

1 plaie du rachis (paraplégie).

2 plaies pénétrantes de l'abdomen.

1 fracture de jambe (non amputée).

2 plaies de vessie.

1 plaie de poitrine.

2 fractures de l'avant-bras (non amputées).

1 fracture de la main (non amputée).
1 ouverture du larynx.
1 plaie pénétrante du bassin.
3 plaies non pénétrantes de l'abdomen.

1 cas de blessure triple. . . . $\Big\{$ Séton à la cuisse.
Balle extraite de la hanche.
Fracture du coude. — Amputation.

Blessures par biscaïens ou éclats d'obus.

1 fracture partielle du tibia, protégé par un fourreau de sabre en acier, brisé
en deux par le biscaïen.
6 larges contusions.
1 dénudation complète de la main droite (face dorsale).
Diverses fractures très-comminutives, avec dilacération des parties molles et
dénudation des os.

Blessures par baguettes de fusées.

1 plaie pénétrante du coude gauche. La tige de bois, restée dans l'article, a
été extraite sur le champ de bataille, par le blessé lui-même. Après l'amputation, on en a trouvé encore des fragments entre les surfaces articulaires brisées.

Blessures par armes blanches.

De très-rares coups de baïonnette.
Beaucoup de coups de sabre, principalement sur des hussards hongrois prisonniers ; blessures en général multiples. J'en ai compté jusqu'à dix sur
un seul individu.

Vous trouverez de plus amples détails sur l'état n° 2, notamment en ce qui
concerne les généraux Ladmirault, Dieu, les colonels Pinard, Servier, Vallet,
Brincourt, Broutta, etc.

Un certain nombre de plaies compliquées de fracture aurait nécessité des
résections de pointes osseuses. Malheureusement, la boîte à résections, instamment
réclamée depuis longtemps, nous fait toujours défaut.

Il me reste, M. le médecin en chef, à vous dire, autant que je pourrai le faire,
en termes qui ne soient pas trop au-dessous de la réalité, tout le zèle, tout le
dévouement, toute l'énergie, toute la science intelligente dont j'ai été entouré pendant cette rude période de labeurs que l'ambulance du grand quartier général
vient de traverser.

Vous n'attendiez pas moins, j'en suis sûr, de collaborateurs qui vous sont particulièrement connus et n'en étaient pas à donner les premières preuves de leur mérite et de leur courage professionnel. Chacun a oublié ses propres besoins, nourriture, repos, pour se consacrer sans relâche à soulager des maux dont le nombre et la gravité ne vous ont été qu'imparfaitement signalés plus haut.

Dans mon rapport à M. le sous-intendant, j'ai signalé à l'attention de ce fonctionnaire trois infirmiers qui ont fait preuve de beaucoup de dévouement en nous assistant. Je recommande encore à votre bienveillance ces services obscurs, mais pourtant méritants, trop souvent oubliés ou méconnus (au détriment des blessés) d'un corps qu'il faudrait encourager et relever à ses yeux et à ceux de l'armée.

Les deux états qui suivent comprennent les quelques amputés ou blessés sur lesquels j'ai pu prendre à la hâte une note, surtout pendant mes visites dans les maisons particulières de la ville.

BERTHERAND, médecin en chef du grand quartier général.

ÉTAT Nº 1. — *Amputations et opérateurs.*

MM. Pelletier, chef d'escadron au 5e hussards. Désarticulation des 2e et 3e doigts de la main droite. M. Bertherand, médecin principal.

Bourlier, sous-lieutenant au 21e de ligne. Amputé du bras droit. M. Bertherand, médecin principal.

Audouard, lieutenant au 84e de ligne. Amputé de la cuisse. M. Leroy, médecin-major.

Barbier, lieutenant aux tirailleurs algériens, 4e régiment provisoire. Amputé de la cuisse. M. Bertherand, médecin principal.

Lesèble, chef de bataillon au 15e de ligne. Désarticulation de l'épaule. M. Bertherand, médecin principal.

Doulcet de Pontécoulant, capitaine aux tirailleurs algériens. Extraction totale de la 1re phalange du pouce droit. M. Leroy, médecin-major.

Nivois, 61e de ligne. Amputation de la 1re phalange du médius droit. M. Bertherand, médecin principal.

Brun, clairon au 15e de ligne. Désarticulation de la 2e phalange de l'index droit. M. Bertherand, médecin principal.

Fonvielle, sergent au 10e bataillon de chasseurs à pied. Désarticulation de l'épaule gauche. M. Leuret, médecin principal.

Bévot, 1er zouaves. Désarticulation de l'épaule droite. M. Bertherand, médecin principal.

Bosquet, 100e de ligne. Désarticulation de la 2e phalange de l'annulaire gauche. M. Leuret, médecin principal.

Blanche, 1er zouaves. Désarticulation de l'index gauche. M. Guiches, médecin aide-major.

MM. Bach, 34° de ligne. Désarticulation des deux derniers doigts de la main gauche. M. Bertherand, médecin principal.

Dufour, 15° de ligne. Résection des 4e et 5e métacarpiens gauches. M. Leuret, médecin principal.

Berthelet, 1er zouaves. Désarticulation de la 2° phalange de l'index. M. Bertherand, médecin principal.

Hatron, 91e de ligne. Désarticulation du pouce de la main gauche. M. Guiches, médecin aide-major.

Lépine, 15e de ligne. Amputé du bras gauche. M. Riolacci, médecin aide-major.

Gagnon, 45° de ligne. Désarticulation de l'index gauche. M. Leuret, médecin principal.

Justamont, 61° de ligne. Amputé de l'avant-bras droit. M. Guiches, médecin aide-major.

Remlinger, caporal autrichien. Amputation de la jambe. M. Bertherand, médecin principal.

Adrien Jean, 98° de ligne. Amputation du bras gauche. M. L'Honneur, médecin aide-major.

Harcourt, 45° de ligne. Amputation de l'avant-bras droit. M. Guiches, médecin aide-major.

Cavaud, caporal au 98e de ligne. Désarticulation du médius gauche. M. Guiches, médecin aide-major.

Paris, 17e bataillon de chasseurs à pied. Amputation du bras droit. M. Guiches, médecin aide-major.

Duprat, 10e bataillon de chasseurs à pied, sergent-major. Amputé de la cuisse gauche. M. Leuret, médecin principal.

Ledoux, 91° de ligne. Fracture du bras gauche. Amputé par M. Lecomte, médecin-major.

X...., clairon, 10e bataillon de chasseurs à pied. Amputé du bras gauche. M. Jacquemin, médecin aide-major.

Lépine, fourrier au 15° de ligne. Amputé de l'avant-bras. M. Riolacci, médecin aide-major.

Duquesne, 84e de ligne. Amputé de la 2° phalange du pouce. M. Leroy, médecin-major.

X...., prisonnier autrichien. Amputé de la cuisse. M. Bertherand, médecin principal.

Mazure, 34° de ligne. Amputé de l'avant-bras. M. Guiches, médecin aide-major.

Bascoulon, 91e de ligne. Résection d'une phalange. M. Leroy, médecin-major.

MM. Asmard, 100ᵉ de ligne. Désarticulation de la 2ᵉ phalange de l'indicateur gauche. M. L'Honneur, médecin aide-major.

Gaillard, 100ᵉ de ligne. Désarticulation du médius droit. M. L'Honneur, médecin aide-major.

Vittorie, chasseur à pied de la garde. Résection de la 1ʳᵉ phalange de l'auriculaire gauche. M. Leuret, médecin principal.

Menton, 98ᵉ de ligne. Amputation de l'avant-bras. M. Leroy, médecin-major.

X...., 91ᵉ de ligne. Désarticulation de la 2ᵉ phalange de l'index. M. L'Honneur, médecin aide-major.

Serrer, 15ᵉ de ligne. Désarticulation du petit doigt de la main gauche. M. Riolacci, médecin aide-major.

Maury, 91ᵉ de ligne. Amputation du bras. M. Leroy, médecin-major.

Pouchardon, chasseur de la garde. Désarticulation du bras. M. Leuret, médecin principal.

X...., prisonnier autrichien. Amputation de la cuisse. M. Leroy, médecin-major.

X...., prisonnier autrichien. Amputation de la cuisse. M. Lecomte, médecin-major.

X...., prisonnier autrichien. Amputation de la cuisse. M. Jacquemin, aide-major.

N. B. — Il se pourrait que plusieurs amputations de doigts n'eussent pas été inscrites.

ÉTAT Nᵒ 2. — *Blessures principales observées par M. Bertherand.*

Le général Auger, désarticulé du bras *à l'ambulance du 2ᵉ corps.* Boulet extrait de l'aisselle, où il s'était logé après avoir broyé l'humérus. Le 26 au matin, état général assez bon quoiqu'un peu prostré, lambeau noirci sur plusieurs points, plaie blafarde, putrilagineuse, pouls fréquent. Pourtant la nuit a été bonne.

Le général Ladmirault, deux blessures. Balle entrée dans le moignon de l'épaule, sortie dans la fosse sus-épineuse, après avoir écorné la tête de l'humérus. Quelques esquilles. Coup de feu au pli de l'aine droite, balle perdue dans le haut de la cuisse gauche.

Le général Dieu. Coup de feu au milieu et en bas de la fesse gauche, trajet postéro-antérieur, dans lequel le doigt pénètre jusqu'au ligament sacro-sciatique ; balle perdue dans le bassin ; engourdissement du membre et douleurs le long du nerf sciatique.

Le colonel Pinard, du 55ᵉ. Séton transversal à la région hypogastrique.

Le colonel Servier, du génie. Fracture du fémur gauche par une balle extraite aplatie ; fracture d'apparence simple ; application d'un appareil.

Le lieutenant-colonel Vallet, du 91e. Plaie pénétrante de l'abdomen ; deux ouvertures au flanc gauche ; épanchement ; vomissements ; état très-grave.

Le capitaine Merlin, du 11e d'artillerie. Balle entrée sous le bord libre de la lèvre inférieure, sortie derrière l'apophyse mastoïde droite. Extraction de la symphyse du menton détachée et de plusieurs esquilles. Hémorrhagie arrêtée par le persulfate de fer.

Payan, capitaine au 1er zouaves. Balle qui a écorné postérieurement les deux os de l'avant-bras.

Berthet, capitaine au 84e. Fracture des vertèbres lombaires ; paraplégie instantanée ; sensibilité extrême.

Ballet, capitaine au 15e de ligne. Séton par une balle sur la convexité pariétale du crâne.

Hérail, capitaine au 21e. Séton au côté externe et postérieur de l'avant-bras droit.

Telmat, capitaine au 15e. Balle entrée au niveau de la fosse iliaque droite et sortie au pli de l'aine gauche. Le malade ne peut uriner ; je sonde, et il sort un flot de sang. Le canal de l'urèthre a été coupé profondément au niveau du pubis, et le sang s'écoule dans la vessie.

Friol, lieutenant au 21e. Coup de feu au bras ; balle profondément cachée sous le triceps ; extraction.

Duroy, lieutenant au 15e. Balle qui s'est aplatie sur la clavicule gauche en produisant une fracture partielle.

L. Revert, sous-lieutenant au 21e de ligne. Large contusion à la nuque par un gros projectile.

Plaffain, adjudant-major au 98e de ligne. Séton sous-cutané à l'hypogastre.

Brun, chef de bataillon au 74e de ligne. Balle qui est venue frapper le tibia, après avoir frappé et coudé, en le brisant, le fourreau d'acier du sabre.

Brincourt, lieutenant-colonel du 1er zouaves. Coup de feu qui a traversé la tête de l'humérus gauche. Évacué sur Brescia.

Broutta, colonel du 43e de ligne. Coup de feu qui a fracturé le crâne ; issue de substance cérébrale.

Servel, capitaine du génie. Balle qui a traversé la marge inférieure du maxillaire inférieur et est venue sortir de bas en haut entre la lèvre inférieure et la symphyse du menton.

Cornu, capitaine au 15e de ligne. Balle extraite de l'hypochondre droit.

Cafte, 1er zouaves. Balle extraite de la région cervicale antérieure où elle s'était logée dans le cartilage thyroïde ; œdème de la glotte ; asphyxie imminente.

Juranzo (Stanislas), 61e de ligne. Séton à la partie externe de la jambe gauche, fracture du péroné.

Krien, 72e de ligne. Coup de feu qui a traversé le talon d'arrière en avant et en dehors; balle et esquilles extraites au côté externe du tarse.

Camus, 1er zouaves. Balle entrée au milieu de la lèvre supérieure et sortie à travers le masséter droit; extraction de plusieurs esquilles.

Alberti, caporal au 72e de ligne. Balle entrée sous le lobule de l'oreille gauche, passée derrière le voile du palais et les amygdales, sortie du côté droit, sous le lobule de l'oreille. La sonde traverse horizontalement les deux orifices; esquilles très-petites, en petit nombre.

Gouyet-Blaisy, du 91e. Contusion par éclat d'obus à l'épaule droite.

X...., hussard hongrois. 1° un coup de sabre qui lui a enlevé presque totalement le lobule du nez; 2° dix coups de sabre sur la tête et le dos.

X...., hussard hongrois. Coup de sabre qui a entamé l'épaisseur du pariétal gauche.

Gancel, du 34e de ligne. Plaie à la face; fracture du maxillaire supérieur. Restauration de la face par M. Leuret, médecin principal.

Pellan, du 91e de ligne. Fracture de la mâchoire supérieure. Restauration par M. Leuret, médecin principal.

Baguet, 61e de ligne. Balle extraite profondément dans le mollet.

Sauron, 17e bataillon de chasseurs à pied. Fracture du maxillaire inférieur; extraction de nombreuses esquilles enfoncées sous la langue.

Neuville, 15e de ligne. Balle entrée à la face dorsale du poignet et sortie au niveau du coude; radius fracturé, mais peu d'esquilles; application d'un appareil.

Gavarry, 21e de ligne. Coup de feu à travers la main.

Courvoisier, caporal au 21e de ligne. Balle entrée au niveau de la canine inférieure gauche, sortie au-dessous du maxillaire inférieur du côté droit, en avant de la carotide. Extraction de nombreuses esquilles.

BERTHERAND, médecin principal.

Pozzolengo, 26 juin 1859. — Ambulance du quartier général du 1er corps. — M. le médecin en chef de l'armée,

J'ai l'honneur de vous rendre compte de la part que l'ambulance du quartier général du 1er corps a prise aux secours à donner aux blessés pendant les journées des 24 et 25 juin.

Partis d'Esenta à 4 heures du matin, nous sommes arrivés à Castiglione vers 7 heures, et nous avons immédiatement procédé à l'installation d'une ambulance dans une maison située à la porte de la ville, du côté où la bataille était engagée. L'ambulance du grand quartier général s'était établie à l'hôpital, à la caserne et à l'église principale de la ville; notre présence n'étant plus nécessaire, nous nous sommes portés en avant, et nous avons organisé deux nouvelles ambulances au village de Legrole.

A 8 heures du soir, nous avons reçu l'ordre de rallier notre quartier général, à Solférino même, et de nous établir sous un hangar au château, et ce n'est que le lendemain, à 8 heures du soir, que nous sommes repartis pour venir à Pozzolengo, après avoir évacué tous nos blessés sur Castiglione.

Nous avons eu à soigner dans ces différentes ambulances 582 blessés, répartis de la manière suivante :

Officiers français	20	Officiers autrichiens	4
Soldats	327	Soldats	231
	347		235

582

A Castiglione, où nous sommes restés très-peu de temps, nous n'avons eu que quelques blessés français, et pas d'autrichiens ; à Legrole il en fut de même, mais en beaucoup plus grand nombre ; à Solférino presque tous les blessés étaient autrichiens.

J'ai pratiqué trois amputations de jambe, à la partie supérieure et au-dessous du genou, en suivant les indications que la nature même des lésions me fournissait pour le choix du procédé. Il a été fait par les trois aides-majors une amputation de cuisse à la partie inférieure, une de bras à la partie supérieure, une 4e amputation de jambe au lieu d'élection et deux amputations de doigts.

Je vous prierai de remarquer à ce sujet que, conformément à vos intentions, j'ai toujours permis à mes aides-majors de pratiquer quelques opérations sous mes yeux, et je dois dire qu'ils ont prouvé, dans ces différentes circonstances, qu'ils étaient capables de diriger pour leur compte les services chirurgicaux qu'on pourrait leur confier.

Je regrette de ne pouvoir vous donner la nomenclature exacte, par catégorie, des différentes blessures que nous avons soignées ; il m'a été impossible de prendre même des notes à ce sujet ; mais je puis vous dire que les blessures étaient généralement graves, et que cette fois le boulet et les éclats d'obus ont amené beaucoup d'Autrichiens à notre ambulance de Solférino. Les blessés français, que j'ai vus, étaient tous atteints par des balles. Nous avons appliqué une grande quantité d'appareils, enlevé beaucoup de projectiles et d'esquilles, et fait peu d'amputations par rapport au nombre de blessures graves, d'abord parce que le temps nous a manqué, et puis parce que beaucoup de ces blessés pouvaient, sans grand danger, être transportés à Castiglione avec un simple pansement.

Permettez-moi, M. le médecin en chef, de saisir cette nouvelle occasion de rappeler à votre bienveillante sollicitude MM. Fleury, Allaire et Balansa. Les deux premiers ont assisté à tous les événements de la campagne, et ont déjà obtenu une lettre de félicitation de M. le médecin en chef de l'armée, après le combat de Marignan et le troisième est un vieux serviteur également méritant ; tous les trois ont fait preuve de zèle et de dévouement, et sont vraiment dignes d'obtenir les récompenses que j'aurai l'honneur de vous demander pour eux.

Total des blessés reçus de l'ambulance du quartier général du 1er corps.

Ambulance de Castiglione. 12
   —   de Legrole. 343
   —   de Solférino. 227
                                    582

MARTENOT DE CORDOUX, médecin-major.

Ambulance du quartier général du 2e corps, Castellaro Lagusello, 26 juin 1859. — M. le médecin en chef de l'armée,

Avant de terminer mon rapport commencé sur la journée du 24, je me hâte, suivant votre désir, de vous rendre compte de la blessure du général Auger.

Le général a été atteint vers 8 heures et demie du matin (le 24), sur la grande route de Castiglione à Mantoue, et sur le territoire de Médole, par un des premiers boulets autrichiens lancés dans cette direction. Ce boulet avait ricoché à peu de distance, et a été vu dans sa course par l'aide de camp du général. Frappé en avant de l'articulation et du moignon de l'épaule gauche, le blessé est tombé de cheval et a été transporté dans une ferme voisine (Casa Morino), ou bientôt après s'est établie l'ambulance de la 1re division, puis celle du quartier général. Là, le docteur Poulet, médecin-major des tirailleurs algériens, a donné les premiers soins. J'ai été aussitôt appelé, et suis arrivé immédiatement. Le général venait d'être couché sur un grabat ; il était presque sans connaissance et paraissait souffrir beaucoup.

Une vaste plaie béante occupait toute la région antérieure de l'articulation scapulo-humérale, depuis le voisinage de l'acromion jusqu'aux vaisseaux et nerfs axillaires. Les parties molles étaient profondément lacérées ; le col et la tête de l'humérus étaient brisés en éclats ; le fond noir de la solution de continuité était le siège d'une attrition profonde. A ce moment, je ne poussai pas plus loin mon exploration, tout mouvement était impossible, l'état général du blessé était fort alarmant. En effet, la peau était froide, le pouls petit, la prostration extrême, le facies et la voix très-altérés ; et tous ces phénomènes de commotion et de stupeur ne permettant pas de songer à l'opération, je me bornai à des applications locales de solution d'extrait gommeux d'opium, à des potions éthérées et de vin de cannelle, enfin à quelques cuillerées de bouillon. Toute la journée se passa ainsi dans les mêmes périls ; et c'est à peine si pendant la nuit qui suivit, le pouls se releva un peu.

Ce qui me préoccupait beaucoup en ajoutant à mes craintes, c'est que le grand pectoral était largement ecchymosé, et que la respiration de ce côté n'avait pas tardé à s'embarrasser sensiblement. Des symptômes de pleuro-pneumonie menaçaient de venir compliquer une situation déjà si grave.

Vers 9 heures du matin, cependant (le 25), l'amputation, contre-indiquée jusque-là, était l'unique moyen qui pût offrir quelque chance de salut. De concert avec M. Brault, médecin-major, je me déterminai à la pratiquer. M. Lecomte, médecin-major envoyé par vous, nous arrivait sur ces entrefaites, et je fus doublement heureux de l'avoir pour aide, et de savoir qu'il allait vous rendre compte et de l'état du blessé et de nos trop légitimes anxiétés à son sujet.

A peine fûmes-nous placés pour l'opération, et dès que le bras fut écarté du tronc, que nous constations, à la région postérieure du creux de l'aisselle, une saillie énorme, demi-sphérique et noirâtre. C'était le boulet qui se trouvait logé là, en arrière et au-dessous des débris de la tête et du col de l'humérus, et qui distendait outre mesure les tissus et particulièrement la peau, amincie et quelque peu sphacélée de cette région. Toutefois la présence d'un semblable corps étranger, qui n'était supposée ni par le blessé ni par les assistants, ne changeait rien au mode opératoire que je m'étais proposé de suivre.

Une première et courte incision verticale, partie du bord de l'acromion et gagnant l'angle supérieur de la plaie, ayant été dirigée sur la tête humérale, celle-ci fut dégagée et rapidement extraite, ainsi que les nombreuses esquilles qui l'environnaient. Je taillai ensuite un vaste lambeau comprenant toute la partie antéro-externe du moignon de l'épaule, depuis le même angle supérieur jusqu'au bord postérieur de l'aisselle. Tout ce lambeau était presque entièrement disséqué par le projectile, qui ne fut extrait qu'à ce moment, et qui fut reconnu plus tard pour être un boulet de 8, d'après l'appréciation du capitaine d'artillerie Grévy, aide de camp du général. Le général a désiré garder son boulet mais notre ambulance en a reçu cinq semblables pendant l'action.

Le bras détaché, les vaisseaux liés et la plaie nettoyée de ses chairs meurtries, le lambeau, suffisamment épais et de bonne nature, se referma sur la solution de continuité de la manière la plus exacte.

Quelques points de suture très-lâches appliqués et le pansement terminé, le blessé, qui n'avait été que fort peu déplacé, fut aussitôt remis au milieu de son lit; il n'avait perdu que quelques gouttes de sang, et avait supporté l'opération avec une rare énergie et sans proférer une seule plainte. Il est bien entendu que la complication qui existait du côté de la poitrine, et aussi la faiblesse du malade, nous avaient interdit l'usage du chloroforme.

Le pouls, redevenu très-petit après l'opération, ne se releva un peu que vers midi ; l'amélioration de l'état général devint de plus en plus sensible ; et il fut résolu que vers 3 heures j'évacuerais et accompagnerais moi-même notre blessé à Castiglione.

J'avais décidé que le transport aurait lieu sur un brancard déjà préparé et recouvert de branchages ; les artilleurs qui devaient le porter étaient à leur poste, quand des circonstances impérieuses et qu'il serait trop long d'expliquer (je veux parler d'une fausse alerte), me forcèrent à le placer dans une voiture. Ce transport de 6 ou 7 kilomètres fut l'occasion d'une fatigue extrême; des syncopes sans cesse imminentes ne furent prévenues que par la respiration de l'éther. Enfin le malade, dont la vie, depuis 30 heures, avait couru tant de péril, fut placé dans un bon lit; et je le remis aux bons soins de mes collègues Haspel et Leuret. Je le quittai fort ému : aussi je ne vous dirai pas ma joie en apprenant ce matin, par le maréchal de Mac-Mahon, que le général avait bien passé la nuit.

PÉRIER, médecin en chef du 2° corps.

Volta, 26 juin 1859. — M. le médecin en chef de l'armée,

J'ai l'honneur de vous adresser un état sommaire des blessés pansés et opérés aux ambulances du 4e corps, les 24, 25 et 26 juin.

Si nous ne partons pas demain, je ferai et vous adresserai un travail plus complet sur les blessures et les opérations pratiquées.

	Blessés.	Morts.	Amputés.	Évacués.
Quartier général	610	»	»	610
1re division	535	30	55	505
2e division	1,883 (1)	79	69	1,804
3e division	1,023	17	42	1,006
	4,051	126	166	3,925

L'ambulance du quartier général a reçu l'ordre de l'intendant de rester à Médole.

FENIN, médecin en chef du 4e corps.

1er régiment de voltigeurs de la garde, 26 juin. — M. le médecin en chef de l'armée,

J'ai l'honneur de vous rendre compte que, conformément à vos ordres, en mon absence, M. le docteur Darcy, aide-major au régiment, s'est rendu hier à Guidizzolo, où il a trouvé un grand nombre de blessés ; il les a pansés et a tenté de décider trois ou quatre d'entre eux à se laisser amputer, mais ils s'y sont tous opiniâtrément refusés.

M. Darcy est rentré hier entre 9 et 10 heures du soir, après avoir désigné les blessés qui devaient être évacués les premiers ; mais il n'y avait aucun moyen de transport pour les évacuations.

DUCROQUET, médecin-major.

____

(1) Dont plus de 700 Autrichiens.

Montechiaro, 26 juin 1859. — M. le médecin en chef de l'armée,

J'ai l'honneur de vous adresser à la hâte quelques renseignements sur l'évacuation et le passage des blessés à Montechiaro, où j'ai été laissé en détachement dans la matinée du 24 juin, seul, sans infirmiers, sans matériel, afin de présider à cette évacuation et à l'installation du service médical de la ville. ·

L'hôpital civil de cette localité contient 110 lits; le bâtiment de l'école 50, et celui du théâtre 20. La grande église peut recevoir 200 blessés; une autre 40, et enfin une autre église a été réservée pour les fiévreux, au nombre de 40 environ. A part l'hôpital, on a placé simplement dans tous ces locaux des paillasses et des couvertures. Sur ce total de 460 places, il n'y a donc en réalité que l'hôpital qui puisse recevoir des blessés en permanence. Dans les autres locaux, on ne peut recevoir que des hommes attendant une évacuation.

Depuis la nuit du 24 jusqu'en ce moment 26 à midi, plus de 1000 blessés ont passé à Montechiaro. D'après les instructions qui m'ont été laissées, je n'ai fait descendre des voitures et des convois que ceux dont l'état ne permettait pas sans danger le transport jusqu'à Brescia. Par mes soins, une grande quantité de bouillon, de soupe et de tisane, a été préparée et distribuée, ainsi que quelque peu de vin, à tous les hommes de chaque convoi, qui s'arrêtait pendant quelques instants, et, dans ce cas, je me suis borné à panser ceux qui ne l'avaient point été, ou à renouveler les pansements qui me paraissaient dérangés ou suspects.

Il y a en ce moment environ 180 blessés à Montechiaro, dont 6 Sardes et 37 Autrichiens, amenés directement du champ de bataille et présentant pour la plupart des lésions graves qui ont nécessité plusieurs amputations de la cuisse et de la jambe; parmi les blessés français il y a 6 officiers.

Le service médical est fait par les quatre médecins de la localité, qui peuvent suffire eu égard au nombre restreint de blessés qu'on peut laisser séjourner à Montechiaro.

Toute cette évacuation s'est faite d'une manière satisfaisante et dans un très-bon ordre, excepté hier dans l'après-midi, vers 3 heures. Une fausse alerte avait jeté la terreur et le trouble parmi les blessés; mais dans la soirée le calme était rétabli.   GAUJOT, médecin aide-major.

Milan, 26 juin. — M. le médecin en chef de l'armée,

La nouvelle de la grande bataille nous est arrivée hier; je me suis rendu avec M. le général de Béville dans les locaux destinés à recevoir les blessés. On peut en placer 3,000 immédiatement. En utilisant les villes de Monza et de Vigevano, on pourra en recevoir davantage, surtout en pressant les évacuations.

Je suis vivement préoccupé de la retenue provisoire de six aides-majors qui auraient dû être à votre disposition au grand quartier général, depuis quelques jours. Aujourd'hui j'ai spontanément demandé à la municipalité de désigner six médecins milanais, qui se présenteront demain pour remplacer les médecins français. Le général de Béville et l'intendance m'ont fort approuvé.

CUVELLIER, médecin en chef des hôpitaux de Milan.

Alexandrie, 26 juin 1859. — M. le médecin en chef de l'armée,

Nous avons reçu hier la nouvelle de la sanglante bataille de Solférino. Je n'ai encore vu ni M. Riolacci, ni M. Ridreau, ni l'autre aide-major annoncé par votre lettre du 23 ; vous aurez été sans doute dans l'obligation de les retenir près des blessés du 24.

Quatre médecins sardes partent encore aujourd'hui pour l'armée ; de sorte qu'il n'y a presque plus de personnel médical dans les hôpitaux piémontais et que nous ne pouvons guère compter que sur nos ressources.

M. Castano, avec MM. Linquette et Raynaud, se sont chargés de tous les blessés de San Stefano. Les infirmiers nous manquent pour la tenue des cahiers surtout et les distributions.

Sur la demande des intéressés, j'ai fait retirer deux officiers des hôpitaux sardes pour les placer à San Stefano. La gravité de leur état exige des soins qu'ils ne pouvaient y recevoir. C'est fâcheux à dire et à penser ; mais il n'y a plus personne ici, à l'hôpital divisionnaire, ni au séminaire, à qui l'on puisse confier des blessés ou malades. Nous envoyons aujourd'hui 60 malades presque convalescents à Acqui, où M. Mauduit est chargé d'aller les installer.

CAZALAS, médecin en chef des hôpitaux d'Alexandrie.

Parme, 26 juin. — M. le médecin en chef de l'armée,

Nous sommes arrivés à Parme hier 25. L'ambulance du quartier général n'a pas de médecin-major, et trois aides-majors de cette ambulance sont détachés d'urgence près des corps de troupes. Le 82ᵉ de ligne n'a qu'un médecin, de même que le 6ᵉ et le 8ᵉ hussards ; l'artillerie n'en a pas un seul pour assurer le service pendant la route que nous venons de faire ; j'ai dû détacher chaque jour des médecins du quartier général.   LEGOUEST, médecin en chef du 5ᵉ corps.

27 JUIN. — *Armée française.* — Le siége de Peschiera est décidé. Pas de mouvements importants. La division de cavalerie de la garde s'avance entre le 2ᵉ et le 4ᵉ corps. La division d'Autemarre se rapproche de Mantoue et envoie des détachements à San Martino, Spineta, Bozzolo, Rivarolo et Sabbionetta.

Armée piémontaise. — Pas de mouvements. Une partie des chasseurs des Alpes (colonel Medici) quitte Tresenda, se porte au nord et s'empare de Bormio et de Bagni Vecchi. Une partie du corps de Garibaldi est à Morbegno.

Armée autrichienne. — La 2ᵉ armée se retire dans le camp retranché sous Vérone; le viiiᵉ corps reste près de Peschiera et occupe la route de Vérone; la division de cavalerie Mensdorff passe sur la rive gauche de l'Adige, au-dessus de cette place. Le iiiᵉ corps laisse une partie de ses divisions en ligne, derrière le Mincio. Le viiᵉ est à Butta Pietra. La 1ʳᵉ armée reste à peu près dans ses positions.

Quartier général du 2ᵉ corps, Castellaro-Lagusello, 27 juin. — M. le médecin en chef de l'armée,

J'ai à vous faire connaître aussi succinctement que possible, en raison des circonstances, quel a été le service des ambulances du 2ᵉ corps pendant les journées des 24 et 25 juin.

La bataille était commencée depuis une heure, quand nos ambulances parvinrent à se dégager des entraves dont on les entoure trop souvent, en les retenant au milieu des bagages, et à se porter rapidement en arrière des lignes du combat.

J'avais été appelé, comme vous le savez, auprès du général Auger. L'ambulance de la 1ʳᵉ division m'avait suivi, et s'était établie d'abord dans une ferme de la commune de Médole, où elle ne tarda pas à fonctionner sur une assez vaste échelle. Il était alors 8 heures et demie du matin. A ce même moment, j'installai l'ambulance du quartier général à quelques centaines de mètres en arrière, dans une autre ferme de la même commune. Bientôt après, celle de la 2ᵉ division se portait un peu en avant sur une troisième ferme, abandonnée comme les précédentes, et enfin celle de la cavalerie, appuyant sur la gauche, allait chercher un emplacement convenable et ne s'arrêtait qu'à San Cassiano.

Ce fut dans cette commune, peu éloignée de Solférino et voisine de Cavriana, que les blessés affluèrent surtout. Avant la fin du jour, et après avoir donné des soins, chacune de leur côté, à de nombreux blessés, les ambulances de la 1ʳᵉ et de la 2ᵉ division allaient s'établir dans des maisons du même village, où une partie de la nuit fut encore employée à recueillir et à panser des blessés. Pendant ce temps, l'ambulance du quartier général remplaçait celle de la 1ʳᵉ division dans la ferme que je n'avais point quittée, et où se trouvait le général Auger.

Dès le lendemain matin, et autant que les moyens de transport le permirent, on commença à évacuer sur Castiglione les blessés auxquels notre secours n'était plus nécessaire, et cette opération fut continuée sans interruption pendant toute la journée, avec des chars à bœufs recrutés de toute part. Le soir venu, quatre des emplacements successivement occupés par nos ambulances avaient évacué tous leurs blessés, et, le 26 au matin, il ne restait plus à San Cassiano que 263 blessés qui furent laissés entre les mains de deux de nos médecins et qui furent évacués dans la journée du lendemain, pendant que le 2ᵉ corps se portait sur Castellaro Lagusello. Voici maintenant quelques autres renseignements sommaires.

Dans une bataille où l'artillerie a joué un si grand rôle, les blessures exigeant des amputations immédiates ne devaient pas être rares. Un certain nombre de ces blessures, par le boulet ou la mitraille, ont été promptement mortelles, soit par hémorrhagie, soit par stupeur. Nous n'avons vu qu'une très-faible proportion d'Autrichiens atteints par de gros projectiles ; ce qui s'explique assez par la position des deux armées et par le soin que prenait l'ennemi d'enlever les blessés et même les morts.

Une autre observation générale, c'est que les blessures de la tête ont été beaucoup plus fréquentes chez les Français que chez les Autrichiens. Ceux-ci offraient au contraire un très-grand nombre relatif de lésions des extrémités inférieures, particulièrement de la cuisse ; ce qui s'explique encore par ce fait que les Autrichiens occupaient des hauteurs et dominaient les assaillants.

Dans les premiers combats nous n'avions observé qu'une sorte de balle autrichienne, cylindro-conique et plus petite que les nôtres ; mais, cette fois, nous avons trouvé bon nombre de balles aussi fortes, et causant des désordres aussi graves que les nôtres. Nous avons constaté que chez l'ennemi comme chez nous, les divers projectiles des armes de l'infanterie étaient de trois ou quatre modèles. J'ai du reste fait recueillir bon nombre de ces projectiles que je rassemble à votre intention.

J'ai été surpris de voir que, surtout parmi nous, les coups de baïonnette ne fussent pas plus fréquents. Cette arme ne paraît donc pas être l'arme favorite des Autrichiens.

Par opposition, divers engagements très-sérieux de cavalerie ont amené dans nos ambulances un contingent notable de coups de sabre.

La plus remarquable de ces blessures a été celle d'un lieutenant de chasseurs (M. Delestre), qui nous est arrivé tenant dans sa main gauche son nez tout entier, accompagné de toute la lèvre supérieure et d'un fragment osseux comprenant toute la portion antéro-inférieure du maxillaire supérieur. Cet énorme lambeau facial n'adhérait plus à la joue, du côté gauche, que par l'extrémité de la lèvre et les tissus qui constituent la commissure. Un vigoureux coup de sabre bien affilé avait tranché ces parties avec une netteté heureusement parfaite et vraiment extraordinaire. Des points de suture furent pratiqués en nombre suffisant, le fragment osseux enlevé, des bouts de sonde placés dans les fosses nasales ; et 24 heures plus tard, tout allait bien, et l'on pouvait prévoir un bon résultat. J'ai fait conserver ce fragment par M. Costa, qui pansait le blessé avec moi.

J'arrive à quelques chiffres :

| *Ambulance du quartier général.* | | | *Ambulance de la 1ʳᵉ division.* | | |

Ambulance du quartier général.

Français. . . . { Officiers. . 2 / Troupe. . . 57

Autrichiens . . { Officiers. . 2 / Troupe. . . 72

———— 133

Ambulance de la 1ʳᵉ division.

Français. . . . { Officiers. . 27 / Troupe. . . 506

Autrichiens . . { Officiers. . 3 / Troupe. . . 118

———— 654

Les 129 sous-officiers ou soldats blessés soignés à l'ambulance du quartier général se répartissent ainsi qu'il suit, d'après la nature des blessures :

	Coups de feu.	Coups de sabre.	Coups de baïonnette.
Plaies de tête..	13	4	»
— de la face.	3	1	. »
— du cou..	5	»	1
— de la poitrine	8	»	2
— du dos..	3	1	»
— de l'épaule.	4	2	3
— du bras.	6	1	»
— de l'avant-bras..	3	»	1
— de la main.	10	1	1
— de l'abdomen	5	»	»
— de la fesse.	2	»	3
— de la cuisse..	16	»	3
— du genou	1	»	»
— de la jambe.	19	»	2
— du pied.	4	»	1
	102	10	17

Ambulance de la 2ᵉ division.

Cavaliers.. 280

Fantassins. 450

———— 730

Ambulance de la brigade de cavalerie.

Français. . . . { Officiers. . 1 / Troupe. . . 174

Autrichiens . . { Officiers. . 1 / Troupe. . . 12

———— 188

Les 188 blessures soignées à l'ambulance de la brigade de cavalerie se décomposent ainsi qu'il suit :

Plaies de tête.	18	Plaies de l'avant-bras.	5
— de poitrine.	25	— de la main.	11
— de l'abdomen.	16	— de la cuisse.	43
— du bassin.	11	— de la jambe.	26
— du bras.	30	— du pied.	3

Tous ces chiffres nous donnent donc un nombre total de 1,705 blessés soignés dans les quatre ambulances du 2e corps. Je regrette que les rapports des médecins chefs d'ambulances ne soient pas établis d'une manière uniforme, mais cela tient à ce que le temps manque souvent pour prendre des notes.

On n'a pratiqué que les amputations urgentes, au nombre de 14, sans compter celles des doigts et des orteils, savoir : de l'épaule, 5 ; du bras, 3 ; de l'avant-bras, 1 ; de la cuisse, 2 ; de la jambe, 3. — Il entre, du reste, dans les principes dont je recommande l'application, de ne pratiquer, dans les conditions où nous nous trouvons, que les amputations indispensables ; toutes les autres peuvent être pratiquées après mûre réflexion, et avec plus de chances de succès, après l'évacuation sur les ambulances ou hôpitaux de seconde ligne.

J'aurais, d'autre part, à vous signaler, mais en quelques mots seulement, l'invasion des diarrhées dont quelques-unes revêtent un caractère de gravité qu'elles n'avaient pas présenté jusqu'à ce moment. Ce matin, la 2e division a évacué vingt hommes ; ce sont vingt diarrhéiques.

Il me reste à vous dire combien, dans ces jours difficiles, chacun a fait son devoir, quel zèle, quelle activité infatigable ont été déployés ; pour être dans le vrai, il faudrait signaler tout le personnel des ambulances et des régiments. Mais voici maintenant que ma correspondance avec les médecins des régiments me met dans le cas d'entendre bien des réclamations : par suite des mutations nombreuses survenues, plusieurs médecins sont tout récemment arrivés dans les régiments, laissant inconnus les services déjà rendus dans les ambulances ou les hôpitaux, et ne sont pas proposés par les colonels qui ne peuvent les apprécier ou qui pensent qu'ils doivent être proposés par le médecin en chef. C'est un des mauvais côtés de la situation de notre corps ; cela n'arriverait pas si le médecin en chef avait seul la direction du service. Cependant tous ces médecins sont très-méritants et ne courent guère moins de dangers que les autres officiers.

Périer, médecin en chef du 2e corps.

Quartier général du 3e corps, Goito, 27 juin. — M. le médecin en chef de l'armée,

J'ai l'honneur de vous adresser mon rapport sur le service des ambulances sous mes ordres pendant et après la bataille de Solférino.

Les divisions d'infanterie du 3e corps, parties de Mezzane dans la matinée du 24, arrivèrent successivement à Médole, la 1re à 5 heures du matin, la 2e à 10, et la 3e, avec les troupes du quartier général, à 2 heures de l'après-midi.

La 1re division se porta immédiatement en avant de cette ville, et établit son ambulance dans un moulin dit Del Follo. Ce local se trouvant insuffisant et surtout trop éloigné des troupes engagées, elle fut transportée vers minuit dans une ferme du village de Rebecco où, dès les premiers moments de la bataille, des blessés français et autrichiens avaient été réunis. Après que ces blessés eurent été pansés et évacués sur Médole, le personnel médical, devenu libre, se rendit au village de Guidizzolo, où un grand nombre d'Autrichiens attendaient des secours et y fonctionna jusque dans la soirée du 27.

L'ambulance de la 3e division prit possession de la maison du syndic, où se trouvaient de vastes hangards, de beaux ombrages et des chambres garnies d'objets de couchage pour les officiers.

Vers 3 heures, le nombre des blessés augmentant d'une manière incessante, nous ouvrîmes, dans une église située à l'extrémité du village la plus rapprochée du champ de bataille, une 4e ambulance qui fut desservie par les médecins du quartier général.

Les médecins des ambulances des 2e et 3e divisions ne fonctionnèrent dans la ville que jusqu'au 25 à midi, obligés de rejoindre leurs divisions qui changeaient de position ; ils laissèrent à leurs collègues du quartier général le soin de nombreux malades, accumulés dans les trois ambulances. L'éloignement des régiments ne me permit pas d'appeler leurs médecins à notre aide.

1,876 blessés ont été reçus dans les quatre ambulances du 3e corps, presque tous appartenant au 4e corps ou à l'armée ennemie.

Ce chiffre se subdivise par ambulance de la manière suivante :

Ambulance du quartier général. M. Quesnoy, chef, a reçu, jusqu'au 25 à midi, 179 blessés du 3e corps et 24 Autrichiens.

18 opérations ont été pratiquées :

Désarticulation de l'humérus.	1
Id. des phalanges.	13
Amputation de la jambe, au lieu d'élection.	2
Résection de trois centimètres du cubitus droit.	1
Ablation d'un testicule pour écrasement et hernie à travers la tunique.	1
Total.	18

Ambulance de la 1re division. M. Coblence, chef. 452 blessés, dont 65 Français seulement.

10 opérations ont été pratiquées :

Amputations et désarticulations :

du bras, tiers inférieur	1		*Report*	5
de l'avant-bras, partie moyenne.	1		de la cuisse, au tiers inférieur.	2
du poignet.	1		— au tiers supérieur.	1
des phalanges.	2		de la jambe, au lieu d'élection.	2
A reporter.	5		Total.	10

Ambulance de la 2ᵉ division. M. Lacronique, chef, a reçu, jusqu'au 25 à midi, 387 blessés :

Français, dont 3 officiers supérieurs et 13 subalternes. 350
Autrichiens. 37

Total. 387

23 opérations ont été pratiquées :

Amputations et désarticulations :

du bras, partie moyenne.	1		*Report.*	15
de l'avant-bras, partie moyenne.	1		de la cuisse, tiers inférieur.	2
du cinquième métacarpien.	1		— dans les condyles.	2
des phalanges et des phalangettes.	12		de la jambe, lieu d'élection.	4
A reporter.	15		Total.	23

Ambulance de la 3ᵉ division. M. Gerrier, chef, a reçu 223 blessés presque tous Français. Parmi eux se trouvaient 3 officiers supérieurs et 9 officiers subalternes.

19 opérations ont été pratiquées :

Amputations			Résections	
du bras, tiers supérieur.	1		du coude.	1
de l'avant-bras, partie moyenne.	2		des 1ᵉʳ et 2ᵉ métacarpiens, avec	
des doigts.	11		conservation des doigts correspondants.	1
de la cuisse, tiers supérieur.	3			
Total.	17		Total.	2

Total des amputations et des résections. 19

Après le départ des médecins des 1ʳᵉ et 2ᵉ divisions, 695 blessés français et autrichiens nous furent amenés des fermes qui avoisinent Médole ou des ambulances particulières des régiments établies sur le champ de bataille. Beaucoup n'avaient encore reçu aucuns soins et bon nombre étaient atteints de fractures plus ou moins compliquées des membres ; quatre furent amputés immédiatement : deux de la cuisse au tiers inférieur, un de la jambe et le quatrième du bras à la partie moyenne. Quant aux autres, dont les fractures ne réclamaient pas une opération immédiate ou dont les membres pouvaient être conservés, ils ont été placés, au moyen d'appareils appropriés, dans les conditions les plus favorables pour supporter le transport.

L'évacuation de ces blessés, commencée dans la matinée du 25, fut terminée le 27, et je rejoignis ce jour-là le quartier général à Solférino.

Je n'ai laissé à Médole qu'un seul de nos malades, le colonel de Maleville, du 55e, — fracture comminutive du fémur au tiers supérieur. — Mon collègue, M. Fénin, du 4e corps, lui a fait pratiquer, avant mon arrivée, la résection du fémur droit ; il était, le 17, dans l'état le plus satisfaisant, lorsque j'ai été obligé de le confier aux soins d'un médecin civil.

Vous serez sans doute frappé, M. le médecin en chef, du grand nombre d'opérations pratiquées sur les doigts, presque toutes les lésions qui les ont nécessitées, siégeant aux doigts de la main gauche et à leur face palmaire.

Pendant la bataille et les jours suivants, les médecins des ambulances du 3e corps ont acquis par leur courage, leur zèle et leur dévouement, de nouveaux droits à votre bienveillance, et je vous prie, M. le médecin en chef, de vouloir bien appuyer de votre haute influence les propositions faites en leur faveur.

THOMAS, médecin en chef du 3e corps.

Grand quartier général, Cavriana, 27 juin.—M. le médecin en chef du 2e corps,

Votre lettre sur la blessure du général Auger vient de m'être remise et je me suis empressé d'en communiquer une partie à l'Empereur, qui prend le plus grand intérêt à l'état de cet officier général.

Je vous remercie des renseignements que vous me donnez, en attendant votre rapport sur les blessés de Solférino.

Vous m'obligerez aussi de m'envoyer un boulet en tout semblable à celui qui a mutilé l'épaule du général.   Baron LARREY, médecin en chef de l'armée.

Pozzolengo, 27 juin. — M. le médecin en chef de l'armée,

J'ai l'honneur de vous informer qu'à la suite de la bataille de Solférino, le 1er corps compte jusqu'à présent 4,235 hommes hors de combat. 1,800 blessés environ, ont été recueillis et pansés dans nos quatre ambulances, beaucoup d'autres ont été dirigés immédiatement sur Castiglione où j'avais fait préparer préalablement plusieurs maisons propres à les recevoir.

Conformément à vos instructions, il n'a été pratiqué d'amputations que pour les cas où l'opération était de toute nécessité.

J'ai fait sortir de nos ambulances, et transporter directement à Brescia, 478 blessés, afin de ne point augmenter l'encombrement déjà si considérable à Castiglione. Tous les malades ont été convenablement nourris et abreuvés.

J'ai eu soin de suivre, pendant la journée, toutes les phases de la bataille et d'organiser des ambulances volantes derrière nos colonnes en mouvement, en sorte qu'aucun blessé n'est resté sans secours immédiats.

J'aurai l'honneur de vous adresser plus tard, des renseignements plus précis relativement aux données chirurgicales qu'il vous serait utile de connaître.

Des propositions pour l'avancement ou pour la croix ont été faites, dans les ambulances, sans ma participation.

Cette manière de faire peut donner lieu à des erreurs regrettables, je vous prie donc de vouloir bien donner des ordres qui rétablissent les choses sur le pied réglementaire. CHAMPOUILLON, médecin en chef du 1er corps.

Castiglione, 27 juin. — M. le médecin en chef de l'armée,

Chargé provisoirement du service médical des ambulances de Castiglione par M. Bertherand, médecin principal, je m'empresse de vous rendre compte de ma mission et de vous donner sur les ambulances provisoires et sur tout ce qui a été fait, soit pour améliorer la position des malades, soit pour empêcher le développement des épidémies produites par l'encombrement, tous les renseignements nécessaires.

Je ne vous parlerai pas des embarras, des difficultés sans nombre, d'une installation où tout est à créer et du service pénible qui échoit à chacun de nous, vous le comprenez suffisamment et M. Bertherand a dû vous donner à ce sujet tous les détails, mieux que je ne pourrais le faire moi-même, car il a vu de ses propres yeux et a pris sa part active de fatigues et de dévouement dans la direction du service, dans les moments les plus difficiles et les plus pénibles. Aujourd'hui, bien que nous ayons encore environ 2,000 blessés qui se renouvellent d'une manière continue, par suite des évacuations successives de l'armée, le service commence à se régulariser : à notre tour, nous avons évacué des blessés sur divers points ; savoir sur :

Leno	550	Report. . .	2,161	
Brescia	875	Milan.	50	Total. . 2,459
Carpenedolo. .	310	Palboino. . . .	3 officiers.	évacués
Crémone.. . .	426	Azola.	200 Autrichiens.	ou décédés.
A reporter. .	2,161	Nous comptons.	45 décès.	

Les distributions alimentaires faites aux blessés et aux fiévreux, irrégulières et imparfaites dans les premiers temps, par impuissance, commencent à se régulariser.

Beaucoup d'hommes dans les premières vingt-quatre heures, n'ont pu être pansés ; la tâche était au-dessus des forces, le nombre des médecins étant insuffisant. Nous en avions le cœur navré ; aujourd'hui, les hommes peuvent être pansés régulièrement et avec soin, et les opérations que leurs blessures nécessitent exécutées sous la direction éclairée de M. Leuret, médecin principal.

Les blessés sont installés dans trois établissements principaux, une ancienne caserne et deux églises ; ces locaux seraient complétement insuffisants sans les nombreuses succursales fournies par les maisons particulières. Il fut un moment où l'encombrement était tel, qu'on devait concevoir quelque inquiétude, mais ces craintes sont aujourd'hui complétement dissipées. Pour combattre les dangers de l'encombrement, j'ai fait enlever toutes les fenêtres mobiles et casser les vitres des châssis immobiles, afin d'établir des courants d'air continus ; j'ai fait en outre changer la paille souillée de sang et enlever le linge et les effets imprégnés de pus et de sang, qui répandaient autour des malades une odeur infecte ; j'ai fait acheter dans les pharmacies de la localité tout le chlore que j'ai pu me procurer pour désinfecter les salles ; enfin, bien que nous ne soyons pas encore dans une position bien brillante, sous l'influence de ces améliorations, nous espérons obtenir quelques succès des opérations pratiquées.

Aujourd'hui, tous les évacués peuvent être pansés avant leur départ, grâce à l'intervention de 16 médecins autrichiens prisonniers. Quant aux 6 médecins requis venus hier de Brescia, ils sont dépourvus d'instruction médicale, et c'est à peine s'ils peuvent servir d'aide intelligent.

La mortalité, qui n'a pas été très-considérable, porte sur quelques amputés évacués des ambulances de l'armée, mais surtout sur la série très-nombreuse des coups de feu, intéressant les viscères de la poitrine et de l'abdomen ; nous avons eu à déplorer aussi la perte de quelques dyssentériques ; le chiffre des morts est de 45 depuis la remise qui m'a été faite du service.

Hier soir nous avons fait une évacuation de 300 blessés, ce matin une de plus de 500, en sorte qu'il ne nous en reste actuellement qu'environ un millier. Aujourd'hui, on fera probablement encore une évacuation ; nous profiterons de ce vide des hôpitaux pour désinfecter les salles, vider les paillasses, et les laver avant de les remplir de nouveau.

Voici les principales opérations qui ont été pratiquées depuis la remise qui m'a été faite du service.

1° Bachelet, 2e de ligne, amputation de la cuisse gauche ;

2° Tillac, 15e de ligne, amputation tibio-tarsienne, résection des malléoles ;

3° Dumérau, 2e voltigeurs de la garde, amputation de la cuisse gauche ;

4° Peisa Paessiger, sergent hongrois, amputation de la jambe ;

5° Skiver Jean, soldat autrichien, amputation de là jambe gauche ;

6° Soldat autrichien? amputation des phalanges de l'index de la main gauche ;

Renouvellement des pansements et applications nombreuses d'appareils à fracture ; extraction de balles, ligatures d'artères ; enfin la chirurgie a été fort active et je n'ai qu'à signaler le zèle de tous.　　　　HASPEL, médecin principal.

Livourne, 27 juin 1859. — M. le médecin en chef de l'armée,

Livourne offre d'assez grandes ressources, au point de vue hospitalier. L'hôpital civil et militaire actuel, unique dans la ville, peut recevoir 200 malades. Nous avons choisi un autre local, dont on voulait faire un dépôt de mendicité et qui remplit assez bien les conditions voulues pour servir d'hôpital. C'est un bâtiment inachevé, très-vaste ; dans une situation topographique excellente, occupant un des points culminants de la ville, parfaitement isolé et entouré d'un vaste champ qui offre aux malades les ressources de la promenade.

Les locaux laissent à désirer ; les salles les plus grandes sont obscures et peu aérées ; cependant, grâce aux indications que j'ai données et qui vont être suivies par l'administration civile, dont les dispositions sont excellentes, les lieux recevront de grandes améliorations. Je fais établir des ventilateurs partout, d'anciennes portes murées seront ouvertes ; des fenêtres nouvelles seront percées ; enfin, nous pourrons facilement placer 400 malades et peut-être davantage, dans cet établissement. L'eau y est en abondance ; le service hospitalier est dirigé avec beaucoup de zèle et de sollicitude, par des frères de l'ordre de Saint-Jean de Dieu, qui me prêtent un précieux concours soit pour les soins de tous les moments, soit pour l'exercice de la petite chirurgie qu'ils pratiquent avec adresse. Le total général des places à occuper serait donc de 600. Dans ce moment, nous avons 222 malades ; 60 sont au nouvel hôpital qu'on appelle le Reclusorio ; le reste est encore à l'hôpital central de San-Antonio ; mais d'ici à quelques jours, ils seront tous transportés au Reclusorio. Il manque encore quelques aménagements de détail qui seront terminés très-incessamment.

J'ai pris le service des blessés et des vénériens ; il s'élève à 140 malades. Le service des fiévreux est fait par trois médecins civils, qui n'ont aucune rétribution et qui ont offert avec empressement leur généreux concours. Parmi eux se trouve un médecin civil français.

J'ai reçu depuis le 14 de ce mois des évacuations de tous les hôpitaux de la Toscane, de Florence, Pistoja, Lucques. Il y a encore des malades dans cette dernière localité ainsi qu'à Florence.

En dernier résultat, je pourrai actuellement recevoir facilement 300 malades.

Toutefois ma position à Livourne va devenir extrêmement difficile, et voici pourquoi : M. le Dr Cypriani, professeur à l'université de Florence, est venu à Livourne, il y a environ huit jours, chargé d'établir le service des hôpitaux civils de la Toscane sur de nouvelles bases, en y apportant les améliorations que nous avons provoquées, pour le régime alimentaire qui était détestable, particulièrement à l'endroit de la quantité insuffisante de la viande, mise à la marmite et distribuée en trop faible proportion aux malades. Le bouillon en effet était impossible, l'eau y jouant un rôle beaucoup trop important.

Le projet de M. Cypriani est de confier exclusivement la direction des malades à l'administration et aux médecins civils, les médecins militaires étant complétement mis de côté. M. le Dr Cypriani m'a assuré que ce système serait immédiatement appliqué aux hôpitaux de Livourne. Dès à présent, M. le gouverneur de cette dernière ville, me confirme qu'il a des instructions pour mettre de suite à exécution ce nouveau règlement des hôpitaux. Je l'ai informé que j'allais rendre compte de cette disposition au médecin en chef de l'armée. C'est dans cette situation tout à fait fausse, que je viens vous demander, M. le médecin en chef, quelles sont vos intentions ; et vous prier de vouloir bien fixer ma position aux hôpitaux de Livourne, en me donnant des instructions écrites qui ne me laissent pas tout à fait à la disposition de l'autorité civile et sans aucune autorité sur nos militaires malades aux hôpitaux, car, dans ces conditions, la position ne serait pas tenable. Ne pouvant plus rendre de services à Livourne, je vous demanderais alors, à être dirigé sur les hôpitaux d'Alexandrie. Le commandant de place français de notre ville a reçu, il y a trois jours, une dépêche de M. l'intendant de Cambis, dépêche qui prouverait cependant qu'on attache de l'importance à l'hôpital de Livourne, puisqu'on lui demande de Gênes quel est le nombre des lits vacants, quel est le personnel des médecins militaires, et si l'on n'en attendait pas du quartier général.

PHILIPPE, médecin-major.

Grand quartier général, Cavriana, 27 juin. — M. l'intendant général,

Les nombreux blessés de la bataille de Solférino ont fourni à l'ambulance du grand quartier général, établie à Castiglione, l'occasion de montrer un zèle et un dévouement dignes des plus grands éloges.

M. le médecin principal Bertherand, chef de l'ambulance, me dit, dans son rapport, que chacun a oublié ses propres besoins, nourriture et repos, pendant deux jours et deux nuits, pour se consacrer, sans relâche, aux soins des blessés. Il a, sur l'invitation de M. le sous-intendant militaire, rédigé des mémoires de proposition que j'ai l'honneur de recommander d'avance à votre sollicitude.

Baron LARREY, médecin en chef de l'armée.

Grand quartier général, Cavriana, 27 juin. — M. l'intendant général,

L'insuffisance du nombre des infirmiers militaires a été encore bien regrettable pendant et après la bataille de Solférino. A Castiglione, par exemple, où affluaient la plupart des blessés, pour être évacués sur Brescia, il a fallu requérir des soldats et des ouvriers d'administration pour suppléer au dénûment d'infirmiers, quoiqu'il y eût avec les nôtres des infirmiers autrichiens.

J'ai l'honneur, M. l'intendant général, de signaler une fois de plus cette fâcheuse situation pour l'assistance du service de santé.

Baron LARREY, médecin en chef de l'armée.

Milan, 27 juin. — M. le médecin en chef de l'armée,

Six médecins partent ce soir pour aller prendre vos ordres. Le personnel actuel, composé de douze médecins français, ne pourra pas être réduit (7,220 blessés). M. le général de Béville est d'avis qu'un hôpital dirigé par deux médecins français soit ouvert à Monza, pour 500 malades; des médecins civils et la municipalité compléteraient ce service et l'assureraient.

Je reçois à 3 heures votre dépêche du 25. J'avais prévu vos désirs, et j'ai provoqué immédiatement le départ des médecins retenus ici.

CUVELLIER, médecin en chef des hôpitaux de Milan.

Grand quartier général, Cavriana, 27 juin. — M. l'intendant général,

Diverses mutations ou désignations dans le service médical des ambulances et des hôpitaux sont faites par l'autorité militaire ou par l'intendance, non-seulement sans initiative ou sans proposition de ma part, mais encore sans que j'en reçoive toujours l'avis officiel.

Un fait de ce genre vient de se produire encore à Crémone où j'avais envoyé M. Creutzer, que l'on a remplacé, à mon insu, par le médecin-major du 68° d'infanterie, en garnison dans cette ville.

J'ai l'honneur de vous prier de vouloir bien rappeler à qui de droit les attributions qui me sont conférées à cet égard, et auxquelles il est de mon devoir de tenir, non par un sentiment personnel, mais dans l'intérêt et pour la responsàbilité du service médical de l'armée.

Baron LARREY, médecin en chef de l'armée.

Gênes, 27 juin. — M. le médecin en chef de l'armée,

Nous recevons chaque jour des évacuations de malades et de blessés et, de notre côté, nous opérons des évacuations sur France et sur Savone.

M. l'intendant militaire de Gênes avait désigné l'hôpital Saint-Sylvestre pour recevoir tous les vénériens de la place, mais j'ai dû lui faire observer que cet hôpital, dépourvu de bains, ne présenterait pas les conditions requises pour cette affectation spéciale. BOUDIN, médecin en chef des hôpitaux de Gênes.

28 Juin. — *Armée française.* — Un détachement du 1er corps passe de l'autre côté du Mincio en avant de Monzambano. Le 3e corps se rend à Goito et à Cerlungo avec une division de cavalerie, l'autre division restant à Guidizzolo. Une partie de la 2e division du 5e corps arrive à Casalmaggiore.

Armée piémontaise. — Pas de mouvements.

Armée autrichienne. — Toute la 2e armée, moins le viie corps qui marche sur Zevio, est autour de Vérone avec son quartier général et le grand quartier général impérial. Le quartier général de la 1re armée s'est retiré à Isola della Scala avec le iiie corps. Le iie corps occupe Mantoue et Legnano avec une partie du xe; le xie et le ixe restent en ligne à la gauche du iiie.

Grand quartier général, Cavriana, 28 juin. — M. Isnard, médecin principal, à Brescia,

M. le colonel d'Abrantès a été blessé assez grièvement à la jambe par un coup de feu. Je le recommande à vos bons soins et vous prie de me donner un mot de ses nouvelles.

L'organisation de votre service est-elle en bonne voie malgré l'affluence des blessés?   Baron Larrey, médecin en chef de l'armée.

Ambulance du grand quartier général, Cavriana, 28 juin. — M. le médecin en chef de l'armée,

Je me suis rendu ce matin à Castiglione pour voir le général Auger. Je l'ai trouvé sans fièvre, sans chaleur à la peau, mais très-fatigué, je dirai même affaissé. Son pansement, bien que récemment renouvelé, exhalait une odeur gangréneuse prononcée. J'ai appris de MM. Leuret et Haspel que la plaie était effectivement sphacélée à son centre, pultacée, noirâtre à ses bords, et que la suppuration ne paraissait pas s'y établir. Ce sont là, évidemment, de mauvaises conditions locales et générales, et il serait bien difficile de n'en pas concevoir d'inquiétudes sérieuses.

J'ai profité de mon séjour à Castiglione pour voir le colonel Broutta, du 43e de ligne, atteint de fracture du crâne, au niveau de la suture pariéto-occipitale droite. La substance cérébrale fait malheureusement hernie et on en voit les soulèvements isochrônes à ceux du pouls, au centre de la plaie.

Le lieutenant-colonel Vallet, du 91e (coup de feu pénétrant dans l'abdomen), est toujours dans le même état alarmant.

Castiglione ne comptait plus, au moment de mon départ, que 900 blessés environ; mais Montechiaro est très-rempli et l'on va s'occuper ce soir de faire des évacuations.

On profitera de l'évacuation des locaux de Castiglione pour les approprier. Les murs seront blanchis à la chaux, la paille renouvelée. Des fumigations chlorées achèveront d'assainir cette installation qui, toute imparfaite qu'elle est, nous offre une ressource précieuse en cas d'affaire sur le Mincio.

Le personnel de cet hôpital est suffisant, surtout avec l'appoint des médecins de la ville, des médecins autrichiens prisonniers et des quatre auxiliaires arrivés ces jours derniers de Marseille.

Les approvisionnements ne manquent pas, et ils n'ont d'ailleurs jamais manqué. Indépendamment des paniers de linge à pansement, laissés par nous le 26, il a été expédié hier 175 kilos de compresses et charpie, provenant de l'ambulance du grand quartier général, et M. le sous-intendant de Lavalette, avec lequel j'ai abordé ce matin tout particulièrement cette question, m'a dit qu'il avait du linge à approvisionner toute l'armée, en ayant reçu de Brescia environ 2,000 kilos.

BERTHERAND, médecin en chef du grand quartier général.

DÉPÊCHE TÉLÉGRAPHIQUE.

San-Martino, 28 juin, 8 heures du soir.

A L'EMPEREUR, LE COLONEL COMMANDANT A NOVARE.

J'ai trouvé à San-Martino 49 colis adressés à M. le colonel Lepic et contenant la lingerie. Ils partent.

Grand quartier général, Cavriana, 28 juin. — M. Champouillon, médecin en chef du 1er corps,

Votre premier rapport sur les blessés de la bataille de Solférino me fait bien désirer des renseignements plus précis aussitôt que vous serez en mesure de me les adresser.

Je vais rappeler à M. l'intendant général l'indispensable nécessité, bien reconnue d'ailleurs par lui-même, de soumettre à mon approbation les mémoires de propositions établis en faveur des officiers de santé.

Baron LARREY, médecin en chef de l'armée.

Grand quartier général, Cavriana, 28 juin. — M. Salleron, médecin en chef des hôpitaux de Turin,

L'installation d'un établissement d'eaux minérales aux environs de Turin me paraît être un projet bien conçu pour la guérison définitive de nos blessés. Vous avez donc très-bien fait de ne point décliner l'honneur de faire partie du comité d'organisation de cet établissement. Mais vous savez comme moi, mon cher camarade, que les bains minéraux ne conviennent à la consolidation des plaies par armes à feu qu'à une époque assez éloignée de la blessure, à moins de circonstances spéciales.

Je pressens que quelques-unes de vos objections portaient sans doute sur la question préalable d'utilité. Assurez-vous ensuite que cet établissement n'entraîne point de dépenses sensibles pour l'armée déjà obérée par toutes celles qui résultent de l'organisation d'un grand nombre d'hôpitaux. Si enfin, celui dont vous me parlez, devait être, autant qu'un hôpital thermal, un dépôt de convalescents, j'y verrais, à cette condition, un avantage incontestable pour prévenir, par une ressource de plus, les inconvénients si graves de l'encombrement.

Veuillez, mon cher camarade, soumettre mes remarques à l'appréciation du comité que préside l'honorable marquis de Cavour, en lui demandant la permission de me faire connaître les résultats de ses délibérations.

Baron LARREY, médecin en chef de l'armée.

Grand quartier général, Cavriana, 28 juin. — M. l'intendant général,

Une nouvelle promotion dans la Légion d'honneur vient d'avoir lieu, non-seulement sans que j'aie exprimé mon avis sur le mémoire de proposition, mais encore sans que le médecin en chef du 1er corps ait été consulté. M. Champouillon m'écrit qu'un aide-major a été décoré tout à fait à son insu et sur la proposition seule du sous-intendant, ainsi que du général de la 3e division. Cette manière de faire peut donner lieu à des erreurs regrettables, en dépossédant la direction du service médical de l'une de ses plus légitimes attributions.

Baron LARREY, médecin en chef de l'armée.

Grand quartier général, Cavriana, 28 juin. — M. le médecin en chef des hôpitaux de Novare,

Voici la lettre de service que vous me demandez pour régulariser la position de M. Laforet à Novare. — Les médecins rappelés si souvent par moi au grand quartier général et retenus à Novare, n'ont pu ainsi me donner l'assistance que j'attendais d'eux à la bataille de Solférino.

Baron LARREY, médecin en chef de l'armée.

Grand quartier général, Cavriana, 28 juin. — M. Cazalas, médecin en chef des hôpitaux d'Alexandrie,

Un hôpital affecté aux blessés autrichiens serait installé utilement à Alexandrie pour divers motifs que le temps ne me permet pas de vous indiquer, mais vous les devinerez sans doute. Veuillez seulement m'indiquer quel est des divers hôpitaux placés sous votre direction, celui qui pourrait être approprié le plus largement et le plus convenablement à cet usage. Le service y serait fait par des médecins ou chirurgiens autrichiens, dix, quinze, vingt, s'il le fallait, et par une trentaine de leurs infirmiers, faits prisonniers avec eux dans une ambulance.

Baron LARREY, médecin en chef de l'armée.

Milan, 28 juin. — M. le médecin en chef de l'armée,

Ce matin, vers une heure, 1,000 malades ou blessés sont arrivés à la gare du chemin de fer. A trois heures, tous avaient été transportés aux divers hôpitaux dans des voitures particulières au nombre de plus de deux cents, mises d'enthousiasme à la disposition de la municipalité. Une haie de gardes nationaux réglait le défilé des voitures; tout s'est passé avec le plus grand ordre, très-rapidement, à la clarté de nombreuses torches éclairant le convoi.

CUVELLIER, médecin en chef des hôpitaux de Milan.

29 JUIN. — *Armée française.* — Le grand quartier général impérial et la garde s'avancent à Volta. Des ponts sont jetés sur le Mincio près de Borghetto, et à Monzambano. Le 4e corps occupe les deux rives du Mincio à Borghetto et Valeggio. La division de cavalerie du 1er corps rallie le 3e corps à Goito. Travaux importants sur le Mincio.

Armée piémontaise. — Les 1re et 2e divisions s'avancent en ligne à la gauche du 1er corps et une partie de la 5e division passe de l'autre côté du Mincio, à Salionze. L'investissement de Peschiera va commencer.

Armée autrichienne. — La 2e armée conserve ses positions devant Vérone et à Zevio. La 1re armée se retire derrière l'Adige, la droite à Albaredo, la gauche à Legnano, le quartier général à Minerbe. Une partie du ive corps reste à Mantoue, l'autre partie à Legnano. Le xe corps est à Villabona et Trecenta; la division de cavalerie Zedtwitz à Cologna.

Volta, 29 juin 1859, 10 heures 30 minutes du matin.

« L'armée française a commencé aujourd'hui le passage du Mincio, que l'ennemi n'a pas cherché à défendre. L'Empereur est allé visiter, sur la rive gauche, la position de Valeggio, déjà occupée par nos troupes. Sa Majesté a fait jeter plusieurs ponts sur le fleuve pour remplacer ceux que les Autrichiens ont fait sauter dans leur retraite. »

« Le passage du Mincio par l'armée alliée s'est effectué sans difficulté et sans résistance. L'armée ennemie s'était retirée au delà de la rive gauche après la journée du 24 et ce résultat est immense.

Au point de vue militaire, la ligne du Mincio, avec ses deux places fortes de

Mantoue et de Peschiera, placées à chacune de ses extrémités, avec ses ponts nombreux protégés par des ouvrages avancés, pouvait présenter à l'armée alliée de grands obstacles pour le passage. La ligne du Mincio a toujours été considérée comme une des plus importantes de l'Italie. Napoléon Ier, en 1796, livra le sanglant combat de Borghetto avant de forcer le passage. Le général Brune, en 1800, soutint un combat acharné à Monzambano pour faciliter le passage du Mincio à ses troupes. Depuis cette époque, la ligne du Mincio a été fortifiée avec soin ; elle était devenue un des boulevards du système général de défense établi par l'Autriche.

L'Empereur Napoléon III, en retenant l'élan de ses troupes victorieuses à Solférino, et en ne cherchant point à passer le Mincio à la suite de l'armée autrichienne, a agi avec cette haute prudence qui le caractérise et à laquelle les événements donnent toujours raison. Il s'est conformé à cette vieille maxime de guerre qu'il faut faire un pont d'or à l'ennemi qui se retire. Il eût été imprudent, en effet, de poursuivre une armée encore redoutable, dont la retraite était protégée par une ligne aussi forte que celle du Mincio. Nos soldats, d'ailleurs, étaient harassés par une lutte de seize heures, et se risquer dans de nouveaux combats, c'était compromettre inutilement le succès de la journée ; les conséquences sont là pour prouver combien l'Empereur avait raison de se borner à occuper le champ de bataille.

Au point de vue politique, le passage du Mincio par nos troupes n'est pas moins important. La ligne du Mincio forme l'extrême limite de la Lombardie. On peut dire aujourd'hui que toute cette partie de l'Italie est délivrée de la domination autrichienne ; car, entre nos mains, la prise de possession de la ligne du Mincio amènera probablement la prompte reddition des deux places fortes de Peschiera et de Mantoue. » (*Moniteur de l'armée.*)

Grand quartier général, Volta, 29 juin. — A M. le général Rollin, adjudant général du palais.

Mon général,

Le don de 1,500 kilogrammes de charpie et de linge à pansements que vous m'avez fait l'honneur de m'expédier, d'après votre lettre du 14 juin, ne m'était pas encore parvenu hier, non plus qu'à M. le colonel Lepic, chargé de m'en faire la remise, lorsque j'ai prié l'Empereur de vouloir bien en réclamer l'envoi. Un télégramme a été expédié.

Réponse immédiate a été faite à Sa Majesté que les colis de lingerie étaient restés à San Martino, d'où ils vont être expédiés sur le quartier impérial.

Je vous prie, mon général, de recevoir tous les remerciements du corps de santé de l'armée, pour ce don généreux en faveur des victimes de la guerre. Le bataille de Solférino nous a donné tant de blessés, d'autres combats ou siéges nous en donneront sans doute un si grand nombre encore, que j'accepte d'avance votre offre obligeante de nous envoyer une nouvelle provision de linge et de charpie. Je pense que 2,000 kilogrammes pourraient suffire provisoirement, sauf renouvellement au fur et à mesure des besoins, assurés du reste par l'approvisionnement des caissons d'ambulance.

L'Empereur a voulu me donner une partie du linge de corps destiné à son usage personnel pour servir aux pansements de nos blessés, mais je ferai conserver précieusement le linge de Sa Majesté, afin de l'utiliser seulement si la nécessité l'exige. Nous n'en serons pas réduits là, il faut l'espérer. La main de Dieu, le génie de l'Empereur et le courage de nos soldats nous ont jusqu'à présent donné la victoire, comme ils nous préserveront d'une défaite et de la pénurie des secours, dont l'assistance est dirigée par S. M. l'Impératrice, avec une si charitable sollicitude.

Baron LARREY, médecin en chef de l'armée.

Turin, 29 juin. — M. le médecin en chef de l'armée,

J'ai reçu hier votre lettre du 21 juin, j'ai lieu de supposer que vous avez actuellement reçu les deux rapports que je vous ai envoyés.

L'hôpital d'Asti ne faisant pas partie de la circonscription de Turin, mais de celle d'Alexandrie, je ne puis savoir si les évacuations de malades sont assurées.

Nous avons déjà renvoyé à leur corps cinq à six cents malades blessés ou fiévreux; prochainement, je demanderai l'évacuation sur France d'un certain nombre de blessés amputés et d'autres, atteints de blessures graves, qui les mettent pour longtemps dans l'impossibilité de reprendre le service de l'armée active.

Nous n'avons ici aucune autorité militaire, mais je ne pense pas que ce motif puisse nous empêcher d'exécuter les prescriptions contenues dans la circulaire que vous m'avez envoyée.

Nous avons maintenant deux hôpitaux qui fonctionnent; un troisième est disposé pour recevoir les premiers malades qui nous arriveront; un quatrième, d'une contenance de 160 à 200 lits, sera prêt dans quelques jours. Ces quatre établissements pourront tout au plus contenir 2,000 malades.

L'intendant dit avoir préparé des dépôts de convalescents; mais comme il a tout fait sans ma participation, je ne puis vous donner aucun renseignement à ce sujet; je sais seulement que le château de Rivoli, situé à 12 kilomètres de Turin, dans une situation convenable, a été reconnu par un adjudant d'administration comme parfaitement approprié à sa nouvelle destination.

Notre situation médicale empire singulièrement depuis quelques jours; nos premières opérations ont bien réussi; plusieurs amputés sont complétement guéris, mais les opérations que nous faisons actuellement ont peu de chances de succès, malgré l'empressement que j'ai mis à faire diriger sur le second hôpital toutes les blessures légères et celles qui étaient en bonne voie de cicatrisation, les blessures graves se sont compliquées et se compliquent journellement d'accidents purulents qui ne font qu'aggraver la situation et rendre les opérations inutiles ; beaucoup des accidents que nous subissons sont multiples, et ne feront que se perpétuer si on laisse la place de Turin aussi dénuée de personnel médical qu'elle l'a été jusqu'à présent.

Nous n'avons pour infirmiers-majors que de simples soldats infirmiers sans autorité et la plupart sans intelligence ; pour infirmiers, des italiens sans zèle, sans énergie et sans probité. Les officiers d'administration sont en nombre insuffisant et trop jeunes pour connaître le service et le faire faire aux autres. Quant aux médecins requis, je vous en ai déjà parlé et je ne veux plus vous en rien dire pour ne pas assombrir le tableau. Les quatre aides que j'ai ne peuvent me rendre les services que j'en attendais.

Malgré les demandes réitérées de M. le sous-intendant, il ne peut rien obtenir ; le service ne marche pas et la situation se complique malheureusement encore ; nous avons une température détestable par les alternatives de chaud et de froid, de sécheresse et d'humidité. Si des malades nous arrivent, je crains qu'il ne soit difficile de suffire aux exigences de la situation.

Très-prochainement je vous informerai de ce qu'il y aura de nouveau.

SALLERON, médecin en chef des hôpitaux de Turin.

Paris, 29 juin. — A M. le maréchal Randon, ministre de la guerre,

Monsieur le maréchal,

M. Chenu, médecin principal à l'École impériale de médecine du Val-de-Grâce, après avoir été attaché à l'armée d'Orient, a réuni à grands frais et avec de laborieux efforts, tous les matériaux nécessaires à une statistique médico-chirurgicale complète de cette mémorable campagne, et il a déjà remis au Conseil de santé, en seize volumes in-quarto, l'état nominatif et méthodique annoté de tous les hommes qui ont subi quelque opération et des résultats qui en ont été la conséquence. M. Chenu est sur le point de terminer cet immense travail par une série de résumés et de conclusions qui en feront une œuvre de haute importance pratique et sans précédents ni en France ni chez aucune autre nation.

Le Conseil de santé pense qu'un travail de même nature sur les malades et blessés de l'armée d'Italie offrirait le plus grand intérêt, et qu'il en ressortirait assurément de nouveaux aperçus d'une haute valeur pour la chirurgie des armées.

Un semblable travail, pour être entrepris et mené à bonne fin au milieu des difficultés sans nombre qui l'entourent, exige une force de volonté et une persévérance peu communes ; la preuve que vient d'en donner M. Chenu, engage le Conseil à proposer à Votre Excellence de vouloir bien désigner ce médecin principal pour remplir les fonctions de son grade à l'armée d'Italie, où il pourrait en même temps préparer, tant dans les hôpitaux sardes que dans les établissements français, les matériaux d'une statistique médico-chirurgicale de cette armée.

VAILLANT, président du conseil de santé des armées.

Grand quartier général, Volta, 29 juin. — M. le médecin principal Boudin,

Vos explications sur l'établissement des hôpitaux de Gênes me satisfont pleinement, et je vous remercie une fois de plus de tout ce que vous avez fait, et si bien fait, pour cette importante et difficile organisation.

Les sous-aides requis ne nous sont point nécessaires au grand quartier général et pourraient être retenus plus à propos à Gênes, tandis que nous avons besoin d'aides-majors aux ambulances et dans les hôpitaux italiens de l'intérieur. Je vous prie donc de m'envoyer ceux-ci plutôt que ceux-là. Votre observation, d'ailleurs, est très-juste sur le médiocre recrutement de ces sous-aides, et je vais écrire officiellement pour qu'il soit suspendu, car il ne peut nous offrir les garanties dont nous avons besoin. Baron LARREY, médecin en chef de l'armée.

Grand quartier général, Volta, 29 juin. — M. l'intendant général,

Les sous-aides auxiliaires requis envoyés de France ne paraissent pas, à beaucoup près, offrir les conditions d'un bon recrutement pour le service des ambulances ou des hôpitaux.

Plusieurs d'entre eux ne semblent même avoir subi aucune épreuve sérieuse pour la garantie voulue de leur savoir ou de leur aptitude au service. J'ai écrit à M. le médecin en chef des hôpitaux français de Gênes de les utiliser et de les exercer à Gênes plutôt que de les envoyer au grand quartier général. Je lui recommande, au contraire, de m'adresser les aides-majors disponibles, pour les placer plus utilement dans les hôpitaux du centre et les ambulances actives. Si vous approuvez cette mesure, je vous proposerai la suspension du recrutement des sous-aides auxiliaires en vous priant d'en référer au ministre.

Baron LARREY, médecin en chef de l'armée.

Milan, 29 juin. — M. le médecin en chef de l'armée,

Encore aujourd'hui, vers une heure, 600 malades ou blessés, la plupart piémontais, sont arrivés à Milan. Le général Castelborgo prend à l'instant les mesures nécessaires pour faire partir de Milan les hommes transportables qui seront dirigés sur d'autres hôpitaux. Jusqu'à ce jour, les Français seuls étaient évacués; à l'avenir, Français et Piémontais seront soumis à la même mesure.

CUVELLIER, médecin en chef des hôpitaux de Milan.

Gênes, 29 juin. — M. le médecin en chef,

Deux médecins aides-majors sont arrivés à Gênes, le premier, le 27 juin, le second, le 29 ; tous deux ont reçu l'ordre de partir immédiatement, l'un, pour le quartier général, l'autre pour l'artillerie du 4ᵉ corps.

Nous recevons chaque jour des évacuations de malades et de blessés et nous profitons des bateaux-hôpitaux pour opérer à notre tour des évacuations régulières sur France.   BOUDIN, médecin en chef des hôpitaux de Gênes.

Parme, 29 juin. — M. le médecin en chef de l'armée,

Plusieurs médecins sont arrivés hier et le personnel médical du 5ᵉ corps serait complet, moins l'ambulance du quartier général qui attend toujours un médecin-major. Nous avons dans les hôpitaux de Florence, Pistoja, Lucques et Livourne, environ 300 malades ; 134 sont à l'hôpital de Parme, depuis que nous y avons versé nos ambulances.

Je viens de provoquer de M. l'intendant, l'ordre à M. Philippe, médecin-major à l'hôpital de Livourne, de se rendre à Florence, Pistoja et Lucques, pour y visiter nos malades, activer leur sortie et faire évacuer sur Livourne tous les hommes transportables.

Notre matériel d'ambulances est au complet, sauf les tentes oubliées je ne sais où.

Le persulfate de fer ne m'est pas encore parvenu, malgré mes demandes réitérées ; il est resté à Livourne. J'ai fait demander à Gênes quelques médicaments que je n'ai pu obtenir de faire venir de Livourne, où ils restent inutilement. Malgré les besoins considérables que vous devez avoir, je vous prie d'envoyer à l'ambulance du quartier général du 5ᵉ corps un médecin-major qui nous manque depuis le commencement de la campagne.

                    LEGOUEST, médecin en chef du 5ᵉ corps.

30 JUIN. — *Armée française.* — Pas de mouvements. Le 5ᵉ corps marche pour se réunir à Piadena. La flotte de siége est réunie à Antivari.

Armée piémontaise. — Pas de mouvements.

Armée autrichienne. — 2ᵒ armée : le VIIᵉ corps se dirige de Zevio sur Vérone. 1ʳᵉ armée : le quartier général se porte à Cologna. Pas de mouvements importants.

ORDRE DE MARCHE POUR LE 1ᵉʳ JUILLET.

Le 1ᵉʳ corps quittera ses positions au lever du jour, en passant par le pont de Salionze, ira s'établir perpendiculairement à la route de Valeggio à Castelnovo, sa gauche en avant de Salionze.

Le 2ᵉ corps, passant par Monzambano, prendra position, sa gauche appuyée à la droite du 1ᵉʳ corps, sa droite appuyée à la gauche du 4ᵉ, qui demain occupera les hauteurs de Custoza. Le 2ᵉ corps se trouvera relever ainsi le 1ᵉʳ et le 4ᵉ.

Le 3ᵉ corps, laissant à Goito la division de cavalerie Desvaux et une division d'infanterie, se rendra en avant de Valeggio.

Le roi de Piémont complétera l'investissement de Peschiera.

Les corps marcheront militairement comme s'ils devaient rencontrer l'ennemi, ne laissant passer leurs bagages qu'après avoir pris eux-mêmes position.

Grand quartier général, Volta, 30 juin. — M. Cuvellier, médecin principal,

Je vous félicite de la ponctualité des évacuations. Nous serons peut-être préservés ainsi, jusqu'à la fin de la campagne, des redoutables conséquences de l'encombrement, et nous maintiendrons l'état sanitaire de l'armée dans les conditions les plus favorables.

Les aides-majors qui avaient été retenus auprès de vous sont arrivés hier au grand quartier général, et je leur ai donné de nouvelles destinations.

Baron Larrey, médecin en chef de l'armée.

La générosité de l'Empereur a rendu la liberté à trente-neuf médecins autrichiens prisonniers, à la seule condition qu'ils continueraient leur utile ministère à l'hôpital San Francesco, où les blessés autrichiens avaient été réunis.

Milan, 30 juin. — M. le médecin en chef de l'armée,

MM. Catteloup et Ganderax, spécialement propres à un service médical, ne sont plus indispensables à Milan; ce n'est pas que je ne puisse continuer à les occuper utilement, mais leur expérience, leurs connaissances que vous savez apprécier, vous font peut-être désirer de disposer d'eux pour des fonctions plus importantes. Je suis heureux de rendre hommage aux services qu'ils ont rendus à Milan, et de signaler le bon vouloir et le zèle dont ils ont fait preuve.

M. Molard, chargé d'organiser le service exclusivement médical de Monza, aura sous sa direction, au moment même de la création dudit hôpital, les médecins civils attachés à ce service, c'est convenu avec la municipalité.

Dans ces conditions, et avec le bon esprit qui l'anime, M. Molard obtiendra sans doute plus facilement qu'ailleurs l'usage de médications plus conformes à nos idées françaises.

MM. Molard et Fropo, dans les rapports ci-joints, se plaignent des traitements employés par les médecins civils. Je les ai engagés à réitérer leurs recommandations avec la réserve que commandaient les circonstances et les égards que l'on se doit réciproquement.

J'espère qu'ils réussiront.

CUVELLIER, médecin en chef des hôpitaux de Milan.

Milan, 30 juin. — M. Cuvellier, médecin principal,

J'ai arrêté en principe, avec le directeur, le régime et le traitement des malades à l'instar de nos hôpitaux. Dans plusieurs hôpitaux, malgré mes représentations, on continue à saigner et à mettre des sangsues abusivement dans les cas de fièvre typhoïde et de fièvre rémittente.

MOLARD, médecin principal.

Milan, 30 juin. — M. Cuvellier, médecin principal,

Il n'a pu être donné suite à l'évacuation des blessés et des amputés de San Angelo à cause de la pluie qui n'a cessé de tomber depuis hier soir.

J'ai de nouveau appelé l'attention du médecin directeur et des autres médecins italiens sur la nature des maladies qu'ils ont à combattre et sur la nécessité de tenir compte des modifications imprimées à l'organisme par les fatigues de la campagne. Je les ai engagés à ne recourir qu'avec une très-sage réserve aux émissions sanguines et à donner la préférence à une médication plus en rapport avec l'état de nos malades. La situation des amputés n'est généralement pas satisfaisante ; j'ai remarqué dans quelques hôpitaux des cas assez nombreux de résorption purulente que nos confrères italiens désignent sous le nom de typhus ou de gastro-entérite et qu'ils traitent par les émissions sanguines.

FROPO, médecin-major.

Grand quartier général, Volta, 30 juin. — M. Cazalas, médecin principal,

Si les hôpitaux sardes d'Alexandrie, par le départ de leurs médecins les plus capables, n'offrent plus les garanties nécessaires aux malades ou blessés gravement atteints, vous pourriez n'y laisser ou n'y faire admettre que les lésions légères et faciles à traiter, mais réglez cette affaire avec tous les ménagements qu'elle comporte.

Vos mémoires de proposition doivent être signés par le sous-intendant ; mais réservez une colonne pour l'avis du médecin en chef de l'armée, comme j'en suis convenu avec M. l'intendant général.

Baron LARREY, médecin en chef de l'armée.

Grand quartier général, Volta, 30 juin. — M. l'intendant général,

Les mémoires de proposition pour la croix en faveur des médecins ne sont pas tous établis d'une manière uniforme. Plusieurs médecins des corps se plaignent de n'être point proposés par leur colonel, sous prétexte qu'ils doivent l'être, comme ceux des ambulances et des hôpitaux, par les médecins en chef des corps d'armée et les intendants militaires.

Une telle interprétation du droit de proposition peut devenir très-préjudiciable aux intérêts des médecins des corps.

J'ai l'honneur, M. l'intendant général, de soumettre cette importante question à votre examen en vous priant de vouloir bien la faire résoudre, par le commandement supérieur, selon le principe de l'équité pour tous.

Baron LARREY, médecin en chef de l'armée.

Grand quartier général, Volta, 30 juin. — M. Fénin, médecin en chef du 4e corps,

Je vous prie de vouloir bien détacher d'office de votre ambulance du quartier général du 4e corps trois médecins à votre choix, et de les diriger sans retard sur le grand quartier général, pour que je puisse leur donner une destination plus utile en ce moment dans les hôpitaux.

Baron LARREY, médecin en chef de l'armée.

Volta, le 30 juin 1859. — *Réponse à une lettre de M. le comte de Cavour à S. Exc. M. le maréchal major général au sujet des hôpitaux.*

Le système d'ensemble des hôpitaux de l'armée, au début de la campagne, ou le plan primitif de ces hôpitaux, établissait trois grands centres dans les places de Gênes, Alexandrie et Turin, avec un dépôt de convalescents dans le voisinage de chacun de ces trois points principaux.

Quel est d'abord l'état actuel des centres hospitaliers dont il s'agit? Offrent-ils des ressources suffisantes et faut-il les augmenter? L'examen préalable de cette question permettra de répondre d'une manière précise à la lettre que M. le comte de Cavour a adressée à S. Exc. M. le maréchal major général de l'armée à la date du 22 juin courant.

La place de Gênes, premier centre, comptait, à la date du 25 juin, 1,782 malades.

4 à 5,000 malades trouveraient aisément place avec les ressources qui y ont été créés. Cette ville offre donc de nombreuses vacances dans des hôpitaux, bien

installés, qu'il faudrait de toute manière remplir avant de songer à étendre ailleurs le service hospitalier.

Alexandrie, deuxième centre, compte seulement, à la même date (25 juin) 757 malades, dont 486 à San Stephano et 271 dans les hôpitaux militaires sardes auxiliaires.

La contenance des établissements hospitaliers est de beaucoup supérieure à ce chiffre. San Stephano pourrait recevoir aisément 700 malades et les hôpitaux sardes nous donner 500 lits. On placerait donc aisément à Alexandrie 1,200 malades sans aucun risque d'encombrement, et bien davantage encore, si l'on voulait utiliser les locaux disponibles de la citadelle ou des environs.

Quant à Turin, troisième centre, comme il y avait le 20 juin, 1,335 malades, convient-il de donner de l'extension aux hôpitaux de cette ville ? C'est là l'objet spécial de la lettre de M. le comte de Cavour.

L'administration française locale ayant demandé six mille lits dans la circonscription de Turin et deux mille quatre cents pour un dépôt de convalescents, nous ne pensons pas que cette extension extrême doive se réaliser, pour les motifs suivants :

1° Si Turin pouvait recevoir un plus grand nombre de malades, il serait préférable de les envoyer à Alexandrie et à Gênes, où de grandes ressources existent, à Gênes surtout, choisie par des considérations hygiéniques et locales et dont les communications sont faciles par les chemins de fer. Gênes en effet, compte plusieurs hôpitaux où plus de trois mille lits sont vacants.

Il n'y a donc pas lieu de multiplier les hôpitaux de Turin ni de donner de développement à ceux qui s'y trouvent, quand il existe beaucoup de places ailleurs, avec toutes les facilités de communication.

2° Depuis le début de la guerre, un élément nouveau très-important est venu modifier profondément le plan constitutif général du système hospitalier de l'armée : c'est l'admission de nos malades et de nos blessés dans de grands hôpitaux, tels que ceux de Milan, de Brescia et d'autres localités plus ou moins importantes. Milan, par exemple, pouvant fournir 7 à 8,000 lits, et Brescia 5 à 6,000.

Enfin les nombreux hôpitaux, plus voisins de l'armée, où les blessures et les maladies de moyenne durée trouvent leur guérison, sans que l'évacuation sur un lieu plus éloigné devienne nécessaire, ont diminué l'importance des trois grands centres primitifs, Gênes, Alexandrie et Turin plus particulièrement. Il n'y a donc pas lieu, à notre avis, de donner une trop grande extension à Turin, où d'ailleurs on trouve difficilement des locaux convenables : 1° parce qu'il y a beaucoup de places à Alexandrie, et bien davantage encore à Gênes ; 2° parce que les hôpitaux créés dans les grandes villes, telles que Milan, Brescia, etc., diminuent l'affluence des malades sur les centres plus éloignés ; 3° parce qu'enfin le système général d'évacuations, institué dès le commencement de la campagne et recommandé par

nous comme le moyen le plus sûr de prévenir les conséquences de l'encombrement, est suivi avec le plus grand soin, en assurant partout assez de places aux
malades et aux blessés. Baron Larrey, médecin en chef de l'armée.

Gênes, 30 juin. — M. le médecin en chef de l'armée,

Le nombre des blessés évacués sur Gênes devient chaque jour plus considérable, et l'hôpital militaire ne possède en instruments chirurgicaux que les boîtes à
amputation n°s 2 et 4. Il est indispensable qu'il soit pourvu de la boîte n° 15.

Boudin, médecin en chef des hôpitaux de Gênes.

Volta, 30 juin. — M. le médecin en chef de l'armée,

A notre arrivée à Volta, hier, j'ai été informé que deux cents blessés ou fiévreux, français et autrichiens, étaient logés dans les bâtiments de l'hôpital militaire de la ville, à la caserne Fratti, où ils étaient confiés aux soins de M. Vidal,
aide-major de l'ambulance de la 1re division du 4e corps, assisté d'un adjudant
d'administration de la même ambulance.

Je croyais donc les soins assurés à ces hommes, quand, le soir à 9 heures, je
fus informé par M. le sous-intendant militaire Lebreton, sur l'avis de M. le général Rose, que ces hommes n'avaient pas été pansés de toute la journée. J'envoyai
aussitôt M. Lhonneur près d'eux. Cet aide-major revint bientôt m'affirmer que tous
les pansements avaient été faits et renouvelés dans la journée. Il est regrettable que
de pareilles plaintes se propagent sans aucune raison d'être.

Ce matin, j'ai visité avec M. Roussel, officier principal d'administration, les
locaux susceptibles de recevoir des blessés ou des fiévreux, en cas d'évacuation
après une affaire ou un mouvement en avant.

Nous n'avons rien trouvé de mieux que le local susmentionné, la caserne
Fratti déjà occupée comme hôpital, par les Autrichiens. Ce vaste bâtiment, bien
aéré, situé sur un piton élevé, pourvu déjà de quatre cents paillasses et couvertures,
pourrait au besoin recevoir huit cent blessés, en installant de la litière dans ses
cloîtres et dans ses galeries.

Déjà M. Roussel a fait nettoyer les salles et les cours, à l'aide d'une corvée de
cinquante hommes. Ce soir, après l'évacuation des derniers malades, ce travail
d'appropriation pourra être continué ; mais il faudrait, je crois, dès à présent, en
prévision des besoins à venir, faire retenir ce bâtiment et le faire garnir de paille,
pour l'utiliser comme hôpital au moment voulu ; sans quoi, il va être envahi comme
caserne et sera infecté de nouveau avant huit jours.

Après cette caserne, je ne vois plus de disponibles que deux églises, dont
l'une, la Chiesa parrocchiale, contiendrait environ deux cents blessés.

Bertherand, médecin en chef du grand quartier général.

Gênes, 30 juin. — M. le médecin en chef de l'armée,

Le médecin en chef des hôpitaux de Gênes, M. Boudin, prend en considération toutes mes demandes; mais tout son bon vouloir est contenu par le peu de ressources dont il dispose. J'ai pu obtenir un sous-aide requis, ancien élève du Val-de-Grâce, M. Londe, qui fait un très-bon service auprès des officiers blessés. Jusque-là, j'étais fort mal à l'aise avec les requis du pays. On ne fait pas en quelques semaines quelque chose de passablement bon avec des gens auxquels on n'a rien appris, dans le cours de leurs études, de ce qui fait l'aide véritablement utile.

Le premier envoi de médecins requis à Marseille était des plus médiocres. On m'en a débarrassé, et je m'en félicite. Notre mouvement de malades est tel, et selon les probabilités, il doit rester tel, que nous n'avons pas le temps de former des aides; il nous faut des aides tout formés.   MAUPIN, médecin principal.

Grand quartier général, Volta, 30 juin. — M. le médecin principal Haspel,

La situation des blessés de Solférino retenus à Castiglione me préoccupe chaque jour encore, malgré les évacuations successives si nécessaires et malgré un rapport très-favorable que m'a fait M. le médecin principal Bertherand.

Veuillez, mon cher camarade, m'envoyer sans retard un mouvement général des blessés, avec la répartition de votre personnel ainsi que l'indication de vos besoins.

Je vous prie, à cette occasion, de me renseigner, si faire se peut, sur M. Levret, hydrographe de la marine, qui a écrit à l'Empereur une singulière lettre. Il prétend que les blessés entassés à Castiglione n'ont pas été pansés et manquent de linge, de chemises, de vivres, etc., tandis que nous savons le contraire. Ci-joint la lettre en question.   Baron LARREY, médecin en chef de l'armée.

Castiglione, 27 juin.

Sire,

Les blessés de Solférino entassés à Castiglione n'ont pas même encore été pansés, faute de moyens suffisants. Nous avons de la charpie, mais pas de linge, pas de chemises, pas de sucre, pas de vivres. J'ai donné tout ce que j'avais avec moi, j'ai acheté de mes deniers tout ce que j'ai pu trouver. Tout le monde apporte son concours pour ces malheureux soldats, mais ces moyens s'épuisent.

J'ai pensé devoir faire connaître cet état de choses à Votre Majesté, etc.

          LEVRET, hydrographe de la marine.

Castellaro-Lagusello, 30 juin. — M. le médecin en chef de l'armée,

J'ai l'honneur de vous faire parvenir un des boulets tombés dans notre ambulance de Medole, et qui est du même calibre que celui dont a été frappé le général Auger. Il mesure 29 centimètres de circonférence et pèse 3 kilogrammes.

Je vous l'aurais envoyé plus tôt; mais je tenais à constater de la manière la plus certaine qu'il est bien exactement semblable à celui qui nous intéresse.

Voici ce que m'écrit l'aide de camp du général, M. le capitaine Grévy ; « Le « boulet apporté par l'ordonnance est bien exactement du même calibre que celui « qui a frappé le général, et que vous avez retiré de sa blessure. »

Malheureusement, M. le capitaine Grévy m'annonce que le pauvre général est mort ce matin.

Les diarrhées, simples jusqu'à présent, sont toujours la maladie dominante. L'eau est mauvaise, les campements sont resserrés et déjà infectés. J'ai rendu compte de cet état de choses, ce matin, au maréchal, qui a immédiatement donné ses ordres pour l'exécution des diverses mesures que je proposais. La troupe vient de recevoir de l'eau-de-vie pour mêler à son eau ; et nous devons en outre changer demain nos campements.　　　　　Périer, médecin en chef du 2ᵉ corps.

Grand quartier général, Volta, 30 juin. — M. le médecin principal Périer,

Votre nouveau rapport sur les blessures de la bataille de Solférino m'offre un double intérêt dans son ensemble et dans ses détails. Je vous en félicite et vous en remercie, en vous priant de faire recueillir et compléter, autant que possible, l'observation si curieuse de la mutilation du nez et de la lèvre par un coup de sabre.

Je serai bien aise aussi d'avoir un tableau à part des blessures du 2ᵉ corps à peu près tel que vous l'avez établi dans votre rapport, mais selon le modèle des mouvements décadaires de malades.

Tâchez, mon cher camarade, que les mesures d'hygiène les plus usuelles soient appliquées le mieux possible, pour diminuer la fréquence des accidents diarrhéiques et prévenir l'imminence d'une épidémie, dans le 2ᵉ corps, lorsque le reste de l'armée présente un état sanitaire satisfaisant.

Je suis tout prêt à appuyer vos mémoires de proposition auprès de M. l'Intendant général, dès qu'il me les aura transmis, comme nous en sommes bien convenus en principe et d'accord avec le commandement supérieur.

Mais il est indispensable que chaque proposition soit régulièrement établie et annotée, pour avoir chance de succès.

Je vais en parler encore à qui de droit, afin de pourvoir aux intérêts de tous les nôtres, en proposant un mode uniforme de proposition pour les officiers de santé des régiments, comme pour ceux des ambulances et des hôpitaux.

　　　　　Baron Larrey, médecin en chef de l'armée.

Grand quartier général, Valeggio, 2 juillet.—M. le médecin principal Haspel, à Castiglione.

Votre rapport du 27 sur le service médical des ambulances de Castiglione témoigne de votre part, pour nos blessés, une sollicitude dont je ne saurais trop vous féliciter.

Veillez toujours, je vous prie, à ce que les mesures d'hygiène, dont vous connaissez si bien l'importance, assurent une répartition convenable des locaux, une aération constante, des évacuations régulières et bien ordonnées, toutes les précautions en un mot que vous avez déjà si bien prises pour que l'état sanitaire ne laisse rien à désirer.

Vous m'avertiriez un peu à l'avance de l'évacuation des derniers blessés autrichiens, afin que je puisse les faire réunir tous à Alexandrie, dans un même hôpital où ils seront soignés par leurs compatriotes médecins ou chirurgiens et secondairement par les infirmiers faits prisonniers avec eux.

Je vous serai obligé de me donner des nouvelles de quelques-uns des blessés le plus gravement atteints et de ceux qui par leur position intéressent le plus l'armée ou l'Empereur afin qu'au besoin je puisse en rendre compte à sa Majesté.

Baron LARREY, médecin en chef de l'armée.

1er JUILLET. — *Armée française.* — Le grand quartier général impérial, toute la garde et les deux premières divisions du 3e corps passent le Mincio et s'établissent à Valeggio ; la 3e division reste à Goito avec la division de cavalerie du 1er corps. Le 1er corps à l'aile gauche, le 2e au centre, le 4e à l'aile droite forment au delà du Mincio une ligne qui s'étend de Laca à Custoza.

Armée piémontaise. — Le grand quartier général royal se porte à Pozzolengo. Les 1re, 2e, 3e et 5e divisions manœuvrent sous Peschiera à la gauche de l'armée française.

Armée autrichienne. — 2e armée : Le viiie corps se porte au nord à S. Ambrogio et forme avec le ve corps, le ier, une partie du viie et la division de cavalerie Mensdorff une ligne qui s'étend jusqu'à Vérone et couvre la place. —1re armée : le quartier général est à San Bonifacio ; le iiie et le xie corps se dirigent sur Vérone.

La flotte a quitté Antivari pour se rendre à l'île de Lossini, à 20 lieues de Venise.

L'EMPEREUR A L'IMPÉRATRICE.

Toute l'armée a passé le Mincio.

Les Sardes font l'investissement de Peschiera ; les renforts que j'ai reçus et l'arrivée des 35,000 hommes que m'amène le Prince Napoléon m'ont permis de m'approcher de Vérone sans rien compromettre, puisque j'ai laissé un corps d'armée à Goito pour observer Mantoue, et que j'en rassemble un aux environs de Brescia pour observer les débouchés du Tyrol.

Novare, 1er juillet. — M. le médecin en chef de l'armée,

J'ai l'honneur de vous adresser les situations exactes des trois hôpitaux militaires de Novare. J'y ai joint les tableaux des cas graves que j'ai eu à soigner et qui me restent encore. J'insiste sur le mot graves parce que, en général (à quelques exceptions près), tous nos malades sont atteints de blessures avec des désordres si considérables, qu'il n'a pas été possible de pratiquer des opérations. J'ai la confiance, néanmoins, d'arriver à d'assez bons résultats chez quelques hommes atteints de fractures comminutives ; trois ou quatre autres pourront me permettre sous peu de temps de pratiquer des opérations, alors que tous les accidents auront disparu.

Le personnel des médecins militaires français se compose aujourd'hui de M. Laforet, médecin-major, à qui j'ai donné le service de l'hôpital majeur, fait jusqu'à ce jour, par M. Baizeau, médecin-major, qui vient de partir pour le grand quartier général, suivant les ordres donnés. J'ai gardé l'hôpital de Perrone où le service est le plus considérable. Je me suis adjoint M. Ohier, médecin aide-major que vous avez désigné pour Novare et dont je vous annonce l'arrivée.

Je pense, M. le médecin en chef, à moins que le nombre des malades n'augmente, pouvoir bien faire marcher le service avec l'assistance de quelques médecins civils et militaires piémontais.

Les évacuations se font régulièrement et aussi souvent que possible. Les hommes transportables sont conduits au chemin de fer avec les plus grands ménagements. Aucune des évacuations arrivant de Milan ne continue sa route sur Gênes, sans s'être arrêtée 24 heures à Novare. Aussitôt après l'arrivée des malades, j'en fais la visite, on procède en ma présence, aux pansements des blessés et j'élimine tous les hommes qui peuvent rejoindre dans le délai de 3 ou 4 jours ; le lendemain, les hommes évacuables continuent leur route sur Gênes.

J'ai l'honneur de porter à votre attention, M. le médecin en chef, que dans aucun des trois hôpitaux de Novare, ni dans la petite garnison, il n'existe aucun symptôme de maladie épidémique. Si je m'apercevais de quelque chose de suspect, je m'empresserais de vous en informer tout en vous rendant compte des mesures hygiéniques que j'aurais prises. Mais tout fait espérer que l'état sanitaire se maintiendra tel qu'il est.

J'ai l'honneur de vous accuser réception des lettres de service que vous m'avez envoyées pour M. Laforet et pour moi, lettres qui nous confirment dans nos positions et qui viennent de m'être remises à l'instant.

BRUN, médecin-major.

Gênes, 1er juillet. — M. le médecin en chef de l'armée,

Quatre médecins aides-majors sont arrivés de France, le 29 et le 30 juin. L'un était désigné pour les batteries d'artillerie, les trois derniers pour les hôpitaux de l'armée d'Italie. Le premier a été dirigé sur son poste, deux ont reçu l'ordre de se rendre immédiatement au quartier général. J'ai retenu provisoirement le quatrième en remplacement de M. Poppleton, promu major et dont le départ laissait l'hôpital della Neve avec un seul médecin, M. Cambay.

Ce matin, M. l'intendant de Gênes m'a adressé un chirurgien sous-aide requis, provenant du recrutement de Marseille, qui par parenthèse a donné de bien tristes produits. Ce sous-aide, débarqué à Gênes le 16 juin, ne s'était pas présenté chez moi ; il est parti en tenue bourgeoise pour Brescia d'où il a été renvoyé à Gênes pour s'habiller ; pendant six jours, il s'est promené à Gênes sans se montrer ni à l'intendant ni à moi ; je lui ai donné l'ordre de se pourvoir sur le champ de la tenue réglementaire, lui donnant un délai de quatre jours.

BOUDIN, médecin en chef des hôpitaux de Gênes.

Brescia, 1er juillet. — M. le médecin en chef de l'armée,

M. le colonel d'Abrantès est descendu dans une maison particulière où je l'ai visité de concert avec un médecin distingué de Brescia. Il a été frappé d'une balle qui a traversé obliquement l'extrémité supérieure et spongieuse du tibia gauche. Quoique grave, cette blessure n'a jusqu'à présent déterminé aucun accident. Il n'y a ni chaleur du membre, ni gonflement, ni fièvre. L'introduction de la sonde faite avec précaution et à la profondeur de 5 centimètres seulement, ne m'a révélé la présence d'aucun corps étranger, le tissu spongieux paraît avoir été refoulé de chaque côté, de sorte que le blessé me paraît être dans des conditions favorables.

Je ne pourrai, M. le médecin en chef, vous envoyer un exposé de l'organisation du service avant 3 ou 4 jours. Le nombre des blessés admis dans les maisons particulières a été si considérable et le nombre des hôpitaux a été si variable (il est aujourd'hui de 30), que tout mon temps a été exclusivement consacré à les visiter et à courir au plus pressé. J'aurai l'honneur, M. le médecin en chef, de vous adresser un rapport aussi complet que je le pourrai sur les services hospitaliers.

ISNARD, médecin en chef des hôpitaux de Brescia.

Grand quartier général, Valeggio, 1er juillet. — M. l'intendant général,

Plusieurs aides-majors des ambulances de la garde impériale, ayant été promus au grade de médecin-major, sont obligés de se rendre à leurs destinations nouvelles. Ils ne peuvent cependant quitter la garde avant l'arrivée de leurs successeurs.

De là une position irrégulière et doublement préjudiciable au service ; je la signale de nouveau à votre attention, afin d'obtenir du ministre de vouloir bien pourvoir au remplacement de ces aides-majors.

Baron LARREY, médecin en chef de l'armée.

---

2 JUILLET. — *Armée française.* — Le 2ᵉ corps est à Villafranca; le 1ᵉʳ occupe Castelnovo et Cavalcaselle sur la route de Peschiera à Vérone. Le 4ᵉ après avoir atteint Somma Campagna est rappelé à Oliosi. Le 5ᵉ corps a sa tête de colonne à Gazzoldo, marchant sur Goito.

Armée piémontaise. — Le grand quartier général royal se porte à Monzambano, toute l'armée se rapproche de Peschiera et entoure la place.

Armée autrichienne. — Quelques mouvements peu importants autour de Vérone. Le IIIᵉ et le XIᵉ corps prennent position en arrière de la ville. Le quartier général de la 1ʳᵉ armée s'établit à San Martino.

Le 2 juillet, à 11 heures, le commandant d'Audlau, officier d'ordonnance de l'Empereur, a présenté à S. M. l'Impératrice, aux Tuileries, les drapeaux conquis sur l'ennemi à la bataille de Solférino.

Valeggio, 2 juillet. — M. Cuvellier médecin principal,

L'abus des émissions sanguines, assez commun en Italie, sinon général, est tellement contraire à notre pratique française que nous ne saurions trop prémunir nos malades contre ses fâcheuses conséquences. La difficulté, j'en conviens, est de le démontrer cliniquement à nos honorables confrères de Milan, sans froisser leur amour-propre, mais c'est en cela précisément que l'intervention de votre autorité supérieure peut beaucoup plus que celle des médecins traitants de notre armée. Etayez-vous au besoin de mes recommandations spéciales à cet égard, mais bien plus surtout des habitudes actuelles et de l'expérience de la médecine militaire en France.

Le principe si essentiel des évacuations ne doit pas être négligé, en sauvegardant d'une part la position des malades non transportables, et sans embarrasser non plus, d'autre part, les convois d'hommes que des affections légères peuvent faire rentrer à leurs corps respectifs dans un court délai. Il serait convenable que les évacuations fussent faites autant que possible, de jour plutôt que de nuit, et de très-grand matin plutôt qu'à toute heure, afin de simplifier les difficultés et sans que ce soit un spectacle pour la population.

Tâchez en un mot, mon cher camarade, et par toutes les ressources possibles de l'hygiène de prévenir, quelque part que ce soit, les conséquences de l'encombrement.

La situation des amputés ne paraît pas en général satisfaisante. Voyez, je vous prie, si elle ne dépend pas précisément de cette cause ou de l'insuffisance de l'alimentation, ou bien du mode de pansement, et, dans ce dernier cas, il y aurait lieu, comme vous le savez, de tonifier légèrement les plaies à l'aide par exemple du styrax, dont vous avez vu mon père faire un si fréquent usage, ou de tout autre moyen à votre connaissance. Vous recevrez, à cette occasion, une petite caisse de charpie et de sachets dits carbonifères dont l'essai peut être fait utilement dans les grands hôpitaux de l'armée.

Certaines complications morbides ou même quelques maladies graves, si elles étaient qualifiées de leur nom propre, telles que le typhus, offriraient de grands inconvénients. Aussi, je vous invite, ainsi que nos camarades de Milan, à la plus grande réserve, vis-à-vis du public, dans l'appellation des maladies graves.

Je vous autorise bien volontiers à retenir à Milan, et pour le temps nécessaire, ceux des sous-aides auxiliaires qui seraient à votre convenance, mais ne disposez point, je vous prie, des médecins militaires de quelque grade que ce soit, sans un cas d'urgence exceptionnelle.

Veuillez, je vous prie, me donner souvent des nouvelles du service hospitalier de Milan, et quelques mots sur l'état des blessés le plus gravement atteints ou devant exciter le plus l'intérêt de l'armée ou de l'Empereur.

Baron LARREY, médecin en chef de l'armée.

Milan, 2 juillet. — M. l'intendant général,

Les hôpitaux de Brescia commencent à se remplir sinon à s'encombrer, d'après un rapport que vient de m'adresser M. le médecin en chef Isnard. Les plaies s'altèrent, la suppuration diminue et quelques cas de résorption purulente vont même entraîner la mort de plusieurs blessés.

J'ai l'honneur de porter sans retard ce fait à votre connaissance, en vous priant de vouloir bien en informer M. le major général, afin que toutes les mesures nécessaires soient prises pour prévenir les conséquences fatales de l'encombrement.

Baron LARREY, médecin en chef de l'armée.

Castiglione, 2 juillet. — M. le médecin en chef de l'armée,

Je reçois à l'instant, aujourd'hui, 2 juillet, à 3 heures de l'après-midi, la lettre que vous m'avez fait l'honneur de m'écrire à la date du 30 juin, je m'empresse de vous donner les renseignements que vous me demandez.

Dans la soirée et dans la nuit du 24 juin, nous avons reçu dans les trois établissements installés à l'improviste comme hôpitaux, 1,735 blessés (l'hôpital civil ne pouvant nous offrir que 14 lits pour officiers). Comme M. le médecin principal Bertherand a dû vous en rendre compte, toute la nuit du 24 au 25 a été consacrée à faire placer les blessés et à donner les soins les plus urgents. Tout le monde était debout.

La journée et la nuit du 25 au 26 n'ont pas été moins pénibles ; on avait reçu de nouveau 1,308 blessés. Les trois églises, une caserne et un établissement public convertis en hôpitaux, étaient combles. A défaut de voiture, nous ne pûmes évacuer que 115 blessés. Tout semblait cependant s'organiser, lorsque dans la journée du 26 on reçoit presque coup sur coup 2,700 blessés. C'est alors que commence le désordre : les places manquent dans les hôpitaux ; les hommes s'accumulent partout ; bientôt les blessés refluent dans les maisons particulières, qu'ils font ouvrir de force ; il devient dès lors impossible d'organiser d'une manière régulière les distributions alimentaires et les soins à donner aux blessés. La tâche était au-dessus de nos forces.

Deux aides-majors furent cependant désignés pour parcourir les maisons de la ville, afin de diriger sur le champ dans les hôpitaux les hommes qui auraient besoin de soins immédiats, et dont les blessures nécessiteraient des opérations. Dans les maisons, on a laissé aux soins des médecins de la localité les blessures qui parurent les plus légères. Pendant ce temps, un système d'évacuation s'organisait et nous pûmes dans la soirée du 26 faire partir environ 2,000 malades.

Le 27, malgré les évacuations, il est vrai moins nombreuses, qui nous arrivent coup sur coup de l'armée, tout commence à s'organiser, beaucoup d'hommes peuvent entrer dans les hôpitaux et dans des fermes converties en hôpitaux ; les distributions deviennent plus régulières ; tous les blessés peuvent être pansés ; les moyens de transport nous permettent des évacuations sur Leno, Brescia, Carpenedolo, Crémone, Milan, Palboino, Azola, etc.

J'ai eu l'honneur de vous exposer, dans un rapport remis à M. Lecomte, la situation des hôpitaux à cette époque, je n'y reviendrai pas.

Voici le mouvement aux diverses époques à dater du 24 juin 1859.

	Entrants.	Évacués.	Décédés.
24 juin	1,735	115	10
25 —	1,308	637	12
26 —	1,400	1,649	35
27 —	668	1,365	15
28 —	158	1,538	9
29 —	215	24	7
30 —	135	125	4
	5,589	5,453	92

Il ne reste donc plus que 44 malades dans nos hôpitaux-ambulances.

Je viens maintenant à la lettre de M. Levret.

Aussitôt la réception de votre lettre du 30 juin, je me suis transporté chez

M. le capitaine de gendarmerie, pour avoir des renseignements sur M. Levret, ingénieur hydrographe; il m'apprit qu'il était parti la veille, mais que le capitaine de frégate avec lequel il logeait pourrait peut-être me donner les renseignements que je désirais ; en effet, il avait connaissance de la lettre de M. Levret ; elle avait été écrite sous les inspirations d'un colonel du génie, d'un commandant du même corps, ainsi que d'un capitaine d'état-major ; il parut fort surpris que les médecins, dont M. Levret et eux-mêmes avaient maintes fois admiré le zèle et le dévouement aient eu à se plaindre d'une lettre à l'Empereur qui ne les concernait nullement, et il s'engageait sur l'honneur à m'envoyer demain même la copie de la lettre adressée à l'Empereur par M. Levret, ainsi qu'une autre par laquelle M. Levret reconnaîtrait au contraire, tout ce qu'avait fait, dans ces circonstances difficiles, le corps des médecins militaires.

J'aurai l'honneur aussitôt la réception de ces deux lettres de vous les communiquer.

Personnel des médecins attachés aux ambulances de Castiglione.

MM. Haspel, médecin principal.

    Leuret,   —

    Bagnol, médecin aide-major de 1re classe.

    Lobstein,   —   —

    Janin,   —   —

    Guiches,   —   —

Plus 5 requis, qui ont été alternativement chargés des évacuations des malades, lorsque ces évacuations se dirigeaient sur des points éloignés.

A leur départ, ils sont munis de tout ce qui peut être nécessaire pour faire en route quelques pansements et préparer des tisanes. Ils ont aussi quelques pilules d'opium, de sulfate de quinine et de l'éther ; chacun d'eux est appelé à me rendre compte à son retour de ce qui s'est présenté pendant la route.

Pour éviter l'encombrement et avoir sans cesse un certain nombre de places libres en cas d'une grande affaire, nous avons fait des évacuations successives sur les divers hôpitaux, ce qui nous a permis de nettoyer, d'aérer et de faire blanchir les locaux, laver les paillasses et faire face aux exigences ultérieures. Nous nous proposons aussi d'établir un hôpital avec des lits pour les officiers. Enfin nous ferons tout pour assurer le service à l'avenir.

J'ai fait confectionner un grand nombre d'attelles pour des appareils à fracture dont les applications ont été nombreuses.

M. Leuret a hier amputé la cuisse à un Autrichien, et ce matin M. Janin a fait une amputation de jambe également à un Autrichien.

M. le colonel Broutta est mort ce matin ; il avait reçu une balle à la tête avec fracture du crâne.

Le lieutenant-colonel du 91e est également mort ce matin; il avait reçu un coup de feu à l'abdomen.   HASPEL, médecin principal.

Grand quartier général, Valeggio, 2 juillet 1859. — M. Périer, médecin en chef du 2e corps,

La fréquence des diarrhées dans le 2e corps, comme dans les autres, paraissant dépendre de causes multiples que vous pouvez apprécier comme moi, réclame l'application aussi rigoureuse que possible des règles de l'hygiène militaire, et je vous félicite de les avoir déjà signalées à l'attention de l'autorité supérieure de votre corps d'armée.

J'ai reçu le spécimen du boulet semblable à celui qui a atteint le pauvre général Auger; je l'ai montré à l'Empereur, qui n'en croyait pas ses yeux.

Baron LARREY, médecin en chef de l'armée.

Valeggio, 2 juillet. — M. le médecin en chef de l'armée,

L'inspection des bâtiments qui, dans la petite ville de Valeggio, pourraient recevoir des blessés ou des évacuations de fiévreux, m'a fait connaître les ressources suivantes :

En réunissant sous une même surveillance : 1° l'église San Rocco; 2° un oratoire attenant à cette église; 3° la casa Zara, — ces trois locaux se touchent, — on aurait le moyen de placer assez bien, sur paillasses garnies de couvertures, 5 à 600 malades.

Il y a bien encore, en ville ou aux environs, trois ou quatre grandes maisons. Je citerai particulièrement celles habitées par l'Empereur, par le général Montebello, par le trésor et la poste. Je crois, autant qu'il m'est permis d'en juger sans les avoir visitées, notamment les deux premières, que 200 malades y trouveraient encore place.   BERTHERAND, médecin principal.

Grand quartier général, Valeggio, 2 juillet. — M. l'intendant général,

La question relative aux hôpitaux de la place de Turin a été l'objet d'une lettre adressée par M. le comte de Cavour à M. le maréchal major général, qui m'a chargé d'y répondre; j'ai eu l'honneur de vous communiquer déjà ce projet de réponse mis aujourd'hui au net, et que je vous prie de vouloir bien revoir en y attachant votre approbation, afin que je puisse la remettre à M. le maréchal.

Baron LARREY, médecin en chef de l'armée.

Valeggio, 2 juillet. — M. le médecin en chef de l'armée,

Par suite du détachement de MM. Baizeau, Douchez et Paulet à Novare, Gaujot à Montechiaro, Guiches, Janin et Bagnol à Castiglione, le personnel de l'ambulance du grand quartier général ne comprend plus aujourd'hui que quatre médecins. Il y a évidemment insuffisance.   BERTHERAND, médecin principal.

Alexandrie, 2 juillet. — M. le médecin en chef,

Je viens de recevoir votre dépêche du 28. L'installation à Alexandrie d'un hôpital de blessés autrichiens soignés par leurs médecins et leurs infirmiers me paraît une mesure excellente et praticable. Elle rendra libre une partie de notre personnel, si nécessaire ailleurs, et occupera les médecins et les infirmiers prisonniers, en même temps que les malades y trouveront l'avantage précieux d'être avec des compatriotes qui connaissent leur langue et leurs habitudes. Je ferai, dans les limites de mon pouvoir, tous mes efforts pour la réalisation de votre idée.

Le collége national, libre en ce moment, me paraît être l'établissement le mieux approprié à cette installation. Il pourra recevoir 400 blessés, et l'hôpital Santa Martha, qui est tout voisin, pourra, comme annexe, en recevoir 130.

Dans les évacuations que l'on nous fait de Milan et de Plaisance, il y a beaucoup d'hommes peu malades ou seulement fatigués, qui pourraient se passer d'un séjour à l'hôpital, si nous avions à Alexandrie ou dans les environs un dépôt de convalescents bien dirigé. Ces hommes, envoyés dans les hôpitaux sardes, y séjournent à peu près autant qu'ils le désirent, et par conséquent en général très-longtemps. C'est une perte considérable pour l'effectif combattant, pour le trésor, et la discipline en souffre. Je pousse le plus possible à l'installation de ce dépôt, mais pour cela il faudrait deux ou trois médecins et un officier avec quelques sous-officiers que désignerait le major général de l'armée.

CAZALAS, médecin en chef des hôpitaux d'Alexandrie.

Turin, 2 juillet. — M. le médecin en chef de l'armée,

Je m'empresse de vous envoyer les renseignements que vous me demandez par votre lettre du 29 juin, que j'ai reçue ce matin. Nous avons actuellement à Turin quatre hôpitaux convenablement installés pour recevoir 2,400 malades au plus. Le premier en date est situé à la porte de Suze, à proximité du débarcadère du chemin de fer de Milan ; malgré l'étendue et la hauteur du bâtiment, malgré le grand nombre de chambres qu'il renferme, il ne peut pas et ne doit pas contenir plus de 1000 lits, parce qu'il est dépourvu des accessoires nécessaires au bien-être des malades, et que plusieurs locaux sont inhabitables, étant mal aérés et mal éclairés. Ce bâtiment, qui servait avant la guerre de caserne aux troupes piémontaises, se compose de trois étages, et de mansardes dont je n'ai pas voulu pour salles de malades. Le service administratif y est difficile ; les soins de propreté exigent une surveillance attentive ; jusqu'à présent, j'ai été si mal secondé que je n'ai pas pu obtenir le strict nécessaire sous ce rapport, mais j'ai tout lieu d'espérer qu'à l'avenir les choses marcheront mieux. Jusqu'à présent, nous n'avons eu que des lits et du matériel piémontais ; mais il est arrivé 1000 lits en fer, et l'on commence aujourd'hui à les placer dans les salles. A leur arrivée, tous nos blessés ont été placés dans cet hôpital. Après un examen suffisant, j'ai fait diriger les blessures légères sur l'hôpital où étaient placés les fiévreux. Cet établissement, par sa proximité de la gare du chemin de fer, me paraît devoir être spécialement destiné aux blessés, et je fais compléter son mobilier en conséquence. Notre deuxième hôpital, qui a été installé peu de jours après le premier, se compose d'une caserne de cavalerie; il contient 600 places; les salles sont généralement bien éclairées et bien aérées; les malades ont une grande cour pour se promener; les accessoires sont convenablement organisés; les services y sont faciles.

Le troisième, d'une contenance de 200 lits seulement, est établi dans quelques salles isolées du bâtiment de l'université. Un établissement hospitalier de 200 lits est une ressource insignifiante dans les conditions actuelles, et je regarde comme très-fâcheux le choix de ce local, qui nécessite quelques frais d'installation et un mauvais emploi du personnel médical et administratif.

Le quatrième est situé en dehors de la ville, sur les bords du Pô; c'est le château royal de Valentino, résidence d'été charmante, entourée de promenades magnifiques, dont les malades pourront disposer. Il y a de grandes salles bien ventilées, bien éclairées; on pourra y placer au moins 500 malades; malheureusement, je crois que ce château ne sera pas habitable après la saison des chaleurs, à cause de l'humidité et des brouillards.

M. l'intendant général a écrit au sous-intendant que les ressources hospitalières de Turin devaient être portées à 5 ou 6,000 places, et les dépôts de convalescents établis pour 2,400 hommes. Il reste encore beaucoup à faire pour atteindre le chiffre fixé par l'intendant général. Les dépôts des convalescents seront plus faciles à établir; le sous-intendant me dit avoir choisi des emplacements convenables.

Vous me demandez si je crois nécessaire d'augmenter les établissements hospitaliers à Turin. Nous pouvons actuellement recevoir 2,400 malades, et nous n'en avons que 1100. La solution de la question dépend des évacuations possibles sur Turin. Comme le théâtre de la guerre s'éloigne de plus en plus, nous avons lieu de supposer que nous ne recevons que le trop-plein des hôpitaux temporaires plus avancés. Quoi qu'il arrive, il me semblerait convenable d'avoir à notre disposition un local de 4 à 500 lits au moins, qui serait rapidement installé si des circonstances particulières en nécessitaient l'occupation. Connaissant les ressources des postes avancés et les nécessités produites par la continuation de la guerre, il vous est plus facile qu'à moi de savoir jusqu'à quel chiffre il convient de porter les prévisions hospitalières de la place de Turin.

On n'a pas fait à Turin tout ce qui avait été demandé par l'administration supérieure; mais il serait facile de compléter ce qui est commencé, et de parer à toutes les éventualités possibles : seulement il faut vouloir, et agir avec intelligence et activité.

Je regrette, M. le médecin en chef, de ne pouvoir répondre plus catégoriquement à votre demande; mais je ne vois qu'un point de l'espace, tandis que vous, vous voyez l'horizon tout entier et connaissez les ressources de chaque localité.

Nous avons reçu pendant le mois de juin 2,180 malades, dont 1446 blessés par le feu de l'ennemi. Plus de 500 hommes ont déjà quitté les hôpitaux de Turin pour retourner à leurs régiments, sans compter 383 malades que nous avons évacués sur Asti, et qui étaient les moins malades.

Plus de 400 blessés en état de reprendre le service de guerre sont déjà sortis de l'hôpital. Prochainement, je demanderai la rentrée en France de tous ceux qui sont en état de partir, mais hors d'état de rentrer dans l'armée active, ou qui ne pourraient y rentrer avant trois mois.

Plusieurs amputés sont déjà en état d'être évacués; parmi les blessés qui nous restent, il s'en trouve un assez grand nombre atteints de lésions graves du système osseux et qui exigeront encore un long séjour à l'hôpital.

Jusqu'à présent la mortalité n'a pas été forte relativement à la gravité et à la nature des blessures.

L'infection purulente a déjà fait périr plusieurs de nos amputés, et continue à sévir sur ceux que nous n'avons pu amputer en temps opportun.

Je n'ai encore observé aucun cas de pourriture d'hôpital, et j'espère éviter, pour le présent au moins, cette fâcheuse complication, en désemplissant nos salles de blessés le plus rapidement possible.

SALLERON, médecin en chef des hôpitaux de Turin.

3 JUILLET. — *Armée française.* — Le 2ᵉ corps, rappelé de Villafranca, vient s'établir à Santa Lucia. Le 5ᵉ corps arrive en partie à Goito, et remplace la 3ᵉ division du 3ᵉ corps. L'effectif du 3ᵉ corps et de la division Toscane comprend environ 30,000 hommes et 2,000 chevaux. — Reconnaissances faites par la cavalerie. Rencontre avec des détachements autrichiens.

Armée piémontaise.—Aucun mouvement. Les chasseurs des Alpes, dont l'effectif s'est considérablement augmenté, arrive à Tirano et couvre la gauche et les derrières de l'armée franco-sarde.

Armée autrichienne. — Aucun mouvement important.

Les communications par voies ferrées de Gênes et de Turin jusque sous Peschiera sont rétablies.

Arrivée à Pozzolengo de la première partie du parc de siége.

Des travaux de défense, tranchées, épaulements, confection de gabions, de fascines, etc., sont en voie d'exécution sur tous les points faibles de la ligne, surtout à la gauche à Castelnuovo.

Départ de France de la division d'Hugues pour l'armée d'Italie; elle se compose du 12e bataillon de chasseurs des 19e, 22e, 27e et 50e de ligne, environ 8,400 hommes.

Grand quartier général, Valeggio, 3 juillet.

Les médecins ou chirurgiens de l'armée autrichienne faits prisonniers en pansant les blessés seront rendus à la liberté sans condition, et d'après leur demande ; ceux qui ont donné leurs soins aux blessés de la bataille de Solférino, réunis dans les ambulances de Castiglione, sont autorisés à rentrer les premiers en Autriche. Cette faveur leur est accordée par l'Empereur, sur la proposition du médecin en chef de l'armée, chirurgien ordinaire de Sa Majesté.

Baron LARREY, médecin en chef de l'armée.

Santa Lucia di Vallegio, 3 juillet. — M. le médecin en chef,

Un de mes amis qui vient de me rejoindre m'apprend la nouvelle de la fâcheuse interprétation donnée à une lettre adressée par moi à Sa Majesté.

Prévoyant que cette lettre, écrite par moi sous l'impression d'un mouvement douloureux, ne remplissait pas mon but, je me suis empressé d'en adresser une nouvelle qui sera, j'espère, arrivée à destination comme la première. J'ai l'honneur de vous en envoyer copie.

Sire,

En présence des souffrances accumulées à Castiglione et de l'insuffisance des ressources de l'administration, j'avais écrit à Votre Majesté.

Loin de chercher à déverser un blâme quelconque sur le corps des médecins militaires de l'armée, j'aurais voulu, s'il m'avait été possible, faire ressortir toute la science et le dévouement qu'il leur a fallu dépenser pour suffire à une tâche au-dessus des forces humaines.

L'intendance a fait aussi tout ce qui était en son pouvoir, pour subvenir à des besoins trop nombreux. Je n'ai donc pas eu la pensée de mettre en doute des capacités éprouvées, des services incontestés, mais de faire reconnaître à Votre Majesté l'insuffisance du personnel et du matériel mis à la disposition de médecins qui ont fait plus qu'on ne devait attendre du dévouement même le plus absolu.

Je désire, Monsieur, que ces quelques paroles détruisent la fâcheuse impression produite sur votre esprit.

LEVRET, hydrographe de la marine.

San Giorgio, 3 juillet. — M. le médecin en chef de l'armée,

Je croyais pouvoir vous adresser aujourd'hui quelques renseignements sur les malades admis et traités à l'ambulance de la 1re division du 1er corps. Malheureusement le cahier de visite et les notes que j'avais prises depuis le commencement de la campagne se trouvèrent perdus pendant un des mouvements précipités que nous avons exécutés ces derniers jours. Je vais retourner à Mozambano, pour tâcher de les retrouver ainsi que l'état que j'avais fait établir pour vous l'adresser.

Le jour de la bataille de Solférino, nous avons reçu directement à l'ambulance plus de 500 blessés. 437 ont été régulièrement inscrits ; les autres ont été expédiés directement sur Castiglione après avoir été pansés. Je n'avais avec moi, comme toujours, que deux aides-majors, MM. Dufresne et Duauthier, qui se sont multipliés pour faire face à cette besogne énorme pour un si petit nombre de médecins. Notre division, qui s'est trouvée le plus souvent engagée, a toujours eu un personnel d'officiers de santé inférieur à celui des autres divisions ; nous avons été très-négligés sous tous les rapports, quand il aurait dû en être autrement, pour faire face aux besoins. Un accident est venu accroître notre embarras : dans la route d'avant-hier M. Dufresne a été violemment atteint d'un coup de mousqueton à l'œil ; il y a un épanchement énorme. Je crains que l'œil ne soit perdu. J'ai immédiatement rendu compte de cet accident à M. Champouillon, qui a désigné M. Desmorets pour venir provisoirement nous seconder. Mais ce secours est insuffisant, il nous faut au moins un troisième aide-major. J'ai fait avec ces deux messieurs, le jour de la bataille de Solférino, douze amputations sur lesquelles cinq amputations de cuisse, et avec le peu de concours que nous pouvons attendre du petit nombre d'infirmiers mal exercés que nous avons, ces opérations ont été très-difficiles. J'ai dû confier la surveillance de l'action du chloroforme à notre pharmacien, qui fort heureusement est capable et très-disposé à nous seconder.

Dès le lendemain de la bataille, si nous avions été mieux organisés, vous auriez eu tous les renseignements nécessaires sur notre situation ; car dans la matinée du 25, nous pouvions faire évacuer après pansement plus de 314 de nos blessés. L'évacuation complète des malades n'a pu avoir lieu le second jour par l'insuffisance des moyens de transport. Je suis alors allé en réclamer à Pozzolengo ; mais je n'ai pu revenir que le lendemain 26 : ce n'est que ce jour que l'évacuation complète a pu se faire.

Pendant que nous étions ainsi dépourvus de moyens de transports, les cacolets de la garde transportaient de Solférino les blessés autrichiens, et les nôtres restaient sur la paille et pleins d'anxiété, malgré l'assurance que nous cherchions à leur communiquer. Enfin le 3e jour nous pûmes rejoindre notre division à Mozambano, où nous eûmes à panser 18 blessés autrichiens et piémontais recueillis par les habitants : une amputation du genou avait été faite ; nous en eûmes encore une à faire ainsi qu'une amputation d'un bras emporté par un boulet. M. Dufresne me fut encore là d'un grand secours : malheureusement je vais être privé de ses services. Veuillez, je vous prie, vous rappeler les paroles bienveillantes que vous m'avez adressées à Voghera à son sujet ; je l'avais proposé, avant son accident, pour la décoration; je pense que ce que je vous dis de sa position actuelle, qui l'expose à perdre un œil, lui donnera de nouveaux droits.　　　　　　MENUAU, médecin-major.

Montechiaro, 3 juillet. — M. le médecin en chef de l'armée,

Dans le rapport que j'ai eu l'honneur de vous adresser à la date du 28 juin, à midi, je vous informais que, grâce à l'évacuation que je devais faire le lendemain matin 29, le nombre des blessés se trouverait réduit à Montechiaro à un chiffre inférieur à 300. C'est ce qui eut lieu en effet. Mais comme, depuis le 29 jusqu'au 2 juillet, nous n'avons cessé de recevoir de nouveaux blessés, j'ai dû faire aussi chaque jour une nouvelle évacuation, en partie sur Crémone, le plus grand nombre sur Brescia, où le rétablissement du chemin de fer permet un transport facile vers les établissements plus éloignés.

Depuis le 2 juillet, nous n'avons plus reçu de blessés, mais seulement des fiévreux arrivant particulièrement de Volta. Ne pouvant les garder à Montechiaro, faute d'une installation convenable pour un hôpital sédentaire, j'ai dû également les évacuer sur Brescia.

Aujourd'hui 3 juillet, à midi, il reste à Montechiaro 169 blessés et 10 fiévreux: sur ce nombre une vingtaine pourront encore être évacués; les autres ne seront point en état de supporter le transport avant plusieurs jours; ce sont quelques plaies graves de la tête, de la poitrine, de l'abdomen, des fractures des membres, et des amputés.

Voici le tableau de nos opérations :

Opérés : 49.

	Français.		Autrichiens.	Sardes.
Désarticulation de l'épaule....	1	{ mort d'hémorrhagie secondaire. }	2	»
Amputation du bras........	3		»	1
— de l'avant-bras...	1		»	»
— de la cuisse.....	13	un mort de gangrène. 6		2
— de la jambe......	12		3	»
— du pied (Chopart)..	1		»	»
Résection de la tête de l'humérus.	1		1	»
— de la mâchoire infér^re.	1		»	»
— du cubitus.......	1		»	»
	34		12	3

Il y a en outre un assez grand nombre de fractures des membres, dont j'ai cru pouvoir conseiller la conservation. Parmi les fractures de la cuisse, quelques-unes sont situées trop haut pour permettre l'amputation. Je ne ferai que mentionner la grande quantité de projectiles, esquilles, etc., que j'ai eus à extraire.

Je crois avoir terminé la mission dont j'avais été chargé à Montechiaro. Il n'arrive plus de blessés, mais seulement des fiévreux qui ne sont que de passage. Le service médical est assuré par les six médecins qui se partagent les pansements; toutes les opérations primitives sont faites : d'ailleurs le chirurgien de l'hôpital civil est un bon praticien qui s'acquitte bien de sa tâche. J'ai mis tous mes efforts et toute mon énergie à faire le mieux possible.

Si vous jugez que je ne suis plus nécessaire à Montechiaro et que je puisse rejoindre le grand quartier général, veuillez être assez bon pour donner une réponse au courrier qui vous remettra ma lettre, car nous n'avons aucun moyen de communication avec l'armée, et la poste ne fonctionne pas.

GAUJOT, médecin aide-major.

Castelnuovo, 3 juillet. — M. le médecin en chef de l'armée,

M. François, médecin-major, vient de se présenter à moi comme chef de l'ambulance du parc de la réserve d'artillerie du 1er corps. M. Barthet, nouvellement promu médecin-major de 2e classe, et un aide-major non encore arrivé, sont également attachés à ce service. Il y a là une regrettable prodigalité proportionnelle de médecins que je dois vous signaler.

Les atteintes de diarrhées se multiplient suivant une progression sérieuse. Cette constitution médicale me semble tenir à plusieurs causes : la chaleur, la fatigue, l'insomnie, l'insuffisance et la monotonie du régime et la mauvaise qualité de l'eau; mais je crois qu'en remplaçant, dans la soupe, le pain par le riz, et quelques légumes frais qu'il est facile de trouver, et qu'en faisant distribuer aux soldats des rations régulières de vin ou d'eau-de-vie à mêler au café, on préviendrait l'extension de cette maladie dont souffre la moitié de nos hommes. J'ai constaté, en effet, qu'après chaque distribution de vin par l'administration, il y a diminution sensible dans le nombre des diarrhées, qui ne dépendent en grande partie que de l'atonie des organes digestifs, se liant d'ailleurs à la débilité générale des sujets.

J'ai déjà eu l'honneur d'appeler votre attention sur la promptitude avec laquelle la gangrène envahit les plaies graves chez les Autrichiens. Après la bataille de Solférino, j'ai pu constater la généralité de ce fait, observé une première fois par moi après le combat de Melegnano. Nous avons remarqué aussi à Solférino le nombre considérable de soldats français blessés à l'une ou l'autre main.

Dans l'un des corps d'armée, un colonel du génie aurait succombé à une hémorrhagie avant d'avoir atteint l'ambulance. Est-ce vrai? Consulté sur les moyens de prévenir des accidents de cette nature et de rendre les ambulances facilement accessibles pour les blessés ou pour les hommes qui les portent, j'ai proposé de jalonner le chemin, pendant le jour, de petits drapeaux rouges, et pendant la nuit, de lanternes de même couleur.

CHAMPOUILLON, médecin en chef du 1er corps.

Valeggio, 3 juillet. — M. le médecin en chef de l'armée,

L'église San Rocco, l'oratoire qui en dépend et la casa Zara pouvant devenir insuffisants pour le logement des blessés et des malades, je me suis préoccupé de faire rechercher d'autres locaux en dehors de la ville, mais à proximité. Il y a près du pont du Mincio une grande maison, ancien pensionnat ou séminaire qui pourrait contenir 300 malades; cette maison pourrait être consacrée à un dépôt de convalescents, comme le propose M. le médecin-major Leroy, que j'ai envoyé ce matin faire une reconnaissance dans la banlieue de Valeggio.

BERTHERAND, médecin en chef de l'ambulance du grand quartier général.

Valeggio, 3 juillet. — M. le médecin en chef de l'armée,

Il y a à Castiglione deux médecins principaux, MM. Haspel et Leuret. Je crois qu'il y aurait lieu d'en appeler un à Valeggio, où vont être établis des hôpitaux. Si vous partagez mon avis, je vous serais obligé d'établir un ordre de service que je soumettrai à l'approbation de M. l'intendant général et que je ferai parvenir dans le moindre délai possible. Vous connaissez mieux que moi, sans doute, les éventualités qui peuvent surgir : Valeggio, par sa position, sera nécessairement appelé à recevoir le plus grand nombre de blessés. Il serait donc nécessaire de constituer dès aujourd'hui un personnel de quatre ou cinq médecins militaires. Je vais proposer de faire venir de Castiglione quelques médecins autrichiens qui nous ont rendu de grands services dans nos établissements.

DE LAVALETTE, sous-intendant militaire.

Grand quartier général, Valeggio, 3 juillet. — M. le médecin en chef du 5e corps,

Votre rapport du 29 m'est parvenu. Je l'ai communiqué à M. le colonel de Franconnière; il l'a lu avec d'autant plus d'intérêt qu'il est bien au courant des faits indiqués par vous. Je désignerai, pour l'ambulance du quartier général du 5e corps, le premier médecin-major disponible. Vos tentes d'ambulance oubliées vous seront sans doute remplacées par les soins de M. l'intendant de votre corps d'armée; sinon, j'en ferai la réclamation à M. l'intendant général.

Baron LARREY, médecin en chef de l'armée.

---

4 JUILLET. — *Armée française*. — Aucun mouvement. Le 5e corps, composé de deux divisions d'infanterie, d'une brigade de cavalerie légère et d'une division toscane, est à Goito. A partir de ce jour, le 5e corps cesse d'agir isolément; il recevra les ordres de l'Empereur pour relier ses mouvements à ceux des autres corps. — Occupation de l'île de Lossini par la flotte.

Armée piémontaise. — Aucun mouvement.

Armée autrichienne. — Concentration autour de Vérone, le VIIIe corps quitte San Ambrogio sur le haut Adige et rallie à Vérone. La division Zedtwitz s'avance à la gauche du IIIe corps. Le IXe corps quitte Legnago pour se porter à Albaredo.

CONSIGNE GÉNÉRALE DE SURVEILLANCE.

Valeggio, 4 juillet.

Maréchal,

Mon intention est que la cavalerie exécute chaque jour des reconnaissances en avant des corps d'armée auxquels elle appartient, aussi loin qu'elle pourra le faire sans trop se compromettre. — Qu'elle entretienne de jour des vedettes sur les points d'où l'on peut le mieux découvrir l'ennemi, ou dans les directions par lesquelles il peut s'approcher à la faveur d'un pays couvert. Derrière ces détachements de cavalerie doit régner une ligne continue de sentinelles, des petits postes, des grand'gardes; enfin, sur les avenues principales, doivent se trouver des réserves d'infanterie avec une pièce d'artillerie destinée, s'il y avait lieu, à battre cette avenue et à prévenir de l'approche de l'ennemi. A la nuit, la cavalerie se retire pour reprendre son service le lendemain à la pointe du jour.

Je désire que vous appliquiez ce système de surveillance et de garde à votre corps d'armée et qu'il se relie dans ces conditions de la manière la plus complète avec le corps ou les corps d'armée qui vous avoisinent.

Pour cet ensemble, une entente constante entre les chefs d'états-majors généraux des corps juxtaposés est nécessaire.

Il est non moins nécessaire que, dans chaque division, un officier supérieur soit chargé, en permanence, de l'inspection des grand'gardes, petits postes, sentinelles d'infanterie, postes et vedettes de cavalerie de la division et de leur raccordement avec la division voisine.

Je vous recommande encore l'observation de cette précaution importante que la position des petits postes et des grand'gardes d'infanterie doit être autre la nuit que le jour. C'est le plus sûr moyen de déjouer les surprises de l'ennemi.

Personne n'ignore que la manière de se garder laisse beaucoup à désirer dans l'armée française. Je compte sur votre concours pour qu'à l'avenir il en soit autrement vis-à-vis d'un ennemi qui se distingue par son service d'avant-postes.

Sous ce rapport, le chapitre VIII de l'*Ordonnance sur le service en campagne* renferme cependant les instructions les plus précises et les plus étendues.

Je vous recommande de faire réunir fréquemment les officiers et sous-officiers de vos régiments et de faire lire, dans ces réunions auxquelles assisteront les officiers supérieurs, ce chapitre VIII, le général de brigade commentant ce qui s'appliquerait plus particulièrement à la situation. .. NAPOLÉON.

Valeggio, 4 juillet, 9 heures 10 minutes du matin.

« L'armée française, augmentée du corps du prince Napoléon, va se porter sur Vérone. En attendant, une partie de l'armée sarde commence le siége de Peschiera.

« L'empereur Napoléon ayant renvoyé sans échange les officiers autrichiens et ayant demandé un échange de prisonniers, un parlementaire est venu hier au quartier impérial annoncer que l'empereur d'Autriche renverrait aussi sans échange les prisonniers français blessés, dès que leur état leur permettra d'être transportés, et qu'il était également disposé à faire un échange de prisonniers. »

———

Dans le but de faciliter aux corps de troupes en campagne l'envoi des renseignements qu'ils doivent fournir au Ministre de la guerre, après chaque affaire, sur les pertes en hommes tués, blessés ou disparus, et afin de donner à ces renseignements un mode uniforme et régulier, il a été envoyé à chacun de ces corps un certain nombre d'exemplaires d'états imprimés, réglés d'avance, contenant des colonnes indicatives des numéros matricules, noms et prénoms, grade, date et lieu de naissance, etc., pour chacune des catégories suivantes :

1° Militaires tués ou blessés ;

2° Militaires tombés au pouvoir de l'ennemi ;

3° Militaires disparus ;

4° États rectificatifs ou complémentaires.

L'envoi exactement fait de ces documents importants mettra le Ministre de la guerre en situation de fournir aux familles des informations toujours impatiemment attendues.

———

Rapport de S. A. I. le Prince Napoléon, commandant le 5ᵉ corps de l'armée d'Italie, à l'Empereur.

Quartier général à Goito, 4 juillet.

Sire,

Jusqu'à ce jour, la mission du 5ᵉ corps, dont Votre Majesté a daigné me confier le commandement, a été politique et militaire.

Seule, la division d'Autemarre, retenue à l'armée de Votre Majesté, a été assez heureuse pour qu'un de ses régiments, le 3ᵉ de zouaves, engagé avec l'ennemi, se couvrît de gloire à Palestro. Un autre, le 93ᵉ, a eu aussi le bonheur de combattre à Montebello.

Le 5ᵉ corps, en se réunissant en Toscane, avait pour mission politique :

1° De maintenir ce duché dans la ligne de conduite tracée par Votre Majesté, c'est-à-dire de ne pas laisser dégénérer l'expression du sentiment patriotique, et surtout d'organiser militairement toutes les ressources que l'on pouvait tirer de ce pays, ainsi que des duchés de Parme et de Modène ;

2° De contraindre, par la présence du drapeau français sur les frontières de la Romagne, le gouvernement autrichien à observer strictement la neutralité dans les États du pape ;

3° De garantir les habitants contre un retour offensif de l'Autriche et de leur permettre de faire éclater sans entrave l'expression de leur sympathie pour la cause de l'indépendance italienne et de leur reconnaissance pour les bienveillantes intentions du gouvernement de Votre Majesté.

La mission militaire du 5° corps était :

1° D'empêcher un corps autrichien de faire une pointe sur la Toscane et de priver l'ennemi des précieuses ressources de l'Italie centrale ;

2° De menacer le flanc gauche de l'armée autrichienne en compromettant ses lignes de retraite et de hâter son abandon des duchés de Parme et de Modène dès après la première victoire de l'armée alliée.

Ces divers buts ont été atteints heureusement, et sans coup férir, par la présence seule à Livourne, à Florence, aux débouchés des Apennins, des troupes du 5° corps.

1° Au point de vue politique :

La Toscane a joui de la plus grande tranquillité sans que sa liberté fût troublée. Sous la protection du drapeau français, l'armée toscane, désorganisée après le 27 avril, a pu se réorganiser assez vite pour qu'aujourd'hui elle donne au 5° corps un appoint de 8 à 10,000 soldats armés, équipés et prêts à se mesurer avec l'ennemi ; pour qu'une division de volontaires, aux ordres du général Mezzacapo, s'organise également à Florence, sans que le pays soit privé du régiment des gendarmes toscans, fort de 2,000 hommes, et suffisant pour maintenir la tranquillité ; en outre, la neutralité n'a pas été violée par l'ennemi dans les États pontificaux.

Enfin, l'enthousiasme qui s'est produit dans tous les lieux parcourus par le 5° corps, depuis le jour de son débarquement à Livourne jusqu'à celui de sa jonction avec l'armée de Votre Majesté ; les ovations qu'il a reçues, lui et son chef, à Livourne, à Florence, à Lucques, à Massa, à Parme et dans toutes les localités, petites ou grandes, où il a dû s'arrêter, sont un témoignage authentique et qui ne saurait manquer de produire un effet moral considérable.

2° Au point de vue militaire :

La présence du 5° corps en Toscane, ou plutôt d'une division d'infanterie, d'une brigade de cavalerie et de neuf batteries, a retenu les corps autrichiens qui, des bords du Mincio, semblaient prêts à se jeter sur les riches plaines qui avoisinent la rive droite du Pô ; la présence de ce corps, prêt à déboucher sur l'armée autrichienne, a imprimé à cette armée une crainte assez vive pour qu'elle se soit hâtée, dès après la bataille de Magenta, d'abandonner Ancône, Bologne et successivement toutes les positions sur la rive droite du Pô, faisant sauter des ouvrages qui avaient coûté beaucoup de temps et d'argent.

Tels sont, Sire, les résultats qui ont été la conséquence de l'envoi, par Votre Majesté, du 5e corps en Toscane et dans les duchés. Il me reste à faire connaître en peu de mots à Votre Majesté les opérations, malheureusement jusqu'à ce jour toutes pacifiques, de la partie de ce corps réunie en Toscane.

Le 12 mai dernier, la presque totalité de la 1re division du 5e corps (division d'Autemarre) débarquait à Gênes.

Je me trouvais moi-même dans cette ville avec une partie de mon état-major.

Le 14, le 3e de zouaves, de la division d'Autemarre, est envoyé à Bobbio.

Le 17, le 5e corps, moins la division d'Autemarre, reçoit de Votre Majesté l'ordre de se rendre à Livourne, où doivent être transportés directement de France les troupes de la 2e division (Ulrich) arrivant de Paris. La brigade de cavalerie légère du général Lapérouse reçoit également l'ordre de s'embarquer pour Livourne, tandis que la division d'Autemarre est détachée provisoirement du 5e corps au 1er corps à Voghera.

Le 23 mai, je débarquai à Livourne, où ne tardaient pas à se concentrer la 2e division, la brigade de cavalerie, l'artillerie divisionnaire, l'artillerie de réserve et le parc arrivant de France.

Le 31 mai, je transportais mon quartier général à Florence ; la 1re brigade de la 2e division, la cavalerie, l'artillerie et tous les services administratifs se concentraient dans cette ville, tandis que la 2e brigade se portait de Lucques à Pistoja, occupant par des postes avancés tous les débouchés des Apennins et le nœud des routes. Le général toscan Ulloa portait, sur mon ordre, la brigade organisée de sa division également aux débouchés principaux de la Romagne.

Le 12 juin, le but politique que Votre Majesté voulait d'abord et avant tout atteindre par la présence du 5e corps étant accompli, il me fut permis de commencer mon mouvement pour rallier la division d'Autemarre et me joindre à l'armée de Votre Majesté.

Tandis que je dirigeais la division toscane sur Parme, par le duché de Modène et par la route du col de l'Abetone, je fis marcher les troupes françaises de Lucques à San Marcello et à Florence, par Massa, Pontremoli et Parme.

Cette marche de seize jours, effectuée dans des conditions atmosphériques souvent peu favorables, m'a permis de constater la vigueur et l'excellente discipline des troupes de Votre Majesté.

La division Ulrich (14e bataillon de chasseurs, 18e, 26e, 80e et 82e de ligne), les 6e et 8e hussards de la brigade Lapérouse, l'escadron des guides toscans que j'ai joint à notre cavalerie, les neuf batteries divisionnaires ou de la réserve, les deux batteries du parc du 5e corps ont dû marcher sous une température très-élevée, et plusieurs fois ces troupes ont eu à supporter de violents orages qui ont grossi les torrents et présenté certaines difficultés.

L'état sanitaire s'est maintenu dans les conditions les plus favorables, et je n'ai eu qu'à me louer de la discipline parfaite maintenue dans tous les corps par les chefs et les officiers.

Le contact avec les populations n'a donné lieu à aucune plainte.

Le passage du Pô à Casal Maggiore, à 12 kilomètres de Mantoue, ainsi que la construction du pont de bateaux, ont été des opérations faites avec intelligence, activité et zèle.

Les troupes que j'amène à Votre Majesté et qui opèrent aujourd'hui avec l'armée principale, à Goito, seront dignes, je n'en doute pas, de celles qui, plus heureuses, ont déjà battu l'ennemi.

Le Prince commandant le 5e corps de l'armée d'Italie,
NAPOLÉON (Jérôme).

Rapport sur le service des hôpitaux de Milan.

Milan, 4 juillet. — M. le médecin en chef de l'armée,

L'état sanitaire se maintient toujours dans des conditions aussi satisfaisantes que possible. Si la mortalité a paru sévir sur les amputés, il faut en attribuer la cause au grand nombre d'amputations de cuisse qui ont été pratiquées, opérations dont les suites sont si souvent funestes.

M. Fondrevaye, commandant de zouaves, amputé de la jambe, donne quelques espérances.

M. le comte Grammont continue à bien se trouver de ses tentatives de marches. La gêne diminue de jour en jour.

M. le lieutenant-colonel Rey, du 33e de ligne, — poitrine traversée par une balle, — est toujours en danger et son état ne donne point d'espoir.

M. le général Douay, que j'ai fait loger chez Mme la marquise Trivulzio, est atteint d'un coup de feu au pied gauche; la balle, ressortie, a frappé sur l'extrémité supérieure du 4e métatarsien, qui ne présente pas d'esquilles mobiles. La blessure a déjà été vue par MM. Isnard et Fenin. L'usage de la glace a fait tomber les accidents qui commençaient à se déclarer, la chaleur et la sensibilité locales sont rentrées dans d'assez bonnes conditions.

Je remercie M. le médecin en chef de vouloir bien me conserver à Milan MM. Catteloup et Ganderax, en raison de l'expression pathogénique de la saison, les affections internes pouvant d'un moment à l'autre devenir pédominantes. Je dois cependant prévenir M. Larrey que depuis quelques jours la santé de M. Ganderax s'altère d'une manière notable. Ganderax présente tous les caractères d'une affection du cœur, c'est l'avis unanime; les pieds et les jambes sont œdématiés. Aussitôt que Ganderax sera décidé, et il faut qu'il le soit promptement, je prierai le général de le laisser partir d'urgence. J'aurai l'honneur de vous rendre compte de la mutation aussitôt qu'elle aura lieu.

La ville de Côme a été explorée par M. Fropo, médecin-major; on pourra y recevoir environ 1,200 évacués. L'impulsion médicale et chirurgicale française me paraît assurée par une visite de vingt-quatre heures, renouvelée deux fois par semaine par M. Fropo, qui a organisé ce service.

M. Reeb, médecin aide-major à Vigevano, a aussi de son côté bien organisé le service dont il était chargé. Revenu à Milan, M. Reeb conduira tous les quatre à cinq jours une évacuation sur ce point.

M. Molard, médecin principal, continue à s'occuper des fiévreux à Monza, et à y assurer la thérapeutique française. M. Molard reste néanmoins chargé de service à Milan.

M. Miche, médecin aide-major, est parti pour Lodi, à l'effet d'y reconnaître la possibilité et les ressources d'un service hospitalier, de même qu'il a été fait à Monza, Côme et Vigevano.

Le rapport ci-joint de M. Fropo indique le degré d'activité que nous mettons tous dans le service des évacuations. Les départs ont toujours lieu le matin à cinq heures pour Vigevano, à dix heures pour Novare.

Le mouvement de ce jour ne donne plus que 3,512 Français malades à Milan. Il faut avouer que nous n'aurons plus bientôt que les non-transportables, et nous serons forcés de ralentir les évacuations.

Quand le service chirurgical laisse à désirer dans quelques hôpitaux — en général les plus éloignés du centre — je m'y transporte à six heures du matin avec deux aides-majors; et avec tous les égards possibles envers nos confrères italiens, nous faisons quelques pansements.

Ce moyen, appliqué avec réserve, réveille le zèle des tièdes et sert d'exemple à ceux qui peuvent en avoir besoin; tout le monde s'en trouve bien.

CUVELLIER, médecin en chef des hôpitaux de Milan.

Au grand quartier général à Valeggio, 4 juillet. — M. le médecin en chef de l'armée,

J'ai l'honneur de vous informer que, sur la demande d'urgence qui m'a été faite par M. le sous-intendant militaire de Brescia, je l'ai autorisé à retenir jusqu'à nouvel ordre MM. Melgrani, Guederdoni et Perimono, médecins sous-aides requis, qui avaient déjà rendu des services dans la place.

Je regrette que ces messieurs soient arrivés jusqu'à Brescia, puisque j'ai prescrit, sur votre proposition, de garder à Gênes et à Turin les jeunes médecins jusqu'à ce qu'ils y aient été exercés pendant le temps nécessaire au service hospitalier.

PARIS, intendant général de l'armée.

Valeggio, 4 juillet. — M. le médecin en chef de l'armée,

J'ai l'honneur de vous prier de me faire connaître quel est le personnel que vous vous proposez d'attacher à Valeggio, d'après les considérations dont je vous ai fait part hier. La crainte où je suis d'être surpris par les événements me fait vivement désirer de tout organiser sans le moindre retard.

M. l'intendant de Cambis annonce l'arrivée à Gênes, aux dates du 30 juin et 1er juillet, de sept aides-majors de 1re classe ; un seul de ces médecins a été retenu à Gênes, les autres ont reçu l'ordre de continuer sur le grand quartier général.

Il y a à Novare, d'après la dernière situation qui m'est parvenue et qui porte la date du 1er juillet, trois médecins militaires. Il est resté à Castiglione deux médecins principaux, deux aides-majors, trois requis. Il me semble qu'on pourrait, sans inconvénients, retirer de Novare un médecin-major, et de Castiglione un médecin principal, sauf, sur ce dernier point, à réduire encore d'après les éventualités.

Le dernier état de situation du personnel médical, envoyé par le ministre, étant nécessaire à M. l'intendant général, je vous serai obligé de me le renvoyer ce soir ou demain, après y avoir fait consigner les mutations qui sont à votre connaissance.

DE LAVALLETTE, sous-intendant militaire.

Grand quartier général, Valeggio, 4 juillet. — M. l'intendant général,

Six boîtes de charpie et de compresses dites carbonifères ont été adressées à l'Empereur pour le pansement des plaies suppurantes.

Sa Majesté m'a chargé d'en faire la répartition, et j'ai l'honneur de vous faire parvenir ces boîtes, qui doivent être distribuées, par les soins de l'administration, non dans les ambulances, mais dans les grands hôpitaux, tels que ceux de Gênes, Alexandrie, Turin, Novare, Milan et Brescia.

MM. les médecins en chef de ces hôpitaux me feront connaître plus tard le degré d'utilité de ces moyens de pansement.

Baron LARREY, médecin en chef de l'armée.

Gênes, 4 juillet. — M. le médecin en chef de l'armée,

Un seul officier de santé est arrivé de France à Gênes le 3 juillet. C'est M. Lenoir, chirurgien sous-aide, venant de Paris ; je l'ai attaché à l'hôpital du collége. L'intendant militaire de Gênes m'a demandé hier quatre sous-aides pour les hôpitaux d'Alexandrie ; ils ont reçu immédiatement l'ordre de partir pour cette destination.

Le recrutement des sous-aides de Marseille a été des plus déplorables au double point de vue physique et intellectuel, et je crois ce fait assez sérieux pour devoir être signalé au ministre.

En revanche, nous venons de recevoir quelques jeunes gens attachés précédemment aux hôpitaux militaires de Paris et de Vincennes et qui ont été désignés pour cela sans concours préalables.

BOUDIN, médecin en chef des hôpitaux de Gênes.

Valeggio, 4 juillet. — M. le médecin en chef de l'armée,

D'après la demande de M. le général Rose, commandant supérieur de Valeggio, il serait nécessaire d'attacher un médecin au service de la place. En conséquence, je vous prie de vouloir bien désigner un médecin et de lui donner l'ordre de se rendre auprès du général Rose pour prendre ses instructions.

DE LAVALETTE, sous-intendant militaire.

Alexandrie, 4 juillet. — M. le médecin en chef de l'armée,

Nous attendons avec impatience le personnel que vous m'annoncez. Il nous est arrivé de Gênes deux infirmiers-majors. Désormais, nous tâcherons de ne mettre dans les hôpitaux sardes, excepté dans celui dirigé par M. Restelli, que des maladies ou des lésions chirurgicales légères, et je ferai tous mes efforts pour éviter ce que j'ai vu avec tant de douleur au collége national et au séminaire.

CAZALAS, médecin en chef des hôpitaux d'Alexandrie.

---

5 JUILLET. — *Armée française.* — Le 5e corps rejoint le grand quartier général.

Armée piémontaise. — La 3e division se porte au nord de Peschiera sur le bord du lac de Garde.

Armée autrichienne. — Aucun mouvement important,

5 juillet. — La 2e division du 5e corps a perdu, le 5 juillet, après son arrivée au bivouac, à la droite de Valeggio, vingt et un hommes asphyxiés par la chaleur; un artilleur égaré a succombé par la même cause après avoir reçu les soins du médecin-major du 26e de ligne. BOYREAU, médecin-major.

Valeggio, 5 juillet. — M. le médecin en chef de l'armée,

Le général Martimprey est fort ému de la disposition qui a rappelé de Novare le médecin aux soins duquel son frère avait été confié.

Faites-moi savoir si cette mutation a été effectivement ordonnée et comment il serait possible d'y porter remède. PARIS, intendant général.

45

Palais de Saint-Cloud, 5 juillet. — M. le médecin en chef de l'armée,

Depuis l'envoi que je vous ai fait de 1,500 kilogrammes de charpie et de linge à pansement, le ministre de la guerre m'a fait connaître qu'il était très-important, à divers points de vue, et surtout en raison des manutentions que le linge a à subir pour être converti en pièces à pansement, que tous les dons offerts fussent centralisés dans les mains de l'administration de la guerre. J'ai dû me conformer à cette disposition et, par suite, je me trouve dans l'impossibilité de vous faire un second envoi de linge comme je vous l'avais promis.

Mais j'informe le ministre des besoins que vous pressentez pour votre service, et je ne doute pas que Son Excellence ne s'empresse de donner des ordres pour qu'il y soit pourvu.

Je saisis cette occasion pour vous renouveler, mon cher baron, etc., etc.

ROLIN, général de division, adjudant général du palais.

A bord du *Sully*, Gênes, 5 juillet. — M. le médecin en chef de l'armée,

La bienveillance dont vous m'avez honoré et le vif intérêt que vous portez aux blessés de l'armée d'Italie m'engagent à vous informer que je suis chargé du service de santé du paquebot-hôpital *le Sully*, commandé par M. Daguerre, qui, pendant la guerre d'Orient, a fait le transport des malades de Kamiech à Constantinople.

Le Sully appartient aux messageries impériales et a, pour les blessés ou malades, cent trente-trois lits placés dans deux salles parfaitement aérées, ventilées au besoin et ayant un plancher ciré. Toutes les précautions sont prises pour que le transport, même de très-nombreux malades, ne finisse pas par donner lieu à une infection miasmatique.

Vingt officiers pourront être logés dans une belle dunette où se trouve aussi une chambre fort élégante destinée à un officier supérieur.

L'intendance militaire doit mettre dix infirmiers à ma disposition; en outre, j'ai trois hommes fournis par la compagnie des messageries impériales, et de plus, la certitude de voir tous les officiers du *Sully* s'empresser de faciliter l'accomplissement de mes devoirs.

Je ne puis terminer ma lettre, Monsieur le baron, sans vous exprimer ma satisfaction de ce que vous n'avez pas été blessé à Solférino.

A Marseille, anciens légitimistes ou républicains ne peuvent se dispenser de répéter chaque jour : l'Empereur est l'homme aux connaissances universelles. Pour montrer son aptitude à tout, pour prouver que personne ne devra plus s'étonner au récit de ses divers actes, un portefaix marseillais a dit, mais en patois plus expressif que cette traduction : « Lorsque l'Empereur viendra parmi nous, je l'inviterai à venir déjeuner au bastidor, je le prierai de faire la bouillabaisse, et celle qu'il fera sera meilleure que celles que nous avons faites jusqu'à ce jour. »

Le 8, je partirai pour Marseille.   CRUCHET, médecin-major.

Grand quartier général, Valeggio, 5 juillet.—M. le médecin principal Salleron, à Turin.

L'état sanitaire de Turin et la situation de nos malades m'inquiètent beaucoup d'après votre rapport du 29.

Je regrette bien que le choix des établissements pour dépôt de convalescents ou autres ait été fait sans votre participation ou sans votre conseil ; c'était le cas de m'en instruire à temps, afin que je puisse à mon tour en rendre compte à l'intendant général.

Veuillez me dire, je vous prie, si deux médecins traitants ne pourront pas suffire aux besoins de votre service, l'un pour la médecine, l'autre pour la chirurgie, et je ferai en sorte de vous les envoyer dans le plus bref délai.

Les médecins requis ne doivent être employés comme médecins traitants qu'à défaut de médecins militaires, auxquels nous devons légitimement réserver les premières places et par conséquent les chances de proposition pour des récompenses.

Recherchez encore, je vous prie, les causes d'insuccès des opérations chirurgicales à Turin et des accidents purulents surtout, en y remédiant par les ressources de thérapeutique et d'hygiène que vous suggérera votre expérience. Je vais signaler à M. l'intendant général quelques-uns des désidérata que vous m'exprimez dans votre rapport, pour qu'il puisse faire intervenir sa haute autorité.

Je vous prie, M. le médecin principal, de m'entretenir plus souvent de l'état sanitaire des hôpitaux de Turin, de l'exécution si importante des évacuations et de tous les besoins du service médical.

Baron LARREY, médecin en chef de l'armée.

Grand quartier général, Valeggio, 5 juillet. — M. l'intendant général,

Un rapport de M. Salleron, médecin en chef des hôpitaux de Turin, me signale l'insuffisance des infirmiers pour les besoins du service, et certaines conditions défavorables de l'état sanitaire résultant de cette situation.

M. Salleron me dit, par exemple, que les infirmiers-majors sont de simples soldats infirmiers sans habitude du service et la plupart sans intelligence.

J'ai l'honneur, M. l'intendant général, de vous faire connaître cette situation, qui pourra vous être mieux exposée sans doute par M. l'intendant divisionnaire de Turin.

Baron LARREY, médecin en chef de l'armée.

Milan, 5 juillet. — M. le médecin en chef des hôpitaux de Milan,

Une évacuation de malades sur Monza devait avoir lieu aujourd'hui comme par le passé, et des ordres avaient été donnés à cet égard. A 3 heures, j'étais à la gare ainsi que tous mes malades. L'heure venue et ne voyant aucune disposition, j'ai été aux informations et j'ai appris que le train pour Monza ne partira qu'à

6 heures. Me voilà donc obligé de laisser mes malades couchés sur le sol et exposés au soleil pendant trois heures.

Ce n'est pas tout : les voitures prêtes à Monza pour recevoir ces malades n'attendront pas et ne seront plus là quand les malades arriveront.

Faut-il vous rappeler que déjà, le 1er juillet, à Monza, il y avait des voitures sans arrivée de malades, et le 3, des malades et pas de voitures? Cette situation n'est pas acceptable avec les exigences du service de Milan ; on perd un temps précieux qui pourrait être si utilement employé, si nous avions la direction de ces mouvements. MOLARD, médecin principal.

Milan, 5 juillet. — M. le médecin en chef des hôpitaux de Milan,

L'état général des amputés n'est point satisfaisant. La résorption purulente se montre à Fratelli. Sur cinq décès depuis deux jours, il y a quatre amputés. Je n'ai constaté aucun cas de typhus ; j'établis ce fait parce que les médecins italiens prononcent très-souvent ce mot, soit qu'ils aient affaire à des résorptions purulentes ou à des fièvres typhoïdes proprement dites, soit même à des fièvres rémittentes compliquées d'accidents gastriques. Les trois blessés atteints de tétanos à la maison de correction sont morts. Le traitement par la morphine, fort en usage ici, et à la dose de deux décigrammes par jour, n'a pas réussi et n'a jamais amené de rémission complète. FROPO, médecin-major.

Castelnuovo, 5 juillet. — M. le médecin en chef de l'armée,

Depuis l'ouverture de la campagne, les médecins des régiments se plaignent de n'avoir reçu de la pharmacie centrale aucun des médicaments qu'ils ont demandés et dont ils ont grandement besoin en ce moment. Je vous signale de nouveau comme une superfluité regrettable, vu nos besoins dans les divers services, la présence de trois médecins au parc de réserve de l'artillerie du 1er corps. CHAMPOUILLON, médecin en chef du 1er corps.

Oliosi, 5 juillet. — M. le médecin en chef de l'armée,

J'ai reçu, le 4 juillet, votre lettre du 30 juin me prescrivant de diriger sans retard sur le grand quartier général trois médecins de mon ambulance. J'ai communiqué votre ordre à M. l'intendant Wolf, qui m'a dit s'opposer formellement au départ d'aucun des médecins du 4e corps, et que si je passais outre, il en référerait au maréchal Niel. Que faire? FENIN, médecin en chef du 4e corps.

Situation générale des principaux hôpitaux français en Italie, indiquant le nombre de malades ou de blessés à la date du 5 juillet 1859.

LOCALITÉS.	NOMBRE D'HOPITAUX.		NOMBRE DE MALADES ou DE BLESSÉS.		TOTAL.	OBSERVATIONS.
Suze.	Sardes	1	Français. 55 Autrichiens. 46		101	
Torin.	Français.	4			1,000	
Gênes.	Français. 5 Sardes { militaires. 1 } 3 { civils. 1 } { Savone (*). 1 }	8	1,899 223 33 222		2,377	(*) Circonscription de Gênes.
Alexandrie.	Français. 5 Sardes. 2 Autrichiens. 1	8	Français. 295 Français. 39 Autrichiens. 64		398	
Vercelli.	Sardes	3			64	
Novare.	Milanais.	3			204	
Milan.	Français. 15 Milanais. 3 Autrichiens. 1	19	Français. 3,317 Piémontais. 1,065 Autrichiens. 1,690		6,072	
Brescia	Milanais.	6	Français. 2,844 Autrichiens. 609		3,453	
Montechiaro.	Milanais.	7	Français. 596 Piémontais. 4 Autrichiens. 37		637	
Castiglione.	Français.	2	Français. 244 Autrichiens. 25		266	
Carpenedolo.	Français.	1	Français		204	
Valeggio.	Français.	7	Français. 136 Autrichiens. 72		208	
Crémone.	Lombards.	14	Français. 1,844 Italiens. 2 Autrichiens. 1,157		3,000	
Plaisance.					1,068	
Livourne.	Toscans.	2			250	
Pistoja.	Toscans.	2			20	
Florence.	Toscans.	1			10	
Lucques.	Toscans.	1			6	
Parme.	Toscans.	1			150	
	Total.				19,188	
	A déduire :		Piémontais. 1,071 Autrichiens. 3,750 } 4,821		4,821	
	Reste.				14,667	

6 J̲uillet̲. — *Armée française.* — (Pendant la nuit, ouragan épouvantable).
Le 5ᵉ corps se porte à la droite du 4ᵉ. La division de cavalerie du 1ᵉʳ corps rallie
le grand quartier général impérial.

Le général Fleury, porteur d'une lettre de l'empereur Napoléon pour l'empereur d'Autriche, part à 7 heures du soir de Valeggio, dans une voiture de poste,
pour se rendre à Vérone, où il arrive dans la soirée, et est reçu par l'Empereur, qui
désire réfléchir et ne répondre que le lendemain.

Arrivée à Lossini du corps expéditionnaire, sous les ordres du général de
Wimpffen, qui doit opérer contre Venise. Ce corps se compose de deux compagnies
du 13ᵉ bataillon de chasseurs, un bataillon du 3ᵉ de ligne et deux bataillons du
9ᵉ de ligne.

ORDRE DE MOUVEMENT.

Au grand quartier général de Valeggio, 6 juillet.

Le siége de Peschiera est une opération à laquelle j'attache un grand intérêt,
mais il est clair que nous ne pouvons le faire avec sécurité que lorsque nous aurons
repoussé une attaque des Autrichiens. D'après les renseignements qui m'arrivent,
il est très-probable que nous serons attaqués demain, de front et de flanc, par
l'armée sortie de Vérone et par une autre, venant du haut Adige.

Déjà les Autrichiens ont occupé ce matin Pastrengo. Il est donc utile que
demain, dès le lever du jour, les troupes prennent les positions suivantes, car si
nous sommes attaqués, nous serons prêts à recevoir l'ennemi, et si nous ne sommes
pas attaqués, cette prise d'armes servira à faire connaître à chacun la place qu'il
doit occuper.

Dès aujourd'hui les troupes occupent les positions suivantes :

Le maréchal Baraguey, avec deux divisions sardes, Castelnovo ;

Le maréchal Niel, Oliosi ;

Le prince Napoléon, Salionze ;

Le maréchal de Mac-Mahon, Santa Lucia ;

Le maréchal Canrobert et la garde, Valeggio ;

Les Toscans, qui sont à Goito, iront ce soir prendre position à Volta ;

La division Desvaux viendra s'établir sur la droite du Mincio, sur l'emplacement qu'occupait naguère la cavalerie de la garde, prête à passer les ponts.

Demain, à 3 heures du matin, le corps d'armée du maréchal Canrobert se
mettra en bataille dans la plaine, en appuyant sa droite à Valeggio, sa gauche vers
les collines près de Venturelli. La garde impériale sera en réserve derrière, la droite
à Valeggio, la gauche vers Fornelli. La cavalerie de la garde sera massée en arrière
de l'infanterie.

La cavalerie Desvaux sera en arrière de la droite de la 1re ligne d'infanterie du maréchal Canrobert.

Le maréchal de Mac-Mahon couvrira les hauteurs qui sont devant lui.

Le maréchal Niel fera de même.

Le maréchal Baraguey-d'Hilliers se mettra en bataille à Castelnovo en faisant face du côté de Pastrengo, les deux divisions sardes occupant, à droite et à gauche, les positions que le maréchal jugera les plus convenables.

Le prince Napoléon se portera avec son corps d'armée par les sentiers qui, de Salionze, vont rejoindre la grande route de Castelnovo ; il massera ses divisions en arrière de la grande route, prêtes à se porter soit à droite, soit à gauche, soit en avant, pour soutenir les corps qui en auraient besoin.

Si, comme je le suppose, l'ennemi attaque à la fois de tous les côtés, il sera faible partout. En le voyant repoussé dans la plaine du côté de Valeggio, le maréchal Canrobert se porterait vers Custozza, à droite, tandis que le maréchal de Mac-Mahon se porterait à gauche vers le même lieu.

Le maréchal Niel devra se porter sur San Giorgio pour y soutenir la droite du maréchal Baraguey, et de là, si l'attaque a été repoussée, sur Sona, tandis que les maréchaux de Mac-Mahon et Canrobert se porteraient sur Somma Campagna.

Le maréchal Baraguey, s'il a pu repousser l'ennemi, le poursuivra vers Pastrengo. On n'emportera aucun bagage. Les bidons seront pleins d'eau mêlée d'eau-de-vie ; on laissera un faible bataillon à la garde des camps. Les hommes prendront leurs sacs, dans lesquels il n'y aura que du biscuit et des cartouches. Tous laisseront leurs capotes au camp et n'auront que la veste.

Dès que l'ennemi paraîtra, on commencera le feu de l'artillerie. — Les lignes d'infanterie seront disposées, quand le terrain le permettra, alternativement en bataillons déployés et en bataillons en colonnes doubles. On évitera des tirailleries inutiles, et, pendant que les bataillons déployés feront un feu de file, les autres battront la charge et aborderont l'ennemi à la baïonnette.

NAPOLÉON.

Valeggio, 6 juillet.

Monsieur le Président du Conseil de santé des armées.

Cher et très-honoré Président,

Permettez-moi de commencer cette longue lettre par des remerciements au Conseil, dont vous avez bien voulu m'adresser les obligeantes félicitations, et de vous faire connaître dans quelle circonstance mon cheval a été atteint d'un coup de feu à Solférino.

L'Empereur s'était avancé, vers 5 heures, jusque sur les plateaux dont venait de s'emparer notre artillerie, et je me trouvais assez près de Sa Majesté, lorsque je ressentis une sorte de commotion dont je ne me rendis pas compte. « Mettez vite pied à terre, me cria-t-on de divers côtés ; votre cheval est blessé, il perd son sang et va tomber. » Il avait en effet reçu dans le poitrail un gros projectile, car une large plaie donnait issue à un tel écoulement de sang, que le pauvre animal semblait prêt à s'affaisser sur lui-même. Je m'improvisai aussitôt chirurgien vétérinaire, et saisissant avec force l'épaisseur des lèvres de la plaie, je les comprimai assez pour arrêter l'hémorrhagie, et je substituai immédiatement à la compression une suture grossière mais solide. Le cheval resta sur ses jambes, fut ramené au petit pas, à la fin de la journée, et si heureusement soigné ensuite, qu'il s'est rétabli peu à peu et se trouve aujourd'hui complétement guéri, sauf l'extraction du projectile perdu dans le poitrail. L'Empereur, qui avait eu la bonté de me faire un compliment lorsqu'il vit mon cheval aussi grièvement blessé, croyait à peine à sa guérison.

Voilà, cher et honoré Président, le simple fait en lui-même ; pardonnez-moi de vous l'avoir rapporté trop longuement peut-être.

J'ai hâte de vous dire maintenant que tous les officiers de santé présents, malheureusement en trop petit nombre, aux ambulances et aux régiments, le jour de la bataille de Solférino, ont partout déployé un zèle, un dévouement et une activité dignes des plus belles traditions de notre histoire et au-dessus des plus grands éloges.

Et ce n'est pas seulement le jour même, sur le terrain de l'action ou dans les ambulances de première ligne, que les nôtres se sont bien montrés, c'est la nuit, c'est le jour suivant, partout où il y a eu des blessés, c'est-à-dire dans tous les villages, dans toutes les fermes disséminées sur ce vaste champ de bataille ; c'est surtout ensuite à Castiglione, où affluaient les blessés, au nombre de 5 à 6,000, les uns trop gravement atteints pour pouvoir être transportés plus loin, les autres évacués aussitôt sur Brescia.

J'avais laissé tout exprès à Castiglione l'ambulance du grand quartier général, sous la direction de M. Bertherand, et j'avais seulement emmené avec moi sur le terrain M. Lecomte, qui s'est multiplié lui-même pour panser un grand nombre de blessés isolés sur notre passage.

Les pertes des deux armées ne sont pas encore bien connues et ne peuvent pas l'être comparativement, parce qu'un orage épouvantable, en faisant cesser le feu vers la fin du jour, a permis aux Autrichiens de battre en retraite et d'emporter un grand nombre de leurs blessés. Il nous en est resté cependant quelques milliers, et nos pertes à nous, comprenant les hommes tués, blessés ou disparus, peuvent être évaluées à douze ou treize mille. Comptez-en quatre ou cinq mille pour l'armée piémontaise, et vous aurez un total aussi effrayant que celui des plus grandes batailles du premier Empire.

Je m'empresse d'ajouter cependant qu'il y a un nombre considérable, et pour plus des trois quarts, de blessures légères ou superficielles ; beaucoup même sont déjà guéries. Prises dans leur ensemble et comparées entre les deux armées, les blessures des Autrichiens sont incontestablement plus graves que celles des Français, dont les armes portent plus loin et sont d'un calibre plus fort.

On pense qu'ils ont eu moins d'officiers tués ou blessés que nous, parce que les leurs n'ont presque point de marques distinctives de l'uniforme du soldat, tandis que les nôtres offrent les points de mire de leurs broderies ou de leurs épaulettes.

Nous avons eu trois généraux grièvement blessés : le général Ladmirault, de deux coups de feu, l'un à l'épaule, l'autre à l'aine; le général Dieu, d'un coup de feu au bassin, et le général Auger, atteint à l'épaule par un boulet de six qui est resté dans l'aisselle jusqu'au moment de la désarticulation du bras. Mais le pauvre général a succombé aux complications d'une telle blessure.

Maintenant vont venir, je l'espère, des récompenses bien méritées pour les nôtres, sans compter celles, en petit nombre, qui ont été données depuis le commencement de la campagne. Je viens d'annoter une série de mémoires de proposition pour l'avancement ou pour la croix.

Une question importante est de savoir ce que l'on pourrait faire pour les médecins principaux de 1re classe, pour la plupart depuis longtemps officiers de la Légion d'honneur, et méritant d'être récompensés. Donnez-moi, je vous prie, cher Président, l'avis du Conseil à cet égard.

L'augmentation du personnel médical de l'armée d'Italie n'a pas pourvu cependant aux places vacantes dans les ambulances de la garde impériale. Les nominations sont-elles faites? Je serais bien aise d'avoir une réponse à cet égard.

C'est par omission sans doute que je n'ai reçu ni la composition du personnel de santé des corps de troupes (que M. l'intendant général a eu l'obligeance de me prêter), ni la décision relative aux sous-aides requis.

On a oublié enfin d'envoyer à chaque ambulance divisionnaire la boîte à résection dont le Conseil avait approuvé la demande, dès les premiers temps de la campagne, et qui a bien manqué aux ambulances de Solférino.

Je continue ma lettre déjà bien longue, cher et honoré Président, par l'exposé de l'état sanitaire de l'armée et par l'indication de quelques-unes des mesures que j'ai prises pour assurer partout les besoins du service médical. J'aurais désiré vous envoyer un aperçu complet de l'état sanitaire de l'armée; mais la marche rapide, les mouvements incessants des divers corps; l'imprévu dominant à chaque instant notre situation, ne nous permettait pas de centraliser, à jour fixe et dans tout leur ensemble, les documents relatifs à l'état sanitaire des troupes.

J'ai néanmoins et à plusieurs reprises demandé aux médecins en chef des corps, et notamment aux médecins en chef de nos grands centres hospitaliers, des rapports aussi détaillés que possible. Les premiers, sans cesse soumis à tous les déplacements des corps avec lesquels ils sont campés, n'ont pu m'envoyer que des états fort incomplets, ne me parvenant d'ailleurs que très-irrégulièremert, à cause des embarras de la poste. Moi-même, accompagnant toujours et partout S. M. l'Empercur, je n'ai ni le calme ni le loisir qui seraient nécessaires pour réunir dans un travail général les faits qui exciteraient, à coup sûr, votre intérêt. Ce n'est que plus tard qu'il me sera possible, par exemple, de rassembler, dans un tableau synthétique, les blessures de guerre par catégories de régions avec les opérations qu'elles auront nécessitées.

Aujourd'hui, cher et très-honoré Président, je me bornerai à vous exposer le mouvement sanitaire des hôpitaux, d'après les rapports des médecins placés à leur tête.

Trois grands centres hospitaliers ont été formés dès le début de la campagne : Gênes, Alexandrie et Turin.

A Gênes, nous avons les hôpitaux de San Benigno, du Séminaire, de Saint-Sylvestre, du Collége national, Della-Neve, établissements exclusivement français.

L'Ospedale militare et l'hôpital de Pammatone nous ont ouvert aussi quelques salles.

M. le médecin principal Boudin est à la tête du service médical de cette place.

A la date du 1er juillet, les hôpitaux français de Gênes renfermaient 1,964 malades, outre 200 malades placés dans les salles des hôpitaux sardes.

Le chiffre des entrées pendant le mois de juin a été de 2,144; celui des sorties par billet ou par évacuation a été de 2,725. Vous voyez, par le rapprochement de ces deux chiffres, que le nombre des sorties dépasse celui des entrées. La raison est que les hôpitaux de Gênes perdent relativement de leur importance par l'éloignement de l'armée. Aussi, ai-je dû modérer de ce côté une trop grande tendance à la création de nouveaux hôpitaux.

A Alexandrie, l'hôpital San Stefano, exclusivement français, est très-bien installé. Au 1er juin, il y avait 1,090 malades; au 28 juin, 640 seulement. Cet abaissement du chiffre des entrées reconnaît la même cause qu'à Gênes. Les hôpitaux sardes d'Alexandrie reçoivent aussi dans leurs salles un certain nombre de militaires malades, mais la surveillance générale en est attribuée à M. le médecin principal Cazalas désigné pour la direction médicale de cette place.

A Turin, il y avait, à la date du 20 juin, 1,330 malades. M. Salleron y est chef du service sanitaire.

A Gênes, Turin, Alexandrie, on doit annexer des dépôts de convalescents, dont le principe d'installation me paraît comme à vous d'une grande utilité. Mais de ces trois grands centres, l'armée s'est éloignée par des marches rapides, et tout en les conservant comme derniers termes de nos évacuations, il a fallu chercher ailleurs des ressources hospitalières. Nous les avons trouvées dans quatre grandes places principales, Verceil, Novare, Milan, Brescia, sans compter quelques localités d'une moindre importance et que je mentionnerai plus loin. Verceil, en ce moment, ne compte plus que quelques malades.

Novare, où M. le médecin-major Brun est chef de service, compte encore 400 malades dont 300 Français. Mais ces deux villes ne seront bientôt plus que deux étapes pour nos évacuations par le chemin de fer sur Gênes, Alexandrie et Turin. Il n'en est pas de même de Milan et de Brescia, voisines, la première, de Magenta, la deuxième, de Solférino. C'est là que s'est effectuée la centralisation de nos blessés après ces deux grandes batailles. La création rapide d'hôpitaux très-importants, grâce au concours empressé et patriotique des autorités locales dans ces deux villes, nous a assuré à Milan 7 à 8,000 lits et 5 à 6,000 à Brescia, et j'ai pu, conformément au désir de l'Empereur, y faire donner aux Autrichiens blessés les mêmes soins qu'aux nôtres.

A Milan, la surveillance et la direction du service médical ont été confiées à M. le médecin principal Cuvellier.

A la date du 27 juin, il y avait dans cette ville 4,876 malades ou blessés : 2,220 Français, 557 Italiens, 697 Autrichiens, répartis dans vingt-deux établissements hospitaliers de plus ou moins grande importance. Il y a près de Milan un établissement de convalescents à Monza.

Brescia a son médecin en chef, M. Isnard, que j'ai cru devoir y placer définitivement en vue des éventualités chirurgicales de cette place, car c'est déjà sur cette ville que s'opère en ce moment un grand mouvement d'évacuations par suite de la grande bataille de Solférino. Les dépôts provisoires établis à Castiglione et à Montechiaro y déversent leurs malades.

Outre ces centres principaux, je vous citerai encore quelques établissements secondaires, tels que Savone près de Gênes, Suze, Crémone, dont j'ai assuré le service médical en y plaçant des médecins-majors de 1re classe. Le 5e corps, qui actuellement revient à nous, a dirigé ses malades en partie sur l'hôpital de Livourne, dont M. Philippe, médecin-major, a eu l'organisation et la direction, et sur les salles des hôpitaux italiens de Lucques, Pistoja, Florence.

Deux mots sur notre personnel aux ambulances et dans les corps; il se complète lentement. Quant aux médecins des hôpitaux, vous savez toute leur insuffisance numérique. Les étudiants requis italiens sont fort peu nombreux et, pour le dire en passant, les sous-aides auxiliaires qui nous sont envoyés de France ne nous paraissent pas offrir de sérieuses garanties; quelques-uns même n'ont pas subi les épreuves d'admission.

Mais heureusement nous avons trouvé des auxiliaires dévoués et intelligents dans nos confrères des grandes citées italiennes. Certes, cher et très-honoré Président, il eût été plus avantageux de constituer des hôpitaux avec un personnel exclusivement français, mais il y avait toujours là la difficulté invincible que vous savez : l'insuffisance du nombre. J'ai donc dû mettre à la tête des hôpitaux de chaque grande place un médecin principal chef : MM. Boudin à Gênes, Cazalas à Alexandrie, Salleron à Turin, Cuvellier à Milan, Isnard à Brescia. Ils ont sous leurs ordres plusieurs aides-majors. Ils dirigent et surveillent tout le service; assurent les évacuations et la rentrée directe des malades dans leurs corps ou leur passage préalable dans les dépôts de convalescents.

Ils font modifier le régime alimentaire suivant nos habitudes; leur présence rassure enfin nos malades, qu'ils voient tous les jours. L'intelligence et le patriotisme de nos confrères italiens rend cette situation possible. Eux-mêmes pratiquent bien d'ailleurs la chirurgie; et si, en médecine et même en chirurgie, ils font un grand abus des émissions sanguines, notre intervention suffira, je l'espère, pour les ramener, du moins en ce qui concerne notre pratique habituelle. Quoi qu'il en soit, ils nous sont d'un précieux secours, puisqu'il nous est complétement impossible de confier tous nos services à des médecins français.

Je ne vous donnerais, mon cher Président, qu'une idée imparfaite de notre état sanitaire si je ne vous parlais des évacuations dont j'ai cherché à établir le principe dès le début de la campagne. Partout, j'ai dit aux médecins : faites de la place pour prévenir les redoutables conséquences de l'encombrement. Ces évacuations se sont effectuées avec régularité et avec tous les ménagements nécessaires; elles vont d'ailleurs devenir plus faciles, plus promptes et plus complètes, lorsque le chemin de fer sera prochainement rétabli sur toute la ligne.

Notre état sanitaire est généralement satisfaisant ; chez nos blessés, les complications sont rares, isolées, et, s'il s'est présenté quelques cas de tétanos et de résorption purulente, ce sont des faits fort heureusement isolés. Les plaies à la suite des opérations guérissent généralement bien, comme en font foi les rapports des médecins chefs d'hôpitaux.

Les maladies régnantes sont les embarras gastriques, les dyssenteries de moyenne gravité, les diarrhées, les fièvres intermittentes, quelques affections thoraciques, des affections rhumatismales, la fièvre typhoïde, qui a causé quelques décès, mais qui ne s'est manifestée cependant qu'à l'état sporadique. Je suis heureux de vous signaler cette situation satisfaisante. Espérons qu'elle se maintiendra et que nous n'aurons à combattre aucune de ces terribles épidémies si fatales même aux armées victorieuses.

Baron LARREY, médecin en chef de l'armée.

Valeggio, 6 juillet. — M. le médecin en chef du 1er corps,

Vos remarques sont fort justes sur les moyens de remédier à la fréquence des diarrhées, et déjà j'ai provoqué, tant auprès de l'intendant général qu'auprès du commandement militaire, quelques mesures utiles à cet effet, et je les renouvellerai au besoin dans le sens que vous m'indiquez; mais je vous engage, de votre côté, à obtenir de M. le maréchal Baraguey d'Hilliers toutes les améliorations désirables pour l'état sanitaire de son corps d'armée.

Vous avez raison de prendre des mesures de prévoyance pour l'installation des ambulances du 1er corps, s'il est appelé au siége de Peschiera, mais je vous engage à ne point trop devancer les événements.

Baron LARREY, médecin en chef de l'armée.

Livourne, 6 juillet. — M. le médecin en chef de l'armée,

J'ai l'honneur de vous envoyer le mouvement des malades des hôpitaux militaires de Livourne. Une partie seulement de ces malades occupe le nouveau local (le Reclusorio) que l'administration toscane leur destine. Aujourd'hui, 91 hommes (vénériens et blessés) sont évacués sur cet établissement, de sorte que 35 seulement restent encore à San Antonio (32 fiévreux et 3 officiers). On attend, pour transporter ces derniers, qu'un détachement de l'artillerie toscane qui occupe momentanément le rez-de-chaussée du Reclusorio soit parti pour l'armée.

Conformément à un ordre qui m'a été donné par M. l'intendant du 5e corps, je me suis transporté à Lucques, Pistoja et Florence, pour presser l'évacuation des militaires français qui se trouvaient encore dans les hôpitaux de ces différentes villes.

45 restaient à Lucques ; 6 à Pistoja ; 8 à Florence ; total, 59, auxquels il faut ajouter 4 à Pise ; total, 63.

J'ai fait sortir 36 malades des hôpitaux de Lucques, 4 de ceux de Florence, 4 de ceux de Pistoja ; les malades de Pise et de Florence doivent arriver demain ou après-demain. Il ne restera, par conséquent, plus que 16 malades dans tous les hôpitaux de la Toscane.

J'ai reçu, le 2 courant, deux médecins aides-majors de 1re classe, venant du grand quartier général. M'étant chargé jusqu'à présent de tout le service de la chirurgie (blessés et vénériens), j'ai conservé les blessés, et j'ai réparti entre les deux aides-majors le service des vénériens. Trois médecins toscans font le service dans les salles de fiévreux.

Je viens, à ce sujet, vous renouveler la prière, que je vous avais faite dans ma lettre du 1er courant, de vouloir bien fixer ma position à Livourne par des instructions écrites.

L'administration des hôpitaux de Toscane me presse de très-près pour m'enlever le service, ainsi qu'à mes aides-majors, afin de le donner à des médecins civils. Je persiste à le conserver d'après les instructions que m'a laissées M. l'intendant du 5e corps.   PHILIPPE, médecin-major.

Grand quartier général, Valeggio, 6 juillet. — M. le médecin principal Isnard, à Brescia,

Une plainte grave, signée par le comte Baljarini et un grand nombre de dames de Brescia, a été adressée à l'Empereur contre M. M***, médecin civil italien, auquel j'avais bien voulu confier le soin d'une évacuation de blessés. M. C. Robert, maître des requêtes, en mission près de l'Empereur, m'a transmis cette plainte par ordre de Sa Majesté, qui me charge de lui rendre compte des faits. J'ai besoin de renseignements précis, et je vous prie de vouloir bien me les transmettre dans le plus bref délai, après l'enquête que je vous charge de faire en mon nom.

Je vous autorise d'avance à retirer toute espèce de service à M. M***, s'il a abusé de ma confiance. Baron LARREY, médecin en chef de l'armée.

Grand quartier général, Valeggio, 6 juillet. — M. l'intendant général,

Une caisse de linge et de charpie pour 500 pansements m'a été adressée de Paris par M. le docteur Herpin, vers la fin du mois passé, avec l'autorisation et par l'entremise du ministre de la guerre ; mais cette caisse ne m'est pas encore parvenue, et je ne sais même si elle a été expédiée.

J'ai l'honneur de vous prier, M. l'intendant général, de vouloir bien la faire réclamer lorsque vous en jugerez l'occasion favorable.

Baron LARREY, médecin en chef de l'armée.

Santa Lucia, 6 juillet. — M. le médecin en chef de l'armée,

J'ai l'honneur de vous adresser le mouvement décadaire des corps de troupes et je viens vous rendre compte de l'état sanitaire dans le 2ᵉ corps.

Quelles qu'aient été nos marches et contre-marches de ces derniers jours, et quels que soient nos bivouacs sous un ciel de 35 à 36° ; quelles que puissent être les vicissitudes de l'alimentation des troupes, notre état sanitaire n'offre rien encore de grave ; et, si j'en crois ce que me disait, hier matin, le général Lebrun, il est même meilleur que celui des autres corps de l'armée. Voici, du reste, la situation : du 1ᵉʳ au 3 juillet, nos ambulances divisionnaires ont reçu et évacué 74 malades fiévreux, dont les deux tiers seulement sont atteints de diarrhées et d'embarras gastriques ; quelques rares dyssenteries, des fièvres d'accès, des points pleurétiques complètent le nombre ci-dessus. Il est vrai que le 4, cette proportion s'est accrue, et les bulletins du 5, que je reçois à l'instant, constatent un nouveau progrès. Nous voudrions conserver davantage et évacuer moins, mais le moyen....., les logements nous manquent. Quels abris, pour des malades, que les gourbis, avec un tel soleil !.... Et vous savez que nous n'avons pas de tentes. Il y en a dans les ambulances de la garde et dans quelques autres ; mais c'est bien en vain que depuis longtemps nous en demandons. Si l'on veut que nous puissions fonctionner utilement, qu'on se hâte de nous en envoyer.

Aujourd'hui, cependant, le corps d'armée est en repos. L'alimentation va devenir régulière, le soldat dormira la nuit, fera la sieste; et, grâce aux mesures qui sont prises relativement à l'eau et à la nature des denrées, j'ai lieu d'espérer que la santé des troupes, quant à présent du moins, n'empirera pas. En raison toutefois d'une chaleur inaccoutumée, de sueurs débilitantes et des imprudences que se permet le soldat, en raison surtout de la mauvaise saison qui devient imminente, il est bien évident que toutes les précautions doivent être prises, en vue de conjurer les accidents qui peuvent survenir et qui nous menacent.

Au nombre de ces mesures générales, et dont l'initiative me semble vous appartenir, je regarderais comme de la plus haute importance l'envoi de France d'une quantité considérable de vin pour être distribué, dans l'occasion, au soldat. Je dirai, en passant, qu'il ne s'en distribue pas dans le 2e corps, tandis que, si mes renseignements sont exacts, des distributions ont eu lieu de temps en temps dans quelques autres corps de l'armée. Des distributions d'eau-de-vie, comme correctif de l'eau, sont encore une ressource très-précieuse et qui réclame toute votre sollicitude. S'il y a quelques moyens de prévenir ou d'atténuer les accidents de fièvre grave, que nous ferait craindre un séjour prolongé dans ce pays, c'est assurément dans les secours de cette nature, dans l'abondance et la bonne qualité des aliments qu'il faut les chercher. Quoi qu'on fasse, l'armée ne peut vivre sur ce pays : nous ne nous contentons pas de polenta, ni nos chevaux, de maïs. Et à ce propos, je crois devoir vous signaler la mauvaise qualité du café de distribution. Presque toujours mêlé de grains non mûrs ou complétement avariés, il serait à désirer, non-seulement que la quantité de la ration fût augmentée, comme je l'ai dit déjà, mais que la qualité fût meilleure. Je ne me dissimule pas que les difficultés sont grandes, aussi grandes que la responsabilité qui pèse, dans ces circonstances, sur un médecin en chef d'armée; je ne me dissimule pas ce que vous devez souffrir en présence de certaines lenteurs et de certaines impossibilités; tout ce que vous devez souffrir, par exemple, en voyant tant de blessés et de malades confiés à des soins étrangers; mais ce n'est pas moins un devoir pour les médecins des corps d'insister auprès de vous sur ce qu'ils croient bon et utile. Quand nous aurons fait le possible, nous aurons fait pour le mieux.

On m'annonce à l'instant un envoi de quatorze tentes.

PÉRIER, médecin en chef du 2e corps.

Milan, 6 juillet. — M. le médecin en chef de l'armée,

Considérant que le service médical est à la veille de prendre une plus grande importance, et que, malgré les recommandations des médecins français, il est plus difficile de s'immiscer dans le traitement médical que dans le traitement chirurgical, et que nos moyens d'action sur les confrères italiens sont bornés, MM. Molard, Catteloup et Fropo, voués à la spécialité médicale, demandent qu'une salle de fiévreux soit ouverte dans chacun des groupes d'hôpitaux plus spécialement confiés à leur surveillance. Un chirurgien sous-aide, un infirmier français, une sœur seraient facilement mis à leur disposition. Je ferai faire des imprimés analogues à nos cahiers de visite, etc..... Ces messieurs désirent vivement votre approbation; aussitôt qu'elle me sera transmise, 500 fiévreux pourraient être traités à Milan, par les soins directs des médecins français. Cette mesure, appliquée avec discrétion, ne soulèvera pas d'opposition de la part des médecins italiens. Si quelque difficulté surgissait, nous la surmonterions par la conciliation.

Je vais me rendre chez M. Ganderax, et selon toutes les probabilités, d'après l'avis de M. Molard et d'après les prévisions que j'ai eu l'honneur de vous faire connaître, je déciderai ce médecin à partir pour France dans un court délai.

La régularité, la précision dans les ordres donnés par l'intendance laissent parfois à désirer; les Italiens manquent souvent de volonté, d'énergie; les heures de départ du chemin de fer sont aussi cause de fréquents contre-ordres dont nous ne sommes pas prévenus à temps. Il faut enfin faire la part de la nécessité imprévue de disposer des convois spéciaux pour le transport du matériel de guerre, etc.....

La lettre de M. Molard est l'expression d'un vif mécontentement provoqué par ces ordres et contre-ordres préjudiciables au bien du service. Tout fait espérer qu'à l'avenir tout marchera mieux.

CUVELLIER, médecin en chef des hôpitaux de Milan.

Valeggio, 6 juillet. — M. le médecin en chef de l'armée,

M. l'intendant général me charge de vous demander comment se trouve constitué aujourd'hui le personnel de santé des hôpitaux de Castiglione et de Valeggio. M. Leuret, que j'ai vu hier à Castiglione, n'avait pas encore reçu sa lettre de service pour Valeggio. D'un autre côté, M. Haspel, d'après ce qu'on m'a dit, serait désigné pour Crémone. Il en résulterait, si le fait est vrai, qu'il ne resterait plus que des aides-majors à Castiglione, où tout s'installe pour recevoir 500 malades dont 40 officiers. J'espère que nous aurons ici demain au moins 500 places, et mon intention est d'arriver à 1000 le plus tôt possible, afin de réaliser la pensée de l'intendant général.   DE LAVALLETTE, sous-intendant militaire.

Valeggio, 6 juillet. — M. le médecin en chef de l'armée,

J'ai eu l'honneur de vous prier, de la part de M. l'intendant général, de désigner un médecin pour faire le service de la place. M. le général Rose ayant fait demander ce soir un médecin pour aller constater le décès d'un zouave aux avant-postes, je crains que le médecin que vous avez désigné ne se soit pas présenté à lui, et je viens vous prier de le faire prévenir de nouveau, afin qu'il se présente sans délai à M. le commandant supérieur.

DE LAVALLETTE, sous-intendant militaire.

Grand quartier général, Valeggio, 6 juillet. — M. le sous-intendant de Lavalette,

Le service de santé de Valeggio sera assuré par M. le médecin principal Leuret, comme chef de service, qui a été prévenu aujourd'hui même par dépêche spéciale. Il aura avec lui trois médecins aides-majors, deux qui sont déjà arrivés et le premier des arrivants.

Quant à la désignation d'un médecin spécial pour constater le décès d'un zouave aux avant-postes, je vous ferai observer que c'est à l'un des médecins du régiment de zouaves que revient ce service. Je chargerai enfin l'un des aides-majors désignés de se rendre, dès demain matin, chez M. le général Rose, comme spécialement chargé du service médical de la place.

Baron Larrey, médecin en chef de l'armée.

---

7 Juillet. — Chaleur tropicale.

L'armée française, dès le matin, s'est conformée à l'ordre de mouvement de l'Empereur, et vers une heure, elle reçoit l'ordre de rentrer dans ses cantonnements.

Le général Fleury est demandé à 8 heures du matin par l'empereur d'Autriche, qui veut bien donner connaissance de sa réponse au général. L'armistice est accepté. L'empereur François-Joseph témoigne le désir de voir suspendre l'attaque contre Venise. Le général, en vertu des pouvoirs dont il est investi par l'empereur Napoléon, écrit immédiatement au vice-amiral Romain-Desfossés, commandant en chef la flotte de l'Adriatique, pour lui annoncer la suspension des hostilités et l'inviter à arrêter le mouvement de la flotte. Sa lettre, expédiée par le chemin de fer de Vérone, au gouverneur de la Vénétie, est remise, dans la journée, au contre-amiral Jurien de la Gravière, qui croisait dans les eaux de Venise, et expédiée dans la soirée au vice-amiral par le vaisseau l'*Eylau*.

L'aide de camp du général Fleury est conduit dans les hôpitaux de Vérone, où il va voir le commandant de La Rochefoucauld et les officiers français blessés.

Le général Fleury part de Vérone et arrive au grand quartier général impérial à Valeggio avec la réponse de l'empereur François-Joseph.

Toute l'armée est sous les armes, attendant le moment de se mettre en marche, et reçoit l'ordre de reprendre ses bivouacs.

San Lucia, 7 juillet.

Deux caporaux du 2e zouaves, les nommés Lemaire et Goblet, en se rendant de Volta à San Lucia, sont morts à l'ambulance de la 2e division du 2e corps établie ici (asphyxie par insolation). On sait que ces hommes ont fait en route

quelques libations alcooliques et ont bu beaucoup d'eau. L'examen des deux cadavres a permis la constatation d'émissions séminales abondantes.

La chaleur fut intolérable jusqu'au 7, et elle n'atteignit pas seulement les
simples soldats, ployant sous le poids du sac, des vivres, du fusil et des munitions;
un officier supérieur est tombé mort congestionné du haut de son cheval.

BERTHERAND, médecin principal.

Valeggio, 7 juillet. — Dépêche télégraphique. — M. le médecin en chef des
hôpitaux d'Alexandrie,

L'Empereur demande d'urgence des nouvelles des officiers autrichiens blessés,
et spécialement de ceux dont les noms suivent : capitaine Dallez, comte Anerberg,
baron Yessenak, prince Desolms, capitaine Fenerkauf, baron Breidlich, capitaine
Falaczek. (*Ces noms sont-ils exactement reproduits par la dépêche?*)

Réponse par le télégraphe.

Baron LARREY, médecin en chef de l'armée.

Grand quartier général, Valeggio, 7 juillet. — M. le médecin aide-major
Gaujot, chef du service médical à Montechiaro,

Je m'empresserai de vous rappeler à l'ambulance du grand quartier général
dès que nous quitterons Valeggio ; mais, jusque-là, j'ai besoin de compter sur
vous à Montechiaro, pour assurer à tous les blessés graves qui s'y trouvent encore
le complément des soins nécessaires à leur guérison. Utilisez aussi votre dernier
séjour dans cette localité en recueillant quelques notes précises sur toutes les
blessures graves dont je vous demanderai un état spécial et détaché de vos lettres.

Je vous renouvelle mes félicitations pour le zèle que vous avez apporté dans
votre mission à Montechiaro.

Baron LARREY, médecin en chef de l'armée.

Valeggio, 7 juillet.

Le 7 juillet, jour de la déclaration de l'armistice, le médecin en chef de l'armée
a exposé à l'Empereur l'importance, pour l'état sanitaire de l'armée, de faire déplacer souvent tous les corps, afin d'éviter un séjour trop prolongé dans les mêmes
campements et toutes les causes d'infection qui en dépendent. Il a développé cette
proposition à Sa Majesté, qui s'est empressée de l'accueillir et d'en ordonner dès le
lendemain l'exécution en commençant par les troupes de la garde.

Paris, 7 juillet.

Un ordre de l'Empereur a chargé plusieurs fois déjà le service de santé de
l'armée d'Italie du soin d'embaumer les corps d'officiers généraux ou supérieurs

morts devant l'ennemi, afin de les rendre à leurs familles. Les pieuses volontés de Sa Majesté ont été satisfaites à l'égard des généraux Espinasse et de Cotte ; mais comme ces opérations n'avaient point été prévues, elles n'ont pu être faites qu'à l'aide d'un appareil instrumental imparfait, puisque la boîte réglementaire nº 23, destinée aux injections cadavériques, ne fait point partie du matériel chirurgical de cette armée. Il est à craindre que de semblables circonstances ne se présentent encore, et il importe que les officiers de santé soient mis dans les conditions les plus favorables pour répondre aux intentions de l'Empereur.

Cette boîte étant adoptée pour tous les hôpitaux de l'intérieur, pourrait, après la campagne, être versée dans les établissements qui en seraient encore dépourvus.

Le désir exprimé par Sa Majesté n'a pu être appliqué jusqu'ici que dans des limites restreintes ; mais de nouvelles occasions pourront se présenter encore.

Le service de santé sera heureux de donner à Sa Majesté cette preuve nouvelle de son désir d'être utile et de contribuer à adoucir la douleur des familles en leur rendant les dépouilles de ces nobles victimes du dévouement à la patrie.

VAILLANT, président du Conseil de santé.

Grand quartier général, Valeggio, 7 juillet. — M. l'intendant général,

Les blessés autrichiens, disséminés en assez grand nombre dans les différents hôpitaux de l'armée, trouveraient, selon moi, tout avantage à être réunis dans un même établissement où ils seraient soignés par leurs médecins et par leurs infirmiers faits prisonniers avec eux, parlant la même langue et pouvant même satisfaire à tous les besoins de leur situation. Cette mesure serait encore utile pou dégager du service hospitalier des blessés autrichiens tous ceux des médecins français ou italiens qui pourraient être dès lors employés autrement. Le choix enfin de la ville où cet hôpital pourrait être organisé ne serait pas indifférent comme double garantie de surveillance et même de sécurité pour ces étrangers.

En conséquence , M. l'intendant général, j'ai l'honneur de vous proposer l'installation, à Alexandrie, d'un hôpital exclusivement réservé aux blessés autrichiens, et dont l'emplacement pourrait être choisi par M. le sous-intendant militaire de cette ville et par M. le médecin en chef Cazalas, auquel j'ai déjà fait part de ma proposition et qui m'indique d'avance le Collége national, devenu libre, comme l'établissement le mieux approprié à cette destination. Cet hôpital pourra recevoir 4 à 500 blessés, et, s'il devenait insuffisant, l'hôpital Sainte-Marthe, situé dans son voisinage, et de la contenance de 180 lits, lui serait annexé.

Les hôpitaux San Stephano, Sainte Claire, le Séminaire et une partie de l'hôpital divisionnaire resteraient affectés aux malades de l'armée française.

Baron LARREY, médecin en chef de l'armée.

Valeggio, 7 juillet. — M. le médecin en chef de l'armée,

J'ai passé deux jours à visiter successivement tous les régiments du corps d'armée de la garde pour constater l'état sanitaire. L'état général est bon ; je n'ai rencontré aucune trace de ces gengivites ou stomatites qui précèdent toujours les grandes explosions scorbutiques. J'ai remarqué un assez grand nombre de diarrhées résultant des chaleurs excessives, mais sans gravité.

Je crois devoir vous soumettre les observations suivantes :

1° Les distributions de biscuit sont trop fréquentes ; depuis quinze jours, quelques régiments n'ont reçu qu'une ou deux fois du pain de très-mauvaise qualité et présentant des moisissures. Il est à désirer qu'on fasse les plus grands efforts pour qu'un pain de bonne qualité soit distribué à la troupe le plus souvent possible. Le soldat ne voit le biscuit qu'à regret et avec une certaine répugnance. L'expérience de Crimée prouve que son usage prolongé a de graves inconvénients ;

2° Le vin manque complétement ; c'est à peine si en quinze jours une distribution a été faite. Cette privation est des plus regrettables dans les circonstances exceptionnelles dans lesquelles nous nous trouvons. Si l'administration se trouve dans l'impossibilité de faire des distributions de vin, il serait à désirer qu'elle augmentât de moitié la ration de sucre, café et eau-de-vie, pour suppléer en partie à l'insuffisance des distributions de vin, et cette mesure serait d'une facile exécution ;

3° La viande est de bonne qualité, et la distribution en est faite avec une ponctualité remarquable ;

4° Les campements de quelques régiments ont été placés sur des terrains déjà précédemment occupés ; c'est là une fâcheuse condition : l'infection se produit, on le sait, avec une étonnante rapidité ; huit jours suffisent. Après ce terme, chaque régiment devrait déplacer ses tentes ;

5° La rareté des puits, l'éloignement des cours d'eau sont pour le soldat une occasion de corvées fatigantes et de privations. Il serait à désirer que les moyens de transport que possèdent les régiments fussent employés à la provision d'eau.

Méry, médecin en chef de la garde.

Alexandrie, 7 juillet. — M. le médecin en chef de l'armée,

Quatre médecins sous-aides requis à Marseille viennent d'arriver de Gênes. Il ne nous reste presque plus de malades à évacuer en ce moment ; les uns sont trop malades, les autres sur le point de sortir pour rejoindre leurs régiments.

Un de nos aides-majors, M. Bal, était entré à l'hôpital divisionnaire atteint d'une affection typhoïde grave, à forme adynamique, avec épistaxis et hématurie ; son état était très-inquiétant, je l'ai fait porter à San Stefano.

Cazalas, médecin en chef des hôpitaux d'Alexandrie.

Grand quartier général, Valeggio, 7 juillet. — M. le médecin principal Boudin,

M. D., médecin requis à Marseille, dont vous blâmez si énergiquement la conduite depuis son arrivée à Gênes, devra être soumis à une surveillance spéciale, et je ne pourrai qu'approuver les mesures sévères que vous croirez devoir prendre à l'avenir à son égard comme envers tous ceux qui ne se soumettraient pas aux exigences de leur position.

M. le médecin-major Molard m'a écrit combien son état de santé souffre de son séjour à l'armée active, et je vous prie de vous entendre avec M. l'intendant divisionnaire pour faire autoriser la rentrée en France de ce médecin.

Baron LARREY, médecin en chef de l'armée.

------

8 JUILLET. — La flotte, dès le matin, est sous vapeur et quittait Lossini lorsque le vaisseau l'*Eylau*, arrivant vers huit heures, envoie à l'amiral la lettre du général Fleury.

Au moment où les nouvelles du quartier général de l'Empereur venaient d'annoncer que l'armée, augmentée du corps du prince Napoléon, attendait l'arrivée du parc de siége pour se porter sur Vérone, et les dispositions prises par l'armée sarde pour commencer le siége de Peschiera, une dépêche télégraphique, adressée à l'Impératrice, a fait connaître la convention d'une suspension d'armes, dont la durée et les clauses seraient déterminées par des commissaires nommés à cet effet.

Une autre dépêche annonce que la suspension d'armes a été signée le 8 juillet, à Villafranca, entre le maréchal Vaillant et le général Hess, que le terme en est fixé au 15 août, et qu'il est stipulé que les bâtiments du commerce, sans distinction de pavillon, pourront librement circuler dans l'Adriatique.

Réunion à Villafranca des généraux des armées alliées et des généraux autrichiens chargés d'établir les conditions de l'armistice.

Le lieutenant-colonel de Bellefonds, qui s'était distingué comme chef de bataillon aux zouaves de la garde, à la bataille de Magenta, et y avait reçu trois blessures, a succombé le 8 juillet, à l'hôpital de Novare.

S. M. l'Empereur, en considération des services éclatants rendus par cet officier supérieur, a voulu que son corps, qui est ramené en France par le baron de Miollis, son beau-père, fût, par une exception toute particulière aux instructions formelles existant à cet égard, transporté aux frais de l'État.

Castiglione, 8 juillet. — M. le médecin en chef,

J'ai l'honneur de vous adresser la situation du personnel médical depuis le 24 juin jusqu'au 10 juillet, et le mouvement des blessés et fiévreux reçus dans les ambulances de Castiglione du 24 au 30 juin et du 1er au 5 juillet inclus.

Le colonel de Taxis, qui a reçu un coup de feu à la partie antérieure de la poitrine, mais dont la balle a contourné le thorax pour venir sortir au voisinage de la colonne vertébrale, est en voie de guérison.

Le lieutenant-colonel Maire, qui a reçu trois coups de feu dont l'un traverse l'épaule et fait séton, l'autre longe la partie postérieure du cou sans léser aucun organe important, le troisième sillonne la région lombaire; cet officier est aussi en voie de guérison.

J'aurai l'honneur, en vous adressant un rapport sur l'ambulance de Castiglione, de vous donner quelques détails sur la nature, la physionomie et la marche des maladies observées à notre ambulance.   HASPEL, médecin principal.

---

8 JUILLET.   TEXTE DE LA SUSPENSION D'ARMES.

ARTICLE 1er. Il y aura suspension d'armes entre les armées alliées de Sa Majesté le Roi de Sardaigne et de Sa Majesté l'Empereur des Français, d'une part, et les armées de Sa Majesté l'Empereur d'Autriche, d'autre part.

ARTICLE 2. Cette suspension d'armes durera à dater de ce jour jusqu'au 15 août sans dénonciation. En conséquence, les hostilités, s'il y avait lieu, recommenceraient sans avis préalable le 16 à midi.

ARTICLE 3. Aussitôt que les stipulations de cette suspension d'armes auront été arrêtées et signées, les hostilités cesseront sur toute l'étendue du théâtre de la guerre, tant par terre que par mer.

ARTICLE 4. Les armées respectives observeront strictement les lignes de démarcation suivantes, qui ont été définies pour toute la durée de la suspension d'armes. L'espace qui sépare les deux lignes de démarcation est déclaré neutre, de sorte qu'il sera interdit aux troupes des deux armées. Lorsqu'un village sera traversé par la limite, l'ensemble de ce village sera à la jouissance des troupes qui l'occupent.

Les frontières du Tyrol, le long du Stelvio et du Tonale, forment une délimitation commune aux armées belligérantes.

La ligne de démarcation franco-sarde part de la frontière du Tyrol, passe par Bagolino, Lavenone et Idro, traverse la crête qui sépare le val Degagna du val de Toscolano et aboutit à Maderno, sur la rive occidentale du lac de Garde.

Les troupes piémontaises, stationnées dans les localités de Rocca d'Anfo, garderont les positions qu'elles occupent présentement. Entre la rive orientale du lac de Garde et l'Adige, il y aura une ligne de démarcation tracée au sud de Lazize, depuis Vallona, par Saline, jusqu'à Pastrengo; cette ligne marquera la limite des positions franco-sardes.

Depuis Pastrengo, la ligne de démarcation franco-sarde suivra la route qui mène à Somma-Campagna, et de là, passera par Pozzo-Moretto, Prabiano-Quaderni et Massimbona à Goito.

La ligne de démarcation autrichienne s'étendra depuis la frontière du Tyrol, près de Ponte-del-Caffaro, jusqu'à Rocca d'Anfo, où les troupes garderont les positions qu'elles occupent présentement, et comprendront la route qui communique entre ces deux points. Se détachant ensuite de la pointe nord-est du lac d'Idro, la ligne de démarcation autrichienne suivra la frontière du Tyrol et le ruisseau nommé Toscolano jusqu'à la localité du même nom, située sur les bords du lac de Garde.

La route qui conduit de Lazize à Ponton servira de délimitation aux troupes autrichiennes entre la rive orientale du lac de Garde et l'Adige.

Les bateaux de la flottille autrichienne du lac de Garde communiqueront librement entre Riva et Peschiera; toutefois, dans la partie méridionale du lac, en dessous de Maderno et de Lazize, ils ne pourront aborder qu'à Peschiera, et dans cette partie du parcours ils éviteront de s'écarter de la côte orientale.

En s'appuyant sur l'Adige, à Bussolengo, la ligne de démarcation autrichienne se dirigera ensuite sur Mantoue par Dossoduono, Izotalta, Nogarode, Bagnole, Canedole et Drasso.

Villafranca et tout le terrain compris entre les deux lignes de démarcation sont déclarés neutres.

A partir de Goito, la ligne de démarcation franco-sarde, restant toujours sur la rive droite du Mincio, passera par Rivalta-Castel-Lucchio, Gadbiana, Sezone et touchera le Pô à Scorziolo.

La ligne de démarcation autrichienne se dirigera de Mantoue sur Curtatone et Montanara, et ensuite le long de Valli à Borgoforte.

En aval de Borgoforte, le Pô forme une ligne de démarcation naturelle entre les armées belligérantes jusqu'à Ficarolo, et de là jusqu'à son embouchure à Porto di Goro.

Au delà du Pô, la ligne de démarcation est naturellement tracée par les côtes autrichiennes de l'Adriatique, y compris les îles qui en dépendent, et jusqu'à la dernière pointe méridionale de la Dalmatie.

ARTICLE 5. Les chemins de fer de Vérone à Peschiera et à Mantoue pourront, pendant la suspension d'armes, servir à l'approvisionnement des places fortes de Peschiera et de Mantoue, à la condition expresse que l'approvisionnement de Peschiera soit terminé dans l'espace de deux jours.

ARTICLE 6. Les travaux d'attaque et de défense de Peschiera resteront, durant la suspension d'armes, dans l'état où ils se trouvent actuellement.

ARTICLE 7. Les bâtiments de commerce, sans distinction de pavillon, pourront librement circuler dans l'Adriatique.

Maréchal VAILLANT.   Général DELLA ROCCA.   Général HESS.
Général DE MARTIMPREY.   Général MENSDORFF.

Grand quartier général, Valeggio, 8 juillet.—M. le médecin principal Haspel,

Les officiers autrichiens blessés, présents à Castiglione, sont dans une situation qui intéresse particulièrement l'Empereur. Sa Majesté me charge de vous demander d'urgence un rapport spécial et nominatif sur la blessure de chacun d'eux et votre avis sur leur guérison et sur ce que l'on pourrait faire pour améliorer leur position.

Veuillez du reste m'envoyer un état nominatif de ces Messieurs.

Baron LARREY, médecin en chef de l'armée.

Effectif des malades ou blessés français dans les principaux hôpitaux d'Italie, dont les états de mouvement sont réguliers, à la date du 8 juillet 1859.

Gênes. . . . .   2,632 malades, dont 1,244 blessés.
Alexandrie.   488   —
Turin.   887   —   dont 768 blessés.
Novare..   314   —

Milan.   5,770
- 83 officiers. . } français.
- 3,041 soldats.. . }
- 7 officiers. . } piémontais.
- 991 soldats.. . }
- 38 officiers. . } autrichiens.
- 1,650 soldats.. . }

Brescia. . . . .   5,000 (chiffre approximatif).

15,085

Milan, 8 juillet.

Hier au soir nous avons reçu 600 malades ou blessés. Quelques blessures graves à la tête sont à l'hôpital d'Orfanostrophio maschile l'objet d'un soin tout particulier ; 100 malades seront évacués le 10 sur Cantu, route de Côme à 10 minutes du chemin de fer.

M. Ganderax, devenu plus malade, est parti hier pour Gênes, rentrant en France.   CUVELLIER, médecin en chef des hôpitaux de Milan.

Montechiaro, 8 juillet. — M. le médecin en chef de l'armée,

J'ai eu l'honneur de vous adresser trois rapports successifs sur l'installation des blessés dans les hôpitaux de Montechiaro, et sur le passage des nombreuses évacuations qui ont traversé cette localité pour aller à Brescia, Crémone, etc. Bien que j'aie eu le soin de vous envoyer ces rapports par un courrier spécial mis à ma disposition par la municipalité, cependant je crains fort qu'ils ne vous soient point parvenus, car depuis que je suis ici, je n'ai reçu aucune réponse ni aucun avis du grand quartier général.

Je suis très-vivement contrarié de ce manque de communication, parce que, d'abord, vous avez pu croire à de la négligence de ma part, et qu'ensuite vous êtes probablement resté sans bien connaître toute l'importance qu'a prise, pendant plusieurs jours, l'évacuation des blessés à Montechiaro, par suite de la position de cette localité et des bonnes conditions relatives qu'y présentait l'installation des hôpitaux.

Mes rapports étaient destinés à vous faire connaître les diverses mesures que j'avais prises pour recevoir le plus convenablement possible les nombreux blessés qui nous arrivaient, pour faire face à leurs besoins et assurer les soins médicaux, et les évacuations que j'étais obligé de faire chaque jour, etc., etc.

Je ne puis maintenant vous adresser le double de ces rapports, mais je saisis une occasion sûre qui se présente aujourd'hui (un capitaine malade à Montechiaro qui rejoint son corps), pour vous faire parvenir le mouvement des blessés et fiévreux reçus à Montechiaro depuis le 24 juin jusqu'au 8 juillet. Si vous avez le temps d'y jeter un coup d'œil, vous verrez que le nombre des blessés qui nous sont arrivés a été considérable.

Ainsi le 24 juin, il en est entré..		156
le 25 —	—	274
le 26 —	—	1,072
le 27 —	—	771
le 28 —	—	443
le 29 —	—	360
le 30 —	—	274
le 1er juillet	—	34
le 2 —	—	178

A partir du 2 juillet, nous avons commencé à recevoir des fiévreux en grand nombre ; ainsi, le 3 juillet, il nous en était arrivé 112, et le 4 juillet, 345, etc., etc. Nous avons fait de nombreuses évacuations. Malheureusement, il devient de plus en plus difficile de trouver des voitures de réquisition, de sorte qu'aujourd'hui, 8 juillet, il nous reste encore 247 malades, mais j'espère pouvoir faire demain une forte évacuation.

Le chiffre des blessés est descendu aujourd'hui à 99 Français, 4 Sardes et 35 Autrichiens; la plupart incapables de supporter le transport avant quelques temps; car ce sont des amputés, des hommes atteints de fractures des membres inférieurs, etc.

J'ai pensé qu'il vous serait agréable de connaître le tableau de nos opérés, et je l'ai placé à la suite du mouvement. Vous pourrez juger d'après cela à quelle besogne j'ai dû faire face. Courant le matin dans sept établissements différents, éloignés les uns des autres, afin de surveiller la visite et les pansements et de pourvoir aux besoins, linge, vivres, tisanes, infirmiers, etc., puis, indiquant moi-même toutes les évacuations; dans l'après-midi, faisant ou faisant faire, sous ma direction, les opérations et les pansements importants, j'ai eu à supporter de grandes fatigues. (*Voir le rapport de M. Gaujot, hôpital de Montechiaro.*)

Actuellement, le service médical est assuré par des médecins civils au nombre de sept; toutes les opérations primitives sont faites; d'ailleurs, le chirurgien civil est un bon praticien, comme je crois vous l'avoir déjà dit.

Les quelques renseignements que je vous adresse vous mettent à même de juger de l'opportunité de mon départ. Si vous pensez que je puisse rejoindre le grand quartier général, veuillez être assez bon pour m'envoyer l'ordre par un courrier particulier, car nous n'avons aucune communication avec l'armée et la poste ne fonctionne pas pour nous.   GAUJOT, médecin aide-major.

Castiglione, 8 juillet. — M. le médecin en chef de l'armée,

Le rapport que j'ai eu l'honneur de vous adresser sur le mouvement de Castiglione n'exprime pas le chiffre réel des blessés et fiévreux qui ont reçu nos soins, car il ne comprend pas la nombreuse série des malades traités à l'hôpital civil, dans les maisons particulières, dans les granges et certains établissements improvisés par les habitants de la ville, et qui recevaient également les soins des médecins militaires.

Voici donc le chiffre approximatif le plus vrai, dans lequel je fais figurer toutes les catégories de blessés traités à Castiglione, du 24 juin au 8 juillet, tel que le portent mes notes.

Français	8,055
Autrichiens	1,123
Piémontais	61
Total	9,230
Décédés	97
Reste	9,133

HASPEL, médecin principal.

Turin, 8 juillet.—M. le médecin en chef de l'armée,

L'état sanitaire des hôpitaux de Turin n'a rien d'alarmant, et ne doit pas vous inquiéter au point de vous faire regretter des détails plus circonstanciés que ceux que je vous ai envoyés. Nous avons perdu et nous perdrons encore des amputés par suite d'infection purulente ; mais il nous en restera un bon nombre pour prouver que la situation n'est pas aussi alarmante que vous le supposez. D'après ce que j'ai eu l'honneur de vous dire, j'ai été et je suis encore fort mal secondé; mais je dois avouer que je suis fort difficile et fort exigeant en fait de service. J'aurais voulu que tout allât pour le mieux, ce qu'il n'est guère possible d'obtenir dans les circonstances de guerre, où l'on n'a pas à sa disposition tous les éléments de succès. Avec le grand nombre de blessés que nous avons reçus en peu de jours, et qu'il a fallu forcément placer dans le même établissement, les accidents d'infection purulente étaient inévitables, surtout par la forte chaleur et les fréquentes variations de température que nous subissons depuis quinze jours.

Comme j'ai déjà eu l'honneur de vous le dire, les premiers amputés ont guéri vite et bien, sans accidents intercurrents ; mais sur les opérés depuis le 25 juin, les difficultés sont plus grandes et l'infection purulente plus fréquente et plus rebelle aux moyens thérapeutiques et hygiéniques.

Toutes les lésions osseuses guérissent difficilement, surtout celles des extré-mités inférieures, qui condamnent les blessés à un décubitus prolongé. Toutes les plaies simples vont bien et se réparent régulièrement.

Je n'ai pas encore observé un seul cas d'ostéomyélite. Jusqu'à présent l'infection purulente a eu lieu par phlébite. La marche de cette complication est rapide et suivie d'abcès métastatiques dans les poumons, jamais dans le foie, malgré une teinte ictérique foncée des téguments. Les épanchements pleurétiques sont rares, les articulations ont toujours été trouvés saines ; une seule fois j'ai observé une collection purulente dans les muscles du mollet.

Il nous reste à l'hôpital de la porte de Suze 500 blessés, parmi lesquels un bon nombre sont atteints de lésions osseuses, et quelques-uns de fractures com-minutives, dont plusieurs vont bien, malgré les complications fréquentes et quelquefois variées qui surviennent toujours en pareille circonstance. Nos malades ont à supporter de fortes chaleurs et une atmosphère lourde et le plus souvent complétement immobile.

Nous n'occupons toujours que deux hôpitaux : celui de la porte de Suze et celui de la cavalerie. Les hôpitaux de l'université et de Valentino sont prêts et attendent des malades.

Avant-hier on nous a offert le séminaire de la ville pour hôpital ; je l'ai refusé comme tout à fait impropre pour des blessés et des fiévreux. Le dépôt de convales-

cents établi au château de Rivoli est installé, mais ne fonctionne pas encore. Je
crois qu'on se décidera à en établir un autre à Suze, d'où l'on pourra facilement
faire partir pour France les hommes qui ne pourraient reprendre un service actif.

J'adresse aujourd'hui au sous-intendant l'état des hommes qui doivent être
renvoyés en France au dépôt de leur corps; il y en a près de 200, parmi lesquels
se trouvent plusieurs amputés déja en état de partir, et un assez grand nombre
d'amputés d'une ou de deux phalanges, d'un ou de plusieurs doigts.

Nous avons reçu de Gênes mille lits en fer, qui seraient déjà montés si
nous avions assez de matelas pour les garnir. Plusieurs salles sont déjà meublées
de ce nouveau matériel qui remplace très-avantageusement pour l'hygiène et pour
le bien-être des blessés les lits piémontais dont nous nous sommes servis jusqu'à
présent. Notre position s'améliore sous le rapport matériel, et j'espère qu'avant
peu l'état sanitaire s'en ressent ira

Le service des fiévreux marche bien; il est confié à M. le professeur Thomassi de Naples, à M. Valério, et à M. Galloué, neveu du général de Sonnaz.
Ces trois médecins italiens, qui ont peu de malades en ce moment, remplissent
leurs fonctions avec beaucoup de zèle et d'intelligence. J'ai désigné le frère du
sous-intendant pour faire le service à l'hôpital de l'Université lorsqu'il y aura des
malades.

J'ai quatre aides-majors, qui ont chacun une division de blessés : tous ont
beaucoup de zèle et de bonne volonté. Comme vous le voyez, tous les médecins
militaires sont employés, et les médecins requis ne viennent qu'après.

Maintenant que la situation est éclaircie et simplifiée je puis tout voir et tout
surveiller; mais si l'on nous envoie des malades il me faudra certainement un
renfort de personnel militaire.

J'ai demandé au sous-intendant d'abord l'envoi d'un médecin militaire dans
chaque dépôt de convalescents, qui ne peuvent pas et ne doivent pas être confiés à
des médecins civils si l'on veut éviter l'abus d'un séjour prolongé, et ensuite le
renvoi en France des hommes hors d'état de rejoindre l'armée active.

Vous me reprochez la rareté et la brièveté des rapports que je vous ai envoyés.
Je prendrai la liberté de vous faire observer que depuis cinq semaines j'ai fait
presque l'impossible, que seul, j'ai suffi aux exigences d'une situation exceptionnelle, et que le service a toujours été assuré et a marché malgré la pénurie des
moyens chirurgicaux et administratifs. J'ai eu rarement le temps d'écrire et les
forces m'ont souvent manqué.

> SALLERON, médecin en chef des hôpitaux de Turin.

Grand quartier général, Valeggio, 8 juillet.—M. le médecin principal Boudin,

L'armistice va modifier bien des dispositions prises pour le service médical
de l'armée, comme bien d'autres dispositions d'ailleurs. Retenez toujours les sous-

aides auxiliaires de nouvelle formation pour les hôpitaux de Gênes et d'Alexandrie, ne les envoyez pas au delà sans urgente nécessité.

J'ai écrit au Conseil de santé pour suspendre ce recrutement si défectueux et devenu du reste inutile par la cessation des hostilités.

Baron LARREY, médecin en chef de l'armée.

9 JUILLET. — La flotte, composée de 43 bâtiments de guerre de tous rangs, mouille devant Venise sur cinq lignes parallèles à la côte, en vue des dômes de Saint-Marc, et envoie un parlementaire pour confirmer la suspension des hostilités.

COMPOSITION DE LA FLOTTE.

VAISSEAUX.

La Bretagne . . . 130 canons. — Portant le pavillon du vice-amiral Romain-Desfossés ; capitaine Pothuau.

L'Algésiras. . . . 90 canons. — Portant le pavillon du contre-amiral Jurien de la Gravière ; capitaine Dieudonné.

L'Arcole. . . . . 90 canons. — Capitaine Rapatel.

L'Eylau. . . . . 90 canons. — Capitaine Jaurès.

Le Redoutable. . . 90 canons. — Capitaine Moulac.

L'Alexandre. . . . 90 canons. — Capitaine Philippe-Kerhallet.

FRÉGATES.

L'Impétueuse. . . 56 canons. — Capitaine Excelmans.

L'Isly . . . . . . 40 canons. — Capitaine Roze.

Victor-Emmanuel. 50 canons. — Capitaine Albini (sarde).

Carlo Alberto. . . 40 canons. — Capitaine Basano (sarde).

CORVETTES.

Le Monge. . . . . 5 canons. — Capitaine Bourdais.

Le Colbert . . . . 4 canons. — Capitaine Duboisguehenneuc.

Malfatano. . . . . 4 canons. — Capitaine   ?   (sarde).

TRANSPORTS.

L'Isère. . . . . . 1,200 tonneaux. — Capitaine Allègre.

L'Ariége. . . . . 900 tonneaux. — Capitaine Allemand.

L'Yonne. . . . . . 1,200 tonneaux. — Capitaine Chastenet.

FLOTTE DE SIÉGE.

FRÉGATES.

Le Mogador.. . .   20 canons. — Portant le pavillon du contre-amiral Bouet-Wil-
laumez. Capitaine Bourgois.
Le Vauban. . . .   20 canons. — Capitaine Coupvent-Desbois.
Le Descartes . . .   20 canons. — Capitaine Fisquet.
Le Gomer.. . . .   16 canons. — Capitaine Fabre-Lamaurelle.

BATTERIES FLOTTANTES CUIRASSÉES.

La Lave. . . . .   16 canons. — Capitaine Bonie.
La Tonnante. . .   16 canons. — Capitaine Lejeune.
La Dévastation. .   16 canons. — Capitaine Majastre.

CANONNIÈRES.

L'Éclair. . . . .   4 canons. — Capitaine La Roncière Le Noury.
La Grenade.. . .   4 canons. — Capitaine Charlemagne.
La Fulminante. .   4 canons. — Capitaine Duburquois.
L'Étincelle. . . .   4 canons. — Capitaine Hamon.
La Flamme.. . .   4 canons. — Capitaine Le Peltier.
La Flèche.. . . .   4 canons. — Capitaine Grasset.
L'Aigrette.. . . .   4 canons. — Capitaine Bouju.
La Sainte-Barbe   2 canons. — Capitaine Périer.
La Tempête. . . .   2 canons. — Capitaine Charmois.
L'Arquebuse . . .   2 canons. — Capitaine Perrier.
La Redoute. . . .   2 canons. — Capitaine Loyer.
La Lance.. . . .   2 canons. — Capitaine Butel.
La Poudre. . . .   2 canons. — Capitaine Brosset.
La Salve. . . . .   2 canons. — Capitaine Lefèvre-Dubua.
La Tirailleuse.. .   1 canon. — Capitaine Borg.
L'Alerte . . . . .   1 canon. — Capitaine De Marquesac.
La Guêpe. . . . .   1 canon. — Capitaine Duperré.

Plus quatre chaloupes canonnières portant chacune un canon.

Grand quartier général, Valeggio, 9 juillet.—M. le médecin en chef de
l'armée,

La séparation des Autrichiens et des Français dans les hôpitaux a été commencée à Milan depuis le premier jour de l'occupation, et doit se continuer

dans tous les autres hôpitaux, autant que la position des blessés permet de les transporter.

La mesure, comme vous le dites, est fort bonne, sous tous les rapports, et je vais faire de nouvelles recommandations pour qu'elle soit généralisée dans un délai aussi court que possible. PARIS, intendant-général.

Grand quartier-général, Valeggio, 9 juillet.—M. Brun, médecin en chef à Novare,

Je viens de recevoir votre rapport du 1er ainsi que les états de mouvement, et je m'empresse de vous en remercier, en vous annonçant le retour de M. Douchez auprès de vous.

M. le général de Martimprey a des inquiétudes tellement exagérées sur la situation de son frère, qu'il m'a instamment prié de lui rendre le médecin dont il a eu tant à se louer jusqu'à présent. Je n'ai pu m'y refuser, comme vous le pensez bien, et vous apprécierez de même la convenance de cette mesure.

Veuillez, je vous prie, me dire un mot, dans votre rapport, sur l'état de la blessure du général. Baron LARREY, médecin en chef de l'armée.

L'Aca, 9 juillet.—M. le médecin en chef de l'armée,

J'ai l'honneur de vous informer que je suis arrivé depuis 48 heures à l'Aca, petit village sur le Mincio, où sont en station le parc du génie et quatre compagnies de la même arme, soit en tout 550 hommes.

Les troupes sont très-heureusement campées sur le versant méridional d'un coteau, au pied duquel jaillit une source abondante d'eau potable. Les hommes sont convenablement espacés.

L'état sanitaire est aussi satisfaisant que possible. La seule affection que j'aie à traiter en ce moment c'est la diarrhée; sur 550 hommes, j'ai eu hier 38 malades à ma visite; aujourd'hui 45, tous atteints de la même affection.

Grace à la sollicitude de M. le lieutenant-colonel Renoux, j'ai pu créer une infirmerie dans une maison pour recevoir les hommes les plus malades.

NUBLAT, médecin aide-major.

Milan, 9 juillet.—M. le médecin principal Boudin,

Je regrette de n'avoir pu répondre plus tôt à vos derniers rapports, notamment à celui du 7 juillet, dans lequel vous me signalez avec une grande inquiétude l'arrivée à Gênes de plusieurs blessés atteints de pourriture d'hôpital.

Les cas rares et isolés de cette complication des plaies observée à Novare n'auraient pas dû prendre à vos yeux un caractère de gravité tel que vous dussiez vous en émouvoir et en alarmer les esprits. J'ai visité récemment les hôpitaux de Novare, où vous supposiez que la pourriture d'hôpital était épidémique, et je me suis assuré qu'elle était à peine sporadique. C'est à moi d'abord que vous auriez dû faire part de vos appréhensions, au lieu d'en inquiéter les autorités militaires ou administratives, et je n'aurais pas eu de peine à vous rassurer, quand j'aurais dû même recourir à la voie télégraphique.

Le principe fondamental des évacuations des malades, principe auquel je n'ai cessé d'attacher la plus grande importance depuis le commencement de la campagne, serait d'ailleurs une application plutôt utile que nuisible dans les conditions vraies de pourriture d'hôpital par l'éloignement même des causes locales de cette complication. Vous l'avez reconnu vous même pour les cas à part importés à Gênes, où ils se sont, me dites vous, sensiblement améliorés.

Je vous remercie des renseignements que vous m'avez transmis sur les officiers autrichiens blessés. Sa Majesté m'a chargé à cette occasion de faire savoir aux blessés autrichiens, officiers ou soldats, qu'ils seraient libres de retourner chez eux aussitôt qu'ils seraient transportables et qu'ils en témoigneraient le désir. Veuillez, je vous prie, en informer ceux qui se trouvent dans les hôpitaux de Gênes, en donnant connaissance de cette disposition à M. l'intendant divisionnaire, qui d'ailleurs en a été sans doute averti par M. l'intendant général.

Les besoins du service depuis la paix sont si bien assurés partout que vous pourriez dès aujourd'hui remercier la plupart des médecins civils requis, de leur assistance, après en avoir référé à M. l'intendant divisionnaire.

Les deux dépôts de convalescents, dont l'installation vous occupait dernièrement, ne me paraissent plus d'aucune utilité depuis l'armistice qui fait espérer la conclusion de la paix.

Vous avez bien fait aussi, M. le médecin principal, de dresser un état récapitulatif des maladies et accidents qui ont été cause de décès dans les hôpitaux de Gênes depuis le débarquement de l'armée jusqu'au 30 juin inclusivement.

Baron LARREY, médecin en chef de l'armée.

Brescia, 9 juillet.—M. le médecin en chef de l'armée,

J'ai l'honneur de vous adresser sur le nombre et l'installation des hôpitaux de Brescia les renseignements qui suivent. Ces renseignements ne sauraient être aussi complets que je l'aurais voulu, mais ils le deviendront quand j'aurai pu voir un plus grand nombre de fois chacun des établissements hospitaliers, et que j'aurai pu apprécier les services qu'ils sont appelés à rendre, tant au point de vue des ressources matérielles qu'à celui du personnel médical civil.

Ces hôpitaux sont au nombre de 38 ; leur nombre a varié souvent depuis l'arrivée des blessés, et suivant l'importance des évacuations qui ont été faites sur Crémone, Crema, Bergame, et Milan. Il est même fort difficile d'être à tout moment renseigné sur les établissements que l'on improvise et sur ceux qu'on supprime, et ce n'est que depuis le 29 juin qu'il est possible d'y parvenir à peu près. Jusqu'au 27 juin M. Gualla, médecin italien, était seul chargé de procéder à la direction et à l'administration des services hospitaliers ; à partir de ce jour une commission directrice a été installée et c'est à elle que revient tout ce qui regarde les hôpitaux. C'est à cette direction aussi que je devrai m'adresser pour obtenir les éléments d'un mouvement de malades. Depuis sa formation cette commission a exigé plus d'ordre de la part des directions particulières et leur a imposé l'obligation de tenir note exacte, par catégorie de Français, Sardes et Autrichiens, des militaires admis, sortants ou évacués, etc., ce qui n'avait jusqu'alors été fait que pour quelques hôpitaux.

Si dès aujourd'hui et si depuis le 1er juillet je ne vous ai point adressé le mouvement des malades, c'est que le travail, auquel je voudrais donner une certaine exactitude, est extrêmement difficile. Je ne saurais même m'engager à y parvenir complétement. J'ai donc l'honneur de vous prier de vouloir bien consentir à ne le recevoir qu'avec le mouvement du 10 juillet, afin que je puisse retrouver la trace de malades qui souvent n'ont fait que traverser les hôpitaux de Brescia.

Personnel médical civil.—Quelques-uns des médecins civils ont de l'instruction et traitent bien leurs blessés; le plus grand nombre a besoin d'être dirigé et suivi de très-près, attendu qu'ils passent très-facilement de la timidité inactive à l'audace voisine de la témérité. C'est d'ailleurs à ce soin que je consacre presque tout mon temps. Il a fallu réformer l'abus qu'ils font de la glace, leur apprendre à employer le chloroforme, les empêcher de saigner sans mesure et à tout propos, même dans des cas d'infection purulente, à ménager des lambeaux suffisants dans les amputations, à ne pas faire la part trop large au mal qu'il faut retrancher, à débrider les plaies qui traversent les gaînes aponévrotiques, à ne pas essayer de conserver un membre dont l'os a été brisé comminutivement et dans une grande étendue, etc. Je suis déjà parvenu, soit dans des conversations soit en faisant devant eux un grand nombre d'opérations, à modifier un peu leur manière de voir à ce sujet ; tout en ayant le plus grand soin de ménager leur susceptibilité chatouilleuse, de sorte qu'aujourd'hui la plupart des médecins de Brescia se font un plaisir d'appeler mon attention sur les blessés les plus intéressants.

Les 35 hôpitaux, aujourd'hui 38, ont été divisés par groupes en nombre égal à celui des médecins aides-majors et des sous-aides requis, avec la distinction toutefois que ces derniers devraient se borner à faire de concert avec les médecins civils les pansements qui exigent le plus de soin. Quant à MM. Ridreau, Alezais, Leroy, Fretin, médecins aides-majors, ils sont déjà appréciés par les médecins civils dans les hôpitaux qui leur sont dévolus; ils ont pratiqué sous mes yeux plusieurs opérations avec habileté, et chacun rend tous les jours compte de ce qui se passe dans son service, des cas graves et des opérations à pratiquer, ce qui me place dans la nécessité d'aller partout.

En principe, et il ne saurait en être autrement, vu le nombre insuffisant de

médecins militaires (7 médecins français et 5 sous-aides italiens requis) pour assurer
le service de 38 hôpitaux, en principe, dis-je, les médecins civils sont chargés de
visiter les malades, d'établir leur régime et de faire les prescriptions ; il devenait
alors difficile de définir exactement notre intervention. Voici comment je l'ai comprise : j'ai recommandé à tous les nôtres d'agir avec beaucoup de prudence et de
réserve, de tâcher de s'attirer avant tout la confiance des médecins civils ; en un mot,
de conquérir leur propre considération par la sagesse des conseils qu'ils seraient
appelés à donner, de manière à ménager bien des susceptibilités. Les médecins attachés aux hôpitaux de création récente acceptent très-bien notre présence parmi eux ;
ceux des hôpitaux fondés depuis longtemps s'y prêtent avec moins de bonne grâce.

Parmi les nouveaux il en est un, celui della Pace, à l'établissement duquel
beaucoup de familles ont concouru, et qu'elles peuvent considérer comme leur
propriété. Cet hôpital est échu à M. M*** (médecin civil italien). Il paraît que
M. M*** a cru devoir adresser des observations aux dames et aux prêtres qui dirigent
cet établissement et qu'elles ont été faites avec vivacité et d'autant mieux comprises
que M. M*** est Italien. Il s'agissait de transporter dans un autre hôpital les blessés
assez gravement atteints pour motiver des opérations qu'on ne pratique pas à
la Pace.

Les remarques de M. M*** sur l'insuffisance d'une installation qui ne datait
que de deux jours ont paru prématurées et intempestives, et ces dames les ont fort
mal accueillies ; il en est résulté un échange de paroles vivement accentuées de part
et d'autre ; je n'ai pas su exactement ce qui a été dit, mais de ce jour j'ai donné à
M. M*** un autre service. Il est évident pour moi que dans cette circonstance, regrettable d'ailleurs, M. M*** a poussé jusqu'à l'exagération le désir de voir le service
marcher plus régulièrement. Je ne m'explique pas pourquoi les dames della Pace,
auprès desquelles je me suis renseigné et qui se sont plaintes à moi très-amère-
ment, tout en considérant la question comme personnelle, ont pu adresser très-haut
des réclamations à ce sujet. Tout a été réglé dans une séance des membres de la
direction.

J'ai pour ma propre part, et je l'ai fait avec conviction, rendu hommage au
dévoûment de tous ; médecins directeurs, médecins traitants, employés, se sont
multipliés à l'envi pour venir en aide à tous nos malades. Ceux-ci ont été partout
l'objet du plus grand empressement, et si dans les hôpitaux tout n'est pas parfait,
si nos malades n'ont pas encore de vin, de tisane régulièrement distribuée, cela
tient plutôt à l'insuffisance des moyens qu'à toute autre cause. En commençant
par l'éloge on obtient ici de tous tout ce qu'on veut, et chacun s'empresse de faire
tout ce qui peut être utile à nos blessés. En somme, les divers services ne vont
pas mal, et ils se feront de mieux en mieux avec le concours persévérant de tous ;
on a même lieu d'être étonné qu'en si peu de temps on ait pu suffire à tant de
besoins et à tant d'hôpitaux.

J'ai eu l'occasion de pratiquer un assez grand nombre d'opérations, plusieurs amputations de cuisse, des désarticulations scapulo-humérales, toujours par le procédé Larrey, en arrondissant les angles, procédé incontestablement le meilleur, le plus pratique de tous, et qui m'a permis deux fois de transformer en une désarticulation nécessitée par l'état des parties osseuses des tentatives de résection. Chez un capitaine couché à San Paolo j'ai pu pratiquer une résection de la tête de l'humérus dont l'esquille adhérente se prolongeait à 15 centimètres. J'ai l'espoir que l'opéré guérira. J'ai fait deux fois l'opération du trépan, 1° chez un blessé qui portait un enfoncement de crâne par une balle, avec fracture du fragment déprimé; il y avait des accidents qui résultaient de la compression, etc. Le malade va très-bien; 2° chez un blessé autrichien (à San Alessandro) j'ai dû pratiquer la même opération et appliquer trois couronnes sur un crâne épais d'un centimètre; l'hémiplégie gauche a disparu après l'opération.

Mais ce qui ressort plus particulièrement de mon observation, c'est qu'en général on peut dire de ces nouveaux projectiles à forme allongée, susceptibles de frapper par leur grand diamètre quand la pointe rencontre la moindre résistance, c'est, dis-je, qu'ils font des blessures très-dangereuses et que tout membre touché et rompu par eux est à peu près perdu.

On a fait beaucoup de tentatives de conservation qui ont paru justifiées par un état satisfaisant pendant sept à huit jours, à l'expiration desquels les décollements profonds, la résorption purulente, ou le tétanos se sont manifestés, et ont emporté les malades. Beaucoup d'officiers ont été atteints à l'épaule, comme si l'épaulette avait été le point de mire.

Il y a eu une vingtaine de cas de tétanos traumatique, sans distinction de blessures. Toutefois ces tétanos m'ont paru devoir être attribués à des causes spéciales et ils ont été plus particulièrement observés dans les églises et dans les corridors. J'en établirai le nombre ainsi que le caractère des blessures, et j'en ferai mention dans mon prochain rapport.

Un officier traité dans une maison particulière a eu le ventre traversé par une balle qui est sortie en arrière au-dessus de l'épine iliaque postérieure et supérieure où elle a déterminé la formation d'un anus anormal, il n'y a eu aucun accident; le blessé guérira très-bien.

L'état sanitaire est bon jusqu'à présent; la plupart des opérés vont bien. J'ai observé ce matin un cas de pourriture d'hôpital chez un officier piémontais amputé de deux doigts et que j'ai fait isoler, c'est le seul que j'ai rencontré.

J'avais le désir de consacrer un ou deux établissements aux fiévreux en vue d'une évacuation de malades qui pourraient nous venir de l'armée, afin de les isoler des blessés; je n'ai pas voulu en faire la proposition à la direction des hôpitaux avant de vous avoir consulté sur ce point.

Il y a en ville un assez grand nombre de soldats que l'on recherche et que l'on fait avec raison entrer dans les hôpitaux. J'ai vu aussi un grand nombre d'officiers également traités dans des maisons particulières, où j'ai dû pratiquer quelques opérations. Ils y sont l'objet des soins les plus attentifs.

Je vois en ville M. le général de Ladmirault ; il a été atteint par une balle qui a écorné la tête de l'humérus gauche en traversant le bras ; j'ai enlevé les esquilles, régularisé la plaie osseuse ; le général est en voie de guérison malgré une seconde blessure déterminée par une balle qui a pénétré par l'aine droite, a passé entre la peau et la symphyse pubienne, et s'est perdue dans la cuisse gauche, où elle est restée. Hier j'ai extrait de la plaie un morceau de papier de couleur métallique et qui coiffait la balle.

M. le général Dieu a été atteint par une balle qui a pénétré par la partie inférieure de la fesse gauche et est sortie au devant de la cuisse, après avoir fracturé l'os iliaque, et en passant dans l'angle formé par le col et le corps du fémur, sans toucher ni nerf, ni artère ; j'en ai fait l'extraction ; le général ne va pas mal, à part quelques accidents fébriles simulant l'intermittence et que j'attribue à la présence d'un peu de pus ou à quelque portion de vêtement emprisonnée au fond de la plaie.

Le colonel du génie M. Servier est atteint de fracture de la cuisse gauche par une balle. Le membre est dans un appareil à fracture, tout fait espérer qu'il y aura consolidation ; mais avec raccourcissement.

Le colonel d'Abrantès va toujours bien ; le colonel Pinard du 34ᵉ a eu une balle qui a fait un séton de 30 centimètres dans les parois abdominales, il va bien. M. le colonel Vaubert de Genlis a eu un séton de 35 centimètres dans le dos, il est très-maigre, très-nerveux, irritable au plus haut degré, il a eu quelques accidents typhoïdes, tout n'est pas dit pour lui, quoiqu'il aille mieux et que j'espère encore sa guérison. Il a été transporté de l'hôpital dans une maison particulière.

Isnard, médecin principal.

Valeggio, 9 juillet. — M. l'intendant.

L'empressement qu'on a mis, après les batailles de Magenta et de Solférino à évacuer les malades sur les hôpitaux, en quelque sorte improvisés, a donné lieu à un encombrement qui a été préjudiciable aux blessés, malgré tous les efforts du personnel. Si un cas semblable venait de nouveau à se présenter je vous prierais de conserver les blessés dans les ambulances, autant que le service le permettrait, et dans tous les cas de n'opérer les évacuations que par portions, afin de laisser le temps à l'hôpital de Valeggio qui les recevra, de pouvoir à son tour faire des évacuations sur les établissements de seconde ligne.

Sans faire de prescriptions absolues, je désire vivement que chaque évacuation soit accompagnée d'un ou plusieurs infirmiers qui resteront à l'hôpital pour donner des soins aux blessés. Avec des mouvements de 3 à 4,000 blessés à la fois comme ils se sont présentés déjà, le personnel ne peut qu'être fort au-dessous des besoins, si à mesure que les ambulances se vident, elles n'envoient pas un secours à l'hôpital qui reçoit les blessés.

Il est à désirer que dès que les circonstances le permettront un médecin de chaque ambulance se rende à Valeggio en accompagnant l'évacuation la plus forte.

Baron LARREY, médecin en chef de l'armée.

Valeggio, 9 juillet. — M. le médecin en chef de l'armée.

La position faite à l'armée par suite de l'armistice me semble laisser disponibles un grand nombre de médecins attachés aux ambulances. Mon intention serait, à moins que vous n'y voyiez des inconvénients, que je vous prie de me signaler, de disposer de 40 médecins de différents grades pour les répartir dans les hôpitaux de Brescia, Crémone, Milan, Alexandrie, Turin, etc. Je vous serai obligé de me faire connaître ceux qui vous paraîtront pouvoir être ainsi détachés et la place à laquelle vous auriez l'intention de les affecter.

Brescia et Crémone ont encore un grand nombre de blessés qui exigent les soins de chirurgiens. Je crois devoir vous signaler ce fait afin que votre choix porte sur ceux dont la spécialité serait en rapport avec les besoins.

PARIS, intendant général.

Grand quartier général, Valeggio, 9 juillet. — M. l'intendant général,

Le nombre des médecins disponibles aux ambulances pourra suffire, je l'espère, aux besoins des hôpitaux, si surtout l'armistice fait présager une paix prochaine et le retour de l'armée en France.

J'ai l'honneur de vous adresser, conformément à votre intention, une liste de 40 médecins des ambulances à répartir dans les hôpitaux de l'Italie. J'ai cru devoir maintenir dans leur position tous les chefs de service, en désignant à la suite les médecins-majors et aides-majors.

Des lettres de service pour chacun d'eux et une lettre d'avis à chaque médecin en chef de corps d'armée suffiront sans doute pour la prompte exécution de cette mesure aussitôt que vous jugerez à propos de l'ordonner.

Baron LARREY, médecin en chef de l'armée.

Circulaire aux médecins en chef des corps d'armée.

Grand quartier général, Valeggio, 9 juillet. — M. le médecin principal,

L'armistice ne nous permet plus de laisser aux ambulances un personnel médical devenu en partie inutile, tandis que le service des hôpitaux réclame d'urgence de nouveaux médecins. Je m'empresse de vous prévenir que j'ai désigné dans votre corps d'armée, et pour de nouveaux emplois, les médecins-majors ou aides-majors dont les noms sont indiqués par les lettres de service ci-jointes.

Veuillez, je vous prie, les leur remettre, avec recommandation expresse de se rendre, sans délai, à leur nouvelle destination.

Baron LARREY médecin en chef de l'armée.

Valeggio, 9 juillet. — M. le médecin en chef de l'armée,

J'ai l'honneur de vous informer qu'un aide major qui revient à l'instant de Castiglione m'apporte les renseignements les plus circonstanciés sur l'état des officiers autrichiens blessés et en traitement dans cette place.

Ces officiers sont au nombre de 14 :

1° Tous sont atteints de coups de feu :

7 aux membres inférieurs dont (2 au genou, une fracture de cuisse et une de jambe).

4 au thorax, dont une plaie pénétrante.

1 à l'abdomen, plaie non pénétrante.

1 à la région cervicale.

1 à la région lombaire.

2° Aucune de ces blessures ne peut être considérée comme nécessairement et prochainement mortelle.

Cinq sont légères et en voie de guérison.

Une plaie au pied gauche, compliquée de fusées purulentes laisse craindre la nécessité de l'amputation.

Une autre plaie est compliquée de trismus, depuis cinq jours.

3° Deux blessés, MM. Berini et Bongars pourraient, selon leur désir, être immédiatement rendus.

4° Trois blessés sont à l'hôpital, les autres sont logés convenablement en ville, ni les uns ni les autres ne se plaignent de cette situation.

5° Bien que l'hôpital fournisse à tous la nourriture, comme celle-ci est naturellement peu variée, la plupart des blessés se plaignent de cet état de choses et sont nourris ou se font nourrir à leurs frais par les habitants qui les ont hébergés.

6° Les vêtements et la chaussure manquent généralement. Ces messieurs demanderaient à en faire venir de chez eux. Quelques-uns auraient adressé la même demande à M. le général de Martimprey.

7° Vu la difficulté du langage, on fait panser ces messieurs par les médecins autrichiens, sous la direction et la surveillance de M. le médecin principal Haspel heureusement aidé dans cette fonction par M. l'aide-major Lobstein qui parle l'allemand.

8° Rien ne manque en fait de linge à pansement ; les ressources pharmaceutiques manquent presque complétement.

Un pharmacien vient d'être envoyé tout exprès à Castiglione.

A ce sujet, M. le médecin en chef, j'ai l'honneur de vous proposer de faire

expédier immédiatement à l'hôpital de Castiglione par les soins de M. le pharmacien en chef de l'armée, un petit approvisionnement de médicaments.

9º Les officiers autrichiens blessés sont tous dénués de ressources pécuniaires
et ils accepteraient avec la plus grande reconnaissance, les avances que la bienveillance de l'Empereur daignerait mettre à leur disposition.

Je vous envoie, du reste, ci-après, un état nominatif très-circonstancié sur
la situation individuelle de chacun.

*Renseignements recueillis sur la position de MM. les officiers autrichiens blessés et en
traitement à Castiglione à la date du 10 juillet.*

MM. Grewiditz, major au 52e régiment (François-Charles). Coup de feu aux parois
abdominales ; blessure sans gravité ; logé en ville chez l'archiprêtre ;
reçoit des rations, et achète des suppléments.

Fekele, capitaine au 52e régiment (François-Charles). Coup de feu au pied
gauche ; blessure grave ; logé en ville chez l'archiprêtre ; reçoit les vivres
de l'hôpital et se procure des suppléments.

Frund, capitaine au régiment Duc Louis. Coup de feu au genou ; blessure
grave ; logé en ville chez l'archiprêtre ; reçoit les vivres de l'hôpital.

Merkl, capitaine d'état-major. Coup de feu aux parois abdominales ; blessure
sans gravité ; logé en ville ; se plaint de sa nourriture.

Baron de Breizdbach, lieutenant aux chasseurs tyroliens. Plaie à la poitrine
et à l'épaule gauche ; état grave, prostration ; logé et nourri en ville.

Vintzenz Dobrowosky, major au 60e de ligne. Coup de feu ; fracture de la
cuisse gauche ; blessure grave, mais en bonne voie ; logé et nourri en
ville.

Wesselitsch, lieutenant au 31e (Culoz). Coup de feu au cou ; grave ; fusées
purulentes ; logé et nourri en ville.

Berini, capitaine au 52e régiment (François-Charles). Séton à la cuisse
droite ; coup de feu sans gravité ; logé en ville ; reçoit sa nourriture de
l'hôpital.

Bongars, capitaine au 57e régiment (Kinsky). Séton à la jambe droite ; coup
de feu sans gravité ; logé en ville ; reçoit sa nourriture de l'hôpital.

Voiatzek, lieutenant au 31e (Culoz). Coup de feu au genou, non pénétrant ;
presque guéri ; logé et nourri en ville.

Walther, lieutenant au 48e régiment. Fracture de la jambe droite ; coup de
feu assez grave ; en bonne voie de guérison ; est à l'hôpital.

Kosas, lieutenant au 31e régiment (Culoz), Plaie pénétrante de poitrine ;
coup de feu grave ; est à l'hôpital.

Nachman, capitaine au 14e bataillon de chasseurs. Séton au thorax ; sans
gravité ; est à l'hôpital.

Vranger, lieutenant au 31ᵉ (Culoz). Coup de feu à la région lombaire ; peu grave ; malade nerveux et irritable ; logé et nourri en ville.

(Nous ne pouvons certifier l'exactitude des noms des blessés autrichiens.)

Tous ces officiers dans le dénûment le plus complet ont dû recevoir ce matin des mains du commandant de la place une première allocation de 100 francs chacun. Ils ont près d'eux des soldats d'ordonnance et des infirmiers autrichiens. Il y a encore quelques autres officiers dont nous n'avons pas les noms exacts. Il reste à Castiglione dix médecins autrichiens prisonniers qui se plaignent de l'exiguïté de leurs rations, et ils n'ont pas d'argent. Nous faisons de notre mieux pour adoucir la position des uns et des autres.

BERTHERAND, médecin principal.

10 JUILLET.—Arrivée à Milan de la division d'Hugues, partie .de France le 3.

ARMÉE D'ITALIE. — ORDRE DU JOUR.

Grand quartier général, Valeggio, 10 juillet.

« Soldats !

« Une suspension d'armes a été conclue, le 8 juillet, entre les parties belligérantes, jusqu'au 15 août prochain. Cette trêve vous permet de vous reposer de vos glorieux travaux, et de puiser, s'il le faut, de nouvelles forces pour continuer l'œuvre que vous avez si bravement inaugurée par votre courage et votre dévouement. Je retourne à Paris, et je laisse le commandement provisoire de mon armée au maréchal Vaillant, major-général. Mais dès que l'heure des combats aura sonné vous me reverrez au milieu de vous pour partager vos dangers.

« NAPOLÉON. »

« Voici dans quelles circonstances s'est produite la suspension d'armes conclue entre l'empereur des Français et l'empereur d'Autriche.

« Des communications étaient échangées entre les trois grandes puissances neutres, en vue de se mettre d'accord pour offrir leur médiation aux belligérants. Le premier acte de cette médiation devait tendre à la conclusion d'un armistice ; mais, malgré la rapidité des transmissions télégraphiques, l'entente à établir entre les cabinets ne permettait pas que ce résultat fût obtenu avant quelques jours. Cependant, les hostilités de notre flotte contre Venise auraient pu s'ouvrir, et une nouvelle lutte de nos armées devant Vérone pouvait aussi s'engager à tout instant.

« En présence de cette situation, l'Empereur, toujours fidèle aux sentiments de modération qui ont constamment dirigé sa politique, préoccupé d'ailleurs avant toute chose du soin de prévenir toute effusion inutile d'un sang précieux, n'a pas hésité à s'assurer directement des dispositions de l'empereur François-Joseph, dans la pensée que, si ces dispositions étaient conformes aux siennes, c'était pour les deux souverains un devoir sacré de suspendre, dès à présent, des hostilités qui pouvaient devenir sans objet par le fait de la médiation.

« L'empereur d'Autriche ayant manifesté des intentions analogues, des commissaires nommés de part et d'autre se sont réunis pour arrêter les clauses de l'armistice, qui a été définitivement conclu le 8 juillet, et dont la durée a été fixée à cinq semaines.

« Il y aura demain, lundi, une entrevue à Villafranca entre l'empereur des Français et l'empereur d'Autriche. » (*Moniteur de l'armée.*)

Valeggio, 11 juillet.—Mon cher amiral,

Une suspension d'armes est conclue jusqu'au 15 août ; je vous prie donc de renvoyer à Lossini tous les bâtiments qui n'ont pas besoin de tenir la mer.

Si la paix ne se fait pas, je compte sur l'énergie de la flotte et sur l'habileté de son chef pour concourir avec l'armée de terre au but que je me suis proposé.

Employez le temps jusqu'au 15 août à exercer les équipages, à faire des reconnaissances sur toutes les côtes, et à tâcher d'avoir des renseignements sur les points faibles de l'ennemi. NAPOLÉON.

Brescia, 11 juillet.—M. le médecin en chef de l'armée,

Je m'empresse de vous adresser les renseignements que vous m'avez fait l'honneur de me demander. Dans une précédente lettre vous avez dû recevoir :

1° La liste des officiers autrichiens en traitement dans les hôpitaux de Brescia.

Cette liste est incomplète pour la nature des blessures qui retiennent ces officiers. Je n'ai pu mettre les annotations qu'à côté du nom de ceux que j'ai visités moi-même. Je n'ai pu le faire pour les autres, parce qu'après avoir dressé cette liste, je n'ai pas conservé la note où se trouvaient inscrites les blessures qu'ils ont reçues, croyant n'en avoir plus besoin.

Je ne serais pas étonné même que cet envoi ne vous soit point parvenu ; j'avais placé sous la même enveloppe la liste des officiers autrichiens traités dans les hôpitaux, celle de MM. les officiers français présents dans les hôpitaux de Brescia, et les renseignements que j'ai pu recueillir sur M. Termonia. Je ne puis aujourd'hui vous envoyer la liste des officiers français ; elle ne serait plus exacte, et je la referai demain ; les mutations sont nombreuses. Quant aux officiers traités en ville, la plupart sont inconnus ou insaisissables ; je ne puis vous promettre que les noms de ceux que j'aurai vus.

Mon mouvement du 20 au 30 juin n'est pas terminé, et ce n'est pas une petite affaire que de lui donner de l'exactitude ; les hôpitaux n'ont rien conservé ; la confusion était partout ; je devrais donc l'établir à l'aide des mouvements journaliers que j'ai eu le bon esprit de prendre dans le plus grande nombre des établissements. Il ne me manque plus que le chiffre des évacuations.

Vous ne sauriez vous faire une idée approximative de ce qui s'est passé ici quand nous avons reçu les blessés ; on les a entassés partout, on les a emportés dans des maisons particulières ; on a improvisé des hôpitaux dans des églises, dans des boutiques, dans des écuries. Il nous a fallu courir de tous côtés, passer un jour dans deux hôpitaux, où nous comptions ne rester qu'une heure, consoler, opérer, faire des pansements, et il s'en faut de beaucoup que nous ayons fait tout ce qu'il eût fallu faire. L'hôpital de la veille avait disparu, un autre s'était agrandi ou installé. Dans cet état de choses, toutes nos journées ont été dépensées, quelquefois jusqu'à minuit, dans les divers dépôts de blessés. Dieu me garde de vous exprimer tout cela dans le but de faire ressortir nos services: je ne le fais que dans la crainte d'être taxé de négligence.

Bien des lettres nous ont été adressées par des personnes auxquelles il nous eût été agréable de pouvoir dire où se trouvaient placés leurs recommandés, officiers ou soldats. Aujourd'hui encore, l'ordre règne cependant dans les hôpitaux, je ne pourrais prétendre trouver un sous-officier à l'hôpital ou un officier en ville. Pendant tout ce temps consacré à donner une impulsion utile, à pratiquer les opérations les plus indispensables sans autres instruments que ceux que voulaient bien nous confier les médecins civils, l'époque opportune des opérations fuyait, et celle des opérations consécutives commençait, avec tous les dangers que court un blessé qui a déjà passé, en s'épuisant, par les épreuves d'une première suppuration.

Voilà, M. le médecin en chef, quel a été l'état de choses ; et je serais bien heureux si, les circonstances vous permettant de venir à Brescia, vous pouviez voir par vous-même ce qui a été obtenu et en même temps ce qui n'a pu être fait.

Hier, M. le général qui commande à Brescia a visité San Antonio, qui est situé à 2 kilomètres de la ville ; il a le désir d'y établir un dépôt de convalescents. Cet établissement, admirablement situé et commode, renferme une trentaine de militaires atteints de fièvres typhoïdes. J'ai dû demander qu'on fît rentrer en ville onze blessés (fractures comminutives et opérés) qu'on avait logés tout à côté de ces fiévreux.

San Antonio pourra contenir 150 à 180 lits ; j'ai l'espoir que vous en approuverez la destination projetée.

J'ai eu l'honneur de vous exprimer toutes nos émotions à la nouvelle du danger que vous aviez couru ; je l'ai fait au nom de tous et particulièrement au mien.

Ce qui me porte à penser que les lettres ne sont pas exactement remises, c'est que j'en reçois deux aujourd'hui que vous m'avez fait l'honneur de m'adresser, l'une le 21 juin et l'autre le 23. ISNARD, médecin principal.

Circulaire aux Intendants des corps d'armée.

Grand quartier général, Valeggio, 11 juillet.

M. l'intendant,

Au moment où les corps d'armée prennent des positions qu'ils paraissent devoir conserver quelque temps, mon intention est qu'on organise à chaque quartier général, dans des locaux convenablement choisis, une ambulance-hôpital, dans laquelle seront traités les hommes atteints de maladies peu sérieuses. Le personnel et le matériel dont vous disposez doivent être suffisants ; et si dans tous les cas il était nécessaire de faire quelques acquisitions, vous n'aurez qu'à m'en faire la proposition, et je m'empresserai de vous donner l'autorisation nécessaire.

Tout me porte à croire qu'en faisant fonctionner en même temps les ambulances divisionnaires pour les maladies légères, il sera facile de restreindre beaucoup les évacuations pendant quinze jours.

En opérant ainsi, les hôpitaux en arrière pourront apporter dans leur fonctionnement des améliorations que les évacuations incessantes ont jusqu'ici rendues impossibles. J'ajouterai que dans la saison où nous sommes les évacuations sont très-fatigantes pour les hommes.

Je vous prie de me faire connaître aussi tôt que possible les mesures que vous aurez prises et le nombre de places que vous aurez assurées.

Paris, intendant général.

---

11 Juillet. — Entrevue des deux Empereurs à Villafranca vers 9 heures du matin.

L'EMPEREUR A L'IMPÉRATRICE.

Valeggio, 11 juillet.

La paix est signée entre l'empereur d'Autriche et moi.

Les bases sont :

Confédération italienne sous la présidence honoraire du pape.

L'empereur d'Autriche cède ses droits sur la Lombardie à l'empereur des Français, qui les remet au roi de Sardaigne.

L'empereur d'Autriche conserve la Vénétie, mais elle fait partie intégrante de la Confédération italienne.

Amnistie générale.

Le prince Napoléon, chargé de discuter les préliminaires de la paix, part de Valeggio pour Vérone.

« La convention militaire était de nature à faire prévoir, dans un avenir très-prochain, un fait politique d'une bien autre importance, dont l'accomplissement, soudain et imprévu pour elle, semble avoir dérouté tous les calculs de la diplomatie européenne. La paix avec l'Autriche, arrêtée directement entre les deux empereurs, sans protocoles ni ambages, et avec une droiture toute militaire, comble les vœux des populations paisibles que la prolongation de la guerre aurait cruellement fait souffrir, en même temps qu'elle satisfait d'une manière honorable les plus chers intérêts des pays engagés dans la lutte terrible qui vient d'aboutir à une aussi heureuse issue.

« Il fallait tout le génie, toute la loyauté, toute la grandeur d'âme de Napoléon III, pour accomplir de semblables prodiges. Lui seul pouvait inspirer à son noble adversaire une assez haute confiance pour terminer avec une telle promptitude d'aussi graves différends. Cette page de l'histoire de sa vie, si bien remplie déjà d'actes mémorables et glorieux, sera probablement la plus remarquable et la plus applaudie, puisqu'elle atteste à la fois sa persévérance dans les plans conçus pour relever une nationalité déchue, son généreux désintéressement et son amour de l'humanité, vertus si précieuses chez un grand capitaine. » (*Moniteur de l'armée.*)

Grand quartier général, 11 juillet 1859. — M. le baron Larrey, médecin en chef de l'armée,

Je vous apporte sur les incidents du service de Castiglione les renseignements que vous désirez avoir.

Le 24, jour de la bataille de Solférino, je me trouvais dans le village avec M. Brauwers, pharmacien-major, et M. l'aide-major Cohade.

Les dernières opérations de l'embaumement du général de Cotte nous avaient retenus à Montechiaro jusqu'à midi ; il était près de deux heures quand nous sommes arrivés à l'ambulance déjà installée dans l'église de Castiglione, sur la place même du village, — la première ambulance qui ait été ouverte.

Les blessés étaient nombreux déjà ; une pharmacie était improvisée rapidement ; des infusions de thé, de tilleul, une abondante solution d'extrait de réglisse, de la limonade, du vin de cannelle, etc., furent distribués de suite, et cette distribution, que l'incessante arrivée de nouveaux blessés forçait à faire sans cesse, se continua pendant les jours suivants, non-seulement dans nos hôpitaux improvisés sur différents points du village, mais partout où se trouvaient des blessés, chez les habitants, sur les charrettes, dans la rue. Pendant les deux premières nuits ce service a été partagé par M. Cohade, pharmacien aide-major de 1re classe, et M. Brauwers, pharmacien-major de 1re classe, l'un d'eux veillant de 10 heures du soir à 3 heures du matin, l'autre relevant à 3 heures son camarade, qui le laissait seul jusqu'à 10 heures du matin.

Dans la première journée seulement il a été distribué près de 3,000 litres de boisson, et comme les infirmiers manquaient, cette distribution a dû être faite en grande partie par les pharmaciens.

M. Brauwers et moi nous avons rejoint le grand quartier général à Cavriana, M. l'aide-major Cohade est resté avec un caisson, vingt kilogrammes d'extrait de réglisse et une provision de médicaments comprenant les substances et les quantités suivantes :

Agaric amadouvier.	0^k,600	Fleurs de tilleul.	2^k,000
Vinaigre.	3 ,000	Feuilles de thé.	0 ,500
Acide acétique.	0 ,500	Gomme arabique.	2 ,000
Acétate de plomb cristall.	0 ,100	Laudanum.	0 ,200
Alcool à 33°.	2 ,000	Moutarde pulvérisée.	4 ,000
— camphré.	2 ,000	Sulfate de soude.	5 ,000
Alcoolat de mélisse.	0 ,500	Émétique.	0 ,050
Acide tartrique.	2 ,000	Poudre d'ipécacuanha.	0 ,200
Cire.	2 ,000	Teinture de cannelle.	0 ,500
Cérat simple.	6 ,000	Sulfate de quinine.	0 ,100
Sparadrap.	5 ,000	Ammoniaque.	0 ,500
Extrait d'opium.	0 ,025	Persulfate de fer.	1 ,000

Dans ces jours d'ardente besogne je crois en vérité que la pharmacie a fait tout ce qu'elle pouvait faire, et qu'elle a été éminemment utile, peut-être nécessaire.

M. l'aide-major pharmacien Cohade est resté à Castiglione jusqu'au 30 ; il dormait à l'hôpital et ne le quittait pas. Ce jour-là le nombre des malades était descendu de plus de 4,000 à moins de 150 ; les blessés n'arrivaient plus, les évacuations continuaient. M. le sous-intendant militaire de Lavalette quittait Castiglione et ramenait avec lui M. Cohade, qui nous rejoignit à Volta.

Le 30 au soir, il n'y avait donc plus de pharmacien à Castiglione ; sa présence avait été jugée inutile. Le caisson restait, et par une prévision sage M. Cohade laissait, en partant, ses médicaments à l'ambulance et à la disposition du médecin.

Deux jours plus tard, le 3 juillet, je crois, les officiers d'administration chargés du service de Castiglione partaient à leur tour, et emmenaient avec eux le caisson laissé le 26 juin lors du départ de l'ambulance. Ils emmenaient non-seulement le caisson, mais encore tous les médicaments que nous avions laissés et qui faisaient partie du matériel de l'ambulance du grand quartier général. A partir de ce jour les médicaments ont dû manquer ; la réclamation qui se signale est juste ; le 5 j'ai été prévenu de cet état de choses, qu'il m'était impossible de deviner, par une lettre de M. Haspel à M. de Lavalette, et le 6, M. l'aide-major pharmacien Fleury portait tous les médicaments demandés par M. Haspel à Castiglione. Depuis le 6, Castiglione a un pharmacien et une pharmacie.

Je vous devais, M. le baron, le récit exact de ces faits. Je ne crois pas que nous ayons négligé aucun soin, et pourtant la plainte portée est vraie pour deux jours au moins. Le départ du pharmacien a peut-être été trop hâté, si on avait abandonné la sage résolution, d'abord prise, de ne point laisser de malades à Castiglione. Il est fâcheux, d'un autre côté, que des médicaments qui existaient à l'hôpital même en quantités suffisantes aient pu être enlevés quand ils étaient nécessaires, et que leur défaut allait compromettre le service. Ce dernier cas surtout était absolument impossible à prévoir.   DE MORTAIN, pharmacien en chef.

Turin, 11 juillet.—M. le médecin en chef,

J'ai l'honneur de vous adresser l'état du personnel médical des hôpitaux de Turin, et le mouvement des malades pendant la première décade du mois de juillet.

Le nombre de nos malades diminue d'une manière assez rapide ; l'état sanitaire s'améliore d'une manière sensible, malgré la persistance de la chaleur, qui est toujours forte.

Nous continuons l'installation de notre nouveau matériel dans l'hôpital de la porte de Suze, qui finira par être un établissement convenable, sinon satisfaisant.

SALLERON.

Grand quartier général, Salionze, 11 juillet.—M. le médecin en chef de l'armée,

J'ai l'honneur de vous adresser le rapport de la première décade du mois de juillet, sur l'état sanitaire et la situation du personnel de santé dans les ambulances et les régiments du 5e corps de l'armée d'Italie.

HOPITAUX.—Bien que les renseignements que je possède sur les hôpitaux des duchés que nous venons de quitter, soient incomplets, je crois néanmoins devoir vous les transmettre, afin que vous puissiez juger approximativement du nombre de malades que nous avons laissés derrière nous.

Lucques. . . — Il restait à Lucques, le 30 juin. . . . .   47 malades.
Il en reste aujourd'hui, 10 juillet. . . .   24
Massa . . . . — Restants au 1er juillet.   20
Au 10 juillet (sans documents).
Florence. . . — Restants le 30 juin   119
Au 10 juillet (sans documents).
Parme. . . . — Restants le 30 juin.   120
Au 10 juillet (sans documents).
Livourne. . . — Restants le 30 juin   219
Au 10 juillet.   234
Pistoja. . . . — Restants le 23 juin   81
Au 10 juillet (sans documents).

Le nombre de nos malades, d'après ces chiffres, peut être porté à 600 ou 700 dans les hôpitaux des duchés.

Je n'ai pas reçu de M. Philippe le rapport demandé sur la mission qu'il a reçue de visiter les hôpitaux ; d'après ce que vous m'avez fait l'honneur de me faire savoir, ce rapport sera adressé à Gênes, à M. Boudin, médecin en chef des hôpitaux de cette place, lequel pourra vous renseigner sans doute d'une manière plus exacte sur un état de choses trop loin de moi pour que des documents certains me parviennent régulièrement.

AMBULANCES. — Le nombre de nos malades, presque insignifiant dans nos ambulances au 1er juillet, s'est élevé rapidement depuis quelques jours, au point de nous obliger à des évacuations considérables.

<pre>
Nous avions au 30 juin. . . . .   62 malades.
Aujourd'hui, 10 juillet. 284
Nous avons évacué. 115
Total des entrants.. 501
</pre>

Demain nous devons vider complétement nos ambulances ; je ne puis dire quel sera le chiffre de cette évacuation, attendu que le nombre des entrants est très-variable dans une même journée.

Nous avons eu 12 morts dans les ambulances.

La journée, au départ de Goito, a été très-chaude et très-fatigante pour nos troupes :

La division d'Autemarre a perdu en route, par insolation, 16 ou 18 hommes, dont un chef de bataillon ; la division Uhrich, 5 hommes ; la cavalerie, 1 ; l'artillerie (réserve), 2 hommes ; total, 24 ou 26.

La lenteur de la marche, occasionnée par l'encombrement des routes, a fait rester 8 ou 10 heures pour faire 10 kilomètres, les hommes de la division d'Autemarre, exposés à l'insolation et chargés de leurs sacs et armes.

Aujourd'hui, nos troupes sont remises ; néanmoins, les affections prennent quelque gravité ; nous avons bon nombre de diarrhéiques et de dyssentériques. Nous avons eu un nouvel accès cholériforme, terminé heureusement chez un officier ; un cas de typhus confirmé à l'ambulance de la cavalerie, terminé par la mort, et quelques fièvres typhoïdes.

En présence de cette aggravation et de cette augmentation des maladies, dues à la fatigue et à la chaleur persistante, je pense qu'il est urgent de prendre quelques mesures prophylactiques.

Elles consisteraient :

1° A faire camper les troupes sur des hauteurs, où elles recevraient l'influence salutaire d'une aération plus active ;

2° A assainir les cantonnements nouveaux qui tous déjà ont été occupés :

1° Par l'installation de latrines surveillées par un poste ;

2° Par l'éloignement des abattoirs, l'incinération ou l'inhumation des issues ;

3° En recouvrant de terre chaque jour les matières des latrines ;

4° En faisant nettoyer par des corvées les cantonnements infectés par l'habitation précédente ;

5° En empêchant les hommes de répandre autour des habitations les eaux de lavage et de cuisine.

3° A faire sonner la retraite pendant les heures de la plus forte chaleur ;

4° A faire construire des abris de feuillage ;

5° A s'assurer que les hommes portent leurs ceintures de flanelle et des vêtements de drap ;

6° A surveiller la qualité du pain, qui laisse beaucoup à désirer.

Ces mesures hygiéniques, que je ne fais qu'esquisser, resteront peut-être impuissantes, en raison de l'intensité et de la persistance des chaleurs jusqu'à la fin d'août ; mais elles mettront notre responsabilité à couvert.

Il serait désirable, si les circonstances militaires le permettent, que les corps d'armée, comme les divisions des corps d'armée, fussent aussi éloignés que possible les uns des autres dans leurs cantonnements et bivouacs.

Je me propose, à notre arrivée à Rivoltella, de provoquer les mesures que je viens d'avoir l'honneur de vous exposer, en y ajoutant celles que votre expérience voudrait bien me conseiller.   LEGOUEST, médecin en chef du 5ᵉ corps.

DÉPÊCHE TÉLÉGRAPHIQUE.

Gênes, 11 juillet. — Le Dʳ Boudin à M. le baron Larrey.

21 officiers autrichiens reçus dans les hôpitaux de Gênes ; 19 partis pour France complétement guéris ou en voie de guérison ; 2 restants, Klein et Laykauf.

Aucun des officiers nommés dans votre dépêche n'a passé par les hôpitaux de Gênes.

Castiglione, 11 juillet. — M. le médecin en chef de l'armée,

J'apprends que des plaintes ont été formulées par MM. les officiers autrichiens sur la manière dont ils ont été traités à Castiglione. Or, dans ces réclamations, ils n'accusent nullement les médecins : on a le tort de vouloir tout confondre : ils se plaignent que, dès leur arrivée, on les ait dénués de tout ; qu'on les ait soumis, eux blessés, à la nourriture des prisonniers, ou qu'on les ait forcés d'avoir recours à la bienveillance de leurs hôtes. Or, ils oublient qu'ils ont refusé d'entrer dans les hôpitaux lorsque la proposition leur en a été faite.

Ils réclamaient à domicile une nourriture spéciale appropriée à leur état et prescrite par leurs médecins ; or, cette nourriture ne peut être accordée qu'aux malades traités et présents dans les hôpitaux ; en préférant le séjour des maisons particulières, ils ont renoncé, par le fait, aux avantages qu'ils auraient pu trouver dans des établissements disposés pour recevoir et traiter les malades. C'est donc à eux qu'ils doivent s'en prendre et non aux personnes.

Quant à ce qui concerne la médecine, les officiers autrichiens ont été l'objet des mêmes soins que les blessés français qui, en grand nombre aussi, avaient préféré l'hospitalité du particulier. Non-seulement, les officiers autrichiens blessés ont été soignés par les médecins de leur nation qui étaient au nombre de dix-sept (aujourd'hui réduit à dix), mais encore ils ont été vus tous les jours par des médecins français. Toutes les opérations graves ou légères ont été faites par nos médecins, et les résultats en ont été suivis avec la plus scrupuleuse exactitude. Aujourd'hui, c'est M. Lobstein qui est chargé exclusivement de ce service, et il n'a pas manqué un seul jour à s'acquitter de ce devoir, car il s'était bientôt aperçu que les officiers autrichiens, à tort ou à raison, n'avaient pas une très-grande confiance dans l'habileté de leurs médecins.

La seule chose qui eût pu être de leur part un sujet de réclamation, c'est que les médecins autrichiens prescrivent une série de médicaments dont la mode ou les théories médicales de leur nation ont consacré l'usage. Or, ces médicaments ne font pas partie de notre formulaire de campagne plus que grandement suffisant pour les besoins d'une armée ; car, vous le savez, la meilleure médecine d'armée est la plus simple.

Un mot sur les officiers autrichiens blessés.

1° M. Wesselitsch, lieutenant au 27ᵉ régiment, qui avait un coup de feu traversant le cou dans sa profondeur, ayant fait un écart de régime, est mort le 10 au soir.

2° M. Fekele, capitaine au 52ᵉ régiment, qui avait un coup de feu traversant le pied gauche, a succombé au trismus. Le matin même, une indigestion qui avait provoqué des vomissements violents, n'a pas peu contribué à cette terminaison fatale.

3° M. le baron de Breizdbach est aussi dans ce moment dans un état désespéré par suite d'un écart de régime.   HASPEL, médecin principal.

Novare, 11 juillet. — M. le médecin en chef de l'armée,

J'ai l'honneur de vous faire parvenir les états décadaires concernant le service de santé des hôpitaux de Novare. Rien d'important à vous signaler ; je vous ferai remarquer seulement que la mortalité pèse toujours sur les individus atteints de coups de feu, sur lesquels il a été impossible de pratiquer des opérations. Les désordres sont si graves, que la pyoémie met un terme aux cruelles souffrances des malades.

Le mouvement des malades à Novare n'a commencé que le 4 juin, après la bataille de Magenta. J'ai eu l'honneur de vous envoyer les états depuis cette époque.

M. le général de Martimprey, sur l'état duquel vous me demandez des renseignements, et auquel j'ai donné des soins pendant l'absence de M. Douchez, se trouve aujourd'hui dans un état assez satisfaisant.

Le général a reçu à la bataille de Magenta un coup de feu (balle) au quart antérieur et inférieur de la cuisse gauche. Le projectile a fait un séton de dehors en dedans en traversant le droit antérieur dans sa partie immédiate au-dessus du fémur. Aujourd'hui que les parties profondes, mortifiées par la balle, se sont détachées, la suppuration est moins abondante et de bonne nature. La cuisse est encore engorgée ; ce qui me fait supposer, quoique la sonde n'indique aucun travail morbide d'une portion du fémur, qu'il pourrait peut-être, tôt ou tard, se détacher quelque esquille de peu d'importance.

En somme, l'état général de votre très-intéressant malade est, on peut dire, très-satisfaisant. Pas de fièvre, bon appétit, les fonctions se font très-bien et la gaieté se maintient. Je pense que tout marche vers la guérison et que, sous peu de temps, M. le général de Martimprey pourra essayer de marcher. S'il survenait quelque chose, je m'empresserais de vous en informer.

Brun, médecin-major.

Acqui, 11 juillet. — M. le médecin en chef de l'armée,

Je suis allé, il y a trois jours, à Brescia, pour y voir les blessés du 1er corps. A mon retour à Castelnovo, le maréchal m'a prié de l'accompagner à Acqui pour quelques jours, afin d'instituer et de suivre le traitement qu'il vient y faire au moyen des eaux minérales de cette localité où se trouvent déjà près de 200 militaires français. Je n'avais qu'une heure pour me préparer à ce voyage et vous demander l'autorisation de l'entreprendre ; me trouvant ainsi dans l'impossibilité de vous écrire, j'ai consulté l'intendant de notre quartier général, qui m'a répondu qu'en pareil cas, une prière du maréchal était un ordre. Je suis donc parti, et une fois arrivé, je m'empresse de vous informer de ce déplacement pour vous demander si vous l'approuvez, ou si au contraire je dois retourner à mon poste.

Champouillon, médecin en chef du 1er corps.

Valeggio, 11 juillet. — A M. Isnard, médecin principal,

Insistez, mon cher camarade, insistez s'il le faut, comme je le fais, jusqu'au rabâchage, si vous ne pouvez pas obtenir autrement ce qui est indispensable à l'état sanitaire de l'armée. Je compte sur vous pour avoir plus tard des documents aussi exacts que possible sur la chirurgie des hôpitaux de Brescia, et je serais heureux de savoir que la chirurgie conservatrice ait eu autant de succès qu'à Milan, où j'ai vu, par exemple, un grand nombre de fractures compliquées de la cuisse en voie de consolidation, tandis que beaucoup d'amputés ont péri de résorption purulente.

Baron Larrey, médecin en chef de l'armée.

Gênes, 12 juillet. — M. le médecin en chef de l'armée,

J'ai répondu hier par le télégraphe à votre dépêche relative aux officiers autrichiens blessés. Vingt et un de ces officiers ont été reçus dans les hôpitaux de Gênes. Voici leurs noms plus ou moins exactement inscrits sur les feuilles de visites :

Wolf, capitaine ;	Morzkooky, major ;	Lehmann, capitaine ;
Kezek, lieutenant ;	Sihwarzensibiro, capit. ;	Laikauf, lieutenant ;
Zoufal, lieutenant ;	Freisiklay, capitaine ;	Klein, capitaine ;
Zicerek, lieutenant ;	Ott, capitaine ;	Rubsann, lieut.-colonel ;
Sidhmides, lieutenant ;	Enwald, lieutenant ;	Deagiroi, lieutenant ;
Cristeli, lieutenant ;	Hackhrfer, lieut.-colonel ;	Pfleghiro, lieutenant ;
Hilger, lieutenant ;	Sihnster, colonel ;	Siregher, lieutenant.

Sur ce nombre, dix-neuf étaient sortis guéris ou en voie de guérison. Deux officiers sont encore à l'hôpital San Benigno. Ce sont MM. le capitaine Klein et le lieutenant Laikauf ; tous deux sont en bon état ; aucun des officiers mentionnés spécialement dans votre dépêche télégraphique n'a été admis dans les hôpitaux militaires de Gênes.

Je vous ai rendu compte, dans mon dernier rapport, de l'importance dans nos hôpitaux de plusieurs cas de pourriture d'hôpital. Les malades provenaient de Novare et de Milan, et il était à craindre que l'importation de nouveaux blessés atteints de cette même dégénérescence ne vînt infecter les hôpitaux de Gênes et du midi de la France, pervertir notre état sanitaire et compromettre nos communications avec d'autres ports.

L'autorité militaire s'est préoccupée de cette situation, et M. l'intendant militaire de Gênes m'a prescrit de me rendre immédiatement à Novare et, au besoin, dans les places voisines, pour constater la réalité et l'étendue du mal, et proposer les mesures de sûreté que pourraient réclamer les évacuations sur Gênes.

J'ai constaté à Novare quelques cas de pourriture à l'hôpital de la Charité ; l'hôpital militaire m'a été signalé comme complétement exempt de cette affection.

J'ai recommandé à MM. Laforet et Brun la plus grande circonspection dans la désignation des blessés à évacuer sur Gênes, et j'ai rejoint mon poste aussitôt après m'être assuré à Milan, par la déclaration de M. Cuvellier, que la pourriture d'hôpital ne régnait pas dans cette ville.

A Gênes, les cas importés de pourriture d'hôpital se sont sensiblement améliorés, et l'état sanitaire continue d'y être des plus satisfaisants.

J'ai retenu à Gênes M. Drappier, médecin aide-major, qui était fatigué, et j'ai fait partir à sa place pour le quartier général M. Meige de l'hôpital Della Neve.

Conformément à vos instructions, j'ai prescrit à M. Malapert de faire visiter et contre-visiter lui-même M. le médecin-major Mollard, afin d'activer le renvoi en France de cet officier de santé.

Boudin, médecin en chef des hôpitaux de Gênes.

---

12 JUILLET. — L'Empereur quitte Valeggio partant pour Milan, et laisse au maréchal Vaillant le commandement en chef de l'armée d'Italie.

PROCLAMATION.

« Soldats !

« Les bases de la paix sont arrêtées avec l'empereur d'Autriche, le but principal de la guerre est atteint ; l'Italie va devenir pour la première fois une nation. Une confédération de tous les États de l'Italie, sous la présidence honoraire du Saint-Père, réunira en un faisceau les membres d'une même famille ; la Vénétie reste, il est vrai, sous le sceptre de l'Autriche ; elle sera néanmoins une province italienne faisant partie de la Confédération.

« La réunion de la Lombardie au Piémont nous crée de ce côté des Alpes un allié puissant qui nous devra son indépendance ; les gouvernements restés en dehors du mouvement ou rappelés dans leurs possessions comprendront la nécessité des réformes salutaires. Une amnistie générale fera disparaître les traces des discordes civiles. L'Italie, désormais maîtresse de ses destinées, n'aura plus qu'à s'en prendre à elle-même si elle ne progresse pas régulièrement dans l'ordre et la liberté.

« Vous allez bientôt retourner en France ; la patrie reconnaissante accueillera avec transport ces soldats qui ont porté si haut la gloire de nos armes à Montebello, à Palestro, à Turbigo, à Magenta, à Marignan et à Solférino ; qui, en deux mois, ont affranchi le Piémont et la Lombardie, et ne se sont arrêtés que parce que la lutte allait prendre des proportions qui n'étaient plus en rapport avec les intérêts que la France avait dans cette guerre formidable.

« Soyez donc fiers de vos succès, fiers des résultats obtenus, fiers surtout d'être les enfants bien-aimés de cette France qui sera toujours la grande nation, tant qu'elle aura un cœur pour comprendre les nobles causes et des hommes comme vous pour les défendre.

« Au quartier impérial de Valeggio, le 12 juillet.

« NAPOLÉON. »

« L'Autriche, jusqu'ici, a perdu tout ce qu'elle pouvait avoir à perdre, elle a été battue dans toutes les batailles, elle a été chassée de toutes ses positions. Le prestige de ses armes est anéanti, et ses troupes sont démoralisées, moins par la défaite que par le manque de confiance le plus profond dans leur chef et dans leur organisation militaire. Si elle avait perdu une autre grande bataille sur l'Adige, si Peschiéra était tombée, si Vérone avait été prise et Mantoue emportée d'assaut, il ne serait pas plus apparent au monde entier qu'il ne l'est en ce moment que l'Autriche est incapable de lutter avec la France comme puissance militaire. Pour elle, conséquemment, une suspension des hostilités n'est que le renoncement à tout espoir de réparer ses échecs. En y consentant, elle a mis de côté tout son orgueil et embrassé sa meilleure planche de salut. Pour elle, si l'armistice est autre chose qu'un expédient mal avisé, il doit signifier la paix. Pour la France, au contraire, paix ou guerre, il vaut une autre grande victoire : Paris peut illuminer comme pour une victoire sur l'Adige ou pour la prise de Mantoue. Nous espérons qu'en demandant cette suspension d'armes, l'Empereur s'est résigné aux conditions nécessaires de la paix.

« Les événements de cette guerre ont beaucoup fait pour révéler le caractère de l'homme qui a clos si rapidement cette campagne ; il ne s'écarte jamais de son but ; mais jamais non plus il ne s'enorgueillit du succès, il se contente de marcher à pas comptés et sûrs vers l'objet qu'il s'est proposé. On peut espérer de lui qu'il se montrera modéré à l'heure de son triomphe. Mais, quelle que soit la modération du vainqueur, l'Autriche peut à peine s'attendre à ce qu'on lui laisse le peu qu'elle a préservé jusqu'ici. Pour elle, la Lombardie n'est plus ; elle ne saurait espérer de garder sans condition les forteresses qui lui permettaient de la tenir sous le joug.

« Venise ne fait point encore partie des conquêtes de l'armée française, et l'Autriche peut stipuler qu'il sera permis à la reine de l'Adriatique de conserver une position indépendante sous le plus populaire des archiducs autrichiens. Quoi qu'il en soit, la Lombardie a été conquise par l'épée, et le vainqueur doit en disposer comme bon lui semble. » (*Extrait du journal le Times.*)

Paris, 12 juillet. — A M. le médecin en chef de l'armée.

Très-cher collègue, le conseil de santé a pris avec un bien vif intérêt connaissance de la communication importante que vous lui avez adressée à la date du 6 courant.

Le conseil s'attendait bien à apprendre que le service de santé s'était montré au niveau de sa mission pendant et après la grande journée de Solférino ; mais il a été heureux de le savoir par vous-même, juge si compétent et qui avez pu apprécier de vos propres yeux les efforts de tous et la part de mérite qui revient à chacun.

Espérons que l'Empereur, éclairé par vous et par la voix de l'armée, saura reconnaître aussi que nous sommes dignes d'arriver au but que nous ambitionnons et qui nous assignerait un rang convenable dans cette grande famille à laquelle nous sommes fiers d'appartenir.

Vous exprimez, cher collègue, votre embarras sur la part de récompenses qui peut être attribuée aux médecins principaux de 1re classe officiers de la Légion d'honneur. Le conseil de santé ne saurait partager votre incertitude. Aucun règlement, aucune décision générale officielle jusqu'alors ne les exclut de ces propositions, et l'analogie est pour eux.

N'hésitez donc pas à proposer pour le grade de commandeur dans l'ordre de la Légion d'honneur ceux qui vous sembleraient, par leurs titres antérieurs et par leurs services actuels, mériter cette haute distinction. Ne vous arrêtez point aux objections qui pourraient vous être faites, il n'en est point de sérieuses. L'analogie du grade place les principaux de 1re classe au niveau des colonels, et la croix de commandeur est la récompense habituelle, presque constante des colonels qui n'ont plus d'espoir d'avancement, sans parler de ceux qui reçoivent à la fois ou successivement l'une et l'autre récompense. C'est à tort qu'on pourrait vous objecter les sous-intendants de 1re classe qui ne comptent point encore de commandeurs dans leurs rangs. La proposition à l'avancement des sous-intendants de 1re classe n'est pas lettre morte, et l'amplitude du cadre de leurs officiers généraux permet à chacun d'eux d'y aspirer, à la plupart d'y arriver.

Il est surprenant qu'on ne vous ait pas notifié les promotions faites aux ambulances de la garde impériale.

Nous vous adressons ci-joints, selon votre demande, un état de la composition du personnel de santé des corps de troupes, ainsi que la décision ministérielle relative aux sous-aides requis.

Les besoins du service ministrant dans les hôpitaux et ambulances de l'armée d'Italie doivent être en partie assurés par les envois successifs de sous-aides requis : 1re série (du 8 et du 16 juin) 27 sous-aides ; 2e série (du 5 au 9 juillet) 101 sous-aides.

Comme vous le savez déjà, cher collègue, cette position ne constitue pour ces élèves aucun droit d'admission ultérieure dans le corps ; elle sera toutefois un titre pour ceux qui réuniraient d'ailleurs les conditions exigées par les décrets et règlements en vigueur.

Le conseil comprend difficilement qu'on n'ait pas mis à votre disposition les boîtes à résections qui ont été expédiées sur Gênes dans les premiers jours du mois de juin ; faites-les donc réclamer, si elles ne vous sont pas parvenues.

Le conseil sait combien il vous est difficile de centraliser à jour fixe tous les matériaux nécessaires pour établir l'état sanitaire de l'armée ; il ne peut que vous rappeler l'importance qu'il attache à toutes vos communications et l'intérêt avec lequel il en prend connaissance.

Le conseil apprend avec une vive satisfaction que l'état sanitaire de l'armée se maintient dans de bonnes conditions; mais il exprime la crainte bien fondée que, sous l'influence des chaleurs qui l'accablent, il ne se déclare des dyssenteries graves et des fièvres intermittentes, surtout dans les parties de l'Italie où reste notre armée. Mais il est certain que votre attention s'est déjà fixée sur cette grave éventualité et sur les moyens préservatifs les plus convenables à lui opposer.

Il est regrettable, à plus d'un point de vue, que les nécessités de la guerre aient forcé de recourir aussi largement aux médecins italiens; mais, grâce à la sur-veillance qu'exercent sur eux nos officiers de santé de l'armée, le conseil espère du moins que leur pratique ne s'écartera pas des méthodes curatives sanctionnées par l'expérience.

Des avis particuliers annoncent que la pourriture d'hôpital règne chez un certain nombre de blessés qui arrivent à Marseille. Si cette complication existe réellement, il est probable que vous en avez été informé.

Tous nos collègues sont touchés de votre bon souvenir et me chargent de vous assurer de leur constante sympathie pour vos efforts et vos succès.

VAILLANT, président du conseil de santé.

Castiglione, 13 juillet. — M. le médecin en chef de l'armée.

1º J'ai eu l'honneur de vous adresser le mouvement des officiers et soldats trai-tés dans les hôpitaux de Castiglione du 1er au 5 juillet; mais ce mouvement était fort incomplet, et doit être considéré comme non avenu, car il ne comprenait que les hommes traités dans les hôpitaux, tandis que, à dater du 1er juillet, les officiers et soldats logés dans les maisons particulières, recevant des vivres de l'hôpital, devaient nécessairement figurer sur le mouvement. Je vous envoie aujourd'hui la rectification.

2º *Dépôt de convalescents.* Dans une maison appelée *Maison des Finances*, située à l'extrémité d'un faubourg de Castiglione, au milieu de beaux et vastes jardins et pour ainsi dire en pleine campagne, nous avons établi un dépôt destiné à recevoir ceux de nos convalescents trop faibles pour rejoindre directement leur corps et qui auraient encore besoin de quelques jours de repos.

J'ai fixé à 75 le nombre des hommes qui peuvent y être admis. Il en entre généralement 20 par jour; il en sort autant; ce qui fait en moyenne environ quatre jours de repos pour chaque homme sortant de l'hôpital.

La police y est exercée par un sergent du 33e de ligne et un caporal du même régiment. Le premier a pour mission de faire les bons de vivres pour les hommes. Un soldat est chargé de la préparation des aliments.

3° Nous avons dans ce moment quelques fièvres typhoïdes graves ; il nous reste encore aussi quelques-uns de nos blessés que leur état de souffrance ne nous a pas permis d'évacuer. Trois sont atteints de coup de feu à la poitrine, deux dans le ventre ; chez un de ces derniers la balle est allée se perdre dans le foie, et chaque pansement donne issue à une grande quantité de bile. Nous avons aussi quelques officiers atteints de coup de feu à la cuisse avec fracture du fémur.

4° A la fin du mois, ou plus tôt si vous le désirez, je vous donnerai une esquisse rapide de la physionomie et de la marche des maladies, qui n'offrent d'ailleurs rien de bien extraordinaire.

5° Le colonel de Taxis est parti pour Grenoble en voie de guérison.

Le lieutenant-colonel Maire, quoique encore grandement affaibli par suite de la suppuration abondante que donnent ses trois coups de feu, est aussi bien qu'on peut le désirer.

6° Ayant su par un officier de passage ici que la famille du général Auger désirait avoir une copie de l'extrait mortuaire, j'ai l'honneur de vous l'adresser avec prière de la faire remettre à M. le baron Bourgoing, qui aurait la bonté de la faire parvenir.

M. l'aide-major Janin et moi avons contre-signé cette copie, qui n'est valable en France que lorsqu'elle est certifiée par deux témoins de la mort du général. Il n'y a plus qu'à faire légaliser les signatures par M. le sous-intendant de Lavalette, qui remplissait alors les fonctions de commandant de place et de sous-intendant.

7° Je vous avais fait pressentir la mort du baron de Breizdbach. C'était un charmant jeune homme, qui avait les sympathies de tous ses camarades et les nôtres. Il laisse des regrets universels. Hier j'ai reçu une lettre que je devais lui remettre : il était mort la veille. Je ne sais à qui m'adresser pour faire connaître cette mort et renvoyer la lettre : peut-être pourriez-vous vous en charger. Dans tous les cas je vous l'envoie ; ce que vous jugerez convenable de faire sera pour le mieux.

Les trois officiers autrichiens morts ces jours derniers ont reçu les mêmes honneurs qu'on accorde aux officiers français.   Haspel, médecin principal.

Gênes, 13 juillet. —M. le médecin en chef de l'armée,

Douze chirurgiens sous-aides viennent de débarquer à Gênes, venant en très-grande majorité de Montpellier, où ils paraissent avoir subi au moins un simulacre d'examen, à l'exception d'un seul, qui dit avoir été exempté de cette épreuve. Il est vrai qu'il est Grec et qu'il ne possède pas notre langue. Tous ont été placés provisoirement à San Benigno, où ils seront initiés au service en attendant vos ordres.

D'après les ordres de M. l'intendant général, nous nous occupons de fonder deux dépôts de convalescents : l'un à Savone, destiné à recevoir les hommes ayant besoin de plus d'un mois de repos ; l'autre à Rivarolo, qui recevra les convalescents dont le rétablissement exigera moins d'un mois de repos. J'aurai l'honneur de vous rendre compte de l'ouverture de ces deux établissements, dont le dernier exigera une augmentation d'un aide-major dans le personnel médical de Gênes.

J'ai l'honneur de vous adresser les états récapitulatifs des maladies et accidents qui ont été cause de décès dans l'ensemble des hôpitaux de la division de Gênes depuis le débarquement de l'armée française jusqu'au 30 juin inclusivement. Sur les 96 décès mentionnés dans ce tableau 6 ont été fournis par des blessés autrichiens, ce qui réduit à 90 décès la mortalité de l'armée française, et sur ce nombre 44 décès, soit la moitié, ont eu pour cause la fièvre typhoïde.

BOUDIN, médecin en chef des hôpitaux de Gênes.

Grand quartier général, Desenzano, 13 juillet. — M. le médecin principal Leuret,

Votre rapport du 1ᵉʳ au 11 juillet signale avec raison les mesures de propreté à prendre pour placer l'hôpital de Valeggio dans des conditions meilleures d'hygiène. Je vous engage donc à vous entendre avec M. le sous-intendant militaire pour que ces mesures soient prises, en assurant aussi l'aération et la salubrité de l'hôpital par le renvoi ou l'évacuation de tous les malades guéris ou transportables. Baron LARREY, médecin en chef de l'armée.

Grand quartier général, Desenzano, 13 juillet. — M. le médecin en chef de l'armée,

Je vous prie de me faire connaître la répartition que vous avez faite des 40 médecins pris dans les ambulances divisionnaires pour être détachés dans les hôpitaux français en Italie. Je désirerais savoir aussi quel est, d'après les renseignements les plus récents qui vous sont parvenus, l'effectif par grade du personnel médical dans ces mêmes hôpitaux ; enfin, et pour répondre aux renseignements qui me sont demandés par S. Exc. le ministre de la guerre, avoir un état nominatif par grade, conforme au modèle ci-joint que je vous serais obligé de me renvoyer, des médecins attachés à l'armée d'Italie.

Il y a à Crémone 3,676 malades. La situation porte néant pour les médecins français. PARIS, intendant général.

13 juillet, ambulance de la 1ʳᵉ division du 1ᵉʳ corps. — M. le médecin en chef de l'armée,

J'ai l'honneur de vous adresser un état sommaire des blessés qui nous restaient à l'ambulance dans l'après-midi du 25 juin, le lendemain de la bataille de Solférino. Cet état comprend à peu près le tiers des blessés auxquels nous avons donné des soins pendant les journés des 24 et 25. Je vous prie de vous rappeler que je n'avais avec moi que deux aides-majors, et que c'est en ne perdant pas un moment que nous avons pu suffire à cette énorme besogne.

Vous remarquerez que nous avons eu un grand nombre de fractures qui nous ont obligé à pratiquer 12 amputations, dont 6 de cuisse, et à appliquer un grand nombre d'appareils ; nous avons presque épuisé nos ressources en ce genre.

Dans ces conditions il m'était impossible de songer à prendre des notes, et le nombre de mes aides était trop restreint pour que je puisse confier ce soin à l'un d'eux. Cependant je ferai encore des efforts pour compléter les renseignements que je ne puis fournir aujourd'hui.

J'ai reçu, il y a deux jours, communication d'une circulaire de M. Paris, sur les évacuations; cette circulaire, qui se trouve tout à fait en désaccord avec les instructions verbales que vous m'aviez données, est d'ailleurs en opposition avec les nécessités auxquelles nous sommes appelés à faire face aux ambulances.

Je ne vous en parle que parce qu'on semble nous reprocher d'avoir évacué trop rapidement nos malades ; on oublie que le lendemain de la bataille de Solférino on ne connaissait pas parfaitement la situation de l'armée autrichienne, et que nous devions suivre les divisions auxquelles nous étions attachés dans la prévision d'un combat possible.

Je n'ai toutefois rejoint la 1re division qu'après avoir assuré l'évacuation de nos blessés en allant moi-même, dans la soirée du 25, à Pozzolengo chercher des moyens de transport qui nous manquaient complétement.

J'ai reçu également, le 11 juillet, dans un pli adressé à M. Champouillon, et qui avait été ouvert à Castelnovo après son départ, trois ordres pour MM. Remy, Duauthier et Libermann. Ce dernier n'a jamais été attaché à notre ambulance. J'ai dû retenir l'ordre concernant M. Duauthier, attendu que je n'ai plus que lui, M. Dufresne ne pouvant faire de service, et que j'avais encore cent cinquante malades en traitement.

Je vous supplie de vous rappeler, au sujet de M. Dufresne, les prières que je vous ai adressées pour lui; son œil est complétement perdu, la pupille est déformée et le trouble des milieux de l'œil ne permet pas de voir les désordres plus profonds qui doivent exister.

Que la récompense que j'ai sollicitée pour lui vienne au moins comme consolation de la perte qu'il a faite.   MENUAU, médecin-major.

Grand quartier général, Deszenzano, 13 juillet. — M. l'intendant général,

Une caisse de linge, charpie et bandages, pour 460 pansements m'est adressée de Paris, de la part de l'un de mes confrères, et j'ai l'honneur de vous la transmettre en vous priant d'en ordonner la répartition que vous jugerez convenable.

Il me semble que l'envoi pourrait en être utilement fait à Brescia, par exemple, où il y a encore un si grand nombre de blessés et d'amputés.

Baron LARREY, médecin en chef de l'armée.

Monzambano, 14 juillet. — M. le médecin en chef de l'armée,

J'ai reçu, avant hier au soir, les commissions que vous m'avez adressées pour cinq aides-majors. Je les ai remises en partie immédiatement, et en partie hier matin à Santa Lucia. Deux de ces messieurs sont déjà partis, et les autres, retenus seulement par la pénurie de moyens de transport pour leurs effets, ne tarderont pas à les suivre.

Notre 2ᵉ corps a fait, ces jours derniers, un mouvement dont j'avais signalé l'importance, et qui a consisté dans une grande extension du camp, resserré auparavant entre plusieurs collines, et qui s'infectait de jour en jour, en dépit des précautions et des mesures dont la meilleure est encore le changement fréquent de l'assiette du campement.

Du reste, quelle que soit l'influence de la chaleur, notre état sanitaire, favorisé par le repos et la régularité dans la manière de vivre, s'améliore sensiblement. Les diarrhées et les embarras gastriques diminuent. Les dyssentéries sont en très-petit nombre, et rien ne fait prévoir une complication de quelque gravité dans la marche de ces affections.

Je me félicitais, il y a peu de jours, de ce que dans nos marches au soleil nous n'avions point encore eu à constater d'accidents cérébraux, par suite de l'insolation, d'autant plus que j'avais appris que des accidents de cette nature avaient eu lieu dans d'autres corps. Mais, le 6 juillet, M. Corne m'informait qu'il venait de fermer les yeux à deux zouaves qui n'étaient entrés à l'ambulance que pour y succomber aux phénomènes immédiats de l'asphyxie. Les derniers moments de ces deux militaires ayant été marqués par un symptôme particulier consistant dans un écoulement abondant de sperme, j'ai invité M. Corne à rédiger ces deux observations, et je vous les envoie.

Je n'ai point encore reçu de réponse à ma lettre à M. l'officier d'ordonnance du général Auger. Mais il a eu l'occasion de me faire dire, ce matin, qu'il ne croyait pas pouvoir disposer, quant à présent, du boulet qui est en sa possession ; le nôtre, d'ailleurs, est identiquement le même.

Les divisions du 2ᵉ corps partent demain de Santa Lucia pour se rendre à Brescia, passant par Monzambano, d'où je vous écris, et où nous devons séjourner, dit-on.

Au point où en sont les choses, il y a lieu de croire que l'armée ne tardera pas à être dissoute et à rentrer en France. En sera-t-il de même pour une partie du corps médical? Irons-nous bientôt revoir les bords de la Seine ?

J'arrive à nos propositions. Une seule décoration pour les ambulances du 2ᵉ corps après Solférino, comme une seule après Magenta !

Je me soumets militairement, mais en regrettant bien que l'on n'ait pu faire mieux. J'aime à espérer que cela n'est pas fini et que, dans tous les cas, à l'issue de la campagne, si voisine qu'elle soit, il sera permis de revenir sur les propositions faites.

M. Pallé, médecin aide-major, attaché aux batteries d'artillerie de la 1re division du 2e corps, demande à être détaché dans les hôpitaux de ce pays, avant de rentrer à son poste, au 4e régiment d'artillerie à Metz.

J'ai reçu votre dépêche relative aux médicaments que les médecins des corps de troupes peuvent enfin se procurer à l'ambulance du quartier général. Ce service est organisé et fonctionne. Déjà tous les médecins des régiments sont venus s'approvisionner près de nous, non-seulement de médicaments, mais de linge.

Je ne suis pas encore tout à fait en mesure de vous fournir le mouvement décadaire des corps de troupes. Je suis à Monzambano, très-éloigné des divisions, et c'est une raison dont peuvent s'autoriser deux ou trois retardataires.

J'ai reçu de la 2e division un certain nombre de balles extraites et accompagnées de notes. Je vous les ferai parvenir à la première occasion.

Cette dépêche était écrite hier matin; mais l'éloignement de la poste, qui était à Santa Lucia, m'a empêché de la faire partir.

Ce matin l'ambulance du quartier général a évacué 120 malades sur Montechiaro et Brescia. Cette évacuation était accompagnée d'un médecin-major et d'un officier d'administration. Je l'ai fait partir à 2 heures du matin. Je ne cesse de dire qu'il faut marcher la nuit.   PÉRIER, médecin en chef du 2e corps.

Brescia, 14 juillet. — M. le médecin en chef,

Le service administratif supérieur pour les hôpitaux de Brescia est représenté, depuis le commencement de la campagne, par un adjoint de 2e classe à l'intendance, M. Boissonnet, remplacé depuis aujourd'hui par M. Rodet, également adjoint de 2e classe.   GOZE, médecin principal.

Desenzano, le 14 juillet. — La *Gazette d'Augsbourg*, dans son numéro du 10 juillet, prétend que la cause de l'armistice a été l'existence de maladies dangereuses dans l'armée française. Nous pouvons heureusement donner à cette assertion le démenti le plus formel. L'état sanitaire de l'armée française dépasse les espérances que l'on pouvait avoir en présence des fatigues et des chaleurs qu'elle a eu à supporter.

Quartier général impérial, Milan, 14 juillet. — M. le médecin principal Boudin,

Les dépôts de convalescents abandonnés depuis la paix paraissent devoir être repris, eu égard au grand nombre d'évacuations qui vont être dirigées sur Gênes. Vous en apprécierez du reste l'opportunité avec M. l'intendant divisionnaire, et je viendrai moi-même avant peu en connaître l'installation.

Je n'ai pas besoin de vous rappeler combien il importe en ce moment plus que jamais de prescrire et d'assurer toutes les mesures d'hygiène propres à prévenir l'encombrement et ses fatales conséquences.

Le Conseil de santé a entendu dire que quelques cas de pourriture d'hôpital s'étaient présentés sur des blessés autrichiens évacués de Gênes sur Marseille. A cette occasion, je vous prie de faire essayer sans retard un moyen désinfectant communiqué tout récemment par M. Velpeau à l'Académie des sciences, et dont M. le maréchal Vaillant m'a déjà recommandé l'application dans les grands hôpitaux.

Il s'agit, vous le savez sans doute par la presse scientifique, d'un mélange de plâtre et de coaltar destiné à modifier la suppuration des plaies gangrenées et à ôter leur odeur fétide. Il serait utile de tenir compte des résultats obtenus; vous jugerez de la valeur de ce moyen désinfectant.

J'apprécie bien vos observations au sujet des cas de pourriture d'hôpital que vous avez observés; mais s'il est vrai que cette complication des plaies soit endémique à Gênes, c'est une raison de plus pour diriger de ce côté toutes les investigations propres à en prévenir ou à en détourner les effets, tandis que la provenance des hôpitaux éloignés peut être douteuse ou envisagée au point de vue sporadique. Je compte donc sur votre sollicitude constante pour rechercher les conditions dans lesquelles la pourriture d'hôpital semble se développer à Gênes.

La principale de toutes les précautions à prendre, vous le savez comme moi, est l'isolement ou la dissémination des malades. Il importe donc essentiellement de ne point évacuer sur France les blessés qui pourraient être atteints de cette complication.

Baron Larrey, médecin en chef de l'armée.

---

15 Juillet. *Positions de l'armée.*

Le quartier général du maréchal Vaillant, la garde impériale et le 1er corps se dirigent sur Milan.

Le 2e corps sur Brescia.

Le 3e corps sur Sospiro, Casal Maggiore, Bozzolo.

Le 4e corps sur Plaisance, Pizzighettone, Crémone.

Le 5e corps sur Bergame.

La cavalerie de la garde sur Novi.

Division Desvaux sur Tortone.

Division Partouneaux sur Voghera.

Parcs et réserves (artillerie) sur Pavie.

Parc du génie, mineurs et réserve générale sur Canneto.

Gênes, 15 juillet. — M. le médecin en chef de l'armée,

Soixante-deux sous-aides requis, venant de France, sont arrivés à Gênes ce matin ; j'en ai effectué la répartition selon les ordres de M. l'intendant général de l'armée et d'après vos propres instructions, entre les hôpitaux de Gênes, d'Alexandrie et de Turin, et à raison de trente pour Gênes, seize pour Alexandrie et seize pour Turin.

J'attends vos instructions sur le parti à prendre à l'égard des élèves indigènes.

BOUDIN, médecin en chef des hôpitaux de Gênes.

---

16 JUILLET. — L'Empereur part pour la France.
L'empereur d'Autriche part pour Vienne.

Grand quartier impérial, Turin, 16 juillet. — M. le maréchal Vaillant,

L'Empereur, en retournant en France, a bien voulu m'autoriser à ne point accompagner Sa Majesté jusqu'à Paris, pour me permettre de visiter d'abord les hôpitaux de Turin, et ensuite ceux des autres villes depuis Brescia jusqu'à Gênes.

J'espère pouvoir compléter utilement ainsi ma mission comme médecin en chef de l'armée d'Italie. J'aurai l'honneur, M. le maréchal, de vous rendre compte, à Milan, de ce que j'aurai vu et d'y recevoir les ordres de Votre Excellence.

Baron LARREY, médecin en chef de l'armée.

Grand quartier général, Milan, 16 juillet. — M. le médecin en chef de l'armée,

Je reçois votre lettre d'aujourd'hui, m'annonçant que l'Empereur vous autorise à rester encore un peu en Italie. Je suis heureux de cette détermination qui nous promet le concours de vos lumières, de votre zèle et vos bons soins pour nos chers blessés.
Maréchal VAILLANT.

Milan, 17 juillet. — M. l'intendant général,

Après avoir suivi l'Empereur jusqu'à Turin j'ai demandé à S. M. l'autorisation de ne point l'accompagner à Paris, afin de visiter tous les hôpitaux et compléter ma mission comme médecin en chef de l'armée.

J'ai vu dès hier les hôpitaux de Turin, aujourd'hui ceux de Novare ; et je reviens à Milan, où j'aurai l'honneur, M. l'intendant général, de vous demander quelques instructions pour ce qui me reste à faire avant de rentrer en France.

Baron LARREY, médecin en chef de l'armée.

Milan, 17 juillet.—M. l'intendant général,

L'établissement thermal de Valdieri aurait offert peut-être d'utiles ressources au traitement consécutif des blessures si l'armée d'Italie n'eût pas été rappelée bientôt en France par la conclusion de la paix.

L'emploi d'ailleurs des eaux de cet établissement, comme de tout autre, si efficace qu'il puisse être, ne saurait être expérimenté sans inconvénient à une époque trop rapprochée de la blessure. C'est un principe de thérapeutique bien connu de tous les praticiens ; et faute de s'y confirmer on expose la cicatrice d'une plaie ou le cal d'une fracture à se ramollir et à se rompre, au lieu d'en obtenir la consolidation définitive.

Aussi n'est-ce guère avant un an que l'on peut recourir utilement à l'usage des bains thermaux, et ceux de Valdieri sont certainement dans les mêmes conditions que tant d'autres.

Nous avons du reste en France les établissements les mieux organisés pour ce traitement spécial, mais tout à fait secondaire, des blessures.

Les considérations que j'ai l'honneur de vous soumettre, M. l'intendant général, ne suffiraient pas, si nous n'y ajoutions tous nos remercîments pour l'obligeante initiative de M. le marquis de Cavour et l'offre généreuse de M. le ministre de la guerre piémontais, mettant à la disposition de l'armée franco-sarde cent places d'officiers et cent places de sous-officiers et soldats dans l'établissement des bains de Valdieri.   Baron LARREY, médecin en chef de l'armée.

Milan, 17 juillet.—M. le médecin principal,

Ne négligez aucune des mesures nécessaires pour que ce grand mouvement de malades ou de blessés préserve les hôpitaux de toute influence épidémique. Là principale mesure est de séparer les malades et d'espacer les lits le plus possible. J'adresse la même recommandation aux médecins en chef de chaque localité, car c'est ma préoccupation constante, vous le savez, depuis notre entrée en campagne, éviter partout et par tous les moyens possibles les redoutables effets de l'encombrement.   Baron LARREY, médecin en chef de l'armée.

Gênes, 17 juillet.—M. l'intendant de la division de Gênes,

J'ai l'honneur d'appeler votre sérieuse attention sur les inconvénients graves, pour ne pas dire les dangers, qui résultent de l'insuffisance du nombre de baignoires dans presque tous les hôpitaux de Gênes, et surtout de l'absence complète de baignoires dans quelques-uns de ces établissements.

Dans une telle situation, j'ai l'honneur de vous prier, avec la plus vive instance, de donner des ordres pour que les hôpitaux de Gênes et de Savone soient pourvus, le plus promptement possible, de baignoires, à raison d'un minimum de deux baignoires par cent malades.   BOUDIN, médecin en chef des hôpitaux de Gênes.

Grand quartier général, Milan, 18 juillet.—M. l'intendant général,

L'établissement d'une ambulance-hôpital à chaque quartier général serait une mesure utile pendant la guerre, si les troupes devaient stationner, loin des villes, dans des cantonnements fixes. Mais la conclusion de la paix, le retour prochain de l'armée, l'opportunité des déplacements pour éviter les conséquences graves de l'infection, la nécessité même des évacuations bien dirigées, pour prévenir jusqu'à la fin de la campagne les dangers de l'encombrement, le voisinage enfin et le grand nombre d'hôpitaux organisés en Italie rendent cette mesure inopportune : telles sont, M. l'intendant général, les considérations que j'ai l'honneur de soumettre à votre examen, au sujet des ambulances-hôpitaux, en vous exprimant le regret de ne pouvoir donner aux médecins en chef des corps des instructions en rapport avec ce projet. Baron LARREY, médecin en chef de l'armée.

Milan, 18 juillet.—M. Cuvellier, médecin en chef des hôpitaux de Milan,

Je me suis rendu hier soir à 6 heures à Côme, pour installer dans les divers hôpitaux de cette ville les blessés et fiévreux qui devaient y être évacués. Ils ont été ainsi répartis :

Hôpital de Gallio.	42	
— San Abbondio.	28	
— de Gibellina. . , ...	53	124
Maison Martinez.	1	

Le blessé placé dans une maison particulière est un sous-officier promu, atteint d'une fracture de la clavicule à son extrémité scapulaire.

En ajoutant aux 124 hommes évacués hier les 294 blessés dirigés sur Côme et entrés à l'hôpital Majeur dès le 2 juillet, on arrive au total de 418 hommes traités jusqu'à ce jour dans cette ville.

Jusqu'à présent il n'y a eu que deux morts : 1° Peysson (Joseph) fusilier au 37e de ligne, coup de feu à la phalangette de l'indicateur droit ; tétanos 3 juillet, mort 6 juillet. 2° Chaix (Joseph) sergent de grenadiers au 15e de ligne ; coup de feu au sinciput ; mort de méningite le 11 juillet.

J'ai décidé une amputation de cuisse à l'hôpital Majeur, unique chance de salut après coup de feu intéressant le condyle interne.

J'ai remarqué que sur six amputés de doigts cinq avaient des phlegmons diffus, nécessitant de larges débridements. A l'hôpital de Gallio un autre amputé de l'index était aussi atteint de phlegmon diffus à la main et à l'avant-bras.

La commission municipale verrait avec satisfaction la nomination, à Côme, d'un médecin français, qui déciderait dans les cas douteux, et imprimerait à tout le service une action plus militaire. FROPO, médecin-major.

Détails sur la topographie du champ de bataille de Solférino (Extraits d'une lettre adressée au directeur du *Moniteur de l'armée*).

Desenzano, 18 juillet.

Je n'ai pas voulu quitter ce pays sans visiter le champ de bataille de Solférino. Aussi, malgré une chaleur tropicale, je suis parti hier matin de Desenzano pour accomplir mon pèlerinage. J'avais pu louer un assez triste véhicule, attelé d'un cheval plus triste encore ; mais cet équipage m'a donné l'avantage immense de pouvoir me rendre directement, de piquer droit, comme on dit en termes de chasse, sur la fameuse tour carrée, que l'on voit de plus de dix lieues à la ronde.

A peine hors de Rivoltella, mon Lombard, devenu Sarde, et moi nous prîmes à droite, traversant le camp d'une division du 5e corps et celui d'une autre division qui venait de quitter son bivouac pour aller coucher à San Marco. Il était 4 heures, le jour commençait à peine. Nous n'avions pas fait une lieue, dans des chemins assez mauvais, que nous commencions à trouver çà et là, le long des fossés, dans les ruisseaux bourbeux, dans les champs de maïs, des traces évidentes de la bataille. Nous étions déjà sur le terrain foulé par l'armée du roi de Sardaigne et par la droite des Autrichiens. A chaque instant nos yeux découvraient des papiers de cartouches jonchant le sol ; plus loin c'étaient quelques chapeaux tyroliens, autrichiens ou de bersagliers, quelques képis sardes, troués par les balles et couverts de poussière ; des coffrets de giberne, des buffleteries blanches, des fourreaux de baïonnette ; tout cela encore assez clair-semé. Du reste, pas une seule tombe, pas un de ces tumulus comme nous allions bientôt en distinguer sur tous les points où la lutte avait été plus vive.

Je conclus de cela que je n'avais pas encore atteint l'une des parties importantes du champ de bataille des Piémontais.

En effet, en relisant avec attention le bulletin de la bataille, que j'avais eu grand soin d'emporter, ainsi que les documents pouvant m'aider à comprendre et à reconstituer ce grand drame, je reconnus que je suivais à peu près la route prise par le général Durando, lorsque, placé entre la gauche du 1er corps français et la droite des troupes de Victor-Emmanuel, il s'était porté au secours de ses compagnons d'armes, en marche pour attaquer San Martino.

Bientôt j'abandonnai ces champs de maïs, ces petites vallées, témoins des premiers instants de la lutte à l'extrême gauche de la ligne franco-sarde, pour grimper les pentes roides et escarpées qui allaient me mener sur les hauteurs abruptes, défendues avec tant de courage par nos ennemis d'hier, attaquées avec tant d'acharnement et enlevées avec tant d'héroïsme par nos soldats.

Parvenu au pied des premières pentes qui mènent aux positions du système de Solférino, je remarquai cinq ou six maisons criblées par les boulets, et, dans une encoignure, une madone dont les balles de nos chasseurs à pied avaient fort détérioré la niche sans cependant avoir atteint l'image sainte. En me reportant à l'action du 24 juin et en relisant attentivement mes documents, je reconnus que les boulets provenaient de la batterie française établie, vers le commencement de la lutte de Solférino, sur les premières hauteurs enlevées, et destinée à prendre d'écharpe les colonnes autrichiennes cherchant à tourner la droite des Piémontais. Cette batterie, comme on sait, avait fait complétement échouer, par son feu, le mouvement tournant de la droite autrichienne.

Après une rude ascension par une route cependant assez large, j'arrivai sur un plateau élevé de 60 à 70 mètres au-dessus de la plaine, ayant à ma droite le cimetière crénelé de Solférino, à ma gauche le vieux château, la place et l'église ; un peu en avant de moi, sur ma droite, la butte aux cyprès ; sur ma gauche, la fameuse tour carrée ; en arrière, un piton avec une église ; à mes pieds, des deux côtés dans une gorge étroite, les maisons de Solférino ; sur ma gauche encore, la chaîne non interrompue de mamelons reliant Solférino et Cavriana ; à une lieue, ce dernier bourg, couronné par son vieux château ; enfin en avant, et s'étendant à perte de vue, une vaste plaine boisée, traversée par la grande route de Castiglione à Goito, et sur plusieurs points de laquelle je distinguai facilement Medole, Guidizzolo et les cases, ou fermes autour desquelles avaient lutté si long temps les 2e et 4e corps.

Après avoir embrassé rapidement ce panorama magique, ce pays, si calme en ce moment, au milieu duquel, peu de jours auparavant, s'agitaient tant d'êtres animés, se brisaient tant d'existences précieuses, je tournai à droite, pour gagner l'entrée du cimetière. Je suivis alors un chemin étroit, couronné par l'un des murs crénelés du Campo Santo, au-dessous duquel, dans une petite gorge profonde, est bâtie la partie droite de Solférino.

Dans cet endroit, les traces du combat ne pouvaient laisser de doutes sur l'acharnement de la lutte. Bien qu'il se fût écoulé déjà trois semaines depuis le jour de la grande bataille, la terre était encore jonchée de débris et surtout de cartouches, veuves de poudre et de projectiles. Les maisons étaient en grande partie privées de leurs toitures, les cheminées renversées, et le mur du cimetière littéralement criblé de balles et de boulets.

Je pénétrai dans le cimetière même. Les tombes foulées, les croix renversées, brisées, le terrain battu par les pieds d'hommes, à tel point qu'on distinguait à peine les sépultures, tout indiquait que là encore le choc avait été terrible.

C'est contre le cimetière qu'avaient été lancées, à plusieurs reprises, les colonnes de la division Ladmirault, soutenues plus tard par celles de la division Bazaine, toutes deux du 1er corps ; c'est contre ce mur blanc, qui tranche sur le fond noir de la colline, que la batterie Canecaude avait dirigé son feu, de conserve avec d'autres pièces divisionnaires ; ce fut enfin cette position formidable que le 3e bataillon du 78e de ligne, commandant Lafaille, enleva au pas de charge, au moment même où les divisions Forey et Ladmirault, aidées par la brigade Manèque, des voltigeurs de la garde, s'emparaient des hauteurs en avant et à gauche.

Un nombre considérable de shakos autrichiens, de fourreaux de baïonnette et de gibernes jonchaient le sol, non-seulement à l'intérieur du cimetière et dans la petite chapelle funèbre située à l'extrémité de ce lieu d'éternel repos, mais encore depuis le pied des murs du vieux château jusqu'au piton de la tour carrée.

La petite chapelle est bouleversée : l'autel, les vieux candélabres én bois, un tableau même sont brisés ou troués par les projectiles ; partout, partout le combat, la lutte acharnée, la mort glorieuse, mais terrible.

Je parcourus silencieusement, et la tête découverte, ce lieu de mort, où la paix du sépulcre avait été troublée le 24 juin pendant 5 à 6 heures de combat, et où les cadavres d'hommes venus de tous les points de l'Europe s'étaient un instant empilés sur les tombes froides des habitants de ce village.

Du cimetière, je gagnai la butte des cyprès. Quelques-uns de ces tristes arbres avaient donné à ce monticule le nom qu'aujourd'hui il mérite bien plus encore, car, sur cet étroit espace, les obus, les boulets, la baïonnette, ont fait tant de victimes qu'il a fallu, pour enterrer ceux restés là sur ce terrain, creuser une fosse énorme, à peine recouverte de quelques pelletées de terre mêlée de chaux.

C'est à l'attaque de ce point, défendu par une batterie autrichienne, croisant son feu avec celui de la tour et du cimetière, que la division Forey perdit encore tant de ses braves soldats, échappés à la journée de Montebello. C'est en descendant le mont Fénile, pour enlever, avec sa vigueur ordinaire, ce terrible mamelon des cyprès, que le brave général Dieu reçut la blessure qui met ses jours en danger. Enfin c'est près de là que le général Ladmirault reçut également deux balles qui viennent ajouter l'éclat de deux blessures nouvelles à celles qu'il doit à l'ennemi.

En descendant de cette butte funèbre, dont tous les arbres portent aujourd'hui des traces de nos projectiles, je remontai d'abord vers le vieux château. Les murs sont à jour, les pierres calcinées par les feux des bivouacs autrichiens, les fossés pleins de débris. Une plate-forme de 100 mètres de longueur sur 40 ou 50 de largeur, entourée de toute part, et ne laissant d'accès que par des portes étroites, défendue à outrance, fut emportée vers 2 heures et demie, à droite, par les voltigeurs de la garde, à gauche, par les zouaves de la division Bazaine. C'est sur cette place, à l'extrémité de laquelle est située l'église, que furent concentrés, pendant la bataille, les prisonniers ennemis.

Le maire de Solférino me voyant plongé dans les réflexions que m'inspirait la vue de ces lieux à jamais illustrés par nos armes, m'invita à entrer avec lui dans la maison commune. Il me montra alors, dans une salle du rez-de-chaussée, deux ou trois cents fusils autrichiens ou français, des sabres, des baïonnettes, la plupart brisés par des balles, tordus et encore couverts de sang.

Ces armes sont jetées là, pêle-mêle, attendant qu'on vienne les enlever ;

peut les prendre qui veut. Comme j'exprimais au maire mon étonnement du peu de cas qu'on semblait faire de ces débris ramassés sur le champ de bataille : « Eh ! signor, me dit-il en souriant, il est parti déjà pour Brescia, Milan, et je ne sais quels autres pays, plus de 400 voitures pleines d'armes et d'effets. Tenez, ajouta-t-il en ouvrant une autre porte, voyez ce qui nous reste encore. » J'aperçus alors, dans un vaste corridor voûté, quelque chose comme une couche, haute de 2 mètres, d'effets militaires de toute nature, sacs, pantalons, guêtres, tuniques, la plupart ensanglantés, et retirés aux hommes morts au moment où on allait les enterrer sur le champ de bataille.

Je quittai la plate-forme de l'église pour gagner le piton fort étroit sur lequel est bâtie la fameuse tour carrée de Solférino, construite en pierre, de 10 mètres de côté, haute de 20 mètres, et qui domine le pays de telle sorte que, de quelque point qu'on vienne, on l'aperçoit à 5, 6 et même 10 lieues : aussi lui a-t-on donné le nom significatif d'espion de l'Italie.

Du pied de cette tour, dont je ne doute pas que bientôt nos amis d'outre-Manche ne viennent dérober successivement les pierres, je pus embrasser complétement le champ de bataille de l'armée française et de l'armée autrichienne, sauf les positions de gauche des Sardes.

Je n'étais pas seul au pied de la tour ; je puis même dire que je m'y trouvais en bonne et honorable compagnie. L'un de nos plus illustres de nos jeunes maréchaux, le brave Mac-Mahon, était là examinant avec soin la plaine qu'il avait remplie de sa gloire, expliquant à un officier général du 5e corps, de ses amis, toutes les phases de la lutte.

Malheureusement je ne pus m'approcher du groupe qui les entourait, et je dus refaire moi-même la bataille, dont j'aurais si vivement désiré entendre le récit de la bouche même du héros de Magenta et de Solférino.

Le soleil était intense ; les toits, les clochers et les dômes de Castiglione, de Montéchiaro, de Médole, de Guidizzolo, de Castel Goffredo, de Cavriana, brillaient dans la plaine ou sur la colline. Avec ma longue-vue, je distinguai parfaitement tout l'ensemble du champ de bataille.

Je me figurai la marche du premier corps, dont une des divisions, celle de gauche, général Ladmirault, suivant le chemin escarpé et étroit des pitons et des crêtes, se portait droit sur le cimetière et sur la plate-forme du château, secondée par la brigade Manèque, de la garde, tandis que les deux autres, Forey et Bazaine, attaquaient les positions de la butte des cyprès et de la tour, en s'élevant de la plaine sur les collines, en grimpant, escaladant sous la mitraille une espèce de système bastionné naturel, de crêtes couronnées de fusils et de canons.

Je voyais sur la grande route de Castiglione à Goïto le 2e corps, en une seule colonne profonde, en avant de la ferme de Morino, dont je distinguai parfaitement le toit, arrêté tout à coup par les premières troupes autrichiennes, se déployant per-

pendiculairement à la grande route, combattant avec prudence d'abord, manœuvrant pendant deux ou trois heures afin de maintenir ses communications avec sa
gauche (le 1er corps), avec sa droite (le 4e corps). Je voyais les batteries françaises
faisant taire l'artillerie autrichienne, après quelques coups de canon ; tirant ensuite
sur les masses, tandis que la cavalerie s'engageait à droite et à gauche sur les ailes.
Enfin, je voyais tout à coup, sur les 2 heures, alors que l'attaque de Solférino
commençait à donner certitude du succès, le corps Mac-Mahon opérant un mouvement offensif et rapide sur San Cassiano, faisant attaquer et enlever le village
par le 45e et par les noirs turcos, qui se prolongeaient ensuite sur les hauteurs
jusqu'à Cavriana.

Si je venais à détacher mes yeux de ces deux premiers corps, je me représentais
le 4e chassant les Autrichiens de Médole. Je croyais entendre le bruit des 42 pièces
du général Soleille, contre-battant l'artillerie des Autrichiens, la faisant taire ; puis
je voyais les divisions de cavalerie Desveaux et Partouneaux fournissant de vigoureuses charges sur les carrés, et le général Niel, après avoir appelé à lui quelques
troupes du 3e corps, essayant son mouvement offensif sur Guidizzolo, pour couper
aux Autrichiens leurs lignes de retraite.

J'assistais par la pensée à ces effroyables tueries d'hommes et de chevaux,
autour de chacune des petites fermes ou cassines, dont les toits brillaient alors à
mes yeux.

Ainsi, après soixante et quelques années, les enfants des héros de la première
république battaient sur le même territoire, aux mêmes points de Solférino, de
Médole, de Guidizzolo, les fils de leurs mêmes adversaires. Ils étaient commandés,
les uns, par le neveu du grand capitaine de 1796, les autres par le petit-fils du
souverain qui régnait alors sur l'Autriche. En creusant, en 1859, des fosses pour
y déposer les morts de Solférino, plus d'un cadavre se sera peut-être trouvé côte à
côte avec celui d'un soldat de Castiglione !

Le plan de la bataille, j'avais pu le voir se dérouler sous mes yeux, je le
comprenais probablement mieux que si j'avais assisté à la lutte. Le but de l'ennemi, je pus l'apprécier, et je dois dire que le projet de François-Joseph était bien
raisonné .S'il a manqué, rendons-lui cette justice, c'est que rien ne pouvait réussir
devant l'armée française de 1859. En repassant le Mincio, en marchant aux
Français, en faisant occuper les formidables positions si souvent étudiées par ses
troupes, l'empereur d'Autriche attirait devant des redoutes naturelles une partie
des forces de son adversaire, tandis qu'en attaquant l'autre partie de ces forces
dans la plaine avec son armée de gauche, il pouvait espérer jeter les corps Niel
et Mac-Mahon sur le pied des pentes de Solférino à Cavriana, et couper ainsi toute
retraite à l'empereur Napoléon III.

C'était un projet rationnel ; mais les Autrichiens avaient compté sans la vigueur
du maréchal Baraguey d'Hilliers, sans l'habileté tactique du maréchal Mac-Mahon,

sans la ténacité du maréchal Niel, et surtout sans le sang-froid et l'habile dispo-
sitif de marche de l'empereur Napoléon, qui sut tirer un si admirable parti des
intrépides corps de sa garde.

Ce n'est que vers le soir que je pus me décider à quitter le champ de bataille
où étaient tombés tant de braves gens dans les deux armées, où s'étaient dévelop-
pés tant de talents, où avaient brillé tant de vertus guerrières.

De Solférino à Cavriana, je suivis la grande route. Elle était bordée, à droite
et à gauche, par des tumulus portant de petites croix; les champs piétinés laissaient
apercevoir, comme sur les hauteurs de Solférino, une énorme quantité de débris
d'équipements et d'habillements militaires.

Tout en suivant ce chemin pavé de cadavres autrichiens et français, je dirigeai mes yeux au nord pour déterminer les positions de San-Martino, attaquées
avec tant d'acharnement par l'armée de Victor-Emmanuel.

Je passai également, depuis Pozzolongo jusqu'à la ligne du chemin de fer qui
aboutit à Peschiera, devant une telle quantité de tombes fraîchement creusées et
recouvertes de chaux vive, qu'on pourrait se croire dans un vaste cimetière.

Les habitants prétendent que près de six mille hommes reposent pour toujours
sur ce terrain, conquis à la fin de la lutte par les Piémontais.

Je ne puis dire toutes les émotions qui m'assaillirent pendant toute cette
journée d'exploration et d'étude, toutes les pensées tristes qui agitèrent mon âme
chaque fois que je passais devant un de ces larges et longs tumulus mortuaires.
Pauvres soldats ignorés, qui sont venus périr là pour obéir au devoir, à l'honneur,
pour assurer à leur patrie ou à un pays ami l'indépendance et le repos ! L'histoire
aura cependant enregistré leurs hauts faits et transmettra aux siècles futurs les
souvenirs de gloire auxquels ne pourront plus se rattacher leurs noms oubliés. »

Paris, 20 juillet 1859.

Les grands corps de l'État ont été admis hier mardi 19 juillet, à 8 heures
du soir, à présenter leurs hommages à l'Empereur au palais de Saint-Cloud.

Lorsque l'Empereur est entré, accompagné de S. M. l'Impératrice et du
Prince impérial, dans la galerie où ces corps étaient réunis, les plus chaleureuses
acclamations se sont fait entendre.

Des discours ont été prononcés par les présidents du Sénat, du Corps législatif
et du Conseil d'État. M. le comte de Morny, président du Corps législatif, s'est
exprimé en ces termes :

« Sire,

« En trois mois que de prodiges !

« La guerre était déclarée, nous n'avions pas un homme en Italie. L'Autriche y possédait une armée nombreuse dans des positions formidables depuis longtemps étudiées; son influence envahissante pesait sur tous les gouvernements italiens. Quelques jours après, cinq victoires successives venaient ajouter la plus glorieuse page à notre histoire militaire, et le but politique que vous vous étiez proposé était atteint.

« Mais la plus belle de toutes les victoires est celle que vous avez remportée sur vous-même. Dans l'enivrement du triomphe, vous vous êtes montré généreux ennemi autant qu'allié fidèle et désintéressé; entouré de soldats victorieux et ardents, vous n'avez songé qu'à épargner leur sang précieux ; vous avez rendu à l'Italie la vraie liberté, en la délivrant du despotisme et en lui interdisant les procédés révolutionnaires ; enfin, avec cette merveilleuse mesure qui vous caractérise, vous avez été aussi loin que l'exigeait l'honneur de la France, pas plus loin que ne le voulaient ses intérêts.

« Sire, votre absence a été pour le pays une épreuve que la noble attitude de l'Impératrice lui a rendue facile, et qui lui a donné l'occasion de montrer sa confiance en vous et son attachement à votre dynastie.

« Je suis certain, Sire, en vous exprimant ces sentiments, d'être l'interprète du Corps législatif. »

L'Empereur a répondu par le discours suivant, fréquemment interrompu par les acclamations de l'auditoire :

« Messieurs,

« En me retrouvant au milieu de vous, qui, pendant mon absence, avez entouré l'Impératrice et mon fils de tant de dévouement, j'éprouve le besoin de vous remercier d'abord, et ensuite de vous expliquer quel a été le mobile de ma conduite.

« Lorsque, après une heureuse campagne de deux mois, les armées françaises et sardes arrivèrent sous les murs de Vérone, la lutte allait inévitablement changer de nature, tant sous le rapport militaire que sous le rapport politique.

« J'étais fatalement obligé d'attaquer de front un ennemi retranché derrière de grandes forteresses, protégé contre toute diversion sur ses flancs par la neutralité des territoires qui l'entouraient; et, en commençant la longue et stérile guerre des siéges, je trouvais en face l'Europe en armes, prête, soit à disputer nos succès, soit à aggraver nos revers.

« Néanmoins, la difficulté de l'entreprise n'aurait ni ébranlé ma résolution, ni arrêté l'élan de mon armée, si les moyens n'eussent pas été hors de proportion avec les résultats à atteindre.

« Il fallait se résoudre à briser hardiment les entraves opposées par les territoires neutres, et alors accepter la lutte sur le Rhin comme sur l'Adige. Il fallait partout franchement se fortifier du concours de la Révolution.

« Il fallait répandre encore un sang précieux qui n'avait que trop coulé déjà; en un mot, pour triompher, il fallait risquer ce qu'il n'est permis à un souverain de mettre en jeu que pour l'indépendance de son pays.

« Si je me suis arrêté, ce n'est donc pas par lassitude ou par épuisement, ni par abandon de la noble cause que je voulais servir; mais parce que, dans mon cœur, quelque chose parlait plus haut encore : l'intérêt de la France.

« Croyez-vous donc qu'il ne m'en ait pas coûté de mettre un frein à l'ardeur de ces soldats qui, exaltés par la victoire, ne demandaient qu'à marcher en avant?

« Croyez-vous qu'il ne m'en ait pas coûté de retrancher ouvertement devant l'Europe, de mon programme, le territoire qui s'étend du Mincio à l'Adriatique?

« Croyez-vous qu'il ne m'en ait pas coûté de voir dans des cœurs honnêtes de nobles illusions se détruire, de patriotiques espérances s'évanouir?

« Pour servir l'indépendance italienne, j'ai fait la guerre contre le gré de l'Europe; dès que les destinées de mon pays ont pu être en péril, j'ai fait la paix.

« Est-ce à dire maintenant que nos efforts et nos sacrifices aient été en pure perte? Non. Ainsi que je l'ai dit dans les adieux à mes soldats, nous avons droit d'être fiers de cette courte campagne.

« En quatre combats et deux batailles, une armée nombreuse, qui ne cède à aucune en organisation et en bravoure, a été vaincue. Le roi de Piémont, appelé jadis le gardien des Alpes, a vu son pays délivré de l'invasion et la frontière de ses États portée du Tessin au Mincio.

« L'idée d'une nationalité italienne est admise par ceux qui la combattaient le plus. Tous les souverains de la Péninsule comprennent enfin le besoin impérieux de réformes salutaires.

« Ainsi, après avoir donné une nouvelle preuve de la puissance militaire de la France, la paix que je viens de conclure sera féconde en heureux résultats; l'avenir les révélera chaque jour davantage, pour le bonheur de l'Italie, l'influence de la France, le repos de l'Europe. »

Nous croyons devoir reproduire les observations suivantes publiées par le *Moniteur de l'armée.*

« Les nobles paroles prononcées par l'Empereur, en réponse aux discours des trois grands Corps de l'État, réduisent à néant les divagations auxquelles se sont livrées quelques feuilles étrangères sur la paix de Villafranca. On y trouve l'expression franche et sincère de cette politique sage, prudente, patriotique en même temps qu'humanitaire, qui s'est empressée de mettre un terme, aussitôt que cela lui est devenu honorablement possible, à des luttes meurtrières, quelque glorieuses qu'elles dussent être pour nos armes.

« La pensée généreuse en vue de laquelle cette guerre avait été entreprise a obtenu dans son principe une éclatante satisfaction. La réalisation complète et immédiate des vœux émis par d'autres populations de la Péninsule italique se complique de questions délicates auxquelles des puissances, demeurées neutres jusqu'alors, pourraient ne pas vouloir rester étrangères. Ces questions sont d'ailleurs de nature à se traiter diplomatiquement et à obtenir une satisfaction raisonnable sans qu'il soit besoin de soulever une guerre générale, à laquelle le courage et le dévouement généreux de la France n'auraient sans doute pas fait défaut, mais qu'il n'eût pas été sage d'engager sans nécessité.

« On ne peut que louer l'Empereur d'avoir pris, dans cette occasion, l'initiative de la conciliation. Il donne ainsi à l'Europe un gage de plus de sa modération, de sa prudence, et sa force est trop bien établie pour qu'on puisse y voir un signe de faiblesse.

« La modération, en effet, est l'apanage de la véritable puissance.

« L'Empereur, dans son discours, parle avec une simplicité de bon goût des actes héroïques accomplis d'une manière si éclatante et en aussi peu de temps, par une armée dont il dirigeait les mouvements, après en avoir habilement tracé les plans de campagne. Il n'a eu d'ailleurs rien à dissimuler sur la force respective des armées belligérantes.

« Les publications officielles du Gouvernement autrichien ont été moins exactes sous ce rapport. Partout on y voit que l'armée française se préparait de longue main à la guerre, et que sa supériorité numérique devait lui assurer la victoire. Il eût été plus vrai de dire que l'Autriche avait depuis longtemps accumulé dans la Lombardo-Vénétie, comme dans les petits États italiens où elle s'était arrogé le droit de garnison, des corps de troupes dont l'ensemble présentait un effectif double au moins de celui mis en ligne par la France.

« Nous avons été tellement pris à l'improviste, qu'il a fallu toute la supériorité de notre système d'organisation militaire pour réunir au delà des Alpes les quatre premiers corps avant que l'ennemi se fût emparé de Turin, et que le cinquième n'a pu arriver qu'après la suspension des hostilités.

« Ce qui prouve d'ailleurs de notre part l'absence de tous préparatifs à l'avance, c'est que la guerre a éclaté précisément au moment où l'on commençait la transformation de notre artillerie, et que c'est seulement sur le champ de bataille que nos braves canonniers ont étudié, et l'on sait avec quel succès, les modifications apportées à sa manœuvre. On n'entre pas habituellement en campagne dans de telles conditions.

« Enfin, la preuve manifeste que l'Autriche n'a jamais été prise à l'improviste, dans aucun des brillants combats où nous avons été vainqueurs, c'est que partout nous avons trouvé ses troupes, en nombre supérieur aux nôtres, occupant des positions dès longtemps choisies et étudiées, et presque toujours défendues par des retranchements qu'il nous a fallu enlever. Comment donc avons-nous pu triompher malgré toutes ces chances défavorables ?

« C'est, il faut bien le dire, parce que notre armée était mieux commandée que l'armée ennemie ; puis, non-seulement elle exécutait des combinaisons stratégiques habilement conçues, mais elle y déployait les qualités militaires qui font la supériorité des soldats français : l'indomptable courage, l'impétueux élan, l'intelligence individuelle, l'amour de la gloire, la religion du drapeau. A côté de ces vertus guerrières, si précieuses, si éminentes, il doit être permis de tenir compte aussi des soins d'une administration prévoyante et zélée, qui met sa gloire, elle, à pourvoir exactement les troupes de tout ce que réclament leurs besoins matériels, n'épargnant à cet effet ni l'argent ni les démarches. »   HAUSSMANN.

Gênes, 19 juillet 1859. — M. le médecin en chef de l'armée,

Dix nouveaux chirurgiens sous-aides, requis, sont arrivés à Gênes le 17 de ce mois ; tous ont été répartis entre les divers hôpitaux de Gênes, mesure qui m'a permis de proposer à M. l'intendant militaire de Cambis le licenciement, pour le 21 de ce mois, des cinquante élèves indigènes qui, jusqu'alors, avaient été chargés du service chirurgical dans nos sept hôpitaux.

BOUDIN, médecin en chef des hôpitaux de Gênes.

Brescia, 19 juillet. — M. le médecin en chef,

J'ai l'honneur de vous adresser les réflexions qui suivent afin de vous renseigner sur ce qui s'est fait à Brescia depuis que j'ai eu l'honneur de vous voir. Vous m'aviez prescrit de concourir de tout mon pouvoir à hâter l'évacuation des malades susceptibles de supporter un déplacement de Brescia à Milan ; j'ai fait part de vos recommandations à M. le général commandant supérieur de la place, qui avait admis en principe que les évacuations ne devaient se faire que tous les huit jours, subordonnant ainsi la question d'urgence et de salubrité à la question de discipline militaire. Grâce aux observations présentées par M. de Lavalette, sous-intendant militaire, et à celles que, pour ma part, j'ai cru devoir soumettre au général, il est resté convenu que, pour tout concilier, on s'arrêterait au principe d'une évacuation de 200 malades par jour, surtout le matin, afin que les malades puissent être répartis, à Milan, dans les divers hôpitaux avant la nuit ; que ces évacuations, préparées la veille, ne comprendraient jamais que des hommes transportables. Comme pendant le voyage, tel court qu'il soit, les hommes sont exposés à boire tout ce qui leur est offert pendant les temps d'arrêt des trains, il a été convenu qu'une décoction de café préparé d'avance serait, au moment opportun, étendue d'une quantité d'eau suffisante pour en faire une boisson agréable, et serait distribuée aux militaires évacués.

Ces évacuations ont commencé hier matin lundi et se continueront ainsi chaque jour, jusqu'à épuisement complet des malades, dont nous pourrons nous séparer. Pendant les premiers jours, le nombre des malades ne sera pas diminué; il augmentera peut-être, comme cela a eu lieu déjà, à cause des évacuations qui ont été faites des hôpitaux avancés sur Brescia. Cependant j'ai l'espoir que dans une dizaine de jours la soustraction de 2,000 hommes nous donnera de la place et une latitude suffisante pour nous desserrer dans les hôpitaux consacrés exclusivement aux Français et aux Autrichiens.

Le total des malades s'élevait, le 17, à 7,767 présents, se décomposant ainsi : 3,022 Piémontais, 4,192 Français, 553 Autrichiens.

Ce jour porte, comme évacués, 157 Piémontais, 268 Français et 12 Autrichiens, ce qui ramène le premier chiffre à 7,278, en y comprenant les sortants et les morts.

M. Gualla, médecin en chef de San Gaetano, et pendant dix jours chargé de la direction générale des hôpitaux, se trouvait présent à la réunion qui avait lieu chez le général. Je lui ai demandé de mettre à notre disposition l'hôpital de San Gaetano, que vous avez visité, et qui me paraît être celui de tous qui présente les conditions les plus favorables à nos blessés et à nos amputés. Après bien des refus exprimés de toutes sortes de manières, M. Gualla a consenti enfin à nous céder cet hôpital ; mais le lendemain il est revenu sur son adhésion de la veille, et M. le sous-intendant militaire et moi nous avons été obligés d'intervenir de nouveau auprès de la commission des hôpitaux pour reconquérir San Gaetano, sur lequel d'ailleurs, comptant sur une parole donnée, nous avions déjà dirigé quelques malades intéressants.

Pendant que cette question m'occupe, permettez-moi de vous exprimer ma pensée à propos des médecins civils.

Fort des instructions que vous avez bien voulu me donner, j'ai saisi de plus près tout le service; négligeant ce qui est relatif aux malades piémontais, j'ai exprimé et fait exprimer à tous les médecins civils que nulle amputation, nulle opération grave ne devrait être pratiquée par eux, sans que j'en fusse averti, afin que je pusse y assister ou la pratiquer ou la faire pratiquer par un aide-major.

Pour atteindre ce but, je me suis mis à leur disposition, à toute heure, à tout moment; comme il était impossible, avec les moyens dont nous disposons, de nous emparer d'aucun service et de le faire entièrement par nous-mêmes, il a été convenu que les médecins civils continueraient de faire leur visite du matin, c'est-à-dire la prescription alimentaire et médicale, et que MM. les aides-majors feraient les pansements les plus importants avec l'assistance des infirmiers militaires que nous avons reçus, et qui ont été répartis dans les divers hôpitaux, proportionnellement au nombre des malades et sous la surveillance d'un caporal ou d'un sergent infirmier-major.

Le lendemain du jour où cette mesure a été prise à mon instigation par M. l'intendant militaire, le dépit des médecins civils s'est manifesté, et les divers services en ont souffert en ce sens que beaucoup de ces médecins n'ont ni visité ni pansé aucun de nos malades; mais, grâce à notre personnel un peu plus nombreux, nous avons pu suppléer à cette abstention.

Je veux croire à l'excuse qu'ils ont fournie, en disant qu'ils n'avaient pas compris; mais le mauvais vouloir était trop manifeste pour ne pas être remarqué et reconnu par tout le monde. Tantôt c'est le linge qu'on ne trouve pas, tantôt ce sont les cataplasmes qu'on ne peut appliquer parce qu'ils ne sont pas chauds, et mille autres impossibilités qui naissent et viennent traduire une susceptibilité médicale, de telle sorte qu'à part quelques hommes dévoués, médecins consciencieux, voués aux soins qu'ils donnent à leurs malades, d'où qu'ils viennent, avec une persévérance recommandable, la plupart font oublier le zèle et le dévouement primitifs dont ils ont fait preuve au début.

Je m'inquiète peu aujourd'hui de ces divers contre-temps; nous sommes, grâce au nombre des médecins militaires que vous m'avez adjoints, en mesure de suffire à toutes les exigences et de dominer la situation.

M. le principal Bertherand s'est enquis, d'après votre ordre, de ce qui pouvait avoir donné lieu aux craintes qui se sont produites à Milan, où, m'a-t-il dit, on pense que nous sommes en pleine épidémie. Je vous prie de vouloir bien admettre que si quelque chose d'inquiétant venait à se révéler dans nos hôpitaux, vous en seriez immédiatement et télégraphiquement le premier de tous informé. Je sais à chaque moment ce qui se passe dans chaque hôpital, et, dans les réunions quotidiennes dont j'ai eu l'honneur de vous parler, mon attention est chaque jour tenue au courant par les aides-majors chargés du service.

J'avais l'intention de vous donner un aperçu aussi complet que possible de la situation des hôpitaux; je voulais donner à ce travail tout le soin désirable; le peu de temps qui va s'écouler jusqu'à 6 heures, c'est-à-dire jusqu'au départ de M. Bertherand, me met dans la nécessité d'écrire à la hâte mes impressions, afin qu'il puisse vous les porter lui-même.

Pendant votre séjour à Brescia vous avez visité les hôpitaux suivants :

San Gaëtano,	San Luc,
San Angelo,	San Alexandro,
San Eufemia,	Casa Gambara ou San Zeno,
San Joseph,	San Paolo.
San M. del Carmine,	San Jérôme,
Les Jésuites,	Chiesa Della Pace,
Le Dôme ou Cathédrale,	L'hôpital civil.

Je pourrais, par conséquent, m'abstenir de vous en parler en faisant, de chacun, une appréciation que déjà vous avez faite. Cependant vous m'excuserez d'y revenir, de vous signaler d'autres hôpitaux, et de les étudier sommairement et d'une manière comparative.

San Gaëtano—Cet hôpital est convenablement situé; il est consacré depuis longtemps aux malades, et, avant notre arrivée, il contenait environ 200 Autrichiens. Quoique cet établissement laisse encore beaucoup à désirer, c'est le moins mauvais de tous : il y a de l'air, et ce qui est surtout remarquable, c'est que les amputés qui s'y trouvent y guérissent presque tous. Cette appréciation ne me permettait pas de le céder aux Sardes, et j'ai dû le revendiquer en faveur de nos amputés français que j'ai l'intention d'y évacuer et d'y répartir dans les diverses salles, en évitant de les accumuler dans aucune.

L'établissement peut admettre au besoin 426 malades ; je ne le compte que pour 300.

San Angelo. — Est moins bien ; cependant le service y est assez bien organisé; je lui donne le n° 5 dans le classement que j'en ai fait. Ce sont les Sardes qui l'occuperont exclusivement.

San Eufemia. — Cet hôpital me paraît matériellement mieux distribué que le précédent; il est administré par un directeur très-intelligent et qui m'a rendu plusieurs fois des services pour nos blessés.

San Julia. — Peut, au besoin, contenir 600 malades, mais ce nombre doit être réduit de beaucoup ; c'est un établissement vaste, commode, assez bien administré, et qui n'offre rien de particulier à signaler.

San Christo et San Pietro. — Sont deux hôpitaux éloignés, mais qui sont situés de manière à réunir les conditions de salubrité et de bonne installation, pourvu qu'ils ne soient pas destinés à recevoir un grand nombre de malades. A San Pietro, il y a une église dans laquelle nous avons eu un assez grand nombre de cas de tétanos traumatique. Le service s'y fait bien et y est très-exactement surveillé, et suivi par M. Alezais, médecin aide-major.

San Joseph. — Cet hôpital comprend une grande église froide et où l'air ne peut se renouveler; au début ces vastes locaux ont rendu des services, mais leur installation en hôpitaux d'une certaine durée m'a paru regrettable; toutefois cette église, où nous avons eu beaucoup de tétanos, à cause du froid et de l'humidité des nuits, me paraît encore préférable aux cabinets infects et voisins des latrines qu'on trouve au 1er et au 2e étage de l'hôpital adjacent. Cet hôpital, ainsi que celui del Carmine, seront les premiers que je chercherai à supprimer.

Les Jésuites. — Cet établissement, à destination tout autre que celle d'un hôpital, renferme plusieurs cloîtres circonscrivant une cour quadrilatère centrale; plusieurs salles, contenant une trentaine de lits, s'ouvrent perpendiculairement sur des corridors et sont ordinairement bien tenues. Le service s'y fait bien et est exactement surveillé tant par les médecins civils que par nous.

Le Dôme ou Cathédrale. — Cette église immense a servi de dépôt aux plus grandes évacuations; j'ai dû en faire sortir un nombre considérable de malades pour les répartir dans d'autres hôpitaux. Plus que toute autre, cette église doit être promptement évacuée. Mais, pour le moment, cette évacuation, quelque pressante qu'elle soit, est subordonnée à nos évacuations journalières, qui, dans un avenir très-prochain, vont nous permettre une distribution proportionnelle de nos blessés.

San Luc.—Cet hôpital, établi en 1848, est bien aéré, trop peuplé, et le personnel médical et administratif par lequel il est desservi a conservé d'autres tendances que celles utiles aux malades français. Je ferai très-prochainement évacuer sur d'autres établissements les Français qui s'y trouvent.

San Paolo. —Maison d'éducation qui a été affectée au traitement des officiers et qui contient 30 lits, se fait remarquer par une très-grande propreté; les prêtres qui s'y trouvent sont dévoués à nos officiers blessés. Il y a deux sœurs de charité et deux infirmiers français, qui assurent le service des salles et celui des malades.

J'en dirai autant de San Zeno ou Casa Gambara, qui contient également 30 lits pour des officiers.

Je néglige de vous parler des autres hôpitaux moins importants; car, pressé par le temps, je ne voudrais pas que M. Bertherand partît sans emporter cet exposé succinct et sans y joindre quelques renseignements sur quelques officiers supérieurs traités en ville.

M. le général de Ladmirault va de mieux en mieux ; il est sorti trois fois déjà en voiture, et ne parle que de reprendre son commandement, qu'il a d'ailleurs officiellement réclamé pour le 1er août.

M. le général Dieu ne va pas comme je voudrais ; j'ai sondé la plaie d'entrée, située au sommet de la fesse gauche, et la sonde de femme, enfoncée tout entière, arrive au contact de l'os iliaque dans le voisinage et en avant de l'échancrure sciatique. Là, la pression révèle un os dénudé, peut-être même incomplétement détaché ou ébranlé. Toujours est-il que cette plaie à physionomie rassurante au début, dans laquelle reste probablement emprisonné le produit d'une suppuration profonde, s'accompagne aujourd'hui d'une prostration fâcheuse du blessé et d'un état général qui ne fait augurer rien de bon.

M. le colonel Vaubert de Genlis est mort il y a trois jours, et a succombé à une résorption purulente.

J'en dirai autant de M. le duc d'Abrantès, mort ce matin à 4 heures et demie, et chez lequel les phénomènes de résorption se sont manifestés très-rapidement, et ne se sont accompagnés de frissons que la veille de sa mort. Le genou avait diminué de volume sous l'influence d'un vésicatoire, en même temps que la cuisse diminuait en diamètre. Toute espèce de fluctuation avait disparu, et à aucun moment il n'a été permis de donner issue à cette suppuration éparpillée dans les mailles du tissu cellulaire.

M. le colonel Pinard, qui a eu les muscles abdominaux labourés par une balle à trajet sous-cutané, va bien aujourd'hui, et s'applaudit d'avoir heureusement échappé à tout danger.

M. le colonel du génie Servier, dont la cuisse gauche a été fracturée obliquement et très-haut par une balle, a le membre placé dans un appareil dextriné et appliqué à l'heure où tout gonflement avait disparu et où il était utile de donner au membre la direction et la position définitives et aussi régulières qu'il sera possible d'obtenir.

En somme, l'état sanitaire général est assez satisfaisant avec l'encombrement qui existe. Les malades que nous avons reçus ont entraîné la création de nouveaux hôpitaux, au nombre desquels je citerai Santa Agatha et San Lorenzo, où se trouvent agglomérés, pour un temps très-court, je l'espère, un trop grande nombre de malades.

ISNARD, médecin principal.

Marseille, 19 juillet.—A M. Vaillant, président du Conseil de santé des armées.

M. le président,

Si la pourriture d'hôpital avait pris à Marseille des proportions inquiétantes et nous eût menacés de devenir épidémique, je me serais empressé d'en prévenir le Conseil de santé. Je me réservais seulement d'en parler dans le rapport que j'ai l'intention de faire sur les blessés, presque tous Autrichiens, que nous avons reçus de Gênes, et qui seuls en ont offert quelques cas.

Depuis le 25 juin jusqu'à ce jour nous en comptons cependant 25.

Quinze sont déjà sortis de la salle réservée au traitement de cette complication des plaies, dont j'espérais pouvoir vous annoncer la complète disparition, lorsque de nouveaux cas, reçus depuis le 10 juillet, nous laissent encore dix malades en traitement. Cinq paraissent en bonne voie de guérison ; mais les cinq autres sont encore fort gravement atteints. Au nombre de ces derniers il en est deux qui m'inspirent les plus légitimes inquiétudes au point de vue de la conservation des membres envahis, tant les désordres sont profonds et étendus. Je ne désespère cependant pas encore de la cautérisation, qui, hardiment pratiquée, comme je le faisais à Toulon lors de la guerre de Crimée, m'a procuré déjà des guérisons que j'aurais vainement demandées aux moyens ordinaires et moins violents conseillés contre la pourriture d'hôpital.

L'isolement le plus absolu des malades, les soins apportés dans les pansements renouvelés matin et soir, la propreté et l'aération de la salle, interdite aux autres malades, la désignation d'un sous-aide exclusivement attaché à ce service : telles sont les précautions hygiéniques que j'ai prises dès l'apparition des premiers cas, pour prévenir les dangers de la contagion dans nos salles de blessés. Pas un Français n'en a été atteint.

Les plus graves pourritures d'hôpital observées jusqu'à ce jour proviennent des dépôts de prisonniers, dont le mouvement·a été si considérable après chaque grande bataille. Les plaies par armes blanches en sont exemptes jusqu'à présent, et les cas peu nombreux qui se sont déclarés peu de jours après l'entrée des blessés à l'hôpital ont été les moins intenses. Les médecins traitants s'empressent de diriger sur la salle réservée à la pourriture d'hôpital les plaies un peu suspectes. Ainsi prises au début, le perchlorure de fer et l'alun nous ont dispensé dans plusieurs cas de recourir à la cautérisation. La forme pulpeuse est presque exclusivement observée.

Tous nos blessés sont dans l'état le plus satisfaisant. Quatre cependant ont succombé à des accidents typhoïdes ou à la résorption purulente.

La plupart des blessures sont légères ; mais quelques-unes sont graves. Parmi ces dernières, deux ont nécessité, l'une l'amputation tarso-métatarsienne, et l'autre celle de la jambe au lieu d'élection. Le premier, opéré depuis dix jours, va parfaitement ; le second, opéré le 15, paraît aussi dans de bonnes conditions.

Le nombre des Autrichiens blessés entrés à l'hôpital depuis la première évacuation s'élève à 609, parmi lesquels 11 officiers. Il nous en reste encore 349.

La caserne de la Corderie est prête à recevoir des malades, mais n'est pas encore occupée.

L'ordre est également donné de disposer le Frioul pour 500 malades. Ne serait-il pas possible, en évacuant les blessés sur les hôpitaux de l'intérieur, de se dispenser d'occuper les îles de Marseille ? Tout le monde voit avec peine un hôpital s'organiser dans de si mauvaises conditions.

VILLAMUR, médecin en chef des hôpitaux de Marseille.

Au grand quartier général à Milan, 19 juillet. — M. le médecin en chef de l'armée,

Une dépêche télégraphique de M. le ministre de la guerre prescrit d'envoyer immédiatement à Marseille dix médecins traitants, la plupart des médecins des corps d'armée se trouvant sans service réel. J'ai l'honneur de vous prier de désigner, dès à présent, ceux que vous croirez pouvoir être distraits de leur position actuelle.

Ceux destinés à Marseille se mettront immédiatement en route par Gênes. Parmi les autres, quatre seront envoyés à Plaisance, où se trouvent plus de 1000 malades, et où il n'y a point encore de médecins militaires. Un sera envoyé à Montechiaro, pour remplacer son collègue malade ; un autre à Suze, qui va devenir un point important par le passage des troupes, et où il n'y a que M. Sculfort, dont la santé laisse encore à désirer. Les autres se rendront au grand quartier général à Milan, en attendant des destinations qui dépendront des mesures qui vont être prises incessamment.

Je vous serai obligé de me faire connaître le nombre de médecins de chaque grade qui vont devenir disponibles par suite de l'exécution de la mesure qui précède. Paris, intendant général.

Grand quartier général, Milan, 20 juillet. — M. le médecin principal Haspel,

L'installation de l'hôpital de Castiglione, que vous avez si bien dirigé, n'a plus sa raison d'être depuis la conclusion de la paix. C'est vous dire qu'il importe d'évacuer le plus tôt possible, avec les précautions convenables, le reste des malades ou des blessés qui s'y trouvent. Vous auriez à vous entendre avec l'autorité administrative locale, pour assurer le service de cette évacuation, en faisant accompagner d'ailleurs le convoi par un officier de santé. J'attends aussi de votre part un rapport qui m'en rende compte exactement.

Les renseignements que vous m'avez adressés sur la situation des officiers autrichiens blessés expliquent très-bien ce qu'il m'importait de savoir ; et je vous prie de leur faire connaître, si vous n'en êtes informé déjà, qu'ils pourront retourner dans leur pays ou à Vérone, dès qu'ils seront en état d'y être transportés.

Baron Larrey, médecin en chef de l'armée.

Milan, 20 juillet. — M. le médecin-major Philippe à Livourne,

Vous avez bien fait d'accélérer les évacuations de Lucques, Pistoja, Florence ; et je présume qu'en ce moment il ne reste plus de militaires français dans les établissements de ces trois villes.

Sans doute aussi le nombre des malades a dû diminuer considérablement à Livourne, et bientôt votre mission sera terminée. Je m'abstiens donc de fixer votre position dans les hôpitaux de cette ville, comme vous me le demandiez pour vous et pour vos aides-majors, puisque votre départ est plus prochain encore que celui des autres officiers de santé de l'armée, par le double fait de l'éloignement du 5ᵉ corps et de la conclusion de la paix.

Baron Larrey, médecin en chef de l'armée.

Milan, 20 juillet. — M. le médecin en chef de l'armée,

La marche irrégulière des trains, sur la ligne de Brescia, m'a empêché d'accomplir aussi promptement que je l'aurais désiré la mission dont vous m'aviez chargé près des hôpitaux de cette ville. De retour depuis hier soir, je m'empresse de vous adresser ce matin le résultat de mes observations.

Il reste en ce moment à Brescia, environ 6,000 malades. Le nombre en avait été un peu diminué après votre départ, mais l'abandon successif par l'armée des postes voisins du Mincio a déterminé, depuis, de nouvelles évacuations qui ont non-seulement rempli les 33 hôpitaux de Brescia, mais ont forcé à en ouvrir d'autres. Il est résulté de cet état de choses un peu d'encombrement.

J'ai visité moi-même la plupart des locaux et églises occupés par les malades et j'ai eu diverses conférences avec MM. les médecins principaux Isnard, Goze, Leuret et plusieurs des officiers de santé placés sous leurs ordres.

De tout ce que j'ai vu et recueilli, il résulte évidemment pour moi, qu'il n'existe dans les hôpitaux de Brescia, aucun indice de complication locale ou générale faisant craindre une épidémie typhoïde, cholérique, ou la pourriture d'hôpital.

Si j'en excepte l'église de Sainte-Agathe, où les malades sont trop pressés, et où il règne un peu d'odeur, toutes les autres églises sont dans un parfait état de propreté et d'aération. Elles sont très-fraîches, trop fraîches même, ce qui n'a pas été sans quelqu'influence sur la production des 30 cas de tétanos observés jusqu'ici.

En ce qui concerne particulièrement Sainte-Agathe et l'hôpital civil, où 25 amputés environ sont placés dans une salle basse et mal aérée, s'infectant les uns les autres, des dispositions sont prises pour évacuer ces locaux sur l'hôpital san Gaëtano.

La marche des plaies est en général bonne quoique un peu lente peut-être. Les affections internes sont, en grande majorité, des affections du tube digestif, dia rrhées, dyssenteries. Il y a bien, planant sur tout cela, un état saturral assez prononcé, mais je n'ai vu chez aucun de ces fiévreux de symptômes de cette typhisation générale foudroyante qui imprime au typhus des armées ces caractères si reconnaissables et si alarmants à la fois.

S'il existe, à la rigueur, quelque chose de particulier dans la manière d'être des plaies et des affections internes à Brescia, tout au plus pourrait-on y démêler l'influence générale d'un peu d'encombrement, et en déduire des motifs de précautions, non des sujets d'inquiétude.

C'est dans cet ordre d'idées que, pour obtenir de M. le général commandant la place une plus grande fréquence d'évacuations, M. Isnard a insisté sur les inconvénients et sur les dangers probables de l'encombrement, au point de vue de ses conséquences. J'ai la conviction que c'est le résultat de cette argumentation de M. Isnard qui a dicté au général le rapport alarmant dont M. le major-général de l'armée vous a prié de bien déterminer la signification.

J'ai profité de mon séjour à Brescia pour visiter plusieurs blessés. Le général Ladmirault, les colonels Brincourt et Servier vont parfaitement. Le général Dieu est toujours dans un état fort inquiétant. M. Isnard commence à se ranger à ma première opinion émise, lors de la blessure, celle d'une lésion de l'ischion.

Il a fallu amputer du bras le capitaine Ollivier du 1er zouaves, atteint d'hémorrhagie incoërcible (de l'artère intérosseuse de l'avant-bras), même après la ligature de la brachiale. Un grand nombre d'amputés et de blessés sont guéris et se promènent dans les rues de Brescia. Il en serait déjà revenu ici beaucoup si l'on adoptait à Brescia, comme à Milan, la mesure d'interdire le séjour dans les maisons particulières.

Du reste, les évacuations quotidiennes de 200 malades, qui se font maintenant régulièrement à Brescia, ne peuvent manquer d'améliorer encore son état sanitaire.

Il est regrettable que l'on ne fasse pas usage, dans les églises surtout, où la ventilation inférieure manque, des fumigations guytonniennes. Malheureusement il n'y a pas à Brescia d'approvisionnements des sels nécessaires.

Il serait peut-être d'une bonne hygiène d'en faire expédier par nos dépôts de pharmacie.

BERTHERAND, médecin en chef de l'ambulance du grand quartier général.

Gênes, 20 juillet. — M. le médecin en chef de l'armée,

Onze chirurgiens sous-aides, arrivés de France ce matin, ont été répartis entre les divers hôpitaux de Gênes où ils attendent vos ordres.

Sept cents malades sont attendus à Gênes aujourd'hui.

Près de cinquante élèves civils viennent d'être licenciés.

BOUDIN, médecin en chef des hôpitaux de Gênes.

Turin, 21 juillet. — M. le médecin en chef de l'armée,

J'ai l'honneur de vous adresser le mouvement des hôpitaux de Turin pour la 2e décade du mois de juillet, et l'état du personnel à la date du 20 de ce mois.

Depuis notre visite à Turin, nous avons reçu des sous-aides que j'ai mis immédiatement en service. Nous avons maintenant un excédant de personnel qui, probablement, sera licencié à la fin du mois.

Tous les aides-majors ont chacun une division de blessés, mais la diminution rapide du chiffre de malades m'oblige à diminuer le nombre des divisions.

Hier matin, le sous-intendant m'a notifié une dépêche télégraphique qui nous annonçait deux cents malades par jour venant de Milan, et les évacuations par le mont Cenis. Hier soir, une seconde dépêche nous prévient que toutes les évacuations de Milan seront dirigées sur Gênes.

L'état sanitaire de nos blessés semble s'améliorer un peu, nous sommes obligés de faire encore plusieurs amputations tardives, par suite d'accidents consécutifs, qui se multiplient en raison du reste du séjour à l'hôpital et de l'affaiblissement des malades.

Un régiment de ligne et un bataillon de chasseurs à pied arrivés le 15 à Turin et campés hors de la ville, ont déjà donné un assez grand nombre de malades atteints d'affections intermittentes et intestinales qui ne présentent pas de caractères sérieux, et qui cèdent assez facilement au changement de régime et au repos.

Demain nous ferons une évacuation sur Gênes, et une autre le jour suivant.

SALLERON, médecin en chef des hôpitaux de Turin.

Canneto, 21 juillet. — M. le médecin en chef de l'armée,

J'ai l'honneur de vous informer que les troupes du génie, attachées au grand quartier général, se sont rendues le 17 courant, après deux jours de marche, de La Ca à Canneto, village bien situé, arrosé de belles eaux et pourvu de provisions de toute espèce.

Les affections prédominantes ont été jusqu'à ce jour la diarrhée, l'embarras gastrique, la fièvre intermittente et la fièvre typhoïde qui nous a enlevé un homme en 48 heures ; ce malade avait été, dès le début, envoyé à l'hôpital.

Je dois encore ici à la sollicitude du lieutenant-colonel Renoux, notre chef de corps, d'avoir eu, dès notre arrivée à Canneto, une belle et vaste infirmerie, installée sur un pied très-confortable, laquelle a contenu en permanence 15 à 16 malades.

Aujourd'hui l'état sanitaire s'améliore et le nombre des malades, qui a été de 14 pour 100, est descendu à 5 p. 100.

Nous avons toujours été bien approvisionnés de médicaments et nous avons pu varier le régime de nos malades, grâce aux dons de la municipalité.

NUBLAT, médecin aide-major.

Alexandrie, 21 juillet. — M. le médecin en chef de l'armée,

Nous avons ici un personnel médical considérable et très-peu de malades.

CAZALAS, médecin en chef de l'hôpital de Milan.

Milan, 21 juillet. — M. l'intendant général.

Les 10 médecins traitants pour les hôpitaux de Marseille, dont vous m'avez demandé la désignation, m'ont paru devoir être choisis parmi les médecins-majors inoccupés maintenant aux ambulances. Je m'empresse de vous en envoyer la liste avec les lettres de service que je vous prie de vouloir bien faire parvenir à leur destination, après les avoir approuvées.

Je désigne en même temps les médecins qui me paraissent devoir être envoyés au nombre de 4 à Plaisance, un autre à Montéchiaro, en remplacement de M. Gaujot, tombé malade à la suite des fatigues de son service et un, enfin, à Suze, en attendant que les autres médecins des ambulances reçoivent des destinations nouvelles.

J'ai l'honneur de vous proposer, dès à présent, la désignation des trois médecins pour Bergame et d'un quatrième pour Côme, où nous avons encore des malades ; je rappellerai à votre sollicitude toute l'importance des évacuations régulières et non interrompues   Baron LARREY, médecin en chef de l'armée.

ÉTAT DES MÉDECINS ACTUELLEMENT DISPONIBLES DANS LES AMBULANCES

DE L'ARMÉE D'ITALIE (21 JUILLET 1859).

Médecins principaux.

MM.
Bertherand, du grand quartier général.
Méry, de la garde impériale.
Thomas, du 3e corps.

MM.
Fénin, du 4e corps.
Périer (J.-N.), du 2e corps.

Médecins-majors.

Boudier, des ambulances de la garde.	Pallier, des ambulances du 5e corps.
De Santi, — du 1er corps.	Courboulis, — de la garde.
Petitgand, — du 1er corps.	Dufresne (malade), — du 1er corps.
Bécane, — du 2e corps.	Hounau, — du 1er corps.
Cordier (Alex.), — du 2e corps.	Corne, — du 2e corps.
Quesnoy, — du 3e corps.	Rollet, — du 2e corps.
Buschaërt, — du 3e corps.	Milliot, — du 2e corps.
Rénard (A.-J.), — du 4e corps.	Casser, — du 3e corps.
Gueury, — du 4e corps.	Tirard, — du 4e corps.
Lefèvre, — du 4e corps.	Bessière, — du 4e corps.
Legouest, — du 5e corps.	Alix, — du 4e corps.

Médecins aides-majors de 1re classe.

Tassard, des ambulances de la garde.	Lèques, des ambulances du 3e corps.
Morand, — de la garde.	Guirard, — du 3e corps.
Duboscq, — de la garde.	Billon, — du 3e corps.
Balansa, — du 1er corps.	Lambert, — du 4e corps.
Hanse, — du 1er corps.	Lymairac, — du 4e corps.
Desmorets, — du 1er corps.	Imbert, — du 4e corps.
Rizet, — du 1er corps.	Widal, — du 4e corps.
Jean, — du 1er corps.	Buffé, — du 4e corps.
Dezon, — du 1er corps.	Mouillac, — du 5e corps.
Hamel, — du 2e corps.	Doin, — du 5e corps.
Müller, — du 2e corps.	Hattute, — du 5e corps.

22 JUILLET. — Le corps diplomatique est reçu par l'Empereur, et le nonce du Pape adresse à Sa Majesté les paroles suivantes :

Sire,

Le corps diplomatique éprouvait le besoin de demander à Votre Majesté la permission de lui offrir ses félicitations sincères et empressées pour son heureux retour et la proclamation de la paix.

Réponse de l'Empereur.

L'Europe a été en général si injuste envers moi au début de la guerre, que j'ai été heureux de conclure la paix dès que l'honneur et les intérêts de la France ont été satisfaits, et de prouver qu'il n'était pas dans mes intentions de bouleverser l'Europe et de susciter une guerre générale. J'espère qu'aujourd'hui toutes les causes de dissentiment s'évanouiront, et que la paix sera de longue durée.

Je remercie le corps diplomatique de ses félicitations.

Novare, 22 juillet, — M. le médecin en chef de l'armée,

J'ai l'honneur de vous adresser les états décadaires de l'hôpital militaire de Novare. Pendant les dix jours, j'ai fait, sur Gênes, une évacuation de 60 malades, dont 36 blessés, parmi lesquels 8 amputés, le reste fiévreux. A mesure que les malades iront mieux et qu'ils pourront, sans inconvénient, être transportés, je les dirigerai sur Gênes.

J'ai réuni tous les malades de Péronne à ceux de l'hôpital majeur; la caserne-hôpital devant servir sous peu de jours à recevoir un régiment piémontais.

Je n'ai rien à vous signaler que vous ne connaissiez déjà. Pas la moindre trace d'épidémie, pas de pourriture d'hôpital. Le service marche régulièrement, et je n'ai qu'à vous renouveler les éloges que je vous ai adressés au sujet de tout le personnel médical de Novare.   BRUN, médecin major,

Gênes, 22 juillet, — M. le médecin en chef de l'armée,

L'état sanitaire des hôpitaux est assez satisfaisant.

M. l'intendant militaire de Gênes vient de prescrire l'évacuation sur France des malades de l'hôpital de Livourne.

BOUDIN, médecin en chef des hôpitaux de Gênes.

23 JUILLET. — Le 23 juillet les troupes commencent leur mouvement pour rentrer en France, et l'armée d'occupation est constituée.

L'armée d'occupation reste ainsi composée sous les ordres du maréchal Vaillant :

1re division.— 1re du 5e corps. } Milan.
2e   *idem*. — 2e du 5e   *id*. } Milan et Bergame.
3e   *idem*. — 3e du 1er   *id*. } Pavie, avec artillerie, génie, administration.
4e   *idem*. — 2e du 4e   *id*. } Crémone, Plaisance.
5e   *idem*. — 3e du 3e   *id*. } Parme.

1re brigade de chasseurs.. . . } Milan.
1re brigade de hussards. . . . }

Grand quartier général, Milan, 23 juillet.—M. le médecin-major Philippe,

Votre lettre sur la situation où vous vous trouvez à l'hôpital de Livourne nous susciterait de grands embarras, s'il n'y avait un moyen radical à employer.

L'hôpital de Livourne, par le peu d'importance où il se trouve actuellement, par le petit nombre de ses malades, dont plus de moitié représente la division des vénériens, et enfin par l'opportunité des évacuations prescrites et exécutées dans tous les autres hôpitaux de l'armée, n'aura plus besoin d'être dirigé par un médecin français, aussitôt que vous aurez assuré vous-même, et régularisé avec le service administratif l'évacuation de tous les fièvreux ou blessés transportables. C'est sur Gênes que vous aurez à effectuer sans retard cette évacuation, et je vous prie en même temps d'en donner avis de ma part à M. le médecin principal Boudin, chef du service médical de cette place.

Vous pourriez, par conséquent, vous démettre dès lors de vos fonctions, et transmettre le service de l'hôpital à tel médecin toscan qui vous sera désigné par l'autorité administrative.

Vous reviendrez à Gênes vous mettre aux ordres de M. Boudin, avec l'un de vos aides-majors, et le second restera provisoirement à Livourne, pour assurer le service des évacuations,   Baron LARREY, médecin en chef de l'armée.

Milan, 23 juillet.—M. le médecin principal Boudin,

Je viens d'écrire à M. l'intendant général pour le prier de faire suspendre l'envoi de nouveaux sous-aides auxiliaires, en utilisant tous ceux qui sont à Gênes pour le service si essentiel des évacuations. Vous avez fort bien fait de proposer à M. l'intendant divisionnaire le licenciement des élèves civils, dont l'assistance n'est plus d'aucune utilité.

Je vous prie de me seconder de tous vos efforts pour démontrer à M. l'intendant de Gênes la nécessité de ne point suspendre les évacuations sur France, et d'assurer ainsi jusqu'au dernier jour les conditions si favorables de l'état sanitaire; sinon, on exposera les hôpitaux à l'invasion des maladies dont l'armée aura été préservée pendant toute la durée de la campagne. '

M. l'intendant divisionnaire vous demandera sans doute, ainsi qu'à M. le sous-intendant des hôpitaux à Gênes, des mémoires de proposition pour quelques-uns des médecins placés sous vos ordres. Tâchez de les faire établir sans retard, afin que M. l'intendant général, auquel ils doivent être adressés, ait l'obligeance de me les communiquer pour y joindre mon avis. C'est vous dire que je suis prêt à appuyer, autant que je le pourrai, vos mémoires de proposition.

Baron LARREY, médecin en chef de l'armée.

Grand quartier général, Milan, 23 juillet.—M. le médecin en chef de l'armée,

Les lettres de service que vous avez soumises à mon approbation, il y a deux jours, n'ont pas été adressées aux intendants des corps d'armée auxquels appartiennent les médecins qu'elles concernent, à cause de l'incertitude qui existe sur leur arrivée régulière à destination, et il m'avait paru préférable d'attendre le passage des intendants à Milan ou leur arrivée sur un point définitif.

Si quelques-uns des médecins qu'elles concernent sont à Milan, je vous prie de me les désigner, en m'indiquant l'adresse à laquelle je puis leur faire parvenir leurs lettres de service. J'informerais MM. les intendants des destinations qu'ils auront reçues.

J'ai envoyé aujourd'hui des officiers d'administration et des infirmiers à Bergame. Des instructions ont été données pour que cette place évacue sur Côme, Monza et Novare, jusqu'à concurrence de 1,200 malades.

Je vais envoyer aussi du personnel à Côme et à Monza. Si vous pouviez désigner un médecin pour chacune de ces deux places, la sortie des malades guéris pourrait se faire régulièrement. On les dirigerait sur le dépôt des convalescents de Milan.

Quant aux évacuations, dans l'impossibilité d'en opérer de tous les points à la fois, je les règle de manière à les faire porter sur les hôpitaux les plus encombrés.

PARIS, intendant général.

Milan, 23 juillet.—M. l'intendant général,

Des médecins sous-aides requis sont encore envoyés de France à Gênes (onze y sont arrivés il y a trois jours), sans nécessité maintenant pour le service.

J'ai l'honneur de vous en donner avis, afin que vous puissiez faire suspendre tout autre envoi de ce personnel, devenu inutile, et dont le retour en France sera même bientôt indiqué.

Mais à mesure que les hôpitaux de Gênes se dégarniront des malades et des blessés, que les hôpitaux de Piémont et de la Lombardie vont leur fournir encore, on pourrait employer avantageusement les sous-aides requis à accompagner les évacuations sur France.　　　　　Baron LARREY, médecin en chef de l'armée.

Paris, 23 juillet.—M. le Maréchal Vaillant,

Des dépêches télégraphiques de M. l'intendant général de l'armée m'annoncent que des évacuations de malades sur France vont suivre celles qui sont déjà effectuées. Je prescris les dispositions nécessaires pour que ces malades trouvent sur les divers points du littoral des installations convenables, mais il importe, ainsi que vous en avez acquis l'expérience personnelle, de diriger ces évacuations avec une prudente circonspection, afin d'éviter un encombrement qui pourrait facilement dégénérer en désordre, et qui serait assurément plus préjudiciable aux malades que leur maintien, plus ou moins prolongé, dans les hôpitaux d'Italie, où ils ne paraissent manquer de rien.

Je n'ai pas à vous rappeler que sept bâtiments de la marine impériale et des messageries ont été spécialement préparés pour le service des évacuations, mais il me paraît désirable que vous prescriviez expressément qu'il ne soit transporté de malades que sur ces navires, parce que nous serons à peu près sûrs ainsi de ne pas être débordés.

C'est à M. l'intendant militaire de la 9e division à Marseille que me paraît devoir être laissé exclusivement le soin de régler le mouvement des évacuations. C'est lui que j'ai chargé de se tenir au courant des ressources disponibles dans les diverses divisions du littoral, et nul mieux que lui ne saurait indiquer à M. le commandant de la place de Gênes les ports sur lesquels doivent être dirigés les navires et l'époque la plus convenable de chacun de leurs arrivages.

Je vous prie de vouloir bien donner dans ce sens telles instructions que vous jugerez convenables, en même temps que vous signalerez à M. l'intendant général les embarras que pourraient occasionner des évacuations sur Lyon ou sur Briançon.

Je dois vous faire connaître, en effet, que malgré l'ouverture d'hôpitaux supplémentaires, Lyon suffit à peine aux besoins de sa garnison, et que si Briançon tient en réserve 400 places environ, c'est une ressource qu'il faut peut-être garder pour les malades que laisseront à leur suite les corps rentrant par cette partie de nos frontières.

Il ne vous échappera pas d'ailleurs que des difficultés multipliées viendraient compliquer des évacuations dirigées sur l'Isère ou les hautes Alpes, en raison des lacunes que présentent les lignes de chemins de fer dans la traversée des montagnes, dont il importe par dessus tout d'épargner les dangers à nos blessés.

Je n'admettrais même pas cet itinéraire si les chemins de fer arrivaient directement d'Italie sur nos places du sud-est, parce que je sais combien sont pénibles pour des blessés et des malades les ébranlements de ce mode de transport, qui reste interdit d'une manière presque absolue aux nombreux dysentériques que renferment les hôpitaux de l'armée.

J'insisterai enfin sur un rapatriement presque exclusif de nos malades par la voie maritime, parce que tout a été préparé pour leur rendre cette voie douce et profitable, et que c'est en définitive pour les arrivages de ce genre qu'ont été organisés les établissements destinés en France à recevoir les malades et à hâter leur convalescence.

Je ne saurais qu'adhérer d'ailleurs aux ordres qui seraient donnés pour que le personnel de santé des hôpitaux et des ambulances rentrât successivement avec les évacuations de malades.

RANDON, maréchal de France, ministre sécrétaire d'État de la guerre.

Paris, 23 juillet. — M. le médecin en chef de l'armée,

L'Empereur et l'Impératrice ont honoré de leur suffrage le plus empressé l'offre faite par M. Thomas W. Evans, médecin dentiste à Paris, de se rendre en Italie pour y donner à nos blessés les soins spéciaux de l'art du dentiste. Leurs Majestés m'ont chargé de faciliter, par tous les moyens possibles, l'accomplissement de la mission que M. Évans tient de son propre dévouement pour nos soldats; il me demande une lettre pour vous et je m'empresse de déférer à son désir.

Les chirurgiens de l'armée ont trop le sentiment de leur valeur pour que l'action toute spéciale d'un médecin-dentiste, dans les seuls cas où son art ait lieu d'intervenir, puisse donner lieu au plus léger mouvement de susceptibilité. M. Evans désire mettre sa grande expérience à la disposition de tous ceux de nos blessés dont la mâchoire pourrait avoir besoin de l'art du dentiste; il ne peut pas y avoir lieu à un conflit scientifique sur un pareil terrain; toute difficulté de ce genre disparaîtra devant l'intérêt des blessés sauvegardé par la volonté de l'Empereur.

Je me repose donc sur vous, M. le médecin en chef, du soin de prêter un utile concours à M. Evans, tant par vous-même que par le bon vouloir de vos subordonnés; s'il survenait quelque incident à ce sujet, je vous prierai de m'en informer,   RANDON, maréchal, ministre de la guerre.

P. S. Quand on tend une main secourable à notre brave armée, on a droit à une protection et à une bienveillance sans mesure.

Milan 3 juillet. — M. l'intendant général,

Les quatre hôpitaux de Côme que je suis allé visiter hier, contiennent 400 et quelques malades et blessés, presque tous convalescents et guéris et en état d'être évacués dès à présent ou renvoyés à leurs corps. Il en resterait tout au plus une quinzaine que l'on pourrait réunir à l'Hôpital-Majeur jusqu'à leur guérison prochaine en fermant les trois autres hôpitaux.

J'ai l'honneur de vous rendre compte moi-même de cette situation, puisqu'elle offre un inconvénient sérieux : c'est l'extrême liberté laissée aux malades qui se promènent partout échappant à la surveillance hospitalière, et sont exposés à des écarts de régime regrettables.

Ce n'est pas à Côme seulement que j'ai pu faire cette remarque, elle m'a frappé dans presque toutes les villes où nous avons des malades et des blessés. La mesure la plus radicale pour mettre fin à cet abus, d'ailleurs onéreux, serait de prescrire à l'administration de chaque hôpital de demander aux médecins traitants la liste de tous les hommes transportables, ou en état d'être évacués sur France. Mais comme tous les médecins italiens ne se prêtent pas toujours volontiers à cette mesure, nous pourrions en assurer l'exécution sous la surveillance des médecins de l'armée, chefs de service dans chaque ville.

Baron LARREY, médecin en chef de l'armée.

Rapport du vice-amiral Romain-Desfossés, commandant en chef l'escadre de la Méditerranée, à S. Exc. le ministre de la marine.

Vaisseau *la Bretagne*, Lossini Piccolo, 23 juillet.

Monsieur l'amiral,

Honoré par la confiance de l'Empereur du commandement en chef des forces navales de la Méditerranée, je dois compte à Votre Excellence de la répartition et de l'emploi que j'en ai dû faire, d'après les termes de vos instructions, au moment où elles ont eu pour mission spéciale de seconder, dans la mer Adriatique, les grandes opérations de l'armée de Sa Majesté.

Ces forces navales comprenaient dix vaisseaux de ligne et quatre frégates à hélice, deux de ces vaisseaux et deux frégates se trouvaient déjà détachés, sous le commandement particulier du contre-amiral Jurien de la Gravière, pour assurer le blocus effectif de Venise.

Votre Excellence m'avait prescrit de laisser quatre vaisseaux et deux frégates en réserve à Toulon, sous les ordres du contre-amiral Jehenne : c'était donc avec quatre vaisseaux, y compris *la Bretagne*, qui porte mon pavillon, que je devais me rendre dans le golfe de Venise, et y réunir les éléments divers de la flotte expéditionnaire.

Le plus important de ces éléments, si l'on considère la nature des eaux où nous devions opérer, était une nouvelle escadre constituée par les ordres de Sa Majesté et qui, sous le nom de flotte de siége, venait, avec cinq avisos et six transports à hélice, compléter l'ensemble de ces forces navales, placées sous mon commandement supérieur.

La flotte de siége fut confiée à l'habile direction du contre-amiral comte Bouët-Willaumez, qui arriva à Toulon le 1er juin, pour activer l'appropriation spéciale et l'armement des bâtiments destinés à en faire partie.

Elle se composait de quatre frégates à roues et de vingt-cinq batteries flottantes et canonnières, pour la plupart d'un faible tirant d'eau, bardées de fer par le travers ou par l'avant, c'est-à-dire admirablement propres à démanteler des fortications.

Les frégates à roues et les batteries flottantes furent armées si rapidement, que, le 12, le contre-amiral Bouët-Willaumez dut partir pour l'Adriatique avec cette première et lourde division de la flotte de siége.

Après une relâche forcée de trois jours à Messine, pour renouveler son approvisionnement de charbon, il atteignit le onzième jour la baie d'Antivari, que Votre Excellence m'avait désignée comme point de rendez-vous général de la flotte expéditionnaire. Afin d'avancer, autant que possible, le moment de cette réunion, je m'étais décidé à faire remorquer chaque groupe de canonnières, au fur et à mesure qu'elles seraient prêtes, par un de mes quatre vaisseaux.

L'Arcole partait le 15 avec six de ces petits bâtiments.

Le 18, au point du jour, le vaisseau *l'Alexandre* suivait, avec six autres canonnières à la remorque, et le soir du même jour, je quittais Toulon avec *la Bretagne* et deux avisos, traînant après nous nos dix dernières canonnières, et laissant à Toulon le vaisseau *le Redoutable*, qui devait, trois jours après, conduire le dernier groupe de la flotte, composé de deux transports chargés de munitions de guerre et de deux canonnières toscanes.

Le 30 juin, toutes ces forces, après des difficultés de navigation, que les marins devinent, et qu'il est inutile, par conséquent, d'énumérer à Votre Excellence, étaient réunies à Antivari où elles se ravitaillaient en charbon, au moyen des nombreux transports du commerce que vous aviez d'avance dirigés sous escorte, vers ce port neutre. J'y avais été rallié la veille par une division navale sarde, composée de deux frégates à hélice et de trois corvettes et avisos à roues. Cette division, commandée par le capitaine de vaisseau Tholozano, s'était immédiatement rangée sous mon commandement.

Du 30 au soir au 1er juillet, à midi, toute la flotte partit d'Antivari par groupe, comme elle y était venue ; mais le premier de ces groupes que je conduisais, et dirigeais avec toute la rapidité possible vers le fond de l'Adriatique, où j'avais mission de m'emparer de l'île Lossini, était composé, en vue d'une résistance à vaincre, de la manière suivante :

Les vaisseaux *la Bretagne* et *le Redoutable* ;

Les frégates *le Mogador* (contre-amiral Bouët-Willaumez) et *l'Isly* ;

La frégate sarde *Victor-Emmanuel* ;

Huit canonnières ; une batterie flottante.

L'île de Lossini, située à l'entrée de l'archipel de Quarnero, est un point central entre Venise, Trieste, Pola, Fiume et Zara, qui sont les principaux établissements maritimes de l'Autriche sur le littoral de la Vénétie, de l'Illyrie, de l'Istrie, de la Hongrie et de la Dalmatie.

La possession de cette île était pour nous d'une importance extrême, et devait nous assurer une excellente base d'opérations. L'ennemi ne pourrait manquer de le comprendre, et nous devions dès lors penser qu'il chercherait à nous opposer une résistance que nous étions d'ailleurs en mesure de briser.

Il n'en fit rien, et, soit crainte de nous laisser une garnison prisonnière, soit plutôt impuissance de se garder sur toute l'étendue des côtes menacées par la flotte alliée, les Autrichiens avaient complétement abandonné à elle-même la nombreuse population de Lossini et désarmé les tours maximiliennes qui dominent la ville et le port Augusto.

Après avoir substitué sur la ville et sur les tours de Lossini Piccolo les couleurs françaises et piémontaises à celles de l'Autriche, je fis savoir aux habitants que je les traiterais comme des compatriotes si, de leur côté, ils nous assistaient de toutes leurs ressources. Je fus compris de cette population essentiellement pacifique et commerçante ; aussi je jugeai à propos de ne pas user du droit que j'avais de confisquer les 14 ou 15 navires du commerce mouillés dans le port, après m'être assuré qu'ils étaient bien la propriété d'habitants de l'île.

Alors commencèrent les préparatifs de l'attaque des côtes de la Vénétie. Les batteries flottantes reçurent le complément de leur artillerie et se démâtèrent entièrement, afin d'être moins vulnérables aux coups de l'ennemi ; les canonnières en firent autant. Les unes et les autres, dirigées par le contre-amiral Bouët-Willaumez et le capitaine de vaisseau de la Roncière le Noury, se rendirent dans une baie voisine pour y exécuter des tirs d'exercice, que ces bâtiments, armés en toute hâte et pourvus d'ailleurs d'excellents matelots-canonniers brevetés, n'avaient encore pu faire convenablement.

Le commandant Bourgeois, du *Mogador*, faisait en même temps, et avec succès, des essais répétés de puissants pétards sous-marins, pour faire sauter des estacades imitées de celles qui barraient l'entrée des trois ports de Venise : savoir, Chioggia, Malamocco et Lido.

Trois jours à peine avaient suffi pour nous établir fortement à Lossini, dont je confiai la garde à 400 marins et 400 soldats d'infanterie de marine, sous le commandement supérieur du capitaine de frégate Duvauroux, officier énergique, instruit et vigilant. Des magasins loués en ville se remplissaient de nos approvisionnements en vivres, en charbon ; des appareils distillateurs se montaient sur la plage, pour nous fournir de l'eau par la distillation de l'eau de mer ; enfin, un hôpital de 120 lits, créé à terre, avec nos ressources, recevait nos malades des bâtiments de flottille, tandis que nous disposions un des transports mixtes de la flotte pour recevoir les blessés le jour du combat.

Pendant qu'une partie de nos infatigables matelots accomplissaient ces travaux de première urgence, sous une énergique et active direction du contre-amiral Chopart, mon chef-d'état major, les autres complétaient le charbon des bâtiments, dégréaient et démâtaient les batteries blindées, ainsi que les petites canonnières, travaillaient à établir sur des trabaccoli capturés des mortiers de 0,32 centimètres que Votre Excellence m'avait accordés avant mon départ de Toulon.

Le 6 juillet, deux grands transports mixtes arrivaient à Lossini, m'apportant, dans le moment le plus opportun, les 3,000 hommes d'infanterie de ligne, faisant partie des troupes que l'Empereur avait ordonné d'adjoindre à l'expédition. Je les fis immédiatement répartir sur les vaisseaux; j'appris en même temps que le général de division de Wimpffen venait, par ordre de Sa Majesté, pour prendre le commandement des troupes de débarquement.

Le 7, un aviso que j'avais envoyé à Rimini, porteur d'une dépêche télégraphique, par laquelle je rendais compte à Votre Excellence de la prise de possession de Lossini, et lui demandais les ordres de l'Empereur ainsi que la recommandation m'en avait été faite avant de quitter Toulon, rentra au port Augusto, porteur d'une dépêche qui y attendait l'arrivée de l'escadre, et par laquelle l'Empereur m'ordonnait d'attaquer les défenses extérieures de Venise.

La flotte était prête ; je fixai le départ au lendemain matin, 8 juillet, laissant seulement deux canonnières toscanes à la disposition du commandant supérieur pour concourir à la sécurité de notre établissement.

L'attaque combinée de la flotte et du corps expéditionnaire devait avoir lieu le 10 juillet, et j'en avais informé Votre Excellence dès le 7, par le télégraphe de Rimini.   Personne ne doutait de son succès.

Le 8 juillet, au point du jour, la flotte était sous vapeur et sortait de Lossini, lorsque parut le vaisseau *l'Eylau*, expédié la veille au soir par le contre-amiral Jurien, pour m'apporter une lettre du procureur général de la Vénétie, et une dépêche de Vérone, par laquelle le général Fleury, aide-de-camp de l'Empereur, en m'annonçant qu'une suspension d'armes venait d'être signée, m'ordonnait de la part de Sa Majesté de suspendre toute hostilité.

Un instant après, un aviso parlementaire, expédié de Zara, me ralliait, et son capitaine me remettait une note par laquelle le gouverneur général de la Dalmatie me donnait également avis de la suspension d'armes.

Cet événement imprévu ne devait pas modifier nos dispositions de départ, et je pensais même que la présence d'une flotte nombreuse devant Venise emprunterait à la suspension des hostilités une nouvelle et grande importance.

Toutes les remorques prises, nous nous dirigeâmes donc vers les plages vénitiennes, et le lendemain, au lever du soleil, la flotte entière, forte de 45 bâtiments de guerre de tous rangs, mouillait sur cinq lignes parallèles à la côte, en vue des dômes de St-Marc, et d'une population agitée, à ce moment solennel, de sentiments bien divers.

J'expédiai immédiatement un officier parlementaire à Malamocco, porteur d'une lettre, par laquelle j'avertissais le feld-maréchal que je suspendais toute hostilité.

Je lui demandais en même temps, qu'un sauf-conduit me fût accordé pour un officier que je désirais envoyer au quartier-général de l'Empereur, par le chemin de fer de Venise à Vérone. Il me fut répondu que l'on allait en référer à Sa Majesté Apostolique elle-même.

Le 10, au matin, un aviso, portant le pavillon parlementaire, vint le long de *la Bretagne*, se mettre à ma disposition pour porter l'officier que j'avais demandé à envoyer près de l'Empereur. Mon premier aide-de-camp, le capitaine de frégate Fouillioy, s'y embarqua, porteur d'un rapport dans lequel je rendais compte sommairement à Sa Majesté de la situation de la flotte, de ce qu'elle avait fait jusqu'à ce jour, et de ce qu'elle était prête à entreprendre au premier signal qui lui en serait donné.

Mon aide-de-camp était de retour le 12 au matin ; il avait été accompagné pendant son voyage au travers de l'armée ennemie par des officiers autrichiens, et traité avec une extrême courtoisie. Arrivé au quartier général français à Valeggio, il eut l'honneur d'être reçu le 11, au matin, par l'Empereur, qui voulut bien le questionner longuement sur la flotte et sur ses moyens d'action.

Sa Majesté eut la bonté de lui remettre pour moi la lettre autographe suivante :

Valeggio, le 11 juillet 1859.

« Mon cher amiral,

« Une suspension d'armes est conclue jusqu'au 15 août ; je vous prie donc de « renvoyer à Lossini tous les bâtiments qui n'ont pas besoin de tenir la mer.

« Si la paix ne se fait pas, je compte sur l'énergie de la flotte et sur l'habileté « de son chef pour concourir avec l'armée de terre au but que je me suis proposé.

« Employez le temps jusqu'au 15 août à exercer les équipages, à faire des « reconnaissances sur toutes les côtes et à tâcher d'avoir des renseignements sur « les points faibles de l'ennemi.

« Recevez l'assurance de mon amitié. « NAPOLÉON. »

Je termine ici, Monsieur l'amiral ; le reste est connu de Votre Excellence ; elle sait que l'abnégation est une vertu nécessaire et essentielle de notre profession. Les marins de la flotte de l'Adriatique, déçus de l'espoir de voir couronner de grands efforts d'activité par une participation honorable aux glorieux travaux de l'armée, savent encore se réjouir des triomphes auxquels il ne leur a pas été donné de concourir les armes à la main, et s'associer aux joies ainsi qu'à la reconnaissance de la patrie.

Je prie Votre Excellence d'agréer l'hommage de mon profond respect.

Le vice-amiral, sénateur, commandant en chef l'escadre de la Méditerranée,

ROMAIN-DESFOSSÉS.

***

Paris, 23 juillet. — M. le médecin en chef de l'armée.

Le conseil de santé vous remercie des documents qui accompagnent votre lettre du 18 courant, et dont il a pris connaissance avec beaucoup d'intérêt.

Il résulte d'un rapport adressé au conseil, par M. le médecin chef de l'hôpital militaire de Marseille, qu'il est arrivé d'Italie, dans cet établissemen:, 25 cas de pourriture d'hôpital sur des blessés autrichiens. Le conseil s'empresse de vous signaler ce fait dont le retentissement pourrait avoir en France de fâcheux résultats, pour que vous puissiez donner des ordres, afin qu'aucun cas de pourriture confirmée ou menaçante ne soit compris dans les évacuations, et que les blessés atteints de cette funeste complication soient isolés ou disséminés. Le conseil sait assez apprécier votre prudence pour n'avoir aucun avis à vous donner sur les mesures qu'il importe de prendre à cet effet, mieux que personne vous savez ce qu'il convient de faire, et le parti que vous pouvez tirer des circonstances au milieu desquelles vous vous trouvez.   VAILLANT, président du conseil de santé des armées.

***

Brescia, 24 juillet. — M. le médecin en chef de l'armée.

Depuis ma dernière dépêche, le 2ᵉ corps s'est porté de Monzambano sur Brescia, où il est arrivé les 19 et 20 juillet.

Pendant cette marche, l'état sanitaire de la troupe a souffert visiblement d'une température dont le maximum se maintenait entre 34 et 36. Mais nous n'avons pas eu néanmoins d'accidents à enregistrer. Autant qu'il avait été en moi, nulle mesure n'avait été négligée pour atteindre ce but. Seulement, le nombre des maladies s'était accru dans une assez forte proportion ; et ces maladies étaient d'ailleurs toujours les mêmes que par le passé, savoir : diarrhées, dyssenteries légères, embarras gastriques.

Mais aujourd'hui que la troupe est au repos, que notre nourriture est meilleure, le pain surtout, qu'elle est mieux cantonnée ou logée, plus réglée dans tous ses mouvements, j'ai la satisfaction de vous annoncer que l'état sanitaire s'est amélioré au delà de toute prévision. Notre chiffre des malades entrés aux ambulances n'était plus, ces jours derniers, que de 10 à 15 environ, et les derniers rapports, que je reçois aujourd'hui, ceux du 22 au 23, ne constatent l'entrée que de 7 malades, cinq fantassins et deux cavaliers.

Le caractère des maladies est toujours peu grave, en général ; ce qui n'empêche pas qu'il y ait quelques exceptions. Ainsi deux cas de diarrhée cholériforme m'ont été signalés. Je suis allé voir ces deux malades (dans la 2e division), et leur état, bien que le faciès fût très-altéré, ne m'a pas paru très-inquiétant. Ils vont bien aujourd'hui. Bon nombre de malades n'entrent aux ambulances et hôpitaux que pour en sortir bientôt après.

Aujourd'hui nous apprenons une grande et bonne nouvelle : c'est que le 2e corps va tout entier à Paris, et qu'il doit s'y trouver le 12 août. Nous comptons partir demain, et être à Milan dans 4 ou 5 jours pour, de là, nous rendre à Suze par la voie ferrée.

J'espère être assez heureux pour vous rencontrer encore à Milan.

PÉRIER, médecin en chef du 2e corps.

Milan, 24 juillet. — M. l'intendant général,

Le personnel médical des ambulances, déjà devenu inutile depuis la fin de la guerre, a fourni aux hôpitaux un supplément considérable, dont l'emploi ne saurait être maintenu sans nécessité plus longtemps.

J'ai l'honneur de vous proposer, M. l'intendant général, de faire rappeler à leur poste ou envoyer à leur destination tous les médecins dont la présence ne serait pas nécessaire au 1er août dans les hôpitaux. On n'y conserverait que le personnel indispensable aux besoins d'un seul hôpital français, et on restituerait les autres établissements aux soins habituels des médecins italiens.

Baron LARREY, médecin en chef de l'armée.

Grand quartier général, Milan, 24 juillet. — M. le médecin en chef de l'armée,

Des gîtes hospitaliers vont être établis à Suze, au mont Cenis, au fort de l'Eissillon et à Saint-Jean-de-Maurienne. Des médecins se trouvent déjà sur les deux points extrêmes ; pour compléter l'organisation, j'ai l'honneur de vous prier d'en désigner encore deux, l'un pour le mont Cenis, l'autre pour l'Eissillon.

Des troupes devant se trouver demain à Suze, il y a nécessité, vu l'urgence, de prendre dans la place de Milan, sauf à remplacer à mesure du passage des corps.

Des officiers d'administration et des infirmiers partent aujourd'hui pour Suze, à destination des quatre points que je vous indique.

PARIS, intendant général.

Milan, 24 juillet. — M. l'intendant général,

MM. les médecins-majors Bachelet et David de Lestrade viennent d'être désignés pour les éventualités du service médical des troupes, à leur passage au

57

mont Cenis et à l'Eissillon. Je leur ai remis des lettres de service qu'ils ont dû soumettre à votre approbation ; et je leur ai prescrit de partir aujourd'hui même.

Baron LARREY, médecin en chef de l'armée.

Gênes, 24 juillet. — M. le médecin en chef de l'armée,

Conformément à l'ordre du 21 courant, de M. de Cambis, intendant divisionnaire, je me suis rendu à Gênes, accompagnant l'évacuation de nos malades de Livourne sur le bateau-hôpital *le Henri IV*. J'avais 116 malades, vénériens en grande majorité; presque tous avaient contracté leurs maladies à Marseille, au moment du départ du 5e corps. J'ai laissé à Livourne 5 hommes atteints de maladies graves ; 3 de dyssenterie, 1 de fièvre typhoïde, l'autre de convulsions violentes.

J'ai aussi laissé 3 malades à Florence, 1 à Pise et 1 à Lucques, ce dernier atteint d'une fracture grave. Je pars demain pour prendre le service médical de Savone.   PHILIPPE, médecin-major.

Gênes, 25 juillet. — M. le médecin en chef de l'armée,

Le nombreux personnel des chirurgiens sous-aides m'a permis de procéder au licenciement de la totalité des élèves indigènes ; je n'ai pu jusqu'à présent effectuer qu'en partie le licenciement des médecins civils traitants, attendu le nombre insuffisant des médecins militaires et l'arrivée incessante des malades et des blessés, dont le nombre s'est élevé jusqu'à mille par jour. Toutefois je tiendrai la main à ce que le personnel civil subisse le plus promptement possible toutes les réductions compatibles avec les exigences et l'intérêt du service.

BOUDIN, médecin en chef des hôpitaux de Gênes.

Milan, 25 juillet. — M. le médecin principal,

Votre nouveau rapport me rassure entièrement sur l'état sanitaire du 2e corps, et je vous remercie des soins que vous prenez pour l'application des mesures d'hygiène les plus indiquées.

Vous pourriez prescrire aux médecins de régiment de multiplier les visites sanitaires, surtout pendant la marche de retour en France, et sous l'action persistante des chaleurs d'Italie. Ce serait un moyen de plus de diminuer le nombre des malades.

Si vous avez de nouveaux mémoires de proposition à établir, hâtez-vous de les faire parvenir par la voie hiérarchique.

Baron LARREY, médecin en chef de l'armée.

Milan, 25 juillet. — M. l'intendant général,

Ceux des médecins principaux de 1re classe qui sont depuis longtemps officiers de la Légion d'honneur, et qui ont acquis, à l'armée d'Italie, de nouveaux droits à des récompenses, méritent d'être signalés encore à votre attention.

J'ai déjà eu l'honneur, M. l'intendant général, de vous entretenir de leur position si exceptionnellement intéressante, et de vous demander ce que l'on pourrait faire pour les plus dignes d'une proposition spéciale.

Vous m'avez fait observer, bien justement, qu'établir en leur faveur des mémoires pour le « grade d'inspecteur, ce serait créer beaucoup de titres au grade le plus élevé de la hiérarchie et dans lequel les vacances se présentent rarement. »

Mais si des propositions pour le grade d'inspecteur ne sont pas admissibles, des propositions pour la croix de commandeur me paraissent bien légitimes.

Le conseil de santé, auquel j'avais exprimé mon embarras à cet égard, « ne saurait, m'écrit M. le président, partager mon incertitude : aucun règlement, aucune décision officielle n'exclut de ces propositions les médecins principaux de 1re classe, officiers de la Légion d'honneur, et l'analogie est pour eux.

« N'hésitez donc pas, ajoute M. Vaillant, à proposer, pour le grade de commandeur de la Légion d'honneur, ceux qui vous sembleraient, par leurs titres antérieurs et par leurs services actuels, mériter cette haute distinction. Ne vous arrêtez point aux objections qui pourraient vous être faites, il n'en est point de sérieuses. L'analogie de grade place les principaux de 1re classe au niveau des colonels, et la croix de commandeur est la récompense habituelle, presque constante, des colonels qui n'ont pas espoir d'avancement, sans parler de ceux qui reçoivent à la fois ou successivement l'une et l'autre récompense. C'est à tort qu'on pourrait vous objecter les sous-intendants de 1re classe, qui ne comptent point encore de commandeurs dans leurs rangs ; l'amplitude du cadre des officiers généraux de l'intendance permet à chacun d'eux d'y aspirer et à la plupart d'y arriver. »

J'ai cru de mon devoir, M. l'intendant général, de vous soumettre ces observations, non-seulement parce qu'elles me paraissent fondées, mais encore parce qu'elles trouveront, je l'espère, dans votre esprit de justice et d'autorité un soutien qui leur manquerait peut-être ailleurs.

Si tel devait être, M. l'intendant général, l'heureux résultat de ma démarche auprès de vous, j'aurais l'honneur de soumettre aussitôt à votre assentiment deux mémoires en faveur des médecins principaux de 1re classe, officiers de la Légion d'honneur, et les plus dignes, selon moi, d'être proposés pour la croix de commandeur.

Baron LARREY, médecin en chef de l'armée d'Italie.

Milan, 25 juillet.—M. le médecin principal Isnard,

J'espère que, grâce à votre active surveillance, le service des évacuations continue de se faire avec régularité. Ne négligez aucune des mesures ou des précautions nécessaires pour que ce grand mouvement de malades ou de blessés préserve les hôpitaux de Brescia de toute influence épidémique. La principale mesure est de séparer les malades et d'espacer les lits le plus possible. J'adresse encore la même recommandation aux médecins en chef de chaque localité, car c'est ma préoccupation constante, vous le savez, depuis notre entrée en campagne, d'éviter partout et par tous les moyens possibles les redoutables effets de l'encombrement.

Tâchez, pour y réussir mieux encore, de prévenir de nouveaux conflits avec les autorités médicales ou administratives du pays. Je regrette bien que vous n'y soyez point parvenu à propos des opérations chirurgicales requérant votre assistance ou votre intervention. Faites, au besoin, quelques concessions utiles au bien des malades, et l'ensemble du service ne pourra qu'y gagner.

Vous aurez remarqué, sans doute, ceux des médecins ou chirurgiens italiens des hôpitaux qui ont montré le plus de zèle et de dévouement à soigner nos blessés ainsi que d'empressement et de mérite à vous seconder. Indiquez-moi les noms et qualités de deux ou trois des plus dignes de récompense : j'obtiendrai peut-être pour eux les décorations que j'ai obtenues pour quelques-uns des médecins civils de Milan.

N'avez-vous pas songé, avec M. le sous-intendant militaire de Brescia, à établir des mémoires de proposition pour les plus méritants des médecins militaires placés sous vos ordres ? Hâtez-vous de le faire et de transmettre ces mémoires immédiatement, mais par la voie hiérarchique, à M. l'intendant général, qui veut bien me les renvoyer pour y joindre mon avis. Mais il n'y a pas un instant à perdre.

Baron LARREY, médecin en chef de l'armée.

Milan, 25 juillet.—M. le médecin principal Salleron,

Je réponds en deux mots et en toute hâte à votre rapport du 25 courant.

Faites tout ce que votre expérience et l'hygiène pourront vous suggérer d'utile pour hâter la guérison des malades ou des blessés qui vous restent, ainsi que leur évacuation régulière sur France. C'est par la voie de Gênes qu'ils rentreront.

Si vous avez quelque mémoire de proposition à établir, hâtez-vous de le faire parvenir par la voie hiérarchique à M. l'intendant général, qui veut bien me les communiquer.

Préparez une liste de tous les médecins qui ne vous seront plus utiles à la fin du mois, pour qu'elle serve à rappeler chacun à son poste ou à sa destination nouvelle.

Si vous avez constaté que le climat de Turin ne soit pas très-favorable au résultat des amputations, tâchez de conserver ceux des membres qu'il serait encore possible de sacrifier ailleurs avec plus de chance de succès.

Baron LARREY, médecin en chef de l'armée.

Grand quartier général à Milan, 25 juillet.—M. le médecin en chef de l'armée,

J'ai l'honneur de vous informer que j'ai prescrit à M. de Cambis, intendant militaire à Gênes, de retenir dans cette place les officiers de santé des ambulances des corps d'armée qui rentrent en France par mer, et de m'en adresser l'état nominatif.

La même mesure a été prise à Milan pour le personnel de santé des divisions qui passent par le mont Cenis.

Je vous serai obligé de me faire connaître, d'après la situation actuelle, la répartition du personnel qui vous paraît devoir être faite dans nos divers établissements d'Italie.

Les divers ordres de service que vous avez établis seront remis par l'intermédiaire de M. de Cambis, intendant à Gênes, à qui ils ont été expédiés, ou par les sous-intendants des corps, à leur passage à Milan. Des lettres d'avis les ont prévenus.   PARIS, intendant général.

Castiglione, 25 juillet.—M. le médecin en chef de l'armée,

J'ai l'honneur de vous informer que, sur le rapport qui m'a été fait que des malades français et autrichiens en assez grand nombre se trouvaient à Carpenedolo et à Montechiaro, traités exclusivement par des médecins du pays, j'ai voulu m'assurer de leur situation par moi-même, afin de voir s'il n'y aurait pas possibilité de les faire évacuer sur Brescia, et de ne laisser entre les mains des médecins civils que ceux dont l'état ne permettrait pas absolument une évacuation.

J'ai emmené avec moi un médecin autrichien qui devait faire pour les malades de sa nation la même opération que nous devons faire nous-même.

A Carpenedolo nous avons trouvé dans les cinq locaux convertis en hôpitaux et dans les maisons particulières 103 blessés, répartis ainsi : 65 Français et 38 Autrichiens.

Tous sont grièvement blessés ; cependant, parmi eux, 41 peuvent être évacués sur-le-champ, et 24 ne me paraissent susceptibles d'être évacués sur Brescia que dans un temps plus ou moins éloigné.

Si vous jugez l'évacuation opportune, j'enverrai M. l'aide-major Janin pour faire cette évacuation ; il l'accompagnera jusqu'à Brescia. J'attends vos ordres.

Voici les noms des blessés français qui peuvent être évacués sur-le-champ et ceux des hommes qui ne sont pas susceptibles d'une évacuation immédiate. Les Autrichiens seront évacués sur Vérone.

Susceptibles d'être évacués immédiatement.

1 Marequeste, 49e de ligne.   Amputé de la jambe.
2 Seret,   86e   id.   Coup de feu à la partie inférieure de la cuisse.
3 Moreau,   15e   id.   Id.   à la cuisse et à la main.

 4 Bléhaut,   2e de ligne.   Coup de feu à la base de la poitrine.
 5 Chauvel,   71e   id.   Id.   à la cuisse (fracture).
 6 Pesse,   86e   id.   Id.   à la cuisse (partira demain).
 7 Rochefort,   1er   id.   Id.   à la jambe.
 8 Housen,   85e   id.   Id.   au pied.
 9 Bonnefon,   72e   id.   Id.   à la cuisse.
10 Martigney,   15e   id.   Id.   à la cuisse.
11 Prevost,   8e   id.   Id.   à la hanche.
12 Leclecto,   21e   id. (sergent). Amputé du bras.
13 Jory André,   30e   id.   Coup de feu à la cuisse.
14 De la Porte, chef de musique aux
        zouaves de la garde.   Id.   à la fesse.
15 Côte,   73e de ligne (lieutenant). Id.   à la poitrine.
16 Lefèvre,   15e   id.   Id.   à l'épaule.
17 Demoudion, 15e   id.   (lieutenant). Id.   au mollet droit.
18 Benbark-ben-Si-Brahim, 3e tirail-
        leurs indigènes.   Id.   à la hanche.
19 Demoisson, 8e de ligne.   Id.   à la main.
20 Jean, 2e voltigeurs de la garde.   Id.   aux deux jambes.
21 Tanchou, 61e de ligne (adjudant).   Id.   à la jambe.
22 Canard, 45e   id. (caporal).   Id.   à la cuisse.
23 Martin, maréchal des logis chef,
        1er chasseurs d'Afrique.   Id.   aux parois de la poitrine.
24 Sellier, maréchal des logis chef,
        1er chasseurs d'Afrique.   Id.   2, un au bras, l'autre à la poitrine.
25 Léger,   55e de ligne.   Id.   à la poitrine.
26 Fournier,   15e bataillon.   Id.   aux parois abdominales.
27 Weber,   55e de ligne.   Id.   à la face, contusion à la cuisse.
28 Foret,   55e   id.   Id.   à la cuisse.
29 Pauver,   41e   id.   Id.   à la main.
30 Rauta,   1er zouaves.   Id.   à la cuisse.
31 Girard,   86e de ligne.   Id.   à la jambe.
32 Olagnier,   86e   id.   Id.   à la jambe.
33 Follemet,   8e   id.   Id.   à la hanche.
34 Springer,   91e   id.   Id.   aux lombes et à l'épaule.
35 Collin, caporal au 6e bataillon de
        chasseurs à pied.   Amputé de la cuisse.
36 Cersier,   86e de ligne.   Coup de feu (fracture du bras).
37 Aucharles, 2e chasseurs à cheval. Amputé du bras droit.
38 Poutier, chasseur de la garde.   Amputé de la jambe gauche.

39 Decède, 64e de ligne.   Amputé de la jambe gauche.
40 Salerne, caporal au bataillon de
     chasseurs de la garde.   Amputé du bras droit.
44 Debay, caporal au 85e de ligne. Coup de feu à la jambe.

Hommes non susceptibles d'être évacués immédiatement.

1 Grimau, 6e bat. de chass. à pied. Coup de feu à la cuisse.
2 Sarda,   52e de ligne.   Id.   à l'hypogastre.
3 Audoux, 10e bat. de chass. à pied. Id.   au bras (fracture).
4 Labatude,   49e de ligne.   Id.   au genou.
5 Blanc,   21e   id.   Id.   (fracture de la cuisse).
6 Lebrot (Lazare), 85e   id.   Id.   à la poitrine.
7 Loste,   6e   id.   Id.   à la poitrine et au bras.
8 Firmin, caporal, 30e   id.   Id.   (fracture de la cuisse).
9 Scholl,   85e   id.   Amputé de la jambe gauche.
10 Pinot, sergent, 98e   id.   Coup de feu (fracture de la cuisse).
11 Miniconi,   61e   id.   Id.   (fracture du bras).
12 Gallois,   1er zouaves.   Id.   à la cuisse (fracture).
13 Hupert, 15e bat. chass. à pied.   Id.   aux cuisses.
14 Gournay,   91e de ligne.   Id.   à la poitrine et à l'épaule.
15 Peloux,   55e   id.   Id.   à la cuisse (fracture).
16 Rabraux,   86e   id.   Id.   à la cuisse (fracture).
17 Morset, 6e bat. chass. à pied.   Id.   au genou.
18 Véron, grenadier 100e de ligne.   Id.   au bras (fracture).
19 Noel, 5e voltigeurs.   Id.   au bras, contusion de l'articula-
                                               tion.

20 Dartois,   15e de ligne.   Id.   à la cuisse (fracture).
21 Disien,   49e   id.   Id.   au genou (fracture).
22 Bessière de la Jonquière, 72e lig. Id.   (fracture de la jambe).
23 Flachar,   49e de ligne.   Id.   (fracture de la cuisse).
24 Rousselot, 5e bat. chass. à pied. Id.   (fracture de la cuisse).

Demain, j'irai à Montechiaro, et je vous donnerai la situation des malades.

HASPEL, médecin principal.

Côme, 25 juillet. — M. le baron Larrey, médecin en chef de l'armée.

Je regrette beaucoup de ne vous avoir pas vu avant votre départ de Côme.
Vous avez témoigné le désir d'avoir l'adresse de remerciements faite par les soldats blessés aux habitants de Côme, et je vous en envoie un exemplaire.

Je ne puis pas négliger une pareille occasion pour vous dire le dévouement et les soins que nous avons pour ceux qui n'épargnèrent pas leur sang afin de nous conquérir notre liberté. C'est un devoir de reconnaissance dont nous sentons bien tous l'importance.

Aujourd'hui on nous envoie encore bon nombre de malades, on nous procure de nouveaux moyens de satisfaire à notre reconnaissance en les soignant.

Soyez assuré, M. le baron, et assurez Sa Majesté que ses vaillants soldats ne seront pas mal chez nous.   CASTIGLIONI, maire de Côme.

La réquisition dont un certain nombre d'étudiants en médecine a été l'objet pour le service des hôpitaux de l'armée d'Italie n'étant plus nécessaire doit cesser sous le plus bref délai possible.

En conséquence, il a été décidé par le ministre de la guerre que le licenciement de ces sous-aides requis aurait lieu au fur et à mesure de leur rentrée en France.

Ils seront dirigés sur Marseille ou sur Lyon, soit isolément, soit en leur faisant accompagner des évacuations, aussitôt après que leur présence en Italie aura cessé d'être indispensable.

Ils seront, par les soins de MM. les intendants militaires des 8ᵉ et 9ᵉ divisions, rappelés de la solde qui leur sera due, et ils recevront avec leur lettre de licenciement un mois de solde, à titre d'indemnité, et une feuille de route pour se rendre dans leurs foyers.

Bergame, 25 juillet. — M. le médecin en chef de l'armée,

Le nombre des militaires français reçus dans les hôpitaux de Bergame est d'environ

	Sortis.	Morts.	Restants.
2176 blessés de Solférino.	2120	35	21
1566 fiévreux.	1258	26	282

Il faut ajouter environ 300 hommes dispersés dans les villages voisins.

Les blessés avaient pour la plupart des lésions des parties molles, quelques-uns des fractures comminutives des membres supérieurs, beaucoup étaient atteints de coups de feu aux doigts. La distance considérable de Bergame au champ de bataille de Solférino et la difficulté du transport expliquent le petit nombre des blessures des cavités splanchniques et surtout l'absence presque complète de celles des membres inférieurs. 69 opérations ont été faites; beaucoup d'entre elles ont été pratiquées tardivement pendant la période des accidents inflammatoires. Cette fâcheuse condition ajoutée à l'encombrement a été cause des insuccès assez nombreux que l'on a eus à enregistrer.

Les opérés qui ont succombé ont été victimes de l'ostéomyélite, de l'infection purulente et deux du tétanos. L'un de ces derniers était amputé d'un doigt, l'autre du premier métatarsien. J'ai été frappé à Bergame, comme à Novare, de la mortalité excessive des amputés du bras : à Novare, elle a été d'un tiers ; à Bergame, elle a dépassé la moitié chez les Français, et, chez les Italiens, sur dix amputés, un seul a survécu.

J'ai remarqué que presque tous les malades accablés par les fatigues et les chaleurs excessives et prolongées avaient une grande tendance à tomber dans l'adynamie, et que beaucoup d'entérites et de gastro-entérites ont présenté à leur début un aspect typhoïde qui aurait pu tromper sur la nature de la maladie. Il y a eu quelques fièvres typhoïdes à terminaison le plus souvent favorable.

Aujourd'hui 25 juillet, il ne reste plus que 32 malades anciens, et environ 250 malades fournis par les troupes de la brigade française en station.

A mesure que l'évacuation de nos blessés s'est effectuée, j'ai fait abandonner les hôpitaux qui nous devenaient inutiles, et je suis ainsi parvenu à simplifier le service et à en rendre la surveillance plus facile. A mon départ, le service reste entre les mains de M. Bigot, médecin-major, et des médecins des régiments.

Les médecins italiens sont trop disposés à faire intervenir l'inflammation là où son existence est fort contestable et par suite à faire un usage immodéré des saignées. J'ai cherché à leur démontrer que nos hommes épuisés par les fatigues n'étaient pas en état de supporter des pertes de sang.

Baizeau, médecin-major.

Castiglione, 25 juillet. — M. le médecin en chef de l'armée,

Nous n'avons plus aujourd'hui à Castiglione que 112 malades, dont 70 doivent être évacués demain ou après sur des prolonges qu'on nous annonce de Brescia. Ils seront accompagnés par un médecin ; une autre évacuation pourra partir dans quelques jours. Il ne restera plus à Castiglione que cinq officiers qui sont déjà à l'hôpital civil, quatre officiers traités en ville et dont deux sont fort mal, et cinq soldats traités à l'hôpital militaire. Ils pourront être versés et traités à l'hôpital civil, comme il est convenu avec l'autorité locale. Ainsi donc nous laisserons à peine 14 malades derrière nous ; vous trouverez ci-dessous une note détaillée nominative des officiers français et autrichiens.

Officiers autrichiens évacués sur Vérone.

MM. Kœler, lieutenant, coup de feu aux parois du thorax.
Voiatzek, lieutenant, coup de feu au genou.
Nachman, capitaine, séton au thorax.

A évacuer sous peu.

Merkl, capitaine, coup de feu aux parois abdominales.
Walther, lieutenant, coup de feu à la jambe.

MM. Clementschitz, lieutenant, coup de feu au périnée.
Bongars, capitaine, coup de feu à la jambe.

Non évacuables.

Freund, capitaine, amputé de la cuisse.
Faugon, lieutenant, coup de feu aux lombes.
Bongars, capitaine, coup de feu à la jambe.

Mort.

Dobrowauski, major, coup de feu à la cuisse.

Officiers français à évacuer dans deux ou trois jours.

Pujade, capitaine d'état-major, coup de feu au pied.
Puyo, capitaine, 72ᵉ, coup de feu à la cuisse, sans fracture.
Zinsius, lieutenant, chasseurs à pied de la garde, coup de feu à la jambe.
De Poulpiquet, capitaine au 49ᵉ, coup de feu au thorax, non pénétrant.
Mocquery, lieutenant-colonel, légion étrangère, coup de feu à la jambe.
Laguerre, chef de bataillon, 98ᵉ, coup de feu à la jambe.
Maire, lieutenant-colonel, 98ᵉ, coup de feu d'une épaule à l'autre.
Brun, chef de bataillon, 74ᵉ, coup de feu à la joue.
Scheffer, lieutenant, 15ᵉ, coup de feu à la cuisse.
Hérail, capitaine, 21ᵉ, coup de feu au coude.
Devaux, capitaine, 34ᵉ, coup de feu à l'épaule droite.
De Boyveau, lieutenant, 74ᵉ, coup de feu à la cuisse.
Plaffain, capitaine, 98ᵉ, coup de feu aux parois abdominales.

Non encore évacuables.

Haemmerlin, capitaine, 74ᵉ, coup de feu, fracture de la cuisse.
Courechelongue, capitaine, 21ᵉ, coup de feu, fracture de la cuisse.
Guerrini, lieutenant, 72ᵉ, coup de feu, fracture du bras gauche.
Cailly-Duverger, capitaine, 71ᵉ, coup de feu, fracture de la cuisse.
Ménage, capitaine, 72ᵉ, coup de feu à la cuisse et fracture du bras.

Logés dans des maisons particulières.

Charlery, capitaine, 72ᵉ, coup de feu, fracture de la cuisse.
Archidet, lieutenant, 49ᵉ, coup de feu, fracture de la cuisse.
De Lagrange, capitaine d'artillerie, amputé de la cuisse.
Thoma, capitaine, 17ᵉ bataillon de chasseurs, coup de feu à la poitrine.

HASPEL, médecin principal.

Milan, 25 juillet. — M. l'intendant général,

L'évacuation des malades de Côme a été faite avec une précipitation regrettable, et non d'après mes ordres exprès, comme on l'a supposé, car j'avais eu grand soin de dire et de répéter que l'on ne procédât point à cette évacuation si nécessaire qu'elle fût, sans l'intervention de l'autorité administrative chargée spécialement de ce service. C'est même la recommandation que j'ai soin de faire dans tous les hôpitaux civils, afin de prévenir les inconvénients d'un excès de zèle, l'empiétement d'une autorité sur une autre, les déplacements trop hâtifs de malades, la difficulté des transports et par-dessus tout les dangers de l'encombrement.

Je m'empresserai, M. l'intendant général, de renouveler cette recommandation aux médecins en chef des hôpitaux, en y insistant davantage, s'il m'est possible, et afin que toute initiative du mouvement à effectuer soit prise par vous-même.

J'aurai seulement l'honneur de vous rappeler qu'un très-grand nombre d'hommes guéris de leurs blessures ou de leurs maladies, embarrassent encore les hôpitaux et sont en état de rejoindre leurs corps respectifs. Telle était, par exemple, la situation d'une grande partie des prétendus malades de Côme, puisque, sur 415 répartis dans les hôpitaux, 14 seulement avaient besoin d'y prolonger leur séjour. Baron LARREY, médecin en chef de l'armée.

A la bataille de Solférino, le bataillon de chasseurs de la garde, qui formait la tête de colonne de la 1re brigade de voltigeurs, s'est couvert de gloire en chassant les Autrichiens des positions formidables qu'ils occupaient ; il a pris dans cette mémorable action plusieurs pièces d'artillerie et enlevé un drapeau à l'ennemi.

L'Empereur a décerné à ce bataillon, pour être attachée à son drapeau, la croix de la Légion d'honneur.

Castiglione, 26 juillet. — M. le médecin en chef de l'armée,

J'aurais évacué à peu près tous mes malades si M. l'intendant nous avait envoyé les prolonges qu'il nous annonçait ; j'espère qu'elles ne tarderont guère actuellement.

J'arrive à l'instant de Montechiaro, et j'ai l'honneur de vous adresser ci-dessous les noms des hommes susceptibles d'être évacués. J'ai trouvé cet établissement, ainsi que celui de Carpenedolo, beaucoup mieux installé que le nôtre à Castiglione ; tous les hommes sont sur des lits complets, tandis qu'ici nous n'avons jamais pu obtenir que des paillasses ; il est vrai que nous agissons sur une beaucoup plus grande échelle.

Du 24 au 30 juin, nous avons reçu et évacué sur d'autres hôpitaux un si grand nombre de blessés (près de 10 mille), qu'il nous était impossible alors, au milieu de ce va-et-vient continuel, de ce flux et de ce reflux, ni de les suivre, ni même, dans certaines circonstances, de les soigner; sitôt opéré, sitôt pansé, le malade était dirigé sur un autre hôpital, perdu complétement de vue pour nous et remplacé par d'autres, qui disparaissaient bientôt de même, et ainsi de suite, car la place manquait. A peine si nos forces ont pu suffire à ce travail purement matériel de tous les instants.

A MONTECHIARO.

Hommes susceptibles d'être évacués sur-le-champ.

Côme,	5e chasseurs à pied.	Coup de feu à la nuque.
Schloss,	15e id.	Id. à la jambe droite.
Jardin,	6e id.	Amputé d'une jambe.
Couder,	72e de ligne.	Coup de feu à la jambe droite.
Houbron,	44e id.	Amputé d'une jambe.
Buch, bataillon de chass. à pied de la garde.		Coup de feu au cou et au bras.
Blanc,	3e chasseurs d'Afrique.	Amputé du bras gauche.
Barbebes,	21e de ligne.	Coup de feu au cou.
Guérin,	1er zouaves.	Id. à l'épaule.
Antoine,	5e bat. chass. à pied.	Amputé d'une jambe.
Soulat,	49e de ligne.	Idem.
Abderhamman ben Kalef, tirailleurs algériens.		Idem.
Mohammed ben Hadji,	id.	Coup de feu à la jambe.
Mennui,	55e de ligne.	Id. à la cuisse.
Chabot,	id.	Amputé de la jambe droite.
M lard,	id.	Coup de feu au coude.

Fiévreux.

Bachelet,	14e d'artillerie.	Fièvre typhoïde.
Longequeu,	id.	Idem.
Hauser,	100e de ligne.	Idem.
Jamain,	75e id.	Idem.
Longpré,	15e id.	Idem.
Turck,	14e d'artillerie.	Idem.

Officiers.

Ravez,	61e de ligne, sous-lieutenant.	Fièvre typhoïde.
Krien,	72e id. chef de bataillon.	Coup de feu au pied droit.
Mohammed bel Kassem, lieuten. tiraill. algér.		Idem.

Ces trois officiers ne pourront être transportés qu'avec beaucoup de précaution.

Non susceptibles d'être évacués.

Lebert,	21e de ligne.	Coup de feu à la cuisse.
Jouquier,	53e id.	Idem.
France,	15e id.	Idem.
Burot,	100e id.	Coup de feu à la jambe.
Bonnet,	98e id.	Amputé de la cuisse.
Teinturier,	85e id.	Coup de feu à la jambe.
Rossignol,	6e id.	Id. à la cuisse.
Manche,	45e id.	Id. id.
Bergoman,	21e id.	Id. à l'abdomen.
Nonnapelheim,	6e id.	Id. à la cuisse.
Barra,	13e d'artillerie.	Id. à l'abdomen.

Fiévreux.

Chafrin,	14e d'artillerie.	Fièvre typhoïde.
Destrude,	14e id.	Idem.
Doissy,	11e chasseurs à pied.	Idem.
Bretonneau,	64e de ligne.	Idem.
Boucher,	15e id.	Idem.
Puch,	26e id.	Idem.
Bretix,	61e id.	Idem.
Nonneumaker,	61e id.	Idem.

HASPEL, médecin principal.

Paris, 26 juillet. — Très-cher collègue,

Je m'empresse de vous prévenir que le conseil de santé vient de demander à S. Exc. le ministre de la guerre d'autoriser l'adoption, dans le service chirurgical de l'armée, d'un nouvel agent désinfectant, auquel M. Velpeau a reconnu les propriétés les plus énergiques pour détruire l'odeur fétide des plaies anciennes, de quelque nature qu'elles soient.

Cet agent, découvert par MM. Demeaux et Corne, se compose de :

Plâtre....................... 100 parties.
Coaltar (produit de la distillation de la houille). 1 à 3 parties.

Le premier de ces produits se trouve partout, et le second est abondant près de toutes les usines d'éclairage au gaz; il est donc probable que vous pourrez facilement vous procurer telle quantité de cette poudre désinfectante qui sera nécessaire pour le pansement de tous vos blessés.

La communication faite à ce sujet par M. Velpeau, à l'Académie des sciences, est reproduite par tous les journaux de médecine et me dispense d'entrer dans plus de détails sur ce nouvel agent désinfectant, qui promet d'apporter un secours efficace à la chirurgie de l'armée.   VAILLANT, président du conseil de santé.

Hôpital de Brescia, 26 juillet. — M. le médecin en chef de l'armée,

La plupart des soldats malades traités en ville ont été réintégrés dans les hôpitaux ; bientôt aussi tous les officiers y seront réunis ; ainsi nous mettrons fin au danger incessant pour eux de l'exagération des soins et de l'inintellig ence des pansements.   ISNARD, médecin p rincipal.

Brescia, 26 juillet. — M. le médecin en chef de l'armée,

Depuis le dernier rapport que j'ai eu l'honneur de vous adresser, la situation des hôpitaux de Brescia ne s'est modifiée ni en bien ni en mal. Quel qu'ait été le nombre des malade s qui ont été évacués sur Milan, le chiffre de ceux qui restent à augmenté par de nouveaux venus, de sorte que l'encombrement est à peu près le même.

Toutes les autorités auxquelles incombe le soin de favoriser les évacuations se disent bien pénétrées de leur nécessité; mais les impossibilités de la part de l'administration du chemin de fer; de l'autre, celles qui viennent du défaut de place à Milan, ou bien les recommandations qui sont faites pour les retarder, font qu'en réalité les évacuations se font avec trop de lenteur.

Je n'ai point oublié les instructions que vous m'avez données à ce sujet : aussi ai-je cherché sans cesse à m'y conformer de tout point, autant que je l'ai pu. J'ai plusieurs fois fait évacuer les cabinets obscurs de certains hôpitaux qui, le lendemain, étaient forcés d'y déverser le trop-plein des autres salles. Il est parti ce matin un assez grand nombre d'Autrichiens (200). Les Sardes sont aussi évacués en proportion convenable : j'espère donc que, dans peu de jours et aussitôt que le chemin de fer pourra les admettre, nos malades transportables prendront la direction de Milan.

Les conséquences de cet encombrement que j'ai l'honneur de vous signaler sont les suivantes : 1° nos blessés sont moins bien; les plaies, baignant dans un air impur et non renouvelé, deviennent blafardes et cessent de fournir une suppuration de bonne nature ou même n'en fournissent pas du tout, de là un nombre considérable de décès par suite de résorption purulente; 2° les hommes qui sont portés sortants, ne pouvant effectuer leur sortie, restent plusieurs jours encore à l'hôpital, et il en est beaucoup qui y tombent malades : M. le sous-intendant va demander qu'on forme sur un point quelconque un dépôt pour les admettre, en attendant leur départ, ce qui les soustraira toujours aux causes de rechutes; 3° est-ce l'encombrement; est-ce la chaleur excessive qui a régné ces trois jours derniers et pendant laquelle les malades ont nécessairement bu beaucoup d'eau froide et se seront donné la diarrhée ? Toujours est-il qu'à la cathédrale d'abord et dans l'annexe de San Gaëtano ensuite, il y a eu successivement cinq cas de choléra; les deux premiers n'étaient caractérisés que par le facies, le froid des extrémités, les selles et les vomissements, ils n'ont pas eu de crampes; les trois derniers, au contraire, deux entre autres, ont été complétement caractérisés, crampes et cyanose, selles riziformes, etc. Les malades de San Gaëtano ne sont pas morts, ils sont au 3e jour; les deux premiers ont disparu et ont été évacués, je n'ai pu savoir où, je suppose que c'est à San Antonio. A propos de ce dernier hôpital, situé à 2 kilomètres de la ville, j'éprouve le besoin de vous mettre au courant de la destination qui lui a été faite.

San Antonio est une maison admirablement située, entourée de jardins; l'intérieur se compose surtout d'un grand nombre de petites chambres de 3 ou 5 lits, dont les portes s'ouvrent sur deux corridors placés en croix et destinés au service intérieur. On a eu la fâcheuse idée d'y envoyer tous les malades atteints de fièvre typhoïde, de sorte que dans une salle basse, pouvant contenir 18 lits, on avait empilé au nombre de 25 à 30, — 25 d'abord, 30 ensuite, — des mourants ou des hommes destinés à mourir fatalement. J'ai dû me plaindre amèrement partout, et il a été décidé que la commission centrale non-seulement n'enverrait plus de fièvres typhoïdes dans cet établissement, mais qu'on en ferait immédiatement sortir tous les malades qu'on y a mis en attendant leur évacuation.

Il faut bien le dire, on écoute ici avec beaucoup d'attention toutes les recommandations qui sont faites ; mais si celles-ci ne sont pas renouvelées sans cesse, les mêmes abus se reproduisent, tant est grande la force d'inertie.

Chaque jour, il y a réunion de tous les aides-majors, répartis dans les divers services ; on me fait un rapport circonstancié, et, après m'être assuré de l'exactitude des faits signalés, je m'arrange de manière à faire disparaître les irrégularités. Les salles des morts sont surveillées avec le plus grand soin, et les latrines sont mieux nettoyées.

Quant aux amputés, ceux qui se trouvent à San Paolo (San Zeno ayant été évacué pour être remis aux Sardes), ils sont guéris ou en voie de guérison; les 2 amputés du bras seront prochainement évacués; l'officier auquel j'ai pratiqué une désarticulation du bras est à peu près guéri; celui auquel j'ai pratiqué la résection de l'humérus se promène et est en voie de guérison bientôt complète. Ce résultat est dû moins aux soins dont les malades sont l'objet qu'à l'air pur qu'ils respirent.

Je suis, pour ma part, si profondément convaincu de la vérité de cette assertion, vérité connue de tout le monde, sans doute, mais qui pour moi est arrivée, par ce que j'ai vu, à l'état d'exactitude mathématique, que partout où je rencontre des amputés, je leur recommande de faire découvrir les moignons plusieurs fois par jour; c'est-à-dire de faire secouer les draps pour en chasser l'air qui s'y trouve emprisonné, afin que le moignon puisse aussi respirer un air pur : je vous prie de me permettre cette expression qui reproduit exactement ma pensée.

Le papier-charbon que j'ai distribué me paraît utile et neutralise dans des proportions appréciables l'odeur de la suppuration ou de l'appareil à pansement.

J'ai pratiqué une nouvelle désarticulation du bras à San Gaëtano sur un officier qui va très-bien. Là aussi, les opérés vont généralement bien, et nous n'avons eu aucun cas de tétanos à y signaler.

Cette terrible affection s'est bien réellement manifestée à Sainte-Euphémie, à San Joseph, à San Luc, à San Angelo, à Sainte-Julie, au Dôme, c'est-à-dire partout où il y a des courants d'air ou humidité, dans les églises et dans les corridors.

L'hôpital civil est dans le même état où vous l'avez vu ; les amputés n'ont pu encore être transportés à San Gaëtano, faute de place, et la résorption purulente y fait des ravages.

M. Leuret, médecin principal à San Christo, a pratiqué une résection de la tête de l'humérus dans des conditions analogues à celles que j'ai eu l'honneur de vous signaler ; cette opération sera sans doute suivie d'un résultat favorable, ce que j'espère bien, car le malade est dans de bonnes conditions.

La plupart des soldats malades, traités en ville, ont été réintégrés dans les divers hôpitaux ; bientôt aussi, tous les officiers y seront transportés ; ainsi cessera un danger incessant pour eux, et qui est dû tout autant à l'exagération des soins qu'à l'inintelligence des pansements.

M. le général Ladmirault est parti ce matin pour Milan ; il est bien près d'être complétement guéri.

M. le colonel Pinard partira guéri aussi, dans quelques jours, en congé de convalescence.

M. le général Dieu ne va pas mieux, et voici ce que son état offre aujourd'hui de particulier. Vous l'avez vu, et j'ai eu l'honneur de vous rendre compte de mes impressions à son endroit. La balle pénétrant par la fesse, extraite au voisinage de l'aine et de l'artère, me paraissait avoir parcouru une route heureuse pour le malade. J'avais sondé l'ouverture postérieure de la plaie, et je m'étais bien convaincu de l'impossibilité d'en suivre toute l'étendue avec une sonde quelle qu'elle fût, à cause de la courbure du trajet. J'avais essayé, sans résultat, d'y injecter profondément de l'eau pour laver et entraîner le pus emprisonné. Cependant, par déférence pour les conseils de M. Bertherand, j'ai renouvelé cette tentative sans plus de résultat ; c'est-à-dire sans pouvoir espérer traverser la plaie dans toute son étendue.

Avant-hier, assisté de M. Goze et de M. Leuret, j'ai émoussé d'abord la sensibilité du malade à l'aide du chloroforme, et j'ai pu introduire une sonde de femme tout entière. La première fois que cette introduction avait été faite, je n'étais parvenu qu'à heurter le bout de la sonde contre un os dénudé ; avant-hier, le bout de cette même sonde s'est engagé dans une ouverture ou plutôt dans un trou arrondi, un peu plus grand qu'un trou de balle, et dont la circonférence tranchante frottait les côtés de la sonde, comme si la balle, ayant fait un trou par emporte-pièce, avait entraîné avec elle la table interne du tissu compacte, en laissant un bord tranchant de tous côtés. La balle serait donc entrée dans le bassin : comment en est-elle sortie pour se placer au-dessous de l'aine? Je n'en sais rien. Mais le malade maigrit, s'affaiblit, fait des projets, et son état me paraît fort grave, quoiqu'il soit sans fièvre et que les fonctions digestives soient à peu près intactes jusqu'à présent.

Vous avez su que M. le duc d'Abrantès avait succombé à une résorption purulente. Nous avons tenté la conservation des restes du colonel; mais comme il nous a été impossible de nous procurer à Brescia même l'apparence d'une seringue à injection cadavérique, la conservation, par ce moyen, est devenue impossible. Il a fallu recourir au plus primitif moyen d'embaumement. J'en ai profité pour voir le genou et la cuisse. Celle-ci était pénétrée de pus, présent partout, collectionné nulle part. Le tibia était fendu en long comme par un coin, et le fragment postérieur s'abaissait sous l'influence d'une pression exercée par une tige de fer introduite dans le trajet de la balle et agissant comme un levier. La fracture se prolongeait jusque dans l'intérieur de l'articulation du genou. Preuve nouvelle que les balles traversant les parties spongieuses des os, ne se bornent pas toujours à y faire un trou, mais y déterminent parfois des fractures, sans esquilles peut-être, mais au moins avec écartement des parties voisines du trajet parcouru par le projectile. Cette théorie d'une balle faisant son trou est séduisante sans doute, mais il faut, je crois, s'incliner devant les démentis que nous a donnés l'expérience.

IsNARD, médecin principal.

Bergame, 27 juillet.—M. le médecin en chef de l'armée,

J'ai l'honneur de vous informer que la situation médicale de Bergame n'a rien de grave, et qu'elle est même satisfaisante. Six hopitaux renferment nos malades, reduits aujourd'hui au nombre de 550, par suite d'une évacuation de 750 convalescents sur Monza et Côme. Grâce à cette diminution, l'encombrement a disparu, et les conditions hygiéniques se sont améliorées. Les évacuations viennent d'être suspendues pendant quelques jours par ordre de l'intendance; cet arrêt permettra à beaucoup de malades encore faibles de consolider leur guérison, et je ne doute pas qu'on soit en mesure, avant huit jours, d'en faire partir le plus grand nombre pour Milan.

Les blessés traités à Bergame avaient en général des lésions légères; les amputations ont été rares, mais assez malheureuses. Il y a encore cinq ou six cas graves, et demain je dois pratiquer une amputation de jambe et une résection de la tête humérale. Les affections internes dominantes sont les diarrhées, des embarras gastriques, des fièvres rémittentes et quelques fièvres typhoïdes. Il n'existe aucune maladie infectieuse.

On m'a appris qu'il y avait dans les villages voisins de Bergame des blessés et des fiévreux qui, abandonnés à eux-mêmes, tendaient à perpétuer leur séjour dans ces localités; je me propose d'aller les visiter et de régulariser leur position, en les dirigeant soit sur leurs corps, soit sur les hôpitaux, suivant leur état de santé. BAIZEAU, médecin-major.

Grand quartier général, Milan, 27 juillet.—M. le médecin en chef de l'armée,

J'ai l'honneur de vous accuser réception de votre lettre en date du 25 juillet courant, qui relate l'opinion émise par M. le président du conseil de santé sur l'opportunité d'établir des mémoires de proposition pour la croix de commandeur de la Légion d'honneur en faveur des officiers de santé principaux de 1re classe qui sont officiers du même ordre depuis plusieurs années.

J'ai le regret de ne pouvoir partager l'avis de M. le médecin inspecteur Vaillant sur cette question.

En effet, l'instruction du 1re juin 1858 sur les revues d'inspection générale des corps de troupes d'infanterie concède (article 129) aux inspecteurs généraux d'armes la faculté de présenter comme candidat pour la décoration de commandeur un colonel par arrondissement d'inspection ; tandis que l'instruction du 22 mai 1857 pour les inspections médicales (article 80) limite à la décoration d'officier de la Légion d'honneur les propositions autorisées pour les médecins principaux.

Il résulte de la comparaison de ces textes que la législation actuelle n'autorise pas les propositions pour la décoration de commandeur en faveur des médecins principaux.

Il appartient au ministre de la guerre de prononcer sur cette question, et je regrette que le président du conseil de santé, saisi de votre réclamation, ne se soit pas préalablement adressé à cette autorité. PARIS, intendant général.

Grand quartier général, Milan, 27 juillet.—M. le médecin en chef de l'armée,

Il résulte des renseignements que vous avez bien voulu me donner qu'il y a dans les hôpitaux, notamment dans ceux de Brescia, Bergame et Crémone, un certain nombre de malades susceptibles d'être admis dans des dépôts de convalescents. Mon intention étant de mettre le plus d'ordre possible dans les évacuations, et de ne voir dans les hôpitaux que les militaires qui ont réellement besoin d'y être, j'ai l'honneur de vous prier de donner des instructions aux médecins en chef de chaque établissement, afin que les listes d'évacuation soient établies distinctement pour les malades qui doivent être dirigés sur d'autres hôpitaux et pour les convalescents qui seront admis dans les dépôts ouverts à Milan.

Je donne des ordres en ce sens aux sous-intendants militaires ayant la direction des hôpitaux.

Il demeure d'ailleurs toujours bien entendu que les mouvements n'auront lieu qu'autant que je les aurai provoqués. PARIS, intendant général.

Grand quartier général, Milan, 27 juillet.—M. le médecin en chef de l'armée,

En réponse à votre lettre de ce jour, j'ai l'honneur de vous faire connaître que les demandes de congé pour le personnel de santé doivent m'être adressées par votre intermédiaire avec votre avis motivé. Je m'empresserai de les transmettre ensuite à M. le maréchal commandant en chef.

Quant aux demandes de rentrée en France, je propose à M. le maréchal de m'autoriser à laisser partir les officiers de santé qui, d'après vos propositions, ne me paraîtront pas devoir être maintenus en Italie. J'aurai l'honneur de vous faire connaître sa décision.

Les officiers de santé qui rentreront sans avoir des lettres de service qui leur donnent une destination, attendront à Marseille, à la disposition de M. l'intendant de la 9e division, les ordres du ministre, qui sera informé de leur départ.

Conformément à la décision de S. Exc., il devront, autant que possible, rentrer avec les évacuations qui doivent toutes avoir lieu par Gênes sur Marseille. PARIS, intendant général.

Milan, 27 juillet. — M. le maire de Côme,

Les bons soins que la ville de Côme a donnés à nos blessés, sous votre intelligente et généreuse direction, seront pour eux tous, soyez-en sûr, un des meilleurs souvenirs de la campagne d'Italie, et lorsque j'aurai l'honneur de revoir l'Empereur, je rendrai compte à Sa Majesté de tout ce qui a été fait, dans votre beau pays, pour la santé de ses soldats. Baron LARREY, médecin en chef de l'armée.

Castiglione, 27 juillet. — M. le médecin en chef de l'armée,

J'ai l'honneur de vous informer que ne voyant pas paraître les prolonges du train annoncées par M. l'intendant, je viens de faire une réquisition de voitures qui, dans quelques heures, pourront prendre 70 malades environ ; il ne nous restera guère que 50 des plus malades que nous évacuerons sur les prolonges du train qui ne doivent pas tarder à nous arriver.

Deux médecins requis, MM. Morelli et Antonini, sont chargés d'accompagner l'évacuation jusqu'à Brescia, où ils seront à votre disposition.

HASPEL, médecin principal.

Milan, 27 juillet. — M. le médecin en chef de l'armée,

D'après les ordres du général D'Autemarre , commandant par intérim le

5° corps, j'ai visité les hôpitaux de Bergame, et je viens vous rendre compte de mes observations :

Malgré un nombre de 2,000 à 2,400 malades ou blessés (dont un tiers sardes), on ne compte que très-peu de morts à la date du 27 juillet.

Ce résultat inattendu me paraît devoir être attribué plutôt à l'excellente constitution médicale de la ville qu'aux talents de ses médecins et surtout de ses chirurgiens.

La médecine qui se pique d'abstraction est difficilement jugée, surtout dans un pays nouveau; mais la chirurgie active peut être appréciée partout. Elle n'existe à Bergame en aucune façon; nos blessés sont livrés complétement aux efforts de la nature, qui, pour un très-grand nombre d'entre eux, semble devoir rester impuissante. L'expectation est la règle absolue pour les chirurgiens de Bergame comme pour ceux des autres hôpitaux que j'ai vus, et le moment approche où nous pourrons en dénombrer les victimes.

J'ai pensé qu'il était nécessaire de provoquer de larges évacuations de malades et blessés, pour les soustraire à une pratique chirurgicale ultérieurement funeste autant qu'aux dangers de l'encombrement. J'ai désigné 650 à 700 hommes comme pouvant être dirigés ailleurs et soumis à des soins plus éclairés. Déjà 200 ont été évacués à Monza, et il serait à désirer que les départs quotidiens continuassent jusqu'à ce que tous nos malades puissent être contenus dans le séminaire seulement, où le service médico-chirurgical serait assuré par des médecins de l'armée française. De Brescia à Bergame, j'ai trouvé dans les villages de Trivigliato, Pallazzolo et Calcinate environ 200 malades ou blessés que j'ai fait transporter à Bergame.

L'état sanitaire du 5° corps est loin d'être satisfaisant : des diarrhées, des dyssenteries graves et un assez grand nombre de fièvres typhoïdes, se sont déclarées dans les deux divisions. J'en attribue la cause aux bivouacs insalubres des rives du Mincio et surtout aux fatigues. Depuis que le 5° corps a quitté Florence, il n'a pas cessé de marcher; il ne s'est jamais arrêté trois jours, et ses repos étaient rendus illusoires par les courses et les corvées que nécessitait l'éloignement des lieux de distribution.

Un très-grand nombre d'hommes ont fait un dernier effort pour arriver jusqu'à Bergame. Ils avaient été allégés de leurs sacs; mais j'ai néanmoins la conviction que la route de Bergame à Milan nous aura donné beaucoup de malades. Nos divisions auraient besoin d'un repos de 8 ou 10 jours; si elles étaient remises immédiatement en marche, elles perdraient inévitablement, à chaque étape, une partie de leur effectif et ne tarderaient pas à se fondre complétement.

LEGOUEST, médecin en chef du 5° corps.

Milan, 27 juillet. — M. le médecin en chef de l'armée,

J'ai l'honneur de vous prier de vouloir bien me faire connaître où se trouvent en ce moment les médecins désignés ci-après :

MM. Martenot de Cordoux, médecin-major.
    Renard,   *id.*
    Chabrely,
    Fleury,
    Moullié,   aides-majors.
    Barthet,

Pour l'intendant général :
Le sous-intendant, De Lavalette.

Milan, 27 juillet. — M. le médecin principal Haspel,

Vous avez bien fait de visiter à Carpenedolo et à Montechiaro les blessés français et autrichiens, et je vous remercie des rapports très-complets que vous m'envoyez à la date des 25 et 26 juillet. Les 41 malades de Carpenedolo que vous avez trouvés susceptibles d'être évacués me paraissent devoir être dirigés sur Brescia ; mais prenez bien vos mesures pour que cette évacuation soit faite sans précipitation, sans aucune chance d'encombrement, et avec le concours de l'autorité administrative. Je vois aussi avec satisfaction, d'après votre rapport, que Montechiaro sera bientot complétement évacué, à l'exception de 19 blessés ou malades, dont vous me donnez la liste nominative et que vous aurez sans doute recommandés d'une manière spéciale à l'autorité locale et aux médecins du pays. Votre mission à Castiglione sera sans doute bientôt terminée. Faites en sorte que les 14 malades non transportables que vous y laisserez soient installés dans les meilleures conditions. Il est à désirer qu'un des médecins autrichiens, au moins, demeure près de ses compatriotes blessés, en attendant qu'on puisse les faire évacuer sur Vérone.

Je vous félicite, M. le médecin principal et cher camarade, de tout ce que vous et le personnel placé sous vos ordres avez fait à Castiglione, et je regrette de ne pas vous avoir bien fait comprendre l'urgence des mémoires de proposition à établir et à soumettre par la voie hiérarchique. Il ne sera pas encore trop tard, je l'espère, d'autant que M. l'intendant général m'a exprimé l'intention de recueillir par lui-même les derniers mémoires de proposition rélatifs à la campagne. C'est donc à lui qu'il faudra les faire parvenir sans délai par M. le sous-intendant militaire.

Baron Larrey, médecin en chef de l'armée.

Marseille, 28 juillet.—M. le président du conseil de santé de l'armée,

Du 20 au 28 de ce mois le nombre des blessés atteints de pourriture d'hôpital s'est accru de sept et a élevé à trente-deux le chiffre de ceux qui ont présenté cette complication.

Parmi les derniers, deux viennent de dépôts de prisonniers et cinq ont vu leur affection prendre naissance dans nos salles : deux comptent 7 jours de présence à l'hôpital, deux 9 et un 16. Tous ces cas sont beaucoup moins graves que ceux que nous avons reçus antérieurement. Aussi, à l'exception d'un seul malade, qui a dû être cautérisé deux fois, une seule cautérisation suffira, j'espère, pour les dix autres.

Les deux malades si gravement atteints, dont j'ai eu l'honneur de vous entretenir dans ma première lettre, ont quitté depuis trois jours la salle réservée au traitement de la pourriture d'hôpital.

La cautérisation par le fer rouge, poussée jusqu'à la destruction complète de tous les tissus envahis, a fait merveille. Cette médication, que nos blessés acceptent avec la plus grande confiance, serait, telle que je la pratique, une opération barbare et presque impossible, sans le secours de l'anesthésie par le chloroforme.

Sur les trente-deux cas que je traite depuis l'apparition de cette redoutable complication des plaies, j'espère bien obtenir trente-deux guérisons ; car les onze qui sont encore isolés vont assez bien pour espérer de descendre bientôt dans leurs salles.

Du reste, je fais recueillir l'observation de chacun d'eux, et lorsque le temps et les nombreuses préoccupations du service me le permettront, j'en ferai l'objet d'un travail particulier que j'aurai l'honneur d'adresser au conseil.

Mes deux amputés sont en bonne voie de guérison. Nous aurons probablement encore trois amputations à pratiquer ces jours-ci : deux de jambe et une de cuisse.

Nous avons évacué plusieurs de nos blessés sur Aix, Avignon et Orange, afin d'être en mesure de recevoir les premières évacuations annoncées de Gênes.

Tous nos vénériens, au nombre de 126, ont été envoyés à la Corderie, qui a été ouverte hier. La dernière évacuation, composée de 112 malades, nous en a seule versé 61.   Villamur, médecin principal.

Gênes, 28 juillet. — M. le médecin en chef de l'armée,

M. l'intendant militaire de Gênes m'ayant fait savoir que dans la 9e division on manque de sous-aides et de médecins traitants, je me suis empressé de désigner 14 chirurgiens sous-aides, qui demain partiront pour Marseille. Je n'ai pu faire aucune désignation de médecins traitants, le personnel dont je dispose étant insuffisant pour assurer le service à Gênes sans le secours de quelques médecins civils. Comme vous le désirez, les évacuations marchent rapidement : depuis 10 jours

3,000 malades ont été évacués sur France, 300 Autrichiens ont été évacués sur Peschiera. Je pense que dès aujourd'hui l'on peut compter sur une moyenne quotidienne de 400 à 500 évacués sur France.

BOUDIN, médecin en chef des hôpitaux de Gênes.

Grand quartier général, Milan, 28 juillet. — Cher et honoré président,

Les cas de pourriture d'hôpital que l'on a pu observer à Marseille sur des blessés autrichiens sont des faits isolés ou sporadiques, et quelques-uns même, à ma connaissance, des cas de gangrène traumatique, résultant moins de l'encombrement que de certaines conditions locales dont je pourrai vous parler plus tard.

Vous avez eu raison de penser que ma préoccupation constante de l'état sanitaire de l'armée devait tendre surtout à prévenir les moindres causes de l'encombrement, non-seulement à l'issue de la campagne, mais dès son début et pendant toute sa durée. C'est pour cela que j'ai demandé à l'Empereur de rester en Italie, au lieu de rentrer en France avec Sa Majesté.

Je regrette seulement que l'on n'ait pas toujours différencié certaines complications locales des plaies de ces redoutables complications générales dont, je l'espère, nous serons préservés jusqu'au retour des troupes en France. J'ai dû même reprocher à l'un des nôtres d'avoir inquiété les esprits alors que l'état sanitaire était aussi satisfaisant que possible. J'ai recommandé aux médecins, et je vais leur recommander de nouveau, toutes les précautions indiquées, pour ne pas évacuer sur Marseille les blessés dont les plaies offriront les moindres altérations suspectes.

Je viens de compléter à Milan la visite minutieuse de tous les hôpitaux (et il y en a 22), comme je l'avais fait à Brescia (où il y en a plus de 30), et j'irai m'assurer à Alexandrie, et enfin tout spécialement à Gênes, que toutes les précautions désirables sont bien garanties, pour prévenir, jusqu'au dernier moment, l'encombrement des hôpitaux.

Je me suis empressé, cher et très-honoré président, de soumettre de nouveau et par écrit, à M. l'intendant général la question des récompenses à accorder aux médecins principaux de 1re classe, officiers de la Légion d'honneur, en lui adressant même, pour plus d'autorité, un extrait de votre lettre, sur l'opportunité des propositions pour la croix de commandeur. Mais j'ai le regret de vous dire, comme je m'y attendais d'ailleurs, que M. l'intendant général, tout en appréciant les raisons à faire valoir à l'appui, me répond :

« Que l'instruction du 22 mai 1857, pour les inspections médicales (art. 80),
« limite à la décoration d'officier de la Légion d'honneur les propositions auto-
« risées pour les médecins principaux.

« Il appartient au ministre de la guerre, ajoute M. Paris, de prononcer sur
« cette question, et je regrette que M. le président du conseil de santé, saisi de
« votre réclamation, ne se soit pas adressé à cette autorité. »

Je réserve, cher et honoré président, pour mon retour, le soin de vous donner tous les renseignements possibles sur les heureuses conditions sanitaires de la campagne qui vient de s'accomplir.

Baron LARREY, médecin en chef de l'armée.

Circulaire aux médecins en chef des hôpitaux.

Milan, 29 juillet. — M. le médecin principal,

Les évacuations de malades et de blessés, dont je me suis préoccupé constamment depuis l'ouverture de la campagne et pendant toute sa durée, réclament des précautions essentielles au moment de la rentrée de troupes en France, pour s'effectuer avec soin, sans précipitation et toujours de manière à éviter partout l'encombrement.

L'intention de M. l'intendant général est aussi de mettre le plus d'ordre possible dans les évacuations, et de ne maintenir dans les hôpitaux que les militaires ayant réellement besoin d'y rester. C'est pourquoi il importe d'établir deux catégories distinctes de malades à évacuer ; savoir : ceux qui doivent être dirigés sur les hôpitaux et ceux qui seront placés provisoirement dans les dépôts de convalescents. L'intendant général, en me chargeant, M. le médecin principal, de vous transmettre cette recommandation, l'a donnée lui-même à chacun de MM. les sous-intendants militaires.   Baron LARREY, médecin en chef de l'armée.

Milan, 29 juillet. — M. l'intendant général,

L'ordre méthodique des évacuations, tel que vous m'avez fait l'honneur de me l'indiquer, vient d'être expliqué aux médecins en chef des hôpitaux, par une lettre adressée à chacun d'eux. J'ai soin de leur rappeler que l'initiative des mouvements à faire appartient à l'intendance, mais que comme médecins, ils doivent prendre toutes les précautions d'hygiène nécessaires pour prévenir partout et jusqu'au dernier jour les inconvénients si graves de l'encombrement.

Baron LARREY, médecin en chef de l'armée.

Milan, 29 juillet. — A S. Exc. M. le maréchal ministre de la guerre,

M. Thomas Ewans, médecin-dentiste à Paris, m'a remis, à Milan, une lettre que V. Exc. m'avait fait l'honneur de m'adresser par lui, d'après la bienveillante recommandation de Leurs Majestés l'Empereur et l'Impératrice.

Je me suis empressé de faciliter à M. Ewans les moyens d'examiner, dans nos hôpitaux de l'Italie, toutes les blessures des mâchoires auxquelles il pourra, plus tard, appliquer en France, une des pièces de·ses ingénieux appareils de prothèse dentaire.

Il y a longtemps déjà, M. le maréchal, que je cherche à encourager le perfectionnement des instruments mécaniques, adaptés à la chirurgie réparatrice, sans avoir même songé qu'il y eût là le moindre motif de susceptibilité professionnelle; et je serai heureux de contribuer ainsi, une fois de plus, à améliorer la situation de nos blessés. Baron LARREY, médecin en chef de l'armée.

Turin, 29 juillet. — M. le médecin en chef de l'armée,

Pour accélérer la guérison des malades et des blessés qui nous restent, je les ai fait espacer autant que possible, et j'assure autant que possible l'exécution des mesures hygiéniques.

Dernièrement, nous avons eu une modification de température qui a agi d'une manière extrêmement favorable sur tous nos malades, particulièrement sur nos blessés; les amputés surtout ont trouvé un mieux si prononcé et si rapide par suite de l'abaissement de la température que j'ai précipité l'amputation sur les blessés atteints de lésions osseuses, d'une réparation difficile et douteuse. Je n'ai qu'à me féliciter de la décision que j'ai prise, car tous vont bien, et l'amélioration générale se soutient.

Le 25, nous avons reçu de Milan 319 malades qui ont été dirigés sur Turin par erreur. Le plus grand nombre est déjà parti pour Gênes; nous n'avons gardé que les plus malades, au nombre d'une vingtaine, qui avaient été fatigués de la route. Deux ont même éprouvé des accidents assez graves pour nécessiter l'amputation du bras; l'un était atteint d'une division de l'artère humérale par coup de feu et de fracture du·cubitus; en raison de l'affaiblissement du blessé par hémorrhagies répétées et de la complication osseuse, je n'ai pas voulu tenter la ligature de l'artère humérale, que j'aurais été obligé de lier très-haut.

Le 27, nous avons évacué 250 malades sur Gênes, et 250 hier 28 : aussi nous avons complétement évacué l'hôpital de la cavalerie, et tous nos malades se trouvent actuellement à l'hôpital de la porte de Suze, qui, je l'espère, suffira à nos besoins futurs. Le régiment de ligne et le bataillon de chasseurs à pied stationnés à Turin nous donnent un assez grand nombre d'affections fébriles et intestinales, notamment quelques dyssenteries graves. Pour mettre nos blessés à l'abri des influences fâcheuses que produisent toujours les fiévreux, je les ai fait placer dans le second bâtiment, qui est actuellement dans de bonnes conditions hygiéniques.

Nous avons licencié tous les médecins civils traitants et la plus grande partie des élèves requis; comme nous n'avons que dix sous-aides, et que beaucoup de blessés exigent encore des pansements longs et difficiles, j'ai demandé le maintien

en fonction de dix élèves, qui seront licenciés aussitôt qu'ils ne seront plus nécessaires.

Deux aides-majors ont été retenus à Turin, lors de leur arrivée, le 15 juin ;
je vous ai rendu compte, dans le temps, de cette mesure exceptionnelle, prise par
le sous-intendant, alors que j'étais seul et que j'avais un pressant besoin de personnel
médical militaire. Depuis cette époque, ces deux aides-majors sont en fonctions sans
autres ordres que celui du sous-intendant, et leur position a besoin d'être régularisée
par un ordre de service.

Ce matin M. le sous-intendant a reçu quatre mémoires de proposition pour
les médecins civils italiens et français qui ont été requis pour le service dans nos
hôpitaux ; inutile de vous dire qu'il y en a un pour le frère de ce fonctionnaire.
Pour ne pas compromettre nos relations de service, et dans l'intérêt de tout le monde,
j'ai consenti à apostiller le mémoire de proposition, mais en termes qui ne sont
compromettants ni pour lui ni pour moi. Le médecin civil dont il est question est
parti hier soir pour France, rappelé, après un mois d'absence, par ses clients, comme
je le prévoyais, et avec le regret de n'avoir pas trouvé l'occasion d'appliquer son
spécifique.

Je n'ose pas compter sur la réussite des demandes faites pour les médecins
civils ; mais s'il vous est possible de faire quelque chose en faveur de ceux que je
recommande, je vous prie d'être bien convaincu que je n'ai rien exagéré, et que
j'ai uniquement signalé les services rendus.

SALLERON, médecin en chef des hôpitaux de Turin.

Milan, 29 juillet.—M. l'intendant général,

M. le général Douay, que je suis allé voir, se trouve en voie de guérison d'une
blessure assez grave au pied. Il pourrait utilement prolonger son séjour à Milan
ou à Côme, mais il est si vivement préoccupé du désir de rentrer en France qu'il
me demande de faire une démarche pour obtenir son libre passage par la route
du mont Cenis, afin de se rendre à Lyon.

M. le général Douay demande en même temps que M. l'aide-major Lapeyre,
qui lui a donné des soins assidus jusqu'à ce jour, puisse l'accompagner jusqu'à sa
destination. M. Lapeyre, étant disponible, peut partir.

Baron LARREY, médecin en chef de l'armée.

Propositions faites par le médecin en chef de l'armée au rapport du Maréchal, le
29 juillet.

1° L'importance des évacuations non interrompues, mais partielles et bien
dirigées ;

2° Dissémination des malades dans tous les hôpitaux ;

3° Tentes ou hangars pour tous les convalescents, indépendamment des dépôts ;

4° Visites militaires et médicales pour la désignation immédiate des hommes en état de rejoindre les corps ;

5° Liste à demander aux municipalités de tous les malades ou blessés traités encore à domicile, et diriger sur les hôpitaux tous ceux qui sont transportables ;

6° Lettre collective de remerciements adressée par le maréchal aux dames de chaque ville, pour leur charitable et bienveillante assistance auprès des blessés, avec invitation de suspendre leurs visites ;

7° Évacuation des églises avant les autres locaux ;

8° Faciliter le passage sur les voies ferrées d'Italie pour tous les officiers de santé chargés d'une mission ;

9° Ne plus laisser de petits depôts de malades, quelque part que ce soit ; employer les moyens de transport les plus convenables pour les évacuer sur les grands centres ;

10° Éviter à la troupe les marches au milieu du jour et pendant la chaleur ; mais éviter aussi les marches de nuit, en partant vers 3 à 4 heures de matin pour s'arrêter vers 10 heures et repartir vers 4 heures du soir. Surveiller dans les marches les abus de boissons et autres ;

11° Ne pas faire porter aux soldats malingres et fatigués leurs sacs et leurs armes.

Grand quartier général, Milan, 29 juillet.—M. le médecin en chef de l'armée,

En réponse à votre lettre d'hier, j'ai l'honneur de vous faire connaître que des ordres ont été donnés à M. le sous-intendant militaire de Brescia pour qu'une évacuation de 250 convalescents ait lieu demain.

J'espère pouvoir en faire opérer une autre après-demain.

Monsieur le maréchal commandant en chef m'ayant autorisé à laisser rentrer en France les officiers de santé qui ne me paraîtraient plus nécessaires à l'armée d'Italie, j'ai l'honneur de vous prier, si vous n'y voyez pas d'inconvénients, d'en désigner d'abord dix pour lesquels vous établiriez des ordres de départ que j'approuverais. Ces ordres doivent porter qu'ils se rendent à Marseille, pour y être à la disposition de M. l'intendant militaire de la 9° division, en attendant les destinations que le ministre, informé, leur fera connaître.

PARIS, intendant général.

Castiglione, 30 juillet.—M. le médecin en chef de l'armée,

J'ai l'honneur de vous informer que le restant des malades à Castiglione vient d'être évacué sur des prolonges du train se rendant à Brescia. Nous avons laissé et confié aux soins des médecins de l'hôpital civil 8 officiers et 15 fiévreux, trop gravement atteints pour pouvoir être transportés.

Le personnel médical a reçu également de M. l'intendant de Missy l'ordre de rentrer demain à Brescia.

J'ai adressé de votre part à Bamberg la lettre de la comtesse, M. le baron de Breidbach ayant succombé à une grave blessure de la poitrine. Tous les efforts de l'art et les soins les plus affectueux et les plus intelligents n'ont pu conjurer les accidents qui se sont déclarés dans les derniers jours.

HASPEL, médecin principal.

Milan, 30 juillet.—M. l'intendant général,

M. le colonel d'état-major Bernier-Maligny, d'après ce que m'a fait l'honneur de me dire M. le maréchal commandant en chef, a entrepris la recherche de tous les blessés recueillis dans les maisons particulières, pour en ordonner le transport dans les hôpitaux. Mais le colonel a dû rencontrer souvent certaines résistances, soit de la part des blessés eux-mêmes, soit de la part des familles qui les ont accueillis, soit surtout de la part des médecins italiens chargés de les soigner, et qui manquent souvent de l'autorité nécessaire pour faire exécuter leurs ordres.

Le moyen simple, il me semble, et bien facile de seconder le colonel dans sa mission, serait de lui adjoindre un médecin militaire, du grade de major au moins, réunissant aussi les conditions nécessaires pour faire prévaloir son avis médical. Si vous approuvez ma proposition, M. l'intendant général, j'aurai l'honneur de désigner à cet effet M. le médecin-major Fropo, attaché provisoirement aux hôpitaux de Milan, où sa présence n'est plus indispensable.

Baron LARREY, médecin en chef de l'armée.

Milan, 30 juillet.—M. le médecin principal Isnard,

D'après votre rapport, j'ai signalé la situation des hôpitaux de Brescia à M. l'intendant général et à M. le maréchal commandant en chef. Des mesures nouvelles sont prises pour suffire au besoin des évacuations et prévenir les chances de l'encombrement, comme vous en serez informé d'autre part. Mais je vous recommande encore de réserver les meilleurs hôpitaux et les meilleures salles pour les malades et les blessés gravement atteints, de placer les entrants et les convalescents partout où faire se pourra, en les disséminant toujours plutôt que de les agglomérer; d'assurer l'aération et la propreté des salles, de bien vous entendre, enfin, avec l'administration, pour que les évacuations assurées par des moyens de transport se fassent, jusqu'au dernier jour, sans précipitation et sans désordre. Excusez-moi, mon cher camarade, d'insister toujours et autant sur cette recommandation; c'est que je la considère comme la plus importante de toutes pour l'état sanitaire de l'armée.

A mesure que les hôpitaux de Brescia se désempliront définitivement, vous pourrez faire connaître à M. le sous-intendant militaire les médecins dont la pré-

sence ne vous sera pas nécessaire, pour leur permettre de rentrer en France ou de
se rendre à d'autres destinations.

Vous ferez bien de vous entendre avec l'autorité administrative et avec la
municipalité, pour faire rentrer complétement dans les hôpitaux ou évacuer la plupart des blessés transportables, encore disséminés dans les maisons particulières,
où ils échappent à la surveillance, en même temps qu'ils exigent des soins plus
difficiles. C'est, du reste, une mesure que j'ai eu l'honneur de proposer à M. l'intendant général et à M. le major général. Les premiers locaux vides me paraissent
devoir être les églises, dont vous avez apprécié mieux que moi les conditions
insalubres. Vous avez bien fait de décider médicalement que l'on n'enverrait plus à
San Antonio d'hommes atteints de fièvres typhoïdes. C'est une mesure des plus
salutaires.

Insistez, mon cher camarade, insistez, s'il le faut, comme je le fais, jusqu'au
rabâchage, si vous ne pouvez pas obtenir autrement ce qu'il faut obtenir pour
l'état sanitaire de l'armée. Je compte sur vous pour avoir plus tard des documents
aussi exacts que possible sur la chirurgie des hôpitaux de Brescia, et je serai bien
heureux de savoir que la chirurgie conservatrice ait eu autant de succès qu'à
Milan, où j'ai vu, par exemple, un grand nombre de fractures compliquées de la
cuisse en voie de consolidation, tandis que beaucoup d'amputés ont péri de résorption purulente.

Je serais bien aise aussi d'avoir quelques mots sur l'installation, la topographie
et le mouvement de chacun de vos nombreux hôpitaux, mais sans vous donner la
peine de recueillir vous-même ces renseignements. Chargez-en de ma part l'un de
vos aides-majors.

Vous pourriez confier à un autre le soin d'un petit rapport sur les résultats
obtenus de la charpie et des sachets carbonifères. Le maréchal commandant en
chef m'a exprimé le désir de faire essayer, dans les grands hôpitaux, une poudre
et une pâte désinfectantes, dont M. Velpeau a donné connaissance à l'Institut, après
en avoir obtenu les meilleurs résultats dans le pansement des plaies les plus fétides.
J'ai prié M. Demortain de vous faire parvenir une note à ce sujet par le pharmacien-
major des hôpitaux de Brescia.

J'ai à vous recommander un soin secondaire de thérapeutique chirurgicale :
c'est le redressement des membres rétractés ou déviés, à la suite de diverses blessures. La négligence de ce soin, après la campagne de Crimée, m'avait fourni au
Val-de-Grâce un grand nombre de difformités qu'il eût été plus facile de guérir
peu de temps après les plaies ou fractures qui les avaient produites.

Il serait bien à propos, ou temps encore, M. le médecin principal, de prier
M. le sous-intendant militaire d'établir des mémoires de proposition, pour deux,
trois ou quatre des médecins qui, placés sous vos ordres, vous paraissent les plus
dignes de récompense.

Lorsque le personnel militaire placé sous vos ordres ne vous sera plus entièrement nécessaire, c'est-à-dire lorsque le mouvement des évacuations se ralentira de jour en jour, vous ferez bien de désigner à M. le sous-intendant tous ceux des médecins qui sont susceptibles de rentrer en France. Mais vous garderiez à Brescia ceux qui pourraient y rester le plus utilement.

C'est par suite de cette situation qu'il conviendrait de réunir le reste des malades ou blessés français dans un seul hôpital, si faire se peut, afin d'y établir un service complet et régulier. Mais, à cet égard, vous vous entendrez nécessairement avec l'autorité administrative.

Vous ferez bien de convoquer chez vous, à jour fixe, le personnel militaire des hôpitaux, afin de connaître et d'apprécier plus exactement tous les besoins du service, tant que durera le mouvement des évacuations. C'est une mesure très-utile déjà prise à Milan, par M. Cuvellier.

J'attends, plus tard, de vous, mon cher camarade, le travail que je vous ai demandé sur l'ensemble des hôpitaux de Brescia, sur le nombre des blessures et leurs variétés par catégories, quelques observations aussi sur les cas les plus remarquables, et votre opinion, enfin, toutes les fois que vous croirez devoir me la communiquer. Je vous remercie cependant de m'avoir donné d'utiles indications sur tous les hôpitaux que nous avons visités ensemble.

Avant de prendre congé de l'Empereur, j'ai donné de bonnes nouvelles de M. le général de Ladmirault à Sa Majesté, qui m'en a exprimé toute sa satisfaction. Mais je crains bien, comme vous, que le pauvre général Dieu ne succombe.

Veillez, mon cher camarade, veillez à l'état sanitaire des hôpitaux de Brescia; c'est ma dernière, comme ma première recommandation.

Baron LARREY, médecin en chef de l'armée.

Quelques personnes étrangères au service de santé militaire ayant répandu le bruit que la pourriture d'hôpital s'était déclarée à l'hôpital militaire de Marseille, sur les blessés évacués de l'armée d'Italie, le conseil de santé s'émut, à juste titre, de l'apparition de cette grave complication, qui pouvait, non-seulement compromettre le résultat des opérations pratiquées dans les circonstances les plus favorables en apparence, mais encore jeter l'inquiétude parmi les blessés et mettre leurs familles en émoi, et il invita le médecin en chef de cet établissement à lui adresser un rapport circonstancié sur l'existence, le nombre et la gravité des cas de pourriture d'hôpital, et il résulte des documents fournis par ce médecin que, dans le courant de juillet, 32 blessés autrichiens ont été atteints par cette complication, soit avant leur arrivée, soit pendant leur séjour à l'hôpital, et qu'aucun blessé français n'a été atteint. Malgré l'étendue des désordres observés chez quelques-uns de ces malades, la cautérisation profonde à l'aide du fer rouge a produit les résultats les plus satisfaisants ; plusieurs ont déjà quitté la salle qui leur est réservée, et le médecin en chef espère ne compter aucun insuccès.

Milan, 30 juillet. — M. l'intendant général,

Ma mission de médecin en chef à l'armée d'Italie me semble à peu près terminée, aujourd'hui que le personnel médical vient d'être entièrement disséminé ou dissous.

J'ai visité complétement les nombreux hôpitaux de Brescia, de Milan et des principales villes environnàntes, en indiquant partout les modifications de traitement que je crois utiles à la guérison des blessés ou des malades, ainsi que les mesures d'hygiène, si bien appliquées d'ailleurs, pour prévenir l'encombrement et faciliter les évacuations.

Il ne me reste plus qu'à visiter les hôpitaux d'Alexandrie et de Gênes, avant de rentrer en France, et j'aurai alors fait tous mes efforts pour accomplir la tâche qui m'avait été confiée.

Je vous remercie, M. l'intendant général, de la bienveillance que vous m'avez témoignée pendant toute la campagne, et j'ai l'honneur de vous prier de me faire autoriser, avec l'agrément de M. le maréchal commandant en chef, à partir demain de Milan. Je me rendrai successivement à Alexandrie, à Gênes et à Marseille, afin de rentrer de là à Paris pour remercier l'Empereur de m'avoir permis de prolonger mon séjour à l'armée, et pour donner à Sa Majesté des nouvelles de l'état sanitaire des hôpitaux.   Baron LARREY, médecin en chef de l'armée.

Gênes, 31 juillet. — M. le médecin en chef,

Les évacuations des malades et blessés sur France continuent de s'effectuer sans interruption et avec une grande activité.

Le ministre ayant décidé qu'à l'avenir ces évacuations se feraient exclusivement au moyen de sept navires-hôpitaux, le mouvement pourrait se trouver ralenti ; nos hôpitaux de Gênes, recevant toujours et ne se vidant qu'incomplétement, l'agglomération des malades pourrait survenir. Voici comment, sur ma proposition, il a été remédié à l'éventualité de ces inconvénients : M. l'intendant militaire de Gênes a décidé que les malades à évacuer sur France seraient classés en deux catégories, celle des hommes ayant besoin d'un lit, et celle des militaires suffisamment rétablis pour supporter, par le beau temps, une seule nuit sur le pont. Dans cette catégorie ont été classés presque tous les vénériens. Grâce à cette mesure, les ressources d'évacuation ont été presque doublées, et sans inconvénient aucun pour le bien-être des malades, et les résultats ont été tels qu'hier l'hôpital San Benigno,

qui, avant les grandes évacuations sur Gênes, comptait ordinairement de 1,000 à
1,400 malades, n'en comptait pas même 450.

Le même jour, l'hôpital Saint-Sylvestre, d'une contenance de 400 lits et plus,
n'avait plus que 46 malades, et l'hôpital Pammatone n'en comptait même que 7.

Quinze sous-aides requis ont quitté Gênes le 29 juillet, pour être mis à la
disposition de l'intendant de la 9e division.

Boudin, médecin en chef des hôpitaux de Gênes.

Milan, 31 juillet. — M. l'intendant général,

Le campement des troupes aux abords de Milan, et surtout sur le boulevard
intérieur, tend à s'infecter par les déjections de toute sorte et par la chaleur. Il y
aurait là un inconvénient sérieux pour l'état sanitaire de la ville même, si cette
situation devait se prolonger longtemps.

J'ai l'honneur de la signaler à votre attention, comme j'ai cru pouvoir en
parler à M. le maréchal, lorsque j'ai pris congé de Son Excellence.

Baron Larrey, médecin en chef de l'armée.

Castiglione, 31 juillet. — M. le médecin en chef de l'armée,

A Carpenedolo, j'ai, comme pour Montechiaro, appelé l'attention de M. l'intendant sur la nécessité des évacuations ; je n'ai pas encore reçu de réponse; probablement l'évacuation a eu lieu. Dans quelques heures, je pars pour Brescia, et
j'aurai l'honneur de vous informer de ce qui aura été fait dans cette ville à l'égard
de nos malades.

Si le chiffre des malades restant à Castiglione dépasse celui que je vous avais
donné il y a quelques jours, c'est que nous avons reçu quelques hommes du
bataillon du 33e, qui tient garnison ici, et cinq hommes atteints de diarrhée chronique, apportés des villages voisins par les habitants qui en avaient reçu l'ordre de
l'autorité militaire et administrative. Ces malades avaient reçu dans ces villages
l'hospitalité, mais des soins bien peu efficaces, car ils étaient dans un état
affreux.

Il reste aussi une dizaine d'Autrichiens y compris les officiers : ils sont sous
la direction médicale de M. Démel, médecin autrichien, envoyé par son gouvernement pour procéder à leur évacuation ; il attend des voitures de Vérone.

Haspel, médecin principal.

Grand quartier général, Milan, 31 juillet. — M. le président du conseil de
santé des armées,

Je reçois à l'instant votre lettre relative au nouvel agent désinfectant, annoncé
par M. Velpeau à l'Institut, et dont le conseil de santé vient de demander l'adoption à S. Exc. le ministre de la guerre, pour le service chirurgical de l'armée.

Je m'empresse de vous répondre, cher président, que dès la publicité de la recette de MM. Corne et Demeaux, je m'étais préoccupé de faire essayer ce moyen dans nos grands hôpitaux d'Italie.

S. Exc. M. le maréchal commandant en chef m'y avait engagé en même temps, et dès aujourd'hui les essais ont été commencés à Milan, sous la direction de M. le médecin en chef Cuvellier, comme ils seront faits et poursuivis ailleurs. Le rapport m'en sera adressé ensuite, et je m'empresserai de le communiquer au conseil.　　　　　　　　　　　Baron LARREY, médecin en chef de l'armée.

Marseille, 31 juillet. — M. le président du conseil de santé des armées,

J'ai l'honneur de vous informer que l'hôpital militaire de la Corderie a été ouvert le 27 juillet. Affecté dans le principe aux divers malades de l'armée d'Italie, sa destination première a été complétement modifiée par ordre de M. l'intendant militaire de la 9e division. Il a été convenu qu'on dirigerait sur cet établissement d'abord : tous les vénériens en traitement au grand hôpital ; en outre, tous ceux qui proviendraient des évacuations des hôpitaux d'Italie. Nous en avons déjà reçu cent vingt-huit du grand hôpital le 27 courant ; cinquante-trois par évacuation d'Italie le 29, et dix-sept de la même provenance aujourd'hui ; de plus, quelques entrants appartenant à la garnison. On doit diriger aussi sur la Corderie les fiévreux et blessés de deux casernes avoisinant notre établissement.

Les salles, qui peuvent contenir 400 lits, ont été réparées complétement par les soins de M. le commandant du génie. Les locaux sont dans de bonnes conditions de salubrité et d'aération. Je m'abstiens d'entrer dans de plus grands détails à ce sujet, puisque les dispositions sont les mêmes qu'en 1854 et 1855.

Le personnel médical sous mes ordres, à l'exception de M. Millot, médecin aide-major, appartient tout entier, jusqu'à présent, à l'élément civil.

J'ai confié une division de vénériens à M. le Dr Melchior Robert, professeur adjoint à l'école de Marseille, qui était chargé de ce service au grand hôpital. J'ai pris une autre division, que je me propose de céder plus tard à M. Millot, quand le nombre des fiévreux et blessés sera assez élevé pour former une division dont je prendrai la direction.

Les médecins faisant fonctions de sous-aides sont presque tous d'anciens requis du grand hôpital ; leur instruction est assez avancée pour leur confier le service de garde. M. Millot est du reste chargé de leur surveillance et de leur donner les notions qui leur manquent pour la tenue des cahiers, les relevés et les diverses particularités du service.

Les malades arrivant d'Italie n'ont donné lieu à aucune observation qui puisse vous être signalée. S'il se présentait, parmi ces évacués, quelque phénomène insolite, j'aurais l'honneur de vous en informer immédiatement.

　　　　　　　　　　　MARTIN, médecin-major.

Turin, 31 juillet. — M. le médecin en chef de l'armée,

J'ai l'honneur de vous adresser le mouvement décadaire des malades de notre hôpital et l'état de situation et de répartition du personnel.

J'ai demandé le maintien en service de six élèves requis pour suppléer au manque de personnel suffisant pour les pansements longs et difficiles que nécessitent les blessés qui nous restent.

L'état sanitaire est actuellement très-satisfaisant, et nos amputés continuent à bien aller malgré les accidents graves que la plupart ont éprouvés avant et après l'opération.

Le nombre des fiévreux a cependant augmenté; ils sont fournis par les troupes qui passent et par celles qui stationnent à Turin. Nous avons quatre cas de fièvre typhoïde; beaucoup de diarrhées dont quelques-unes prennent le caractère cholériforme; beaucoup de fièvres intermittentes.

Dernièrement, sur la voie ferrée de Turin à Suze, deux convois se sont rencontrés ; nous avons reçu quatorze artilleurs, dont treize contusionnés et excoriés légèrement; un seul a eu une fracture de la jambe droite compliquée d'un vaste épanchement sanguin en voie de résolution. Ce blessé va bien jusqu'à présent. Aucun voyageur français n'a péri, mais on compte beaucoup de victimes parmi les Piémontais.

Je vous adresserai le plus promptement possible le rapport que vous demandez sur l'ensemble du service.

SALLERON, médecin en chef des hôpitaux de Turin.

Milan, 31 juillet. — M. l'intendant général,

Les évacuations de malades et de blessés sur Gênes, suspendues pendant quelques jours, me paraissent devoir être reprises, pour prévenir toujours les dangers de l'encombrement unis aux effets de la chaleur.

M. le médecin principal Cuvellier, médecin en chef des hôpitaux de Milan, croit même qu'il serait nécessaire d'assurer le service journalier des évacuations, en les combinant, pour une fraction proportionnelle, avec le départ des troupes.

J'ai l'honneur, M. l'intendant général, de vous transmettre cette observation, qui me semble fondée.   Baron LARREY, médecin en chef de l'armée.

Quartier général à Milan, 31 juillet.

ORDRE.

Le maréchal commandant en chef l'armée d'Italie autorise M. l'inspecteur médecin en chef de l'armée d'Italie, chirurgien de l'Empereur, baron Larrey, à rentrer en France.   Par ordre :

Le chef d'état-major général MARTIMPREY.

Milan, 31 juillet.

Nous, colonel, grand prévôt de l'armée française en Italie, invitons et au besoin requérons M. le chef de la voie ferrée à Milan, de donner passage dans l'un des trains dirigés sur Alexandrie, à M. le baron Larrey, médecin en chef de l'armée, et aux personnes composant sa suite.   DE VERNON.

1er Aout.—Castiglione.—M. le médecin en chef de l'armée,

Détaché le 28 juin de l'ambulance de la 1re division de la garde, je fus envoyé à Castiglione pour y organiser les hôpitaux. J'ai commencé par apporter mon concours aux nombreuses évacuations qui se faisaient sur Montechiaro et Brescia. Le 30 juin, j'installai 1° un hôpital dans l'ancienne caserne de gendarmerie autrichienne, pour les officiers ; 2° un hôpital dans l'église majeure et un troisième au besoin dans l'église Saint-Louis. J'entrai en fonctions dans une ville où il n'y avait plus de sous-intendant et pas encore de commandant de place. J'étais seul, n'ayant avec moi qu'un caporal infirmier-major et 28 ouvriers d'administration, qui compliquèrent la situation ; car d'un mauvais vouloir incroyable, ils préféraient les punitions les plus graves à un service dont ils ne comprenaient pas le beau côté et qui ne leur inspirait que du dégoût.

Castiglione avait reçu environ 12,000 blessés, et il fallait tout assainir. Je passe les détails de ce service. Le 13 juillet seulement on m'adjoignit un officier d'administration, un employé requis et des infirmiers. J'ai eu aussi à m'occuper des malades disséminés dans les maisons particulières.

MOYNIER, officier d'administration.

« Les divisions revenant de l'armée d'Italie, les unes par Suze et Saint-Jean de Maurienne, les autres par Gênes, Marseille ou Toulon, doivent faire toutes ensemble leur entrée à Paris. Elles seront d'abord réunies dans un camp provisoire formé à Saint-Maur, et où déjà un détachement du 30e de ligne est arrivé. Les autres corps, y compris les divisions de la garde impériale, y sont prochainement attendus. M. le général de division Soumain, commandant la subdivision de Paris, remplira les fonctions de chef d'état-major général pendant toute la durée du camp. Il a déjà, à cet effet, établi sa résidence à Vincennes.

« Des convois extraordinaires du chemin de fer de Lyon portent ces troupes à la gare de Charenton ; elles sont dirigées de là sur Vincennes, où un immense camp a été établi par les soins Son Excellence le ministre de la guerre.

« Ce camp, dont le front de bandière est tracé parallèlement au glacis du château, occupe en profondeur tout l'espace compris entre le château et le fort de la Gravelle, et s'étend, en largeur, depuis le polygone jusqu'aux Minimes et près de Saint-Maur.

Des rues de vingt mètres de large, ouvertes dans toute la profondeur, d'autres plus larges encore, qui le traversent en sens opposé, en rendent l'accès des plus faciles.

« Les troupes doivent y être installées suivant leur ordre de bataille : la garde occupe les premières lignes ; viennent ensuite les corps d'armée dans l'ordre de leurs numéros, et, afin que chacun arrive sur son terrain sans perte de temps comme sans fatigue, non-seulement l'emplacement de chaque bataillon est marqué par un poteau, mais un officier reste constamment à la gare du chemin de fer, et conduit les troupes, dès leur arrivée, sur l'emplacement qui leur est désigné.

« A mesure que la troupe prend ses positions elle dresse ses tentes ; celles des officiers, placées à l'avance sur toute l'étendue du camp, en font déjà parfaitement ressortir le tracé.

« Pour une si grande réunion d'hommes il importait d'avoir de l'eau en abondance et à portée des troupes. Le conduit ouvert par M. l'ingénieur de Bassompierre, et qui mène l'eau du bassin de la Gravelle dans les réservoirs creusés le long du bois, en se prolongeant jusqu'à la pyramide à travers le camp ; l'eau de Saint-Maur, qui a été également utilisée ; plusieurs fontaines établies par le génie militaire en avant du château, et dont on peut augmenter le nombre à volonté : tous ces moyens réunis suffiront largement à tous les besoins.

« Non loin du camp de Vincennes, à Maison-Alfort, s'élève le camp de la cavalerie, de l'artillerie de la garde impériale et de l'artillerie de la ligne, dont le front de bandière longe la Seine à partir de son confluent avec la Marne.

« Il se compose de 3 brigades et de 24 batteries. L'emplacement de chaque régiment et de chaque batterie y a été tracé d'avance, comme celui des bataillons à Vincennes.

« De grands approvisionnements ont été faits sur l'emplacement des deux camps. Tout ce qui est nécessaire à la troupe y a été réuni, afin que l'ordre et la discipline, si essentiels à maintenir, ne soient pas troublés. »

---

2 Aout. — Milan. — M. l'intendant général,

Les hôpitaux d'Alexandrie, que je viens de visiter, se trouvent dans les conditions les plus satisfaisantes, grâce à la surveillance active et surtout aux soins constants de M. le médecin en chef Cazalas.

L'ensemble des malades évacués de Milan sur Alexandrie fait reconnaître que 3 ou 4 sur 5 sont assez bien pour n'avoir pas besoin de rentrer dans les hôpitaux. Il serait peut-être plus simple de les faire désigner au départ, afin d'assurer leur arrivée directe sur Gênes. On ne laisserait à Alexandrie que les blessés ou malades ayant besoin de s'y reposer.

J'ai l'honneur de soumettre cette proposition à votre examen.

Baron LARREY, médecin en chef de l'armée.

Milan, 2 août.—M. le médecin en chef de l'armée,

Demain 280 hommes partiront pour Vigevano à 5 heures du matin ; 100 autres seront dirigés sur Monza. Si à ces 330 évacués l'on ajoute les 100 sortants, il est à croire que la situation, eu égard aux entrants de la ville, sera balancée. C'est à atteindre cet équilibre que tendent tous nos soins. Lorsque les mouvements considérables de troupes qui ont lieu chaque jour diminueront, toute crainte d'encombrement cessera. CUVELLIER, médecin en chef des hôpitaux de Milan.

---

3 Aout. — Paris. — A M. le baron Larrey, médecin en chef de l'armée.

Très-cher collègue,

Le conseil a été péniblement affecté de l'inutilité de vos efforts pour faire accorder aux principaux de 1re classe la seule récompense à laquelle ils puissent justement aspirer. Cependant il ne lui a pas semblé opportun de recourir directement à l'autorité du ministre tandis que l'Empereur lui-même était sur le théâtre de la guerre. Mais il n'est pas sans importance que cette question ait déjà été soulevée et bien posée ; nous saisirons toutes les occasions de la poser encore, et notre persévérance sera peut-être couronnée de succès.

VAILLANT, président du conseil de santé des armées.

Gênes, 4 août. — M. le médecin en chef des hôpitaux de Gênes,

Parmi les malades venant d'Alexandrie, plusieurs sont arrivés à la gare de Gênes dans un état de congestion cérébrale assez intense pour réclamer les soins les plus actifs avant leur transport à l'hôpital. Ces faits nous paraissent devoir être attribués à l'évacuation de malades trop faibles pour supporter un déplacement au milieu des chaleurs excessives de la saison.

Nous avons à faire remarquer également que quelques hommes très-affaiblis par des blessures ou des maladies graves ne sont point assez distingués des autres malades dans les wagons, par des places en rapport avec leur état. Ainsi le 30 juillet quatre grands malades, dont un amputé et un hydropique, étaient couchés dans un wagon à marchandises, sans avoir au moins une quantité de paille suffisante pour être commodément placés.

Bien que jusqu'ici aucun accident ne soit arrivé, il nous semble nécessaire d'obtenir de l'administration que l'on ne fasse pas monter dans les wagons des hommes trop affaiblis, et que l'on réserve des places de choix commodes, pour les amputés et autres malades impotents.

CONTESSI, médecin sous-aide.

Milan, 4 août. — M. le médecin en chef de l'armée,

La ligne du chemin de fer nous sera rendue dans deux jours pour le service des évacuations. Quoique la communication officielle ne me soit pas encore parvenue, la nouvelle que je tiens de la mairie paraît certaine.

250 malades et blessés partent chaque jour pour Vigevano. M. Reeb, médecin aide-major, assure très-bien le service de cette ville.

Hier, j'ai officieusement fait part au général Rose de toute l'opposition qu'il convenait d'apporter aux propositions de loger dans la ville toutes les troupes actuellement sur les remparts ou promenades. D'après ce que j'ai dit au général, qui partage et appuie vigoureusement ma manière de voir ; d'après ce que j'ai pu comprendre du peu de mots échappés à M. Paris, je pense que ladite proposition ne sera même pas prise en considération. J'ai rappelé au général vos idées bien arrêtées de faire camper les troupes. Nous sommes allés chez le maire, et d'après les renseignements puisés à bonnes sources, nous avons trouvé, la carte du pays à la main, des points où la troupe pourrait être admirablement campée, et où les Autrichiens ont établi autrefois des camps considérables, à proximité du chemin de fer, à trois lieues de Milan au plus. Sur la ligne de Monza, mêmes avantages. Je pense que le général Rose est muni de pouvoirs suffisants pour faire prévaloir l'idée d'éloigner les troupes de la ville.

L'état sanitaire est satisfaisant, point de fièvres de mauvais caractère.

300 Autrichiens seront évacués sur Desio, à 4 kilomètres de Monza, les 200 restant à San Francesco seront évacués dans six jours sur Vérone. La caserne sera réappropriée avec soin et destinée aux troupes françaises. Cette caserne, la citadelle, Canonica, Saint-Eustorge, seraient occupés par les troupes françaises, aussitôt que les malades les auraient évacués.

CUVELLIER, médecin en chef des hôpitaux de Milan.

Vigevano, 5 août. — M. le médecin en chef des hôpitaux de Milan,

Je crois devoir vous rendre compte de la manière dont s'est effectuée l'évacuation dirigée aujourd'hui sur l'hôpital de Vigevano, persuadé que vous reconnaîtrez l'opportunité d'y faire procéder différemment. Le convoi de malades parti ce matin, vers sept heures, n'est pas encore arrivé au complet ce soir à sept heures moins le quart ; les hommes sont donc restés douze heures en route, n'ayant fait le matin qu'un repas tout à fait insuffisant. Outre cet inconvénient, il n'est pas inutile sans doute d'insister sur les mauvais effets produits sur un certain nombre par l'action prolongée de l'insolation, et par la fatigue résultant d'un voyage aussi prolongé. Jusqu'à ce que les hommes soient placés dans les salles, qu'ils aient reçu leurs vivres, et que leurs pansements soient renouvelés, il sera nuit close ; il leur restera à peine le temps de se reposer pour recommencer demain un nouveau voyage.

Le transport par les charrettes laissait bien à désirer, à la vérité; mais les malades arrivaient plus tôt, et tous les services pouvaient se faire régulièrement, de manière à permettre aux malades tout le repos dont ils avaient besoin.

J'ai reçu hier de Milan un homme atteint de folie; il a été très-difficile de le maintenir pendant le voyage; et, arrivé ici, il se trouvait dans un état d'exaspération telle, qu'il a fallu lui mettre la camisole de force. Depuis, il s'est calmé, et si cette amélioration persiste, je ne tarderai pas à l'évacuer plus loin avec bonne recommandation.   REEB, médecin-major.

Milan, 5 août. — M. le médecin en chef de l'armée,

Décidément, il faut reconnaître que la poudre désinfectante est une bonne préparation. L'aspect des plaies de mauvaise nature s'est complétement modifié.

Il n'est plus question des propositions de M. Adriane concernant le logement des troupes chez l'habitant.

Bergame, Côme et Rho sont les trois points vers lesquels les troupes seront dirigées pour désencombrer la ville.

Le chemin de fer nous est rendu. 300 hommes partiront après-demain, à une heure après-midi, pour Gênes.

L'état sanitaire général est satisfaisant.
                CUVELLIER, médecin en chef des hôpitaux de Milan.

M. le D\u1d63 Boudin, médecin en chef des hôpitaux de Gênes, est désigné pour remplacer M. le baron Larrey comme médecin en chef de l'armée pendant l'occupation et se rend à Milan.

M. le D\u1d63 Malapert est désigné pour remplacer M. Boudin comme médecin en chef des hôpitaux de Gênes.

Alexandrie, 6 août 1859. — M. le médecin principal Cazalas,

Je viens de recevoir de M. l'intendant général une dépêche relative à un rapport d'ensemble à faire sur les hôpitaux d'Alexandrie.

N'étant chargé que depuis peu de temps du service hospitalier dans la place, et par conséquent n'ayant eu que vaguement connaissance de ce qui concerne ce service, j'ai plus que tout autre besoin des renseignements des personnes dont les hôpitaux d'Alexandrie sont véritablement l'œuvre.

Je viens donc m'adresser à vous, monsieur le médecin principal, pour vous prier de vouloir bien, en ce qui concerne la partie médicale principalement, me donner votre opinion sur les faits passés, et me permettre de joindre votre rapport particulier à celui que je rédigerai sur l'ensemble des hôpitaux de ma circonscription.

Comme vous avez visité les hôpitaux d'Acqui, Asti, Novi, Tortone, Valenza
et Voghera, je vous prie de vouloir bien m'en dire un mot.

BAUDRY, adjoint à l'intendance.

Gênes, 6 août. — M. le médecin en chef de l'armée,

J'adresse copie du rapport de M. Contessi, médecin sous-aide, à M. le sous-
intendant militaire, à Alexandrie, en l'invitant à prendre les mesures nécessaires
pour faire disparaître les points défectueux signalés.

J'appelle particulièrement son attention sur les départs des évacuations.

Les wagons des malades ajoutés aux trains de marchandises, ou de petite vitesse,
mettent en route plus de cinq heures, ce qui est préjudiciable aux malades, attendu
que certains stationnent trop longtemps dans les gares.

Les convois de malades partant le soir d'Alexandrie doivent toujours venir par
la grande vitesse, et même il faut éviter d'en expédier après sept heures, à moins
de cas d'urgence, et alors il faut prévenir suffisamment d'avance pour pouvoir réunir
les moyens de réception.

Les hôpitaux de Gênes sont très-éloignés de la gare du chemin de fer, et le
service de nuit est très-pénible pour les malades surtout, qui en souffrent considérablement.   DE CAMBIS, intendant militaire.

Marseille, 7 août 1859. — M. Vaillant, médecin inspecteur, président du
conseil de santé,

Depuis le 28 juillet, date de ma dernière lettre sur la pourriture d'hôpital,
pas un nouveau cas ne s'est déclaré ni dans nos salles, ni au dehors.

Le nombre des malades isolés n'est plus aujourd'hui que de trois. Les autres
ont été réintégrés dans les salles ordinaires, où leurs plaies se réparent avec une
remarquable rapidité et marchent vers une guérison prochaine. J'ai eu l'honneur
de les présenter ce matin à M. l'inspecteur baron Larrey, qui les a tous vus avec
un vif intérêt.

J'avais prévenu les désirs du conseil de santé en faisant, dans le traitement
de la pourriture d'hôpital, l'essai de la poudre de MM. Corne et Demeaux, dès que
la presse médicale a en fait connaître la composition. Le patronage de M. Velpeau
n'était-il pas suffisant pour exciter à en faire l'application ?

Je touche au terme de cette fâcheuse complication des plaies; aussi ne m'a-
t-il été permis de faire l'essai de la poudre désinfectante que sur un très-petit
nombre de plaies. Il eût été imprudent de s'exposer à contrarier la marche de
celles qui étaient en bonne voie d'amélioration. Cependant, sur trois malades chez
lesquels l'affection ne paraissait pas encore enrayée après une première cautérisation.
tion. la poudre de coaltar n'a produit qu'un résultat immédiat, celui de la désin-

fection, ou peut-être de la substitution d'une odeur à une autre, sans modification dans la quantité et la nature du pus, qui reprenait son odeur caractéristique au pansement suivant. Aucun changement n'est survenu après trois jours d'essais dans la nature et l'aspect de ces plaies, dont la désorganisation croissante m'a forcé à recourir au fer rouge.

L'alun, le perchlorure et le persulfure de fer et les acides sont encore, au début, des modificateurs plus puissants de la pourriture d'hôpital que la poudre désinfectante, épithète qui résume la plus grande et peut-être la seule de ses propriétés.

Je dois cependant convenir que son application n'est point douloureuse, même sur une grande surface ulcérée, et que son emploi peut trouver de nombreuses indications dans la pratique chirurgicale, par sa propriété désinfectante.

VILLAMUR, médecin en chef des hôpitaux de Marseille.

Gênes, 8 août. — M. l'intendant,

Il est bien souvent difficile de recevoir avec méthode les convois de malades dirigés de l'intérieur sur Gênes. Quels sont les motifs qui s'y opposent? En premier lieu, les détachements sont formés avec une telle précipitation, aux divers points de départ, qu'ils arrivent sans feuilles d'évacuation et même sans feuilles d'appel, quelquefois sous la conduite d'officiers de troupe, malades eux-mêmes, et auxquels on a simplement consigné les hommes sans aucune pièce; d'autres fois avec un simple infirmier, souvent même sans conducteur aucun. Ni les uns ni les autres ne savent répondre sur les différences d'effectif qui peuvent se produire, surtout si lorsque les convois de malades évacués sont mélangés dans le même train, avec des détachements rejoignant leurs petits dépôts, expédiés eux-mêmes avec moins d'ordre encore. Alors ce n'est qu'avec une peine extrême et beaucoup de patience que l'on parvient à distinguer à peu près les malades des hommes soi-disant valides.

En second lieu, les évacuations se composent parfois d'hommes beaucoup moins malades que la plupart de ceux qui sont dirigés sur leurs petits dépôts, ce qui fait que d'une part le service hospitalier est obligé de distinguer et de recevoir les vrais malades compris parmi ces derniers, et de faire entrer à l'hôpital, par évacuation, des détachements presque entièrement formés de militaires qui, évidemment, n'en ont pas besoin.

Ces mélanges de malades, de convalescents et de traînards a pour effet de produire des poussées de malades telles, qu'il n'y aura bientôt plus moyen de suffire à ces arrivages. Il en résulte un surcroît de besogne auquel il est bien difficile de faire face, surtout si l'on considère qu'en dehors du travail si laborieux et si répété d'entrées et de sorties, par évacuations et par billets, les divers établissements doivent s'occuper du travail non moins minutieux des sorties par évacuations sur France et sur Savone.

Il est encore à considérer que les sorties par évacuation ne peuvent balancer les entrées, et que les médecins, dans le but de faire de la place, ont pressé les sorties des faux malades, au point de formuler ces sorties à leur première visite; mais avec le mouvement de ces jours-ci, il est évident que le travail ne pourrait plus se faire si l'on persistait dans cette voie.

Il est donc à désirer : 1° que les détachements de malades soient formés avec plus de soin, et que les hommes qui n'ont pas sérieusement besoin de l'hôpital soient séparés des précédents et, autant que possible, expédiés sur Gênes, par convois distincts ; 2° si l'on ne peut faire des convois distincts, de veiller à ce que les diverses catégories de militaires soient placées sous la conduite d'un chef, et réunies les unes après les autres dans des séries de wagons faciles à distinguer ; 3° que les divers petits détachements de malades qui se concentrent à Alexandrie soient mis en route sur Gênes par un convoi unique, autant que possible ; 4° qu'un ordre général règle le départ de ces convois de manière qu'ils n'arrivent pas à Gênes au milieu de la nuit et même après minuit, comme il est advenu au train qui a amené ce matin, à 3 heures 20 minutes, 280 malades et autant d'hommes rejoignant leurs petits dépôts, et mis en route sans ordre et sans méthode.

J'ai signalé précédemment à M. l'intendant l'inconvénient très-regrettable qui se produit pour les malades et blessés, dans la lenteur de la marche des trains et dans leurs arrêts répétés à diverses gares, où les hommes sont restés parfois plusieurs heures, et une fois, entre autres, sans recevoir d'aliments pendant les 30 heures qu'a duré le trajet de Brescia à Gênes.   *Signature illisible.*

SITUATION DE L'ARMÉE D'OCCUPATION A LA DATE DU 9 AOUT.

Maréchal Vaillant, quartier général à Milan.

1re division, général d'Autemarre, à Milan.

1re brigade, général Neigre. 3e zouaves, 75e et 89e de ligne.

2e — général Corréard. 93e et 99e de ligne.

13e batterie du 7e et du 8e d'artillerie, 2e compagnie du 1er bataillon du 2e régiment du génie.

2e division, général Uhrich, à Bergame.

1re brigade, général Grandchamp. 14e bat. de chasseurs, 18e et 26e de ligne.

2e — général du Bourget (Lodi et Créma). 80e et 82e de ligne.

5e et 6e batteries du 9e d'artillerie, 3e compagnie du 1er bataillon du 3e régiment du génie.

3e division, général Bazaine, à Pavie.

1re brigade, général Goze. 1er zouaves, 33e et 34e de ligne.

2e — général Dumont. 37e et 78e de ligne.

12e batterie du 12e et 9e du 13e d'artillerie, 6e compagnie du 2e bataillon du 1er régiment du génie.

4e division, général de Failly, à Plaisance.

1re brigade, général O'Farrell. 15e bat. de chasseurs, 2e et 53e de ligne.

2e — général Saurin. 55e et 76e de ligne.

7e batterie du 10e et 12e du 13e d'artillerie, 3e compagnie du 2e bataillon du 3e régiment du génie.

5e division, général Bourbaki, à Casal-Maggiore.

1re brigade, général Vergé. 18e bat. de chasseurs, 11e et 14e de ligne.

2e — général Ducrot. 46e et 59e de ligne.

7e batterie du 9e et 12e du 11e d'artillerie, 1re compagnie du 1er bataillon du 2e régiment du génie.

Cavalerie :

Brigade de hussards, général de Lapérouse, à Milan.

6e et 8e hussards, 4e batterie du 14e d'artillerie.

Brigade de chasseurs, général de Rochefort, à Novi.

2e et 10e chasseurs, 6e batterie du 15e d'artillerie.

Réponses à quelques questions posées aux médecins militaires français, chefs des services hospitaliers en Italie, d'après les ordres de M. l'intendant général, chef des services administratifs de l'armée.

[Nous avons extrait des divers rapports des médecins les réponses individuelles relatives à chaque question posée, afin de les réunir et d'éviter ainsi des répétitions inutiles. Nous ne connaissons pas les rapports d'ensemble adressés par MM. les sous-intendants.]

PREMIÈRE QUESTION. — *Appréciation générale sur l'ensemble du service, notamment dans les hôpitaux civils, gérés par des commissions administratives.*

Les questions sur lesquelles je suis appelé à faire un rapport, m'ayant été adressées seulement hier, à une heure avancée de la journée, et ma réponse devant être envoyée demain à M. le médecin en chef des hôpitaux de Gênes, je ne puis, au lieu de l'examen approfondi et du développement que ces questions comportent, me livrer, faute de temps, qu'à des considérations sommaires.

Cette appréciation d'ailleurs est assez délicate. L'ensemble du service des hôpitaux, dans une ville comme Gênes, est sous la direction et la responsabilité de l'intendance militaire. Dans cette situation, un médecin en chef d'hôpital, subordonné à l'intendance, peut-il faire un examen critique du service des hôpitaux en général, c'est-à-dire contrôler les actes de l'intendance ? Dans tous les cas, je ne peux accepter cette mission, et je me bornerai à parler du service de l'hôpital du Séminaire, c'est-à-dire de la part qui incombe à ma responsabilité personnelle, dans le service médical de Gênes.

Les différents services de l'hôpital du Grand Séminaire ont été rapidement établis. Ouvert le 27 mai, l'hôpital était, peu de jours après, en mesure de recevoir des malades. Le local, bien situé, vaste, aéré, était dans de bonnes conditions pour être approprié à sa nouvelle destination.

Le local était divisé en une multitude de cellules, destinées aux hôtes du séminaire. Cette disposition rendait le service difficile et s'opposait à la libre circulation de l'air. Toutes les cloisons ont été abattues et les cellules transformées en une vaste salle de 250 lits. C'est beaucoup trop de malades réunis sur un point. En tout l'hôpital comporte 500 lits.

Pendant les premiers jours seulement, quelques malades ont dû coucher sur des paillasses; mais au bout de huit jours, chaque lit était pourvu de son matelas.

Pendant quelques jours aussi j'ai été chargé de la surveillance du service médical de nos malades dans les deux hôpitaux sardes, militaire et civil; mais alors, le service à Gênes était à son début. Je laisse donc le collègue qui m'a remplacé, et qui est plus autorisé que moi, traiter ce sujet avec développement.

Je dirai seulement que si nos malades me paraissaient soignés avec sollicitude, mes observations à l'hôpital sarde n'étaient pas toujours bien accueillies; l'administration souffrait avec peine, malgré les formes les plus adoucies que je pouvais employer, un contrôle qui paraissait la blesser. Il n'en était pas ainsi à l'hôpital civil, où les médecins, étant aussi les administrateurs, ne demandaient pas mieux de trouver un guide pour leur faciliter l'exécution de nos règlements.

Les soins des médecins étaient assidus, mais leurs doctrines médicales n'étaient pas en harmonie avec les nôtres. Je ne me permets pas de blâmer : je constate. Les médecins civils n'ont pas autant d'autorité que nous sur nos malades, et sans la surveillance active d'un médecin militaire, le séjour de l'hôpital, pour un assez grand nombre d'hommes, se prolongerait au détriment du service.

LAGRAVE, médecin principal.

Les hôpitaux d'Alexandrie sont de deux sortes. Les uns sont desservis par les médecins, l'administration et les infirmiers sardes, et les autres par les médecins, l'administration et les infirmiers français. Il n'y a presque pas eu de mélange, et ce n'est que d'une manière tout à fait exceptionnelle que nos médecins, nos infirmiers ont fait du service dans les hôpitaux sardes. Nos médecins y ont fait des pansements dans les cas d'urgence, et des infirmiers y ont été attachés plutôt à titre de plantons que comme infirmiers, comme surveillants plutôt que pour servir les malades. Ce mélange, gênant pour tout le monde, est une mauvaise condition pour le service.

CAZALAS, médecin principal.

A Turin les officiers seulement ont été traités à l'hôpital piémontais de l'ordre de Saint-Maurice et Lazare, géré par une commission administrative, disposant de ressources nombreuses et d'un beau local. Sous le rapport médical, les officiers ont été aussi bien que possible, et l'objet de la sollicitude constante d'un homme instruit et capable, M. Borelli, chirurgien en chef de l'établissement ; mais le régime alimentaire laissait beaucoup à désirer, parce qu'il était toujours préparé suivant les habitudes locales, qui diffèrent beaucoup des nôtres.

Tous les hôpitaux français de la place de Turin ont été gérés par l'administration française, et le fonctionnement en a été aussi satisfaisant que possible, malgré les difficultés du début, par suite du manque presque absolu du personnel médical et administratif, ainsi que du matériel nécessaire pour assurer la régularité et la parfaite exécution du service.   SALLERON, médecin principal.

L'ensemble de l'exécution du service, à Milan, a retiré un grand avantage de la réduction du personnel nombreux composant la commission de salubrité primitivement instituée. La création d'un directeur supérieur a permis de substituer l'unité à la confusion.   CUVELLIER, médecin principal.

L'hôpital San Benigno, le premier hôpital militaire établi à Gênes, a été installé, et, dès son début, administré comme nos hôpitaux de France. Chaque jour a apporté à son fonctionnement les améliorations jugées tout d'abord ou reconnues plus tard indispensables. Je n'ai donc pas à répondre aux deux premières questions.   MAUPIN, médecin principal.

DEUXIÈME QUESTION. — *Modifications qui devraient être apportées pour réaliser des améliorations, si l'état actuel devait se prolonger.*

Les modifications à apporter dans le service des hôpitaux de Gênes sont suffisamment demontrées : amélioration des locaux, aménagements et plus grande distribution d'eau dans les établissements, augmentation de l'arsenal chirurgical, trop restreint. Le placement des malades dans les hôpitaux militaires et civils sardes devra cesser aussitôt qu'il sera possible de suffire aux besoins dans des établissements français.   LAGRAVE, médecin principal.

Si l'état actuel devait se prolonger, il faudrait, aussi bien dans l'intérêt de l'armée que du service médical, créer, partout où le besoin s'en ferait sentir, et autant que possible avec les ressources du pays, des hôpitaux desservis par des médecins, des officiers d'administration et des infirmiers français, ou du moins n'y admettre les Sardes qu'en sous-ordre et exceptionnellement.   CAZALAS, médecin principal.

Le seul hôpital français actuellement conservé à Turin a été installé dans un bâtiment d'une construction très-vicieuse, peu hygiénique, rendant difficile le service médical et administratif. Ce local a été accepté par nécessité, dans la précipitation

du moment ; on le conserve parce qu'il était le mieux installé de tous, et qu'il se
trouve à proximité du chemin de fer, dans une position excentrique, d'une ventilation facile. Tout au plus bon pour un hôpital provisoire, il devrait être complètement abandonné si l'on devait conserver encore plusieurs mois un hôpital à Turin,
où il serait possible de trouver un local plus convenable que celui que nous
occupons.   SALLERON, médecin principal.

Si l'état actuel devait se prolonger à Milan, il serait de toute nécessité que des
officiers d'administration français fussent adjoints aux directeurs des divers hôpitaux, pour assurer l'exécution du service d'une manière uniforme. Des infirmiers
français devraient être, dans la proportion d'un pour trente malades, attachés au
service des salles, et donner l'exemple aux infirmiers indigènes. A chaque hôpital
un médecin français prendrait la direction du service médical. Cette direction médicale, facile à imprimer au moment même de la création des hôpitaux extemporanés
et de l'extension donnée provisoirement aux hôpitaux déjà établis, devient extrêmement délicate après que le dévouement et le patriotisme des médecins italiens a tout
d'abord présidé à la création et à l'installation d'hôpitaux destinés à recevoir des
blessés arrivant en foule et de trois nations différentes.

                                CUVELLIER, médecin principal.

Les modifications qu'il serait utile de provoquer à l'hôpital de Saint-Sylvestre
à Gênes, si l'état actuel devait se prolonger, portent sur deux points principaux.
La plus grande partie des salles sont de petites chambres, contenant au plus cinq
ou six lits. Cette division multipliée s'explique par la destination antérieure de ce
bâtiment, qui était un couvent de femmes. On pourrait remédier à cet inconvénient
en abattant les cloisons des cellules, comme on l'a déjà fait dans une des ailes. La
deuxième amélioration désirable consiste dans le remplacement des fournitures sardes
par des fournitures françaises. Les fournitures sardes sont en fort mauvais état, peu
solides, étroites et surtout malpropres.   BLANVILLAIN, médecin-major.

TROISIÈME QUESTION. — *Observations sur la salubrité des locaux, du pays, et sur
l'influence qu'elle a exercée sur la marche des maladies.*

L'hôpital du Séminaire à Gênes, malgré le quartier populeux au milieu duquel
il est situé, est, par sa situation élevée, dans de bonnes conditions hygiéniques ;
depuis son ouverture on n'a constaté aucune épidémie ; la mortalité a été insignifiante, et il n'y a pas eu de constitution médicale caractérisée. Les maladies observées ont été celles de la saison correspondante. Au début il y a eu quelques
varioles et quelques fièvres typhoïdes ; puis, plus tard, des diarrhées et des
dyssenteries ; depuis quelque temps les fièvres typhoïdes reparaissent plus
nombreuses.   LAGRAVE, médecin principal.

Les locaux servant d'hôpitaux à Alexandrie laissent généralement à désirer sous le rapport de la salubrité. Dans les hôpitaux divisionnaires, San Stephano et Sainte-Claire, qui n'ont jamais été encombrées, la mortalité n'a offert rien d'extraordinaire ; tandis qu'au Collége national, à Sainte-Marthe, et au Séminaire, encombrés outre mesure au début, les maladies ont pris de suite un caractère typhoïde, quelques plaies se sont recouvertes de pourriture d'hôpital, et les unes et les autres, sous l'influence de cet encombrement, se sont aggravées, et ont déterminé une mortalité plus grande que dans les autres établissements. Le désencombrement proposé par nous, opéré, et les moyens de désinfection mis en usage, les blessures et les maladies ont offert quelque temps après les mêmes formes et les mêmes caractères que partout ailleurs. CAZALAS, médecin principal.

Les influences fâcheuses qui par moments à Turin ont pesé sur nos malades depuis le 1er juin sont moins le résultat des mauvaises conditions hygiéniques que présentaient les bâtiments cédés à l'administration française pour l'installation de nos hôpitaux que de l'encombrement qui a existé pendant quelques jours au début ; mais les influences climatériques et les chaleurs excessives que nous supportons depuis six semaines ont exercé une influence malfaisante si directe et si appréciable, surtout sur nos blessés, qu'on doit regarder ces deux causes comme les plus actives de toutes celles qui ont compromis le résultat des opérations, enrayé la convalescence des affections fébriles et retardé la guérison de toutes les blessures.

SALLERON, médecin principal.

En général, à Milan, les locaux ont été choisis avec soin et présentent de bonnes conditions hygiéniques. S'il est avantageux de placer certains fiévreux et certains blessés sous les portiques, les malades présentant de grandes suppurations ou les amputés doivent constamment être traités dans les salles. C'est dans ces lieux, où les transitions de température sont brusques, de même que dans les églises qui ont reçu des blessés, que les affections tétaniques et l'infection putride se sont de préférence developpées. Le voisinage de canaux de navigation nous a paru nuisible aux amputés opérés dans les hôpitaux placés à leur proximité. La disposition générale des fenêtres trop élevées a toujours été préjudiciable à l'aération des régions inférieures des salles, aération qu'il est si nécessaire d'obtenir. La plupart des hôpitaux créés extemporanément ont offert cet inconvénient.

CUVELLIER, médecin principal.

La salubrité des locaux qui constituent l'hôpital Saint-Sylvestre à Gênes ne laisse rien à désirer ; seulement une pièce, qui a été destinée au casernement des infirmiers, est dans de fort mauvaises conditions sous le rapport de l'aération et de la lumière, qui manquent, de l'humidité et de la mauvaise odeur qui y règnent. Nous avons plusieurs fois signalé cet inconvénient grave. Le climat de Gênes et la situation géographique de cette ville n'ont exercé aucune influence fâcheuse sur les maladies que nous avons eu à traiter. Aucune affection endémique ou épidémique n'ont été à signaler. Les maladies les plus communes ont été les diarrhées, les dyssenteries, quelques varioles et quelques fièvres typhoïdes, toutes peu nombreuses et sans constitution médicale bien tranchée. La marche des plaies et blessures d'armes à feu a été on ne peut plus favorable ; toutes sont arrivées promptement à guérison. Je n'ai remarqué qu'un seul cas, assez léger du reste, de pourriture d'hôpital ; il a été très-promptement modifié par l'emploi d'un mélange à parties égales de jus de citron et d'alcool camphré.   BLANVILLAIN, médecin-major.

A Gênes, la caserne nouvelle de San Benigno, dont les circonstances ont fait tout à coup un hôpital temporaire, s'est, par sa position, son installation et sa distribution, trouvée du premier coup assez bien accommodée aux besoins capitaux d'un hôpital. Les faits ont justifié, jusqu'à ce jour, le choix dont elle avait été l'objet.

Du 8 mai au 1er août San Benigno a reçu 7,212 malades, ainsi classés :

Fiévreux..	2,901	Vénériens.	802
Blessés.	3,455	Galeux.	54

115 hommes seulement y sont morts. Jusqu'au 20 juillet il n'avait été fait qu'un très-petit nombre d'évacuations sur France : celles-ci ne se sont multipliées et suractivées que depuis la fin de juillet. Les blessures en particulier et les opérations qu'elles ont motivées se sont généralement terminées heureusement. On ne compte que 25 morts au titre des maladies chirurgicales. Les trois quarts au moins des opérations consécutives qui y ont été faites ont été suivies de succès. La pourriture d'hôpital y a bien fait quelques apparitions, apportée, à mon avis, dans les salles de malades, mais née de toutes pièces dans le pavillon des officiers. Elle n'a été ni grave ni tenace ; il y a plus : les pourritures d'hôpital venues de loin s'y sont presque toujours modifiées promptement d'une manière heureuse. Je dois ajouter, toutefois, que l'époque où les grandes chaleurs ont dominé, correspond à celle où la possibilité de faire de fréquentes ou larges évacuations sur France nous a permis, non-seulement d'éviter tout encombrement, mais encore de laisser de temps à autre un certain nombre de places libres dans les salles.

Concluons : les maladies, les blessures et les opérations se sont bien trouvées de San Benigno et du climat de Gênes.

QUATRIÈME QUESTION.—*Opinion sur le fonctionnement mixte qui a eu lieu dans beaucoup d'hôpitaux de médecins militaires français et de médecins civils italiens.*

Les médecins civils italiens qui ont été requis comme médecins traitants à l'hôpital du Grand Séminaire à Gênes étaient des hommes instruits ; ils ont fait leur service avec zèle et conscience. L'un d'eux, chargé du service chirurgical, a déjà été remplacé par un médecin militaire. Il a constamment fait preuve dans son service de capacité et de dévouement.

Les sous-aides italiens requis ont mis toute la bonne volonté désirable ; mais, à part un ou deux, ils étaient en général d'une capacité médiocre. Quelques-uns même étaient tout à fait inexpérimentés.

Malgré leur zèle et leur capacité, les médecins italiens n'inspirent pas à nos malades la confiance désirable. Les soldats sont habitués à leurs médecins, et ils ont une tendance à abuser de la bienveillance d'hommes auxquels ils ne supposent pas la même autorité qu'aux officiers de santé militaires. La discipline en souffre. En résumé, les médecins italiens nous ont rendu des services dont il aurait été impossible de se passer dans les circonstances qui se sont présentées ; mais leur immixtion dans le service de nos hôpitaux constitue un mauvais fonctionnement, en ce sens qu'ils n'ont pas assez d'autorité sur le soldat, et qu'eux-mêmes échappent également souvent à celle du chef. LAGRAVE, médecin principal.

Ce n'est qu'après le combat de Montebello et la bataille de Magenta que les médecins français ont dû faire des pansements dans les hôpitaux sardes à Alexandrie. C'était alors une nécessité absolue, mais ce système n'est applicable qu'en cas d'urgence. C'est de part et d'autre une gêne constante, dont les malades ont nécessairement à souffrir. Comme subordonnés, les médecins italiens peuvent, sans doute, rendre des services ; mais ces services ne peuvent être comparés à ceux rendus par les médecins militaires français ; les difficultés de la langue et les habitudes différentes de nos soldats dispensent d'autres explications.

CAZALAS, médecin principal.

Au début, j'étais seul à Turin pour surveiller trois divisions de fiévreux et deux divisions de blessés confiées à des médecins civils piémontais. Le service des fiévreux, fait par trois médecins expérimentés, pleins de zèle et d'intelligence, a toujours marché régulièrement.

Le service des blessés, confié à des médecins civils qui se croyaient chirurgiens parce qu'ils étaient docteurs en médecine et en chirurgie, a laissé énormément à désirer sous le rapport pratique ; obligé de tout surveiller, de faire toutes les opérations que je ne pouvais confier à des mains inhabiles et inexpérimentées, je n'ai pu tout voir ; je n'ai pu, surtout, voir assez les blessures graves pour remplir les indications en temps opportun et pratiquer les opérations aussi à propos qu'il eût été nécessaire de le faire, malgré le choix que j'avais fait de praticiens connus et assez libres de leur temps pour en consacrer une grande partie à nos blessés ; ils manquaient d'habitude et de la hardiesse nécessaire pour traiter convenablement et avec succès des blessures aussi graves et aussi complexes que celles que nous avions. Médecins et chirurgiens étaient dans l'ignorance complète du service des hôpitaux militaires français ; inconvénient fâcheux qui rendait la surveillance plus difficile, allongeait les visites et retardait ainsi les distributions d'aliments et de médicaments. C'est une duré épreuve ; je désire sincèrement ne pas être obligé de

la subir encore. La chirurgie de bataille ne peut être convenablement faite que par
des chirurgiens militaires; si ceux-ci ne sont pas assez nombreux, il faut au moins
qu'ils soient toujours en nombre suffisant pour traiter ou pour surveiller de près
les cas graves et pratiquer les opérations difficiles.

SALLERON, médecin principal.

Quelquefois à Milan, malgré nos vives instances, les médecins italiens ont
oublié de nous appeler en consultation pour des cas importants de chirurgie. Nos
soins constants ont tendu à aller au-devant des inconvénients qui pourraient résulter
de cet oubli, qui ne s'explique probablement que par un excès d'empressement et de
zèle. Les médecins français n'ont cessé de prendre une part active dans la pratique
médicale et chirurgicale, tout en laissant agir les médecins italiens dans la mesure
des convenances et en tenant compte de la nécessité de leur intervention.

CUVELLIER, médecin principal.

Quatre sous-aides civils requis ont été employés depuis le 20 juin jusqu'au
20 juillet à l'hôpital Saint-Sylvestre, à Gênes; l'éducation médicale de ces jeunes
gens était fort peu avancée, ils ne connaissaient absolument rien du fonctionnement
militaire du service de nos hôpitaux. Cependant je dois dire à leur éloge qu'ils ont
montré toujours la meilleure volonté, et que déjà ils commençaient à bien faire, et
qu'avec plus de temps ils auraient pu acquérir l'aptitude nécessaire pour faire un
service à peu près sortable. Néanmoins, c'est toujours une chose fâcheuse d'être
obligé de recourir à des étrangers pour notre service, car dans ces moments difficiles ce ne sont pas des élèves qu'il faut, ce sont des aides formés. Nous avions déjà
reconnu cet inconvénient pendant la campagne d'Orient.

BLANVILLAIN, médecin-major.

Quant à mon opinion sur le fonctionnement mixte qui a eu lieu à San Benigno, de médecins militaires français et de médecins civils italiens, je n'hésite pas à
la formuler. Nul n'a eu en main plus d'éléments que moi, pour se former une conviction à cet endroit; nul aussi n'a donné plus de bon vouloir à la réussite d'un
essai qui n'allait nullement à ses idées : en admettant que, dans des circonstances
analogues à celles que nous venons de traverser, une ville nous donne ses meilleurs
praticiens, il en résultera toujours, pour le service, les inconvénients qui suivent :

1° Le médecin italien ne parle pas, ou parle mal la langue de l'homme qu'il
est appelé à soulager. Le premier élément de sympathie, le premier trait d'union
entre le malade et le médecin manque dès lors; 2° le médecin civil n'a nul habitude du service, de sa constitution, de ses exigences, si nombreuses, si pressantes
et si impérieuses en temps de guerre. On dépense, à les lui faire connaître, à les lui
faire appliquer d'une manière presque toujours imparfaite, irrégulière, un temps
que les malades et les blessés réclament sans partage; 3° le même médecin civil n'a

nulle habitude des maladies de l'homme de guerre, et jusqu'à ce qu'il ait entrevu les différences que le traitement des maladies de l'homme en campagne comporte, par rapport à celui des affections individuelles, il en résultera pour le malade des hésitations dont celui-ci aura tout naturellement à souffrir. Ces réflexions s'appliquent plus étroitement au médecin civil, appelé tout à coup à faire de la chirurgie de guerre. La plus grande aptitude ne le sauve pas de l'embarras, pendant un certain temps du moins, où le place l'inexpérience de la chose. Les faits se pressent ici à l'appui de mon opinion; 4° le médecin civil devenu momentanément votre collaborateur, a sa maison, sa clientèle à lui; tout cela l'éloigne de vous d'abord, et l'occupe nécessairement une partie de la journée. Vienne un ordre dont l'exécution ne souffre pas de retard, et voilà le chef responsable du service de l'établissement dans le plus grand embarras ! Il n'a pas, ni pour ces ordres qui viennent le surprendre à chaque moment, ni pour les évacuations qui se reproduisent à l'improviste le plus souvent, il n'a pas, dis-je, le concours sur lequel il peut toujours compter, quand il a à ses côtés un personnel à lui, façonné comme lui à toutes les surprises du service; 5° terminons par une réflexion capitale : il faut à l'homme de guerre un médecin préparé de longue main à l'étude de ses maladies ; un médecin qu'il trouve toujours près de lui, sur le champ de bataille comme à l'hôpital; un médecin qui se soit associé à ses fatigues, à ses privations, à ses dangers; dont il connaît par lui-même ou par les autres le dévouement et l'aptitude; à celui-là il ne marchandera jamais les sacrifices qui lui seront demandés, ni la confiance qu'on cherchera à lui inspirer; il se défiera toujours de l'autre. Qui n'a pas entendu vingt fois, dans cette campagne, l'expression du bonheur qu'éprouvait le soldat en passant d'une main étrangère dans celle du médecin-soldat comme lui!...

Quant aux Italiens auxiliaires, ce sont eux seuls qui, pendant près de deux mois, ont suffi aux pansements à San Benigno. Un certain nombre d'entre eux, plus ou moins dégrossis dans cet établissement, ont été donnés plus tard aux autres hôpitaux. La plupart de ces auxiliaires ont fait preuve de bonne volonté, quelques-uns d'aptitude ; ils étaient en général dociles et faciles à manier ; mais tous, quel que fût le degré de leur instruction, arrivaient neufs au service des salles. Or, ce n'est pas en quelques semaines, au milieu de préoccupations qui absorbent toute votre énergie physique et morale, qu'on peut dresser suffisamment bien un élève à la pratique du service des salles. Je le répète, le temps qu'on met à cela est un temps précieux, perdu pour le service réel. En campagne, il nous faut des aides qui sachent faire, et non des aides à former. Ce n'est plus le temps de la théorie ; c'est le moment de l'application, et d'une application intelligente et prompte. La besogne, dans le cas dont il s'agit, a été d'autant plus pénible et plus ingrate que dresseurs et élèves se comprenaient mal; aussi bien, si je n'avais eu à ma disposition un certain nombre de sous-officiers habitués à la tenue des cahiers, je ne me serais pas tiré d'affaire. Les teneurs de cahiers de ce genre, quand le choix est bien fait, sont une ressource précieuse, une véritable utilité en campagne. Quant aux infirmiers panseurs, quelques-uns ont fait leurs preuves ici. Je me suis ailleurs expliqué sur leur utilité réelle. Je la comprends là où leur intervention se fait toujours de la même façon et presqu'automatiquement, comme dans les services des fiévreux en particulier. Dans la chirurgie de guerre, où le pansement, comme tout le traitement en général importe tant à la guérison, je n'admets pas qu'on puisse confier impunément le pansement, dans certains détails même, à un infirmier, à moins qu'il ne soit toujours surveillé et dirigé. Or, un aide de cette sorte n'est plus un aide. Je ne suis pas tout à fait de l'avis de ceux qui, pour sauver sans doute leur inexpérience ou leur aptitude moindre, professent que *plus* ou *moins bien* dans l'opération comme dans le pansement *importe médiocrement à la chose;* que la nature arrange le tout à sa façon. J'ai foi dans mon intervention, et, pour qu'elle soit véritablement utile, je veux qu'on la demande à des mains suffisamment bien façonnées. MAUPIN, médecin principal.

CINQUIÈME QUESTION. — *Opinion sur les services rendus par les médecins sous-aides requis en France et sur ce qui devrait être fait, si des circonstances analogues à celles qui se sont produites se représentaient.*

Ceci touche à une question grave et importante. Il s'agit, en réalité, de savoir si les sous-aides sont, oui ou non, nécessaires à la bonne exécution du service dans les hôpitaux et les ambulances. Pour mon compte personnel, je les crois non-seulement nécessaires, mais indispensables. Mais la question est posée autrement, je vais y répondre.

Les services rendus par les étudiants requis en France ont généralement été meilleurs que ceux des étudiants requis en Italie. En tenant seulement compte de la difficulté de se comprendre entre gens ne parlant pas la même langue, la réquisition des étudiants français est déjà un avantage. Mais en outre, à bonne volonté égale, la capacité médicale des élèves français s'est montrée supérieure à celle des Italiens. En général, les jeunes étudiants requis en France ont quelque instruction et ont fait preuve jusqu'ici d'un zèle et d'une bonne volonté dignes d'éloges. Il est fâcheux seulement qu'ils soient venus si tard en Italie et au moment de la conclusion de la paix, c'est-à-dire quand on aurait pu se passer de leurs services. Deux cents de ces jeunes gens répartis dans les diverses ambulances eussent été d'un grand secours sur les champs de bataille de Magenta et de Solférino.

Est-ce à dire qu'envoyés à temps à l'armée d'Italie, ils eussent rempli toutes les conditions désirables? Non. Le personnel du service de santé d'une armée ne s'improvise pas. Dans les derniers degrés de la hiérarchie comme dans les premiers, il faut une initiation, une expérience qui ne s'acquièrent qu'avec le temps et la pratique dans les hôpitaux militaires. Si le grade de sous-aide n'est pas rétabli dans la hiérarchie et si l'on prévoit que, dans l'avenir, on puisse de nouveau avoir besoin de sous-aides requis, il faut à l'avance placer des sujets dans les divers hôpitaux militaires de France. Là, ils apprendront d'abord et avant tout la discipline, c'est-à-dire le respect de la hiérarchie, l'habitude de se conformer aux ordres reçus. Ils s'initieront aux habitudes et aux besoins du soldat. Enfin, ils apprendront le fonctionnement du service de santé militaire dans toutes ses parties; alors seulement ils seront en état d'être à l'armée de vrais et utiles aides.

LAGRAVE, médecin principal.

Les sous-aides requis en France ne nous ont rendu que peu de services, attendu qu'ils ne sont arrivés qu'à la fin de la guerre, et qu'un temps toujours assez long leur est nécessaire pour apprendre le fonctionnement de nos hôpitaux. Je considère les sous-aides comme absolument indispensables pour bien faire le service dans les hôpitaux militaires en temps de paix comme dans les ambulances en campagne. Je regarde donc leur rétablissement, avec des conditions différentes de celles d'autrefois, comme nécessaire. Les sous-aides requis ne peuvent pas remplacer, en temps de guerre, les sous-aides titulaires; on ne trouve chez eux, généralement, ni la discipline, ni l'instruction, ni la pratique, ni le zèle, ni le dévouement de nos anciens sous-aides. Et, si des circonstances analogues à celles-ci venaient à se reproduire, le seul moyen d'assurer le service médical dans le cas où les sous-aides titulaires ne seraient pas rétablis, ou dans celui où leur nombre serait reconnu insuffisant, serait de faire appel aux étudiants en médecine dès l'ouverture de la campagne, au lieu d'attendre, comme on vient de le faire, que la guerre soit en pleine activité. En faisant cet appel de bonne heure, les jeunes gens seraient habitués au service des hôpitaux avant l'époque des combats et des maladies, tandis qu'en arrivant à une époque avancée de la campagne, les services ne peuvent être organisés au début, et les jeunes gens arrivent pour apprendre et se former au moment où leur présence serait si utile s'ils étaient habitués.

En résumé :

1° Nous devons savoir gré aux Italiens d'avoir reçu et soigné nos malades et nos blessés dans leurs hôpitaux et dans leurs maisons; mais ce système me paraît mauvais au double point de vue militaire et médical. — Au point de vue militaire, parce que, les médecins italiens n'ayant aucune autorité sur les soldats, ceux-ci séjournent dans les hôpitaux indéfiniment, au grand détriment de l'effectif combattant et du trésor. — Au point de vue médical, parce que l'application des moyens hygiéniques et thérapeutiques, laissant presque partout à désirer, beaucoup de blessures susceptibles de guérison deviennent mortelles, et que bon nombre de maladies, qui ne seraient que légères si elles étaient convenablement traitées, se prolongent, passent à l'état chronique et deviennent souvent mortelles quand elles sont soumises à un traitement intempestif ou insuffisant.

2° Au début de toute campagne, le premier devoir de l'administration est d'organiser le service médical comme les services de l'artillerie et du génie, c'est-à-dire de manière à pouvoir se suffire sans le concours des étrangers, dont l'introduction est, à mon avis, le plus mauvais de tous les systèmes.

CAZALAS, médecin principal.

A Turin, nous avons reçu dix sous-aides requis, mais depuis trop peu de temps pour savoir positivement ce qu'on doit attendre d'eux. Quelques-uns servent avec zèle, intelligence et paraissent devoir rendre des services ; d'autres sont peu zélés, peu aptes, servent avec une négligence ou une indifférence qui trahit leur origine, ou montre leur désir de quitter bientôt une carrière dans laquelle ils ne sont entrés que par curiosité, pour visiter l'Italie avec une feuille de route. Malgré le peu de services que paraissent, en général, devoir rendre des jeunes gens qui ne sont attachés au corps de santé militaire que provisoirement; je crois cependant, si des circonstances analogues à celles qui se sont produites se représentaient, que ce mode de recrutement serait susceptible d'être renouvelé, moyennant certaines précautions qui me semblent avoir été omises et certaines obligations qui n'ont peut-être pas été stipulées d'une manière assez catégorique.

SALLERON, médecin principal.

Douze médecins sous-aides requis en France sont employés à l'hôpital Saint-Sylvestre à Gênes, depuis le 15 juillet. L'instruction théorique de la plupart de ces jeunes gens, pris parmi les étudiants des facultés de médecine et des écoles secondaires, est à peu près suffisante. Mais l'instruction pratique, à part de rares exceptions, est complétement nulle. En général, ces jeunes gens sont peu familiarisés avec la pratique des pansements et surtout des bandages. Dans le cas où des circonstances analogues viendraient à se présenter, il serait de toute urgence, avant de les envoyer à l'armée, de les soumettre à des épreuves sérieuses, de leur faire faire une étude complète de la tenue des cahiers de visite, des relevés alimentaires et pharmaceutiques, enfin de tout ce qui concerne le roulement habituel du service des hôpitaux. Ces diverses épreuves devraient être subies le plus promptement possible afin de pouvoir envoyer ces jeunes gens à l'armée dès le commencement de la guerre ; de manière à éviter l'emploi des requis étrangers, ce qui est toujours une chose fâcheuse et nuisible au bien du service. La question peut être encore envisagée d'une autre manière. Si les sous-aides sont indispensables à la guerre, doit-on les conserver pendant le temps de paix ? Pour nous qui avons été bercés dans ces errements, la chose est évidente. Pour avoir de bons sous-aides pour la guerre, il faut nécessairement les former pendant la paix, d'autant plus que depuis quelques années nous voyons le service fait dans les grands hôpitaux militaires de l'intérieur par des requis pris un peu partout, et qui offrent réellement bien peu de garanties comme exécution. Ce même service a été fait par des aides-majors, tous docteurs en médecine ; ils ne l'ont fait qu'avec répugnance, et cela se conçoit, car ce n'est plus le rôle des docteurs en médecine, déjà âgés pour la plupart, de remplir ces fonctions subalternes, qui ne sont compatibles qu'avec la situation d'étudiants. Je ne prétends pas absolument que l'on doive rétablir les sous-aides, comme ils étaient autrefois, et sans améliorer leur position ; la mesure à prendre mérite considération. BLANVILLAIN, médecin-major.

1° Le premier recrutement de sous-aides venus de Marseille a été pauvre, misérable, détestable même, sauf quelques exceptions.

2° Parmi les autres sous-aides venus depuis, quelques-uns, promettent pour l'avenir un bon service. La masse n'a apporté ici ni amour, ni habitude sérieuse du service, ni intelligence de la discipline ou de la position dont on les honore momentanément, ni dignité suffisante.

Que conclure? Le cadre du corps de santé n'est point constitué, est moins constitué que jamais pour le service de guerre, et cependant, si l'on veut, pour le soldat en campagne, de véritables soins, le médecin militaire seul peut les donner; mais façonnez-le à l'avance. — Élargir dès lors le cadre des aides de 2ᵉ classe. — Mais l'avancement? — Arrangez-vous ; mais vous n'arriverez à des résultats sérieux qu'en rendant au corps la queue que vous lui avez enlevée à deux reprises différentes. — Les sous-aides, en un mot, point de demi-but, point de demi-moyens, point de fonctionnement mixte. Il faut, en campagne surtout, un personnel sur lequel on puisse compter à tout instant du jour. Le médecin civil n'est pas l'homme qu'il faut ; il est, en général, moins encore l'homme du soldat. Point d'auxiliaires pris parmi les élèves du lieu : il faut leur apprendre le service avant qu'ils puissent être tant soit peu utiles. Même observation pour les élèves sous-aides improvisés en France pour la campagne ; ils sont d'autant plus tièdes pour le service qu'ils ont la certitude que rien de bien sérieux ne les lie à l'armée. Le recrutement opéré dans de pareilles circonstances ne ressemble que trop souvent à du racollement. Au soldat en campagne son médecin à lui, le médecin militaire, mais le médecin militaire façonné au service depuis un temps plus ou moins long, façonné également à la discipline. MAUPIN, médecin principal.

SIXIÈME QUESTION. — *Appréciation sur les soins donnés par les infirmiers civils dans les hôpitaux créés pour les besoins de la guerre et administrés par des commissions locales.*

Je n'ai point été à même d'apprécier les services rendus par les infirmiers civils dans les hôpitaux des diverses localités, et je n'ai point d'opinion à formuler à cet égard. LAGRAVE, médecin principal.

Les hôpitaux d'Alexandrie ne se trouvent pas dans cette condition.

CAZALAS, médecin principal.

A Turin, nous avons été obligés au début de prendre des infirmiers civils à défaut d'infirmiers militaires qui étaient en nombre très-insuffisant. Recrutés dans la dernière classe des ouvriers de la ville, les infirmiers civils ont présenté au suprême degré les qualités suivantes : paresse, gourmandise, grossièreté, improbité, indifférence complète pour les malades. Il sera toujours difficile de trouver dans les populations des éléments convenables pour remplacer, en temps de guerre surtout, les infirmiers militaires dont le nombre est malheureusement toujours trop restreint dans les moments où ils sont le plus nécessaires.

SALLERON, médecin principal.

Les infirmiers civils, à part de rares exceptions, ne nous paraissent susceptibles de faire un bon service qu'autant qu'ils ont sous les yeux l'exemple d'infirmiers militaires.   CUVELLIER, médecin principal.

Dans les premiers temps de son installation, San Benigno a fait usage d'infirmiers civils pris sur place. Paresse et improbité, telles ont été les deux causes pour lesquelles on a dû se débarrasser promptement de semblables serviteurs.

MAUPIN, médecin principal.

SEPTIÈME QUESTION. — *Quelles améliorations ont été obtenues dans le régime alimentaire italien, par les observations qui ont été faites, soit par les sous-intendants, soit par les médecins français ?*

Je n'ai point connaissance des observations faites par les sous-intendants sur le régime alimentaire des hôpitaux italiens.

Je n'ajouterai rien aux observations sommaires que j'ai présentées dans ce rapport. Sans doute les errements nouveaux dans lesquels on est entré en confiant la plus grande partie de nos blessés à l'assistance publique et privée des Italiens, ouvrent un vaste champ à la discussion d'un grand nombre de questions. On jugera si l'expérience a été satisfaisante, et si, dans l'avenir, on doit persévérer dans la voie qui a été ouverte ou la condamner définitivement.

LAGRAVE, médecin principal.

Les hôpitaux français d'Alexandrie ont notablement modifié et amélioré la nourriture de nos malades. A la suite de plusieurs conférences que j'ai eues, à ce sujet, avec M. Arella, médecin en chef, on fait le bouillon comme dans nos hôpitaux, et on a ajouté au régime alimentaire habituel quelques aliments légers.

A l'hôpital Saint-Maurice et Lazare, à Turin, malgré les observations souvent faites par nos officiers blessés, malgré les recommandations de l'administration de l'hôpital, malgré le bon vouloir des sœurs et de tout le monde, il n'a jamais été possible d'obtenir une amélioration satisfaisante dans le régime, par défaut d'habitude et de savoir ; les cuisiniers ont toujours été malheureux dans leurs tentatives de cuisine française.   SALLERON, médecin principal.

En général, les médecins italiens donnent trop peu à manger à leurs malades. Le régime des hôpitaux français est bien préférable et n'apporte aucune entrave à l'exécution, en temps opportun, des prescriptions médico-chirurgicales. Pour obtenir un résultat entièrement analogue à ce qui se passe en France, il aurait fallu des cuisiniers-infirmiers français en quantité suffisante pour cette partie importante du service, quelques détails secondaires, relatifs à la préparation des aliments, étant différents dans les deux nations.

CUVELLIER, médecin principal.

Alexandrie, 11 août. — M. le médecin en chef de l'armée,

Notre service marche toujours tant bien que mal. L'administration ne peut suffire aux exigences de la situation. Votre lettre relative aux évacuations a fait de l'effet pendant deux jours, puis on a recommencé à nous envoyer des hommes fatigués qui ne font que coucher dans nos hôpitaux pour en sortir le lendemain.

L'administration piémontaise avait mis à notre disposition le collége national tout installé; le sous-intendant, je ne sais sous quel prétexte d'économie, a rendu les fournitures et tout le matériel, de sorte qu'avant-hier, débordé à San Stefano, j'ai voulu envoyer les arrivants à l'hôpital du collége, et j'ai appris qu'il n'y avait plus de matériel dans cet établissement; il nous a donc fallu encore une fois placer les malades dans les hôpitaux sardes.

Je ne sais si la note que je vous ai fournie à la hâte pour votre rapport pourra vous suffire; je vous remettrai ultérieurement un rapport complet. M. l'intendant général a demandé au sous-intendant d'Alexandrie un rapport à peu près semblable; mais comme il n'avait aucune idée de l'installation du service hospitalier, il m'a prié de lui fournir les documents dont il avait besoin.

CAZALAS, médecin en chef des hôpitaux d'Alexandrie.

Rapport à l'Empereur.

Sire,

Votre Majesté récompense les braves soldats de l'armée d'Italie par tous les honneurs d'un retour triomphal dans la capitale de l'Empire. La France assistera avec orgueil à ce spectacle plein d'émotions nationales. Elle couvrira de ses acclamations l'armée qui a si glorieusement combattu et le Souverain qui l'a guidée si héroïquement devant l'ennemi.

Mais, Sire, il reste dans le cœur généreux de Votre Majesté une préoccupation à laquelle je m'empresse à répondre. L'Empereur veut honorer la mémoire de ceux qui sont tombés sur le champ de bataille et l'environner du culte de tous les sentiments religieux. J'ai donc l'honneur de proposer à Votre Majesté le décret ci-joint, qui érige dans la nouvelle cathédrale de Marseille une chapelle funéraire dédiée à la mémoire des officiers, soldats et marins morts dans les campagnes d'Afrique, de Crimée et d'Italie. Marseille domine les rivages de la mer Méditerranée, qui a été la grande voie ouverte à nos expéditions, et la construction non encore achevée de son église épiscopale permet d'y fonder une chapelle digne de la destination qui lui sera donnée. Ainsi s'accompliront et les nobles pensées de Votre Majesté et le vœu des familles et du pays.

Le ministre secrétaire d'État au département de l'instruction publique et des cultes, ROULAND.

DÉCRET.

Une chapelle funéraire, dédiée à la mémoire des officiers, soldats et marins morts au service de la patrie pendant les campagnes d'Afrique, d'Orient et d'Italie, sera érigée dans la nouvelle cathédrale de Marseille.

Une messe y sera dite tous les jours à leur intention par un chapelain dont la nomination sera agréée par nous.

Provisoirement, cet office sera célébré dans l'église de Notre-Dame de la Garde par les soins de l'évêque diocésain.

Au palais de Saint-Cloud, le 11 août 1859. NAPOLÉON.

DÉCRET.

ART. 1er. Il est créé une médaille commémorative de la campagne d'Italie.

ART. 2. La médaille sera en argent et du module de 27 millimètres.

Elle portera d'un côté l'effigie de l'Empereur avec ces mots en légende : Napoléon III, empereur, et de l'autre côté, en inscription, les noms : Montebello, Palestro, Turbigo, Magenta, Marignan, Solférino, et en légende les mots : campagne d'Italie, 1859. Ce médaillon sera encadré par une couronne de laurier formant relief des deux côtés.

ART. 3. Les militaires et marins qui auront obtenu la médaille la porteront attachée par un ruban rayé rouge et blanc, sur le côté gauche de la poitrine.

Art. 4. La médaille est accordée par l'Empereur, sur la proposition des ministres de la guerre et de la marine, à tous les militaires et marins qui auront fait la campagne d'Italie.

ART. 5. Nos ministres d'État, de la guerre et de la marine sont chargés, chacun en ce qui le concerne, de l'exécution du présent décret, qui sera inséré au Bulletin des lois.

Au palais de Saint-Cloud, le 11 août 1859. NAPOLÉON.

Turin, 11 août. — M. le médecin en chef,

Pendant ces dix jours, nous avons reçu un grand nombre de fiévreux, qui ont été fournis par les régiments passant par Turin, pour rentrer en France. 130 fiévreux ont été évacués de l'hôpital de Suze sur celui de Turin, les moyens de transport par le mont Cenis étant insuffisants.

Deux régiments d'infanterie et un bataillon de chasseurs à pied stationnant à Turin nous ont fourni aussi beaucoup de fiévreux; mais depuis quelques jours l'état sanitaire de ces trois corps s'améliore d'une manière sensible.

Nous avons eu depuis une quinzaine de jours plusieurs cas de diarrhée cholériforme, dont trois assez rapidement mortels. Cette complication paraît avoir complétement cessé, et les diarrhéiques actuellement à l'hôpital suivent une marche régulière.

Plusieurs accès pernicieux, sous forme délirante, ont cédé assez rapidement au sulfate de quinine : aucun malade n'a succombé.

Les affections dominantes sont la diarrhée et la fièvre remittente bilieuse, qui cèdent assez rapidement aux éméto-cathartiques. Quelques cas de dyssenterie ont été rapidement guéris par le calomel et l'ipéca à haute dose. Nous avons eu plusieurs cas de fièvre typhoïde grave; nous en avons encore une dizaine de cas, dont deux ne laissent pas d'espoir.

La plupart des blessés qui nous restent sont atteints de lésions osseuses par coup de feu, dont la guérison complète est lente et difficile sur des constitutions appauvries par le séjour de l'hôpital et une suppuration prolongée.

SALLERON, médecin en chef des hôpitaux de Turin.

Alexandrie, 14 août. — M. le médecin en chef,

J'ai l'honneur de vous informer qu'ayant trouvé les hommes faisant partie de l'évacuation d'aujourd'hui sur des voitures découvertes et exposés au soleil, je les ai fait immédiatement descendre pour les placer à l'ombre, et je me suis adressé au chef de gare pour lui demander des voitures couvertes, en lui faisant observer que des malades ne pouvaient voyager sur des wagons destinés à transporter des marchandises. Le chef de gare m'ayant répondu qu'il avait reçu des ordres de l'administration supérieure, et que du reste il n'avait pas été averti à temps de l'évacuation, je lui ai signifié que je m'opposais formellement au départ des malades s'il ne leur fournissait pas d'autres moyens de transport, et qu'au besoin je recourrais au médecin en chef, qui m'avait chargé de surveiller l'évacuation.

Après quelques nouvelles difficultés, le chef de gare s'est adressé au chef du mouvement, et a mis des voitures couvertes à la disposition des malades.

AUBIN, médecin sous-aide.

Alexandrie, 21 août. — M. le médecin en chef,

Hier, à 6 heures du soir, se présentèrent à la salle de garde de l'hôpital San Stefano 13 hommes d'une batterie d'artillerie conduits par un brigadier.

Ces 13 hommes étaient tous assez malades pour ne pas pouvoir supporter la fatigue d'une longue marche, et la batterie devant partir le lendemain matin, le chirurgien de garde les admit tous. Mais aucun d'eux n'avait ni sac, ni billet d'hôpital. Le chirurgien de garde, ne voulant pas délivrer de billet avant d'avoir la signature du capitaine, en renvoya, sur la demande du brigadier, 7 des moins malades pour aller chercher les billets et les sacs. Les 6 autres étaient dans un état tel qu'on n'avait pu les amener qu'en voiture : ils furent préalablement installés dans des lits. Une heure après, le brigadier revint, disant que le capitaine ne voulait pas signer les billets ; que l'on avait agi sans son ordre, et qu'il voulait emmener ses hommes. Le chirurgien de garde refusa à son tour de rendre les 6 hommes qu'il avait conservés, et qui étaient dans l'impossibilité de suivre leur batterie.

CAZALAS, médecin en chef des hôpitaux d'Alexandrie.

Novare, 21 août. — M. Boudin, médecin en chef,

Reprenant la direction du service médical des hôpitaux de Novare, par suite de la rentrée de M. Brun en France, j'ai l'honneur de vous accuser réception de la lettre par laquelle, en m'annonçant votre nomination de médecin en chef de l'armée, en remplacement de M. le baron Larrey, vous me tracez le mode de correspondance que je dois entretenir avec vous. Conformément à vos instructions, je vous adresse les états décadaires du 11 au 20 août, et l'exposé suivant de la situation médicale de la place.

Les hôpitaux civils de Novare, envahis par les malades de la localité, ne disposent plus en faveur des militaires de l'armée alliée que de 350 à 380 lits; ces lits, répartis, 150 dans l'ancien hôpital militaire sarde, dépendant de la caserne Perrone, et 200 dans l'hôpital majeur, sont installés de la manière la plus convenable, et surtout en vue de prévenir les effets de l'encombrement.

Par suite d'une convention, l'administration civile reste chargée de tout le matériel et de l'exécution des prescriptions pharmaceutiques et alimentaires. Il lui est prescrit de fonctionner, autant que possible, suivant nos règlements, et pour cela elle est secondée par un personnel militaire de médecins, d'officiers d'administration et d'infirmiers. Cependant, comme le personnel est souvent insuffisant, elle y supplée par des employés qui lui sont propres. En cet état de choses, j'ai organisé le service ainsi qu'il suit à l'hôpital Perrone, où les infirmiers sont exclusivement militaires, et où le régime se rapproche le plus de celui de nos hôpitaux de France. J'y ai attaché deux médecins aides-majors, MM. Marlier et Ohier. J'ai prescrit à ces messieurs, en raison des locaux et des ressources insuffisantes d'un établissement monté à la hâte, de ne conserver que des malades atteints d'affections légères ou entrant en convalescence, et d'évacuer les cas les plus graves sur l'hôpital majeur, dont l'organisation est aussi complète et aussi satisfaisante que possible.

A l'hôpital majeur, en tenant compte des fonctions actives déjà dévolues aux médecins civils, de la réunion de malades nécessitant une surveillance minutieuse, et de blessés qui, bien qu'en nombre très-restreint, exigent des pansements très-longs, j'ai établi quatre divisions, dont trois de médecine et une de chirurgie : à cette dernière j'ai attaché M. Didelot, qui est assisté d'un médecin civil; quant aux divisions de médecine, deux sont confiées à des médecins civils; la troisième est sous ma direction, sans m'empêcher de continuer à donner mes soins aux officiers, et sans me distraire de la surveillance que j'exerce activement sur les deux hôpitaux.

Ainsi distribué, le service marche. Toutefois il est dans ma conviction, et dans celle de nos soldats malades, que les médecins sardes ont un mode général de traitement peu approprié à nos habitudes et surtout aux conditions spéciales de l'homme de guerre. Aussi, bien que cette réflexion soit faite sans arrière-pensée de vouloir diminuer le mérite de nos confrères, loin de là, je crois que si notre personnel était renforcé de trois aides-majors il y aurait avantage pour tout le monde, et surtout pour nos confrères, qui pourraient être rendus à leurs occupations plus nombreuses en ce moment par le développement des maladies de la saison.

L'état sanitaire de Novare est assez satisfaisant. La garnison nous donne, il est vrai, un assez grand nombre de fièvres rémittentes ; quelques-unes ont été graves, sans donner lieu à une forte mortalité ; celles du jour ont un caractère moins sérieux, ce qu'il faut attribuer à une modification très-sensible dans la température depuis bientôt une semaine. Le nombre de nos blessés diminue de jour en jour. Comme vous le savez déjà, nos derniers restants se composaient de cas presque désespérés, mais nous avons la consolation, après avoir éprouvé d'assez grandes pertes, d'obtenir de vrais succès, depuis sourtout que nous avons fait cesser l'encombrement forcé qui existait précédemment, depuis aussi que les services mieux constitués ont facilité la régularité et la bonne exécution des pansements.

Laforet, médecin-major.

Turin, 21 août.—M. le médecin en chef,

Conformément à l'ordre que vous m'avez communiqué, j'ai l'honneur de vous adresser le mouvement décadaire des malades de l'hôpital militaire de Turin, et l'état de répartition du personnel au 31 de ce mois.

Il nous reste une soixantaine de blessés par armes à feu, atteints de lésions osseuses en voie de réparation ; mais tous ces malades sont fort affaiblis par suite de suppurations abondantes et d'un décubitus prolongé. Chez eux les fonctions sont languissantes ; les complications érysipélateuses récidivent fréquemment ; nous avons beaucoup de peine à obtenir des consolidations complètes et solides. Nous avons, cependant, une dizaine d'amputés et vingt et un blessés atteints de fractures, qui pourront bientôt être évacués sur France. Nous avons beaucoup de fiévreux atteints d'affections typhoïdes fort graves, et de pneumonies adynamiques for difficiles à guérir. Jusqu'à présent nous avons perdu peu de malades relativement à la gravité des affections régnantes ; mais il nous reste beaucoup d'hommes fort détériorés, pour lesquels je demande des congés de convalescence.

Nous avons aussi un certain nombre de diarrhées qui prennent facilement le caractère cholériforme, mais qui cèdent assez rapidement à une médication convenable.

Nous n'avons plus à Turin qu'un seul hôpital ; comme nous n'avons pour garnison que deux compagnies, et que les passages des troupes sont presque terminés, j'espère que le chiffre de nos malades va baisser rapidement.

Je m'empresserai de vous informer de tout ce qui concernera le service de santé.   SALLERON, médecin en chef des hôpitaux de Turin.

Brescia, 23 août.—M. le médecin en chef,

J'ai l'honneur de vous adresser le mouvement des malades qui se trouvent encore dans les hôpitaux de Brescia, à dater du 11 août jusqu'au 20 inclus.

Je n'ai rien à vous signaler de particulier dans le service, si ce n'est qu'au fur et à mesure que le nombre des malades diminue, quelques hôpitaux, devenant inutiles, sont fermés. Aujourd'hui, nous n'avons plus que six hôpitaux, dans l'un desquels de préférence (San Gaetano) ont été réunis les blessés le plus gravement atteints.

Par suite de cette diminution des malades il nous a été possible de nous séparer d'une portion du personnel médical et de diriger sur Milan MM. Haspel, médecin principal, Rossignol et Ropert, médecins-majors, Nuzillat, Mulot et Tessier, médecins aides-majors.

Les évacuations vont devenir chaque jour plus difficiles, et il est probable qu'il restera dans les hôpitaux de Brescia trois à quatre cents blessés qui ne pourront guère en sortir avant un mois ou un mois et demi. Je m'empresserai, M le médecin en chef, si quelque chose de nouveau vient à se présenter dans le service médical, de vous en informer aussitôt.

                    ISNARD, médecin en chef des hôpitaux de Brescia.

Pavie, 31 août.—M. le médecin en chef,

J'ai l'honneur de vous adresser dans un rapport sommaire un aperçu général de l'état sanitaire de la 3ᵉ division en garnison à Pavie, me réservant de donner plus tard les développements indispensables.

Je me suis avant tout occupé d'apprécier le caractère des maladies dominantes, leur degré d'influence sur l'état sanitaire des troupes, de rechercher si les casernes et les hôpitaux offraient des conditions satisfaisantes d'installation, de salubrité et d'aération, d'examiner l'organisation actuelle et d'y apporter, s'il y a lieu, des modifications au double point de vue de l'intérêt de l'armée et de la bonne exécution du service.

La garnison se compose d'une division entière : 1er zouaves, 33e, 34e, 37e et 78e de ligne, une compagnie du génie, deux batteries d'artillerie, un escadron du train et une section d'ouvriers d'administration, formant un effectif de 8,828 hommes, qui occupent dix casernes, tant à la citadelle qu'en ville.

Ces casernes, à l'exception de celle de l'artillerie (San Francesco), qui ne laisse rien à désirer, contiennent un nombre beaucoup trop considérable d'hommes. Les lits sont loin d'être en nombre suffisant ; beaucoup d'hommes sont couchés par terre, sur des paillasses qui se touchent.

Celle qui laisse le plus à désirer est sans contredit la caserne de Santa Croce, où deux bataillons du 78e sont entassés dans des chambrées humides et dans des conditions hygiéniques détestables. Cette caserne ne peut en réalité contenir qu'un bataillon.

Les hôpitaux sont au nombre de deux :

1° L'hôpital del Seminario, organisé pour 300 lits, contenait à la visite du 31 août. . . . . 274 malades.

2° L'hôpital Ghislieri, d'une contenance de 500 lits, en avait 351 d'occupés à la même date.. . . . . 351 —

Total . . . . 625 —

Dont 21 blessés et 22 vénériens.

1° L'hôpital del Seminario est le mieux organisé ; il a plusieurs salles bien exposées, bien ventilées.

2° L'hôpital de Ghislieri a 1,000 lits, exclusivement réservés aux Piémontais. Les officiers sont dans un pavillon spécial. La fixation de cet hôpital est trop considérable. Le nombre des lits doit être diminué de cent. Cette mesure est d'autant plus nécessaire que les conditions de ventilation et d'aération laissent à désirer. Il serait possible d'évacuer les cent Piémontais sur l'ancien hôpital militaire autrichien n° 2.

Les malades, dans la proportion des trois quarts, sont couchés sur des paillasses avec une couverture.

Toutes ces considérations m'ont fait choisir dans cet hôpital 40 hommes qui ont été évacués aujourd'hui sur Milan et 100 à évacuer demain, 1er septembre, à Voghera.

Il y avait comme établissement réservé exclusivement aux Autrichiens l'hôpital militaire n° 2, où se trouvaient, le 30 août, 30 blessés de cette nation ; 22 ont été évacués par les voies fluviales sur Mantoué, sous la direction de M. Desmorets, médecin aide-major ; les 8 derniers ont été envoyés à l'hospice civil et ne comptent plus comme militaires.

En comparant l'effectif des malades à celui de la garnison, on reconnaît que la moyenne ordinaire est dépassée. Si l'on évalue le nombre des malades à l'infirmerie, à la chambre et celui des convalescents à un chiffre qui ne peut être moindre que celui des hommes à l'hôpital, on constate que le quart de la division est hors d'état de faire un service actif.

En recherchant quelles sont les maladies dominantes, on voit un grand nombre de fièvres paludéennes, de diarrhées, de dyssenteries, quelques fièvres typhoïdes et point de maladies de poitrine.

Ce résultat est la conséquence inévitable de la position de Pavie, située près du confluent du Tessin et du Pô et entourée de tous côtés de rizières et de prairies naturelles que l'on inonde à volonté.

Ces conditions favorisent le développement des fièvres intermittentes pendant l'automne, et l'on ne peut méconnaître que l'influence palustre domine la pathogénie à Pavie. Ce fait est d'autant plus à signaler que l'encombrement des troupes qui y sont casernées aurait pour conséquence inévitable de rendre les maladies plus graves et les convalescences plus difficiles.

Qnant à l'exécution du service, l'organisation actuelle exige une surveillance de tous les moments pour amener les médecins italiens à mettre en pratique les méthodes thérapeutiques dont l'expérience des guerres d'Afrique, de Crimée et d'Italie a fait ressortir la haute valeur.

A ce titre, il serait à désirer que le service médical fût, au moins en partie, confié aux médecins français. Il y aurait, de toute évidence, une diminution sensible dans la durée des traitements et par suite une économie incontestable pour le Trésor.

Il serait possible, à cet égard, d'établir les mêmes bases d'organisation que celles que l'on suit dans les salles militaires des hospices civils en France. Cette question mérite d'être étudiée sous toutes ses faces et je suis depuis trop peu de jours à Pavie pour la résoudre. De toutes les considérations qui précèdent, je conclus :

1° Il y a nécessité de diminuer d'une brigade la garnison de Pavie, autant pour la soustraire aux influences palustres qui se font surtout sentir dans cette saison que pour éviter les dangers de l'encombrement dans les casernes.

2° Il est à désirer que l'on donne aux casernes un nombre suffisant de lits pour le couchage des hommes.

3° Il y a lieu, si l'état sanitaire ne s'améliore pas, d'accorder une ration supplémentaire de vin ou de café à toute la garnison, ou au moins aux convalescents.

4° Faire défendre aux hommes de se baigner dans les rivières, l'expérience ayant démontré le danger de ce genre de bain dans la saison des fièvres.

FROPO, médecin-major.

Brescia, 2 septembre. — M. le médecin en chef,

J'ai l'honneur de vous adresser : 1° le mouvement décadaire du personnel médical employé dans les hôpitaux de Brescia ; 2° le mouvement des malades.

J'ai eu soin de prendre note des causes des décès qui ont eu lieu. Quant aux établissements hospitaliers, ils sont réduits aujourd'hui à quatre qui sont les Jésuites, San Christo, San Gaetano et San Paolo. Il ne reste dans quelques autres établissements qu'un petit nombre de malades qui n'ont pu être évacués à cause de la gravité de leur état. Il en résulte que le service médical est surveillé de très-près ; que MM. les aides-majors sont chargés des pansements importants et enfin que la situation s'est considérablement améliorée au point de vue du traitement, depuis que notre intervention est plus directe. Nous avons encore dans les hôpitaux un grand nombre de blessés fort gravement atteints et dont quelques-uns sont l'objet d'opérations consécutives ; dont quelques autres sont soumis à des moyens ayant pour but le redressement de membres fracturés vicieusement consolidés ; d'autres enfin, qui amputés dans les premiers moments de l'encombrement, surtout ceux qui l'ont été des membres inférieurs, présentent des saillies osseuses, des moignons coniques, et sont soumis en temps utile à des résections devenues indispensables.

Vous me faites l'honneur de me rappeler que les médecins militaires de Brescia doivent se conformer au règlement sur la tenue. Je m'empresse de vous informer qu'aucune infraction de ce genre n'a lieu à Brescia.

Le nombre des médecins militaires qui se trouvent employés dans les hôpitaux de Brescia pourrait paraître plus que suffisant pour les besoins du service ; cependant je me permettrai de vous faire observer qu'aucun d'eux n'est inoccupé, parce que les malades qui nous restent sont presque tous atteints de blessures extrêmement graves et qui exigent des soins minutieux.

ISNARD, médecin en chef des hôpitaux de Brescia.

Quartier général, Milan, 2 septembre. — M. le président du conseil de santé des armées,

Appelé dans les premiers jours du mois d'août, en vertu d'un ordre de M. l'intendant général, à prendre la direction du service médical de l'armée, j'ai reçu immédiatement l'invitation de procéder à la répartition du personnel nécessaire pour assurer le service : 1° dans seize hôpitaux ; 2° dans cinq ambulances d'infanterie, deux de cavalerie et une ambulance attachée au quartier général.

Le nombre des malades et blessés français aux hôpitaux était, le 10 août
de.   14,768

Il n'était plus, le 15 août, que de.   12,510

— le 20 août, que de. . . . . —   11,607

Aujourd'hui, et grâce aux évacuations sur France, il est
encore d'environ.   11,000

Malgré cette élévation du chiffre proportionnel des malades, nos pertes se
maintiennent faibles, mais il faut remarquer que, dans les hôpitaux d'Italie, sans
exception, la mortalité de notre armée a pour cause principale la fièvre typhoïde.

La pourriture d'hôpital s'est montrée sur un grand nombre de points, mais
des précautions hygiéniques en ont constamment prévenu l'extension. Les maladies
dominantes, surtout sur la ligne du Pô, sont les fièvres paludéennes. Il est permis
d'espérer que leur nombre diminuera promptement vers le 15 septembre, époque
habituelle de la cessation de la saison épidémique. Les principaux hôpitaux d'Italie
dans lesquels se trouvent répartis les malades appartenant à l'armée française sont,
au nord : Brescia, Bergame, Milan, Côme, Novare, Verceil, Turin, Suze, Saint-
Jean de Maurienne; au sud : Casal-Maggiore, Crémone, Plaisance, Pavie, Lodi,
Alexandrie, Gênes et Savone.   BOUDIN, médecin en chef de l'armée.

Alexandrie, 6 septembre. — M. Cazalas, médecin en chef des hôpitaux
d'Alexandrie,

J'ai l'honneur de vous informer que, conformément aux ordres de M. l'intendant général, inspecteur de l'armée d'occupation, je suis désigné pour procéder
aux opérations de l'inspection administrative du service des hôpitaux d'Alexandrie.

Je vous prie de préparer dès à présent les documents relatifs à cette inspection.
                    BAUDRY, sous-intendant militaire adjoint.

Milan, 6 septembre. — M. le médecin en chef,

Ainsi que vous le pensez, le nombre des malades est réduit en Italie, mais la
situation atteint encore un chiffre assez élevé, à cause des évacuations presque quotidiennes de Brescia, Bergame, etc., sur Milan. Le trop-plein de Pavie nous est
arrivé avant-hier et s'il devait en être ainsi de quelques autres points, notre effectif
de malades resterait assez élevé.

Il y a aujourd'hui, à Milan, 3,852 malades, dont 2,575 français. Dans ce
nombre, les blessés sont pour 450, les vénériens pour 150. Ce sont les fiévreux
qui dominent. Les évacuations sur France, Novare ou Côme sont encore très-fré-
quentes. Quoi qu'il en soit, nous n'occupons plus que neuf hôpitaux à Milan.
Brescia et Bergame nous ont envoyé presque tous leurs blessés, et, je l'espère,
nous allons nous maintenir dans la période de décroissance.

Depuis plusieurs jours, la température a sensiblement baissé ; quelques heures de pluie pendant ces trois derniers jours ont changé complétement la saison.

Les cas de choléra sporadique compliqués d'état typhoïde assez grave pour causer la mort n'ont jamais été nombreux dans la saison chaude ; ils ont complétement cessé de se produire.

Vers le 15 août, la coïncidence des principaux symptômes appartenant soit à la fièvre typhoïde, soit au choléra, soit à la fièvre intermittente, se manifestant chez le même malade, donnaient un cachet spécial de gravité à ces maladies, dont quelques-unes ont été suivies de mort. Un jeune médecin a pensé à tort, vers cette époque, à l'apparition du typhus. L'autopsie de deux cas de fièvre typhoïde, bien anatomiquement constatés, l'a rendu plus calme et plus circonspect. Aujourd'hui, les cas de fièvre typhoïde sont moins compliqués, moins promptement mortels, mais ils sont encore graves. C'est aussi vers la même époque que quelques cas de mort subite, apportés à l'hôpital, ont été reconnus provenir d'insolation ou de congestion cérébrale.

Le blessé, sur lequel j'ai lié les artères carotide et sous-clavière droites, est mort le neuvième jour, à la suite d'hémorrhagies successives commencées le septième jour. C'est le bout supérieur de la sous-clavière qui paraît avoir fourni l'hémorrhagie, à la hauteur de la vertébrale, où se trouvait la ligature. L'observation complète et la préparation anatomique vous seront remises par M. Lefort, médecin requis, rentrant à Paris.   CUVELLIER, médecin en chef des hôpitaux de Milan.

Pavie, 6 septembre. — M. le médecin en chef,

L'état sanitaire de la garnison est plus satisfaisant que dans les derniers jours du mois d'août ; cependant le nombre des nouvelles atteintes de fièvre est encore élevé et porte principalement sur le 1er de zouaves et sur le 34e de ligne, régiments qui ont campé quelque temps du côté du Tessin.

Le nombre des entrées a un peu diminué, la moyenne est de 52 par jour.

Les fièvres dominent toujours, le plus souvent sous les types intermittents, bien que les déterminations plus graves, à tendance typhoïde, ne soient pas rares.

L'encombrement des casernes contribue à développer quelques cas de fièvre typhoïde à forme adynamique et donne plus de gravité, aux diarrhées que l'on observe en assez grand nombre.

La mortalité, dans les cinq premiers jours du mois, n'a été que de quatre ; trois par fièvre typhoïde, un par fièvre pernicieuse comateuse. A cette époque de l'année, pendant la mise à sec des rizières, il n'y a pas à se dissimuler que, si une brigade ne quitte pas Pavie, tambours en tête, elle s'en ira en détail par les évacuations sur les hôpitaux externes, lorsque les hommes auront subi tous les dangers de l'impaludation auxquels viendront s'ajouter ceux de l'encombrement qui existe actuellement dans les casernes.

Je suis enfin parvenu à organiser le service médical sur des bases sérieuses; mais ce n'est pas sans de nombreuses difficultés qu'il a fallu vaincre. Je me suis entendu pour cela avec M. Porta, chargé par la municipalité de la direction des hôpitaux.

J'ai pensé qu'il était de toute justice de confier la direction médicale de deux divisions à MM. Nuzillat et Lefebvre, en gardant aussi deux médecins italiens comme chefs de service.

M. Porta conserve les fonctions de directeur, de telle sorte que le nombre des divisions qui, pour les Français, était de onze, se trouve ramené à cinq : trois pour nous et deux pour les médecins italiens au lieu de huit.

Il résulte de ces dispositions que l'administration et la pharmacie restent italiennes : le service médical est donc, jusqu'à nouvel ordre, réglé à Pavie comme il l'est en France dans les salles militaires des hospices civils.

Dès que la garnison sera diminuée d'une brigade, je crois que le service sera suffisamment assuré avec les 300 lits de l'hôpital du séminaire et les 105 lits de l'hôpital des convalescents, ouvert le 2 septembre, surtout en conservant la faculté de continuer les évacuations sur Alexandrie.

La question la plus délicate était celle de la garde; maintenant surtout que j'ai pu déjà constater quelques accès pernicieux à forme comateuse nettement accusée; l'arrivée des sous-aides m'a permis de la résoudre, et je tiendrai la main à ce que ce service ne périclite pas un instant.　　　　　Fropo, médecin-major.

Paris, 9 septembre. — M. le président du conseil de santé des armées,

Parmi les faits qui se sont présentés à mon observation, dans les hôpitaux militaires de l'armée d'Italie, auxquels j'étais attaché comme médecin sous-aide, un surtout m'a paru digne de fixer l'attention. Il s'agit, en effet, d'une double ligature de la carotide primitive et de la sous-clavière droites à leur origine, pratiquée par M. Cuvellier, médecin en chef des hôpitaux de Milan, pour un anévrisme traumatique de la sous-clavière.

J'ai cru utile de consacrer, par la conservation de la pièce anatomique, le souvenir d'une opération qui n'a encore été faite que deux fois en Angleterre, par Liston, et jamais en France, en même temps que cette circonstance me permettait d'offrir au musée du Val-de-Grâce, si vous daignez l'accepter, un souvenir de mon passage dans la chirurgie militaire, à laquelle je suis heureux et fier d'avoir appartenu, et à laquelle aussi je suis pour toujours rattaché par la reconnaissance envers les maîtres qui m'ont guidé avec tant de bienveillance au début de ma carrière médicale.

J'ai l'honneur de vous prier, monsieur le président, de me permettre de présenter cette pièce à MM. les membres du conseil dans une de vos prochaines séances, et vous prie d'agréer l'assurance du profond respect de votre tout dévoué,

Dr Léon Lefort, aide d'anatomie à la Faculté de médecine de Paris.

Pavie, 11 septembre 1859. — M. le médecin en chef,

L'alimentation a été plus variée ; j'y ai fait apporter plusieurs modifications pour le régime des hommes qui doivent se contenter ·d'un potage et d'un aliment léger. Le bouillon est bon, et les hommes aux trois quarts reçoivent le matin une portion de bœuf, et le soir une portion de rôti, dont le poids dépasse nos fixations réglementaires.

Quant à la pharmacie, pour simplifier le service, j'ai substitué aux formules, variant à l'infini, suivant chaque médecin, les prescriptions du formulaire des hôpitaux militaires de France. Le pharmacien civil, qui est homme d'intelligence, a vite compris que le service serait mieux fait et plus rapidement exécuté. Il est, du reste, parfaitement secondé par un de nos soldats qui a fait des études en pharmacie, et qui apporte, dans l'exécution de son service, une vigilance et un soin que je me plais à reconnaître.

L'état sanitaire ne s'améliore que bien lentement. Le nombre des nouvelles atteintes a un peu diminué ; mais les rechutes sont toujours fréquentes.

La nécessité de nouvelles évacuations se fait sentir. Je me propose de diriger, le 13 ou le 14, cent fiévreux sur Alexandrie, et, bien que j'aie obtenu déjà une cinquantaine de congés, je n'ai pas dissimulé à l'autorité supérieure qu'il y avait dans les hôpitaux bon nombre d'hommes anémiques, atteints d'engorgements viscéraux consécutifs aux fièvres paludéennes ou même d'un commencement d'ascite ou d'anasarque, et qu'ils n'avaient plus qu'une chance de salut : c'était de rentrer en France dès que l'état de leur santé permettrait de les mettre en route, sans crainte de voir péricliter les convalescences. J'ai obtenu qu'il serait accordé tel nombre de congés que je jugerai nécessaire.

Il n'est pas douteux, en effet, qu'aux premiers froids, on ne doive s'attendre à voir survenir un certain nombre d'hydropisies consécutives. Jusqu'à présent, il n'y a eu qu'un petit nombre de fièvres pernicieuses comateuses ; mais bon nombre de fièvres rémittentes prennent un cachet typhoïde qui impose la plus grande vigilance pour combattre l'imminence pernicieuse.

Quelques hommes, en entrant à l'hôpital, se plaignent de n'avoir qu'une paillasse dans les chambrées des casernes et d'y être trop serrés.

Il n'est pas douteux que les ressources du casernement sont insuffisantes pour l'effectif présent, et il est évident que l'encombrement est la cause principale des symptômes typhoïdes que l'on observe dans les fièvres rémittentes, et des fièvres typhoïdes qui, jusqu'à présent, il faut le reconnaître, n'ont pas encore offert un cachet épidémique. Fropo , médecin-major.

Côme, 11 septembre 1859. — M. le médecin en chef,

M. le sous-intendant de Lavalette m'ayant fait part verbalement de son intention d'envoyer des malades à Côme pendant tout le séjour de l'armée française en Italie, j'ai dû me préoccuper du choix des locaux susceptibles de recevoir des malades pendant l'hiver. Dans un mois environ les établissements actuels devront être évacués afin de ne pas gêner les besoins de la commune : ce sont des séminaires, des maisons d'éducation et de charité.

En conséquence, M. le médecin en chef, d'après l'invitation de M. le Podestat, j'ai dû, avec M. le baron Scotti, un adjoint de la mairie, et M. Borda, officier d'administration, procéder à l'examen de deux établissements que la municipalité se propose de mettre à notre disposition pour cet hiver.

Le premier de ces établissements, caserne Saint-François, situé hors de la ville, dans un lieu salubre, est un ancien monastère, occupé depuis longtemps par des troupes. Il a besoin de subir de grandes réparations pour l'approprier, l'assainir et le mettre en état de recevoir des malades.

Je crois que cet établissement, qui peut facilement contenir 200 lits, après avoir subi les réparations que l'on se propose d'y faire, sera très-propre au service de nos malades, et sous le rapport sanitaire et sous le rapport disciplinaire.

A cent mètres environ de ce monastère, il existe un séminaire admirablement bon pour le service hospitalier, ayant cours, jardins et promenoirs couverts. Cet établissement, que l'on met aussi à notre disposition, peut contenir facilement 300 malades.

Si l'on veut porter à 600 le chiffre des malades envoyés à Côme, il faudrait conserver le salubre hôpital de Cantu; mais il serait nécessaire dans ce cas de faire subir à cet établissement quelques modifications, afin d'en rendre le chauffage aussi facile que peu dispendieux.

Chaque jour, M. le médecin en chef, j'attends votre arrivée avec impatience, afin d'obtenir pour toutes ces questions une solution qui ne doit pas se faire attendre plus longtemps.   BRESSE, médecin aide-major.

Gênes, 17 septembre 1859. — M. le médecin principal Malapert,

Je suis arrivé ce matin à l'hôpital militaire Saint-Sylvestre, à l'heure ordinaire du service, avec le personnel médical sous mes ordres. Je n'ai plus trouvé personne; les malades ont été évacués hier par ordre de M. le sous-intendant militaire.

       BLANVILLAIN, médecin-major.

Alexandrie, 17 septembre 1859. — M. le médecin en chef,

J'ai l'honneur de vous informer que les trois compagnies d'infanterie qui sont casernées dans la citadelle, et que vous m'avez chargé de visiter, se trouvent placées dans de mauvaises conditions hygiéniques.

Les deux salles qu'elles occupent, quoique vastes et bien aérées, sont très-froides, parce qu'elles ne voient pas le soleil; de plus les fenêtres ferment mal, et manquent en grande partie de carreaux. Mais ce qui est plus fâcheux encore, c'est la manière dont ces hommes sont couchés; ils dorment sur de la paille recouverte par leurs tentes, qui, n'étant pas assez longues, les obligent à avoir les pieds sur les briques dont les salles sont pavées. En outre, leurs couvertures sont tout à fait insuffisantes.

Vous comprenez, M. le médecin en chef, combien cet état de choses est grave dans la saison où nous entrons, et combien il exige un prompt remède, surtout si les compagnies doivent passer tout l'hiver dans leur casernement actuel.

Du reste, les fâcheux effets de ces mauvaises conditions hygiéniques se font déjà sentir; non-seulement le nombre des malades est considérable, mais je suis obligé de faire rentrer à l'hôpital tous les hommes qui sortent convalescents, parce qu'en séjournant quelque temps dans la caserne, ils retombent bientôt plus gravement malades.

J'ai cru devoir porter ces faits à votre connaissance, afin que vous puissiez prendre immédiatement les mesures nécessaires pour la literie et le chauffage de ces salles. CALOVOULOS, médecin sous-aide.

Pavie, 21 septembre 1859. — M. le médecin en chef,

En jetant un coup d'œil sommaire sur le mouvement décadaire, on voit que, malgré le chiffre élevé des évacuations faites dans les premiers jours du mois, le nombre des malades est toujours resté fort élevé.

Les entrées s'élèvent à 424, tous fiévreux, à 20 hommes près. J'ai dû noter de nouvelles atteintes, affectant presque toujours la forme rémittente et se compliquant trop souvent encore de symptômes typhoïdes, graves au point de vue surtout de l'imminence pernicieuse : à côté de ces modalités venaient les fièvres intermittentes quotidiennes, le plus souvent avec des symptômes de gastricité. Il faut enfin noter les accidents de cachexie et les hydropisies survenues sous l'influence du froid chez les hommes atteints d'engorgement des viscères abdominaux et de troubles fonctionnels qui se rattachent à l'anémie paludique.

Ces accidents s'observent surtout dans le 34e de ligne et le 1er zouaves, et il est à noter, comme je l'ai déjà signalé dans un précédent rapport, que ce sont les deux seuls régiments qui aient campé sur les bords du Tessin.

A l'égard de ces évacuations, je crois devoir vous informer qu'un certain nombre de fiévreux évacués dans les premiers jours du mois et même le 14 sur Alexandrie, sont déjà revenus à Pavie, où, pour la plupart, ils sont rentrés dans nos hôpitaux le lendemain et le surlendemain de leur retour. Ces malades ont déclaré qu'après avoir passé quelques jours à l'hôpital d'Alexandrie, ils avaient été envoyés dans un dépôt de convalescents, situé au rez-de-chaussée de la maison des Capucins, où ils avaient dû, en attendant leur départ pour Pavie, ccucher sur de la paille dans des pièces ouvertes à tous les vents. Il faut ajouter qu'à côté de cette catégorie, s'en trouve une autre évacuée sur les hôpitaux de Gênes.

Je me suis donc vu dans l'obligation impérieuse d'évacuer quelques-uns de ces malades pour la seconde fois sur Alexandrie; et pensant que la trop courte durée de l'éloignement des fiévreux du foyer d'infection et l'existence de marais autour d'Alexandrie rendaient illusoires les résultats que l'on devait attendre des évacuations, en dehors des questions d'encombrement, j'ai demandé à M. le sous-intendant militaire à Pavie, l'autorisation d'évacuer les malades directement sur Gênes.

Cette mesure aura pour avantage de mettre les évacués dans des conditions plus favorables à leur rétablissement; elle permettra de diriger immédiatement sur France ceux dont la santé trop altérée ne permet pas d'espérer un prochain rétablissement, et nous ne verrons plus ceux qui sont envoyés à Pavie rentrer aux hôpitaux quelques jours après leur arrivée.   FROPO, médecin-major.

Côme, 21 septembre 1859. — M. le médecin en chef,

Je fais partir 27 hommes, porteurs de certificats de visite, afin d'obtenir des congés de convalescence à Milan, ainsi que le prescrit l'ordre de M. l'intendant. Ce nombre paraîtra peut-être fort considérable de prime abord; mais on ne tardera pas à voir que tous ces hommes sont faibles et chloro-anémiques, ayant séjourné depuis fort longtemps dans les hôpitaux; que les divers traitements employés sont insuffisants, et que l'air natal et les soins de famille sont d'une absolue nécessité pour achever leur guérison.

Ainsi que j'ai eu l'honneur de vous le faire remarquer dans mon dernier rapport, les hôpitaux de Côme reçoivent un grand nombre de convalescents ou de malades qui ne pouvaient se rétablir dans les autres hôpitaux, et pour ce motif les congés de convalescence doivent être délivrés en plus grand nombre que partout ailleurs. J'insiste sur cette question, M. le médecin en chef, afin qu'on soit bien convaincu que je ne prête pas l'oreille à la complaisance et que le devoir seul me fait agir. Mon infériorité de grade pourrait laisser craindre que cette importante partie du service médicale périclite entre mes mains; mais vous pourrez vous convaincre de la vérité lorsque vous viendrez visiter nos hôpitaux de Côme.

Nous avons l'intention de demander à M. l'intendant qu'il veuille bien faire délivrer à nos malades des chaussettes en laine et des sandales, comme on en donne dans nos hôpitaux militaires de France. Ces objets sont d'une absolue nécessité pour cet hiver, car les hommes, qui ne peuvent se coucher sur leur lit avec leurs souliers, n'ont rien pour couvrir leurs pieds nus. De là des diarrhées interminables, des coliques, etc., que le refroidissement des pieds a le privilége spécial d'entretenir et même de faire naître. Je désirerais bien aussi obtenir des capotes, pantalons, bonnets de coton, cravates et caleçons d'hôpital ; mais je crains, en demandant trop, de ne rien obtenir du tout, et par conséquent je me contenterai du strict nécessaire, si l'on veut bien me l'accorder.

M. le docteur Scotti et M. le docteur Benati (à Cantu) m'ont promis de me remettre des notes sur la pellagre ; de temps à autre je leur rappelle leur promesse, et j'espère prochainement vous faire parvenir les renseignements que vous désirez avoir sur ce sujet. BRESSE, médecin aide-major.

Turin, 27 septembre. — M. le médecin en chef,

Lorsque l'on a décidé la suppression des hôpitaux français à Turin et le placement de nos malades à l'hôpital divisionnaire où ils sont soignés par les médecins militaires sardes, il aurait été désirable qu'on donnât l'ordre d'y placer un médecin français chargé d'un rôle actif, immédiat. Actuellement la mesure me paraîtrait sinon inopportune, au moins blessante pour nos collègues de l'armée sarde et serait peut-être d'une application difficile. Le mal est fait ; il reste peu de blessés par armes à feu ; je fais donner des congés de convalescence à tous nos typhoïdes qui sont assez heureux pour résister aux saignées, et je pense que dans une quinzaine de jours, il restera peu de malades et que la nature des maladies changeant avec la saison, les inconvénients de la situation présente seront moindres.

Si vous croyez devoir placer un médecin militaire français dans les hôpitaux sardes à Turin, pour soigner nos malades, il faudrait faire choix d'un homme patient, très-conciliant, peut-être un peu diplomate, et surtout assez énergique pour suffire à toutes les éventualités.

Si je me permets de combattre votre avis, je suis loin d'en méconnaître la valeur, et surtout l'opportunité, depuis que j'ai vu les médecins piémontais fonctionnant en toute liberté, sous l'influence du plus grand saigneur des temps modernes, le docteur Ribéri.

Après les canons rayés je ne connais rien de plus dangereux que les médecins de Turin qui pratiquent la médecine antiphlogistique sans mesure et sans intelligence.

La garnison de Turin se compose des deux compagnies du 78e de ligne ; il ne passe plus par ici que des hommes isolés, ou de petits détachements ; le service de la place est peu de chose, et sera pendant l'hiver de minime importance.

Quelle que soit la décision que vous prendrez, la présence à Turin d'un médecin du grade de major, ou au moins d'aide-major, sera nécessaire pour faire le service de la place, surveiller celui de l'hôpital, faire donner des congés de convalescence aux hommes qui en auront besoin et empêcher d'en donner à ceux qui voudraient rentrer en France.

SALLERON, médecin en chef des hôpitaux de Turin.

Alexandrie, 9 octobre 1859. — M. le médecin en chef,

J'ai l'honneur de vous informer que pendant ma garde du 9 octobre, on a transporté à l'hôpital San Stefano, vers onze heures et demie du matin, un cadavre que les autorités locales nous remettaient, comme appartenant à un officier français qui s'était donné volontairement la mort. Nous avons pu reconnaître sans aucun doute ni hésitation M. le sous-intendant Baudry, chargé de la direction des services administratifs de la place d'Alexandrie.

J'ai procédé de suite à l'examen de ce cadavre, et je vous remets ci-joint le rapport médico-légal que j'ai dû établir ; mes conclusions sont :

1° Que l'individu s'est donné volontairement la mort ;

2° Qu'il s'est servi d'une arme à feu (pistolet) ;

3° Qu'il tenait cette arme dans la main droite ;

4° Qu'il avait introduit l'extrémité du canon de cette arme entre les arcades dentaires ;

5° Que la mort a été instantanée.

CALOVOULOS, médecin sous-aide de garde.

Casal-Maggiore, 9 octobre 1859. — A M. le général Bourbaki,

Mon général,

Tout en vous adressant le rapport de M. Lecques, j'aurai l'honneur de vous faire observer que le cas de choléra développé à Casal n'est qu'un fait isolé, sporadique, naturel, comme on en rencontre tous les jours dans la pratique médicale et comme j'ai déjà eu l'occasion, dans les premiers temps de mon séjour à Casal, d'en observer plusieurs cas.

Une épidémie de choléra ne débute pas ainsi d'emblée au milieu d'une population ; dés phénomènes avant-coureurs précèdent constamment son apparition. L'épidémie ne tarde pas d'ailleurs à imprimer sur la physionomie générale des maladies un cachet caractéristique qui ne permet pas au médecin, même le moins expérimenté, de la méconnaître. Or, rien dans les caractères généraux des maladies, dans la constitution médicale actuelle, ne peut faire soupçonner la présence d'un principe cholérique et inspirer des craintes sur l'invasion prochaine d'une épidémie. HASPEL, médecin principal.

Lodi, 10 octobre. — M. le médecin en chef,

Ce qui caractérise les dix premiers jours du mois d'octobre, c'est la récidive des fièvres intermittentes. Les malades qui sont dans le service depuis quelque temps voient leurs accès revenir, et ceux qui sortent guéris ne tardent pas à rentrer. Sur 64 fiévreux, j'en ai une trentaine qui sont anémiques, et dont le changement de localité me paraît indispensable : aussi vais-je me concerter avec l'autorité supérieure pour évacuer ces malades, dans une localité qui sera favorable à leur prompt rétablissement. J'ai demandé des congés de convalescence de trois mois pour les plus débilités d'entre eux. Le service des vénériens marche toujours lentement. Ces malades me paraîtraient dans de meilleures conditions s'ils étaient placés dans un hôpital spécial.   GUIRARD, médecin aide-major.

Plaisance, 11 octobre. — M. le médecin en chef,

Le chiffre des malades proposés pour des congés de convalescence s'élève déjà à 371 dans nos hôpitaux, sans compter les hommes envoyés au dépôt.

Le général, voyant de nouvelles propositions pour des congés, a exprimé le désir d'avoir des explications au sujet d'une mesure qui lui paraît utile dans certaines limites, mais qui, prise aussi largement, pourrait dégénérer en abus. Je lui ai adressé un rapport pour établir les nécessités d'une situation impérieuse.

Nous habitons un pays où les fièvres maltraitent, tous les ans à cette époque, une grande partie de la population de Plaisance. Nos militaires ne jouissent pas d'une immunité exceptionnelle. Les circonstances au milieu desquels ils vivent, fatigues énervantes, bivouacs ou mauvais casernements, conditions hygiéniques peu satisfaisantes, doivent nécessairement les prédisposer à contracter, plus encore que les habitants du pays, les maladies régnantes. Une fois atteints, quelques-uns, les plus robustes, guérissent, mais c'est le plus petit nombre, avec quelques doses de sulfate de quinine. La guérison du plus grand nombre exige un traitement plus long, et ce traitement se fait dans les hôpitaux ; or chacun sait ce qu'est l'atmosphère d'un hôpital. Faibles, débilités, ils languissent indéfiniment et finissent par succomber, si on ne leur accorde les moyens de s'éloigner du foyer d'infection. Ceux qui rejoignent leurs régiments, soumis aux mêmes causes, sont condamnés fatalement à des récidives, d'autant plus facilement qu'ils ont été plus affaiblis. Ils reviennent aux hôpitaux avec une constitution plus délabrée et qui offre plus de résistance aux agents thérapeutiques. Il leur faut dès lors un temps très-long pour retrouver leurs forces, s'ils ont la chance d'échapper aux influences nosocomiales.

Reste donc le congé de convalescence autant dans l'intérêt des malades que dans celui d'une sage économie ; il faut user du moyen pour des hommes impossibles dans le rang, coûteux à l'hôpital et incapables pendant plusieurs mois.

Le chiffre de la mortalité aurait plus que doublé si l'on avait conservé tous les hommes épuisés, anéantis par la cachexie paludéenne ; ce sont eux que la mort moissonne après qu'ils ont infecté les hôpitaux.   CATTELOUP, médecin principal.

Alexandrie, 11 octobre. — M. le médecin en chef,

Alexandrie vient d'être pour nous, Français, le théâtre d'un déplorable événement : M. Baudry, adjoint à l'intendance militaire, chargé à la direction des services administratifs de la place et délégué pour procéder à l'inspection, s'est brûlé la cervelle d'un coup de pistolet, le 9, de 4 à 5 heures du matin. Son corps, horriblement défiguré, a été mis en dépôt à l'hôpital San Stefano ; un service funèbre a été fait hier matin, et hier soir le corps a été transporté au cimetière.

CAZALAS, médecin principal.

Pavie, 11 octobre 1859. — M. le médecin en chef,

Les nouvelles atteintes de fièvres palustres deviennent plus rares, excepté dans le 34e régiment, qui a toujours été le plus éprouvé et qui absorbe plus de la moitié des congés de convalescence que je suis obligé de demander.

Les fièvres rémittentes à forme typhoïde deviennent aussi plus rares ; deux cas de fièvre pernicieuse ont été constatés pendant cette dizaine, mais les accidents de cachexie se montrent plus fréquemment chez les hommes que l'intoxication paludique a rendus anémiques.

J'ai demandé trente nouveaux congés de convalescence à la date d'hier, après avoir établi moi-même les certificats de contre-visite au lit des malades.

L'amélioration survenue dans l'état sanitaire a permis de ralentir les évacuations qui, sur ma demande, se font actuellement sur Gênes. J'ai eu le soin de ne désigner ou de ne laisser désigner que des malades éprouvés par plusieurs atteintes de fièvres palustres suivies d'engorgement splénique ou d'anémie, ceux enfin pour lesquels l'éloignement du milieu d'infection était une condition indispensable de rétablissement.

Nous sommes entrés dans la période décroissante de l'épidémie ; de plus, arrivés au moment des vendanges, les soldats pourront se procurer à bas prix une certaine quantité de vin. Or, si l'on songe que, pendant que la garnison était sérieusement éprouvée par les fièvres de marais, les officiers, qui ont une nourriture plus variée, plus choisie, qui peuvent prendre la quantité de vin nécessaire pour soutenir les forces et l'activité fonctionnelle des organes digestifs, n'ont compté que deux fiévreux (et ils n'ont été atteints de fièvre palustre que pendant le cours d'un traitement antisyphilitique à l'hôpital), on arrivera à cette conclusion logique qu'une des meilleures mesures hygiéniques à prendre, dans les pays marécageux, serait d'accorder une double ration de vin ou une ration de café et de vin aux soldats pendant la saison épidémique. Cette dépense serait bien certainement couverte par l'économie évidente qui résulterait de la diminution des journées d'hôpital.

Le nombre des vénériens s'est accru d'une manière sensible. Il n'y a pas à se dissimuler que, si la prostitution tolérée est soumise à quelques mesures répressives, celle qui s'exerce d'une manière clandestine échappe complétement à l'action de la police : c'est une lacune regrettable dans la législation du pays.

J'ai demandé le blanchiment à la chaux des salles qui n'étaient pas propres et des réparations aux latrines. dont la propreté laissait beaucoup à désirer.

La saison rigoureuse approche, les questions de chauffage et de ventilation vont devenir plus sérieuses que jamais, je vais m'en occuper sans retard.

L'alimentation est bonne à Ghislieri, j'ai dû faire assez souvent des observations sur la qualité du bouillon au séminaire.

Le service marche bien, je suis heureux de pouvoir vous dire que le personnel français, sous mes ordres, sert avec un zèle que je dois reconnaître.

Je n'ai aussi qu'à me louer du concours du personnel italien, surtout de celui M. le docteur Oëhl.   FROPO, médecin-major.

Pavie, 20 octobre.—M. le médecin en chef,

Une épidémie d'ictère essentiel a sévi depuis le 10 août sur la population de Pavie et sur les troupes qui stationnent dans cette ville, mais elle est à sa fin.

Voici un tableau, indiquant, en regard de l'effectif des différents corps dont le service m'est confié, le chiffre des hommes atteints :

Corps.	Effectif.	Nombre d'hommes atteints.
Artillerie.	362	34
Génie.	113	11
Train.	460	20
Gendarmerie.	25	»
Hussards.	25	1
Prison militaire.	37	»
	1,022	66

1° L'épidémie s'est montrée à la suite de chaleurs insolites, qui ont prédisposé tous les viscères abdominaux aux congestions ; le foie particulièrement présentait un volume considérable.

2° Elle a surtout dominé chez les cavaliers et chez ceux qui ont fait abus des alcooliques ; un seul officier a été atteint, et il était dans ce dernier cas.

3° Les hommes en prison, et sevrés par conséquent de boissons spiritueuses, ont eu une immunité complète.   MARTIN, médecin aide-major.

Pavie, 21 octobre 1859.—M. le médecin en chef,

L'état sanitaire s'améliore de jour en jour, et l'on peut considérer l'épidémie de fièvres miasmatiques comme arrivée à sa fin.

Le départ du 1er régiment de zouaves pour l'Algérie, en diminuant la garnison de 1,600 hommes, permettra d'améliorer les conditions du casernement et d'éviter les dangers de l'encombrement.

Le nombre des nouvelles invasions de fièvres intermittentes diminue d'une manière sensible ; mais je ne puis pas laisser ignorer que, malgré le chiffre assez élevé des congés de convalescence qui ont été accordés, nous avons toujours dans les hôpitaux un grand nombre d'hommes anémiques atteints d'engorgements des viscères abdominaux ou de suffusions séreuses, soit dans le tissu cellulaire, soit dans les cavités splanchniques, et dont on ne peut espérer le rétablissement que par un changement de climat. Il sera donc nécessaire d'accorder de nouveaux congés de convalescence.   FROPO, médecin-major.

Mouvement des hôpitaux du 21 au 31 octobre.

DÉSIGNATION des MALADIES.	RES- TANTS.	ENTRÉS		SORTIS		MORTS.	RES- TANTS.	OBSERVATIONS.
		par billet.	par évacua- tion.	par billet.	par évacua- tion.			
Fiévreux.	3,059	587	246	1,037	497	34	2,324	Il reste encore en trai- tement 38 Autrichiens blessés. — 49 malades à Asti n'étant pas compris dans ce tableau, le total des restants est de 3,597.
Blessés.	776	55	215	1	427	11	607	
Vénériens	703	105	4	159	22	»	631	
Galeux.	7	17	»	8	»	»	16	
TOTAUX. . .	4,545	764	465	1,205	946	45	3,578	
		5,774		5,774				

Les hôpitaux civils et militaires dans lesquels se trouvent encore des malades français sont plus ou moins importants ; les premiers sont à :

Alexandrie,	Casal-Maggiore,	Gênes,	Novi,
Asti,	Côme,	Lodi,	Pavie,
Bergame,	Créma,	Milan,	Plaisance,
Brescia,	Crémone,	Novare,	Turin.

Les seconds sont ceux de :

Chambéry,	Ostiano,	San Remo,	Viadana,
Codogno,	Pontevico,	Sabbionetta,	Verceil,
Cologno,	Saint-Jean de Mau-	Savone,	Verola Nuova.
Nice,	rienne,	Soresina,	

Milan, 1ᵉʳ novembre.—A M. le président du conseil de santé des armées.

Dans la presque totalité des places le personnel italien intervient encore dans le traitement des malades. A Gênes, le système hospitalier est entièrement militaire; à Milan, je me suis appliqué à militariser le service, autant que nos ressources l'ont permis. J'ai proposé un ensemble de mesures d'hygiène publique, destinées à prévenir la propagation de la syphilis, et M. le maréchal commandant en chef les a appuyées près de l'autorité civile.

Je fais aujourd'hui même la remise de mon service à M. Cazalas, qui me remplace comme médecin en chef de l'armée d'occupation, et je compte partir pour France immédiatement.

M. l'inspecteur Hutin a quitté Milan hier pour se rendre à Côme, et de là à Bergame.   BOUDIN, médecin en chef de l'armée d'occupation.

———

2 novembre.—M. le médecin en chef,

Le service médical est encore fait dans les hôpitaux par les médecins italiens, et cependant il pourrait l'être par des médecins militaires français, sans blesser la susceptibilité des premiers ; car il reste actuellement en Italie 7 médecins principaux, 6 majors, 34 aides-majors, 31 sous-aides requis.

C'est un personnel suffisant pour le service de l'armée d'occupation, si l'administration voulait remercier les médecins italiens très-dévoués d'ailleurs, mais dont les méthodes thérapeutiques laissent bien à désirer.

CAZALAS, médecin en chef de l'armée d'occupation.

Pavie, 2 novembre.—M. le médecin en chef,

J'ai l'honneur de vous informer que, conformément à l'ordre de service de M. l'intendant général, je me suis rendu à Pavie comme chef du service médical. J'y suis arrivé le 24 octobre.

La présence de M. le maréchal m'ayant empêché de voir le lendemain le général commandant et M. le sous-intendant chargé de la direction des hôpitaux, j'ai profité de ce jour pour me mettre en relations avec mon prédécesseur M. Fropo, et le 27, j'ai pris officiellement mon service. Ma tâche était rendue plus facile par la bonne direction imprimée par M. Fropo, qui a tout installé, malgré les obstacles qu'il a parfois rencontrés.

Les malades, répartis en cinq divisions, étaient traités dans deux établissements : l'hôpital du séminaire et celui de Ghislieri ; de plus, un dépôt de convalescents était établi dans un bâtiment qui avait servi d'hôpital aux Autrichiens. Cet état de choses, nécessité par le chiffre des malades pendant la saison palustre, avait de nombreux inconvénients, dont les principaux étaient la dissémination du service et l'obligation, faute de pharmacie à Ghislieri, d'y faire transporter chaque jour les tisanes et les autres médicaments. Aussi, l'administration civile ayant manifesté à M. le maréchal le désir de voir rendre à sa destination l'établissement de Ghislieri, affecté d'ordinaire au collége, et l'évacuation en ayant été arrêtée en principe, je pris des mesures pour que cette évacuation eût lieu le plus promptement possible, et que le service fût concentré au séminaire à partir du 1er novembre.

J'aurai l'honneur, dans mon prochain rapport décadaire, de vous rendre compte des maladies qui fournissent actuellement le plus d'entrées à l'hôpital.

Du reste, en ce moment il me paraît qu'il y a peu à ajouter aux dernières communications que M. Fropo a adressées à M. le médecin en chef.

LAGRAVE, médecin principal.

Casal Maggiore, 9 novembre.—M. le médecin en chef,

Depuis le départ de M. Haspel, médecin en chef de l'hôpital militaire de Casal Maggiore, il ne reste qu'un officier de santé militaire pour le service de cet établissement ; c'est M. Fontez, médecin aide-major.

Je ne pense pas que cet officier de santé puisse suffire seul au service dont il est chargé ; et dans le cas où il surviendrait une opération un peu délicate à pratiquer, elle deviendrait impossible dans l'état actuel des choses.

Je vous engage donc à envoyer ou à faire envoyer ici un second médecin, et à communiquer cette lettre à M. l'intendant militaire de l'armée.

HUTIN, inspecteur du service de santé.

Nos recherches sur le service médico-chirurgical de la campagne comprennent toute la durée du séjour de l'armée française en Italie jusqu'à la rentrée du corps d'occupation, cependant nous avons cru devoir attacher plus d'importance aux faits de la période de guerre qui s'arrête à la date de l'entrevue des Souverains à Villafranca, mais peut s'étendre comme période chirurgicale jusqu'à la fin d'octobre.

L'armée d'occupation, cantonnée depuis longtemps déjà, n'a plus à supporter de grosses fatigues ; son alimentation est plus régulière, et les rapports des médecins n'ont plus à constater que les maladies de la saison. Il reste bien encore quelques blessés dans les hôpitaux, et, dans les rangs, beaucoup d'hommes atteints de diarrhée, débilités et par conséquent plus accessibles aux maladies et aux influences climatériques, mais nous nous bornerons à donner sommairement les situations décadaires des hôpitaux.

Mouvement des malades aux hôpitaux d'Italie du 1er au 10 novembre 1859.

EFFECTIF MOYEN 56,000 HOMMES.	RESTANTS le 1er novembre au matin.	ENTRÉS PAR		SORTIS PAR		MORTS.	RESTANTS le 10 novembre.	OBSERVATIONS
		Billet.	Évacuation.	Billet.	Évacuation.			
Alexandrie.	47	36	»	24	2	1	56	Dont 7 Autrichiens blessés.
Asti.	19	3	»	7	»	»	15	
Bergame.	263	39	»	80	»	1	221	
Brescia.	200	45	1	52	4	4	186	Dont 14 Autrichiens blessés.
Casal maggiore. . .	62	19	»	30	»	3	48	
Côme..	314	»	»	117	»	2	195	
Créma.	53	8	»	32	»	»	29	Dont 2 Autrichiens blessés.
Crémone.	490	54	21	110	81	5	369	Dont 14 Autrichiens blessés.
Gênes.	402	88	57	135	81	6	325	
Lodi.	»	»	»	»	»	»	105	Renseignements insuffisants. L'aide-major parti pour la Chine n'a pas été remplacé de suite.
Milan	974	137	»	221	»	13	877	Dont 6 Autrichiens blessés.
Novare..	46	1	»	22	16	1	8	
Novi.	»	»	»	5	»	»	»	Aucun renseignement. Il n'y a pas jusqu'à présent de médecin militaire.
Pavie..	275	59	6	90	31	4	215	
Plaisance..	430	67	»	200	25	11	261	
Turin	22	2	»	12	»	»	12	
TOTAUX. . . .	3,597	558	85	1,132	240	51	2,922	
		643		1,372				

Même mouvement par catégorie de maladies.

	RESTANTS le 1er novembre au matin.	ENTRÉS PAR		SORTIS PAR		MORTS.	RESTANTS le 10 novembre.	OBSERVATIONS
		Billet.	Évacuation.	Billet.	Évacuation.			
Fiévreux..	2,324	382	46	812	186	45	1,770	
Blessés..	607	50	30	166	52	6	484	
Vénériens.	631	97	8	126	2	»	647	* La différence sur les malades restants s'explique par l'absence de rapport du médecin d'Asti.
Galeux.	16	29	1	28	»	»	21	
TOTAUX. . . .	3,578 *	558	85	1,132	240	51	2,922	
		643		1,372				

A Milan et à Brescia se trouvent encore un assez bon nombre de blessés, presque tous gravement atteints. La proportion des vénériens, surtout à Milan, est considérable, 22 sur 100. La mortalité chez les fiévreux est relativement forte à Milan et à Pavie, où le service est fait par les médecins italiens.

Mouvement des malades aux hôpitaux d'Italie du 11 au 21 novembre 1859.

CATÉGORIES.	RESTANTS le 11 novembre matin.	ENTRÉS PAR		SORTIS PAR		MORTS.	RESTANTS le 20 novembre soir.	OBSERVATIONS.
		Billet.	Évacuation.	Billet.	Évacuation			
Fiévreux	1,770	379	48	491	48	19	1,639	Mouvement d'Asti compris.
Blessés	184	91	3	81	3	4	430	
Vénériens	647	146	62	149	62	»	644	
Galeux	21	47	»	13	»	»	55	
Totaux. . . .	2,922	663	113	734	113	23	2,828	
		776		847				

La durée moyenne du séjour des malades dans les hôpitaux présente d'énormes différences, suivant que le service est fait par des médecins militaires français ou par des médecins civils italiens.

Pour les premiers, la moyenne générale est de 28 jours; pour les seconds, cette moyenne est de 64 jours. Ces chiffres, beaucoup mieux que tous les raisonnements du monde, démontrent combien il est urgent, dans l'intérêt du Trésor autant que dans celui des malades, d'arriver, dans le plus bref délai possible, à la substitution de nos médecins militaires aux médecins italiens, au moins dans les hôpitaux les plus importants, et notamment à Milan.

CAZALAS, médecin en chef de l'armée d'occupation.

Mouvement des malades aux hôpitaux d'Italie du 21 au 30 novembre inclus.

CATÉGORIES.	RESTANTS le 20 novembre à minuit.	ENTRÉS PAR		SORTIS PAR		MORTS.	RESTANTS le 30 novembre à minuit.	OBSERVATIONS.
		Billet.	Évacuation.	Billet.	Évacuation.			
Fiévreux	1,656	316	10	386	244	23	1,332	Mouvements de petits hospices compris.
Blessés	494	77	14	83	40	5	457	
Vénériens	644	157	1	114	38	»	630	
Galeux	56	41	»	42	5	»	50	
Totaux. . . .	2,850	591	25	625	324	28	2,489	
		616		949				

Les entrants ont été peu nombreux, et si, relativement à ce chiffre (616) l'effectif moyen des malades est encore très-élevé, cela tient au nombre considérable des vénériens, et à ce que le service, dans beaucoup d'hôpitaux, reste encore confié aux médecins italiens.

Nos médecins militaires prennent, le 1er décembre, le service d'un des hôpitaux de Milan (Sainte-Prassède); le 10, ils y prennent aussi celui de San Ambroggio. Il y a beaucoup à faire dans ces deux établissements, au point de vue de la thérapeutique et de l'hygiène.

L'hôpital des convalescents, de Côme, devenant inutile, devra être supprimé prochainement. CAZALAS, médecin en chef de l'armée d'occupation.

Mouvement des malades aux hôpitaux d'Italie du 1er au 11 décembre 1859.

CATÉGORIES.	RESTANTS le 30 novembre à minuit.	ENTRÉS PAR		SORTIS PAR		MORTS.	RESTANTS le 10 décembre à minuit.	OBSERVATIONS.
		Billet.	Évacuation.	Billet.	Évacuation.			
Fiévreux	1,332	273	39	347	95	16	1,186	Il ne reste le 1er que 19 Autrichiens ; six d'entre eux seront évacués d'Alexandrie sur Milan.
Blessés	457	86	10	53	54	5	441	
Vénériens.	650	125	4	158	3	»	618	
Galeux	50	19	»	51	»	»	18	
Totaux. . . .	2,489	503	53	609	152	21	2,263	
		556		761				

Les médecins militaires viennent de prendre la direction du service médical à Milan, à Bergame et à Crémone. La même mesure va être prise à Plaisance et à Novi.

Mouvement des malades aux hôpitaux d'Italie du 11 au 21 décembre 1859.

CATÉGORIES.	RESTANTS le 10 décembre à minuit.	ENTRÉS PAR		SORTIS PAR		MORTS.	RESTANTS le 20 décembre à minuit.	OBSERVATIONS.
		Billet.	Évacuation.	Billet.	Évacuation.			
Fiévreux	1,186	240	27	343	50	18	1,042	
Blessés	441	62	8	69	9	5	428	
Vénériens.	618	101	»	131	»	»	588	
Galeux	18	21	»	21	1	»	17	
Totaux. . . .	2,263	424	35	564	60	23	2,075	
		459		624				

Le service médical est encore fait par des médecins italiens, à Asti, Côme,

Lodi et Verceil. Si l'effectif des malades, dans quelques hôpitaux, ne se trouve pas encore en rapport avec le chiffre peu élevé des entrants, cela tient à ce que les médecins italiens ont laissé s'éterniser dans leurs salles, un grand nombre d'hommes qui, ne pouvant reprendre aucun service, sont néanmoins en état d'être renvoyés en France, dans leurs familles ou aux dépôts des corps. J'ai signalé le fait à M. le maréchal commandant en chef. L'administration, bien disposée sans doute, mais toujours lente et ombrageuse en ce qui touche l'initiative médicale, prend enfin ses dispositions pour assurer l'exécution d'une mesure aussi utile au Trésor qu'à l'armée, et qui ramènera, en quelques jours, le mouvement de nos hôpitaux à son état normal.

Malgré le froid (15° à Milan et 18° à Alexandrie) et la quantité considérable de neige tombée, les maladies continuent à être généralement peu graves.

CAZALAS, médecin en chef de l'armée d'occupation.

Mouvement des malades aux hôpitaux d'Italie du 21 au 31 décembre 1859.

CATÉGORIES.	RESTANTS le 20 décembre à minuit.	ENTRÉS PAR		SORTIS PAR		MORTS.	RESTANTS le 31 décembre à minuit.	OBSERVATIONS.
		Billet.	Évacuation.	Billet.	Évacuation.			
Fiévreux	1,042	205	27	355	174	7	738	Dont 19 Autrichiens.
Blessés	428	71	3	72	17	1	412	
Vénériens.	588	87	»	181	»	»	494	
Galeux	17	18	»	22	»	»	13	
TOTAUX. . . .	2,075	381	30	630	191	8	1,657	
		411		821				

La substitution des médecins militaires aux médecins italiens dans les hôpitaux, a déjà produit un abaissement considérable de l'effectif des malades et de la durée moyenne du traitement. Mais le résultat de cette substitution n'est pas encore complet ; le principe admis, l'exécution est lente. Beaucoup de soldats qui devraient être en France sont encore dans les hôpitaux ; et les hommes désignés les 2 et le 12 décembre à Milan pour être envoyés aux dépôts des corps ou dans leurs familles comptent encore dans les hôpitaux de Sainte-Prassède et de San Ambroggio. Nous n'avons plus de blessés de guerre qu'à Milan, à Brescia et à Crémone ; un seul reste à Alexandrie, et il sera mort avant peu.

Les diarrhées, les dyssenteries chroniques, les cachexies paludéennes, la phthisie et les blessures anciennes sont presque exclusivement les causes de la mort.   CAZALAS, médecin en chef de l'armée d'occupation.

Mouvement des malades aux hôpitaux d'Italie au 1er au 11 janvier 1860.

CATÉGORIES.	RESTANTS le 31 décembre à minuit.	ENTRÉS PAR		SORTIS PAR		MORTS.	RESTANTS le 10 janvier à minuit.	OBSERVATIONS.
		Billet.	Évacuation.	Billet.	Évacuation.			
Fiévreux	738	181	60	238	66	12	663	
Blessés	412	62	24	58	26	2	412	
Vénériens	494	86	2	121	2	»	459	
Galeux	13	18	»	16	»	»	15	
Totaux	1,657	347	86	433	94	14	1,549	
			433		527			

L'effectif des malades a considérablement diminué à Plaisance et à Milan ; c'est évidemment la conséquence de l'exécution des mesures que j'indiquais depuis longtemps, services remis aux médecins militaires français, et renvoi en France des hommes qui s'éternisaient sans utilité pour eux dans les hôpitaux. Cette dernière mesure s'accomplit avec lenteur, mais elle s'accomplit, et bientôt nous n'aurons plus dans nos hôpitaux que les malades que nous devons réellement conserver.

Mouvement des malades aux hôpitaux d'Italie du 11 au 21 janvier 1860.

CATÉGORIES.	RESTANTS le 10 janvier à minuit.	ENTRÉS PAR		SORTIS PAR		MORTS.	RESTANTS le 20 janvier à minuit.	OBSERVATIONS.
		Billet.	Évacuation.	Billet.	Évacuation.			
Fiévreux	663	196	60	163	236	5	515	
Blessés	412	72	44	79	142	4	303	
Vénériens	459	97	»	139	2	»	415	
Galeux	15	17	»	21	»	»	11	
Totaux	1,549	382	104	402	380	9	1,244	
			486		782			

Milan, 15 janvier 1860.

Je suis arrivé au but que je voulais atteindre ; faire faire le service dans les hôpitaux par nos médecins et renvoyer en France les hommes inutiles à l'armée. Ce n'est ni sans peine, ni sans difficultés diplomatiques que j'ai mis trois mois à obtenir le résultat qui ne demandait pas plus de quinze jours. Je crois que le maréchal me sait gré de ma persévérance, et il n'ignore rien des résistances que j'ai eu à vaincre. Chacun de nos camarades a pris une part très-active à l'œuvre de reduction de nos malades au chiffre de 1,500. C'est un immense bienfait pour les malades et une immense économie pour le Trésor.

CAZALAS, médecin en chef de l'armée d'occupation.

M. Isnard, médecin principal, remplace, comme médecin en chef de l'armée d'occupation, M. Cazalas, rappelé en France.

Mouvement des malades aux hôpitaux d'Italie du 21 au 31 janvier 1860.

CATÉGORIES.	RESTANTS le 20 janvier à minuit.	ENTRÉS PAR		SORTIS PAR		MORTS.	RESTANTS le 31 janvier à minuit.	OBSERVATIONS.
		Billet.	Évacuation.	Billet.	Évacuation.			
Fiévreux	515	198	33	188	47	20	491	Dont 14 Autrichiens.
Blessés	303	63	36	60	31	1	310	
Vénériens.	415	112	»	81	1	»	445	
Galeux	11	38	»	24	»	»	25	
TOTAUX. . . .	1,244	411	69	353	79	21	1,271	
		480		432				

Une diminution sensible de malades a eu lieu dans quelques hôpitaux à Côme, Milan, Plaisance et Pavie. A Bergame, il y a une augmentation peu importante qui s'explique par l'évacuation des infirmeries régimentaires sur cet hôpital.

Il n'y a plus à Brescia qu'un petit nombre de blessés par armes de guerre; il ne reste qu'un seul officier atteint de fracture comminutive de la cuisse. A Milan, il y a encore plusieurs officiers blessés : l'un désarticulé de l'épaule, l'autre de la cuisse, et un amputé de la cuisse, enfin, trois autres atteints de fractures de la cuisse, les trois premiers guéris et n'attendant qu'une occasion favorable pour rentrer en France.

Les 10 Autrichiens blessés qui restaient à l'hôpital San Ambroggio vont être évacués, le 2, sur Vérone, et peut-être aussi deux autres qui sont à Crémone et deux à Brescia. L'hôpital San Ambroggio va être seul conservé à Milan.

Si, pendant cette période de 10 jours, le chiffre total des malades a subi une augmentation légère, malgré la diminution signalée dans certains hôpitaux, cette circonstance tient à ce que l'hôpital de Gênes comprend dans son mouvement décadaire 58 évacués qu'il abrite temporairement, et que l'absence seule des moyens de transport n'a point permis d'embarquer encore pour France.

ISNARD, médecin en chef de l'armée d'occupation.

Mouvement des malades aux hôpitaux d'Italie du 1ᵉʳ au 11 février 1860.

CATÉGORIES.	RESTANTS le 30 janvier à minuit.	ENTRÉS PAR		SORTIS PAR		MORTS.	RESTANTS le 10 février à minuit.	OBSERVATIONS.
		Billet.	Évacuation.	Billet.	Évacuation.			
Fiévreux	491	133	48	150	66	9	447	Il n'y a plus que 3 Autrichiens blessés.
Blessés	310	66	12	73	43	»	272	
Vénériens.	445	105	»	104	»	»	446	
Galeux	25	15	»	27	»	»	13	
Totaux. . . .	1,271	319	60	354	109	9	1,178	
		379		463				

Le chiffre total des vénériens représente plus d'un tiers des malades ; à Alexandrie et à Lodi, il entre pour moitié dans l'effectif ; à Créma et à Bergame pour un peu moins de la moitié ; à Milan, sur 365 malades, il y a 170 vénériens.

Depuis le commencement de l'hiver, les maladies dominantes sont celles des voies respiratoires, et, en ce moment, sous l'influence des brusques variations de température, les bronchites ont été, sinon plus graves, du moins plus fréquentes, de sorte que la moyenne des malades à la chambre, dans les corps, a subi un léger accroissement; parmi les entrants aux hôpitaux figurent quelques cas de pneumonie et de pleurésies aiguës.

Mouvement des malades aux hôpitaux d'Italie du 11 au 21 février 1860.

CATÉGORIES.	RESTANTS le 10 février à minuit.	ENTRÉS PAR		SORTIS PAR		MORTS.	RESTANTS le 20 février à minuit.	OBSERVATIONS.
		Billet.	Évacuation.	Billet.	Évacuation.			
Fiévreux	447	161	9	157	14	5	441	EFFECTIF : 50,353 hommes.
Blessés	272	59	20	39	16	1 *	295	—
Vénériens.	446	103	1	88	4	»	458	* Résorption purulente avec gangrène du moignon consécutive à une amputation de la cuisse.
Galeux	13	16	»	17	»	»	12	
Totaux. . . .	1,178	339	30	301	34	6	1,206	
		369		335				

Mouvement des malades aux hôpitaux d'Italie du 21 février au 1er mars 1860.

CATÉGORIES.	RESTANTS le 20 fé-vrier à minuit.	ENTRÉS PAR		SORTIS PAR		MORTS.	RESTANTS le 29 fé-vrier à minuit.	OBSERVATIONS.
		Billet.	Éva-cuation.	Billet.	Éva-cuation.			
Fiévreux	441	148	39	114	64	6	444	EFFECTIF : 50,340 hommes.
Blessés	295	63	13	42	43	»	236	
Vénériens.	458	88	»	74	»	»	472	Dont 64 blessures de guerre.
Galeux	12	8	»	10	»	»	10	
TOTAUX.	1,206	307	52	240	107	6	1,212	
		359		347				

Le 1er mars, il reste encore dans nos hôpitaux 63 blessés de guerre : 60 Français et 3 Autrichiens.

Nous avons à noter plusieurs suicides :

A Novi, un maréchal des logis du 2e chasseurs, coup de pistolet dans la poitrine.

A Plaisance, un soldat du 55e de ligne.

A Casalmaggiore, un soldat du 14e de ligne.

ISNARD, médecin en chef de l'armée d'occupation.

Mouvement des malades aux hôpitaux d'Italie du 1er au 11 mars 1860.

CATÉGORIES.	RESTANTS le 29 fé-vrier à minuit.	ENTRÉS PAR		SORTIS PAR		MORTS.	RESTANTS le 10 mars à minuit.	OBSERVATIONS.
		Billet.	Éva-cuation.	Billet.	Éva-cuation.			
Fiévreux	444	143	36	166	41	9	407	EFFECTIF : 50,235 hommes.
Blessés	286	66	13	56	14	2	293	
Vénériens.	472	152	4	103	1	»	524	Nombre toujours crois-sant.
Galeux	10	15	»	14	»	»	11	
TOTAUX. . . .	1,212	376	53	339	56	11	1,235	
		429		395				

Mouvement des malades aux hôpitaux d'Italie du 11 au 21 mars 1860.

CATÉGORIES.	RESTANTS le 10 mars à minuit.	ENTRÉS PAR		SORTIS PAR		MORTS.	RESTANTS le 20 mars à minuit.	OBSERVATIONS.
		Billet.	Éva-cuation.	Billet.	Éva-cuation.			
Fiévreux	407	165	14	157	12	9	408	EFFECTIF :
Blessés	293	54	6	61	8	3	281	49,614 hommes.
Vénériens.	524	113	9	139	»	»	507	
Galeux	11	26	»	18	»	»	19	Il ne reste que 3 Autri-chiens à Brescia.
TOTAUX. . . .	1,235	358	29	375	20	12	1,245	
		387		395				

M. Dujardin Beaumetz, médecin sous–aide, est détaché au mont Cenis, où l'on établit une ambulance provisoire.

Sur un effectif total de 49,614 hommes, le chiffre des malades, à la date du 11 mars, ne s'élevait qu'à 1235, sur lesquels 408 fiévreux seulement. C'est une proportion inférieure à celle des garnisons les plus salubres de France. Les véné-riens occupent la place la plus large dans le tableau des maladies de cette armée, puisqu'ils y figurent pour un nombre de 521, surtout à Milan. Ce chiffre n'a qu'une signification : c'est que la prostitution n'étant point soumise, en Italie, à l'action incessante de la police, les affections syphilitiques se communiquent et se trans-mettent sans obstacles.

Enfin, dans le chiffre de 1230 sont compris 50 malades anciens, et qui appar-tiennent à des corps rentrés en France.

Mouvement des malades aux hôpitaux d'Italie du 21 mars au 1er avril 1860.

CATÉGORIES.	RESTANTS le 20 mars à minuit.	ENTRÉS PAR		SORTIS PAR		MORTS.	RESTANTS le 31 mars à minuit.	OBSERVATIONS.
		Billet.	Éva-cuation.	Billet.	Éva-cuation.			
Fiévreux	408	228	30	198	29	12	427	EFFECTIF :
Blessés.	281	94	31	73	27	»	306	49,737 hommes.
Vénériens.	507	115	»	103	»	»	519	
Galeux.	19	21	»	31	»	»	9	3 Autrichiens sont éva-cués sur Vérone ; l'un d'eux provenant de l'hos-pice civil de Sorésina, il n'en reste plus qu'un.
TOTAUX. . . .	1,215	458	61	405	56	12	1,261	
		519		461				

Dans la même localité, avec les mêmes conditions atmosphériques, mais sous l'influence de conditions hygiéniques différentes dans le casernement les troupes, on voit régner tantôt les maladies de l'hiver, tantôt celles du printemps. A Milan, par exemple, dans certaines casernes et plus spécialement à la citadelle où la température des chambrées est fort au-dessous de la température extérieure, la brusque transition à laquelle les militaires sont soumis en rentrant, soit de la ville, soit des promenades militaires, détermine des affections graves des poumons.

Nous comptons encore 1261 malades, dont 519 vénériens. J'ai demandé d'abord l'évacuation de ceux de ces derniers, dont la maladie exigera plus de 20 jours de traitement. Les évacuations peuvent être appliquées aux hôpitaux voisins de Gênes. Les malades de Bergame et de Brescia seront dirigés sur Milan ; ceux de Casal-Maggiore, Crémone, Plaisance, Pavie, se rendront à Gênes par chemin de fer. Mais parmi les malades restants, il en est qui ne pourront être transportés de suite en France. Je proposerai donc de ramener à Milan les malades de Brescia et de Bergame, de faire d'Alexandrie une station où s'arrêteraient ceux de Crémone, Plaisance, Novare, Verceil, en laissant à Milan et à Alexandrie un médecin militaire, chargé de hâter les évacuations définitives sur Gênes. Conformément aux instructions du conseil de santé, j'ai immédiatement invité tous les chefs de service à se mettre à l'œuvre pour établir des rapports trimestriels, en ayant soin d'y joindre des renseignements sur la constitution atmosphérique médicale et sur les causes pathogéniques locales. Quelques-uns ont déjà répondu et font remarquer avec raison que les mutations incessantes dans le personnel médical ne permettent pas de fournir des documents bien complets. Les médecins français ont succédé aux médecins italiens, qui n'ont laissé aucun renseignement.

ISNARD, médecin en chef de l'armée d'occupation.

Mouvement des malades aux hôpitaux d'Italie du 1er au 11 avril 1860.

CATÉGORIES.	RESTANTS le 31 mars à minuit.	ENTRÉS PAR		SORTIS PAR		MORTS.	RESTANTS le 10 avril à minuit.	OBSERVATIONS.
		Billet.	Évacuation.	Billet.	Évacuation.			
Fiévreux	427	207	65	165	104	9	421	EFFECTIF : 46,778 hommes.
Blessés.	306	71	36	91	61	»	261	
Vénériens.	519	85	38	121	38	»	483	
Galeux.	9	10	»	9	»	»	10	
Totaux. . . .	1,261	373	139	386	203	9	1,475	
		512		589				

Les hôpitaux de Côme et de Créma sont complétement évacués par nos malades.

Mouvement des malades aux hôpitaux d'Italie du 11 au 21 avril 1860.

CATÉGORIES.	RESTANTS le 10 avril à minuit.	ENTRÉS PAR		SORTIS PAR		MORTS.	RESTANTS le 20 avril à minuit.	OBSERVATIONS.
		Billet.	Évacuation.	Billet.	Évacuation.			
Fiévreux	421	211	41	175	70	5	423	EFFECTIF: 45,006 hommes.
Blessés	261	74	42	78	68	»	231	
Vénériens.	483	105	212	104	196	1	499	
Galeux	10	10	»	13	»	»	7	
Totaux. . . .	1,175	400	295	370	334	6	1,160	
		695		704				

Les hôpitaux de Casal-Maggiore et de Novi sont supprimés.

Mouvement des malades aux hôpitaux d'Italie du 21 avril au 1er mai 1860.

CATÉGORIES.	RESTANTS le 20 avril à minuit.	ENTRÉS PAR		SORTIS PAR		MORTS.	RESTANTS le 30 avril à minuit.	OBSERVATIONS.
		Billet.	Évacuation.	Billet.	Évacuation.			
Fiévreux	423	221	76	168	132	4	416	EFFECTIF: 37,138 hommes.
Blessés	231	64	26	84	73	»	164	
Vénériens.	499	126	151	173	153	»	450	
Galeux	7	7	»	8	»	»	6	
Totaux. . . .	1,160	418	253	433	358	4	1,036	
		671		791				

L'hôpital de Lodi est supprimé.

AVRIL 1860. — Les évacuations s'effectuent de Gênes sur France.

Le 5, le dernier Autrichien restant à Brescia a été évacué sur Vérone. A Crémone il en reste encore un, atteint d'un coup de feu au bas-ventre, avec lésion de la vessie ; il y a trois plaies fistuleuses qui donnent passage à l'urine. Il pourra être transporté bientôt par voie ferrée. Et enfin, un dernier à Milan, à peu près dans la même situation.

Le 7, tous les malades de Casal Maggiore ont été évacués sur Crémone et la garnison va commencer son mouvement de retraite.

Les malades de l'hôpital de Créma, supprimé le 8, ont été dirigés sur Milan.

Le 12, l'armée continue son mouvement rétrograde, et au fur à mesure que les troupes se rapprochent de Gênes, les hôpitaux des villes abandonnées évacuent leurs malades. Tous ces mouvements de troupes rendront impossibles les rapports décadaires des corps. — Le 19 avril deux accidents ont eu lieu à Milan au 93ᵉ de ligne : 1° un grenadier voulant s'évader de la caserne pendant la nui:, par une ouverture située à une hauteur de 15 mètres, est tombé sur le sol et s'est fracturé les deux os de la jambe droite au tiers inférieur, et en outre le péroné du même côté à la partie moyenne.

2° Le 2ᵉ accident a été causé par une méprise qui a occasionné l'empoisonnement d'un jeune officier. M. Giraud de Villette, sous-lieutenant, voulant se purger, a envoyé chercher par son ordonnance une bouteille d'eau de sedlitz dans une pharmacie. Le soldat, ne sachant pas s'expliquer, a demandé un demi-litre d'eau de *ceritzi*, et le pharmacien lui a donné un demi-litre d'eau distillée de laurier-cerise. M. Giraud rentre de l'exercice, avale d'un trait environ 150 grammes de ce médicament, et n'a que le temps d'appeler à son aide pour ne pas tomber sur le sol. Le médecin du corps arrive au bout de 20 minutes ; le malade était sans pouls, la respiration presque nulle ; ses membres étaient relâchés ; la peau était couverte d'une sueur froide, et la mort est arrivée sans que M. de Combarieu ait eu le temps ou la possibilité de rien faire avaler à cet officier. Quels que soient les renseignements fournis par l'autopsie cadavérique qui a été ordonnée par le tribunal, ils ne pourront jamais justifier la conduite d'un pharmacien qui donne au premier venu, et sans ordonnance de médecin, une substance toxique dont l'action, irrégulière et infidèle même à petites doses, ne saurait être appréciée par le public. Ceci se passe dans un pays où (une ordonnance de médecin à la main) on a beaucoup de peine à obtenir une potion contenant trois décigrammes d'émétique.

J'ai trouvé à Brescia un capitaine du 30ᵉ de ligne, atteint de fracture de la cuisse gauche, consolidée avec un raccourcissement de 25 centimètres. Aucun médecin français ne peut réclamer l'honneur de cette guérison, car le malade n'a jamais permis qu'on l'examinât d'aucune façon, et n'a consenti à recevoir les soins d'un médecin italien que parce que le traitement proposé par ce dernier coïncidait avec la manière de voir du malade, qui est irritable au plus haut degré. Ce serait chose inexacte que d'enregistrer cette consolidation comme un fait de guérison de fracture comminutive, puisque ni le médecin militaire français ni le médecin italien ne peuvent savoir au juste comment la cuisse était fracturée, et que le traitement a consisté dans l'application permanente de cataplasmes. Le médecin italien, fier de ce succès, veut conserver son malade, s'en faire un drapeau et le présenter à l'Empereur. Cette résistance sera vaincue, j'espère, par un ordre d'évacuation.

A la fin d'avril, le 26ᵉ de ligne à Bergame compte un suicide par strangulation.

ISNARD, médecin en chef de l'armée d'occupation.

Mouvement des malades aux hôpitaux d'Italie du 1er au 11 mai 1860.

HOPITAUX.	RESTANTS le 30 avril à minuit.	ENTRÉS PAR		SORTIS PAR		MORTS.	RESTANTS le 10 mai à minuit.	OBSERVATIONS.
		Billet.	Éva-cuation.	Billet.	Éva-cuation.			
Fiévreux	416	146	141	152	242	8	301	Effectif 34,903 hommes.
Blessés.	164	68	50	39	74	»	169	
Vénériens	450	111	227	147	199	»	442	2 mai, évacuation du dernier blessé autrichien.
Galeux	6	3	»	5	»	»	4	
Totaux. . . .	1,036	328	418	343	515	8	916	
		746		858				

Les hôpitaux de Turin et de Verceil sont supprimés.

Mouvement des malades aux hôpitaux d'Italie du 11 au 21 mai 1860.

CATÉGORIES.	RESTANTS le 10 mai à minuit.	ENTRÉS PAR		SORTIS PAR		MORTS.	RESTANTS le 20 mai à minuit.	OBSERVATIONS.
		Billet.	Éva-cuation.	Billet	Éva-cuation.			
Fiévreux	301	158	214	119	427	1	126	Effectif 25,067 hommes.
Blessés.	169	31	81	50	160	»	71	
Vénériens.	442	95	320	168	447	»	242	
Galeux.	4	6	»	7	1	»	2	
Totaux. . . .	916	290	615	344	1,035	1	441	
		905		1,379				

Les hôpitaux d'Asti, Brescia, Crémone, Novare et Pavie sont supprimés.

———

24 mai. — Les évacuations des hôpitaux se sont faites avec une célérité telle qu'aujourd'hui il ne reste plus en réalité que trois hôpitaux militaires : San Ambroggio à Milan, Santa Chiara à Alexandrie et San Benigno à Gênes.

Le corps d'occupation est réduit, par les départs successifs, à 14,697 hommes.

———

Milan, 4 juin 1860. — M. le président du conseil de santé des armées,

J'ai l'honneur de vous adresser aujourd'hui mon dernier rapport sur les mouvements qui ont eu lieu. Il ne reste en Italie que deux bataillons du 99e de ligne à Milan et un bataillon du même régiment à Gênes; en tout 2,200 hommes.

Tous les hôpitaux sont évacués, même celui de Milan, d'où sont partis ce matin pour Gênes les 19 malades restants, et il ne restait à Gênes, à la date du 1er, que 166 malades : 57 fiévreux, 21 blessés et 88 vénériens.

Il reste encore trois malades qui n'ont pas pu être transportés. : un blessé à l'hôpital civil de Pavie, j'en aurai des nouvelles demain; un blessé atteint de fracture de cuisse, à Mortara, et un autre à Verceil. M. Lobstein, médecin aide-major, a reçu mission d'aller examiner les deux derniers malades et de les amener à Gênes s'il les juge transportables. De cette manière, il ne reste personne dans les villes où se sont trouvés nos hôpitaux, et il est fort probable qu'il en restera à Gênes un très-petit nombre qu'il faudra faire admettre à l'hôpital civil. La même mesure est prise pour Milan. La garnison ne devant partir que samedi, tous les malades que le 99e fournira jusqu'au départ entreront à l'hôpital Fate bene Fratelli. Deux aides-majors resteront, l'un à Milan, l'autre à Gênes, pour les éventualités et pour activer le départ des hommes qui seraient admis dans les hôpitaux civils.

Isnard, médecin en chef de l'armée d'occupation.

PIÈCES

FAISANT SUITE

AU JOURNAL DES FAITS PRINCIPAUX DE LA CAMPAGNE.

Pièces faisant suite au Journal des faits principaux de la campagne.

Les pièces qui suivent sont des rapports ou des extraits de rapports adressés à la fin de la campagne par les médecins des divers régiments ou des hôpitaux au médecin en chef ou à l'inspecteur médical. Il est inutile de reproduire toute la série de ces rapports qui ont servi de base à notre travail et éclairé considérablement nos recherches; mais nous pensons qu'il n'est pas sans intérêt d'en faire connaître quelques-uns, comme démonstration des enseignements qu'on en peut tirer.

Nous nous bornerons donc à quelques situations numériques par régiment et à quelques-uns de ces rapports (de modèles différents) pris dans toute la série des régiments de l'armée d'Italie et classés dans l'ordre ascendant; enfin nous reproduirons, en note, un compte rendu qui ne nous a été communiqué qu'après la publication de notre rapport sur l'armée d'Orient. Intéressant à plus d'un titre, ce compte rendu rétrospectif sur l'installation du 81ᵉ régiment de ligne, colonel de Clonard, au bivouac de Tracktir, fait voir les résultats que peut donner une bonne administration.

Mouvement des malades du 1ᵉʳ juillet 1859 au 1ᵉʳ juillet 1860 (1ᵉʳ grenadiers, garde).

GENRE des MALADIES.	AUX HOPITAUX. NOMBRE DES MALADES						A L'INFIRMERIE. NOMBRE DES MALADES						A LA CHAMBRE. NOMBRE DES MALADES					
	restants le 1ᵉʳ juillet.	entrés.	sortis.	morts.	restants.	Nombre de journées.	restants le 1ᵉʳ juillet.	entrés.	sortis.	morts.	restants.	Nombre de journées.	restants le 1ᵉʳ juillet.	entrés.	sortis.	morts.	restants.	Nombre de journées.
Effectif moyen : 2,244 h. M. le Dʳ BRISSET, médecin-major.																		
Blessés.	400	438	242	9	47	7,922	4	407	402	»	6	4,507	40	896	892	6	8	3,242
Fiévreux.	53	367	384	49	20	44,439	»	66	64	»	2	534	6	4,245	4,245	»	6	4,439
Vénériens	47	60	73	»	4	2,570	6	440	427	»	49	3,869	»	»	»	»	»	»
Galeux.	»	4	4	»	»	7	»	8	8	»	»	28	»	»	»	»	»	»
43 congés de convalescence.	470	566	667	28	44	24,638	7	324	304	»	27	5,938	46	2,444	2,437	6	44	7,654

Tableau comparatif par période annuelle du mouvement des malades depuis la formation du 1ᵉʳ grenadiers de la garde jusqu'au 1ᵉʳ juillet 1860.

ANNÉES.	Effectif moyen.	Entrées aux hôpitaux.	Journées de traitement.	Traités à l'infirmerie.	Journées de traitement.	Traités à la chambre.	Journées de traitement.	OBSERVATIONS.
1854	700	220	3,074	40	608	4,369	3,904	Ce Tableau, à part les années de campagne 1855 et 1859, donne des proportions à peu près semblables. Des fièvres inflammatoires, bilieuses et des diarrhées, dont quelques-unes à forme dyssentérique, se sont présentées pendant le 3ᵉ trimestre 1859, après le retour d'Italie.
1855 (Crimée)	4,595	757	33,766	448	2,772	4,954	32,672	
1856	2,503	362	44,408	246	4,988	4,402	6,649	
1857	2,246	406	42,434	438	40,684	4,654	4,653	
1858	4,949	327	40,934	395	8,804	4,250	4,540	
1859 (Italie)	2,250	525	45,385	295	6,675	4,442	4,747	
1860 (1ᵉʳ juillet).	2,244	566	24,638	324	5,938	2,444	7,654	

Mouvement des malades du 1ᵉʳ juillet 1859 au 1ᵉʳ juillet 1860 (zouaves, voltigeurs et chasseurs à pied de la garde).

GENRE des MALADIES	AUX HOPITAUX. NOMBRE DES MALADES						A L'INFIRMERIE. NOMBRE DES MALADES.						A LA CHAMBRE. NOMBRE DES MALADES.					
	restants le 1ᵉʳ juillet.	entrés.	sortis.	morts.	restants.	Nombre de journées.	restants le 1ᵉʳ juillet.	entrés.	sortis.	morts.	restants.	Nombre de journées.	restants le 1ᵉʳ juillet.	entrés.	sortis.	morts.	restants.	Nombre de journées.
ZOUAVES (garde).																		
Effectif moyen : 4,650 h. — M. le Dʳ EICHACKER, médecin-major.																		
Blessés	»	23	8	15	0	4,709	»	52	50	»	2	448	»	746	744	»	2	744
Fiévreux	»	246	206	16	24	3,222	»	124	123	»	1	647	»	975	974	»	4	974
Vénériens	»	202	182	»	20	3,832	»	155	145	»	40	1,780	»	83	83	»	»	83
Galeux	»	4	4	»	»	61	»	8	8	»	»	36	»	»	»	»	»	»
23 congés de convalescence.	»	475	400	34	44	8,824	»	339	326	»	13	2,881	»	1,804	1,798	»	6	1,798
4ᵉ VOLTIGEURS (garde).																		
Effectif moyen : 2,950 h. — M. le Dʳ DEVINEAU, médecin-major.																		
Blessés	»	83	64	5	14	3,237	»	117	110	»	7	835	»	922	922	»	»	6,056
Fiévreux	»	643	586	29	28	14,101	»	33	33	»	»	278	»	4,168	4,168	»	»	5,622
Vénériens	»	152	439	»	13	5,506	»	174	155	»	19	3,302	»	»	»	»	»	»
Galeux	»	»	»	»	»	»	»	13	13	»	»	37	»	»	»	»	»	»
87 congés de convalescence.	»	878	789	34	55	22,844	»	337	311	»	26	4,452	»	2,090	2,090	»	»	11,678
CHASSEURS A PIED (garde).																		
Effectif moyen : 800 h. — M. le Dʳ PIETRI, médecin-major.																		
Blessés	»	51	44	1	9	1,985	»	44	43	»	1	1,242	2	242	244	»	3	4,830
Fiévreux	»	52	41	2	9	1,786	»	25	26	»	2	244	1	369	366	»	4	1,942
Vénériens	»	44	40	»	1	1,756	4	8	75	»	9	2,463	»	»	»	»	»	»
Galeux	»	1	1	»	»	3	»	5	5	»	»	24	»	»	»	»	»	»
	»	145	123	3	19	5,530	4	162	149	»	12	3,967	3	644	607	»	7	3,772

3e ZOUAVES. — EFFECTIF MOYEN, 2,060.

Dans cet effectif, se trouvent comprises les neuvièmes compagnies de dépôt, dans lesquelles sont placés les hommes qui arrivent au corps et sont ultérieurement dirigés sur les bataillons de guerre.

Mouvement général du 1er avril 1859 au 1er avril 1860 (envoyés aux hôpitaux).

	Restants.	Entrés.	Sortis.	Morts.	Restants.
Blessés.	32	408	322	104	14
Fiévreux.	104	1,240	1,240	32	72
Vénériens.	»	385	359	»	26
Galeux.	»	8	8	»	»
	136	2,041	1,929	136	112

Le nombre des malades traités sous la tente ou à la chambre s'élève à 2,845. Il y a eu 250 congés de convalescence.

    38 congés de réforme.

    26 retraites.   PRIEUR, médecin-major.

11e RÉGIMENT DE LIGNE, 1re BRIGADE, 3e DIVISION, 3e CORPS, ET AMBULANCE DE LA 3e DIVISION DU 3e CORPS, DU 22 AVRIL AU 1er AOUT 1859.

DÉPART DE GRENOBLE POUR VIZILLE, 1re ÉTAPE. — Le 11e régiment de ligne, en garnison à Grenoble, est désigné pour faire partie de la 1re brigade de la 3e division du 3e corps, et reçoit un des premiers l'ordre de passer la frontière. Ses 3 bataillons quittent successivement cette ville les 22, 23 et 24 avril. Parti le 23, le 2e bataillon, que j'accompagne, fort de 515 hommes, arrive le même jour sans accident à Vizille. Dans la même journée, d'autres régiments, qui, comme nous, doivent franchir les Alpes, traversent cette ville.

Le lendemain, arrivée à Bourg-d'Oisans. A mesure qu'on se rapproche de cette localité, on trouve des montagnes plus élevées, la route se rétrécit, le paysage prend un aspect plus sauvage. Rien à noter, sinon que je suis appelé à donner des soins à un homme du 18e bataillon de chasseurs à pied qu'on a dû laisser en arrière en raison de la gravité de son état, et chez lequel je constate une pleuro-pneumonie à gauche. Après lui avoir pratiqué une saignée et préparé une potion émétisée, je le laisse chez l'habitant qui l'a recueilli, en attendant qu'il puisse être ramené à Grenoble.

La route de Bourg-d'Oisans à la Grave est plus accidentée que la précédente. Elle serpente le long d'un profond ravin ou plutôt d'un précipice, et traverse deux fois la montagne sous deux tunnels, l'un de 20 mètres, l'autre de 200 mètres environ. La petite ville de la Grave est d'un aspect repoussant. Elle est située sur le penchant de la montagne. Ses rues étroites, tortueuses, ravinées, sans pavés, constituent de véritables échelles. Les soldats couchent dans des étables; les officiers ne sont guère mieux, quoique logés chez les notables de l'endroit. Le pays est pauvre et malheureux. Du reste, un temps froid et une pluie torrentielle ne contribuent pas peu à assombrir ce tableau. Vis-à-vis le village et de l'autre côté de la vallée qu'elle surplombe, s'élève, à 1,500 mètres environ, une montagne à pic chargée de glaciers gigantesques. Quelques masses de glace brillantes et anguleuses se détachent sur cet horizon menaçant. A en juger par l'éloignement, elles doivent avoir de 20 à 25 mètres d'épaisseur.

Le Monestier. — De la Grave au Monestier, la route est plus accidentée encore. A 200 pas du village est un tunnel de 500 mètres de longueur, creusé dans la montagne. Il n'est éclairé que par deux lanternes, dont les pâles reflets, véritables points de mire, guident seuls le voyageur dans une obscurité complète, au milieu de la boue et de l'eau qui dégoutte de ses sombres voûtes. Quelques instants après, nous commençons à gravir le col du Lautaret. La pente est rapide : on bat par moments le pas de charge pour animer les hommes. Nous atteignons enfin les contrées plus hautes. La route, pendant plusieurs kilomètres, est frayée à travers les neiges qui forment des deux côtés un mur de 5 à 7 mètres de hauteur : 300 hommes ont été employés pendant plusieurs jours à ouvrir ces tranchées. Nous sommes au milieu d'un immense linceul de neige. Des deux côtés de ce plateau désolé se dressent les cimes gigantesques des Alpes. Nous arrivons enfin au Monestier. Ce pays offre plus de ressources que la Grave. Néanmoins, la race m'y paraît triste et dégradée : beaucoup de goîtreux et de crétins. On y trouve deux sources d'eau thermale : l'une sulfureuse, dont le principe minéralisateur me paraît très-faible; sa température est de 20° centigrades environ ; elle n'est pas exploitée; toutefois les gens du pays qui connaissent les propriétés de ces eaux en font usage ; la deuxième, ferrugineuse, jaillit à 150 mètres en avant du village; elle est chaude, abondante et n'est utilisée que pour faire aller un moulin. Après trois jours de marche, quelques-uns de nos hommes présentent déjà aux pieds des excoriations et des engorgements qui dépendent de défauts de la chaussure.

Briançon. — Du Monestier à Briançon, 4 heures de marche seulement. Cette dernière ville est connue de tous. Elle se trouve au confluent de trois vallées : l'une, qui nous y a conduits de Grenoble; l'autre, qui mène à Embrun; la troisième, qui arrive jusqu'au mont Genèvre. La ville est placée sur un mamelon qui domine ces trois routes. Elle s'étale sur une pente rapide, c'est la porte des Alpes. Trois forts commandent tous les passages. Il y règne un grand mouvement d'hommes, de mules et de chevaux. On complète ses provisions et on s'organise en campagne. Les marchands exploitent la circonstance et rivalisent d'audace pour voler le soldat.

SALBERTRAND, 29 avril. — La route de Briançon à Salbertrand (Piémont) est magnifique. A 3 kilomètres environ de Briançon, on trouve, au pied du mont Genèvre, un monument élevé à la mémoire du préfet, M. de Ladoucette, sous les auspices duquel la route du mont Genèvre a été tracée en 1807. C'est une belle fontaine de 15 pieds de hauteur, adossée à la montagne. On gravit pendant près de 2 heures une large rampe, taillée dans le sol et ombragée par de magnifiques sapins. A gauche du mont Genèvre est une petite vallée qui conduit en Savoie par le col de l'Échelle. Au pied de la montagne, nous trouvons la colonne Napoléon. C'est une pyramide quadrangulaire tronquée à son sommet, de 10 mètres de hauteur, et dont le socle offre sur ses quatre faces des inscriptions italienne, espagnole, latine et française, rappelant que ce monument est l'expression de la reconnaissance du conseil municipal des Hautes-Alpes. Tout auprès est un poste de douane française établi là pour arrêter les déserteurs et les rares contrebandiers qui s'exposent sur cette route. A deux kilomètres plus loin est un poste de douaniers piémontais qui nous acclament au passage. Un peu plus loin, nous arrivons à Césane, la première petite ville piémontaise, au pied du mont Genèvre. Nous y avons les honneurs d'un arc de triomphe et les acclamations de tous les habitants, qui se portent en masse à notre rencontre. Après avoir traversé le petit bourg d'Oulx, nous arrivons enfin à Salbertrand. Là j'ai 4 hommes fort souffrants pour lesquels je requiers la voiture. L'un d'eux est atteint de douleurs rhumatismales; l'autre, d'un érysipèle phlegmoneux à la jambe gauche; les deux autres, de gonflement aux jambes et aux pieds avec œdème dû à la chaussure, autant qu'à la fatigue.

30 avril. — De Salbertrand à Gravières, 3 heures de marche. Des coups de fusil fêtent notre arrivée. Le syndic et le curé viennent au-devant de nous. Nous voilà rendus à notre cantonnement. Nos logements sont disséminés à Gravières, Oulmes et les hameaux voisins. Nous sommes bien accueillis par les habitants qui mettent à la disposition du troupier toutes les ressources dont ils peuvent disposer. Le vice-syndic d'Oulmes, auquel je dois l'hospitalité et un lit de bruyère, m'indique un remède qu'il dit infaillible contre les fièvres intermittentes très-communes dans cette contrée. « C'est une forte pincée d'une plante qu'il désigne sous les noms de gencinella? ou cucullaria? (bas de coucou), mêlée à 4 grammes de bois de quassia amara. On fait bouillir le tout une demi-heure environ dans 200 grammes d'eau, et on donne au malade ce breuvage encore chaud, au commencement de l'accès. Bien souvent une dose suffit pour couper la fièvre; mais certainement une deuxième dose prévient, dit-il, à tout jamais son retour. La gencinella se trouve sur une mon-

tagne voisine d'Oulmes, mais dans une zone élevée et assez étroite ; elle est fort rare. C'est une petite plante herbacée de 2 pouces de hauteur, à feuilles elliptiques, opposées et unies sur leurs bords : elle produit une seule fleur de deux centimètres de longueur, monopétale, à calice sans divisions et d'un bleu grisâtre. » Il me donne 5 paquets de cette plante sèche. Le temps pluvieux ne permet pas à mon hôte d'en envoyer cueillir.

Nous séjournons trois jours à Gravières. Le curé, chez lequel loge le commandant, met avec la plus aimable courtoisie sa cuisine à la disposition de notre popote ; ce qui n'empêche pas Matteo Morello, mon hôte, de me répéter qu'il est ultramontain exalté et qu'hostile aux idées de Victor-Emmanuel, qui voudrait séculariser son clergé, il fait des vœux secrets pour le succès des armes de l'Autriche.

Le 2 mai, je dirige sur l'hôpital de Suze 2 hommes atteints, l'un de rhumatisme articulaire aigu, l'autre d'érysipèle phlegmoneux à la jambe gauche. Dans la nuit, nous recevons l'ordre de nous porter sur Suze, et nous nous mettons en route à 7 heures du matin. Je dois rester en arrière pour donner des soins à un homme qu'au moment du départ ses camarades ont relevé inanimé dans un pré où il a passé la nuit, après s'être enivré la veille avec de l'eau-de-vie blanche du pays. On le transporte dans une étable voisine, où je le trouve dans l'état suivant : refroidissement général considérable, pouls insensible et résolution complète des membres. La face est décolorée, les yeux vitrés et sans vie ; la langue pend inanimée et glacée entre les arcades dentaires. Des inspirations d'ammoniaque, des frictions énergiques sur la poitrine et les membres le raniment incomplétement. Quelques cuillerées d'une potion émétisée, en amenant des vomissements, le tirent enfin de ce collapsus profond ; il pousse quelques soupirs entrecoupés de gémissements ; après lui avoir fait administrer un lavement purgatif, je le laisse à la garde de 4 hommes chargés de le diriger jusqu'à Suze, où je rejoins mon régiment.

Une grande animation règne dans cette ville où plusieurs brigades sont déjà réunies. Quelques instants après, un train spécial nous dirige sur Turin et Asti. A Asti, pendant une courte halte, la garnison piémontaise nous offre des gâteaux et des rafraîchissements. Notre convoi, salué des vivat et des applaudissements de la population, nous conduit à toute vitesse à Alexandrie, où nous arrivons, par un beau soleil, vers 4 heures de l'après-midi.

Les Piémontais y travaillent avec ardeur aux fortifications. De l'embarcadère nous gagnons la citadelle, séparée de la ville par le Tanaro ; elle est immense, bien disposée, avec une belle cour plantée d'acacias. On loge la troupe dans des chambres ou des corridors depuis longtemps déjà inhabités. Chacun s'y organise de son mieux sur de la paille.

A 4 lieues d'Alexandrie, et dominant la rive droite de ce fleuve, s'élève, sur une verte colline, une forte et grosse tour que l'on voit se dessiner à l'horizon. C'est là qu'est le roi Victor-Emmanuel avec une partie de ses troupes. Il tient en respect les Autrichiens sur l'autre rive. Le 5 mai, ceux-ci tentent le passage ; mais plusieurs de leurs barques sont coulées et leurs hommes noyés. Sur un autre point, leur attaque est également repoussée. Les Piémontais ont plusieurs hommes tués ou blessés. Un capitaine de leur artillerie est coupé en deux par un boulet.

Nos troupes arrivent sans cesse ; le 6 mai, les 46e et 14e de ligne viennent compléter notre division. La 1re division (Renault) se masse sur la place Royale. On dit que cette division va pousser une reconnaissance. Le maréchal Canrobert visite les casernes, et ses ordres assignent à notre division la défense de la citadelle.

Nous restons huit jours à Alexandrie. La pluie tombe à peu près constamment ; les affections dominantes sont celles de la poitrine, quelques pneumonies et pleurésies, quelques fièvres catarrhales. Les hommes, entassés dans des corridors mal aérés et humides, ont assez à souffrir. Heureusement l'alimentation est bonne. — La prostitution est ici à son comble ; plusieurs hommes se laissent prendre au piége et sont envoyés à l'hôpital.

Notre médecin-major, M. Emile Cordier, depuis longtemps souffrant d'une affection dont il meurt deux mois plus tard à Gênes, et incapable de nous suivre plus longtemps, entre à l'hôpital ; je me trouve ainsi seul chargé du service sanitaire du régiment.

D'Alexandrie nous allons à Monte, en passant par Valenza. Cette petite ville de 4,000 âmes environ est pittoresquement assise sur les bords du Pô. Comme nous sommes la première troupe française qui traverse le pays, les habitants nous considèrent avec curiosité mais sans démonstrations. Ce n'est que le soir et après une route longue et pénible que nous arrivons à Monte, où le général Bourbaki établit son quartier général, sur une hauteur qui domine le Pô et la large vallée qu'il arrose. L'ennemi occupe la rive opposée ; il a fait sauter à notre approche et de son côté les deux premières arches d'un magnifique pont de briques qui relie les deux rives. Tout le pays qui s'étend sur le côté gauche du fleuve est magnifiquement boisé. Nous voyons, dominant le faîte des arbres, les clochers qui servent d'observatoires aux Autrichiens, et, plus près, sur le premier plan, quelques-unes de leurs vedettes. Trois hommes de notre division, qui avaient été imprudemment laver leur linge dans le fleuve, sont ainsi tués par des tirailleurs ennemis. Le 18e bataillon de chasseurs à pied, campé à l'extrémité du pont, échange avec eux quelques coups de carabine. Le 12, nous apercevons très-distinctement trois forts pelotons ennemis. Aucune manifestation n'est faite de notre côté, malgré tout le désir qu'ont nos artilleurs d'essayer l'effet de nos canons rayés. Dans la nuit du 13 au 14, sur un faux rapport, la division prend les armes pour garder les diverses routes qui mènent au fleuve, l'ennemi devant, dit-on, en tenter le passage. Le 2e bataillon du 11e reste, pendant cinq heures, par une pluie froide et torrentielle, l'arme au pied, à l'embranchement de deux routes au-dessous de Monte. Les chemins sont affreux ; deux pièces d'artillerie versent dans un fossé. Le lendemain, le retour est difficile, tant la terre est détrempée. Nous enfonçons jusqu'aux genoux dans un terrain argileux et glissant. Nous rentrons enfin, n'ayant eu à triompher que des éléments.

Le 16, par une pluie battante, nous retournons à Alexandrie, d'où nous partons le lendemain pour Tortone, où nous arrivons le même jour. Les habitants, que notre approche a délivrés trois heures avant des Autrichiens, au moment où ils venaient de lever sur eux les contributions les plus dures, nous reçoivent avec acclamations. Je dois mentionner ici le bienveillant accueil de M. Brighetti, pharmacien, et de sa femme, Milanaise, et patriote exaltée. Elle nous décrit l'impatience de ses concitoyens et les ovations qu'ils nous préparent. Nous restons à Tortone jusqu'au 22, attendant de nouveaux ordres. Le 20, a lieu le combat de Montebello, dont le canon retentit jusqu'à nous.

Les deux ponts jetés sur la Scrivia, et dont l'un appartient au chemin de fer, ont été rompus par les Autrichiens, mais ils sont rapidement réparés. Tortone, ville de 10,000 âmes environ, est assez pittoresque. Dominée par des hauteurs sur lesquelles on voit encore les vestiges des fortifications redoutables, renversées par l'empereur Napoléon Ier, elle est aussi protégée par la Scrivia, qui, après s'être repliée à ses pieds, s'éloigne en serpentant dans une plaine admirable.

La veille de notre départ d'Alexandrie j'ai visité Marengo. Un spéculateur a transformé en villa la ferme dans laquelle l'empereur Napoléon Ier a signé l'armistice le lendemain de sa victoire. On y trouve des fresques remarquables, la planche que forme l'entablement de la fenêtre sur laquelle fut donnée la signature de l'Empereur, le puits qui servit à le rafraîchir, le banc de bois où il s'assit et un ossuaire renfermant les débris des vainqueurs de Marengo. Ce dernier monument vous parle éloquemment de la gloire, et vous la montre sous un de ses tristes aspects.

Le 22, nous allons à Casa Brunia, sorte de hameau sur la gauche de la route qui mène à Voghera, à 5 kilomètres de cette ville environ. Au moment où nous nous attendons à un grand effort de notre armée du côté de Stradella, l'Empereur, qui par ses démonstrations avait attiré sur ce point toutes les forces de l'ennemi, ordonne tout à coup un mouvement rétrograde. Nous allons prendre le chemin de fer, le 27, à Pontecurone; le 28, à minuit, nous sommes à Casale. En moins de 36 heures notre armée a opéré ce brusque déplacement, qui ne tend à rien moins qu'à tourner l'ennemi.

De Casale nous nous dirigeons rapidement sur la Sésia, après avoir traversé le Pô, le 30, sans coup férir, et arrivons le même jour à Prarolo, en passant par Villanova et Carezana. Pendant cette journée et toute la nuit suivante la pluie tombe à torrents. Le canon gronde dans la direction du fleuve : c'est le feu de notre artillerie, qui protége l'établissement de trois ponts de bateaux. Le lendemain, et par un beau soleil, nous arrivons sur les bords de la Sésia. La crue des eaux et la violence du courant ont avarié pendant la nuit deux des ponts établis la veille; il n'en reste plus qu'un pour le passage des troupes. Ce passage s'effectue lentement, chaque division traînant derrière elle ses bagages.

C'est alors que, sur la droite du village, dont nous voyons le clocher qui domine de hauts peupliers, nous entendons une forte canonnade. La fumée nous indique sa direction. Les troupes sardes sont engagées avec les Autrichiens, que, dès la veille, elles ont chassés du village. Nous voyons distinctement sur l'autre rive, et à travers de mûriers, étinceler les baïonnettes. La fusillade devient à chaque instant plus vive. L'ennemi se rapproche de plus en plus de Palestro. C'est alors que, démasquant brusquement une batterie cachée par les vignes, les Autrichiens dirigent sur nous un feu bien nourri, qui a pour but de rompre notre pont ; mais la distance est trop grande ou leur feu défectueux ; leurs projectiles tombent dans le fleuve à quelques mètres du pont. En ce moment le général Bourbaki donne l'ordre à deux batteries de se porter rapidement sur les bords de la Sésia, et de faire taire ce feu, qui devient inquiétant. Après quelques coups d'essai, nos projectiles arrivent en plein sur la batterie ennemie, qui cesse bientôt de répondre. Le 3e régiment de zouaves, côtoyant le fleuve, se porte au pas de course sur l'ennemi, traverse un canal profond et escarpé sous une pluie de projectiles, et, après avoir enlevé plusieurs canons, le poursuit, la baïonnette aux reins. Maîtres du champ de bataille, et les Autrichiens en déroute, les zouaves rentrent triomphants à Palestro, amenant avec eux des prisonniers et des canons. Les pertes de l'ennemi sont considérables. La route qui mène de Palestro au pont du Naviglio et les champs voisins sont jonchés de cadavres, la plupart couchés sur le ventre, et le dos labouré par la terrible baïonnette de nos zouaves. Ceux-ci, de leur côté, laissent sur le terrain beaucoup des leurs, et ont près de 300 blessés. Ces derniers sont transportés dans l'église de Palestro, convertie en ambulance. C'est là que je me rends, par ordre du chef d'état-major, pour assister mes collègues. C'est un horrible pêle-mêle de Piémontais, d'Autrichiens et de zouaves. La plupart des plaies résultant des projectiles lancés par le canon sont hideuses à voir. Quelques-uns de nos braves meurent avant d'avoir pu recevoir les premiers secours. C'est alors que j'ai pu remarquer le stupeur des malheureux atteints par la mitraille. Plus la plaie est vaste et profonde, moins elle provoque de plaintes de la part de la victime. Tantôt c'est un boulet qui, effleurant la poitrine, a enlevé les tissus, chair et os, et mis à nu les poumons ; ou bien c'est une épaule qui n'offre plus de moignon ; l'omoplate est enlevée près de son bord supérieur ; les tissus, désorganisés au niveau du triangle susclaviculaire, offrent une plaie dont on hésite à sonder la profondeur. Un pauvre zouave m'a particulièrement frappé : il avait été atteint par un boulet qui lui avait enlevé la partie supérieure du crâne. Sa tête, noircie, offrait une oscillation régulière, pendant que des deux mains il soutenait son genou droit pour maintenir sa cuisse, atteinte d'un frémissement spasmodique. Il n'offrait de lésion qu'au crâne ; mais elle était vaste, profonde et au-dessus des ressources de l'art. Il est mort peu d'instants après. Un caporal du même corps, atteint d'un coup de feu à la partie supérieure et latérale gauche de la poitrine, offrait une ouverture d'entrée irrégulière, par laquelle l'air inspiré et expiré passait avec un sifflement sonore ; peu de sang sortait par la plaie. Bien qu'il souffrit cruellement, sa voix n'était nullement altérée. Une incision cruciale à la partie postérieure du thorax me permit d'extraire une balle cylindro-conique qui s'était déformée en brisant une côte et faisait saillie sous la peau. J'ai pu observer plusieurs fractures comminutives, les os étant broyés ou brisés en fragments nombreux, dans quelques cas avec seulement une contusion peu considérable des parties molles. Un fait capital et depuis longtemps acquis à la science est le peu d'abondance des hémorrhagies, eu égard à la profondeur des plaies et aux tissus lésés. Je n'ai pu procéder à un examen sérieux des diverses blessures ; tous ces malheureux réclamaient à grands cris nos soins. Il fallait les panser ou les opérer le plus rapidement possible. C'était pitié de les voir se numéroter, pour ainsi dire, pour l'amputation ; car, à part quelques extrac ions de balles, quelques ligatures à pratiquer, c'était presque toujours l'amputation que réclamait leur état. La nuit seule, et la nécessité de rejoindre mon régiment, qui pouvait à chaque instant être mis en mouvement, m'ont rappelé à mon poste.

L'ennemi, battu en partie par nos zouaves, qu'il baptisa ce jour-là du nom de diables rouges (diavoli rossi), se retire à Mortara. Nous ne l'y suivons pas et restons deux jours à Palestro. Le 3 juin nous entrons à Novare, après avoir passé le Turbigo, petite rivière étroite, mais rapide. Nous campons dans les fossés de la ville, que nous ne quittons que le lendemain, vers 2 heures de l'après-midi. Le 4e corps (général Niel), que nous devons laisser passer, nous occasionne un retard de plus de six heures. Nous sommes ainsi privés du bonheur de prendre part à la glorieuse bataille de ce jour. Nous marchons vainement tout le jour et toute la nuit, arrêtés à chaque instant par les bagages et les convois de blessés et de prisonniers, qu'on dirige de Magenta sur Novare. Ce n'est que le lendemain de la bataille que nous arrivons, à la pointe du jour, à Buffalora. Pendant cette nuit pénible et obscure un malheureux accident vient attrister notre régiment. M. le lieutenant-colonel Vergnes, arrivé à la hauteur de la tête du pont de Magenta, fait une chute dans un retranchement creusé sur la route, et se crève l'œil gauche. Un éclat d'obus fixé dans les terres du talus rapide par lequel il a glissé, a ouvert largement la cornée transparente, comme l'eût fait un instrument tranchant, et la pression déterminée par la chute a vidé complétement la chambre antérieure de l'œil. Après lui avoir donné les premiers soins je le conduis à l'ambulance, située dans la gare du chemin de fer, et rejoins enfin le régiment dans les vignes que traverse le superbe Naviglio, qui relie le Tessin au Pô en passant par Milan. Le jour qui vient de paraître éclaire les horreurs de la bataille. La route est jonchée de cadavres d'hommes et de chevaux affreusement mutilés par le canon. Au moment où je rejoins le régiment, on bat la marche de la division. La fusillade, engagée dès le point du jour entre les avant-postes, s'entend à une faible distance. Nos hommes reprennent leurs sacs, heureux cette fois de marcher sur un ennemi qu'ils ne peuvent jamais atteindre. Mais ce n'est encore là qu'une alerte. Le bruit de la fusillade s'éloigne rapidement, pour cesser bientôt tout à fait. L'ennemi, en pleine déroute, couvre sa retraite par un feu d'arrière-garde. Nous campons sur le sol foulé par les vainqueurs et les vaincus. Les Autrichiens s'étaient fortifiés dans le chemin de fer même, qui se trouve en cet endroit profondément encaissé. Après l'avoir élargi dans le parcours de 600 mètres environ, ils s'en étaient fait un véritable camp retranché, avec des terrassements défendus par du canon. Les hauteurs voisines étaient occupées par leurs troupes, qui s'étaient fortement établies à Magenta. Ces dispositions formidables n'ont pu résister à la courageuse ténacité de la garde et à l'ardeur des divisions engagées. Pour couvrir leur retraite les Autrichiens firent sauter les deux ponts qui traversent le Naviglio et se retirèrent à distance, abandonnant Milan, où ils n'auraient pu se défendre.

Le 6, la 3ᵉ division du 3ᵉ corps pousse une reconnaissance sur Abbiate-Grasso, où nous trouvons les traces toutes fraîches de l'ennemi. Le 7, nous campons à Gaggiano. Le 8 enfin, nous entrons à Milan. On sait la réception enthousiaste faite par la population milanaise aux armées alliées ; le *Te Deum* chanté sous le dôme, la brillante représentation donnée aux deux souverains libérateurs au théâtre de la Scala, enfin, et surtout, l'enivrement de tout un peuple rendu à la liberté.

Le même jour, le canon, qui tonne dans le lointain et mêle ses lugubres éclats aux cris de joie des Milanais, nous annonce une nouvelle victoire à Melegnano.

Le 11, nous quittons Milan, accompagnés des vœux ardents des habitants. Nos hommes qui n'ont pu encore cueillir de lauriers reçoivent cependant de bonne grâce les fleurs que leur distribuent les dames au départ. Le même jour, nous campons à Gorgonzola, où nous subissons toute la nuit une pluie torrentielle.

Le 12, nous traversons l'Adda, sur un pont de bateaux ; l'ennemi ici, comme partout ailleurs, ayant rompu les ponts, et nous arrivons à Treviglio.

Le 13, nous passons le Serio ; le 14, nous campons à Fontanella ; le 16, nous traversons l'Oglio à Soncino.

Le 17, nous sommes à Mairano ; le 18, nous passons la petite rivière de la Mella et nous arrivons à Poncarale. Le 21, nous sommes à Mezzano.

Rien de particulier à noter dans l'état sanitaire, si ce n'est la diarrhée qui se développe sous l'influence de diverses causes, nos hommes campant habituellement dans des prairies détrempées par l'eau, et n'ayant pas une alimentation suffisamment réparatrice.

La diarrhée n'a pas jusqu'à ce jour revêtu de fâcheux caractère. J'ai pu faire une remarque déjà faite par d'autres collègues : c'est que les diarrhées augmentent sensiblement toutes les fois que nous restons campés sur le même point, et qu'un déplacement suffit pour diminuer leur fréquence ou amender les symptômes. Les hommes se plaignent amèrement de la polenta (farine de maïs), qui leur est distribuée en remplacement de pain ou de biscuit, et constitue en effet un aliment peu convenable et de nature à donner la diarrhée, le chiffre le plus élevé des diarrhées correspondant aux jours de distribution de ce barbotage qui aurait dégoûté les naufragés de *la Méduse*. J'adresse au colonel un rapport à ce sujet, et probablement beaucoup de mes collègues en font autant : aussi l'ordre est-il donné de supprimer une alimentation si débilitante et si peu en rapport avec les fatigues du soldat.

Le 21, je reçois à Mezzano l'ordre de quitter le 11° régiment de ligne pour passer à l'ambulance de la 3e division du 3e corps Ce n'est pas sans émotion que je me sépare de compagnons avec lesquels j'avais toujours vécu dans les meilleurs termes pendant plus de trois années. J'arrive à l'ambulance, dont le médecin en chef est M. Gerrier. Trente malades environ, presque tous fiévreux, sont couchés sous les tentes-abris dans la prairie qui a été désignée pour le campement de l'ambulance. Ces malades suivent la division, montés sur des cacolets, et sont évacués, lorsque leur état l'exige, sur les hôpitaux les plus rapprochés, ou rejoignent leurs corps respectifs, une fois rétablis. Cette manière de procéder a diminué considérablement les entrées aux hôpitaux pour les hommes de la division.

Le 24, au point du jour, nous entendons le canon dans la direction du Mincio et recevons l'ordre de nous porter sur Médole. Cette fois, comme à Magenta, nous sommes devancés par le 4° corps. Une partie du 3° corps et la 3° division en particulier se tiennent en observation et surveillent les mouvements possibles de l'ennemi du côté de Mantoue. Cependant la canonnade devient de plus en plus vive. Nous reprenons, mais lentement, notre marche, plusieurs fois interrompue, et n'arrivons à Médole qu'à 5 heures du soir. Ce village est déjà encombré de blessés. Après l'établissement de notre ambulance, je me dirige, avec 30 mulets, sur le champ de bataille, pour y recueillir les blessés. La fusillade et le bruit du canon se mêlent à celui de l'orage. Nous partons au milieu d'un tourbillon de pluie et de poussière ; deux obus éclatent à peu de distance de nous sans nous faire aucun mal. Enfin nous arrivons près d'une ferme où s'est livré un violent combat. Un grand nombre de morts couvrent la terre. Les blessés sont agglomérés dans une magnanerie et une étable ou couchés tout autour du bâtiment. A peine entré dans ce triste asile, le premier que j'aperçois est un soldat autrichien assis près de la porte. Il reconnaît ma profession à mon uniforme et, avant d'avoir pu lui donner mes soins, il m'exprime déjà sa reconnaissance et me baise les mains. Il a reçu un coup de feu dans la région lombaire. Tout auprès de lui est un voltigeur français atteint d'un coup de feu dans le bas-ventre. Le projectile a pénétré dans la vessie ; l'urine et le sang sortent de la blessure : il exprime sa douleur en termes énergiques. Plus loin est étendu sur le sol un grenadier atteint d'un coup de feu à la poitrine, côté droit, dans l'intervalle compris entre la 3e et la 4e côte. Le poumon hernié sort par une plaie étroite et circulaire ; le projectile est resté dans la poitrine, et le malheureux succombe sous mes yeux. Son voisin a eu le flanc droit traversé par une balle, qui est venue sortir en arrière, au niveau des fausses côtes. Un autre offre une fracture comminutive du fémur à sa partie moyenne. Le projectile a pénétré par la partie externe du membre et épuisé son action sur l'os qu'il a brisé en éclats. Je le sens à travers la peau. Une incision me permet de l'extraire immédiatement, et avec lui deux esquilles. Une claie de roseaux, auparavant atelier du paisible ver à soie, me sert d'attelle; je la coupe à hauteur, l'arrondis en gouttière; la paille me sert de coussinets, et tout le membre est ainsi fixé et immobilisé au moyen d'une bande. Plusieurs fractures de jambe, produites aussi par des coups de feu, sont maintenues après pansement de la plaie par des fourreaux de sabre qui me servent d'attelles. Une fracture du col du fémur avec éclat nécessite la ligature de la fémorale à sa partie supérieure. Plusieurs balles sont extraites. Je passe d'un blessé à l'autre, je les panse de mon mieux, mais à la hâte, j'emploie tout ce que j'ai sous la main. La soirée, déjà avancée, ne me permet pas d'examiner en détail toutes les blessures; je fais les pansements les plus pressés, et, après avoir fait placer sur les cacolets autant de blessés que je peux en ramener à l'ambulance, je reprends avec eux le chemin de Médole. Après bien des détours pour me frayer un passage, je pénètre enfin, à travers l'encombrement produit par les troupes, les chariots et les caissons d'artillerie, jusque sur la grande place de l'église. Il fait nuit sombre; les gémissements qui retentissent de toute part et des masses sombres qui gisent sur le sol indiquent les nombreux blessés réunis dans ce lieu. Beaucoup sont déjà couchés sur les degrés du temple converti en ambulance, jusqu'à ce qu'on puisse les transporter à l'intérieur. Bien d'autres sur des cacolets attendent qu'on ait pu leur trouver une place dans les ambulances, organisées dans les différents logis, et déjà encombrées. C'est avec la plus grande peine que je puis y installer mes soixante blessés. Je rejoins enfin mes collègues vers minuit, et, dès le point du jour, nous nous mettons à l'œuvre et pratiquons quelques opérations pressantes : une amputation de l'humérus gauche, à la suite d'une fracture comminutive par éclat d'obus, avec perte complète des parties molles; une amputation du bras à sa partie inférieure, et deux amputations de jambe au lieu d'élection, pour des mutilations d'une gravité qui ne laissait aucun doute. Mais à peine avons-nous achevé ces dernières opérations que nous recevons du général de division l'ordre de nous rendre en toute hâte en avant de la ligne, à Guidizzolo, pour y donner nos soins à 1,200 blessés autrichiens, qui s'y trouvent massés dans des maisons avec deux de leurs chirurgiens. Aussitôt arrivés, nous trouvons d'abord des officiers, dont nous nous occupons immédiatement. Chez deux d'entre eux, l'amputation doit être faite sans retard. L'un a la jambe droite enlevée par un boulet, à sa partie inférieure. Les chirurgiens autrichiens, jeunes, inexpérimentés et d'un grade inférieur, après avoir établi la compression de la fémorale, s'étaient bornés au pansement de l'horrible plaie produite par le projectile, et n'avaient pas osé pratiquer l'amputation, les opérations étant réservées aux médecins chefs de service. Le membre est menacé de sphacèle; il a déjà de l'odeur; l'amputation est faite au lieu d'élection, par M. Gerrier. Il ampute aussi du bras droit un jeune capitaine se trouvant dans de semblables conditions. Nous n'avions pas encore terminé le pansement, que nous recevons l'ordre de repartir immédiatement pour Médole, les Autrichiens venant, dit-on, de tenter subitement un retour offensif. Comme Guidizzolo n'est protégé que par un bataillon du 46ᵉ de ligne, il lui est enjoint de se replier immédiatement sur son régiment. Ce n'était qu'une fausse alerte, produite par le retour au galop d'une reconnaissance faite par un escadron de notre cavalerie. Il n'en avait pas fallu davantage pour amener parmi les blessés une panique qui s'est propagée jusqu'à Castiglione. Les habitants, effrayés, enlèvent les drapeaux tricolores dont ils avaient pavoisé leurs fenêtres; plusieurs même supplient leurs hôtes blessés de quitter leurs maisons, tant ils craignent d'être compromis au retour des Autrichiens.

Cependant rentrés à Médole nous demandons l'autorisation de rejoindre à Guidizzolo les blessés que nous avons quittés à regret. Cela n'était pas possible, et nous partons bientôt après avec la division, pour aller camper sur les hauteurs qui dominent le village de Solférino.

Dans le trajet sur le champ de bataille nous pouvons souvent faire les remarques qui ont inspiré à un médecin militaire français un intéressant travail sur l'attitude des hommes tués en combattant. Nous avons pu constater en effet que la mort qui les a surpris pendant l'action n'a pas altéré leur physionomie. On retrouve sur leurs visages l'expression qui les dominait au dernier moment. Leur bouche ouverte semble pousser le cri de guerre; leurs yeux animés fixent toujours l'ennemi. Quelques-uns ont entre les dents la cartouche qu'ils vont déchirer; d'autres serrent entre leurs doigts crispés l'arme qui n'a pu les sauver du trépas. On dirait que la baguette d'un magicien est venue les toucher, et que, comme les héros enchantés, ils attendent la fin d'un sommeil magique pour continuer une lutte interrompue.

Nous restons trois jours campés sur les collines vaillamment conquises par nos armes. Le paysage qui s'étend à nos pieds est admirable. Au loin, à l'horizon et à travers un voile de vapeurs, nous voyons le lac de Garde et les montagnes qui le dominent. Quoique confusément, nous distinguons aussi Peschiera et l'antique Sermione, retraite chérie de Catulle.

Le 28 juin nous atteignons Goïto sur les bords du Mincio. Nous y remarquons la belle défense préparée par les Autrichiens dans le château et le cimetière, qu'ils ont crénelé et fortement barricadé. Les deux entrées de la ville, qui s'étend sur la rive du fleuve, sont défendues par deux têtes de pont. L'ennemi a fait sauter le pont de pierre; nos troupes le réparent, en même temps qu'elles établissent plusieurs ponts de bateaux. Après être restés auprès de Goïto jusqu'au 3 juillet, nous traversons la rivière près d'un moulin, et allons camper dans une vigne à 2 kilomètres de Valeggio. La chaleur, ce jour-là, est intense. Nos malades, pour la plupart privés de tentes, s'abritent sous les vignes. Dans la soirée, chargé d'aller leur chercher une installation meilleure, je découvre une ferme inhabitée, la casa Malgrania, sur une colline et dans une position charmante. Elle domine la plaine et embrasse un vaste paysage, depuis Valeggio jusqu'à Vérone. Au loin et devant nous, nous apercevons les nombreux clochers de Mantoue, qu'on prendrait, à une aussi grande distance, pour un massif de peupliers ; sur la droite, le faîte des tours de Valeggio ; un peu sur la gauche, les sombres créneaux de l'antique château de Villafranca. La casa Malgrania, ancienne magnanerie, offre deux étages aux plafonds vermoulus. Nous établissons nos malades au rez-de-chaussée et dressons nos tentes tout autour. Les affections qu'offrent nos soldats sont toutes, ou à peu près, celles des voies digestives, des diarrhées et dyssenteries, et quelques fièvres intermittentes. Nous avons à soigner deux cas de choléra bien constaté, mais qui guérissent heureusement.

Nous étions là depuis deux jours, lorsque, le 7, l'armée se met en mouvement et notre division se dirige en ordre de bataille sur Villafranca ; mais ce n'était qu'une prise d'armes, comme démonstration. A midi, toutes les troupes rentrent dans leurs cantonnements, ayant d'abord peine à comprendre ce mouvement de toute l'armée. Cependant le mot armistice vole de bouche en bouche. Le 8, on lit la proclamation de l'Empereur. L'armistice est signé par les souverains. Pour tous les esprits sérieux il est un sûr présage de la paix. Il n'est pas probable en effet que, sans une certitude d'arrangements pacifiques, l'Empereur ait pû arrêter l'élan de ses troupes victorieuses, et permettre ainsi à un ennemi démoralisé de se préparer à de nouveaux combats.

Notre division, commençant alors son mouvement rétrograde, se dirige sur Pozzolo, petit village sur le Mincio, entre Valeggio et Goïto. L'ambulance s'établit sur une colline, à 1 kilomètre de la rivière, dans deux fermes, la casa di Pace Dara et la casa di Pace Guerrenti. Quinze jours auparavant occupé par un corps de 10,000 Autrichiens, ce terrain, ravagé et couvert de débris et d'immondices de toute espèce, offre de distance en distance de forts gourbis de feuillages, qui abritaient l'ennemi, et qui, aujourd'hui desséchés, servent à alimenter le feu de notre bivouac. Nous étions depuis deux jours à la casa di Pace Dara quand la paix est proclamée.

Le 19, nous repassons la Mincio et quittons le quadrilatère. On nous assigne pour cantonnement le bourg de Bozzolo. Nous mettons deux jours pour l'atteindre, et le 1er nous couchons à Gazzoldo. Nos malades sont installés dans un petit théâtre de marionnettes.

Le 20, nous arrivons à Bozzolo, petite ville de 4,000 âmes. Les troupes sont logées, une partie chez l'habitant et l'autre en caserne. Nous pouvons donner, pour la première fois, à nos malades, des paillasses, que la municipalité met à notre disposition. Les fièvres typhoïdes et rémittentes règnent déjà en assez grand nombre. Après dix jours passés dans cette ville, où je suis moi-même atteint par la fièvre, nous arrivons enfin à Casal Maggiore le 10 août. Il n'est plus alors question que de la rentrée de l'armée en France et de l'ovation que son chef et la nation tout entière lui préparent pour le 15 août. Mais nous apprenons bientôt que notre division fait partie du corps d'occupation. Elle est cantonnée dans la province de Crémone. J'ai rendu compte du service qui m'y fut confié et des affections diverses que j'ai pu observer dans l'hospice civil de cette ville, où j'ai traité les nombreux malades de notre division jusqu'à mon départ pour l'Algérie, le 22 octobre de la même année.

Dr Lèques, médecin aide-major de 2e classe.

15e régiment d'infanterie de ligne (1re brigade, 2e division, 1er corps).

Le 15e de ligne, auquel j'étais attaché comme médecin aide-major, partit de Melun pour l'Italie le 25 avril 1859. Débarqué à Gênes les 29 et 30 du même mois, il fit partie de la 1re brigade de la 2e division du 1er corps d'armée, sous les ordres du maréchal Baraguey d'Illiers. Le 2 mai au matin, nous quittions Gênes pour nous rendre à Cassano-Spinola et dans les environs de Novi, où nous restâmes jusqu'au 13 ; le 14, nous nous mîmes en route pour Castelnovo-Scrivia, en passant par Pozzolo-Formigaro, Rivolta et Tortone. Le 20 mai, jour du combat de Montebello, le régiment se porta, par une marche de nuit, sur Voghera, et du 22 au 27 il séjourna à Montebello.

Jusqu'alors, et malgré des pluies abondantes, l'état sanitaire de la troupe était resté dans les meilleures conditions, et le nombre des malades était inférieur à celui qu'on observe ordinairement en garnison. A peine avions-nous quelques accidents fébriles légers, quelques diarrhées et les petites affections chirurgicales (excoriations des pieds par la chaussure), habituelles chez les militaires en marche. Mais, à partir du 28 mai, un changement radical s'opéra tout à coup dans les conditions d'existence du soldat, en même temps que dans son état sanitaire. C'est à cette date en effet que commença le grand mouvement tournant qui devait nous porter de Montebello à Trecate sur le Tessin, en passant par Valenza, Casale, Vercelli et Novare. Jusqu'au 27, nous marchions le plus souvent par brigade, au plus par division, et nous n'avions pas à faire de ces longues et fatigantes pauses qui vont devenir pour nous la règle ordinaire; nous arrivions au gîte d'étape de bonne heure, et le soldat couchait presque toujours chez l'habitant ou dans les édifices publics ; les distributions de vivres, toujours préparées à l'avance, se faisaient en temps utile, et il était toujours possible de faire cuire la soupe. A partir du 28 mai, c'est par corps d'armée que nous marchons, et l'encombrement des routes rend dès lors nos étapes excessivement longues et pénibles ; le bivouac devient la règle générale, et trop souvent les tentes sont dressées dans des prairies inondées, où le soldat ne peut pas se préserver de l'humidité, n'ayant plus, depuis le 26 mai, le couvre-pied qu'il avait au début de la campagne ; les distributions enfin se faisaient tardivement, la nuit ordinairement, en sorte que le soldat ne prenait pas ou n'avait pas le temps de faire cuire sa viande, et se contentait d'une soupe au café. Aussi l'état sanitaire, jusqu'alors si favorable, devint-il bientôt beaucoup moins satisfaisant, et aux légers mouvements fébriles des premiers jours de marche, nous vîmes succéder tout à coup des accidents gastriques plus sérieux, des dyssenteries, des fièvres tenaces, des manifestations diverses de l'intoxication palustre et toutes ces affections déterminèrent, en fin de cause, chez nos hommes, une dépression notable des forces et l'état hydroanémique. Les fortes chaleurs que nous eûmes à supporter, après toutes ces fatigues, vinrent encore ajouter leur action dépressive à celles des causes précédentes, et le nombre des maladies devint si considérable, en juin, que vers la fin du mois et dans les premiers jours de juillet, j'avais journellement à ma visite de 100 à 120 malades. Vers le 6 juillet, le régiment ne pouvait plus mettre en ligne, sur 3 bataillons, que 5 à 600 hommes réellement valides et propres à faire un bon service de guerre. Le chiffre des entrées à l'hôpital pour affections internes avait suivi aussi une marche progressive, ainsi qu'on peut le voir dans le tableau indiquant le mouvement général des malades envoyés aux hôpitaux.

Dans le mois de mai, il n'est entré à l'hôpital que 16 fiévreux; en juin, 43; en juillet, 94; et dans le mois d'août, 200.

J'ai pensé qu'il n'était pas hors de propos d'indiquer sommairement les influences morbides auxquelles ont été soumis les hommes de mon régiment, avant de parler plus spécialement des blessés, parce que ces influences n'ont pas dû rester étrangères à la marche de leurs blessures, et qu'elles ont dû, surtout pour un certain nombre, prolonger singulièrement leur séjour dans les hôpitaux.

Revenons actuellement sur nos pas : Le 5 juin, après une marche de nuit, nous passâmes le Tessin et nous allâmes camper sur le champ de bataille de Magenta; le 7, le 15e de ligne porta son camp à Sédriano, à 12 kilomètres de Milan, et le 8, il se remit en marche dès 5 heures du matin, pour se diriger sur Mélégnano. A 5 heures du soir le combat s'engagea, et le 15e de ligne, après avoir détaché un bataillon sur la droite, fut chargé de l'attaque de gauche avec un bataillon de chasseurs à pied. Ce combat, qui se termina à la nuit, nous coûta 5 hommes tués et 62 blessés, parmi lesquels se trouvaient le lieutenant-colonel, un chef de bataillon, 2 capitaines et 1 lieutenant; tous les cinq blessés légèrement.

Le 11 juin, le régiment se remit en marche sur Brescia et Montéchiaro, et le 23 il arrivait à Esenta, en vue de Solférino. Le 24, la diane fut battue à 2 heures du matin, et tout le corps d'armée fut dirigé sur le champ de bataille de Solférino. Le régiment détacha bientôt son 1er bataillon avec le 21e de ligne, général Douay; et, les 2 autres bataillons avec l'état-major, d'abord chargés de la défense d'une batterie d'artillerie, ne furent réellement engagés qu'à 8 heures du matin et lancés contre le cimetière, situé en avant de la tour de Solférino. Il resta en ligne jusqu'à 4 heures du soir et il éprouva, dans cette longue et sanglante journée, des pertes cruelles : 54 tués, parmi lesquels se trouvaient deux chefs de bataillon et 263 blessés, au nombre desquels le colonel blessé légèrement et un chef de bataillon amputé le soir même à Castiglione. Ma position m'appelait naturellement à donner, sur le terrain même du combat, les premiers soins aux blessés, et particulièrement à ceux de mon régiment. Je m'acquittais de ce devoir dans la limite de mes moyens, et chaque fois que je rencontrais un blessé appartenant au 15e de ligne, je faisais inscrire sur un carnet, par mon caporal d'infirmerie, le genre de blessure et le nom du blessé.

Bien des blessés cependant, et on le comprend facilement, ont été relevés par leurs camarades et transportés à l'ambulance la plus voisine, sans que je les eusse ni vus, ni pansés ; j'étais seul médecin au régiment, et quelque activité qu'on me suppose, il m'était littéralement impossible d'être partout où ma présence eût été nécessaire. Mais à défaut de médecin, il y avait toujours, près d'un blessé, d'autres militaires du régiment pour constater la blessure et m'aider à établir les certificats d'origine et, comme j'avais le soin de les établir le plus tôt possible, de concert avec les capitaines, j'ai pu avoir sur ces blessés des indications qui présentaient toutes les précisions que pouvaient leur donner des témoins, étrangers à la médecine, il est vrai, mais dont les souvenirs encore tout récents, se contrôlaient mutuellement. Or, ce travail était terminé le 11 juin pour les blessés de Marignan, et le 1er juillet pour ceux de Solférino. D'ailleurs, si quelques certificats sont restés incomplets ou inexacts, cela n'a pu être que pour les militaires qui, par une cause ou une autre, ne sont pas rentrés au corps, tous les autres ayant été contrôlés par moi-même.

Le 3 août, nous quittions Milan par le chemin de fer ; quelques jours après nous étions à Paris, et le 25 août à Rouen, où se trouvait le dépôt du corps. Le 3e bataillon seul a continué sa route, étapes par étapes, de Milan jusqu'à Lyon, et n'est arrivé à Rouen que le 12 septembre.

A peine installé dans notre nouvelle garnison, je m'occupai immédiatement avec mon chef, M. Peytral, médecin-major de 1re classe, de dresser une liste complète des blessés du régiment. Un registre fut ouvert à cet effet, et nous visitâmes d'abord tous les blessés qui étaient déjà rentrés des hôpitaux et avaient rejoint le dépôt du corps. Nous avions, en outre, provoqué un ordre du colonel, par suite duquel tout homme rentrant des hôpitaux ou de congé de convalescence, devait être présenté à notre visite avant de reprendre son service ; nous les examinions avec soin à mesure qu'ils arrivaient, et nous inscrivions sur le registre, le résultat de notre examen. Ceux qui étaient complétement guéris reprenaient leur service, les autres étaient, à époques fixes et régulières, soumis à de nouveaux examens, jusqu'à guérison complète.

Presque tous les blessés du régiment ont donc passé sous mes yeux.

Malgré ces précautions, quelques hommes ont cependant encore échappé à mon examen ; les uns avaient succombé à leurs blessures dans les hôpitaux d'Italie, les autres guéris et envoyés en congé de convalescence, avaient été maintenus dans leurs foyers et n'ont plus reparu au corps, d'autres avaient changé de régiment ou avaient été rayés pour cause de longue absence, d'autres enfin avaient reçu des blessures si légères que je n'avais pas jugé tout d'abord devoir en prendre note, et plus tard il m'a été impossible de les retrouver.

Mouvement général des blessés et malades du 15e de ligne (bataillons de guerre) entrés aux hôpitaux depuis le débarquement à Gênes, 29 avril 1859, jusqu'au 12 septembre 1859, date de l'arrivée à Rouen du dernier bataillon de guerre.

GENRE DE MALADIES.	ENTRÉS PAR MOIS.					TOTAL.	Sortis.	Morts.	Restants.
	Mai.	Juin.	Juillet.	Août.	Sept.				
Blessés par l'ennemi.	»	226	»	»	»	226	183	43	»
Éclopés..	6	6	10	15	1	38	36	2	»
Fiévreux.	16	43	94	200	15	368	325	18	25
Vénériens.	6	10	2	7	»	25	24	»	1
Galeux.	1	»	»	»	»	1	1	»	»
	29	285	106	222	16	658	569	63	26

Plus 99 blessés par l'ennemi non entrés aux hôpitaux. Total, 325.

11 coups de baïonnette peu graves.

354 coups de feu ayant atteint 310 hommes. (*Voir l'état nominatif par ordre alphabétique, page 578.*)

En résumé, le 15e de ligne a eu :

	Tués.	Blessés.
Au combat de Mélégnano.	5	62
A la bataille de Solférino.	54	263
TOTAUX.	59	325

Aux 325 militaires blessés par l'ennemi, il faut ajouter encore un homme qui, par maladresse, s'est blessé au genou avec une serpe, et un soldat qui s'est volontairement tiré un coup de pistolet dans le mollet pour échapper au danger d'être blessé par l'ennemi, et obtenir une récompense qu'il eut même l'audace de réclamer par une pétition à l'Impératrice. Cela nous donne en définitive pour la campagne un total de 59 tués et 327 blessés.

Sur ce nombre de 327 blessés, 31 hommes avaient reçu deux blessures; 2 en avaient reçu trois; 1, cinq; 1, six; et 1 dernier, sept. Dans ce nombre ne sont pas compris les militaires qui avaient eu deux membres traversés par le même projectile, ainsi que cela est arrivé plusieurs fois, notamment pour le capitaine Telmat et le nommé Lavaud.

Nos 327 blessés ont reçu en définitive 375 blessures, dont une par coup de serpe, 11 par coup de baïonnette, 354 par coup de feu et 9 indéterminées.

Coups de baïonnette. — Les plaies produites par la baïonnette, peu nombreuses du reste (11), n'ont intéressé aucune cavité splanchnique ou articulaire, aussi ont-elles présenté peu de gravité en général, et je ne m'y arrêterai que pour dire qu'elles siégeaient : 3 fois à la main ; 1 fois à l'avant-bras ; 3 fois au bras ; 2 fois à la jambe, et 2 fois à la région dorsale.

Coups de feu. — Le plus grand nombre des plaies de cette catégorie avaient été faites par des balles sphériques ou cylindriques, quelques-unes par éclats d'obus ou de mitraille. Je citerai de suite ici un cas peu ordinaire qu'a présenté un de nos blessés. Le nommé Sarrapi a reçu à Solférino un projectile qui lui fractura le péroné gauche ; il fut transporté à l'hôpital San Gaëtano de Brescia, et là, un médecin de l'armée lui aurait extrait, le 1er octobre, un écrou en cuivre, muni de sa vis, qui aurait, par conséquent, séjourné dans la jambe du blessé pendant 96 jours.

Réformes. — *Retraites.* — *Décès.* — 354 coups de feu ont atteint 310 hommes et se subdivisent ainsi : 18 contusions plus ou moins fortes et 336 plaies. Celles-ci avaient déjà, à mon départ du corps (août 1860), donné lieu à 38 demandes de pensions de retraite, pour infirmités graves et incurables, et à 38 congés de réforme n° 1, avec ou sans gratification renouvelable, suivant le degré de curabilité des infirmités. Le 15e de ligne avait en outre reçu notification de 36 décès régulièrement constatés, survenus en Italie à la suite de blessures, et il conviendrait d'ajouter à ces 36 décédés 7 hommes blessés qui n'ont pas reparu au corps, et qui ont été rayés pour cause de longue absence ; ces derniers, atteints presque tous de blessures graves, ont probablement succombé dès les premiers jours, soit dans des maisons particulières, soit dans des ambulances provisoires, et n'ont pu être régulièrement hospitalisés.

En comprenant ces 7 hommes parmi les morts, le chiffre des décès par suite de blessures serait porté de 36 à 43, soit 11,8 ou 12,8 pour 100.

J'ai dressé pour les décès le tableau suivant qui indique le siége de la blessure, cause probable de la mort ; je dis cause probable, car n'ayant pu suivre ces blessés dans les diverses phases de leur traitement, j'ai dû, pour les classer, m'en tenir aux termes des certificats d'origine ou à mes notes particulières ; mais je n'ai pu avoir aucune indication sur les accidents qui ont pu se produire, sur les opérations qui ont pu être pratiquées, enfin sur la cause réelle de la mort. Je donne donc ce tableau avec toutes réserves :

SIÉGE DE LA BLESSURE.	NOMBRE D'HOMMES	
	morts.	rayés pour longue absence.
Crâne.	2	»
Face (balle ayant traversé les deux orbites)..	»	1
Cou.	1	1
Épaules.	3	1
Poitrine.	6	1
Abdomen	11	2
Bras	1	»
Mains.	3	»
Cuisses	6	»
Jambes	3	1
Totaux.	36	7
Total général.	43	

Amputations. — Il eût été intéressant de connaître encore le nombre et la nature des opérations pratiquées sur nos blessés et leur résultat définitif ; malheureusement, ici encore, je serai forcément très-incomplet, puisque je ne puis faire connaître que les cas d'amputation suivis de guérison. Or, nous avons vu revenir au corps huit amputés, déduction faite des hommes qui avaient subi des ablations de phalanges. Ces huit amputations suivies de guérison sont :

1 amputation carpo-métacarpienne des 4e et 5e métacarpiens (nº 112 de l'état nominatif).

2 amputations de l'avant-bras (nᵒˢ 62 et 153).

2 id. du bras (nᵒˢ 213 et 252).

1 désarticulation scapulo-humérale (nº 215).

2 amputations de la jambe au lieu d'élection (nᵒˢ 31 et 119).

Un homme a subi en outre une amputation de l'index et du médius dans l'articulation métacarpo-phalangienne (nº 8), et 24 autres ont perdu une ou deux phalanges d'un ou plusieurs doigts de la main, soit qu'on leur eût pratiqué une opération régulière, soit, ce qu'il m'était impossible de préciser le plus souvent, qu'on ait simplement régularisé une ablation faite par le projectile. Il est bon d'observer que dans les chiffres ci-dessus ne figure aucune amputation de cuisse ; alors que nous voyons six cas de mort pour coup de feu de ce membre. Serait-ce qu'aucune des amputations de cuisse qui ont pû être pratiquées n'a guéri, ou bien l'amputation n'a-t-elle été faite dans aucun de ces six cas ?

Siége des blessures par coup de feu.—Envisagées au point de vue de leur siége et de leur fréquence, les 354 blessures par coup de feu se classent dans l'ordre suivant :

		A reporter... 232		*A reporter*.. 322
Mains.	53	Crâne.	21	Bassin.	8
Cuisses.	54	Face.	20	Coude.	7
Jambes.	46	Abdomen.	19	Genou.	7
Épaules.	29	Avant-bras.	12	Poignet.	7
Bras.	26	Pieds.	10	Aisselle.	3
Poitrine.	24	Cou.	8	
Report... 232		*Report*... 322		TOTAL... 354

Dans ce tableau j'ai confondu tous les coups de feu, graves ou légers, simples ou compliqués de fracture, de pénétration dans une cavité splanchnique ou articulaire, etc., afin de montrer leur fréquence relative dans les diverses régions du corps.

Il ne faut pas, cependant, attacher une grande importance à ces classifications des blessures d'après leur siége.

Les circonstances particulières des divers combats apportent en effet des différences considérables sous ce rapport. C'est ainsi que, pendant le siége de Zaatcha et dans toutes les guerres de siége, les blessures de la tête ont été les plus fréquentes, tandis qu'en Italie nous avons vu dominer chez nos soldats les plaies des membres, et particulièrement celles des mains.

Passons maintenant rapidement en revue nos blessés en appelant plus spécialement l'attention sur quelques-uns d'entr'eux.

Blessures à la tête. — 21 militaires du 15e du ligne ont été frappés à la tête, et sur ce nombre nous trouvons 2 contusions simples et 19 plaies, avec ou sans lésion osseuse. Dans les deux cas suivants seulement la lésion de l'os fut sérieuse et suivie d'accidents.

Le nommé Decaix (n° 99) fut frappé le 24 juin par une balle à la partie supérieure et moyenne du frontal près de la suture sagittale. Il tomba sur le coup, et resta un instant sans connaissance ; ayant repris ses sens, il refusa de quitter le champ de bataille, et continua à faire le coup de feu avec ses camarades, et il alla ensuite avec eux bivouaquer le soir à 1,500 mètres au delà de Solférino, sans réclamer mes soins. Le lendemain, cependant, sur les instances de son capitaine, il resta en arrière et se fit admettre dans une ambulance. Il ne rentra au corps qu'au mois de mars 1860, et je constatai alors à la région précédemment indiquée une cicatrice adhérente profondément déprimée et assez régulièrement ovalaire, dans laquelle on pouvait loger presqu'entièrement la dernière phalange de l'index. On y sentait une perte de substance à la voûte cranienne, et dès qu'on appuyait un peu fortement le blessé prétendait éprouver une vive douleur. La santé générale était parfaite et toutes les fonctions s'exécutaient bien. 15 jours après son arrivée au corps, Decaix se plaignit tout à coup de céphalalgie intense ; une forte fièvre avec délire aigu se déclara le jour même, et il dut être envoyé d'urgence à l'Hôtel-Dieu de Rouen ; deux jours après il était guéri, et demandait à reprendre son service. A dater de ce jour, Decaix revint fréquemment à notre visite, se plaignant chaque fois de céphalalgie atroce, et on lui accorda finalement un congé de réforme, n° 1.

Le nommé de Latour, sergent (n° 102), reçut le 8 juin à la région pariétale droite un premier coup de feu léger, pour lequel il fut traité au corps et dont il guérit rapidement. Le 24 juin il reçut de nouveau une balle, qui pénétra au tiers externe de l'arcade sourcilière droite et vint sortir au devant de l'oreille du même côté. Malgré la lésion osseuse, ce jeune sergent guérit parfaitement, conservant seulement un peu d'amblyopie de l'œil droit.

Le commandant Groult de Saint-Paër reçut aussi, le 24 juin, une balle pénétrant à la région sus-orbitaire et sortant à la tempe droite; moins heureux que le sergent de Latour, il eut le crâne brisé en éclats et des portions de substance cérébrale furent chassées par le projectile entre les lèvres de la plaie; aussi, cet officier supérieur, que j'ai classé parmi les tués, succombait-il le soir même, vers 5 heures, c'est-à-dire 9 heures après avoir été blessé.

Deux autres blessés à la tête, les nommés Chaix, sergent (n° 64), et Jolly, Pierre-Eugène (n° 183), sont morts, les 11 et 16 juillet 1859, dans les hôpitaux d'Italie, sans que je puisse donner d'autres indications sur leurs blessures.

Blessures à la face. — 20 hommes ont été blessés à la face, et plusieurs de ces blessures ont présenté des circonstances particulières assez intéressantes. Un seul a succombé, probablement à sa blessure ; je dis probablement, parce qu'il n'a pas reparu au corps où l'on n'a reçu aucun avis de son décès.

Ce malheureux, nommé Jolivet, caporal (n° 181), reçut, le 8 juin au soir, à Mélégnano, un coup de feu qui pénétra au bord externe de la cavité orbitaire droite, traversa les deux orbites et la base du nez, et vint sortir à la région temporale gauche. Au moment où je pansai ce blessé (vers 11 heures du soir), il jouissait de toutes ses facultés, ne s'inquiétait pas de la gravité de sa blessure, mais il regrettait vivement d'être devenu si brusquement aveugle ; les deux yeux étaient complétement désorganisés et les os propres du nez fracturés ainsi que l'ethmoïde. Il fut évacué le lendemain 9 juin sur Milan, et depuis on n'a plus eu de ses nouvelles.

Kron, grenadier (n° 190), reçut une balle qui pénétra par l'aile gauche du nez, perfora le voile du palais et vint tomber dans la bouche. — Guérison au bout de 45 jours.

Morestin, sergent (n° 289), a eu la base du nez traversée par une balle de la partie moyenne de l'aile gauche à la partie correspondante de l'aile droite. — Guérison parfaite en 36 jours.

Hocbon (André), tambour (n° 167) reçut, le 8 juin, au combat de Mélégnano, une balle qui pénétra à la partie moyenne de la joue droite, un peu au-dessous et en avant de l'os malaire, et vint sortir à la région cervicale latérale droite, en arrière du sterno-cleido-mastoïdien, au niveau de l'angle du maxillaire inférieur. Je pansai immédiatement ce militaire, chez lequel je constatai une fracture complète du maxillaire inférieur à l'angle de cet os; après l'extraction de quelques esquilles, j'appliquai une fronde et envoyai ce blessé à l'ambulance, d'où il fut dirigé sur les hôpitaux de Milan. Au dire du blessé, des accidents inflammatoires assez intenses se développèrent; le gonflement de la face et la mobilité des fragments du maxillaire inférieur rendirent longtemps la mastication et la déglutition très-pénibles; un abcès se forma à l'angle du maxillaire et donna issue à du pus et à plusieurs esquilles de petite dimension; pendant 60 jours, il s'écoula par la plaie de la joue un liquide incolore, semblable à de la salive, provenant sans doute du canal de Sténon, divisé par le projectile. Enfin, après 150 jours de traitement, Hocbon sortit de l'hôpital et vint rejoindre son corps à Rouen. La consolidation du maxillaire est complète, mais il y a une légère déviation en dedans de l'arcade dentaire inférieure qui ne répond plus directement à l'arcade supérieure; la cicatrice située à l'angle de la mâchoire est adhérente au muscle sterno-mastoïdien, qui paraît avoir été divisé en partie et qui est légèrement rétracté, ce qui donne à la physionomie du blessé un aspect tout particulier; la tête légèrement inclinée du côté droit est en même temps un peu renversée en arrière; les mouvements de rotation à gauche sont très-limités, et, pour peu qu'on exagère ce mouvement, on voit le sterno-mastoïdien tiraillé au niveau de la cicatrice. La sensibilité est très-émoussée à partir de la deuxième molaire jusqu'à la symphyse du menton.

Ce militaire a obtenu un congé de réforme n° 1, avec gratification renouvelable.

Noé (Jean-Claude), tambour (n° 254). Coup de feu à la joue gauche. La balle, entrée à la région malaire gauche, est sortie à la partie postérieure de l'apophyse mastoïde du même côté. — Guérison après 45 jours de traitement. Plusieurs esquilles de petite dimension provenant de l'os malaire, surdité de l'oreille gauche. Réforme avec gratification renouvelable.

En somme, nous avons eu 2 officiers et 18 soldats blessés à la face. Ces blessures siégeaient : une dans les deux cavités orbitaires; trois à l'oreille, neuf à la région maxillaire inférieure, dont une avec fracture comminutive du maxillaire inférieur et deux avec lésions superficielles de l'os; trois à la joue; trois au nez et une à la région malaire avec lésion superficielle de l'os malaire.

Blessures au cou. — Nous avons eu 7 hommes et 1 officier supérieur atteints de projectiles au cou. Total, 8.

Un de ces hommes est mort en Italie, un autre a été rayé pour cause de longue absence; ces deux hommes ont ainsi échappé à notre observation. Le nommé Bonafé mérite seul de nous arrêter un instant.

Bonafé, fusilier (n° 37), fut atteint, le 24 juin, à Solférino, d'un coup de feu

à la nuque. La balle, entrée un peu à droite des apophyses épineuses des 4e et
5e vertèbres cervicales, suivit un trajet oblique de bas en haut et d'arrière en
avant, et vint sortir à la partie externe et inférieure de la cavité orbitaire droite ;
le globe oculaire avait été complétement désorganisé et se présentait sous l'aspect
d'une masse noirâtre dans laquelle on ne reconnaissait plus la forme primitive ni
les éléments constitutifs de l'œil ; l'écoulement du sang était très-modéré, la stupeur
profonde, la face pâle, presque livide ; les membres dans la résolution.

Je fis immédiatement un pansement provisoire sur le champ de bataille, et
je fis ensuite transporter ce blessé à l'ambulance, peu rassuré, je l'avoue, sur
le résultat probable de cette blessure. La balle avait, en effet, passé en dedans
du condyle de la mâchoire inférieure, à proximité, par conséquent, des carotides
internes et externes et de l'artère maxillaire interne, et il me semblait difficile qu'un
des nombreux vaisseaux qui en émergent n'ait pas été intéressé dans le cas où
un des gros troncs principaux eux-mêmes ne l'aurait pas été ; outre le danger de
l'hémorrhagie consécutive, un autre danger encore était à craindre, c'était la commotion cérébrale, et plus tard la propagation de l'inflammation de la cavité orbitaire
à la cavité crânienne.

De toutes les manières cette blessure me parut excessivement grave ; cependant,
après 48 jours de traitement à Brescia et Milan, notre intéressant blessé sortait
parfaitement guéri, et rejoignait le dépôt du corps à Rouen, où je le trouvai à ma
rentrée en France.

L'œil est complétement perdu ; une cicatrice étoilée, située au bord externe
des paupières, maintient ces voiles membraneux appliqués sur le moignon de l'œil.
Les mouvements de rotation de la tête de droite à gauche, sont très-limités, ainsi
que l'écartement de la mâchoire : aussi la mastication est-elle très-difficile. Cet effet
consécutif peut être attribué à la formation de brides inodulaires dans les muscles
trapèze, splénius et ptérygoïdiens.

Ce blessé a été proposé pour une pension de retraite.

Les autres blessés à la région cervicale ont guéri rapidement et sans accident.

Blessures à la poitrine. — 24 hommes ont reçu des coups de feu à la poitrine,
et sur ce nombre 7 sont morts en Italie, 1 a été rayé des contrôles pour longue
absence, et il est au moins probable que chez ces hommes, il y avait pénétration
dans la cavité pleurale ; mais ne pouvant rien affirmer à cet égard, je ne mentionne ces huit cas qu'au point de vue numérique. Six hommes atteints de plaies
pénétrantes ont survécu et ont rejoint le corps à Rouen, où je les ai examinés. Ce
sont les suivants :

Grosjean, Xavier (n° 158), fusilier, fut frappé, le 24 juin, par une balle qui
pénétra dans la cage thoracique, sur le bord droit du sternum, fractura la 3e côte
et alla sortir près du rebord axillaire postérieur, en traversant la masse musculaire

formée par la réunion du grand dorsal, grand et petit rond : dyspnée, hémoptysie, sortie de l'air par les deux ouvertures, emphysème, puis accidents graves de pneumonie et d'épanchement pleural. Après un traitement de 100 jours dans les hôpitaux d'Italie, il rejoint le corps à Rouen.

A son arrivée, la plaie antérieure n'est pas encore cicatrisée, et la 3e côte, atteinte d'ostéite, entretient une suppuration continue, dans laquelle on trouve des parcelles osseuses, et de temps à autre une esquille d'un volume un peu plus gros. La nutrition se fait mal, il y a de la gêne dans les mouvements d'expansion pulmonaire, et dans ceux d'élévation et de rotation du bras en dehors.

La plaie antérieure finit enfin par se cicatriser, et le blessé obtient une pension de retraite (5e classe).

Charpentier, Julien-Édouard, 24 ans, grenadier (n° 71), reçut, le 24 juin, un coup de feu qui pénétra dans la poitrine, et traversa d'avant en arrière le sommet du poumon droit. Hémoptysie pendant 8 jours. — Guérison après l'expulsion de 13 ou 14 esquilles. — Au mois de février, respiration ample et nullement gênée.

Keller (n° 188), blessé le 8 juin à la région thoracique gauche. — Pénétration. — Guérison après 36 jours de traitement.

Leroy, caporal (n° 214), blessé le 8 juin. — Guéri après 42 jours de traitement.

Renaud, voltigeur (n° 281), reçut, le 8 juin, une balle qui pénétra à 4 travers de doigts au-dessous du mamelon droit, pour sortir en arrière au-dessus des fausses côtes. — 90 jours de traitement. — Guérison.

Enfin, le nommé Soulier, Pierre, grenadier (n° 208), reçut également, le 8 juin, un coup de feu qui du bord sternal se dirigeait à la région axillaire droite. — Accidents de pénétration. Guérison après 100 jours de traitement. — Réformé avec gratification renouvelable.

Les plaies non pénétrantes ont été assez simples et comprennent : 1° une violente contusion du sternum par une balle qui renversa, le 8 juin, le caporal Mouisset (n° 250). Immédiatement lipothymie et épanchement sanguin considérable. Guérison ; — 2° les plaies en gouttière ou formant séton. Chez le nommé Lindner, tambour (n° 222), la balle, qui était entrée à la partie supérieure droite du thorax, glissa sous la peau pour aller sortir à la partie supérieure et externe du bras droit.

Chez le nommé Gaillard (n° 128), la balle séjourna dans l'épaisseur du muscle pectoral droit, d'où elle fut extraite par une incision.

Blessures à l'abdomen. — Sur un total de 19 blessures de l'abdomen par coup de feu, nous comptons 11 décès régulièrement constatés et 2 radiations pour cause de longue absence.

Les 6 autres comprennent 3 contusions (n°s 23, 168 et 224), et 3 plaies simples des parois (n°s 56, 61 et 89).

Blessures au bassin et à la région lombaire. — 8 plaies ont donné 1 décès (n° 297) dû probablement à la pénétration du projectile dans la cavité abdominale. Sur les 7 autres, 3 siégeaient aux lombes et n'intéressaient que les parties molles (n°ˢ 26, 59 et 129); les 4 autres à la région iliaque avaient intéressé l'os iliaque sans le fracturer (n°ˢ 3, 39, 46 et 101).

Blessures à l'aisselle. — 3 plaies simples à l'aisselle ont guéri avec une moyenne de traitement de 34 jours.

Blessures à l'épaule. — Nous avons compris sous le titre de blessures à l'épaule toutes celles qui ont atteint la région limitée au bras, par l'insertion deltoïdienne, au dos par l'épine de l'omoplate, et à la poitrine par la clavicule et l'apophyse coracoïde.

Cette région peu étendue nous a présenté 29 blessures qui ont donné lieu à 3 décès (n°ˢ 48, 96 et 307) et à une radiation pour longue absence (n° 50); 2 de ces blessures se compliquaient de fracture comminutive de la clavicule et se sont terminées heureusement (n°ˢ 118 et 210).

Dans quatre cas la tête humérale a été fracturée, et une seule de ces fractures a nécessité l'ablation du membre.

M. Lesèble, chef de bataillon (n° 215), reçut, le 24 juin, à la partie supérieure et antérieure de l'humérus droit, une balle qui fractura comminutivement la tête de cet os, et le jour même, à Castiglione, il fut amputé dans l'article par le procédé Larrey. Il fut ensuite traité dans une maison particulière, à Brescia, par un médecin italien qui le soumit à un régime très-sévère, aux saignées, aux purgatifs et à la glace pour boisson. Aussi était-il dans un état d'anémie très-prononcé lorsque je le vis à mon passage à Brescia. Vers la fin de juillet, un abcès se développa à la région dorsale près de la pointe de l'omoplate du même côté ; un coup de bistouri, donné pour évacuer le pus, fit découvrir une balle cylindro-conique complétement déformée. Ce projectile avait été sans doute réfléchi par la voûte acromio-claviculaire et il avait ainsi échappé à un premier examen. M. Lesèble guérit parfaitement, mais il conserva longtemps un trajet fistuleux, situé à la partie inférieure du moignon.

Les 3 autres fractures de la tête humérale ont guéri avec ankylose plus ou moins complète.

Vuillaume, François-Maurice, fusilier (n° 322), reçut, le 24 juin, une balle qui pénétra à la partie moyenne du deltoïde gauche, fractura la tête humérale et vint s'arrêter à la partie antérieure du muscle deltoïde où une incision rendit son extraction facile. Après des accidents inflammatoires intenses, ce blessé finit par guérir et rejoignit son corps, où il fut proposé pour une pension de retraite. Il était alors dans l'état suivant : au centre du deltoïde, complétement atrophié, existe une cicatrice étoilée, déprimée et adhérente à l'humérus; sur le bord antérieur de ce muscle, une cicatrice linéaire indique l'incision faite pour l'extraction du projectile; ankylose incomplète de l'articulation scapulo-humérale; les mouvements d'avant en arrière sont seuls possibles et encore dans des limites très-restreintes.

— Atrophie des muscles du bras, de l'avant-bras et de l'épaule, et particulièrement du deltoïde, qui a pour ainsi dire complétement disparu, paralysie incomplète de la main gauche.

Joly, Jean, caporal (n° 184), reçut, le 24 juin, deux coups de feu au membre supérieur gauche : 1° un léger qui ne lésa que les parties molles au voisinage de l'épitrochlée ; 2° un second à l'épaule gauche. Ce dernier était dirigé de la région sous-coracoïdienne à la partie postérieure de l'épaule, au-dessous de la partie moyenne de l'épine de l'omoplate. Dans son trajet, la balle avait pénétré dans l'articulation scapulo-humérale et lésé la tête de l'humérus. Une inflammation considérable s'empara de l'articulation et fut combattue par les moyens appropriés et un régime très-sévère. Un abcès se forma, s'étendit jusqu'à la partie moyenne du bras, et nécessita deux incisions qui donnèrent issue à une grande quantité de pus et à cinq esquilles.

Après 150 jours passés dans les hôpitaux d'Italie, le caporal Joly rejoignit son corps.

En décembre, les deux plaies suppuraient encore abondamment, et j'en retirai de temps à autre de petites portions d'os nécrosées, esquilles tertiaires. Ces plaies, après s'être à plusieurs reprises ouvertes et fermées, me parurent enfin définitivement cicatrisées au 1er mai 1860, et le blessé fut à cette époque proposé pour une pension de retraite motivée sur la paralysie complète du deltoïde, l'atrophie incomplète du membre, la demi-ankylose du coude et l'extension permanente des doigts de la main gauche. Les mouvements de l'articulation lésée étaient abolis par suite de la paralysie musculaire, mais si on saisissait le membre et qu'on cherchât à lui imprimer des mouvements, on y parvenait dans une certaine étendue pour les mouvements d'abduction, et dans des limites très-bornées pour ceux de rotation.

Gastal, Jean, 18 ans, grenadier (n° 131), fut blessé, le 24 juin, par un coup de feu dirigé de la partie moyenne de l'épine de l'omoplate gauche à la partie antérieure du creux axillaire du même côté. Une inflammation considérable se développa au bout de quelques jours, et un vaste abcès se forma à la région thoracique latérale ; cet abcès s'ouvrit spontanément et donna issue à une grande quantité de pus et à deux morceaux de drap ; la guérison de cette vaste poche se fit attendre neuf mois, à cause de l'énorme décollement qui en avait été la conséquence. Un deuxième abcès se forma plus tard sur le bord interne de l'omoplate, et, comme pour le premier, on attendit qu'il s'ouvrît spontanément en se contentant pour tout traitement de faire des saignées, de prescrire un régime diététique sévère et d'appliquer des cataplasmes.

Il s'écoula encore de cet abcès une grande quantité de pus entraînant de nombreuses esquilles de petite dimension. Gastal avait été traité pendant les quatre premiers mois dans une maison particulière de Brescia par un médecin italien. N'obtenant pas sa guérison, il entra à l'hôpital de San Gaëtano, où il séjourna trois mois, et il alla ensuite passer six mois dans sa famille. A son arrivée au corps, le 2 juin 1860, nous le trouvons dans l'état suivant : ankylose complète de l'articulation scapulo-humérale, atrophie de tout le membre supérieur gauche, très-prononcée surtout au deltoïde.

— Trois coups de feu à l'épaule ont lésé superficiellement la tête humérale et le scapulum sans déterminer de fracture proprement dite (n°⁵ 69, 115, 218). Enfin, 16 coups de feu n'ont intéressé que les parties molles et n'ont présenté aucune particularité notable dans leur marche.

Blessures au bras. — Le bras a été atteint 26 fois de coup de feu et sur ce nombre, je note (n° 252) une seule fracture qui a nécessité l'amputation et un décès (n° 22). — Trois fois l'humérus a été intéressé, et chez le nommé Boussard notamment (n° 47) on a extrait de la blessure des esquilles assez volumineuses, puisque deux mesuraient quatre à cinq centimètres de longueur.

Le nommé Lavaux, Jean, fusilier (n° 200), avait l'avant-bras fléchi sur le bras pour charger son fusil lorsqu'il reçut une balle qui pénétra à la région cubitale inférieure et interne, alla sortir à la région radiale moyenne, pénétra de nouveau à la partie inférieure externe du bras, au bord externe du biceps, écorna l'humérus et sortit définitivement à la partie moyenne et postérieure. La rétraction consécutive du biceps, en mettant obstacle aux mouvements d'extension de l'avant-bras, mit dans la nécessité de proposer ce militaire pour une pension de retraite, 6ᵉ classe.

Les autres plaies n'ont rien présenté de particulier et se sont toutes terminées par la guérison.

Blessures au coude. — Sur 7 coups de feu au coude, nous trouvons trois plaies légères suivies de guérison rapide (n°⁵ 60, 184 et 246); une fracture comminutive de l'article par un éclat d'obus (n° 213) ayant nécessité l'amputation, et enfin trois plaies pénétrantes de l'articulation avec lésion plus ou moins grave des os.

Le nommé Chevalier, Louis (n° 75), reçut, le 24 juin, au coude gauche, un coup de feu qui traversa l'articulation et guérit cependant en 42 jours en déterminant une ankylose complète à angle droit, avec paralysie et atrophie du membre. Il obtint une pension de retraite, 5ᵉ classe.

Douéry Hugues, fusilier (n° 109), 27 ans, reçut, le 24 juin, deux coups de feu : un qui fit un séton dans les parties molles du bras et un second qui traversa de dehors en dedans l'articulation huméro-cubitale gauche. — Après des accidents inflammatoires assez modérés et un traitement de 77 jours dans les hôpitaux, Douéry sortit guéri; mais, comme le précédent, il avait une ankylose complète de l'articulation à angle droit, avec atrophie de l'avant-bras et de la main. Retraité.

Laveau, Philibert, voltigeur (n° 210), fut blessé, le 24 juin, par une balle qui pénétra dans l'articulation huméro-cubitale entre la tête du radius et l'olécrâne, et vint se loger en avant de l'épitrochlée. Des accidents inflammatoires très-graves ne tardèrent pas à se manifester, et la tuméfaction gagna le bras et l'avant-bras ; des abcès multiples se formèrent et exigèrent six incisions tant au bras qu'à l'avant-bras, ce qui permit l'extraction de plusieurs esquilles, et, vers la fin du mois d'août, le blessé fut évacué sur l'hôpital de Toulon. Dans cet hôpital, on pratiqua une dernière incision en avant de l'épitrochlée pour extraire la balle qui était enclavée dans l'humérus depuis trois mois. Après un séjour de cinq mois dans divers hôpitaux, Laveau rentra au régiment à la fin de décembre 1859, et il se présenta à nous dans l'état suivant : ankylose complète de l'articulation huméro-cubitale et radio-cubitale supérieure gauche, flexion à angle droit de l'avant-bras sur le bras ; atrophie incomplète du membre ; la plaie interne suppurait encore abondamment et de temps à autre il s'en échappait de petites parcelles d'os nécrosé. Anesthésie de l'avant-bras et du bord radial de la main.

Au mois d'avril 1860 la guérison est complète, et le blessé proposé pour une pension de retraite.

Blessures à l'avant-bras. — Douze blessures de l'avant-bras nous donnent une contusion (M. le colonel Guérin), neuf plaies simples et deux avec fracture du radius. — Toutes ces plaies se sont terminées heureusement, et les deux fractures du radius se sont consolidées : seulement, chez le nommé Chauveau (n° 74), un abcès se forma tardivement au niveau du col, et ce blessé dut être envoyé à l'hôpital de Rouen ; il était encore en observation à mon départ du corps. — Deux hommes ont été retraités pour perte de l'usage du membre, amenée chez l'un (n° 21) par l'atrophie et la demi-paralysie du membre ; chez le second (n° 208), par l'agglutination des tendons des muscles fléchisseurs, et la flexion permanente et consécutive de trois doigts de la main.

Blessures au poignet. — Sur 7 blessures du poignet nous ne trouvons que deux plaies simples (n°⁸ 82, 91), une avec hémorrhagie de l'artère radiale, arrêtée par la compression (n° 187), deux fractures de l'extrémité inférieure du radius suivies de guérison (n°⁸ 14 et 199), et enfin deux fractures comminutives de l'articulation, ayant nécessité l'amputation et suivies également de guérison (n°⁸ 62 et 153). Cinq de ces blessés ont été retraités, deux pour perte complète du membre, et trois pour perte de l'usage du membre par suite d'atrophie et d'ankylose radio-carpienne avec flexion permanente des doigts.

Blessures aux mains. — 53 coups de feu aux mains ont donné lieu à deux décès (n°⁸ 53 et 171), à deux retraites et à 24 réformes n° 1, avec ou sans gratifications renouvelables.

Les plaies des mains nécessitent fréquemment des opérations chirurgicales, et il est recommandé généralement d'enlever le moins de parties possible, afin de conserver les portions du doigt ou de la main qui peuvent être de quelque utilité au blessé. Ce précepte chirurgical ainsi posé ne saurait rencontrer de contradicteurs; mais, si la lésion ne porte que sur les deux dernières phalanges, y a-t-il utilité pour le blessé de lui conserver la première phalange? Plusieurs chirurgiens ont craint, et avec raison, croyons-nous, que cette phalange ne conservât pas ses mouvements de flexion et ne devînt par la suite une cause de gêne permanente par sa rigidité; d'autres admettent que les tendons fléchisseurs et autres se fixent toujours, soit à l'os lui-même, soit à la cicatrice, et doivent ainsi assurer les mouvements de flexion et d'extension de la phalange conservée. — Parmi nos blessés, nous en avons vu plusieurs se plaindre de la gêne considérable que leur occasionnait cette dernière phalange, maintenue dans une rigidité permanente, et, d'après cet exemple, nous serions assez porté à sacrifier la première phalange avec les deux autres, lorsque la lésion est limitée à 1 ou 2 doigts de la main; mais si la mutilation portait sur 3 ou 4 doigts, nous chercherions, au contraire, à conserver toutes les parties qui pourraient plus tard aider à la préhension.

Blessures à la cuisse. — La cuisse a été très-fréquemment atteinte, puisque nous trouvons 54 blessures de ce membre sur 354 coups de feu, soit 15 p. 100.

Ces blessures comprennent sept contusions : une plaie par un éclat d'obus (n° 49), qui a déterminé une large perte de substance à la partie interne du membre, et fut suivie d'atrophie musculaire; 37 plaies formant séton ou gouttière, et au minimum cinq fractures du fémur, pour ne compter que celles dont j'ai constaté l'existence; mais on peut supposer que la plupart des hommes qui ont succombé à des plaies de la cuisse avaient aussi le fémur fracturé.

Parmi les 37 plaies sans lésion osseuse grave, trois avaient traversé les deux cuisses et le scrotum (n°ˢ 116, 264 et 309). Chez le nommé Sauvage, Alexandre, caporal (n° 199), la pourriture d'hôpital se déclara dans la plaie et amena une large déperdition de substance à la partie postérieure de la cuisse gauche. Rentré au corps, ce militaire dut être envoyé à l'hôpital de Rouen à cause des progrès de l'ulcération, et après un traitement énergique et prolongé, il finit par guérir, avec une large cicatrice adhérente et une atrophie de tout le membre inférieur qui le mit en position d'obtenir une pension de retraite.

Dans les deux cas suivants, le projectile vint frapper obliquement le fémur sans le fracturer, et s'aplatit sur l'os.

Pelloux, sergent-fourrier (n° 260), reçut au tiers antérieur et supérieur de la cuisse droite une balle qui glissa de haut en bas sur le fémur jusque près de la rotule, où elle fut extraite un mois après.

Chez le sergent Barge (n° 13), la balle pénétra au tiers inférieur et postérieur de la cuisse et fut extraite à la base du grand trochanter.

Nous avons dit que cinq hommes avaient eu le fémur fracturé; trois guérirent sans amputation et deux succombèrent, l'un le 11ᵉ jour, l'autre au bout de 71 jours; ce dernier, nommé Allaphilippe (n° 4), était mon porte-sac et fut blessé, le 24 juin, en m'assistant dans mes pansements, par une balle qui lui fractura le fémur un peu au-dessous du grand trochanter.

Il fut traité à l'hôpital Maggiore de Milan, et à notre retour dans cette ville (1er août 1859), il était encore en traitement et n'avait pas été amputé. Mort le 5 septembre suivant.

Trois fractures ont guéri avec raccourcissement considérable (nos 40, 145 et 191), allant chez l'un d'eux jusqu'à 8 centimètres ; la durée du traitement a été, pour ces trois blessés, de 144 jours pour l'un, de 94 et de 60 jours seulement pour les deux autres, soit en moyenne 99 jours. Ces trois fractures siégeaient au tiers supérieur du membre.

Blessures au genou. — Sept militaires du 15e de ligne ont reçu des coups de feu au genou ; une fois, le projectile n'amena qu'une simple contusion, deux fois une plaie simple, et quatre fois il traversa le membre sans fracturer les os, mais en déterminant une inflammation considérable de l'articulation ; chez le nommé Lunet, en particulier (n° 227), il restait encore après 6 mois un épanchement assez abondant dans la synoviale, avec engorgement des tissus fibreux de l'article. Chez ce militaire, comme chez le suivant, il y a eu peut-être pénétration dans l'article.

Robelin, Ferdinand, grenadier (n° 285), reçut, le 24 juin, une balle à la partie antérieure du genou gauche, un peu en dedans et en bas de la rotule ; pas d'ouverture de sortie.

Soigné d'abord à Crémone, puis à Plaisance et enfin à Gênes, il éprouva des accidents d'inflammation considérable qui furent traités par les sangsues, les cataplasmes et la diète, et enfin par les vésicatoires. La plaie ne se ferma qu'au bout de quatre mois, après avoir donné lieu à un écoulement d'un liquide incolore et filant, puis à du pus accompagné de deux petites esquilles. — Envoyé aux eaux de Baréges, il rentra aux corps le 24 juillet 1860.

Il était alors dans l'état suivant : demi-ankylose et engorgement du genou gauche, qui mesure un centimètre de plus que le genou droit ; mouvements de flexion très-limités ; amaigrissement du membre.

Blessures à la jambe. — 46 blessures par coups de feu à la jambe, nous ont donné 3 décès, survenus en Italie (nos 93, 126, 316), et 1 radiation pour cause de longue absence (n° 274). Elles comprenaient 2 contusions, 22 plaies formant séton des parties molles ou simples gouttières, 1 fracture du tibia, 4 fractures du péroné, 7 fractures complètes de la jambe et 7 plaies avec lésion plus ou moins profonde du tibia sans solution complète de la continuité de cet os.

Je n'ai rien à dire des plaies simples et des contusions, qui n'ont pas différé de celles des autres régions.

Les 4 fractures isolées du péroné (nos 2, 29, 30 et 298) ont guéri après un traitement prolongé et des accidents divers, et le résultat définitif a été : une fois la réforme, deux fois la retraite et une fois la guérison avec possibilité de continuer le service.

Un homme a eu le tibia seul fracturé ; c'est le nommé Manin, Jean-Baptiste, (n° 231), qui reçut, le 24 juin, un coup de feu traversant la jambe droite de la partie interne et supérieure à la partie postérieure et inférieure et fracturant comminutivement le tibia. Après de deux mois de traitement, on fit l'extraction d'un long séquestre mesurant 7 centimètres de longueur sur 2 centimètres de largeur, mais la guérison ne fut complète qu'au bout de huit mois, et encore ne fut-elle obtenue qu'avec un amaigrissement notable du membre, une demi-ankylose de l'articulation tibio-tarsienne, une large perte de substance du tibia et une cicatrice adhérente à cet os.

Sept fractures complètes de la jambe ont amené deux décès, une amputation pratiquée au lieu d'élection pour une fracture de l'extrémité inférieure (n° 31) et quatre guérisons avec difformité plus ou moins considérable.

Le nommé Cottarel, Benoît-Charles, fusilier (n° 90), reçut, à Solférino, deux coups de feu à la jambe droite : l'un écorna le tibia à sa partie moyenne et antérieure ; un second, dirigé de haut en bas et de dedans en dehors, fractura comminutivement les deux os de la jambe. On fit l'extraction de nombreuses esquilles dont plusieurs étaient assez volumineuses, et, après huit mois de traitement, la consolidation était complète, mais il y avait un raccourcissement de 5 centimètres avec extension permanente du pied. Ce militaire fut proposé pour une pension de retraite.

Chigot, Jean, voltigeur (n° 78), fut blessé, le 24 juin, de sept coups de feu, dont 5 par éclats de mitraille et 2 par balles. Ces deux derniers siégeaient dans les parties molles du bras droit et de la cuisse droite et guérirent naturellement. Les cinq blessures par éclats de mitraille siégeaient : une dans les parties molles de la cuisse gauche et quatre à la jambe du même côté. Trois de celles-ci étaient seules réellement graves, puisqu'elles avaient déterminé deux fractures isolées du tibia, l'une au tiers supérieur et l'autre au tiers moyen, et une fracture isolée du péroné au tiers inférieur.

Malgré la gravité exceptionnelle de ces blessures, Chigot finit par guérir, mais avec atrophie très-prononcée du membre, engorgement et semi-ankylose du genou et du cou-de-pied, enfin rétraction du tendon d'Achille et quatre larges cicatrices adhérentes à la face antérieure du tibia.

Reyrolles, Martial, tambour (n° 283), reçut, le 24 juin, un coup de feu qui lui fractura le tibia et le péroné à leur tiers supérieur. Extraction de 20 petites esquilles. Rentré au corps au mois de février 1860. — A cette époque, la plaie d'entrée n'était pas encore fermée et suppurait abondamment ; le blessé fut envoyé en congé de convalescence de 6 mois dans sa famille et il n'était pas encore rentré à mon départ du corps.

Thepault, Gabriel, voltigeur (n° 310), fut blessé le 8 juin à Mélégnano, de 5 coups de feu, dont 2 à la jambe gauche, avec fracture comminutive des deux os au tiers supérieur ; un autre au mollet droit, un à la cuisse droite et un au talon ; ces trois derniers n'avaient atteint que les parties molles. La fracture se consolida vicieusement avec défaut de parallélisme des deux fragments et un raccourcissement de 4 centimètres.

Enfin, les deux blessés suivants ont eu la partie spongieuse du tibia traversée par des balles, sans qu'il y ait eu, à proprement parler, de fracture, puisqu'il n'y avait pas eu solution complète de la continuité de l'os.

Gerberon, Etienne, sergent-fourrier (n° 138), reçut, le 24 juin, une balle qui lui traversa la jambe de la partie antérieure et supérieure à la partie supérieure du creux poplité. — Les cellules aréolaires du tissu spongieux de l'os devinrent le siége d'une suppuration abondante avec exfoliation, et ce sous-officier fut envoyé, en 1860, aux eaux de Baréges, d'où il n'était pas encore revenu quand je quittai le 15e de ligne.

Poteau, Alexandre, voltigeur (n° 273), reçut, à Solférino, deux coups de feu : 1° un dirigé du tiers inférieur et postérieur de la cuisse à la partie interne et supérieur de la fesse droite, sans lésion osseuse ; 2° un second, qui pénétra le tibia à cinq travers de doigt de l'articulation, pour sortir en arrière au-dessous du mollet. Ce blessé fut traité pendant 62 jours dans les hôpitaux d'Italie, et le 27 novembre 1859 il fut envoyé à l'hôpital du Val-de-Grâce, d'où il a été évacué sur Versailles. A sa sortie de ce dernier hôpital, il conservait encore une plaie fistuleuse au tibia, et il fut proposé pour une pension de retraite.

Blessures au pied. — Les coups de feu au pied ont été au nombre de dix, sur lesquels nous trouvons une contusion, huit plaies sans gravité et une fracture comminutive pour laquelle on a pratiqué l'amputation de la jambe au lieu d'élection (n° 119).

ÉTAT NOMINATIF des blessés, tués et disparus du 15e régiment d'infanterie de ligne.

(Les numéros d'ordre correspondent à ceux indiqués dans les observations qui précèdent.)

1. ABACKE (Charles), fusilier, coup de feu à l'aisselle droite le 24 juin. — 30 jours d'hôpital. — Guéri. — A repris son service.
2. ABSINTHE (François), fusilier, coup de feu à la jambe gauche le 24 juin. — Guéri. — A repris son service.
3. ALEXANDRE (Émile-Auguste); sergent, coup de feu de l'épine iliaque antéro-supérieure gauche à la région iliaque externe du même côté le 24 juin.—Plusieurs esquilles. — Cicatrisation complète au mois d'octobre. — 89 jours d'hôpital. — A repris son service. — En traitement.
4. ALLAPHILIPPE (Jean-Pierre), fusilier, porte-sac d'infirmerie du docteur Reeb, médecin-major, coup de feu à la partie supérieure de la cuisse droite le 24 juin. — Fracture du fémur. — Hôpitaux de Milan. — *Mort le 5 septembre.*
5. ALLIER (Jacques-Louis), grenadier, coup de feu de la partie supérieure interne à la partie inférieure externe de l'avant-bras droit le 24 juin. — 30 jours d'hôpital. — En convalescence.

6. **Arboin** (Jean), grenadier, coup de baïonnette à la main gauche le 8 juin. — Blessure légère. — A repris son service.

7. **Ardouin**, chef de bataillon, coup de feu le 8 juin. — Blessure légère. — N'a pas interrompu son service. — Nommé lieutenant-colonel. — A quitté le corps avant Solférino.

8. **Aubrun** (Antoine), fusilier, coup de feu à l'avant-bras gauche le 24 juin. — 38 jours d'hôpital. — Guéri.

9. **Ayrault** (Louis), voltigeur, coup de feu à la main gauche le 24 juin.—Amputation de l'index et du médius de la main gauche. — Extension permanente de l'annulaire et de l'auriculaire de la même main.—76 jours d'hôpital. — Retraité.

10. **Bacaud**, coup de feu à la main gauche le 8 juin. — Réformé.

11. **Baillet** (Jules-Narcisse), fusilier, coup de feu de la partie interne et inférieure à la partie moyenne et postérieure de la cuisse droite le 24 juin. — Nutrition parfaite du membre. — A repris son service.

12. **Ballet** (François), capitaine, coup de feu à la tête, région pariétale, pas de lésion osseuse, le 24 juin. — Traité au corps. — Guérison parfaite en 15 jours.

13. **Barge** (Antoine-Félix), sergent, 1° coup de feu de la partie externe et supérieure à la partie postérieure et moyenne de la jambe gauche le 24 juin.—Fracture du péroné. — Pourriture d'hôpital. — Cautérisations répétées.— Guéri, mais atrophie considérable de la jambe. — Conservation des mouvements des articulations du genou et tibio-tarsienne. — Engorgement du pied.—2° Coup de feu du tiers inférieur et postérieur à la partie supérieure externe de la cuisse gauche. — Balle aplatie sur le fémur près du grand trochanter. — 150 jours d'hôpital. — Le 6 décembre 1859, le malade se sert encore de deux béquilles, mais il y a lieu d'espérer une guérison parfaite dans quelques mois. — Retraité.

14. **Barruol** (Numa-Camille), caporal, coup de feu au poignet droit le 24 juin.—Fracture de l'extrémité inférieure du radius.—90 jours d'hôpital.— Ankylose incomplète de l'articulation radio-carpienne avec extension permanente des cinq doigts de la main droite par suite d'adhérence des tendons fléchisseurs. — Retraité.

15. **Bataille** (Théophile), fusilier, coup de baïonnette à la région dorsale le 8 juin. — Pas de pénétration. — Fait son service.

16. **Bauer** (Ygnace-Aloyse), fusilier, coup de feu à la région thoracique droite le 24 juin. — Blessure légère. — Fait son service.

17. **Baziou** (Eugène), fusilier, coup de feu au gros orteil du pied droit le 24 juin. — Une seule ouverture.—27 jours d'hôpital et 3 mois de convalescence.—Rentré au corps le 10 décembre.—A repris son service.

18. **Beaucousin**, sous-lieutenant, coup de feu à l'abdomen le 24 juin. — *Mort.*

19. **Bèche** (Joseph), voltigeur, coup de feu à la cuisse gauche le 8 juin.—Contusion.—Guéri. — N'a pas cessé de faire son service.

20. **Bégassat** (Louis), voltigeur, coup de feu à la main gauche le 24 juin. — Contusions. — Fait son service.

21. **Belbenoit** (Abel), caporal, coup de feu à l'avant-bras droit le 24 juin. — Fracture du radius. — 45 jours d'hôpital. — Consolidation vicieuse. — Paralysie et atrophie incomplète du membre et impossibilité de se servir des doigts pour la préhension. — Retraité.

22. **Bélesme** (Charles), caporal, coup de feu au bras gauche le 24 juin. — *Mort le 20 juillet* 1859.

23. **Belin** (Charles), fusilier, coup de feu à l'abdomen le 24 juin. — Contusion. — 50 jours d'hôpital. — Guéri.

24. **Bellon** (Louis-Armand), voltigeur, coup de feu à la partie externe et inférieure du bras droit. — 24 juin.—40 jours d'hôpital et convalescence de 4 mois. — Guéri.

25. **Berger** (François), fusilier, coup de feu à la région maxillaire droite le 24 juin.—Plusieurs esquilles. — 68 jours d'hôpital. — Cicatrice adhérente. — Guéri. — Fait son service.

26. **Bernard** (Pierre-Henry), fusilier, coup de feu à la région lombaire droite et à la tête le 8 juin. — Contusions. — 40 jours d'hôpital. — Guéri. — Fait son service.

27. **Beroy** (Louis-Léopold), grenadier, coup de baïonnette à l'annulaire gauche le 24 juin.— Contusion à la cuisse gauche par éclat d'obus. — 47 jours d'hôpital. — Guéri.

28. **Bertaud** ?

29. **Bertrand** (Joseph), caporal, coup de feu à la jambe gauche avec fracture du péroné le 8 juin. — 113 jours d'hôpital. — Atrophie du membre. — Retraité.

30. **Bétoule** (Léonard), fusilier, coup de feu à la partie inférieure et externe de la jambe droite le 8 juin. — Fracture du péroné. — 60 jours d'hôpital. — Guéri. — Réforme n° 1.

31. Beylier (Édouard-Noël), caporal, fracture comminutive de l'articulatio 1 tibio-tarsienre par coup de
feu le 24 juin. — Amputation de la jambe au lieu d'élection. — Retraité.

32. Biaujau (Jean), fusilier, coup de feu à la main gauche le 24 juin.—Perte de la troisième phalange de
l'index gauche. — 50 jours d'hôpital. — Guéri. — Réforme n° 1.

33. Biger (Louis), voltigeur, coup de feu ayant traversé la partie supérieure du pavillon de l'oreille droite,
le 24 juin. — 30 jours d'hôpital et 3 mois de convalescence. — Guéri.

34. Bigaud, fusilier, coup de feu à la main le 8 juin. — Blessure légère. — Sorti de l'hôp tal le 19 juin.
— *Mort le 10 décembre, étant en congé de convalescence.*

35. Blanchard (Auguste), caporal, coup de feu de la partie interne de l'insertion humérale du deltoïde
à la partie interne et supérieure du bras vers le coraco-brachial le 24 juin. — Trajet de 7 à 8 centimètres. — Pas de lésion osseuse.—Guérison avec intégrité des mouvements du bras. — 25 jours
d'hôpital et 3 mois de convalescence.

36. Boisson (Jean-Baptiste), grenadier, coup de feu à la main gauche le 24 juin.—Perte de ceux phalanges
de l'annulaire. — Guéri. — Réforme n° 1.

37. Bonafé (Claude), fusilier, coup de feu de la région cervicale postérieure droite à la région orbitaire
externe droite le 24 juin.—La balle, entrée près des apophyses épineuses des quatrième et cinquième
vertèbres cervicales, a pénétré vers la base du crâne pour sortir par la cavité orbita re droite ; elle
a intéressé sur son passage la partie interne de l'articulation temporo-maxillaire et les muscles
ptérygoïdiens et a pénétré dans la cavité orbitaire par sa partie inférieure externe en lésant le
globe oculaire. — Désorganisation de l'œil droit. — Gêne considérable dans les mouvements du
maxillaire, mastication très-difficile et parole moins intelligible. — 48 jours d'hôpital à Brescia et
à Milan. — Retraité.

38. Bonnaire (Victor), fusilier, coup de feu à la main gauche le 24 juin. — Perte des deux dernières
phalanges de l'index. — 40 jours d'hôpital. — Réformé.

39. Bonnefemme (Eugène), sergent, coup de feu dirigé de l'épine iliaque antéro-supérieu re droite à la
partie moyenne de la région iliaque externe du même côté le 8 juin.—Lésion de la crête iliaque.
—Légère claudication. — 55 jours d'hôpital. — Guéri. — Réformé.

40. Bonnet (Jules), fusilier, coup de feu dirigé de la partie moyenne et antérieure à la partie supérieure
interne de la cuisse droite le 24 juin. — Fracture comminutive du fémur. — Extraction d'une
douzaine d'esquilles. — Consolidation vicieuse avec raccourcissement. — Ankylose du genou avec
rétraction musculaire et flexion permanente de la jambe droite.—60 jours d'hôpital.—Retraité.

41. Bosché (Jean-Marie), voltigeur, coup de feu à la partie moyenne et antérieure de la jambe droite le
24 juin. — Blessure légère. — Traité au corps. — Guéri.

42. Boucher (Jean Baptiste), fusilier, plaie par instrument piquant au genou droit (coup de serpe) le
30 juin. — Guéri avec léger engorgement du genou.

43. Bouchet (Pierre-Joseph), voltigeur, coup de feu dirigé de la partie interne à la part e externe de la
cuisse droite le 24 juin. — Séton. — Guéri. — 30 jours d'hôpital.

44. Bouillot (Joseph), caporal, coup de feu à la poitrine le 24 juin. — *Mort le 4 août 1859.*

45. Bourdon (François-Paul), fusilier, coup de feu à la partie supérieure externe de la jambe gauche le
24 juin. — Lésion du tibia. — Extraction de plusieurs esquilles. — 36 jours d'hôpital et 4 mois
de convalescence. — Guéri.

46. Bouquet (Auguste), fusilier, coup de feu de la région trochantérienne gauche à la région fessière du
même côté le 24 juin. — Nombreuses esquilles. — 60 jours d'hôp tal et congé de convalescence.
— Guéri.

47. Boussard (Victor), fusilier, 1° coup de feu du tiers supérieur de la région cubitale droite à la partie
antéro-interne du bras, à 1 centimètre au-dessus et en avant de l'épitrochlée le 8 juin.—Conservation intégrale des mouvements de flexion et d'extension de l'avant-bras sur le bras. — Plusieurs
esquilles, dont deux de quatre à cinq centimètres de longueur ; — 2° coup de baïonnette de la partie
supérieure et externe de l'avant-bras, près de la tête du radius, à la partie antérieure et supérieure
de l'avant-bras, en traversant toute la masse musculaire externe.—90 jours d'hôpital. — Retraité.

48. Bouvard (Jean), voltigeur, coup de feu à l'épaule gauche le 24 juin. — *Mort le 25 juillet 1859.*

49. Brendel (Louis), fusilier, plaie déchirée à la partie interne de la cuisse gauche le 24 juin. — Éclat
d'obus.— Perte de substance.—68 jours d'hôpital.—Guéri avec atrophie du membre et claudication.
Retraité, 6e classe.

50. Brosson (Jacques), voltigeur, coup de feu à l'épaule gauche le 24 juin.—Rayé des contrôles pour
longue absence.

51. Bruère (François-Auguste), sergent-fourrier, coup de feu à la tête le 24 juin. — Blessure légère.—
Guéri. — A repris son service.

52. Brun (Jean-Claude), voltigeur, 1° coup de feu au mollet droit le 24 juin. — Simple gouttière ;—

2° coup de feu à la main droite. — Perte des deux dernières phalanges de l'indicateur droit. — 35 jours d'hôpital. — Guéri. — Réforme n° 1.

53. BRUNET (Pierre-Auguste), voltigeur, coup de feu à la main droite le 24 juin.—*Mort le 1er août 1859.*

54. CADÉ (Joseph), fusilier, deux coups de feu le 24 juin : un au bras droit et un à la mâchoire inférieure. — 30 jours d'hôpital et 3 mois de convalescence. — Guéri.

55. CADIOT (Jacques), grenadier, coup de feu à la région thoracique droite, sans pénétration, le 24 juin. — Guéri. — Passé dans la réserve.

56. CARNEVILLIERS (Eugène), fusilier, coup de feu à l'abdomen le 24 juin (gouttière).— Guéri.—24 jours d'hôpital.

57. CARON (Albert-Etienne-Joseph), caporal, 2 coups de feu le 24 juin : 1° au bras gauche.—Lésion de l'humérus ;—2° à la cuisse droite.—30 jours d'hôpital et 4 mois de congé de convalescence.—Guéri.

58. CARON (Joseph-Eugène), fusilier, coup de feu de la partie moyenne et interne de la cuisse gauche à la partie supérieure de la fesse gauche le 24 juin.—35 jours d'hôpital et convalescence de 3 mois. —Passé caporal à la 2e compagnie du 2e bataillon.

59. CARRÉ (Auguste), fusilier, 2 coups de feu le 24 juin : 1° au bras gauche ; 2° de la région hypochondriaque gauche à la région lombaire gauche.—Gêne des mouvements.—Réforme n° 1.

60. CARRIÈRE (Louis-Joseph-Napoléon), grenadier, coup de feu léger au coude droit le 24 juin.— Guéri.

61. CASTANMIER (Jean), caporal, coup de feu à la région ombilicale le 8 juin. — Une seule ouverture.— Guéri.—36 jours d'hôpital.

62. CATALA (Jean), fusilier, coup de feu au poignet gauche le 24 juin. — Fracture comminutive. — Amputation de l'avant-bras. — 65 jours d'hôpital.—Retraité.

63. CÉRAGIOLI (Paul), sergent-major, coup de feu dirigé de la partie interne et moyenne à la partie postérieure et supérieure de la cuisse gauche le 8 juin.—Séton.—58 jours d'hôpital.—Guéri.

64. CHAIX (Joseph-Henry), sergent, 2 coups de feu le 24 juin : 1° à la main droite ; 2° à la tête.—*Mort le 11 juillet 1859.*

65. CHALAVIGNAC (Jean), voltigeur, coup de feu à la région lombaire le 24 juin. — Pénétration dans l'abdomen.—*Mort le 25 juin 1859.*

66. CHAMBON (Antoine), fusilier, coup de feu à la main gauche le 24 juin. — Perte des deux dernières phalanges de l'auriculaire.—Réforme n° 1.

67. CHAMPION (Auguste), sergent, coup de feu au bras gauche le 8 juin. — 21 jours d'hôpital.—Guéri.— Passé au 91e de ligne.

68. CHAPUIS (Nicolas), voltigeur, coup de feu à la jambe le 24 juin.—Guéri.—A quitté le corps.

69. CHARBONNEAU (François-Marie), grenadier, 5 coups de feu et un coup de baïonnette le 8 juin : 1° un coup de feu à la main gauche avec perte complète du médius, extension permanente de l'annulaire, flexion permanente de l'auriculaire, gêne dans les mouvements du pouce et de l'index, cicatrice adhérente dans la paume de la main, en un mot, déformation complète et perte de l'usage cette main ;—2° coup de feu du bord postérieur de l'aisselle droite à la partie externe de l'épaule du même côté, lésion de l'humérus, extraction de plusieurs esquilles ;—3° coup de feu à la partie inférieure du bras droit, paralysie complète de la main droite ; — 4° coup de feu du coude à la région cubitale moyenne de l'avant-bras gauche ;—5° coup de feu de la région scapulaire postérieure à la région thoracique droite avec lésion superficielle de l'omoplate, extraction de plusieurs esquilles, cicatrices adhérentes et déprimées, gênant l'expansion des parois thoraciques ;—6° coup de baïonnette à l'avant-bras droit. — 111 jours d'hôpital à Milan. — Retraité, 3e classe, en raison de la multiplicité des blessures et des infirmités nombreuses qui en résultent.

70. CHAREYRE (Louis-Eugène), capitaine, coup de feu au menton, n'ayant intéressé que les parties molles le 24 juin.—Traité au corps.—Guéri.

71. CHARPENTIER (Julien-Edouard), grenadier, coup de feu dirigé du tiers externe de la clavicule droite au creux axillaire et à la partie inférieure et externe de l'omoplate le 24 juin. — Plaie pénétrante de poitrine, hémoptysie pendant 8 jours.—Gêne de la respiration.—13 esquilles. — Conservation de tous les mouvements du bras qui n'est pas atrophié. — Le 25 février, respiration normale. — Envoyé à Amélie-les-Bains.—Guéri.

72. CHASTAN (Antoine), fusilier, coup de feu à la partie externe et moyenne du bras gauche le 24 juin.— Guéri.—52 jours d'hôpital.—Passé dans la réserve.

73. CHATONNET (Jean), fusilier, coup de feu à la région pariétale gauche le 24 juin. — Contusion. — 26 jours d'hôpital.—Guéri.

74. CHAUVAU (Jean-Joseph), grenadier, coup de feu dirigé de la partie moyenne externe à la partie interne et moyenne de l'avant-bras gauche le 24 juin.—Fracture du radius.—12 esquilles.—Cal difforme. — Supination limitée.—65 jours d'hôpital.—A repris son service le 25 février 1860.

75. CHEVALIER (Louis), fusilier, coup de feu au coude gauche, ankylose complète de l'articulation huméro-

cubitale avec flexion permanente à angle droit, atrophie et paralysie du membre le 24 juin. — 42 jours d'hôpital. — Retraité.

76. **Chevrier** (Nicolas-Eugène), caporal, coup de feu à la poitrine le 24 juin. — Pénétration. — *Mort le 20 juillet* 1859.

77. **Chevreton** (Jean-François), fusilier, coup de feu à la partie postérieure de la jambe au-dessous de la masse musculaire des jumeaux le 24 juin.—La balle, dirigée de bas en haut vers le creux poplité, n'a pas été extraite. — Mouvements de flexion du genou conservés. — Extension incomplète. — 34 jours d'hôpital.

78. **Chignot** (Jean), voltigeur, 7 coups de feu, dont 5 par éclats de mitraille, à la jambe gauche et à la cuisse et 2 par balles le 24 juin : 1° au tiers supérieur et antérieur avec fracture du tibia ;—2° au tiers inférieur et postérieur avec fracture du péroné ;—3° à la partie moyenne et interne avec fracture du tibia ; — 4° et 5° à la partie supérieure et à la partie externe et moyenne de la cuisse gauche.—2 coups de feu par balles ; — 6° à la partie supérieure externe du bras droit ; — 7° au tiers inférieur de la cuisse droite.—Atrophie complète de la jambe gauche.—Difficultés des mouvements. — 4 cicatrices adhérentes. — Rétraction du tendon d'Achille et du jambier antérieur qui limitent les mouvements de l'articulation tibio-tarsienne. — Extraction de longues esquilles du tibia.— Retraité.

79. **Chilt** (Louis), fusilier, 1° coup de feu à la main gauche, perte de deux phalanges du petit doigt et légère flexion de l'annulaire ; — 2° contusion du pied gauche par un éclat d'obus le 24 juin. — 45 jours d'hôpital. — Réforme n° 1.

80. **Ciranotti** (Hippolyte), fusilier, coup de feu à la main gauche le 8 juin. — 45 jours d'hôpital. — Réforme n° 1.

81. **Claude** (Laurent), sergent, coup de feu à la région lombaire le 24 juin. — Pénétration dans la cavité abdominale.—*Mort le* 17 *septembre* 1859.

82. **Clause** (Louis-Justin), caporal, coup de feu au poignet droit le 24 juin.—Guéri.

83. **Colas** (Antoine), fusilier, coup de feu à l'abdomen le 24 juin. — *Mort le* 27 *juin* 1859.

84. **Colan**, fusilier, coup de feu à l'avant-bras droit le 24 juin. — 30 jours d'hôpital et congé de convalescence.—Passé dans la réserve étant en convalescence.

85. **Collin**, fusilier, coup de feu le 24 juin.— 16 jours d'hôpital.

86. **Colot** (Philippe), fusilier, coup de feu léger à la région pariétale droite le 24 juin.— 13 jours d'hôpital.—Guéri.

87. **Commard** (François), fusilier, coup de feu à la région maxillaire droite le 24 juin. — 24 jours d'hôpital.—Guéri.

88. **Comte** (Frédéric), fusilier, coup de feu à la région sus-claviculaire le 24 juin. — 24 jours d'hôpital. —Guéri.—Passé dans la réserve.

89. **Cornu** (Victor), fusilier, coup de feu à la région épigastrique le 24 juin. — Balle extraite à l'hypochondre droit.—118 jours d'hôpital.—Réforme n° 1.

90. **Cottarel** (Benoît-Charles), fusilier, 2 coups de feu le 24 juin :—1° à la partie moyenne et antérieure du tibia ;—2° de la partie interne à la partie externe et inférieure de la jambe droite ; trajet oblique de haut en bas ; fracture double et complète des deux os de la jambe.—22 esquilles, dont plusieurs d'une longueur de 3 à 8 centimètres. — Consolidation vicieuse avec raccourcissement de 5 centimètres. — Atrophie du membre ; demi-ankylose de l'articulation tibio-tarsienne. — Extension du pied.—240 jours d'hôpital.—Retraité.

91. **Couillard** (Jean-Baptiste), fusilier, 1° coup de feu au poignet gauche ayant déterminé une légère flexion des deux derniers doigts de la main ; — 2° contusion légère à la jambe gauche le 24 juin. — 50 jours d'hôpital. — Guéri.

92. **Courtot** (Claude-Jules), fusilier, 1° coup de feu de la partie postérieure et inférieure de la malléole externe à la partie postérieure de la malléole interne de la jambe droite le 24 juin.—Nombreuses esquilles de petite dimension. — Mouvements du pied très-limités. — Insensibilité complète de la plante du pied ; — 2° coup de feu de la partie interne de la tête du premier métatarsien à l'espace interdigital de l'orteil correspondant du pied gauche. — Plusieurs petites esquilles. — 87 jours d'hôpital.—Le 27 novembre 1859, les plaies suppurent encore. — Ostéite du tibia. — Marche très-difficile. — Evacué sur le Val-de-Grâce en novembre 1859.—Réforme n° 1.

93. **Couteret** (Jean), voltigeur, coup de feu à la jambe gauche le 24 juin.—*Mort.*

94. **Dassigni** (César-Auguste), fusilier, coup de feu à la main gauche le 24 juin.—Perte de la deuxième phalange du pouce.—40 jours d'hôpital.—Réforme n° 1.

95. **Dartois** (Joseph-Marie), sergent, coup de feu à la cuisse droite le 24 juin. — *Mort le* 25 *octobre* 1859.

96. **Daudon** (Jean), voltigeur, coup de feu à l'épaule le 24 juin. — *Mort le* 19 *juillet* 1859.

97. DAVID (Alfred), caporal, coup de feu de la partie interne à la partie postérieure et supérieure de la cuisse droite le 24 juin.—60 jours d'hôpital.—Guéri.

98. DAVID (Rémy), fusilier, coup de feu à la cuisse gauche le 8 juin. — 35 jours d'hôpital.—Guéri.

99. DECAIX (Ernest-Théodore), fusilier, coup de feu à la partie supérieure du frontal le 24 juin.—Lésion de l'os.—Guéri.—Rentré au corps en mars 1860.—Cicatrice adhérente et fortement déprimée dans laquelle on peut loger toute la dernière phalange de l'index.—Céphalalgies fréquentes. — Réforme n° 1.

100. DECAMPS (Léon), fusilier, coup de feu dirigé de la partie moyenne du deltoïde gauche à la partie inférieure interne du scapulum le 24 juin. — Séton. — Pas de lésion osseuse. — Traité à Brescia, Milan, Gênes et Perpignan. — Rentré au corps le 29 juillet 1859.—32 jours d'hôpital.—Guéri.

101. DELAFOND (Claude), fusilier, coup de feu dirigé de l'hypochondre gauche, à deux centimètres au-dessus de la crête iliaque près de l'épine antéro-supérieure, à la région iliaque externe le 24 juin.—Trajet de dix centimètres environ. — Ostéite de l'os iliaque. — Nombreuses esquilles.—Cicatrice adhérente. — 86 jours d'hôpital. — Traité à Crémone, Plaisance, Gênes, Marseille. — Envoyé à Bourbonne-les-Bains. — Première saison 1860. — Sous l'influence des eaux, la plaie postérieure s'est ouverte, a suppuré 5 à 6 jours, puis s'est refermée.—Guéri.

102. DE LATOUR (Auguste), sergent, 2 coups de feu à la tête les 8 et 24 juin :—1° un à la région pariétale gauche reçu à Mélegnano ; — 2° un à la région sus-orbitaire reçu à Solférino. — Guéri.— La balle pénètre au tiers externe de l'arcade sourcilière droite et sort au-devant de l'oreille droite.—Un peu d'amblyopie de l'œil droit.

103. DEMÊME (Antoine), fusilier, coup de feu à la main droite le 24 juin. — Perte des deuxième et troisième phalanges de l'index droit. — Impossibilité de fléchir la première phalange, qui, dans la flexion des autres doigts, reste étendue.—40 jours d'hôpital. — Réforme n° 1.

104. DEROGY (Napoléon) , fusilier, coup de feu à la malléole externe de la jambe droite le 24 juin. — 50 jours d'hôpital.—Claudication.—Réforme n° 1.

105. DESBONNES (Julien-Jean), caporal, fracture du fémur par coups de feu le 8 juin. — *Mort le 16 juin* 1859.

106. DESPRET (François), caporal, coup de feu à la poitrine le 24 juin.

107. DESVIGNES (Jean-Alphonse), sergent-fourrier, coup de feu dirigé de l'apophyse styloïde du cubitus à la partie moyenne et antéro-interne de l'avant-bras gauche le 24 juin. — 38 jours d'hôpital et congé de convalescence de 6 mois.—Guéri.

108. DIDELOT, coup de feu à la main droite le 24 juin.—Guéri.

109. DOUERY (Hugues), fusilier, 2 coups de feu le 24 juin :—1° à l'articulation huméro-cubitale gauche ; — 2° à la partie inférieure du bras gauche.—77 jours d'hôpital.—Paralysie et atrophie du membre supérieur gauche.—Ankylose complète du coude avec flexion à angle droit.—Retraité.

110. DUBUYS (Henry), sergent, coup de feu à l'abdomen le 24 juin. — *Mort le 25 juin* 1859.

111. DUCOIN (Antoine), fusilier, coup de feu dirigé de la partie interne et moyenne du bras droit à la partie externe du coude le 24 juin. — 35 jours d'hôpital. — Paralysie de la main et atrophie. — Retraité.

112. DUFOUR (Adolphe), fusilier, coup de feu à la main gauche le 24 juin. — Fracture comminutive des quatrième et cinquième métacarpiens.—Amputation carpo-métacarpienne des deux derniers doigts de la main.—30 jours d'hôpital. — Gêne considérable dans les mouvements des autres doigts et atrophie du membre. — Retraité.

113. DUPONT (Édouard), voltigeur, coup de feu à la région cervicale droite le 24 juin. — Séton.— La balle, entrée au bord externe du trapèze, est sortie à la partie moyenne du sterno-mastoïdien droit.—34 jours d'hôpital.—Guéri.

114. DUPOUHET (François), grenadier, plaie pénétrante de poitrine par coup de feu le 24 juin.— *Mort le 9 juillet* 1859.

15. DURAND (Jean-Baptiste), fusilier, coup de feu à l'épaule droite le 24 juin. — Balle entrée un peu en dehors de l'apophyse coracoïde, sortie au-dessous de l'épine de l'omoplate. — Cicatrice postérieure adhérente. — Plusieurs esquilles. — Intégrité complète des mouvements du bras. — Guérison parfaite.—40 jours d'hôpital.

116. DURAND (Charles), sergent-fourrier, coup de feu à la cuisse gauche le 24 juin.—La balle, entrée à quatre travers de doigt au-dessous de l'arcade crurale et à deux travers de doigt en dehors de l'artère, s'est dirigée en dedans pour sortir à la partie interne et supérieure de la cuisse, puis elle a pénétré dans le scrotum et a été se loger à la partie postérieure de la cuisse droite, près du pli de la fesse, où le blessé prétend la sentir profondément située dans la masse musculaire. — 63 jours d'hôpital. — A repris son service.

117. Durand (Nicolas), grenadier, coup de feu à l'épaule gauche le 24 juin. — 60 jours d'hôpital. — Guéri.

118. Duroy (Marie Joseph-Adolphe), lieutenant, coup de feu à l'épaule gauche le 24 juin.— Fracture de la clavicule à la réunion du tiers externe avec le tiers moyen.—36 jours d'hôpital et convalescence de 3 mois.—Guéri.

119. Émonet (Jean-Baptiste), caporal, 2 coups de feu le 24 juin : —1° à la partie interne et supérieure de l'avant-bras droit.—Séton ;—2° coup de feu au pied droit.—Fracture comminutive. — Amputation primitive de la jambe droite au lieu d'élection.—Retraité.

120. Eury (Félix), voltigeur, coup de feu à l'aisselle droite le 8 juin. — 38 jours d'hôpital.—Guéri.

121. Frachise (Louis-Souverain), grenadier, coup de feu à la main droite le 24 juin. — Blessure légère. —Guéri.

122. Fabre (Alexandre), sergent, coup de feu à la main droite (pouce) le 8 juin. — Blessure légère. — Guéri.

123. Faivre, fusilier, coup de feu au bras le 8 juin. — Séton. — Guéri. — 16 jours d'hôpital.

124. Fatoux (Charles-Oscar), sergent-major, coup de feu à la région thoracique latérale le 24 juin.— Légère gouttière.—Guéri.

125. Feuillet (Jules), fusilier, coup de feu à la jambe droite le 24 juin. — La balle, dirigée d'avant en arrière et de haut en bas, a glissé sur le péroné sans le fracturer, et s'est enfoncée dans la masse musculaire du mollet à une profondeur de 5 à 6 centimètres, d'où elle a été extraite au premier pansement.—95 jours de traitement dans les hôpitaux de Crémone, Plaisance, Gênes et Marseille. — Pourriture d'hôpital. — Cicatrice de 4 centimètres adhérente au péroné.—Amaigrissement du membre.—Réforme n° 1.

126. Flosseau (Alphonse), fusilier, coup de feu à la jambe le 24 juin.— Fracture.—*Mort le 30 octobre 1859.*

127. Fromagé (Pierre), grenadier, coup de feu à l'épaule gauche, dirigé du bord axillaire antérieur à la partie postérieure et inférieure de l'omoplate gauche le 24 juin.—70 jours d'hôpital. —Très-léger amaigrissement du membre.—A repris son service.

128. Gaillard, fusilier, coup de feu à la région pectorale droite le 24 juin. — Une seule ouverture.— Balle extraite.—Pas de pénétration.—32 jours d'hôpital.—Guéri.

129. Gareton (André), fusilier, coup de feu à la région lombaire le 24 juin.—Guéri.

130. Garnier (Jules), lieutenant, coup de feu au bras droit le 24 juin. — Blessure légère. — Traité au corps.—Guéri.

131. Gastal (Jean), grenadier, coup de feu à l'épaule gauche, dirigé de la partie moyenne de l'épine de l'omoplate gauche à la partie antérieure du creux axillaire le 24 juin. — Formation d'un vaste abcès à la région thoracique gauche.—Ouverture spontanée, issue d'une grande quantité de pus et de deux morceaux de drap.—Retraité.

132. Gauzy, sergent, coup de feu le 24 juin.—*Mort en Italie.*

133. Gaynuel (Joseph), grenadier, coup de feu à la main droite le 24 juin. — Perte de la troisième phalange de l'indicateur.—40 jours d'hôpital.—Réforme n° 1.

134. Geoffroy, sergent, coup de feu à la région cervicale le 24 juin.—En traitement.

135. Genesté (Jean), grenadier, coup de feu à la joue droite le 24 juin. — Guéri. — 24 jours d'hôpital.

136. Genevois (Jean-Baptiste), fusilier, coup de feu à la jambe droite le 24 juin. — Séton. — Claudication probablement simulée.

137. Gérard (Jean-Baptiste-André), grenadier, coup de baïonnette à la jambe droite le 24 juin.—Guéri.

138. Gerberon (Étienne), sergent-fourrier, coup de feu à la jambe droite, dirigé de la partie antérieure et supérieure de la jambe à la partie supérieure interne du creux poplité le 24 juin. — Lésion du tibia. — Nombreuses esquilles.—118 jours d'hôpital. — Gêne dans les mouvements du genou et du cou-de-pied.—Envoyé à Baréges.

139. Germain (Alexis), grenadier, coup de feu dirigé de la partie inférieure et interne du bras droit à la partie supérieure externe de l'avant-bras le 24 juin.—Intégrité des mouvements.—Guéri.

140. Girard (Étienne), voltigeur, coup de feu à la jambe gauche le 24 juin.—Guéri.

141. Girault (Jean-Baptiste-Emmanuel), caporal, coup de feu à l'épaule droite le 24 juin. — 40 jours d'hôpital. - Guéri.

142. Giraud, grenadier, coup de feu le 24 juin.—Guéri.

143. Girot (Charles-Auguste), caporal, forte contusion au genou droit le 24 juin.—Balle morte.—Guéri.

144. Gillig (Michel), fusilier, 1° coup de feu à la région thoracique gauche le 24 juin. — Plaie non pénétrante ; —2° coup de feu léger à la jambe droite.—18 jours d'hôpital.—Guéri.

145. Giroud (Claude-François), grenadier, coup de feu à la cuisse gauche, dirigé de la partie antéro-supérieure à la partie externe et supérieure le 24 juin.—Fracture du fémur à trois travers de doigt

au-dessous du grand trochanter. — 94 jours d'hôpital. — Raccourcissement de 3 centimètres et déviation du pied en dedans. — Sortie de trois esquilles de petite dimension. — Le 15 novembre 1859, le blessé se sert encore de béquilles et ne peut s'appuyer sur le membre sans ressentir dans le point fracturé une douleur vive et une sensation de glissement des deux fragments principaux. —En traitement.—Désigné pour être proposé pour la retraite.

146. GIRY (Philibert), fusilier, 2 coups de feu le 8 juin :—1° à la tête;—2° à la jambe droite.— 42 jours d'hôpital.—Guéri.

147. GIVORD (Claude-François), caporal, coup de feu à l'oreille gauche le 24 juin. — 38 jours d'hôpital. —Guéri.—A repris son service.

148. GLAY (François), fusilier, coup de feu à la cuisse droite (contusion) le 24 juin —10 jours d'hôpital. —A repris son service.

149. GONARD, fusilier, coup de feu le 24 juin. — Passé dans la réserve étant en congé de convalescence.

150. GRACTON, voltigeur, coup de feu au bras droit le 24 juin.—Guéri.

151. GRAND (Claude), fusilier, coup de feu à l'épaule gauche le 8 juin.—Une seule ouverture à la région scapulaire postérieure au niveau de l'épine de l'omoplate.—Pas de lésion osseuse.—Balle extraite.— 50 jours d'hôpital.—Guéri.—A repris son service.

152. GRANDINEAU, sergent-major, 2 coups de feu le 24 juin : — 1° au bras droit ; — 2° au nez. — Traité au corps.—Guéri.—Promu officier.

153. GRANGER (Romain), grenadier, coup de feu au poignet le 24 juin. — Amputation de l'avant-bras gauche.—Guéri.—Retraité.

154. GRAVELAT (Jean-Baptiste), caporal, coup de feu du creux poplité à la partie externe de la rotule le 24 juin. — 41 jours d'hôpital. — Conservation des mouvements d'extension et de flexion de la jambe dans une assez grande étendue pour permettre la marche. — Réforme n° 1.

155. GROSJEAN (Jean-Xavier), fusilier, plaie pénétrante de poitrine par coup de feu le 24 juin. — La balle entrée au niveau du troisième espace intercostal droit et près du sternum, a fracturé la troisième côte, pénétré dans la cavité thoracique, pour sortir près du rebord axillaire postérieur en traversant la masse musculaire formée par le grand dorsal, grand et petit rond.—Au moment de la blessure, constatation de la pénétration (dyspnée, hémoptysie..., sortie et entrée alternative de l'air). — Le 1er mars 1860, la plaie antérieure n'est pas encore cicatrisée. — Gêne dans les mouvements d'élévation et de rotation en dehors du bras par suite de la section des fibres musculaires du grand dorsal, grand et petit rond et du tissu inodulaire consécutif.—Gêne dans le mouvement des côtes droites.—100 jours d'hôpital en Italie.—Retraité.

156. GRUJARD (Cyprien), grenadier, coup de feu à la tête le 24 juin. — Blessure légère. — Guéri.

157. GUBELIN (Alexandre), sapeur, coup de feu à la main gauche le 24 juin.—Fracture de l'annulaire.— Régularisation immédiate de la plaie, extraction d'esquilles. — Traité au corps. — Guéri.

158. GUÉRIN (Guillaume), voltigeur, 2 coups de feu le 24 juin : — 1° à la partie interne du genou droit; —2° à la partie moyenne et externe de la cuisse gauche.—Sortie de plusieurs esquilles.—48 jours d'hôpital et congé de convalescence de 4 mois.—Guéri.

159. GUÉRIN, colonel, coup de feu à l'avant-bras gauche le 24 juin. — Promu général de brigade.

160. GUILLAUME (Pierre), voltigeur, coup de feu à la poitrine le 24 juin.—*Mort le 14 juillet* 1859.

161. GUILLAUME (Jean), sergent, coup de feu à la main gauche le 24 juin. — Extension de l'annulaire et flexion permanente de l'auriculaire.—28 jours d'hôpital.—Guéri.

162. GUILLON (Jacques), voltigeur, coup de feu à l'abdomen le 24 juin. — *Mort le 13 août* 1859.

163. GUTTON (Jean-Baptiste), fusilier, coup de feu à la partie interne du pied gauche le 24 juin. — Une seule ouverture.—Balle extraite.—60 jours d'hôpital.—Guéri.—A repris son service.

164. HAILLEZ (Jacques-Louis), grenadier, coup de feu au bras gauche le 24 juin. — Guéri.

165. HARNOIS (Auguste), caporal, coup de feu à la main droite le 8 juin.—Guéri.

166. HENRAS (Jean-Félix), caporal, coup de feu à la cuisse gauche le 8 juin.—Fracture du fémur.—*Mort le 19 juin* 1859.

167. HOCBON (Adrien-Jacques), tambour, coup de feu à la région maxillaire inférieure droite le 8 juin. —Balle entrée à la partie moyenne de la joue droite un peu au-dessous de l'os malaire, sortie à la région cervicale droite au niveau de l'angle du maxillaire et en arrière du sterno-mastoïdien. — Fracture du maxillaire inférieur à l'angle de cet os. — Consolidation avec déviation en dedans de l'arcade dentaire inférieure. — Pendant deux mois écoulement de la salive par la plaie de la joue. — Mouvement de rotation de la tête très-gêné. — 150 jours d'hôpital. — Gêne de la mastication et de la déglutition.—Tête légèrement inclinée à droite et renversée en arrière.—Réforme n° 1.

168. HOFFET, capitaine, coup de feu le 24 juin. — Plaie contuse à l'abdomen. — N'a pas interrompu son service.

74

169. **Imbourg** (Vincent), sergent, 2 coups de feu le 24 juin : — 1° à la jambe droite. — Séton ; — 2° à la région thoracique droite.—Séton.—30 jours d'hôpital.—Guéri.

170. **Inyzant** (Ernest), fusilier, coup de feu à l'oreille droite le 8 juin. — 39 jours d'hôpital.—Guéri.

171. **Jacquet** (Antoine), sergent, coup de feu à la main gauche, le 8 juin. — *Mort en Italie le 9 juillet 1859.*

172. **Jaigu**, fusilier, coup de feu à la jambe droite, le 24 juin. — 26 jours d'hôpital et congé de convalescence.

173. **Jardinaud** (André), grenadier, coup de feu à la poitrine, le 24 juin. — *Mort le 14 juillet 1859.*

174. **Jannin** (Claude), grenadier, coup de feu à l'abdomen, le 24 juin. —? En traitement.

175. **Jaumel**, grenadier, coup de feu à la main, le 24 juin. — Perte de la 3° phalange de l'index. — 40 jours d'hôpital. — Guéri.

176. **Jauvion** (Pierre), voltigeur, 1° coup de feu dirigé de la partie interne et supérieure à la partie externe et inférieure du bras droit, un peu au-dessus de l'épicondyle ; — 2° coup de baïonnette à la partie supérieure du bras gauche, le 8 juin. — 50 jours d'hôpital. — Guéri.

177. **Jenvi** (Jean-Baptiste), fusilier, coup de feu à la partie moyenne de la jambe droite, le 24 juin. — 40 jours d'hôpital. — Guéri.

178. **Jeudi** (Pascal), voltigeur, coup de feu à la main gauche, le 24 juin. — Perte des 2 dernières phalanges du médius. — 45 jours d'hôpital. — Réforme n° 1.

179. **Jeunet** (Henry), caporal, coup de feu au pied droit. — 2° coup de baïonnette au front, le 8 juin. — Guéri.

180. **Jézéquel** (François), fusilier, coup de feu à la main droite, le 24 juin. — Perte de 2 phalanges de l'index. — 30 jours d'hôpital. — Réforme n° 1.

181. **Jolivet** (Alexis), caporal, coup de feu ayant traversé les 2 cavités orbitaires, le 8 juin. — Perte des deux yeux. — Évacué le 9 juin sur Milan. — Je n'ai pu savoir ce qu'était devenu ce caporal.

182. **Jollet** (Pierre-Eugène), grenadier, coup de feu à la main droite, le 24 juin. — Guéri.

183. **Jolly** (Pierre-Eugène), grenadier, coup de feu à la tête, le 24 juin. — *Mort le 15 juillet 1859.*

184. **Joly** (Jean), caporal, 1° coup de feu dirigé de la région sous-coracoïdienne gauche à la partie postérieure de l'épaule, au-dessous de l'épine de l'omoplate. — Fracture de la tête humérale. — Extraction de 5 esquilles. — Inflammation considérable de l'articulation. — Abcès à la partie moyenne du bras. — Deux incisions ; — 2° coup de feu à l'épitrochlée du même bras, le 24 juin. — 159 jours d'hôpital. — Ankylose incomplète de l'articulation scapulo-humérale gauche, demi-flexion de l'avant-bras sur le bras, et impossibilité de fléchir les doigts de la main. — Mouvements d'élévation du bras impossibles par suite de paralysie musculaire. — En décembre 1859, les plaies du 1er coup de feu suppuraient encore assez abondamment. — Au 1er mai 1860, cicatrisation complète. — Retraité.

185. **Jouglet** (Benjamin-Joseph), grenadier, coup de feu à l'annulaire de la main gauche, le 24 juin. — 28 jours d'hôpital. — Guéri.

186. **Jourdain** (Jean-Chéri), fusilier, coup de feu à la partie moyenne et interne de la cuisse gauche, le 24 juin. — Gouttière. — Guéri.

187. **Julien** (Hervé-Jean), fusilier, coup de feu dirigé de la partie externe du poignet droit, entre les tendons des muscles long et court extenseurs du pouce, à la partie inférieure et antérieure de l'avant-bras en dedans du tendon du grand palmaire, le 24 juin. — Lésion de l'artère radiale. Compression et arrêt de l'hémorrhagie. — 97 jours d'hôpital. — Ankylose incomplète des articulations radio-carpienne et radio-cubitale droites. — Flexion permanente des doigts. — Commencement d'atrophie de l'avant-bras et anesthésie du bord radial de la main. — Retraité.

188. **Keller** (Médard), fusilier, coup de feu à la région thoracique gauche, le 8 juin. — Plaie pénétrante. — 36 jours d'hôpital. — Guéri.

189. **Kesseler** (Victor), sergent, coup de feu de la partie moyenne et interne à la partie externe et supérieure de la cuisse droite, le 24 juin. — Séton. — 35 jours d'hôpital. — Guéri.

190. **Kron** (Permache), grenadier, coup de feu à la face, le 24 juin. — Balle entrée par l'aile gauche du nez, sortie à la partie moyenne du voile du palais et tombée dans la bouche. — 45 jours d'hôpital. — Guéri. — Réforme n° 1.

191. **Labetoule** (Jean), fusilier, coup de feu dirigé de la partie moyenne et interne de la cuisse gauche à la partie inférieure externe de la région fessière, le 24 juin. — Fracture du fémur. — Consolidation avec raccourcissement de 8 centimètres. — Rétraction du tendon d'Achille et extension permanente du pied. — Le blessé marche avec deux béquilles, soutenant son pied avec une longue écharpe. — 143 jours d'hôpital. — Retraité.

192. **Lachaud** (Étienne), voltigeur, 3 coups de feu, le 24 juin : — 1° à la partie antérieure de l'avant-bras droit ;—2° à la région occipitale ;—3° à la lèvre inférieure ;—27 jours d'hôpital.—Guéri.

193. Lacroix (Pierre), fusilier, coup de feu à l'abdomen, le 24 juin. — *Mort le 2 juillet* 1859.

194. Lahire (Jean-Baptiste-Louis), caporal, coup de baïonnette à la jambe, le 8 juin. — Guéri.

195. Laisné (Jean-François-Antoine), fusilier, coup de feu à la poitrine, le 8 juin. — *Mort le 14 août* 1859.

196. Lambert (Claude), fusilier, coup de feu à la tête, le 8 juin. — Guéri. — Libéré.

197. Lançon (Théophile), fusilier, coup de feu au genou droit, le 24 juin. — Balle entrée au bord supérieur de la rotule, sortie au tiers inférieur de la face interne de la cuisse. — 50 jours d'hôpital. — Convalescence de 4 mois. — Extension incomplète de la jambe et léger engorgement articulaire. — Guéri.

198. Lanéry (François), caporal, coup de feu ayant enlevé les 3ᵉ et 4ᵉ doigts de la main droite, le 24 juin. — 36 jours d'hôpital et 4 mois de convalescence. — Guéri.

199. Laurans (Jean-Louis), grenadier, coup de feu ayant traversé le poignet droit d'avant en arrière à sa partie moyenne, le 24 juin. — Fracture du radius. — Nombreuses esquilles. — Guérison avec ankylose complète du poignet droit, demi-flexion de la main et extension permanente des doigts. — Retraité.

200. Lavaud (Jean), fusilier, coup de feu au bras et à l'avant-bras droit, le 24 juin. — La balle a pénétré à la région cubitale inférieure et interne pour sortir à la région radiale moyenne, puis, l'avant-bras étant fléchi sur le bras, la même balle a pénétré de nouveau dans la partie inférieure et externe du bras pour sortir définitivement en arrière et à la partie moyenne du même membre. — Sortie de 4 esquilles humérales. — Cicatrice adhérente au biceps. — Rétraction de ce muscle, et, par suite, extension et suppuration de l'avant-bras limitées. — 60 jours d'hôpital. — Envoyé aux eaux de Baréges.

201. Laveau (Philibert), voltigeur, coup de feu au coude gauche, le 24 juin. — La balle, entrée entre la tête du radius et l'olécrâne, a traversé de dehors en dedans l'articulation huméro-cubitale et est allée se fixer en avant et en dedans de l'épitrochlée dans la partie inférieure de l'humérus, d'où elle fut extraite à Toulon 3 mois après la blessure. — Inflammation considérable s'étendant sur le bras et l'avant-bras. — Abcès multiples. — 6 incisions autour de l'article. — 150 jours d'hôpital. — Rentré au corps au mois de décembre 1859 ; — la plaie interne suppurait encore abondamment et donnait issue à de petites parcelles osseuses nécrosées. — Guérison avec ankylose complète du coude maintenu dans la flexion à angle droit. — Atrophie incomplète du membre et anesthésie de l'avant-bras et du bord radial de la main. — Au mois d'avril 1860, la guérison paraît complète. — Retraité.

202. Lebagne (Louis), fusilier, coup de feu à l'indicateur de la main droite, le 24 juin. — 40 jours d'hôpital. — Guéri.

203. Leblond (Théodore-Arthur), caporal, coup de feu à la malléole interne de la jambe droite, 24 juin. — 40 jours d'hôpital. — Guéri.

204. Lebrun (François-Édouard), fusilier, coup de feu à l'abdomen, le 24 juin. — *Mort le 24 juin* 1859.

205. Lange (Jean), voltigeur, coup de feu à la tête, le 24 juin. — 19 jours d'hôpital et congé de convalescence de 4 mois. — Guéri.

206. Leclerc (Théophile-François), fusilier, coup de feu de la partie antérieure et supérieure à la partie interne et moyenne de la cuisse droite, le 8 juin. — 30 jours d'hôpital. — Guéri. — Passé dans la réserve étant en convalescence.

207. Leduc (Adolphe), fusilier, coup de feu à l'auriculaire de la main gauche, le 24 juin. — 20 jours d'hôpital. — Guérison avec flexion permanente de l'auriculaire. — Réforme nº 1.

208. Lefebvre (Henry), fusilier, coup de feu à l'avant-bras droit, le 24 juin. — Balle entrée à la partie externe et supérieure, sortie à la partie interne du poignet. — 30 jours d'hôpital. — Guérison avec demi-flexion des 3 derniers doigts de la main droite. — Perte de l'usage du membre. — Retraité.

209. Lefebvre (Hilaire-Augustin), fusilier, coup de feu à la région trochantérienne gauche, le 24 juin. — Une seule ouverture. — 68 jours d'hôpital. — Guérison avec claudication. — Réforme nº 1.

210. Lefève (Henri-Joseph), fusilier, coup de feu dirigé de la partie moyenne de la clavicule droite au bord externe de l'omoplate, près du bord axillaire ; fracture de la clavicule à sa partie moyenne et de l'omoplate, le 24 juin. — 90 jours d'hôpital. — Sortie de dix esquilles claviculaires et trois esquilles de l'omoplate. — Consolidation de la fracture avec chevauchement des deux fragments principaux, cal volumineux, amaigrissement notable de tout le membre. — Demi-ankylose de l'épaule. — Retraité.

211. Legras, fusilier, coup de feu au bras droit, le 24 juin. — 35 jours d'hôpital. — Guéri. — Passé dans un corps permanent d'Afrique.

212. Leigonie (Joseph), fusilier, coup de feu à la main gauche, le 24 juin. — Perte de la troisième pha-

lange du médius et extension permanente des deux autres phalanges. — 35 jours d'hôpital. — Réforme n° 1.

213. Lépine (Pierre-Claudius), sergent-fourrier, 1° amputation du bras gauche au tiers moyen pour une fracture comminutive du coude par éclat d'obus ; 2° coup de feu au-dessous de l'arcade crurale de la cuisse gauche ; 3° coup de feu de la partie moyenne et interne à la partie externe correspondante de la cuisse droite, le 24 juin. — 58 jours d'hôpital. — Retraité.

214. Leroy (Jean-Pierre), caporal, plaie pénétrante de poitrine par coup de feu, le 8 juin. — 42 jours d'hôpital. — Guéri.

215. Lesèble (Félix-Auguste), chef de bataillon, coup de feu à l'épaule droite, le 24 juin.—Fracture de la tête humérale.—Désarticulation scapulo-humérale primitive.—Guéri vers la fin de juillet 1859. — Abcès à la région dorsale, près la pointe de l'omoplate. — Incision et extraction d'une balle cylindro-conique. — Nommé commandant du dépôt de recrutement à Dijon.

216. Lesueur (Claude), sergent, plaie au bras droit, partie supérieure externe, par éclat d'obus, le 24 juin. — 40 jours d'hôpital. — Guéri.

217. Letellier (Jean-Achille), fusilier, coup de feu à la main droite, le 24 juin. — Guéri.

218. Ley (Jean-Baptiste), fusilier, coup de feu à l'épaule gauche, le 24 juin. — Balle entrée dans l'interstice du muscle pectoral et deltoïde, sortie au-dessous de l'insertion du deltoïde. — 50 jours d'hôpital à Créma. — Traité par un médecin italien qui se contenta d'appliquer des cataplasmes sur les plaies; cicatrices adhérentes formant une saillie de la grosseur d'une noisette.—A repris son service.

219. Leyraud (Fortuné), grenadier, coup de feu à l'extrémité du pouce de la main gauche, le 24 juin.— Guéri.

220. Liétard (Denis), fusilier, coup de feu dirigé de la région mastoïdienne gauche à la région cervicale postérieure, le 24 juin. — 31 jours d'hôpital. — Guéri.

221. Limonet (François), grenadier, coup de feu à la main gauche, le 24 juin. — Perte de deux phalanges de l'annulaire. — 46 jours d'hôpital. — Guéri. — Réforme n° 1.

222. Lindner (Charles), tambour, coup de feu dirigé de la région thoracique supérieure droite à la partie externe et supérieure du bras droit, le 24 juin. — Plaie non pénétrante. — 55 jours d'hôpital. — Guéri.

223. Lochner, capitaine adjudant-major, contusions légères à la cuisse par une balle, le 8 juin. — N'a pas interrompu son service. — Promu chef de bataillon.

224. Lolier (Pierre-Joseph), fusilier, contusion à l'épigastre par une balle qui s'est aplatie sur le ceinturon, le 24 juin. — Guéri.

225. Lotin (Ernest), fusilier, plaie à la partie antéro-supérieure de la jambe droite, le 24 juin. — 39 jours d'hôpital et congé de convalescence. — Rentré au corps le 15 janvier 1860. — Guéri.

226. Louis-Esprit (Louis-François), grenadier, coups de feu de la partie antérieure et supérieure à la partie interne et supérieure de la cuisse droite, le 24 juin. — 67 jours d'hôpital. — Guéri.

227. Lunet (Auguste), voltigeur, coup de feu de la partie interne du genou droit au creux poplité, le 24 juin. — Gonflement inflammatoire considérable. — 36 jours d'hôpital. — Le 1er décembre 1859, il reste un épanchement considérable, et quoique les mouvements de flexion et d'extension du genou soient en partie conservés, la marche est très-difficile, parce que le membre se fléchit involontairement ou se déjette en dedans ou en dehors, lorsque le blessé s'appuie sur la jambe malade. — État dû à la distension de l'articulation qui empêche le contact immédiat des surfaces articulaires. — Réforme n° 1.

228. Magner (Étienne), grenadier, coup de feu à la jambe droite, le 8 juin. — 24 jours d'hôpital. — Guéri.

229. Magnin (Nicolas), grenadier, deux coups de feu, le 24 juin : — 1° de la partie moyenne et postérieure de la cuisse droite à la partie interne du pli de l'aine du même côté où la balle est encore profondément engagée ; — 2° de la partie moyenne et postérieure de la jambe droite à la partie interne et supérieure du même membre. — 57 jours d'hôpital. — Cicatrice adhérente au muscle jambier postérieur. — Nutrition parfaite du membre. — Guéri.

230. Maillard (Claude), grenadier, coup de feu à la région sous-claviculaire droite, le 24 juin. — Guéri.

231. Manin (Jean-Baptiste), fusilier, coup de feu qui a traversé la jambe droite de la partie interne et supérieure à la partie postérieure et inférieure en fracturant le tibia, le 24 juin. — A la fin d'août, extraction d'un long séquestre de 1 sur 2 centimètres. — 243 jours d'hôpital. — Guérison avec atrophie du membre, demi-ankylose tibio-tarsienne, engorgement du pied, qui est légèrement dévié en dedans, large perte de substance et cicatrice adhérente au tibia. — Retraité.

232. **Marciguey** (Eugène-Charles), grenadier, coup de feu dirigé de la partie inférieure et antérieure à la partie interne et moyenne de la cuisse gauche, le 24 juin. — 95 jours d'hôpital. — Guéri.

233. **Marcou**, sergent-fourrier, coup de feu à la région frontale, le 24 juin. — Simple gouttière. — Guéri.

234. **Marinier** (André), fusilier, coup de feu à la cuisse gauche, le 24 juin. — Partie antérieure et supérieure. — 50 jours d'hôpital. — Guéri.

235. **Marinot**, capitaine, coup de feu à la main, le 24 juin. — Perte d'une phalangette. — Traité au corps. — Guéri.

236. **Marion** (Léon), fusilier, coup de feu à l'indicateur de la main droite, le 8 juin. — 35 jours d'hôpital. — Guéri. — Passé aux sapeurs-pompiers de Paris.

237. **Marseille** (Toussaint-Léon), sergent-fourrier, coup de feu à l'indicateur et au médius de la main droite, le 8 juin. — 41 jours d'hôpital. — Guéri.

238. **Martinot** (Édouard), caporal, coup de feu à la région cervicale, le 24 juin. — *Mort le 2 juillet* 1859.

239. **Mathon** (Jules), fusilier, coup de feu à la tête, région frontale, le 24 juin. — 16 jours d'hôpital. — Guéri.

240. **Maublanc** (Jean-Baptiste-Hippolyte), sergent-fourrier, coup de feu à l'abdomen, le 24 juin. — Plaie pénétrante. — *Mort le 25 juin* 1859.

241. **Mazuet** (Claudius), caporal, coup de feu à l'abdomen, le 24 juin.— Disparu. — Rayé pour longue absence.

242. **Melou** (Jean), voltigeur, coup de feu au maxillaire inférieur, le 24 juin. — Côté gauche. — 30 jours d'hôpital. — Guéri.

243. **Mervant** (Jules), voltigeur, coup de feu léger au maxillaire inférieur (menton), le 24 juin. — 36 jours d'hôpital. — Guéri.

244. **Mignardot** (Bernard), voltigeur, coup de feu à la région cervicale, le 24 juin. — Rayé pour longue absence. — Mort.

245. **Mignot**, fusilier, coup de feu le 24 juin. — Mort.

246. **Miret** (Pierre), fusilier, coup de feu léger au coude droit, le 24 juin. — 8 jours d'hôpital. — Guéri.

247. **Moreau** (Nazaire), voltigeur, deux coups de feu, le 24 juin : — 1º de la partie antérieure et inférieure à la partie interne et moyenne de la cuisse droite ; — 2° coup de feu à l'index, au médius et à l'annulaire de la main droite. — 90 jours d'hôpital. — Guérison avec extension permanente des doigts blessés et gêne des mouvements de la cuisse. — Retraité.

248. **Morellet** (François), fusilier, deux coups de feu, le 24 juin : — 1° à l'auriculaire de la main gauche ; — 2° au maxillaire inférieur. — Guérison avec difformité. — 46 jours d'hôpital. — Retraité.

249. **Morestin** (Louis), sergent, coup de feu dirigé de la partie moyenne de l'aile gauche du nez à la partie correspondante de l'aile droite, le 24 juin. — 36 jours d'hôpital. — Guéri.

250. **Mouisset** (Pierre), caporal, forte contusion par coup de feu à la partie supérieure du sternum, le 8 juin. — 40 jours d'hôpital. — Guéri.

251. **Muntrey**, grenadier, ? le 24 juin. — Pas de renseignements.

252. **Neuville** (Antoine), voltigeur, amputation du bras droit par un coup de feu, le 24 juin. — Retraité.

253. **Nicolas** (Joseph), voltigeur, coup de feu à l'épaule droite, le 8 juin. — Guéri. — Réformé pour hernie inguinale.

254. **Noé** (Jean-Claude), tambour, coup de feu dirigé de la région malaire gauche à la partie postérieure de l'apophyse mastoïde du même côté, le 24 juin. — Plusieurs esquilles de l'os malaire. — Surdité de l'oreille gauche. — 45 jours d'hôpital. — Guéri. — Réforme nº 1.

255. **Nouvel** (Antoine-Augustin), fusilier, coup de feu à l'articulation métacarpo-phalangienne de l'indicateur de la main droite, le 24 juin. — Cicatrice adhérente, extension de l'index. — Réforme nº 1.

256. **Ollivier** (François), fusilier, coup de feu à la partie inférieure et interne de l'avant-bras gauche, le 24 juin. — Gouttière. — 32 jours d'hôpital. — Guéri.

257. **Page** (Ferdinand), grenadier, coup de feu à la poitrine, le 24 juin. — Rayé pour longue absence. — Mort.

258. **Parisse** (Denis), grenadier, coup de feu à la cuisse gauche, partie supérieure externe, le 8 juin. — 58 jours d'hôpital. — Guéri.

259. **Pastisson** (Louis), grenadier, coup de feu à la région cervicale, côté droit, le 24 juin. — Guéri. — Passé dans la réserve.

260. **Pelloux** (Jean), sergent-fourrier, coup de feu à la cuisse, le 8 juin. — Balle aplatie sur l'os et

extraite au-dessus du genou 30 jours après la blessure, cicatrice adhérente au fémur. — Au 1er mars 1860, marche facile et sans l'aide d'une canne. — 157 jours d'hôpital. — A repris son service.

261. PATRIARCHE, sous-lieutenant, blessure légère à la face, le 8 juin. — N'a pas interrompu son service.

262. PERRIER, capitaine, coup de feu à la tête, le 8 juin. — Simple gouttière. — N'a pas interrompu son service. — Tué à Solférino.

263. PERROT (René), fusilier, coup de feu à la cuisse, partie moyenne externe, le 24 juin. — Gouttière de 4 à 5 centimètres. — 87 jours d'hôpital. — Guérison parfaite.

264. PEYRABLE (Antoine), grenadier, coup de feu ayant traversé les parties molles des deux cuisses à leur partie supérieure, le 24 juin. — 4 ouvertures. — 60 jours d'hôpital. — Guéri.

265. PEZÉ, fusilier, coup de feu à l'abdomen, le 24 juin. — *Mort.*

266. PFEIFFER (François), fusilier, coup de feu à l'abdomen, le 24 juin. — *Mort le 25 juin 1859.*

267. PHILIPPE (Auguste), caporal, coup de feu à la partie interne de la cuisse gauche, le 24 juin. — 36 jours d'hôpital. — Il n'est pas rentré au corps. — Maintenu dans ses foyers.

268. PICHON (Louis), fusilier, coup de feu à la partie antérieure et inférieure de la cuisse droite, le 24 juin. — 58 jours d'hôpital. — Guéri.

269. PIGALLE (Armand), fusilier, coup de feu à l'épaule gauche, le 24 juin. — Séton des parties molles. — 44 jours d'hôpital. — Guéri.

270. PITIOT (Auguste), grenadier, coup de baïonnette dans le dos, le 8 juin. — 47 jours d'hôpital. — Guéri.

271. PLAND (Antoine), grenadier, coup de feu du tiers inférieur externe au tiers supérieur externe de la cuisse droite, le 24 juin. — Séton des parties molles. — 70 jours d'hôpital. — Guéri.

272. PLUYEAU (André), grenadier, coup de feu à la région sus-scapulaire, le 24 juin. — Blessure légère. — Traité au corps. — Guéri.

273. POTEAU (Alexandre), voltigeur, deux coups de feu, le 24 juin : — 1° du tiers inférieur et postérieur de la cuisse gauche à la partie supérieure interne de la fesse droite ; — 2° du tiers supérieur et antéro-interne de la jambe gauche à la région postéro-interne du même membre. — La balle a traversé le tibia à 5 travers de doigt de l'article. — 62 jours d'hôpital. — Le 27 nov. 1859, le malade a été dirigé du corps sur l'hôpital du Val-de-Grâce et de là sur celui de Versailles. — Atrophie de la jambe. — Engorgement du pied, gêne des mouvements du genou, impossibilité d'extension complète de la jambe, par suite de rétraction musculaire. — Retraité.

274. POLIQUET (Pierre), grenadier, coup de feu à la jambe gauche, le 24 juin. — Rayé des contrôles pour longue absence.

275. PRUGNAT (Sylvain), fusilier, coup de feu à la région temporale droite, le 24 juin. — 56 jours d'hôpital. — Guéri.

276. PRADEAU, grenadier, coup de feu à la région sus-scapulaire, le 24 juin. — Blessure légère. — Traité au corps. — Guéri.

277. QUÉRON (Prudent-Louis), caporal, coup de baïonnette à la main droite, le 8 juin. — Blessure légère. — Guéri.

278. RACAUD (Louis-Philippe), fusilier, coup de feu à l'indicateur gauche, le 8 juin. — Perte de la phalangette. — 30 jours d'hôpital. — Guéri.

279. RAYON (Jean-Baptiste), fusilier, coup de baïonnette à la partie interne du bras droit, le 8 juin. — Blessure légère. — 6 jours d'hôpital. — Guéri.

280. RAYMOND (Jean), voltigeur, coup de feu au pouce de la main droite, le 24 juin. — 64 jours d'hôpital. — Guéri.

281. RENAUD (Joseph), voltigeur, plaie pénétrante de poitrine par coup de feu qui a pénétré à 4 travers de doigt au-dessous du mamelon droit pour sortir à la partie postérieure du tronc au-dessus des fausses côtes (hémoptysie), le 8 juin. — 90 jours d'hôpital. — Guéri.

282. RENON (Jean), fusilier, coup de feu à la jambe gauche, le 24 juin. — Guéri.

283. REYROLLE (Martial), tambour, coup de feu de la partie supérieure interne à la partie supérieure externe de la jambe gauche, le 24 juin. — Fracture du tibia et du péroné. — 80 jours d'hôpital. — 20 esquilles. — Le 1er mars, la plaie antérieure continue à suppurer abondamment et le malade marche à l'aide de deux béquilles. — Parti le 3 mars en congé de convalescence de 6 mois. — Retraité.

284. RIGAUD (Jean-Félix), fusilier, deux coups de feu, le 8 juin : — 1° à la partie interne de la cuisse droite ; — 2° à la partie moyenne externe de la jambe gauche. — 10 jours d'hôpital. — Guéri.

285. ROBLIN (Ferdinand), grenadier, coup de feu à la partie inférieure et interne du genou droit, le 24 juin. — Une seule ouverture. — Balle non extraite. — Écoulement de synovie pendant

2 mois. — Inflammation considérable de l'articulation. — Guérison de la plaie après la sortie d'une esquille de 2 centimètres paraissant provenir du tibia. — 95 jours d'hôpital et une saison à Baréges. — Rentré au corps le 24 juillet 1860 avec engorgement articulaire et hydarthrose qui empêchent la marche et l'extension complète du membre. — Gratification renouvelable.

286. Roch (Jean-Baptiste), caporal, coup de feu à l'épaule gauche, le 24 juin. — Guéri. — Passé dans la réserve.

287. Rojot (Gustave), voltigeur, coup de feu à la main gauche, le 24 juin. — Perte de deux phalanges du médius. — 30 jours d'hôpital. — Guéri. — Réforme n° 1.

288. Rossignol (Pierre-Dominique), grenadier, coup de feu à la cuisse droite, le 24 juin. — *Mort le 5 décembre* 1859.

289. Rouchy (Pierre), fusilier, coup de feu au bord interne du pied gauche, le 24 juin. — 12 jours d'hôpital. — Guéri.

290. Rousseau (Jacques), caporal, coup de feu à l'épaule gauche, le 24 juin. — 30 jours d'hôpital. — Guéri.

291. Rousselot (Antoine-Charles), grenadier, coup de feu à l'articulation métacarpo-phalangienne de l'auriculaire de la main gauche, le 24 juin. — 37 jours d'hôpital. — Réforme n° 1.

292. Rouveyre (Paul), fusilier, coup de feu dirigé du bord supérieur et externe de la rotule gauche au creux poplité, le 24 juin. — Plusieurs esquilles. — Écoulement de synovie par les plaies. — 58 jours d'hôpital. — Le 5 novembre 1859, engorgement du genou. — Gêne dans les mouvements de l'articulation. — Réforme n° 1.

293. Roux (Joseph), caporal, coup de feu au talon, le 8 juin. — Extraction de plusieurs esquilles du calcanéum. — 62 jours d'hôpital. — Réforme n° 1.

294. Roux-Levart (Claude), fusilier, coup de feu à la main droite, le 24 juin. — 38 jours d'hôpital. — Guéri.

295. Roy (Eugène-Pierre), fusilier, coup de feu à la tête, le 24 juin. — 30 jours d'hôpital et congé de convalescence. — Guéri.

296. Royer (Alexandre), grenadier, coup de feu à la jambe gauche, dirigé de la partie moyenne externe à la partie moyenne postérieure, le 24 juin. — Séton des parties molles. — 64 jours d'hôpital. — Gêne dans les mouvements d'extension de la jambe et atrophie incomplète du membre. — Réforme n° 1.

297. Santos (Anselme), fusilier, coup de feu à la région lombaire, le 8 juin. — (Abdomen?) — *Mort.*

298. Sarrapi (François), voltigeur, coup de feu à la partie moyenne externe de la jambe gauche, le 24 juin. — Traité à l'hôpital San Gaëtano de Brescia où M. Isnard lui aurait extrait de la jambe le 1er octobre un écrou en cuivre avec sa vis. — Fracture du péroné. — 8 esquilles. — Abcès à la partie interne et inférieure du membre près du tendon d'Achille. — Atrophie du membre. — Conservation du mouvement du genou et du cou-de-pied. — Retraité.

299. Sauvage (Alexandre), caporal, coup de feu à la partie postérieure et inférieure de la cuisse droite, le 24 juin. — Atteint de pourriture d'hôpital à Milan. — Cautérisation avec l'acide nitrique, acétique et l'azotate d'argent, large déperdition de substance. — Ankylose incomplète du genou et du cou-de-pied droits. — 143 jours d'hôpital. — Le malade rentre au corps avec une plaie en bonne voie de guérison. — Dirigé, le 27 novembre 1859, sur le Val-de-Grâce. — Le 1er mars, je revois le blessé et je trouve une vaste ulcération qui a gagné presque toute l'ancienne cicatrice. — Envoyé en congé de convalescence. — Sans autre renseignement.

300. Scheffer (Georges), lieutenant, deux coups de feu au bras et à la cuisse, le 24 juin. — Traité en Italie. — Puis envoyé en congé de convalescence. — N'était pas rentré au corps lorsque j'ai quitté le 15e régiment de ligne.

301. Schneider (Lux), lieutenant-colonel, coup de feu à la région cervicale gauche, le 8 juin. — Simple gouttière. — Traité au corps. — N'a pas interrompu son service. — Promu colonel du 56e régiment de ligne. — Actuellement à l'état-major des places à Rochefort.

302. Segond (Dominique), fusilier, coup de feu à la région pariétale droite, le 24 juin. — 20 jours d'hôpital. — Guéri.

303. Seirres, fusilier, coup de feu le 24 juin. — *Mort.*

304. Serre (Jean), voltigeur, coup de feu à la main gauche, le 24 juin. — Amputation de deux phalanges de l'auriculaire. — Réforme n° 1.

305. Signot (Auguste), fusilier, coup de feu à la main gauche, le 24 juin. — Perte de deux phalanges de l'indicateur. — Réforme n° 1.

306. Simonnot, grenadier, coup de feu à la main, le 24 juin. — Réforme n° 1.

307. Souillard (Noé), voltigeur, coup de feu à l'épaule droite, le 8 juin. — *Mort le 14 juillet* 1859.

308. SOULIER (Pierre), grenadier, coup de feu de la région sternale à la région axillaire droite, le 8 juin. — Plaie pénétrante de poitrine. — 100 jours d'hôpital. — Guéri. — Réforme n° 1.

309. TELMAT (Henry-François), capitaine, coup de feu ayant traversé les deux cuisses à eur partie supérieure et le scrotum, le 24 juin. — Traité à Castiglione. — Guéri.

310. THÉPAULT (Gabriel), fusilier, cinq coups de feu, le 8 juin : — 1° de la partie antéro-interne et supérieure à la partie moyenne externe de la jambe gauche avec fracture comminutive du tibia et du péroné ; — 2° de la partie moyenne et antérieure à la partie interne et supérieure du même membre. — 3° au mollet droit. — Une seule ouverture. — Balle extraite ; — 4° de la partie antérieure et inférieure à la partie moyenne et postérieure de la cuisse droite. — Séton des parties molles ; — 5° à la partie postérieure du talon. — Gouttière superficielle. — Consolidation vicieuse de la fracture avec raccourcissement de 4 centimètres et défaut de parallélisme des fragments. — Perte de substance et diminution de la sensibilité du membre. — Impossibilité de flexion complète de la jambe. — Retraité.

311. THIOLLIER (Jean), fusilier, coup de feu à l'épaule gauche, le 24 juin. — Balle entrée à la partie postérieure et supérieure de l'épaule, près du bord supérieur du deltoïde et sortie au niveau de l'apophyse épineuse de la 4e vertèbre dorsale. — Guéri. — Cicatrice postérieure un peu adhérente.

312. TILLAC (Joseph), grenadier, coup de feu à la cuisse gauche, le 24 juin. — *Mort*.

313. TOUSSAINT (Claude-François), fusilier, coup de feu à la partie interne du coude droit, le 24 juin. — 24 jours d'hôpital. — Guéri.

314. VALERON (Pierre), fusilier, coup de feu à la poitrine. — *Mort*.

315. VATE (Pierre), grenadier, coup de feu à l'épaule et à la cuisse droites, le 8 juin. — 45 jours d'hôpital. — Guéri.

316. VAVRAND (François), caporal, coup de feu à la jambe droite, le 24 juin. — Fracture comminutive. — *Mort le 8 juillet* 1859.

317. VERNEREY (Désiré), voltigeur, coup de feu à l'aisselle droite, le 24 juin. — Simple gouttière. — 15 jours d'hôpital. — 35 jours de traitement. — Guéri.

318. VILLEMARD (François), grenadier, 2 coups de feu, le 8 juin : — 1° par éclat d'obus à la région sus-scapulaire gauche ; — 2° balle morte à la cuisse gauche. — 73 jours d'hôpital. — Guéri.

319. VILLETTE (Auguste), grenadier, coup de feu à la main gauche, le 24 juin. — Perte de deux phalanges de l'annulaire gauche. — Réforme n° 1.

320. VINÇONNEAU (Louis), fusilier, coup de feu à la main gauche, le 24 juin. — Perte de deux phalanges de l'index gauche. — Réforme n° 1.

321. VOCHELLE (Jean-Louis), fusilier, coup de feu à la partie supérieure du pied gauche, le 24 juin. — 22 jours d'hôpital et congé de convalescence de 4 mois. — Guéri.

322. VUILLAUME (François-Marie), fusilier, coup de feu dirigé de la partie moyenne du deltoïde gauche à la partie antérieure du même muscle où la balle a été retrouvée, le 24 juin. — Fracture de la tête humérale. — Demi-ankylose de l'articulation scapulo-humérale gauche. — Atrophie très-prononcée des muscles du bras et de l'épaule et surtout du deltoïde, cicatrice adhérente à la tête humérale, difficulté d'extension de l'avant-bras et paralysie incomplète de la main gauche. — Retraité.

323. VUILLEMOT (Jean-Baptiste), grenadier, coup de feu ayant enlevé l'extrémité de la 3e phalange du médius et de l'annulaire droits, le 24 juin. — 35 jours d'hôpital. — Guéri.

324. VOICEL (?), coup de feu à la cuisse droite, le 24 juin. — Guéri.

325. YGER (Jules-François), grenadier, coup de feu à la partie supérieure externe du bras droit, le 24 juin. — 37 jours d'hôpital. — Guéri. — Passé dans la réserve.

-----

326. BEGUET (Félix), coup de feu au mollet droit, le 25 juin. — Séton des parties molles. — Cet homme s'est tiré volontairement un coup de pistolet dans le mollet à Pozzolengo et disait avoir été attaqué par 4 Autrichiens, ce qui a été controuvé. — Envoyé à l'hôpital, puis en convalescence. — N'a pas reparu au corps, étant passé dans une compagnie de discipline en Afrique.

État nominatif des militaires du 15e de ligne tués à Mélégnano.

1. LANGLOIS (Pierre), fusilier.
2. FAURE (Antoine), fusilier.
3. FREYNOZ (Joseph-Aimé), sergent.

4. GERODELLE (Pierre), fusilier.
5. TABEC (Christophe), fusilier.

État nominatif des militaires du 15ᵉ de ligne tués à Solférino.

1. KLÉBER, chef de bataillon.
2. GROUT DE SAINT-PAER, chef de bataillon.
3. DE LATOUR, capitaine.
4. PERRIER, capitaine, déjà blessé à la tête à Mélégnano.
5. THOMASSI, sous-lieutenant.
6. LABIE (Étienne), sergent-major.
7. HÉLOUIS (Léger-Ernest), caporal, déjà blessé légèrement à Mélégnano.
8. SALMON (Jean-Marie), grenadier.
9. LUISARD (Pierre-François), grenadier.
10. BRAINVILLE (Pierre-Modeste), grenadier.
11. BERTHILLIEUX (Claude), grenadier.
12. REYNAUD (Jean), grenadier.
13. TESSIER (Julien), grenadier.
14. PERRONNET (Louis-Gabriel), fusilier.
15. MASCRET (Louis-François), fusilier.
16. TOURTE (Jean-Baptiste), fusilier.
17. WALLE (Adonis-Frédéric), fusilier.
18. POUILLY (Pierre), fusilier.
19. GRIGNARD (Maurice), sergent.
20. OCHS (Antoine-Alexandre), sergent-fourrier.
21. REVERDY (Antoine), fusilier.
22. LARGENTIÉ (César), fusilier.
23. MARTIN (Julien-Constant), fusilier.
24. BADIE-GANASSY (François), fusilier.
25. EYRAUD (Étienne), sergent.
26. JACOB (Émile), fusilier.
27. PERVÈS (Jean), fusilier.
28. BURET (Antoine), voltigeur.
29. JINET (Alfred), voltigeur.
30. PADET (Jean-Baptiste), grenadier.
31. FONTAINE (François), grenadier.
32. BICHE (Jean-Claude), grenadier.
33. ROY (Charles-Émile), caporal.
34. WILLARD (Christophe), grenadier.
35. WEILLARD (Étienne-Armand), sergent.
36. GRAMOND (Giraud), fusilier.
37. LEDUC (Louis), fusilier.
38. LEROUX (Guillaume), fusilier.
39. DUMONT (Louis-Sylvain), fusilier.
40. DESBOIS (Louis), fusilier.
41. SÉON (Jean-Marie), fusilier.
42. MOREL (Jean-Louis), grenadier.
43. CHABASSIÈRES (Marius), grenadier.
44. MADELEINE (Claude), fusilier.
45. BORDERIC (Joseph), fusilier.
46. VARENNE (Mathieu), fusilier.
47. LALLEMAND (Charles), sergent-major.
48. IMBERT (Agricol), fusilier.
49. BLONDY (Jean), grenadier.
50. GEOFFROY (Nicolas), sergent.
51. GIRARD (Camille-Louis), voltigeur.
52. BALLAND (Jean-Baptiste), voltigeur.
53. JAURE (Alfred-Adolphe), voltigeur.
54. BERGER (Camille), voltigeur.

Nombre d'hommes tués à Mélégnano. 5 dont 1 sous-officier et 4 soldats.

— tués à Solférino. . 54 dont 2 officiers supérieurs, 3 officiers subalternes et 7 sous-officiers.

Total des hommes tués. 59

Nombre d'hommes blessés à Mélégnano. 62

— blessés à Solférino. 263

Total des hommes blessés. 325

État des disparus pendant la campagne.

BROSSON (Jacques), né le 19 février 1838, à Arlane (Puy-de-Dôme), fusilier. Entré à l'ambulance de la 2ᵉ division du 1ᵉʳ corps, le 24 juin. — Un de ses camarades assure qu'il est mort à l'hôpital de Zéno.

POTIGUET (Pierre), né le 3 janvier 1834, à Pierre (Saône-et-Loire), grenadier. Entré à l'ambulance de la 2ᵉ division du 1ᵉʳ corps, le 24 juin.

JANNIN (Claude), né le 22 avril 1834, à Lessardon (Saône-et-Loire), grenadier. Entré à l'hôpital de Castiglione, le 25 juin.

MIGNARDOT (Bernard), né le 10 mars 1834, à Dijon (Côte-d'Or), voltigeur. Entré à l'hôpital de Castiglione, le 24 juin ; a dû être évacué sur l'hôpital de Bergame.

JOLIVET (Alexis), né le 22 janvier 1834, à Vallenay (Cher). Entré à l'ambulance de la 2ᵉ division du 1ᵉʳ corps, le 24 juin.

MAZUET (Claudius), né le 20 juillet 1840, à Lyon (Rhône). Sans renseignements.

Le nom du dernier des disparus est illisible.

26ᵉ RÉGIMENT D'INFANTERIE DE LIGNE (1ʳᵉ brigade, 2ᵉ division, 5ᵉ corps).

Les caisses destinées à garnir les cantines d'ambulances du 26ᵉ ne contenaient ni sulfate de soude, ni pilules d'opium, ni émétique, ni ipéca, ni calomel, ni pilules de sulfate de quinine, médicaments de première nécessité et qui n'occupent pas beaucoup de place. J'ai dû me procurer ces médicaments tantôt dans des pharmacies italiennes, tantôt à l'ambulance de la division qui me les cédait par complaisance.

L'éther, l'ammoniaque et le chloroforme ont été complétement perdus, parce que la chaleur faisait éclater ou déboucher tous les flacons, malgré les plus grandes précautions.

L'effectif du 26ᵉ était de 2,200 hommes, 2,000 ont été atteints d'embarras gastrique ou de diarrhée.

La moyenne des malades du régiment était de 15 à 20 par jour, et dès le le 2ᵉ jour de séjour au camp, près de Salionze, elle s'est élevée à 60. Ce campement aurait dû être placé au sommet de la colline et non à sa base, dans un arc de cercle exposé au midi, formant en quelque sorte un four où l'on respirait à peine.

BOYREAU, médecin-major du 26ᵉ de ligne.

33ᵉ RÉGIMENT D'INFANTERIE DE LIGNE (1ʳᵉ brigade, 3ᵉ division, 1ᵉʳ corps).

Le 33ᵉ de ligne n'a pris part qu'au combat de Mélégnano. Son effectif, le 9 juin, était de 60 officiers et 1,927 sous-officiers ou soldats. Tous les blessés ont été transportés immédiatement, à l'aide de voitures particulières, aux hôpitaux de Milan; beaucoup ont été reçus dans les maisons des Milanais.

Officiers tués pendant le combat.

DESCUBES, chef de bataillon, fracture du crâne.
COMBES, capitaine, balle dans le thorax.
CARBUCCIA, lieutenant, coup de feu dans le thorax.
ANDRÉ, sous-lieutenant, coup de feu à la base du crâne d'une tempe à l'autre.
BONNEL, sous-lieutenant, balle dans la partie inférieure du thorax.

Sous-officiers, caporaux et soldats tués et ensevelis sans renseignements

VAILLANT, sergent.	BOULET, fusilier.
BASTIEN, caporal.	ACHARD, fusilier.
NAUDIER, grenadier.	CHAMPAGNE, fusilier.
DESSEUILLE, grenadier.	DUPIC, fusilier.
COLLET, voltigeur.	JAVERNY, fusilier.

Blessés pendant le combat.

§ 1ᵉʳ. — *Blessures à la tête, à la face et au cou.*

1. POISSON (Alphonse-Désiré), caporal, deux coups de feu : l'un à la nuque, l'autre à la région tibio-tarsienne. Commotion cérébrale, vomissements, convulsions, séton à la partie inférieure de la jambe gauche. — Guéri.

2. CHAMINBAUD (Mathieu), fusilier, plaie contuse à la tête sans gravité. — Guéri.

3. LAROCHE (Jean), fusilier, coup de feu à la tête. — *Mort aux hôpitaux de Milan le 13 juin* 1859.

4. CAMAGNA, capitaine, contusion à la face. — Guéri.

5. MULLER (Nicolas), fusilier, coup de feu à la tête. — Passé au 1er régiment de grenadiers de la garde impériale le 16 juin 1860.

6. LUCIGNÉ (Pierre-Joseph), sergent-major, coup de feu à la mâchoire inférieure, séton à l'angle droit du maxillaire inférieur, pénétration dans le cou au-devant du sterno-mastoïdien droit; sortie au-dessous du trapèze du même côté. — Guérison parfaite, pas de gêne dans les mouvements.

7. LÉPINE (Théodore), fusilier, coup de feu au menton, plaie contuse. — Guéri.

8. FAUCHER (Simon), fusilier, pénétration d'un corps étranger dans le globe oculaire; ophthalmie grave. — Perte de l'organe. Retraité.

9. PEILLENS (Jean-François-Frédéric), fusilier, coup de baïonnette à la pommette gauche. — Guéri.

10. ROYER (André-Emmanuel), fusilier, coup de feu à la face. — Guéri.

11. TOURNAIRE (Philippe), grenadier, coup de feu à la face, côté droit, fracture du maxillaire inférieur, diminution de l'écartement des mâchoires; issue de la balle à la région postérieure du cou. — Guérison avec gêne dans les mouvements de la mâchoire; en traitement aux eaux d'Amélie-les-Bains.

12. LEGROS (Guillaume), fusilier, coup de feu à la joue droite, le projectile a pénétré par la joue droite et est sorti en déchirant l'oreille externe. — Guérison avec dureté de l'ouïe.

13. ROBICHON (A.-Xavier), fusilier, coup de feu au cou et fracture de l'humérus droit; issue de plusieurs esquilles, raccourcissement et gêne dans les mouvements du membre. — Guéri.

14. KIFFER, capitaine, coup de feu au cou, lésion du larynx, extinction de la voix, contusion de la moelle allongée, paralysie générale du mouvement, refroidissement; dysurie. — *Mort le 12 juin.*

§ 2. — Blessures du thorax.

15. BORDAS, colonel, balle, séton ayant pénétré au sommet acromial du deltoïde gauche et sortie à la partie externe du bord axillaire de l'omoplate gauche. Non pénétrante. — Guéri.

16. REY, lieutenant-colonel, balle pénétrant à l'extrémité inférieure de l'omoplate gauche, fracture de la sixième côte, issue du projectile au-devant du mamelon gauche. — *Mort le 13 juillet.*

17. LEVASSEUR (Désiré-Alexis), fusilier, balle pénétrant à la partie supérieure du thorax; issue du projectile à la partie postérieure au-dessous de l'épaule gauche. — Guérison avec affaiblissement considérable dans les fonctions respiratoires. Retraité.

18. NICOLLE (Joseph), caporal, plaie pénétrante de la poitrine côté gauche, séton au bras droit. — Guérison, douleurs permanentes à la base du thorax, projectile resté dans la plaie; en traitement aux eaux d'Amélie-les-Bains. Retraité.

19. COUDRY (François), sergent, balle, séton au côté droit du thorax, entrée en dehors et au-dessous du mamelon droit, sortie au-dessous de l'aisselle du même côté. Non pénétrante. — Guéri.

20. PRODON (Jean-Amédée), grenadier, coup de feu dans la poitrine, plaie pénétrante. — *Mort aux hôpitaux de Milan le 17 juin.*

21. RIBET (Michel), grenadier, balle dans la poitrine sans renseignements. — Passé dans la réserve.

22. GOUTTEBESSY (Jean), fusilier, balle à la région dorsale sans renseignements. — Passé dans la réserve.

23. CHABRAND (Etienne-François), fusilier, coup de feu traversant la poitrine. — En traitement.

§ 3. — Blessures de l'abdomen et de la région lombaire.

24. BERTRAND, sous-lieutenant, coup de baïonnette à trois centimètres en dehors et en haut de l'ombilic, traversant l'abdomen au niveau de la région ombilicale et sortant à la partie supérieure gauche de la région lombaire; vacuité des intestins au moment de la blessure; péritonite partielle. — Guéri.

25. DUCHESEAU (Gilbert), fusilier, éclat de pierre à la région lombaire, contusion de la colonne vertébrale, redressement du dos impossible, proposé pour la retraite.

§ 4. — Blessures des membres supérieurs.

26. MEUNIER (Jean-Baptiste), fusilier, coup de feu à l'épaule droite. — Passé au 4e régiment de voltigeurs de la garde.

27. PELLETIER (Pierre-Joseph), caporal, coup de feu traversant l'épaule gauche, séton intéressant le trapèze dans l'étendue de deux doigts. — Guéri.

28. Bouchetou (Pierre), fusilier, coup de feu traversant l'épaule droite. — *Mort aux hôpitaux de Milan le 29 juillet* 1859.

29. Badeau (Jean), fusilier, coup de feu à la partie supérieure du thorax près de l'articulation sterno-claviculaire, la balle sortie au-dessous du scapulum, région dorsale gauche. — Guérison avec faiblesse considérable dans les fonctions respiratoires. Retraité.

30. Demière (François-Henri), fusilier, coup de feu à l'épaule droite, balle restée dans les chairs, ayant pénétré au tiers externe et au-dessous de la clavicule droite, extraite 6 mois après à Marseille, par le médecin du corps ; pas de lésion osseuse. — Guéri.

31. Dezavelle (J.-Pierre), caporal, coup de feu au bras droit. — A repris son service.

32. Bulliot (Jean-Eugène), fusilier, coup de feu au bras droit, fracture du bras, esquilles. — Guéri.

33. Desetière (Louis), fusilier, coup de feu au bras droit, fracture. — *Mort aux hôpitaux de Milan le* 11 *juin* 1860.

34. Guillard (Marie-Charles), fusilier, coup de feu au bras gauche, fracture comminutive de l'humérus, fistules permanentes, esquilles ; n'a pu être envoyé aux eaux. — Guérison incomplète.

35. Simon (Jean-Louis), fusilier, coup de feu à l'avant-bras droit, séton. — Guéri.

36. Pauget (Claude), fusilier, coup de feu à l'avant-bras gauche, fracture du radius, mouvemens incomplets. — En convalescence.

37. Azaïs, capitaine, plaie contuse au poignet droit. — Guéri.

38. Pradelle, sous-lieutenant, contusion au coude droit. — Guéri.

39. Villedieu (Sylvain-Eugène), sergent-major, deux coups de feu, l'un à la main gauche, l'autre à la cuisse du même côté. — A repris son service.

40. Humbert (Nicolas), sergent, coup de feu à la main droite. — Passé dans la réserve.

41. Keller (Georges), fusilier, coup de feu à la main droite, perte de deux phalanges de l'index. — Réformé.

42. Gobert (Louis-Cyprien), fusilier, coup de feu à la main droite, amputation totale de l'index.—Réformé.

43. Riollon (Ferdinand-Aimé), grenadier, coup de feu à la main droite, fracture avec raccourcissement de la phalange de l'index. — Proposé pour la retraite.

44. Tollet (Jean-Joseph), voltigeur, coup de feu à la main gauche. — Guéri. — Renvoyé dans ses foyers par anticipation, le 20 septembre 1859.

45. Basset (François), grenadier, coup de feu à la main gauche, plaie contuse à l'annulaire. — Guéri.

46. Marchal (Joseph), grenadier, coup de feu à la main droite, amputé de l'avant-bras. — Retraité.

47. Girardot (Victor-André), fusilier, coup de feu à la main gauche, fracture de l'index gauche. — Proposé pour la retraite.

48. Suriand (Jean-Baptiste-Hippolyte), fusilier, coup de feu au doigt indicateur de la main droite. — Guéri.

49. Beraud (Gabriel), fusilier, coup de feu à la main gauche. — A repris son service.

50. Gaboyer (Alexandre-René), fusilier, coup de feu à la main gauche, amputé dans la continuité de la phalangine de l'index. — Guéri. A repris son service.

§ 5. — *Blessures des membres inférieurs.*

51. Euvrard (Claude-François), fusilier, contusion à la hanche droite. — Guéri.

52. Hervin (Louis-Amédée-Théodore), fusilier, coup de feu à la cuisse droite, séton. — A repris son service.

53. Besson (Joseph), sapeur, coup de feu au pli de la fesse gauche. — Guéri.

54. Billard (Pierre-Léon), caporal, coup de feu à la cuisse droite, séton. — Guéri.

55. Pernet (Louis-Auguste), grenadier, coup de feu à l'aine droite. — *Mort aux hôpitaux de Milan le* 29 *juin* 1859.

56. Lambert, lieutenant, coup de baïonnette à la cuisse droite au point d'émergence du sciatique. — Guéri.

57. Cochet (Augustin), grenadier, coup de feu à travers les deux cuisses. — A l'hôpital depuis le 9 juin 1859, sans renseignements.

58. Flamant (Désiré-Eugène-Aimé), fusilier, coup de feu à la cuisse droite. — Guérison après extraction du projectile.

59. Pailla (Antoine-Alarme), fusilier, coup de feu traversant les deux jambes. — *Mort étant en convalescence.*

60. Bourdignon (Antoine), fusilier, coup de feu à la cuisse droite. — Passé dans la réserve.

61. Dissard (Jean-Marie), fusilier, coup de feu à la cuisse gauche. — Encore à l'hôpital.

62. **Vettard** (Joseph), fusilier, coup de feu au genou droit. — *Mort aux hôpitaux de Milan le 5 novembre 1859.*

63. **Terrasson** (Michel), fusilier, coup de feu au creux poplité droit. — A repris son service.

64. **Vigon** (Jean), fusilier, plaie à la cuisse droite, coup de feu. — Envoyé en convalescence et maintenu dans ses foyers.

65. **Pichot** (Pierre-Henry), fusilier, coup de feu au genou droit. — A repris son service.

66. **Blot** (Constantin-Onésyme), fusilier, coup de feu à la cuisse gauche. — Passé dans la réserve.

67. **Germain** (Antoine), fusilier, coup de feu à la fesse gauche, large plaie déchirée. — *Mort aux hôpitaux de Milan le 17 juillet 1859.*

68. **Bigaret** (Hippolyte-Pierre), fusilier, coup de feu dans l'articulation du genou droit et à la cuisse gauche, balle séton ayant traversé les deux cuisses un peu au-dessus des articulations tibio-fémorales de droite à gauche et de bas en haut. Le projectile est passé du côté droit entre le fémur et le droit antérieur, du côté gauche dans la masse des muscles postérieurs de la cuisse. — Roideur de l'articulation améliorée considérablement après un traitement de 2 mois aux eaux d'Amélie-les-Bains, atrophie du membre. Resté au corps en observation.

69. **Portejoie** (Claude), fusilier, deux coups de feu à la cuisse gauche, blessures graves. — *Mort à l'ambulance divisionnaire le 9 juillet 1859.*

70. **Charvy** (Denis-Paul), fusilier, coup de feu à l'aine, fracture au quart supérieur du fémur, raccourcissement de 3 centimètres.—Guérison, résultat remarquable de la chirurgie conservatrice. Retraité.

71. **Rollin** (Auguste), grenadier, coup de feu à la cuisse gauche. — *Mort à l'hôpital de Cette, le 13 octobre 1859.*

72. **Merlin** (Joseph), voltigeur, coup de feu à la cuisse droite. — *Mort aux hôpitaux de Milan, le 22 juin 1859.*

73. **Merda** (Adolphe-Théodore), fusilier, balle, séton aux deux jambes, sans fracture, dans l'épaisseur des mollets. — Guéri.

74. **Travailleur**, lieutenant, balle, séton pénétrant dans l'articulation fémoro-tibiale gauche, ouverture d'entrée au-dessus de la rotule en dehors du tendon du droit antérieur, ouverture de sortie à la face interne et antérieure de la tubérosité du tibia. Accidents nerveux du 5e au 10e jour. — Guérison incomplète, roideur considérable de l'articulation. En traitement aux eaux de Bourbonne-les-Bains.

75. **Lacommère**, sous-lieutenant, balle séton à la jambe droite. — Guéri.

76. **Tremoulet**, sous-lieutenant, contusion légère au pied droit. — Guéri.

77. **Ruiyet** (François-Michel), fusilier, séton à la jambe gauche au-dessus de la tubérosité du tibia, sortie du projectile entre les deux jumeaux. — Présomption de corps étrangers dans la blessure. En traitement à l'hôpital d'Alençon. Périostite chronique.

78. **Fleury** (Jean-François), fusilier, séton à la jambe droite. — Passé dans la réserve.

79. **Roustère** (François), fusilier, coup de feu à la jambe droite, partie postérieure. — Rétraction des muscles fléchisseurs. — Envoyé aux eaux d'Amélie-les-Bains.

80. **Daru** (André-Augustin), fusilier, coup de feu à la jambe droite, séton dans l'épaisseur du tibia droit d'avant en arrière, de haut en bas, de dedans en dehors. — Claudication. — Aux eaux d'Amélie-les-Bains.

81. **Evrard** (Jean-Nicolas), fusilier, coup de feu, fracture comminutive du tibia gauche. Amputé au lieu d'élection. — Retraité.

82. **Maisonneuve** (Benoît), fusilier, coup de feu à la jambe gauche. — A repris son service.

83. **Bard** (François), fusilier, coup de feu à la jambe gauche. — Passé dans la réserve.

84. **Cheteau** (Joseph-Appollinaire), fusilier, coup de feu à la jambe gauche. — Passé aux voltigeurs de la garde.

85. **Venard** (Pierre-Louis-Loth), fusilier, coup de feu à la jambe droite, fracture du tibia droit avec esquilles au quart antérieur. — Guérison incomplète, envoyé aux eaux d'Amélie-les-Bains.

86. **Demeure** (Auguste), sergent-major, coup de feu dans l'articulation tibio-tarsienne. Amputé au lieu d'élection. — *Mort.*

87. **Létendart** (Casimir), fusilier, coup de feu au pied droit, balle ayant traversé l'intervalle des 2e et 3e métatarsiens. — Guéri.

88. **Séel** (Jacques), grenadier, séton au grand trochanter gauche ; balle dans l'articulation tibio-tarsienne ; coup de baïonnette à la fesse gauche. Amputé de la jambe. — Retraité.

89. **Delion** (Jean-Louis), sergent, coup de feu au gros orteil du pied gauche. — Guéri.

90. **Thierry** (Victor), caporal, coup de baïonnette au pied droit. — En convalescence. Maintenu dans ses foyers.

91. Leroy (Louis-Étienne), sergent-fourrier, balle dans le talon gauche, blessure ayant atteint superficiellement le calcanéum. — Guéri.

92. Eynie (Jean-Firmin), fusilier, entorse du pied gauche pendant le combat. — Guéri.

93. Marquentin (Louis-Prosper), fusilier, balle dans le calcanéum. — *Mort aux hôpitaux de Brescia, le 29 mars* 1860.

94. Girardin, sous-lieutenant, balle, séton à la partie inférieure de la jambe droite, entre le tibia et le péroné d'avant en arrière sans fracture. Pourriture d'hôpital. — Guéri après un traitement par le perchlorure de fer et le fer rouge.

L'aide-major.

43ᵉ RÉGIMENT D'INFANTERIE DE LIGNE (1ʳᵉ brigade, 2ᵉ division, 3ᵉ corps).

Mouvement des malades du 1ᵉʳ juillet 1859 au 1ᵉʳ juillet 1860.

GENRE de MALADIES.	AUX HOPITAUX. NOMBRE DES MALADES						A L'INFIRMERIE. NOMBRE DES MALADES.						A LA CHAMBRE OU SOUS TENTE. NOMBRE DES MALADES.					
	restants.	entrés.	sortis.	morts.	restants.	Nombre de journées.	restants.	entrés.	sortis.	morts.	restants.	Nombre de journées.	restants.	entrée.	sortis.	morts.	restants.	Nombre de journées.
Effectif moyen: 2,705 h.																		
Blessés	162	188	309	24	27	»	1	216	214	»	3	»	17	544	557	»	1	»
Fiévreux	239	665	746	114	34	»	»	52	50	»	2	»	14	1,769	1,809	»	4	»
Vénériens	14	434	434	»	17	»	3	106	107	»	2	«	»	»	»	»	»	»
Galeux	»	»	»	»	»	»	»	60	60	»	»	»	»	»	»	»	»	»
125 congés de convalescence.	415	987	1176	138	78	»	4	434	434	»	7	»	64	2,310	2,366	»	5	»

59ᵉ RÉGIMENT D'INFANTERIE DE LIGNE (2ᵉ brigade, 3ᵉ division, 3ᵉ corps).

Mouvement des malades du 1ᵉʳ juillet 1859 au 1ᵉʳ juillet 1860.

GENRE de MALADIES.	AUX HOPITAUX. NOMBRE DES MALADES.						A L'INFIRMERIE. NOMBRE DES MALADES.						A LA CHAMBRE OU SOUS TENTE. NOMBRE DES MALADES.					
	restants.	entrés.	sortis.	morts.	restants.	Nombre de journées.	restants.	entrés.	sortis.	morts.	restants.	Nombre de journées.	restants.	entrés.	sortis.	morts.	restants.	Nombre de journées.
Effectif moyen: 2,098 h.																		
Blessés	14	45	50	»	9	1,454	»	86	86	»	»	763	11	1,422	1,129	»	4	3,057
Fiévreux	41	665	644	18	34	13,723	»	573	573	»	»	3,784	38	2,482	2,548	»	2	9,935
Vénériens	2	39	28	»	13	1,390	»	172	172	»	»	3,358	»	2	2	»	»	4
Galeux	»	3	3	»	»	42	»	4	4	»	»	6	»	4	4	»	»	8
79 congés de convalescence.	57	752	735	18	56	15,309	»	835	835	»	»	7,911	49	3,610	3,653	»	6	13,004

DES FAITS PRINCIPAUX DE LA CAMPAGNE.

64ᵉ RÉGIMENT D'INFANTERIE DE LIGNE (2ᵉ brigade, 2ᵉ division, 3ᵉ corps).

Le 27 avril, le 64ᵉ quittait la France et passait la frontière sarde, en laissant un très-petit nombre de malades aux hôpitaux de Lyon. Les hommes chétifs, malingres, convalescents, dont l'état de faiblesse paraissait devoir être long, avaient été envoyés au dépôt.

Les bonnes dispositions des hommes au début d'une campagne sont de courte durée : aux fatigues se joignent une nourriture peu réparatrice, souvent insuffisante, et les effets de l'agglomération. De là naissance de ces affections plutôt chroniques qu'inflammatoires dès leur début, ces diarrhées interminables, ces dyssenries promptement mortelles.

Mouvement du 1ᵉʳ juillet 1859 au 1ᵉʳ juillet 1860.

GENRE de MALADIES.	AUX HÔPITAUX.						A L'INFIRMERIE.						A LA CHAMBRE ou SOUS TENTE.					
	restants.	entrés.	sortis.	morts.	restants.	Nombre de journées.	restants.	entrés.	sortis.	morts.	restants.	Nombre de journées.	restants.	entrés.	sortis.	morts.	restants.	Nombre de journées.
Effectif moyen : 2,400 h.																		
Blessés	23	137	444	2	14	»	»	159	455	»	4	1,732	11	1,364	1,370	»	5	12,787
Fiévreux	101	724	724	75	29	»	»	110	109	»	1	940	29	2,957	2,972	»	14	25,944
Vénériens	20	149	156	»	13	»	»	53	50	»	3	1,168	»	»	»	»	»	»
Galeux	»	32	34	»	1	»	»	12	12	»	»	52	»	»	»	»	»	»
112 congés de convalescence.	144	1,042	1,052	77	57	»	»	334	326	»	8	3,862	40	4,321	4,342	»	19	38,734

Plus 10 morts accidentelles.

En résumé, pendant la durée de la campagne d'Italie, le régiment qui a eu la douleur de ne pas se rencontrer avec l'ennemi, a été sous l'influence d'une seule maladie dominante, dérangement des voies disgestives, dérangement qui, suivant les individualités, s'est traduit en un simple embarras gastrique, fébrile ou non, ou en un flux intestinal bilieux, séreux ou hémorrhagique. Le 2ᵉ semestre 1859 a donné 1042 malades aux hôpitaux ; à la fin de la campagne la fièvre typhoïde s'est montrée, soit seule, soit le plus souvent comme complication, et a reparu après le retour en France. BONINO, médecin-major.

65ᵉ RÉGIMENT D'INFANTERIE DE LIGNE (1ʳᵉ brigade, 1ʳᵉ division, 2ᵉ corps).

Mouvement du 1ᵉʳ juillet 1859 au 1ᵉʳ juillet 1860.

GENRE de MALADIES.	AUX HOPITAUX. NOMBRE DES MALADES						A L'INFIRMERIE. NOMBRE DES MALADES						A LA CHAMBRE ou SOUS TENTE. NOMBRE DES MALADES					
	restants.	entrés.	sortis.	morts.	restants.	Nombre de journées.	restants.	entrés.	sortis.	morts.	restants.	Nombre de journées.	restants.	entrés.	sortis.	morts.	restants.	Nombre de journées.
Effectif moyen : 2,216 h.																		
Blessés	303	240	363	105	45	20,652	3	64	64	»	3	860	8	802	806	»	4	2,854
Fiévreux.	120	911	843	121	67	23,460	2	89	87	»	4	614	27	2,344	2,329	»	-2	7,604
Vénériens.	10	100	94	»	19	3,483	4	98	96	»	6	2,672	»	»	»	»	»	»
Galeux	»	3	2	»	1	12	»	11	10	»	1	82	»	»	»	»	»	»
314 congés de convalescence.																		
	433	1224	1299	226	132	47,607	9	262	257	»	14	4,228	35	3,116	3,135	»	16	10,439

Le 1ᵉʳ juillet 1859, le 65ᵉ était dans une situation mauvaise comme santé. En effet, le régiment avait, en juin, glorieusement payé sa dette à la patrie et soutenu l'honneur de son drapeau.

A Magenta, il avait eu le sixième de son effectif tué ou mis hors de combat, près des deux tiers des officiers tués ou blessés, le drapeau mis en pièces par des projectiles ennemis.

A Solférino, il eut à occuper définitivement le plateau de Cavriana, et il y parvint glorieusement en subissant encore des pertes considérables.

Depuis le commencement de juin et pendant tout le mois, le régiment était décimé par la diarrhée, les deux tiers des hommes en étaient atteints, et bien peu ont fini la campagne sans payer plus ou moins le tribut à cette redoutable affection, surtout dans les conditions d'alimentation que nous avions à supporter. Toujours en avant, pas de vin et du biscuit trois fois sur quatre. Heureusement, la viande n'a jamais manqué.

Il a fallu un excellent moral pour résister ainsi aux fatigues et aux privations; jamais il n'y a eu trace de démoralisation; beaucoup d'hommes ne se faisaient pas porter malades; ils venaient à ma tente chercher les conseils et les médicaments dont ils avaient besoin, et retournaient prendre le fusil.

Au 1ᵉʳ juillet, les blessés aux hôpitaux étaient nombreux, et les malades plus nombreux encore. Les maladies dominantes étaient les affections du tube digestif, peu graves d'abord, mais prenant bientôt le caractère typhoïde.

A l'arrivée à Nîmes, nous avons trouvé une épidémie de variole, et le 65ᵉ n'a présenté que quelques cas isolés. 314 congés de convalescence ont été accordés; mais il faut se rappeler que le régiment est rentré avec des hommes profondément débilités.   JACQUIN, médecin-major.

72ᵉ RÉGIMENT D'INFANTERIE DE LIGNE (1ʳᵉ brigade, 2ᵉ division, 2ᵉ corps).

Mouvement des malades du 1ᵉʳ avril 1859 au 1ᵉʳ avril 1860.

GENRE des MALADIES.	AUX HOPITAUX							A L'INFIRMERIE.			A LA CHAMBRE OU SOUS TENTE.		
	Total des malades.	Décès.	Convalescence.	Retraites.	RÉFORMES 1.	2.	Nombre actuel des malades.	Total des malades.	Décès.	Restants aujourd'hui.	Total des malades.	Décès.	Restants aujourd'hui.
Effectif moyen : 2,200 h.													
Fiévreux.	882	46	104	»	5	»	38	115	»	9	1,722	4	3
Blessés.	631	57 [1]	68	61 [2]	30 [3]	3	22	139	»	7	822	2	4
Vénériens	69	»	»	»	»	»	4	76	»	4	»	»	»
Galeux.	6	»	»	»	»	»	»	16	»	»	»	»	»
TOTAUX. . . .	1,588	103	172	61	35	3	64	346	»	20	2,544	6 [4]	7

[1] Dont 56 blessés à Solférino. — [2] Dont 58 blessés à Solférino. — [3] Dont 29 blessés à Solférino. — [4] Une congestion cérébrale en route, une asphyxie par submersion, une phthisie pulmonaire, un cancer du pylore, deux suicides.

Nombre des hommes tués : 115.

Le 72ᵉ est rentré en France le 7 août; de cette époque au 1ᵉʳ avril 1860, le mouvement des malades à l'hôpital a été de 514 fiévreux;

142 blessés ;

48 vénériens ;

3 galeux.

707

L'année 1859-1860 peut être divisée, au point de vue sanitaire, en deux périodes distinctes; la première comprend quatre mois : avril, mai, juin et juillet, que le régiment a passés en campagne, en Italie; la deuxième embrasse huit autres mois, pendant lesquels le régiment a tenu garnison à Blois. Nous ne parlerons que de la première.

Le 72ᵉ de ligne avait enfin secoué l'influence des fièvres d'Afrique ; il s'était acclimaté, après avoir été sérieusement éprouvé pendant les années précédentes.

L'arrivée de 800 recrues aux bataillons de guerre, en mars 1859, coïncide avec l'apparition de fièvres éruptives, rougeole surtout, que ces jeunes soldats apportaient avec eux de Draguignan, où elles étaient à l'état épidémique. A Tlemcen, nous en observâmes 48 cas, dont un seul fut suivi de mort. Nous avons pu constater alors une deuxième invasion de rougeole chez les hommes à peine guéris et qui en avaient été atteints déjà pendant la durée de l'épidémie.

Nous avons appelé *coïncidence* l'apparition de la rougeole chez les hommes appartenant aux bataillons de guerre, à l'époque de l'arrivée des jeunes soldats, parce qu'il nous a été impossible de voir dans ce fait une dépendance d'effet à sa cause, puisque, à Tlemcen aussi, les fièvres éruptives faisaient des ravages surtout parmi les indigènes.

Dans le mois d'avril, qui a précédé notre départ pour l'armée d'Italie, le régiment a perdu un seul homme, mort le 26 avril de congestion cérébrale par insolation, pendant l'étape de Lourmel à Miserghin (province d'Oran).

Embarqué pour Gênes, en deux colonnes, le 28 avril et le 11 mai 1859, le régiment est passé de l'influence du climat d'Afrique à celle du climat d'Italie, sans être trop sensiblement impressionné par ce nouveau milieu, malgré les marches, les nuits passées au bivouac ou sous la tente, sous un ciel qui a été loin d'être toujours clément.

Cependant, en tenant compte des conditions atmosphériques contraires, des fatigues inhérentes à la guerre et aussi du grand nombre de recrues qui venaient d'être encadrées dans les bataillons de marche, le nombre des fiévreux pendant notre séjour en Italie ne paraîtra peut-être pas exagéré sur un effectif de 2,200 hommes.

Du 1er mai au 1er août 1859, nous avons dû envoyer aux hôpitaux ou aux ambulances de l'armée d'Italie 368 fiévreux.

Fièvres bilieuses..	27
— typhoïdes.	17
— intermittentes.	51
— rémittentes.	11
Diarrhées à formes diverses.	233
Rhumatismes articulaires.	11
	350

Les 18 autres affections internes comprennent des bronchites, des pleurites, un cas de phthisie, un cas d'ictère essentiel, et un cas de scorbut général.

Les décès par maladies ont été au nombre de 22 : 8 fièvres typhoïdes, 11 diarrhées, 1 phthisie, et 1 endocardite (rhumatisme généralisé). A part les décès des fiévreux traités aux hôpitaux, le 72e a perdu un homme asphyxié par submersion accidentelle à Mélégnano.

On nous accordera, sans doute, qu'il n'était pas possible que les diagnostics que nous avons portés eussent toute la rigueur que l'on pourrait exiger du médecin de régiment dans les circonstances ordinaires du service à l'intérieur ; aussi sommes-nous disposé à croire que le régiment a eu plus de 17 fièvres typhoïdes; il a dû nous arriver quelquefois de prendre comme maladie complète ce qui n'était qu'un symptôme d'une affection plus grave, *la diarrhée avec fièvre*, par exemple, qui accompagne si fréquemment la fièvre typhoïde à son début. Ceci admis, le chiffre relativement élevé des décès dus à la fièvre typhoïde ne conserve pas sa valeur absolue, parce qu'il n'est pas l'expression de la vérité vraie. Il ne nous a pas été donné de rectifier ces erreurs presque certaines, par cette raison que si tous nos malades rentrant des hôpitaux d'Italie avaient leur billet de sortie, la plupart ne pouvaient me donner aucun renseignement sur la maladie dont le diagnostic du médecin traitant n'était pas inscrit sur le talon du billet.

Les cas nombreux de diarrhées n'ont pas été très-graves, quoique cette maladie ait paru prendre le cachet épidémique; et si l'on doit rapporter sa fréquence à l'action du climat, des fatigues de la guerre et aussi à l'influence de l'alimentation, il semble naturel de supposer que cette affection trouvait en même temps sa cause dans l'usage presque exclusif de l'eau de neige comme boisson. Cette eau a agi sur nos soldats en les purgeant; et si son action n'a pas été meurtrière, c'est que nous avons pu corriger les mauvaises qualités de l'eau en la faisant additionner de vin, d'eau-de-vie ou d'une forte infusion de café.

Les autres affections internes traitées dans les hôpitaux n'ont rien présenté qui nous paraisse devoir faire l'objet d'une mention spéciale. Nous en excepterons un cas de rhumatisme articulaire qui, après être devenu général, s'est terminé par la mort. Cette issue funeste a été due, très-probablement, comme nous l'avons déjà dit, — nous manquons de données positives — à une endocardite.

A côté du cadre nosologique médical assez restreint, il nous faut placer les cas de chirurgie nombreux au régiment qui a été présent aux trois principales affaires de la campagne d'Italie.

Le 4 juin 1859, à la bataille de Magenta, le 72e a eu deux bataillons engagés: le 2ᵉ bataillon, qui gardait et défendait le village de Marcallo, n'a eu qu'un homme blessé légèrement ; le 3ᵉ bataillon, qui est entré en ligne dans l'après-midi, a eu trois hommes blessés : une fracture du fémur gauche, une plaie de tête et une plaie contuse à l'abdomen, toutes blessures par arme à feu.

A Mélégnano, le 8 juin, le régiment faisant partie de la réserve et flanquant la route de Mélégnano à Lodi, n'a eu qu'un bataillon (le 1ᵉʳ) lancé à la poursuite des Autrichiens en retraite; il est rentré au bivouac avec son effectif.

Mais à la grande journée de Solférino le régiment devait recevoir le baptême du feu d'une façon aussi glorieuse que cruelle. En face de forces bien supérieures par le nombre et surtout par la position, nos trois bataillons, marchant comme un seul homme, à la voix de leurs intrépides chefs, ont enlevé, après une lutte longue et meurtrière, une position formidable, en avant de Solférino. L'ennemi a été rudement culbuté, mais non sans faire essuyer au régiment des pertes très-sensibles.

Le 72ᵉ a eu 5 officiers, 8 sous-officiers et 102 caporaux et soldats tués.

Les décès sur le champ de bataille sont dus aux blessures suivantes :

Plaies de tête, par arme à feu.	62
— du cou (lésion des carotides).	3
— de poitrine.	34
— d'abdomen.	15
— de l'artère crurale droite.	1
Total.	115

Les blessés ont été au nombre de 486, dont 19 officiers, 32 sous-officiers, 435 caporaux et soldats.

Classées dans l'ordre anatomique, les blessures de Solférino se décomposent ainsi :

Plaies par arme blanche.		au front. 2	
		au cou. 1	3
	Tête.	sans fracture. 22	
		avec fracture. 13	35
	Face.	sans fracture. 6	
		avec fracture. 8	14
	Cou.		8
	Poitrine.. — non pénétrantes.	sans fracture. 21	
		avec fracture. 10	31
	Poitrine.. — pénétrantes.	sans fracture. 16	
		avec fracture. 1	17
Plaies par armes à feu.	Abdomen.	non pénétrantes. 11	
		pénétrantes. 11	22
	Bassin.	sans fracture. 7	
		avec fracture. 2	9
	Épaule..	sans fracture. 13	
		avec fracture. 11	24
	Bras..	sans fracture. 24	
		avec fracture. 16	40
	Avant-bras..	sans fracture. 16	
		avec fracture. 16	32
	Mains et doigts.	sans fracture. 11	
		avec fracture. 30	41
	Cuisse.	sans fracture. 67	
		avec fracture. 28	95
		A reporter.	371

$$Report. \ldots \ldots \quad 371$$

Plaies par armes à feu.
- Jambe. — sans fracture. . . . 46 / avec fracture. . . . 38 } 84
- Pieds et orteils. — sans fracture. . . . 11 / avec fracture. . . . 13 } 24
- Blessures indéterminées (1). 7

$$Total. \ldots \ldots \ldots \quad 486$$

Pour avoir le chiffre exact des blessés du 24 juin, il faut ajouter aux 486 blessés hospitalisés 73 hommes atteints légèrement et qui ont été conservés dans les rangs. Parmi ceux-ci, sont : 2 officiers, 10 sous-officiers et 61 caporaux et soldats.

Le total général des blessés de Solférino est donc de 559.

Parmi les 486 blessés dirigés sur les ambulances, 56 sont morts des suites de leurs blessures; ce sont :

Plaies de tête, avec fracture.	7
— de la face, *idem*.	1
— de poitrine pénétrantes.	10
— de l'abdomen, pénétrantes.	4
— à l'épaule, avec fracture.	2
— au bras, *idem*.	6
— à l'avant-bras, *idem*.	1
— à la main, *idem*.	1
— à la cuisse, sans fracture.	3
— *idem*, avec fracture.	12
— à la jambe, avec fracture.	9

$$Total. \ldots \ldots \ldots \quad 56$$

Il est plus que probable que plusieurs des blessés atteints de fracture d'un membre ont succombé aux suites de l'amputation. Nous manquons aujourd'hui de données pour en fixer le nombre, à cause de l'absence de renseignements qui auraient dû nous arriver des hôpitaux et qui nous ont fait défaut.

Nous avons dû proposer pour l'obtention de la pension de retraite 58 blessés pendant la campagne ; ce sont :

Perte d'un œil.	1
Cicatrices adhérentes au cuir chevelu, lésion de l'occipital.	1

$$A \ reporter. \ldots \ldots \quad 2$$

____

(1) Ce sont des blessés qui, dirigés par erreur sur l'ambulance de la 1re division du 2e corps, n'ont pas été vus par nous et sur le compte desquels nous manquons actuellement de renseignements.

		Report.	2
Plaies pénétrantes de poitrine.			2
—　　　　　de l'abdomen.			1
Amputations.	de bras (1 désarticulation).		4
	d'avant-bras.		3
	de plusieurs doigts.		4
	de cuisse.		1
	de jambe.		4
	de plusieurs orteils.		1
Fractures vicieusement consolidées.	du maxillaire inférieur.		3
	du bras.		1
	d'avant-bras.		2
	de plusieurs doigts.		1
	de cuisse.		2
	de jambe.		3
Ankyloses.	de l'épaule.		1
	du coude.		1
	du poignet.		2
	du genou.		2
	du cou-de-pied.		1
	de plusieurs orteils.		1
Fausse articulation du radius.			1
Carie des os du tarse.			1
Rétractions musculaires et tendineuses.	de cuisse.		2
	de jambe.		1
	de la main.		1
	des doigts, avec flexion.		1
Perte des mouvements de la main (paralysie).			1
Paralysie traumatique de la jambe.			1
Atrophie traumatique.	d'un bras.		3
	d'une jambe.		3
Cicatrices adhérentes au thorax, gène de la respiration.			1
		Total.	58

Vingt-neuf réformes avec gratification renouvelable ont été prononcées pour des blessures de guerre, moins graves que les précédents, savoir :

Amputations.	d'un doigt.	6
	d'un orteil.	1
	A reporter.	7

		Report.	7
Fractures	de l'humérus		1
	d'un métacarpien		1
	de l'os des îles (incomplète)		1
Ankylose d'une ou de deux phalanges			3
Cicatrices adhérentes	au bras		1
	à l'avant-bras		2
	à la cuisse		6
	à la jambe		5
Flexion permanente d'un doigt			1
Plaie de poitrine non pénétrante			1
		Total	29

Terminons ce qui a trait aux quatre mois dont il est question ici (temps passé en campagne), en donnant le chiffre des vénériens envoyés aux hôpitaux, chiffre qui s'élève à 21. BAZIN, médecin-major.

91e RÉGIMENT DE LIGNE (2e brigade, 1re division, 1er corps).

C'est de mai à la fin de juillet que le régiment a été, en Italie, exposé à toutes les causes de maladies inhérentes à l'état de guerre; le nombre des malades a été considérable; ceux qui ont été épargnés durant la campagne sont rentrés avec une constitution délabrée et affaiblie par les fatigues : aussi pouvons-nous affirmer que l'action des causes morbides a été tellement puissante, qu'elle s'est prolongée jusqu'à la fin de l'année, et que les nombreux congés de convalescence (128) accordés aux hommes atteints de diarrhées, de dyssenteries, d'entérites chroniques au commencement de 1860, sont une conséquence de cette situation. Nous avons eu 188 décès, dont 137 par faits de guerre, tués et blessés, et 51 par maladies. STRAUSS, médecin-major.

98e RÉGIMENT DE LIGNE (2e brigade, 1re division, 1er corps).

Beaucoup d'hommes, à leur rentrée en France, portaient empreint sur leur physionomie le cachet d'une perturbation physique profonde; beaucoup d'entre eux étaient épuisés, amaigris, décolorés. SOUVILLE, médecin-major.

99e RÉGIMENT DE LIGNE (2e brigade, 1re division, 5e corps).

Pendant les 15 premiers jours de notre séjour à Milan, à partir du 12 août, la moyenne des malades par jour était de 60. Les affections gastro-intestinales, les diarrhées surtout, les fièvres d'accès à types variés étaient de beaucoup les plus fréquentes. 72 décès (fiévreux) du 1ᵉʳ juillet 1859 au 1ᵉʳ juillet 1860, et 2 décès (blessés) dans la même période.   VERJUS, médecin-major.

1ᵉʳ RÉGIMENT DE CUIRASSIERS DE LA GARDE.

Le service n'a présenté aucun intérêt chirurgical, mais le médecin a néanmoins eu fort à faire ; un grand nombre de cuirassiers, peu habitués d'ailleurs à des marches rapides et prolongées, ont eu des indispositions.

Au départ, le régiment avait 2 médecins ; mais, à peine en Italie, l'un d'eux, M. Roustan, fut désigné pour les ambulances, et je suis resté seul pendant toute la campagne. Mon service n'a donc pas eu le brillant d'un service de guerre ; mais quoique réduit à ce terre-à-terre d'un service de route en campagne, il n'a pas cessé d'être important. L'effectif était de 650 hommes.

Tout le régiment, hommes et chevaux, fut transporté à Marseille par le chemin de fer, en deux convois, le 10 et le 11 mai. Pendant le trajet, qui se fit en 36 heures, nos cuirassiers sont restés chaussés de leurs grandes bottes, debout la plupart du temps, ou trop serrés dans les wagons pour pouvoir étendre les jambes. aussi, à notre arrivée à Marseille, nous avons constaté un grand nombre d œdèmes des extrémités inférieures, dus aussi à l'usage du pantalon serré au bas de la jambe par une ficelle. Le pantalon remplit la botte, comprime la jambe, et l'étranglement produit au-dessus des malléoles par la ficelle fait obstacle à la circulation.

Pendant toute la campagne, les cuirassiers se sont plaints du pantalon dans les bottes comme gène et comme chaleur insupportable. Le nombre des hommes qui furent incapables de remettre leurs bottes au moment du départ de Marseille a été considérable. Ils ont été placés sur des voitures et véhiculés ainsi pendant 8 jours jusqu'à Nice. Ces hommes, auxquels on ne pouvait demander aucun service, étaient un gros embarras, et ils n'étaient point assez malades pour être envoyés aux hôpitaux, excepté 3 qui furent laissés à Marseille. Arrivés à Nice, 25 de ces cuirassiers invalides furent embarqués et dirigés sur Gênes, où ils purent se reposer et se rétablir. A chaque étape, de Marseille à Fréjus, nous avons laissé un ou deux hommes aux hospices, et ce n'est qu'à Alexandrie que le régiment put se reposer pendant 9 jours. Débarrassé des éclopés, le régiment partit pour Milan.

Le jour de la bataille de Solférino, fut une rude journée de fatigue pour le régiment ; mais le sort ne voulut pas qu'il fût lancé sur l'ennemi ; il resta exposé au feu, mais ne fut appelé à aucune charge. Un trompette seul fut blessé par une balle à l'épaule (Boutiers) et désarticulé, deux mois après, à l'hôpital Saint-Mandrier, de Toulon.

La vie de fatigues pour le régiment date du 24 juin. La distribution des fourrages devint de plus en plus rare ou insuffisante, et nos hommes virent leur service doublé par la nécessité d'aller fourrager. Les vivres n'ont pas manqué, mais il y avait dans leur distribution des longueurs ou des irrégularités qui devenaient encore de nouvelles causes de fatigue. Le café a été la grande ressource, et jamais il n'a été gaspillé. Il n'en est pas de même du biscuit, qui a été distribué exclusivement pendant quelques jours : il est certain qu'une grande quantité a été perdue par suite d'inappétence.

Nous sommes restés sur le champ de bataille dans la plaine, entre Solférino et Guidizzollo, pendant trois jours, avec une température très-élevée, presque sans ombre et dans le voisinage de tous les cadavres d'hommes et d'animaux en putréfaction.

De là, le 28, le régiment fut envoyé à Graziolli, où les embarras gastriques et la diarrhée ne tardèrent pas à se montrer; puis à Borghetto, sur le Mincio. Ce point avait été celui du passage de l'armée autrichienne et d'une partie considérable de la nôtre, c'est-à-dire que toutes les ressources locales étaient épuisées. Le nombre des diarrhées augmenta; beaucoup d'hommes furent atteints de gale bédouine; les bains de rivière firent justice de cette éruption. Le nombre des malades augmenta encore après que nous eûmes passé le Mincio (60 au moins par jour); presque tout le régiment subit l'influence morbide, et cependant je n'envoyai à l'ambulance que 5 hommes atteints d'entérite aiguë.

Le 12 juillet, le régiment repassait le Mincio et se dirigeait sur Rho di Sotto, Leno, Robecco et Crémone, où se présenta un cas de choléra foudroyant. Pendant la marche de Crémone à Pontecurone, sous un soleil ardent, au milieu d'une poussière blanche, il y eut quelques cas d'insolation.

En résumé, pendant le premier mois, les engorgements des extrémités inférieures, quelques plaies, des phlegmons aux jambes; pendant le second mois, les embarras gastriques avec ou sans diarrhée; ce n'est qu'au 3e mois, pendant le retour vers la France, que les diarrhées se sont aggravées et que les fièvres intermittentes, rémittentes et typhoïdes ont apparu; 111 hommes sont entrés aux hôpitaux. Après le retour, l'influence morbide s'est encore fait sentir par des diarrhées, des ictères et des maladies du foie.　　　　ROGUES, médecin aide-major.

10e RÉGIMENT DE CHASSEURS A CHEVAL.

Effectif le 5 mai, jour du passage de la frontière, 597 hommes.

	Entrés aux hôpitaux.	Sortis.	Morts.	Envoyés en convalescence.
Mai.	14	6	1	1
Juin.	21	16	1	0
Juillet.	56	18	6 (1 offic.)	0 [Arrivée à Novi le 28.]
A reporter.	91	40	8	1

	Entrés aux hôpitaux.	Sortis.	Morts.	Envoyés en convalescence.
Report. .	91	40	8	1
Août.	50	56	1	1
Septembre. . .	40	20	1	2
Octobre. . . .	25	26	1	19
Novembre. . .	21	20	2	2
Décembre. . .	19	20	2	7
	246	182	15	32

Plus 5 décès sur un détachement de 70 hommes, à Astri, près Gênes.

NOTE RÉTROSPECTIVE.

(Voir page 545.)

ARMÉE D'ORIENT. 81e RÉGIMENT DE LIGNE.

Installation sur la Tchernaïa et infirmerie régimentaire.

Le 81° de ligne est arrivé au camp de Tracktir dans la saison la plus défavorable de l'année :

Le 1er bataillon, en novembre 1855;

Les 2e et 3e, en décembre.

Le camp était un vrai cloaque ; il était établi sur un terrain d'alluvion au pied des monts Fédioukine.

Mais la division Chasseloup-Laubat, par son long séjour au camp d Helfaut, et surtout par ses travaux, avait fait un bien utile apprentissage de la vie de campagne ; elle savait « s'outiller. »

. . . .

Les entrées à l'hôpital non-seulement diminuent l'effectif, mais tendent à gagner de proche en proche, du camarade au camarade ; on espère être évacué...; on se laisse abattre.

Tantôt c'est la maladie, tantôt la démoralisation, pire encore, qui est contagieuse ; et, le plus souvent, l'une et l'autre marchent de front.

C'est ainsi qu'on a vu, en Afrique et en Orient, des régiments se fondre en quelques mois.

En campagne, surtout au camp, il faut faire « durer » le soldat, — mais c'est à une condition : « d'en avoir soin. »

On doit être à la fois son chef et son père.

La sollicitude pour le soldat et « l'exemple des chefs, » tel est le secret du moral des troupes, comme de leur conservation.

MESURES GÉNÉRALES. — D'après ces principes, les mesures prises ont été :

1º La meilleure installation possible des hommes sous les tentes, et le meilleur mode de couchage, chose capitale pour la santé.

En Afrique, le maréchal Bugeaud avait adopté la peau de mouton pour toute l'armée.

L'établissement immédiat d'une tente spéciale par compagnie, dite *tente des malades*, en attendant l'intallation de l'infirmerie et d'une salle de convalescents.

2º Les travaux généraux d'assainissement et d'appropriation du camp, ainsi organisés :

Direction unique et subdivision des travaux confiés aux officiers les plus actifs et intelligents.

3º Une alimentation aussi variée que possible, fortifiante et tonique, et les mesures hygiéniques. Nous suivrons cet ordre, article par article, en finissant toutefois par les infirmeries.

INSTALLATION DES TENTES. COUCHAGE. — Toutes les tentes sont creusées à environ un mètre de profondeur, avec cheminée, servant en même temps de ventouse, et murs de revêtement en pierres sèches pour écarter l'humidité, — les plus humides dallées ; — à 40 ou 60 centimètres, on trouve le gîte calcaire. — Les tentes « creusées » ont l'avantage d'être plus spacieuses, plus chaudes en hiver. — La cheminée et le feu les assainissent.

Toutes, sans exception, garnies de lits de camp à 25 ou 30 centimètres du sol, faits avec des planches provenant des débris de Sébastopol (chaque homme a apporté ses planches), ou avec des claies, comme dans les baraques d'Helfaut; les fascines étaient fabriquées à la forêt d'Alzou, à 10 kilomètres. — Un grand nombre de lits sont à charnières, de manière que les pieds se replient sur la tête. — Cette disposition favorise l'aération du sol, la circulation et l'entretien de la propreté.

Tout le régiment couche sur des paillasses faites avec les sacs de campement et les hautes herbes de la vallée de la Tchernaïa.

TENTES DES MALADES. — Dès l'arrivée, une tente dite *tente des malades*, signalée par un petit drapeau, mieux installée que les autres, avec cheminée, des couvertures de supplément, et un infirmier permanent, fut destinée aux malades de chaque compagnie, en attendant l'infirmerie, à laquelle on travaillait sans relâche.

BAQUETS DE NUIT. — Chaque compagnie est pourvue de baquets de nuit, qui évitent aux hommes des courses dangereuses pour la santé, et assurent le bon état du camp.

TRAVAUX D'ASSAINISSEMENT. — Les travaux, placés sous la direction unique d'un capitaine, ont été divisés en quatre parties, qui ont constamment marché de front, et subdivisés sous la conduite d'officiers et de sous-officiers spéciaux, ainsi qu'il suit :

1° *Travaux régimentaires*, comprenant les établissements généraux, savoir :
L'infirmerie d'abord, la salle des convalescents, les feuillées, le parc aux bœufs, le cercle et l'esplanade de MM. les officiers.

2° Les *travaux de bataillon*, sous la conduite d'un lieutenant ou sous-lieutenant, comprenant : les fossés, pour l'écoulement des eaux, les petits ponts, les rigoles, le tracé et l'empierrement des grandes rues, l'enlèvement des terres provenant de l'excavation des tentes ; ces terres meubles, établies en enceinte circulaire, eussent été de véritables éponges, qui auraient perpétué l'humidité autour des tentes, empêché leur aération, et fait de chacune d'elles un nid à scorbut et à typhus.
A cet effet chaque compagnie a construit huit brancards, tant pour ce travail que pour les empierrements ; de plus, ces déblais secs et pierreux ont servi à combler les mares, à niveler le terrain et à former des dos d'âne dans les voies de communication.

3° *Travaux de compagnie*, comprenant l'installation complète des tentes et de la cuisine-chauffoir à toiture ; les petites rigoles allant aboutir aux fossés ; l'empierrement des rues de compagnie ; les cuisines et les écuries pour les chevaux de bât et mulets de MM. les officiers.
Les compagnies retardataires étaient signalées au rapport.
Les corvées étaient commandées chaque jour en prévision de ces divers travaux ; ainsi :
Travaux régimentaires : tant d'hommes, tant de pioches, de pelles et de brancards par compagnie ;
Corvées de planches à Sébastopol : tant d'hommes, tant de haches et pioches ;
Corvées de claies pour couchage : tant d'hommes par compagnie ;
Corvées des arbres verts pour plantations : tant..., etc. ;
Corvées de bois de chauffage : tant d'hommes avec les mulets du régiment et ceux de MM. les officiers, etc.

4° Les *ateliers permanents des ouvriers d'art :* menuisiers, charrons, ferblantiers, etc., qui ont élevé et complété les établissements ci-dessus et construit les charrues des trois bataillons : charrues à la Dombasle, les premières, sans doute, qu'ait vues la Crimée.

Le régiment était arrivé pourvu d'une caisse d'outils de campagne, et chaque compagnie avait en outre des hachettes et petites scies. — On établit une scierie pour débiter les madriers pris à Sébastopol, et M. le sous-intendant Uhrich, toujours si favorable à ce qui touche le bien-être du soldat et aux intérêts réels des corps sous son administration, avait autorisé l'achat, par la masse générale d'entretien, des outils nécessaires pour la réparation et l'entretien des voitures dites *arabas*, qui ont rendu d'excellents services.

Les ateliers fonctionnaient sans relâche jusqu'à dix heures du soir, et souvent au delà, dans des tentes spéciales et dans les baraques, jusqu'à leur occupation définitive et normale.

Un camp n'est qu'une ruche dont les soldats sont les abeilles.

ALIMENTATION GÉNÉRALE. MESURES SPÉCIALES. — Les achats réguliers, exécutés par ordre et à propos dans les corps, ont toujours un excellent effet en garnison, en route et surtout en campagne ; laissés, au contraire, à la discrétion de chacun, ils deviennent illusoires : le soldat est imprévoyant par nature ; c'est au chef à tout prévoir et régler pour lui.

L'essentiel est de se ménager les ressources nécessaires. Dans cette prévision, et d'après l'expérience acquise en Afrique, des fonds d'ordinaire avaient été créés au régiment par un ordre de versement, au boni des compagnies, de deux francs par homme sur la solde de traversée.

Celle-ci avait été très-longue, et l'effectif des compagnies était de 160 à 170 hommes.

Les bonis étaient donc très-élevés et alimentés d'ailleurs par les deniers quotidiens.

RATION DE VIN. CAVE RÉGIMENTAIRE. — Le vin, dans les conditions où l'on se trouvait, était chose de première nécessité : c'était le seul objet de consommation qui ne manquât jamais chez les « mercanti. » — Un marché fut passé par une commission pour la fourniture générale du vin à raison de 90 centimes le litre, et plus tard à 85 et 80 centimes, et une ration fut donnée à tout le régiment, en décembre, janvier, février et mars, au compte des ordinaires, tous les jours où l'administration n'en donnait pas, c'est-à-dire quatre fois par semaine ; et les jours d'épreuves ou de fatigues exceptionnelles la ration était doublée. — Cette mesure avait un effet matériel et moral excellent : le soldat avait le cœur au ventre ; on pouvait tout lui demander.

Le régiment avait une cave avec tous ses accessoires. — La distribution pouvait être instantanée. — Un approvisionnement considérable garantissait la qualité du vin.

A dater du 15 mars, l'administration a donné une ration de vin tous les jours, et même une seconde ration soit de vin, soit d'eau-de-vie alternativement.

ALIMENTATION VARIÉE ET ANTISCORBUTIQUE. — M. Magendie a démontré que, « *quand l'alimentation de l'homme n'est pas variée, sa santé s'altère.* » — C'est surtout dans les conditions où l'on se trouvait qu'il importait d'améliorer l'ordinaire par la variété et les condiments — la viande sur pied, en hiver, était vraiment de qualité inférieure.

La nourriture fut donc aussi variée que possible et ordonnée de manière à combattre le scorbut et la dyssenterie :

L'eau coupée soit avec l'eau-de-vie, soit avec le café ;

Défense de boire de l'eau crue ;

Ordre de faire de l'eau de riz dans toutes les compagnies ;

Soupe au biscuit, au riz, au pain blanc ;

Rata sous diverses formes, savoir : viande ou lard, séparément ou mélangés, au riz, pommes de terre, julienne, macaroni, biscuit, maïs ;

Salade au bœuf de conserve ;

Salade aux pissenlits ;

Salade aux pommes de terre ;

Oignons, ail, laurier, thym, clous de girofle, tous les jours et à tous les repas.

Ce régime avait déjà parfaitement réussi au 81e, à Helfaut, où le régiment a eu très-peu de malades comparativement (Rapport de M. le docteur Maillot, inspecteur de santé des camps du Nord, en 1855).

MARCHÉ DE VIVRES. COMMISSION MIXTE. — De grandes corvées de vivres étaient organisées, soit pour Kamiesch, soit pour Balaclava, avec les meilleurs arabas, les mulets du corps et même ceux de MM. les officiers, qui les offraient de bonne volonté, les mulets du colonel en tête.

Toutes les compagnies étaient pourvues le même jour, à la même heure. Les marchés étaient passés par une commission mixte, présidée par un capitaine.

Cette mesure a été adoptée au régiment pour la fourniture permanente des denrées. — Elle assure des économies notables, la qualité des denrées, un prix uniforme, un contrôle facile, une distribution régulière, sous la surveillance d'un officier, — et prévient les remises et autres conventions illicites, aussi préjudiciables au bien-être du soldat qu'à la dignité de l'homme.

Tableau indicatif des économies réalisées sur l'achat des légumes et de l'épicerie néces-saires à l'ordinaire de chaque compagnie, par suite du marché passé le 2 mars avec le sieur Bigot.

DATES.	Pommes de terre achetées à la razière (mesure de 50 litres).		Moyenne des quantités prises par jour.	Nombre total des razières.	Décompte par mois.	RÉCAPITULATION.
	Prix sur le marché.	Prix du fournisseur.				
MARS.			Razières.			
Du 2 mars.	2,75	2,70	15	15	0,75	
Du 3 au 10 mars	3,25	2,70	14 1/2	116	63,80	
Du 11 au 18 mars.	3,25	2,80	14 1/2	116	52,20	
Du 19 au 31 mars.	3,25	3,00	14 1/2	189	37,25	221,00
A ajouter la remise de 2 fr. 50 0/0 faite par le fournisseur pour la somme totale des marchandises vendues au régiment, laquelle somme est de 2,684 fr. . .					67,00	
Bénéfice des compagnies pour le mois de mars.					221,00	
AVRIL.						
Du 1er au 22 avril.	3,50	3,15	15	330	145,50	
Du 23 au 30 avril.	4,00	3,35	15	120	78,00	
A ajouter la remise de 2 fr. 50 0/0 sur le montant de la somme payée au fournisseur pour légumes et épiceries, laquelle est de 3,157 fr. 30.					78,93	272,43
Bénéfice net pour le mois d'avril.					272,43	
MAI.						
Du 1er au 4 mai.	4,00	3,35	7	28	7,00	
Du 5 au 31 mai.	4,75	4,00	7 et 18 litres 1/2	172	129,00	
Les 2 fr. 50 0/0 de la somme de 2,578 fr. 40.					64,46	200,46
Bénéfice net pour le mois de mai.					200,46	
				TOTAL GÉNÉRAL.		693,89

MESURES HYGIÉNIQUES. — Camp très-sec, propre, bien entretenu.

Du feu dans toutes les tentes, toutes ayant des cheminées ;

Large aération toutes les fois que le temps le permet ;

Caleçon et ceinture de flanelle exigés sur l'homme ;

Revues et soins de propreté.

Établissement de blanchisseurs permanents sur un des affluents de la Tcher-naïa, et lessive faite avec les cendres des cuisines ou des tentes ; très-peu d'appels dehors.

Pas d'exigences de garnison (les armes et les munitions en état, voilà tout) ;

Tout le monde au travail ou en course.

Qu'on le sache bien : il faut savoir se départir à propos de certaines exigences ; quelques concessions de peu d'importance en elles-mêmes contribuent, plus qu'on ne le pense, au bien-être et au moral du soldat ; c'est accorder peu pour demander beaucoup, et beaucoup obtenir. Ceux qui demandent beaucoup et n'accordent rien obtiennent peu. On a vu des régiments se démoraliser et se fondre sous la pression constante d'exigences intempestives.

Labours. — M. le maréchal commandant en chef avait prescrit comme mesure sanitaire, soit de cultiver en jardins, soit de labourer et d'ensemencer les alentours des camps, et surtout les terrains reconnus malsains, — on avait déjà les bœufs. — Le régiment eut des charrues. L'administration a fourni les grains.

Jardinage. — Le 81ᵉ avait en outre, sur les bords de la Tchernaïa et le long du canal qui conduit les eaux à Sébastopol, un jardin potager, qui était arrosé au moyen d'une saignée pratiquée dans le canal, et qui a fourni des légumes et même plusieurs fois de la salade à tout le régiment.

Soupe au réveil. — Sur l'avis de M. le médecin-major que le café, pris *à jeun*, devait avoir à la longue des inconvénients pour la santé, le café fut remplacé au réveil par une soupe à l'oignon, et les repas de la journée étaient ainsi composés :

Ordinaire de la troupe. — Au réveil : soupe à l'oignon et la goutte ;
Le matin : soupe, ou rata, et le café ;
Le soir : soupe ou rata, le vin et le café.
Sans compter la salade, plusieurs fois par semaine (on achetait la deuxième ration de café, afin d'empêcher les hommes de boire de l'eau crue).
A dater du 15 mars, les hommes avaient en outre, trois fois par semaine, du vin au repas du matin.
La ration de bœuf de conserve a été augmentée de 30 grammes.
La qualité de la viande sur pied s'est améliorée jusqu'à devenir bonne.
Le soldat, c'est incontestable, était donc parfaitement traité.

Infirmerie régimentaire. — On avait mis à la disposition de chaque corps des matériaux pour plusieurs baraques, soit :
Une pour l'infirmerie, une pour le colonel, deux pour le magasin et les chefs ouvriers, une pour le cercle de MM. les officiers.
Celle d'infirmerie pouvait contenir dix à douze hommes sans lits de camp ; mais avec l'adjonction de la baraque du colonel et des planches de Sébastopol, on a construit une première salle pour 35 malades, dans les conditions suivantes :
Le sol creusé à 80 centimètres à l'intérieur, pour éviter la terre végétale et humide ;

Les bas-côtés dégagés extérieurement à environ 50 ou 65 centimètres, pour prévenir l'humidité ;

Une porte avec tambour et trois fenêtres à lucarne, avec vasistas, disposées pour la ventilation ;

Une ouverture permanente vers le sommet du toit, en forme de soupape, pour le dégagement de l'air intérieur ;

Une large ventouse à fleur de terre pour l'aération du sol ; mesure utile en tout temps et indispensable sous l'influence épidémique ;

Le toit recouvert de tentes hors de service.

D'un côté, dans le sens de la longueur, un lit de camp couvert de nattes, avec peaux de mouton de l'administration ; paillasses, oreillers, trois couvertures par homme, y compris celle de campement ;

De l'autre côté, une rangée de petits lits fabriqués dans les ateliers et destinés aux hommes les plus malades, avec un fond de sangles, matelas et oreiller faits avec de la paille d'emballage, du gros foin et les hautes herbes de la Tchernaïa.

A la tête des lits, les planchettes pour les quarts et les pots à tisane, fabriqués avec les boîtes de conserves ;

Des crachoirs pleins de sable, distribués dans la salle ; un poêle au milieu ; une température uniforme ; les bas-côtés garnis de nattes.

Le sol très-sec, — la plus grande propreté, — tous les hommes visités, baignés et lavés à leur entrée.

Une fontaine et des serviettes pour les besoins quotidiens et exigés de propreté. Les fontaines fabriquées au corps avec des boîtes de conserves.

SALLE DE CONVALESCENCE. — Elle était nécessaire pour les blessés et les convalescents venant des hôpitaux ou de l'infirmerie, auxquels un ordinaire particulier était indispensable pendant un certain temps.

Avec une baraque-magasin et des madriers de Sébastopol, sciés en planches, on construisit une large salle pour 25 hommes, avec lits de camp, fenêtres, ventouses, matelas, etc., etc., comme à l'infirmerie.

SALLE DES BLESSÉS. — Immédiatement après, une troisième baraque fut installée de la même manière et réservée spécialement aux blessés et aux scorbutiques.

NOMBRE DE PLACES ET DE LITS. — Les trois salles entre elles pouvaient contenir de 80 à 85 malades.

Le nombre des hommes en traitement s'est élevé jusqu'à 84, sans compter ceux traités dans les tentes pour maladies légères.

Un ordre du jour de l'armée, en date du 17 mars, a prescrit à tous les régiments d'installer leurs infirmeries sur le modèle de celle du 81e.

Tous les corps ont reçu à cet effet trois baraques dites chauffoirs, et l'admi-

nistration a délivré le foin nécessaire pour le couchage des malades dans les infirmeries et les ambulances.

-VENTOUSES. — Qu'il nous soit permis d'insister sur l'utilité des ventouses.

Les exemples ne manquent pas.

C'est à leur emploi que l'infirmerie du 81e, bien qu'encombrée par moments,
a dû d'être préservée du typhus, — le renouvellement de l'air compensait le manque
d'espace.

Il nous souvient qu'au plus fort du choléra, à Mostaganem, tous les malades
d'une certaine salle de l'hôpital étaient frappés et enlevés ; aucune précaution ne
fut négligée, aucune ne réussit : lorsqu'enfin un médecin crut reconnaître la cause
du fléau dans le défaut d'aération du sol et la permanence d'un air corrompu dans
les couches inférieures. — On établit des ventouses, — et tout aussitôt le mal cessa
ses ravages. — Écouter le médecin, observer les règles de l'hygiène, c'est se préserver de bien des maux.

Les Anglais avaient multiplié les ventouses dans leurs ambulances de Crimée.
Elles seraient bien nécessaires dans nos casernes et baraques pour balayer les
miasmes sous les lits, et surtout sous les lits de camp !

Le génie alloue douze mètres cubes par homme ; — pour un petit nombre, cet
espace peut suffire, en tenant compte du renouvellement naturel de l'air par l'ouverture des portes et par les fissures. — Mais pour un nombre d'hommes au-dessus
de huit ou dix, il ne suffit déjà plus, — et nous croyons qu'il devrait être en raison
même du nombre d'hommes habitant le même local : aussi notre conviction est-
elle que les petites chambres sont plus saines que les grandes.

Les émanations des corps, des buffleteries, des souliers, des armes grasses,
des couvertures, etc., etc., de 30, de 50, de 80, de 100 hommes logés ensemble,
corrompent l'air respirable dans une progression croissante, hors de toute proportion avec l'espace alloué à un seul — les hommes s'empoisonnent réciproquement.

Les casernes, les baraques, les ambulances ne sauraient sans doute remplir
les conditions de dimension qu'exige cette proportion du nombre ; mais, nous l'avons
dit, le renouvellement de l'air compense le manque d'espace.

Ce n'est pas tant le rationnement de l'espace qu'il faut considérer, mais la
fixation du volume d'air à fournir à chaque individu.

Des ventouses en nombre suffisant et bien disposées remplissent cet objet :
« Le volume des voies d'entrée pour l'air neuf et de sortie pour l'air altéré doit
« être calculé d'après la quantité à introduire dans un temps donné. »

L'air, c'est la santé, c'est la vie.

Appliquée à nos casernes, cette mesure hygiénique, d'ailleurs peu coûteuse, contribuerait efficacement à la santé des troupes. — Elle peut prévenir une épidémie; — elle réaliserait des économies réelles sur les journées d'hôpital; exemple :

En novembre 1856, les fièvres typhoïdes sévissaient dans la caserne Bonne-Nouvelle, sur les compagnies du 81e qui y étaient logées, et s'annonçaient plus menaçantes à l'entrée et dans le cours de l'hiver. — La cause provenait de l'insuffisance d'aération et de l'encombrement, bien que le nombre des lits fixé pour chaque chambre par le génie ne fût pas dépassé. A la suite de l'inspection médicale de M. Lévy, des fenêtres nouvelles et des ouvertures plus spacieuses furent pratiquées dans cette caserne. — Le nombre de lits de chaque chambre fut réduit, — et les fièvres typhoïdes disparurent.

Les hommes de l'art demandent vingt mètres cubes d'air par homme et par jour dans les prisons et les chambres des casernes.

On est bien loin de compte. — Il y a donc beaucoup à faire.

Régime. — Une cuisine *particulière* dessert l'infirmerie, les convalescents et les blessés ; cette condition est indispensable.

Les hommes ont tous les jours : de la viande fraîche de l'administration avec mélange de bœuf de conserve (sur la demande du corps, M. le sous-intendant Uhrich a bien voulu remplacer les distributions de lard par de la viande ou des conserves, pour les malades, — et le biscuit par du pain de troupe);

Du pain blanc pour tous les repas; légumes frais, variés, achetés à Balaclava ;

Ragoût de bœuf ou de mouton, aux pommes de terre et légumes variés ;

Des œufs, selon l'ordonnance de M. le médecin-major;

Du poisson frais,   id.

Du chocolat,   id.

Des oranges pour les fiévreux et les scorbutiques.

Les malades rationnés exactement comme dans les hôpitaux;

La distribution faite sur appel nominatif.

Rien n'a été épargné pour les malades, et l'infirmerie n'a pas coûté un centime à la masse générale d'entretien ; elle se suffit à elle-même, et, malgré bien des charges accessoires et la cherté des œufs, du pain blanc, du poisson et des légumes frais, elle a vu son boni se maintenir entre 150 et 200 francs.

Comment a-t-elle pu subvenir à toutes les dépenses ? par quel système ? Il est fort simple ; le voici :

Premier fonds et ressources de l'infirmerie régimentaire. — Un premier fonds de masse a été fait par un prélèvement de 5 francs sur le boni de chaque compagnie, soit 90 francs, et chaque malade verse intégralement à l'ordinaire de l'infirmerie sa solde et ses vivres, soit 22 centimes par jour, et les diverses allocations.

Ces versements accumulés font la « boule de neige. »

Les hommes atteints de fièvre, de très-gros rhumes, etc., consomment peu ou point, et la moitié des malades qui ne mangent pas nourrit, *ipso facto,* l'autre moitié.

« En administration il n'y a pas de petits moyens. »

Suppression des clampins. — Il existe dans tous les régiments une catégorie d'hommes timorés et cagnards, qui s'abandonnent aux moindres symptômes de maladie, coutumiers de cacolets et piliers d'hôpital.

Admis en observation à l'infirmerie et soumis au régime de la diète, ces hommes se remettaient promptement..... et finissaient par « reprendre du poil de la bête » (expérience d'Afrique). Le fonds commun n'en avait pas moins profité de leur solde et de leurs vivres.

Profit des denrées. — Les denrées sont utilisées de la manière suivante :

Le pain de munition est vendu ou échangé contre du pain blanc ; il se vend jusqu'à 1 fr. 25 c., ressource précieuse pour nos infirmeries. Le vin est mis en tonneau ou en bouteilles pour être servi aux malades, selon les prescriptions du docteur. (Les bouteilles vides ne manquaient pas en Crimée.)

D'importantes économies de vin permettent de donner matin et soir une forte ration aux convalescents, et même le matin, à l'heure de la soupe, pendant un certain nombre de jours fixé, aux hommes encore faibles sortant des hôpitaux ou de l'infirmerie. Le vin de l'administration est de bonne qualité.

Le riz, la julienne et le sucre de distribution suffisent, et même au delà, à tous les besoins.

Le café et l'eau-de-vie de ration, et le biscuit non employé sont distribués en gratification aux hommes de corvée et aux meilleurs ouvriers de l'infirmerie et du corps.

Personnel. — Un sous-officier directeur chargé des achats, des écritures et de la police générale ;

Un caporal-infirmier, deux infirmiers ;

Un caporal de cuisine, un cuisinier ;

Rien de plus.

Des corvées pour l'eau, le bois et pour le battage des couvertures et peaux de de mouton, trois fois par semaine.

Un caporal de planton.

Contrôle. — Un livre d'ordinaire est tenu très-exactement par le sous-officier directeur, vérifié par un adjudant et contrôlé d'autre part.

Cuisine. — Elle est établie et creusée à côté de l'infirmerie, sous une tente Taconnet, dont les deux montants sont remplacés par quatre supports, en forme d'arbalétriers, ce qui a donné tout l'espace nécessaire pour y disposer :

Une cheminée pour les tisanes ; — des fourneaux en brique et à charbon de bois pour la cuisson des aliments ; — une table de service ; — un garde-manger, un casier pour le pain, des étagères pour les diverses denrées, les tonneaux et caisses de vin, etc., etc., et le lit du sous-officier directeur.

CHARBONNIÈRE. — La section du 81⁰ détachée à la forêt pour couper le bois de chauffage de la troupe a monté des charbonnières qui fournissaient et bien au delà le charbon nécessaire à l'infirmerie, au cercle de MM. les officiers et aux cuisines particulières.

SITUATION ET EFFET MORAL DES INFIRMERIES. — Elles étaient situées à l'extrémité de l'esplanade de MM. les officiers, suffisamment écartées des tentes, bien aérées. — Les malades avaient la vue des arbres verts qui entouraient cette place et le cercle, et entendaient parfaitement la musique qui y jouait plusieurs fois par semaine. Ils étaient là, près de leurs camarades, sous les yeux de leurs chefs, qui les visitaient incessamment et les encourageaient, et l'effet moral qu'ils éprouvaient s'étendait à tout le régiment.

On a souvent usé presque de violence pour envoyer les malades aux hôpitaux, et plusieurs fois on a dû même y renoncer.

C'est ainsi que plusieurs, dans des cas graves, ont été transportés sous des tentes, traités à l'écart et sauvés.

M. le médecin-major du corps a toujours conservé tous les malades que l'infirmerie pouvait contenir.

RÉSULTATS. — 482 hommes ont été admis à l'infirmerie, et ont donné un chiffre total de 4,384 journées.

Sur ce chiffre 104 ont été évacués sur les hôpitaux en raison des symptômes typhiques : 5 sont décédés à l'infirmerie, le reste est sorti complétement rétabli; ainsi (sans parler des malades sous la tente) :

1⁰ 482 hommes ont été traités, même pour des maladies graves, et n'ont rien coûté au budget de la guerre.

On peut calculer approximativement ce qu'auraient coûté les 4,384 journées d'hôpital en Crimée ; nous en retrancherons 702 pour le traitement des maladies légères, reste 3,682 journées ;

2⁰ Mais chose tout autrement importante qu'une économie, très-réelle pourtant : ce sont autant d'hommes soustraits à l'agglomération des malades dans les hôpitaux et à l'invasion du typhus dont les ambulances étaient le foyer.

L'agglomération est et sera toujours une des causes les plus actives d'épidémie et de mortalité ;

3⁰ Enfin, dans ce nombre, sont plusieurs centaines de bons soldats conservés au drapeau et à la famille.

Tableau récapitulatif du mouvement des malades traités soit à l'infirmerie, soit sous la tente, pendant le séjour du corps en Crimée.

| MALADIES. | TRAITÉS À L'INFIRMERIE | | | | Nombre de journées de traitement. | TRAITÉS SOUS LA TENTE | | | | Nombre de journées de traitement. | TOTAL GÉNÉRAL de journées de traitement. | |
	Entrés.	Guérison.	Mort.	Évacuation aux hôpitaux.		Entrés.	Guérison.	Mort.	Évacuation aux hôpitaux.		À l'infirmerie.	Sous la tente.
Fiévreux.	400	298	5	97	3,396	652	590	»	62	1,821		
Blessés.	82	75	»	7	988	223	208	»	15	1,300		
Totaux partiels . .	»	373	5	104			798	»	77		4,384	3,121
Totaux généraux.	482	482 hommes.			4,384	875	875 hommes.			3,121	7,505 journées.	

CHANGEMENT DE CAMP. — Au mois de mai, le régiment (par mesure générale) a reçu l'ordre d'aller camper sur le plateau de Saint-Georges, à 8 kilomètres des monts Fédioukine. Il laissait à regret son installation et tous les établissements du camp de Tracktir. Eh bien, en quelques jours, les tentes et leurs lits de camp, les cuisines, les baraques de l'infirmerie et du magasin, le grand et beau cercle de MM. les officiers, avec ses clochetons et ses arbres verts, les kiosques et marabouts, etc., etc., tout avait été démonté, emporté, relevé, rebâti et replanté, comme si le régiment eût occupé ce plateau depuis son arrivée. Et le nouveau camp avait, sur le premier, l'avantage de la salubrité.

Que ne fait-on pas avec le soldat français?

Les officiers anglais et russes qui, en grand nombre, ont visité le camp, en étaient dans l'admiration.

CERCLE. — Le cercle de MM. les officiers, qui devait, lui aussi, ses proportions aux planches de Sébastopol, comprenait un grand café rustique et un salon de lecture; on y lisait les principaux journaux et plusieurs revues. (Le jeu était défendu.)

Il était parqueté, orné de lustres et de candélabres, fabriqués par les soldats et décoré des armes des trois puissances alliées et de dessins à la mousse et au feuillage, et surmonté de deux clochetons que l'on apercevait de loin. Centre de réunion et de famille; ressource précieuse qui a bien aussi son côté moral : on se suffisait à soi-même; il était difficile d'être mieux ailleurs; on restait chez soi.......

en famille, sous les yeux des chefs. Quand l'officier est content, le soldat l'est aussi ; l'esprit d'un corps d'officiers rayonne sur tout le régiment. C'est à ces points de vue que doivent être envisagés la création et les *agréments* d'un cercle d'officiers.

RÉSUMÉ. — Comme résumé de tout ce qui précède, il sera permis de citer le paragraphe final de l'ordre du jour de M. le maréchal commandant en chef, en date du 17 mars, ainsi conçu :

ORDRE DU JOUR DE M. LE MARÉCHAL. — « L'infirmerie du 81° de ligne est « installée de manière à pouvoir servir de modèle à toutes les autres. Les chefs de « corps et médecins-majors feront bien d'aller la visiter et d'y puiser tous les ren- « seignements pour installer les leurs sur le même pied !

DE CLONARD, colonel, commandant le 81e de ligne.

SERVICE DES AMBULANCES

PENDANT LA CAMPAGNE D'ITALIE

(1859)

SERVICE DES AMBULANCES

PENDANT LA CAMPAGNE D'ITALIE

(1859)

« Dès le 26 mars, le ministre de la guerre prescrivait les mesures suivantes pour l'organisation du service des ambulances et des hôpitaux :

1° Allocation, à chaque bataillon d'infanterie, d'un mulet d'ambulance chargé de deux cantines contenant une caisse à amputation, des médicaments et du linge tout préparé pour 200 pansements ;

2° Attribution, à chaque division d'infanterie, de quatre caissons d'ambulance contenant chacun deux caisses d'instruments de chirurgie (à amputation, trépan, couteaux de rechange, etc.), les médicaments et le linge nécessaire pour 2,000 pansements. En outre, dans le cas où une fraction de la division aurait à opérer isolément dans un pays de montagnes, on mettait à sa disposition un matériel spécial (dit ambulance légère d'Afrique) porté à dos de mulet et renfermant du linge, etc., pour environ 1,500 pansements ;

3° Chaque quartier général de corps d'armée avait un matériel semblable à celui d'une division d'infanterie, et le grand quartier général impérial avait un matériel double de celui des quartiers généraux de corps d'armée.

Constitué d'après ces bases, le matériel des ambulances de l'armée d'Italie comprenait :

232 paires de cantines de bataillon, renfermant.. . . . . . . 46,400 pansements.
114 caissons d'ambulances représentant.. . . . . 228,000 —
15 sections d'ambulances légères d'Afrique renfermant.. . 25,500 —

299,900

Tout ce matériel a été, soit distribué directement aux corps de troupes, soit expédié sur Gênes, où il avait été reçu en totalité avant les derniers jours de mai. »

« En prévision des besoins ultérieurs, on avait expédié (fin d'avril et commencement de mai) une réserve de linge préparé de 40,000 kilogrammes, représentant plus de 2,800,000 pansements.

A la date du 5 mai, commença et suivit, sans interruption, l'envoi d'un approvisionnement composé de tous les médicaments nécessaires pour 15,000 malades pendant trois mois.

Les premières réceptions à Gênes datent du 15 mai; elles étaient terminées vers le 10 juin.

Enfin cette organisation fut complétée par l'envoi de douze matériels d'hôpitaux temporaires de 500 malades; de douze pharmacies approvisionnées pour trois mois et de 6,000 lits en fer.

L'ensemble de ces dispositions démontre combien a été grande la sollicitude du ministre de la guerre pour assurer le plus largement possible le service de santé de l'armée.

On ne peut expliquer les privations dont certains corps ont souffert que par la nécessité où l'on se trouvait à Gênes, en présence de l'insuffisance des moyens de transport, de donner la préférence, tantôt aux subsistances, tantôt au matériel et approvisionnement de l'artillerie, etc. Il est certain que, dès le 22 juillet, on signalait comme excédant tous les besoins et encombrant les magasins de Gênes, 19,000 kilogrammes de linge à pansements, 3,000 fournitures complètes d'hôpitaux, 2,000 châlits en fer, 2 caissons d'ambulances, 2 sections d'ambulances légères d'Afrique, 25 cantines de bataillon, etc., le tout représentant 1,800 colis, qui sont rentrés en France sans même avoir été déballés.

A la date du 14 août, on renvoyait également en France, sans qu'ils eussent été déballés, 600 colis de médicaments et 7 approvisionnements de pharmacie.

Enfin, le 6 septembre, on recevait l'avis du retour de Milan sur Marseille de 2,696 colis, pourvus encore des plombs des magasins de France, et contenant :

  15,000 kilogrammes de linge à pansements ;
   50 cantines d'ambulances de bataillon ;
   20 caissons complets d'ambulances ;
   2 sections d'ambulances légères d'Afrique.

Pour achever l'exposé des précautions prises en vue du service sanitaire, il reste à faire mention des dispositions exécutées dans les 8e, 9e, 10e et 11e divisions militaires de France, pour recevoir les convalescents, blessés et malades de l'armée d'Italie.

Ces dispositions ont élevé le nombre des lits dans les hôpitaux aux chiffres ci-après :

	Hôpitaux militaires.	Hôpitaux civils.
8e division..........	3,200 lits.	1,257 lits.
9e —	5,600	1,585
10e —	1,800	1,600
11o —	1,751	350
	12,351	4,792

17,143

Rapport officiel du dépôt de la guerre. »

[*En parlant du fonctionnement des ambulances et des hôpitaux, nous dirons, tome 2, les causes auxquelles on doit attribuer les privations dont il est question, et nous indiquerons les moyens d'éviter le retour de difficultés si préjudiciables aux intérêts du service. Il est en effet facile de constater que tous les besoins de l'armée avaient été prévus par le ministre de la guerre, et, qu'au milieu de l'abondance, les privations indiquées pendant la campagne d'Orient, 1854-1856, et pendant celle d'Italie, 1859, tiennent à un vice d'organisation qu'il est important de soumettre à l'appréciation du ministre.*]

Nous ferons remarquer que, dans les situations qui vont suivre, les rapports des médecins en chef des ambulances ou des corps d'armée au médecin en chef de l'armée ne sont pas toujours d'accord numériquement avec les mouvements produits par les officiers comptables, parce que ces derniers ne peuvent faire figurer dans les mouvements établis à l'appui des dépenses que les hommes qui passent au moins un jour dans les ambulances, tandis que les médecins indiquent le plus souvent le nombre des blessés auxquels ils ont donné des soins et qui sont évacués après pansement; les différences sont néanmoins peu sensibles et nous les signalerons.

Il nous sera bien difficile d'indiquer toujours exactement le nom et le nombre des médecins attachés aux ambulances ou aux hôpitaux, attendu que les mutations ont été si nombreuses pendant les trois mois de la campagne et même après la conclusion de la paix que, dans les pièces qu'on peut considérer comme officielles, on trouve le même médecin inscrit en même temps sur les contrôles des ambulances, des hôpitaux et des corps de troupes.

Les médecins sous-aides requis en France n'ont subi leurs épreuves qu'à partir du 20 juin, et, sauf quelques élèves requis à Marseille, ils n'ont pu arriver en Italie qu'après les hostilités terminées.

Le service de la pharmacie a subi aussi quelques modifications et il y a eu des lacunes dans quelques ambulances ; nous ne trouvons de situation complète qu'à la date du 27 juin, il peut donc y avoir quelques erreurs ou quelques transpositions de noms pour ces services.

Pendant la période d'hostilités, les ambulances fonctionnent activement et les hôpitaux comptent de nombreux malades, même avant qu'il ait été tiré un coup de fusil ; mais c'est après les batailles que les blessés et les malades affluent aux hôpitaux. Peu de temps après la conclusion de la paix de Villafranca, les ambulances ont été dissoutes et leur personnel médical distribué dans les hôpitaux. Il est dès lors facile de reconnaître que l'armée a heureusement des moments de repos dès que les hostilités sont terminées ; tandis qu'il n'en est pas de même pour les médecins dont les services sont incessants et se prolongent bien au delà de la durée de la guerre, et tant qu'il y a des blessés et des malades à soigner. Ils passent des ambulances dissoutes aux nombreux hôpitaux établis successivement sur toutes les lignes d'évacuation, et, pour eux, la campagne n'est terminée que longtemps après le retour en France.

Nota. — *Nous employons dans le cours de ce travail des chiffres romains et des chiffres italiques ; les premiers pour indiquer les situations numériques dont les totaux additionnés donneront le nombre réel des entrés, des sortis, des morts et des journées de traitement ; les seconds pour les questions de détail, les observations particulières et les nombres déjà compris dans les situations des ambulances ou des hôpitaux. Nous avons cru devoir établir cette distinction pour prévenir un double emploi de la part du lecteur.*

M. le baron Larrey, médecin en chef de l'armée.

AMBULANCE DU GRAND QUARTIER GÉNÉRAL IMPÉRIAL.

Mouvement pendant la période de guerre (72 jours).

	ENTRÉS		SORTIS		MORTS.	JOURNÉES de traitement.	OBSERVATIONS.
	par billet.	par évacuation.	par billet.	par évacuation.			
FRANÇAIS.							
État-major.	4	»	»	4	»	8	* Le chiffre 62 (Corps étrangers) de ce mouvement ne comprend que les tirailleurs algériens. Sous le titre : Corps divers, nous comprenons tous les hommes dont il n'a pas été possible de prendre les noms.
Garde impériale.. . . .	176	»	»	167	9	425	
Gendarmerie.	1	»	»	1	»	4	
Infanterie.	1,755	»	»	1,708	47	3,745	
Cavalerie.	53	»	»	52	1	181	
Artillerie, génie.. . . .	34	»	»	33	1	119	Comme il est facile de s'en rendre compte par le nombre de journées, les blessés n'ont été conservés qu'un jour ou deux aux ambulances et évacués sur les hôpitaux.
Équipages militaires. .	1	»	»	1	»	6	
Corps étrangers.	62*	»	»	62	»	181	
Corps divers.	2,689	»	»	2,689	»	3,150	
AUTRICHIENS.	4,775	»	»	4,717	58	7,819	102 offic. 246 sous-offic.
Prisonniers.	1,932	»	»	1,881	51	2,006	' 19 *id.* 34 *id.*
	6,707	»	»	6,598	109		
	6,707		6,707			9,825	121 *id.* 280 *id.*

Tous les hommes compris dans ce mouvement sont des blessés.

PERSONNEL MÉDICAL.

D'après les dispositions arrêtées par M. l'intendant général, huit médecins devaient être attachés à cette ambulance ; mais pendant la période de guerre, il y eut des adjonctions, et la plupart des médecins désignés ci-dessous ont été successivement détachés, par ordre de l'intendant, aux hôpitaux qui se sont formés sur la route suivie par l'armée.

MM. Bertherand, médecin principal, médecin en chef.

Leroy,   médecin-major.

Baizeau,   id.   détaché à Novare.

Lecomte,·   id.   id.   près du médecin en chef de l'armée.

Jacquemin,   id.

MM. Douchez, médecin aide-major, détaché à Novare.

    Janin,   id.   id. à Castiglione.

    Bagnol,   id.   id. à Castiglione.

    Guiches,   id.   id. à Brescia.

    Paulet,   id.   id. à Novare.

    Gaujot,   id.   id. à Montechiaro.

    Lhonneur, id.   id. à Verceil.

Le 4 juin, l'ambulance du grand quartier général a fonctionné à Novare jusqu'à 4 heures.

Le 24 juin, elle s'est établie à l'hôpital de Castiglione dans une caserne et dans la grande église.

« Notre ambulance était encore le 4 juin à Novare, lorsque les premiers blessés de Magenta commencèrent à arriver vers 4 heures et remplirent bientôt l'hôpital civil, où nous avons activement fonctionné; à 9 heures du soir, arriva l'ordre de faire partir immédiatement pour Magenta une partie du personnel, sans bagages et sans matériel. MM. Bertherand, Lecomte, Jacquemin et moi nous partîmes en toute hâte, ces messieurs à cheval, moi monté sur un mulet qui me fut prêté par le train. Resté bien en arrière à cause de l'indocilité et des allures de mon porteur, je m'égarai pendant la nuit et je n'arrivai à Magenta qu'à 3 heures du matin. Je rejoignis à la gare du chemin de fer, près du pont où se trouvaient réunis un grand nombre de blessés. L'ambulance a fonctionné pendant toute la nuit et toute la journée; il ne restait que les hommes atteints de fracture des membres inférieurs ou de blessures graves, car tous les blessés pouvant marcher avaient été évacués. Nous n'avions pas d'eau et pas de vivres; heureusement, un caisson arrivé dans la matinée nous avait apporté des objets de pansement. »

GAUJOT, médecin aide-major.

État récapitulatif et par corps des militaires blessés entrés à l'ambulance du grand quartier général pendant la guerre.

Corps	Entrés.	Morts.	Corps	Entrés.	Morts.
État-major général	4	»	*Report.*	177	9
1er grenadiers (garde)	8	2	Chasseurs à cheval (garde)	2	»
2e *idem*	8	»	Cuirassiers (garde)	1	»
3e *idem*	3	1	2e régiment de ligne	3	»
1er voltigeurs (garde)	62	3	6e *idem*	1	»
2e *idem*	41	»	15e *idem*	130	1
3e *idem*	10	1	18e *idem*	1	1
4e *idem*	5	»	21e *idem*	127	2
Chasseurs à pied (garde)	24	1	34e *idem*	81	1
Zouaves (garde)	4	1	37e *idem*	38	2
Génie (garde)	1	»	40e *idem*	1	1
Artillerie (garde)	7	»	43e *idem*	3	1
A reporter.	177	9	*A reporter.*	565	18

	Entrés.	Morts.		Entrés.	Morts.
Report.	565	18	*Report.*	1,707	50
45° régiment de ligne.	62	2	1er zouaves.	171	2
47° idem	1	»	2° idem	39	4
49° idem	4	3	2° étrangers.	18	»
52° idem	4	1	Tirailleurs algériens.	62	»
53° idem	3	1	1er chasseurs d'Afrique.	7	1
55° idem	1	»	2° idem	7	»
61° idem	107	3	3° idem	14	»
62° idem	1	»	4° chasseurs à cheval.	5	»
65° idem	20	»	7° idem	8	»
70° idem	4	»	5° hussards.	10	»
71° idem	39	3	7° idem	2	»
72° idem	83	1	1er artillerie.	1	»
73° idem	2	1	2° idem	1	»
74° idem	148	3	7° idem	3	»
76° idem	2	»	8° idem	3	»
78° idem	8	»	9° idem	5	»
84° idem	79	5	10° idem	3	»
85° idem	2	2	11° idem	4	»
86° idem	5	»	12° idem	4	1
88° idem	1	»	13° idem	1	»
90° idem	3	»	15° idem	3	»
91° idem	185	3	État-major du génie.	1	»
96° idem	1	»	1er génie.	4	»
98° idem	106	»	2° idem	1	»
100° idem	142	2	Gendarmerie impériale.	1	»
10° bat. de chasseurs à pied.	56	1	5° escadron du train.	1	»
11° idem	8	»	Corps divers.	2,689	»
17° idem	65	1	Autrichiens.	1,932	51
A reporter.	1,707	50	TOTAL.	6,707	109

Sur les 109 morts, il y a : 12 officiers,

2 sous-officiers,

95 soldats, dont 51 Autrichiens.

Service de la Pharmacie. — MM. Brauwers, pharmacien-major; Cohade, aide.

Consommation pharmaceutique.

Thé, tilleul, camomille.	66 f.	40 c.	*Report.*	440 f.	02 c.
Extrait de réglisse.	126	00	Extrait de ratanhia.	12	80
Sucre.	100	00	Taffetas d'Angleterre	1	40
Gomme du Sénégal.	18	00	Sparadrap.	71	40
Acide tartrique.	17	80	Pilules de sulfate de quinine.	25	20
Huile, camphre, amadou, cire.	20	25	Sous-nitrate de bismuth.	7	35
Chloroforme.	50	00	Sulfate de soude, de zinc.	3	68
Alcool pour embaumements.	30	00	Calomel et iodure de potassium.	7	59
Vin rouge et vinaigre.	8	90	Vin d'opium.	8	00
Eau de mélisse.	2	19	Bouchons, fioles, papier.	19	77
Mélange solidifiable.	0	48			
A reporter.	440	02	TOTAL.	597	21

Service administratif. — M. Roussel, comptable.

Infirmiers attachés à l'ambulance.

Infirmiers-majors, 5 en mai, 6 en juin; infirmiers soldats, 15 en mai, 23 en juin.

Dépenses générales.

Objets de pansements.	3,238 f.	80 c.
Médicaments.	597	21
Sépultures.	45	00
Alimentation.	7,998	28
Chauffage, éclairage.	92	18
Blanchissage.	67	20
Entretien, réparation, propreté. . .	312	83
Frais de bureau.	185	95

12,537 fr. 43 c.

La dépense étant de 12,537 fr. 43 c. pour 9,825 journées de traitement, le prix de la journée est de 1 fr. 27 c. 94.

Le comptable a payé, en outre, une somme de 10 fr. non applicable au prix de la journée pour inscriptions faites sur les caissons d'ambulance.

GARDE IMPÉRIALE.

Maréchal REGNAULT DE SAINT-JEAN-D'ANGÉLY, commandant en chef.

AMBULANCE DU QUARTIER GÉNÉRAL DE LA GARDE.

M. MÉRY, médecin principal, médecin en chef de la garde.

Mouvement pendant la période de guerre.

	ENTRÉS		SORTIS		MORTS.	JOURNÉES de traitement.	OBSERVATIONS.	
	par billet.	par évacuation.	par billet.	par évacuation.				
FRANÇAIS.								
Garde impériale.. . . .	219	»	»	208	11	337		
Troupes de ligne. . . .	705	»	»	689	16	1,342		
Artillerie et génie.. . .	3	»	»	3	»	4		
Corps étrangers.. . . .	5	»	»	5	»	5		
	932	»	»	905	27	1,688	23 offic.	44 sous-offic.
AUTRICHIENS.								
Prisonniers.	811	»	»	811	»	1,382	34 *id.*	» *id.*
	1,743	»	»	1,716	27			
	1,743		1,743			3,070	57 *id.*	44 *id.*

Tous les hommes compris dans ce mouvement sont des blessés qui n'y ont été conservés qu'un jour ou deux.

PERSONNEL MÉDICAL.

MM. Rossignol, médecin-major, médecin en chef de l'ambulance; détaché à Brescia, le 10 juillet.
Mouret, médecin-major; détaché à Crémone, le 10 juillet.
Duboscq, médecin aide-major; détaché à Turin, le 10 juillet.
Ving,   id.   id.   à Montechiaro, le 23 juillet.
Boulongne,   id.   id.   à l'escadron du train des équipages de la garde.

État récapitulatif et par corps des militaires blessés entrés à l'ambulance du quartier général de la garde pendant la guerre.

	Entrés.	Morts.		Entrés.	Morts.
Artillerie de la garde	12	»	*Report.*	304	15
Génie (garde)	1	»	46e régiment de ligne	1	1
Zouaves (garde)	19	1	52e idem	31	1
Chasseurs à pied (garde)	45	2	56e idem	8	»
1er grenadiers (garde)	10	»	61e idem	1	»
2e idem	5	»	65e idem	1	»
3e idem	33	5	70e idem	3	»
1er voltigeurs (garde)	48	»	73e idem	10	»
2e idem	42	2	74e idem	7	»
3e idem	2	»	84e idem	12	»
4e idem	1	»	85e idem	60	2
Guides (garde)	1	1	86e idem	20	»
1er bat. de chasseurs à pied	1	»	90e idem	48	3
6e idem	12	»	91e idem	58	2
8e idem	24	2	98e idem	31	2
10e idem	3	»	100e idem	1	»
17e idem	6	»	1er zouaves	1	»
19e idem	2	»	2e idem	3	»
9e régiment de ligne	1	»	Corps divers (infanterie)	323	»
10e idem	1	»	Légion étrangère	1	1
15e idem	2	»	1er tirailleurs algériens	1	»
21e idem	2	2	2e idem	1	»
23e idem	18	»	3e idem	2	»
34e idem	3	»	4e idem	1	»
41e idem	4	»	9e régiment d'artillerie	1	»
43e idem	2	»	15e idem	1	»
44e idem	3	»	Génie	1	»
45e idem	1	»	Autrichiens	811	»
A reporter.	304	15	Total.	1,743	27

Service de la Pharmacie. — M. Capiomont, pharmacien-major.

Consommation pharmaceutique.

Thé, tilleul, camomille	5 f.	30 c.	*Report.*	483 f.	42 c.
Extrait de réglisse	86	00	Sparadrap	5	76
Café	134	56	Cérat	1	50
Sucre et miel	134	17	Eau distillée et conserves de roses	0	48
Citrons	3	00	Extrait d'opium	0	90
Acides citrique et tartrique	22	86	Eau de fleurs d'oranger	0	39
Amandes douces et cannelle	1	06	Nitrate d'argent fondu	7	06
Gomme et copahu	5	02	Poudre de Bonnafou	1	60
Huiles fixes et volatiles	15	83	Pilules de sulfate de quinine	14	50
Émétique et calomel	0	29	Alcool	6	40
Ammoniaque	0	24	Alcoolats aromatiques	42	18
Chloroforme et éther	74	64			
Acétate de plomb et chlorure de baryum	0	45			
A reporter.	483	42	Total.	564	19

Service administratif. — M. Granade, comptable.

Infirmiers. — Infirmier-major, 1 ; infirmiers, 13.

Dépenses générales.

Objets de pansements.	618 f.	62 c.
Médicaments.	564	19
Sépultures.	»	»
Alimentation.	1,331	55
Chauffage, éclairage.	54	00
Blanchissage.	10	25
Entretien, réparation, propreté.	12	05
Frais de bureau.	97	68

2,688 fr. 34 c.

La dépense étant de 2,688 fr. 34 c. pour 3,070 journées de traitement, le prix de la journée est de 0 fr. 87 c. 56.

Le comptable a payé, en outre, une somme de 807 fr. 90 c. non applicable au prix de la journée et ainsi répartie :

Achat de 60 brancards sans bretelles.	450 f.	00 c.
Fanion d'ambulance.	20	00
Balances et mesures.	10	20
Objets divers, verrerie, faïence, table, etc.	309	70
Location d'une voiture pour transport de blessés, de Gavi à Stassano.	18	00

807 fr. 90 c.

AMBULANCE DE LA 1ʳᵉ DIVISION D'INFANTERIE DE LA GARDE.

Mouvement pendant la période de guerre.

	ENTRÉS		SORTIS		MORTS.	JOURNÉES de traitement.	OBSERVATIONS.	
	par billet.	par évacuation.	par billet.	par évacuation.				
FRANÇAIS.								
Garde impériale.. . . .	158	»	»	156	2	387		
Infanterie de ligne. . .	70	»	»	70	»	70		
Cavalerie.	1	»	»	1	»	1		
Infirmiers..	1	»	»	1	»	1		
AUTRICHIENS.	230	»	»	228	2	459	4 offie.	9 sous-offic.
Prisonniers.	32	»	»	32	»	32	2 *id.*	» *id.*
	262	»	»	260	2			
	262		262			491	6 *id.*	9 *id.*

Ce mouvement comprend, avec les blessés, quelques fiévreux, cinq vénériens et un galeux. Les ambulances de la garde se sont établies le 4 juin à Buffalora, Magenta et San Martino, gare du chemin de fer, et le 24 juin, dans les maisons de Solférino.

PERSONNEL MÉDICAL.

MM. Delassus, médecin-major.
Courboulis, méd. aide-major.

MM. Tassard, médecin aide-major.
Mouillac,   *idem.*

Indépendamment des blessés indiqués dans le tableau ci–dessus, l'ambulance a eu à soigner beaucoup d'autres blessés qui, évacués immédiatement après pansement, ne peuvent figurer dans le mouvement. Ainsi, les 4 et 5 juin (bataille de Magenta), les médecins ont donné des soins à 420 blessés, sur lesquels 3 sont morts et 417 ont été évacués (*Rapport médical des 4 et 5 juin*).

État récapitulatif et par corps des militaires blessés entrés à l'ambulance de la 1ʳᵉ division d'infanterie de la garde pendant la guerre.

	Entrés.	Morts.		Entrés.	Morts.
Zouaves (garde).	56	»	*Report.*	113	1
1ᵉʳ grenadiers (garde). . . .	18	»	3ᵉ grenadiers (garde).	43	1
2ᵉ *idem*	39	1	Génie (garde)	2	»
A reporter.	113	1	*A reporter.*	158	2

	Entrés.	Morts.
Report.	158	2
6ᵉ bat. de chasseurs à pied..	4	»
8ᵉ *idem* ..	12	»
23ᵉ régiment de ligne	22	»
52ᵉ *idem*	6	»
85ᵉ *idem*	3	»
A reporter.	205	2

	Entrés.	Morts.
Report.	205	2
90ᵉ régiment de ligne	22	»
2ᵉ chasseurs à cheval.. . . .	1	»
Légion étrangère..	1	»
Infirmiers militaires	1	»
Prisonniers autrichiens.. . .	32	»
TOTAL.	262	2

Service de la Pharmacie. — M. Landreau, pharmacien aide.

Consommation pharmaceutique.

Thé et riz	8 f.	00 c.
Sucre..	10	00
Vin rouge.	9	00
Cire et amadou.	1	99
Acides acétique et sulfurique . .	0	67
Ammoniaque	0	17
Émétique..	0	13
A reporter.	29	96

Report.	29 f.	96 c.
Chloroforme, éther..	6	41
Pilules de sulfate de quinine.. .	5	80
Cérat et acétate de plomb. . . .	4	40
Alcool et alcoolés.	9	40
Extrait d'opium.	0	90
Styrax et sparadrap.	5	70
Vinaigre.	1	05
TOTAL.	63	62

Service administratif. — M. Moynier, comptable de 2ᵉ classe (gestion du 3 mai au 30 juin). — M. Fouignet, adjudant en 1ᵉʳ (gestion du 1ᵉʳ juillet au 21 août).

Infirmiers. — Infirmiers-majors, 2 ; infirmiers, 14.

Dépenses générales.

Objets de pansements.	321 f. 29 c.		
Médicaments.. . . . . , ...	63 62		
Sépultures.	» »		
Alimentation..	241 96		729 fr. 47 c.
Chauffage, éclairage.	20 70		
Blanchissage..	8 50		
Entretien, réparation, propreté.	10 50		
Frais de bureau.	62 90		

La dépense étant de 729 fr. 47 c. pour 491 journées de traitement, le prix de la journée est de 2 fr. 33 c. 56 pendant la période du 3 mai au 30 juin, et il n'est plus que de 0 fr. 90 c. pendant celle du 1ᵉʳ juillet au 21 août.

Le comptable a payé en outre une somme de 2,040 fr. 77 c. non applicable au prix de la journée et ainsi répartie :

Un fanion d'ambulance	14 f. 00 c.	
Achat de 200 brancards sans bretelle, à 9 fr.	1,800 00	
Objets divers, ustensiles, couverts, tables. .	214 77	2,040 fr. 77 c.
Location d'une voiture pour transport de blessés..	12 00	

AMBULANCE DE LA 2ᵉ DIVISION D'INFANTERIE DE LA GARDE.

Mouvement pendant la période de guerre.

	ENTRÉS		SORTIS		MORTS.	JOURNÉES de traitement.	OBSERVATIONS.
	par billet.	par évacuation.	par billet.	par évacuation.			
FRANÇAIS.							
Garde impériale. . . .	259	»	6	253	»	190	
Infanterie de ligne. . .	85	»	»	85	»	3	
Cavalerie.	2	»	»	2	»	»	
Corps étrangers.	17	»	»	17	»	»	
Infirmiers, ouvriers. . .	3	»	2	1	»	9	
	366	»	8	358	»	202	1 officier. 6 sous-officiers.
AUTRICHIENS.							
Prisonniers.	70	»	»	70		»	
	436	»	8	428	» .		
	436		436			202	

Ce mouvement comprend, avec les blessés, quelques fiévreux, 4 vénériens et 2 galeux.

PERSONNEL MÉDICAL.

MM. Boudier, médecin-major.

    Barberet,   id.   aide-major.

    Bezins,   id.   id.   détaché à Suze.

    Puech,   id.   id.   id.   à Turin.

Indépendamment des 70 Autrichiens blessés, les médecins de l'ambulance ont donné des soins à d'autres blessés autrichiens au nombre de 248, trouvés dans les églises et les maisons de Magenta. Ces prisonniers ne sont pas compris dans ce mouvement quoiqu'ils aient été nourris et soignés, ce qui explique l'élévation du prix de la journée de traitement, et ils ont été évacués après pansement.

Il en est de même de beaucoup de blessés français qui ont été évacués après premiers soins. Ainsi :

Les 5 et 6 juin, l'ambulance a donné des soins à

    81 blessés français,

    248 — autrichiens, dont 2 amputés de la cuisse pour fracture comminutive du genou.

Les 24 et 25 juin, à

> *174* blessés français,
> *17* —   autrichiens.

Nous trouverons ces blessés compris dans les mouvements des hôpitaux.

Les Français étaient surtout atteints aux parties inférieures du corps, le tir de l'ennemi était plongeant :

> Il a été fait : *1* amputation du bras,
> *1*   —   de l'avant-bras,
> *4*   —   de doigts,
> *4*   —   de la cuisse,
> *1* désarticulation du genou.

Une opération longue, mais urgente par menace de suffocation, à la suite d'une fracture du maxillaire inférieur, avec esquilles perforant la langue, a réclamé beaucoup de temps et des soins particuliers.

État récapitulatif et par corps des militaires blessés entrés à l'ambulance de la 2ᵉ division d'infanterie de la garde pendant la guerre.

	Entrés.	Morts.		Entrés.	Morts.
3ᵉ rég. de grenadiers (garde).	1	»	*Report.*	296	»
Bat. de chass. à pied (garde).	21	»	72ᵉ régiment de ligne..	5	»
1ᵉʳ rég. de voltigeurs (garde).	43	»	74ᵉ *idem*	2	»
2ᵉ *idem*	75	»	78ᵉ *idem*	1	»
3ᵉ *idem*	70	»	84ᵉ *idem*	5	»
4ᵉ *idem*	39	»	91ᵉ *idem*	11	»
Artillerie à cheval (garde). .	5	»	98ᵉ *idem*	12	»
Équipages militaires (garde).	4	»	100ᵉ *idem*	4	»
17ᵉ bat. de chasseurs à pied.	1	»	1ᵉʳ régiment de zouaves. . .	3	»
15ᵉ régiment de ligne. . . .	3	»	2ᵉ *idem*	4	»
21ᵉ *idem*	1	»	1ᵉʳ régiment étranger.. . . .	2	»
23ᵉ *idem*	1	»	2ᵉ *idem*	7	»
34ᵉ *idem*	2	»	Tirailleurs algériens.	8	»
37ᵉ *idem*	3	»	5ᵉ régiment de hussards. . .	1	»
45ᵉ *idem*	3	»	4ᵉ rég. de chass. à cheval. .	1	»
61ᵉ *idem*	3	»	Infirmiers militaires..	1	»
65ᵉ *idem*	16	»	Ouvriers d'admin. (2ᵉ sect.)..	2	»
70ᵉ *idem*	5	»	Génie de la garde	1	»
			Prisonniers autrichiens. . . .	70	»
A reporter.	296	»	TOTAL.	436	»

Service de la Pharmacie. — M. Dedigneulle, pharmacien aide.

Consommation pharmaceutique.

	f.	c.		f.	c.
Thé, camomille, espèces pectorales.	7 f.	17 c.	*Report.*	40 f.	97 c.
Café.	5	80	Vin rouge.	140	40
Sucre..	28	00	Citrons.	4	50
			Riz.	9	80
A reporter.	40	97	*A reporter.*	195	67

Report.	195 f. 67 c.		*Report.*	270 f. 10 c.	
Extrait de réglisse.	20	00	Alcool.	102	50
Amadou.	0	40	Alcoolats aromatiques.	2	50
Gomme et camphre.	5	65	Nitrate d'argent.	3	36
Acides tartrique, acétique, etc.	9	18	Pommade mercurielle.	2	50
Ammoniaque.	0	14	Extrait d'opium	9	00
Sulfate de soude, kermès, émé-			Farine de lin et de moutarde.	4	72
tique, calomel.	1	03	Ipéca.	1	90
Chloroforme et éther.	2	43	Vin d'opium.	1	60
Chlorure de chaux, bicarbonate			Sparadrap.	1	75
de soude.	1	40	Eau distillée.	0	10
Sulfate de quinine.	29	00	Vinaigre blanc.	0	70
Cérat et acétate de plomb.	5	20	Graisse et vessies de porc.	5	20
			Bouchons de liége.	0	32
A reporter.	270	10	TOTAL.	406	25

Service administratif. — M. Darré, comptable.

Infirmiers. — Infirmiers-majors, 2 ; infirmiers, 16.

Dépenses générales.

Objets de pansements.	279 f. 94 c.	
Médicaments.	406	25
Sépultures.	»	»
Alimentation.	155	94
Chauffage, éclairage.	50	30
Blanchissage.	10	80
Entretien, réparation, propreté.	26	20
Frais de bureau.	62	40

991 fr. 83 c.

La dépense étant de 991 fr. 83 c. pour 202 journées de traitement, le prix de la journée est de 4 fr. 90 c. 9.

Le prix élevé de la journée tient à ce que plus de 500 blessés français et autrichiens de Magenta et de Solférino ont été évacués immédiatement, après secours, pansement et alimentation, sans être compris dans le mouvement de l'ambulance.

Le comptable a payé en outre une somme de 2,275 fr. 45 c. non applicable au prix de la journée et ainsi répartie.

Fanion d'ambulance.	11 f. 00 c.	
100 brancards à 10 fr.	1,000	00
100 brancards à 9 fr. 40 c.	940	00
5 lanternes.	15	50
Balance et mesures.	10	50
Établissement d'une cloison en planche pour l'installation de l'ambulance à Ponte-Decimo.	8	00
Objets divers, faïence, verrerie, caisses, osiers, bêches, haches, marteaux, pioches, tenailles, etc., etc.	290	45

2,275 fr. 45 c.

AMBULANCE DE LA DIVISION DE CAVALERIE DE LA GARDE.

Mouvement pendant la période de guerre.

	ENTRÉS		SORTIS		MORTS.	JOURNÉES de traitement.	OBSERVATIONS.
	par billet.	par évacuation.	par billet.	par évacuation.			
FRANÇAIS.							
Garde impériale. . . .	93	»	»	92	1	119	L'ambulance n'a fonctionné qu'à Solférino et seulement pendant trois jours. A la fin du troisième jour, tous les blessés étaient évacués.
Troupes de ligne. . . .	63	»	»	62	1	63	
Gendarmerie.	1	»	»	1	»	1	
Infirmiers, ouvriers.. .	1	»	»	1	»	2	
Corps étrangers.	79	»	»	77	2	79	
	237	»	»	233	4	264	12 offic. 18 sous-offic.
AUTRICHIENS.							
Prisonniers.	77	»	»	77	»	77	1 *id.* » *id.*
	314	»	»	310	4		
	314		314			341	13 *id.* 18 *id.*

Ce mouvement comprend avec les blessés, 33 fiévreux, 6 vénériens et 1 galeux.

L'ambulance s'est établie, le 24 juin, à San Cassiano, sur la route de Castiglione, entre Solférino et Cavriana.

PERSONNEL MÉDICAL.

MM. Erhmann, médecin-major.
    Baëlen,   id.   aide–major.
    De Potor,   id.   id.

Blessés le 24 juin à Solférino.

Nature des blessures.		*Amputations faites.*	
Plaies de la tête et de la face.	11	Désarticulation coxo-fémorale.	1 mort.
— pénétrantes de poitrine.	13	Amputation de la cuisse..	3
— — de l'abdomen	5	— de la jambe.	1
Fractures comminutives de la cuisse.. . . .	25	— du bras.	2 1 mort.
— de la jambe et du pied	12	— de l'avant-bras ou main.	2
— du bras.	9		9
— de l'avant-bras et des mains. . .	8		
Blessures diverses.	231		
	314		

Quelques résections auraient pu être tentées, mais malheureusement la boîte affectée à ce genre d'opération n'était pas à notre disposition.

La désarticulation de la cuisse a été faite par M. Erhmann, médecin-major, sur un Croate relevé le lendemain de la bataille. La plaie avait été produite par un éclat d'obus qui avait déchiré les chairs dans toute la partie externe de la cuisse et fracturé comminutivement le col du fémur et le rebord de la cavité cotyloïde. La partie inférieure du membre, était déjà dans un état de putréfaction avancée et donnait une odeur insupportable. Ce malheureux a succombé deux heures après l'opération.

L'amputé du bras, mort aussi peu d'heures après l'opération, avait eu le bras fracturé comminutivement par une balle qui était allée se perdre dans la poitrine.

État récapitulatif et par corps des militaires blessés entrés à l'ambulance de la cavalerie de la garde pendant la guerre.

	Entrés.	Morts.		Entrés.	Morts.
1er rég. de grenadiers (garde).	2	1	*Report*	92	1
2e idem	1	»	45e régiment de ligne.	13	»
3e idem	1	»	62e idem	2	»
Zouaves (garde).	3	»	65e idem	27	1
1er voltigeurs (garde).	1	»	70e idem	5	»
2e idem	3	»	71e idem	1	»
3e idem	3	»	72e idem	6	»
4e idem	1	»	91e idem	3	»
Dragons (garde).	10	»	98e idem	3	»
Lanciers (garde).	14	»	17e bat. de chasseurs à pied.	1	»
1er cuirassiers (garde).	9	»	Tirailleurs algériens.	79	2
2e idem	14	»	7e chasseurs à cheval.	1	»
Chasseurs à cheval (garde).	11	»	3e chasseurs d'Afrique.	1	»
Guides (garde).	5	»	7e d'artillerie.	1	»
Artillerie à cheval (garde).	7	»	Employé du télégraphe.	1	»
Train des équipages (garde).	6	»	Ouvrier d'administration	1	»
Gendarmerie département^e.	1	»	Prisonniers autrichiens	77	»
A reporter	92	1	TOTAL	314	4

Service de la Pharmacie. — M. Monsel, pharmacien aide ?

Consommation pharmaceutique.

Extrait de réglisse.	23 f.	84 c.	*Report*	385 f.	09 c.
Café.	23	20	Magnésie calcinée.	2	00
Vin rouge.	151	20	Taffetas d'Angleterre	6	00
Sucre.	24	00	Sparadrap.	11	50
Émétique et calomel.	1	41	Hémostatique de Monsel.	0	10
Copahu.	3	50	Pommade mercurielle.	10	00
Alcool.	76	80	Ipéca, jalap, cubèbe.	8	65
Sulfate de quinine.	72	50	Graisse de porc	8	00
Sulfate de soude et de zinc	0	24	Fioles à médecine.	0	10
Nitrate d'argent.	8	40	TOTAL	431	44
A reporter	385	09	*Coytier, officier principal d'administration.*		

Service administratif. — M. Rousselot, adjudant.

Infirmiers. — Infirmier-major, 1 ; infirmiers, 8.

Dépenses générales.

Objets de pansements.	200 f. 94 c.	
Médicaments	431 44	
Sépultures.	» »	
Alimentation.	143 95	939 fr. 85 c.
Chauffage, éclairage.	30 87	
Blanchissage.	18 20	
Entretien, réparation, propreté.	43 29	
Frais de bureau.	71 16	

La dépense étant de 939 fr. 85 c. pour 341 journées de traitement, le prix de la journée est de 2 fr. 75 c. 6.

Le comptable a payé en outre une somme de 437 fr. 72 c. non applicable au prix de la journée et ainsi répartie :

1 Fanion d'ambulance.	20 fr. 00 c.	
Paille pour coucher les blessés.	100 00	
20 Paillasses à 8 fr.	160 00	
6 Sacs à denrées à 2 fr. 50 c.	15 00	437 fr. 72 c.
1 Cadenas.	4 08	
Objets divers	138 72	

1ᵉʳ CORPS.

Maréchal BARAGUEY D'HILLIERS, commandant en chef.

M. CHAMPOUILLON, médecin en chef du 1ᵉʳ corps.

AMBULANCE DU QUARTIER GÉNÉRAL.

Mouvement pendant la période de guerre.

	ENTRÉS		SORTIS		MORTS.	JOURNÉES de traitement.	OBSERVATIONS.
	par billet.	par évacuation.	par billet.	par évacuation.			
FRANÇAIS.							
Garde impériale.. . . .	3	»	»	3	»	»	
Infanterie de ligne. . .	443	»	»	438	5	101	
Cavalerie.	1	»	»	1	»	1	
Artillerie et génie.. . .	6	»	»	6	»	»	
Sans désignat. d'armes.	32	»	»	32	»	»	
	485	»	»	480	5	102	7 offic. 18 sous-offic.
AUTRICHIENS.							
Prisonniers.	467	»	»	449	18	293	3 *id.* 6 *id.*
	952	»	»	929	23		
	952		952			395	10 *id.* 24 *id.*

Ce mouvement ne comprend que des blessés.

La différence entre le nombre des entrées et celui des journées de traitement tient à ce que plus de 500 blessés ont été évacués ou ont rejoint leur corps après les premiers soins et n'ont fait que passer à l'ambulance. Plusieurs aussi sont morts immédiatement après leur entrée à l'ambulance.

PERSONNEL MÉDICAL.

MM. Martenot de Cordoux, médecin-major, détaché à Milan.
    Barthet,   médecin aide-major.
    Fleury,   id.   id.   à Plaisance.
    Allaire,   id.   id.   à Milan.

État récapitulatif et par corps des militaires blessés entrés à l'ambulance du quartier général du 1ᵉʳ corps pendant la guerre.

	Entrés.	Morts.		Entrés.	Morts.
1ᵉʳ voltigeurs de la garde. .	1	»	*Report.*	252	4
3ᵉ *idem*	1	»	91ᵉ régiment de ligne. . . .	6	»
4ᵉ *idem*	1	»	98ᵉ *idem*	5	»
15ᵉ régiment de ligne.. . . .	36	»	100ᵉ *idem*	33	»
21ᵉ *idem*	14	1	1ᵉʳ zouaves.	125	1
33ᵉ *idem*	25	»	10ᵉ bat. de chasseurs à pied.	15	»
34ᵉ *idem*	38	1	17ᵉ *idem* .	10	»
37ᵉ *idem*	45	2	1ᵉʳ chasseurs d'Afrique. . . .	1	»
40ᵉ *idem*	1	»	7ᵉ régiment d'artillerie. . .	4	»
61ᵉ *idem*	20	»	13ᵉ *idem* . . .	1	»
74ᵉ *idem*	33	»	1ᵉʳ régiment du génie.. . . .	1	»
78ᵉ *idem*	9	»	Sans désignation d'armes.. .	32	»
84ᵉ *idem*	28	»	Autrichiens.	467	18
A reporter.	252	4	TOTAL.	952	23

Service de la Pharmacie. — M. Bouché, pharmacien aide.

Consommation pharmaceutique.

	f.	c.		f.	c.
Thé.	4 f.	20 c.	*Report.*	64 f.	14 c.
Extrait de réglisse..	18	00	Farine de moutarde..	2	80
Amadou..	1	60	Sparadrap..	38	16
Huile et cire..	10	70	Cérat simple..	2	10
Acide tartrique.	1	35	Extrait d'opium.	3	60
Ammoniaque.	0	87	Azotate d'argent	24	36
Éther.	0	26	Vin d'opium..	3	20
Sous-acétate de plomb.	0	08	Ipéca.	1	90
Alcool et alcoolés.	2	98	Vinaigre..	1	20
Pilules de sulfate de quinine . .	23	10	Gomme arabique.	1	20
Sulfate de soude	1	00	Bouchons et divers.	0	45
A reporter.	64	14	TOTAL.	143	11

Service administratif. — M. Durfort de la Broye, comptable.

Infirmiers. — Infirmier-major, 1 ; infirmiers, 8.

Dépenses générales.

	f.	c.	
Objets de pansements	236 f.	77 c.	
Médicaments.	143	11	
Sépultures.	»	»	
Alimentation.	131	78	626 fr. 21 c.
Chauffage, éclairage.	13	15	
Blanchissage.	90	00	
Entretien.	8	60	
Frais de bureau	2	80	

La dépense étant de 626 fr. 21 c. pour 595 journées de traitement, le prix de la journée est de 1 fr. 35 c. 9.

Le comptable a payé en outre une somme de 255 fr. 50 c. non applicable au prix de la journée et ainsi répartie :

20 brancards sans bretelles à 12 fr. 50 c.	250 f. 00 c.	255 fr. 50 c.
Aiguilles à sutures.	5 50	

AMBULANCE DE LA 1re DIVISION DU 1er CORPS.

Mouvement pendant la période de guerre.

	ENTRÉS		SORTIS		MORTS.	JOURNÉES de traitement.	OBSERVATIONS.
	par billet.	par évacuation.	par billet.	par évacuation.			
FRANÇAIS.							
État-major.	1	»	»	1	»	1	
Garde impériale	31	»	»	31	»	49	
Infanterie de ligne. . .	822	»	109	694	19	2,470	
Cavalerie.	3	»	3	»	»	28	
Artillerie et génie.. . .	39	»	1	38	»	102	
Train des équipages.. .	1	»	»	1	»	2	
Infirmiers, ouvriers.. .	2	»	1	1	»	13	
	899	»	114	766	19	2,665	29 offic. 63 sous-offic.
AUTRICHIENS.							
Prisonniers.	23	»	»	23	»	49	4 *id.* » *id.*
	922	»	114	789	19		
	922		922			2,714	33 *id.* 63 *id.*

Ce mouvement comprend autant de fiévreux que de blessés et 3 vénériens.

PERSONNEL MÉDICAL.

MM. Menuau,   médecin-major.
     Dufresne,   id.
     Duauthier, médecin aide-major.
     Sculfort,   id.

État récapitulatif et par corps des militaires entrés à l'ambulance de la 1re division pendant la guerre.

	Entrés.	Morts.		Entrés.	Morts.
État-major.	1	»	*Report.*	31	»
2e rég. de grenadiers (garde).	1	»	Artillerie de la garde.. . . .	1	»
1er rég. de voltigeurs (garde).	5	»	15e régiment de ligne.. . . .	33	1
2e *idem* .	10	»	21e *idem*	40	1
Chasseurs de la garde. . . .	13	»	34e *idem*	16	2
Dragons de la garde.	1	»	37e *idem*	17	2
A reporter.	31	»	*A reporter.*	138	6

	Entrés.	Morts.		Entrés.	Morts.
Report.	138	6	*Report*.	761	15
45° régiment de ligne. . . .	1	»	10° bat. de chasseurs à pied.	11	»
51° *idem*	25	2	17° *idem* .	59	»
72° *idem*	1	»	1er régiment de zouaves. . .	23	4
74° *idem*	123	1	Ouvriers d'administration.. .	2	»
78° *idem*	2	1	2° chasseurs d'Afrique. . . .	3	»
84° *idem*	131	1	Train des équipages.	1	»
91° *idem*	147	2	Artillerie.	23	»
98° *idem*	152	»	Génie.	16	»
100° *idem*	41	2	Autrichiens..	23	»
A reporter. . . .	761	15	TOTAL.	922	19

Service de la Pharmacie. — M. Tessier, pharmacien aide.

Consommation pharmaceutique.

Chiendent.	3 f.	60 c.	*Report*.	196 f.	56 c.
Thé, sureau, tilleul.	15	57	Nitrate d'argent.	10	08
Extrait de réglisse.	38	00	Cérat.	7	20
Sucre..	30	00	Acétate de plomb.	1	61
Riz..	21	17	Bicarbonate et sulfate de soude.	0	82
Amadou.	1	80	Sulfate de quinine.	91	35
Gomme arabique..	30	60	Eau-de-vie camphrée..	9	20
Séné, aloès, quinquina gris. . .	1	45	Alcoolés aromatiques..	3	49
Huile, cire, térébenthine, co-			Extraits d'opium et de belladone.	12	00
pahu..	27	94	Emplâtre-vésicatoire.	4	48
Acide tartrique et acétique.. . .	3	58	Hémostatiques de Monsel et de		
Sulfate d'alumine et ammoniaque	0	51	Bonafous..	4	76
Émétique et kermès.	1	25	Ipéca.	7	41
Chlorure de chaux.	0	15	Farine de lin et de moutarde.. .	19	80
Chloroforme et éther..	19 ·	23	Laudanum.	2	40
Sel de nitre, magnésie, calomel.	1	71	Bouchons, fioles, vessies de porc.	5	32
A reporter.	196	56	TOTAL.	374	48

Service administratif. — M. Magny, comptable.

Infirmiers. — Infirmier-major, 1 ; infirmiers, 19.

Dépenses générales.

Objets de pansements..	882 f.	80 c.
Médicaments.	374	48
Sépultures.	10	00
Alimentation.	1,362	26
Chauffage, éclairage.	53	20
Blanchissage.	»	»
Entretien, réparation, propreté..	27	46
Frais de bureau..	28	95

2,739 fr. 15 c.

La dépense étant de 2,739 fr. 15 c. pour 2,714 journées de traitement, le prix de la journée est de 1 fr. 00 c. 926.

Le comptable a payé en outre la somme de 605 fr. 01 c. non applicable au prix de la journée et ainsi répartie :

20 brancards sans bretelles, à 5 fr. 45 c.	109 f. 00 c.	
120 attelles pour cuisses, jambes et bras.	24 00	
Objets divers, assiettes en fer battu, verrerie, faïence, moulins à café, hache, scie, outils divers..	212 76	605 fr. 01 c.
Achat de foin pour le couchage	60 50	
Location de 80 voitures pour transport de blessés.	158 75	
Indemnité à interprète et guide.	40 00	

AMBULANCE DE LA 2ᵉ DIVISION DU 1ᵉʳ CORPS.

Mouvement pendant la période de guerre.

	ENTRÉS		SORTIS		MORTS.	JOURNÉES de traitement.	OBSERVATIONS.
	par billet.	par évacuation.	par billet.	par évacuation.			
FRANÇAIS.							
État-major.	3	»	»	3	»	»	Les blessés non compris dans le compte des journées de traitement ont été évacués après premiers soins et ne figurent que pour mémoire.
Garde impériale.. . . .	3	»	»	3	»	»	
Infanterie de ligne. . .	574	»	16	556	2	361	
Cavalerie.	2	»	»	2	»	2	
Artillerie et génie. . . .	25	»	2	22	1	48	
Train des équipages. . .	1	»	»	1	»	»	
Infirmiers, ouvriers. . .	3	»	»	3	»	3	
	611	»	18	590	3	414	2 offic. 11 sous-offic.
AUTRICHIENS.							
Prisonniers.	191	»	»	191	»	13	» *id.* » *id.*
	802	»	18	781	3		
	802		802			427	2 *id.* 11 *id.*

Ce mouvement comprend autant de fiévreux que de blessés et 4 vénériens.

PERSONNEL MÉDICAL.

MM. Hounau, médecin-major.

Poppleton, médecin aide-major.

Rioublant,   id.

Rizet,   id.

Cette ambulance a reçu des blessés et des malades :

Du 20 au 25 mai.	8
Le 9 juin. . . . :	142
Du 24 au 26 juin.	410
Du 5 au 10 juillet.	242

} 802

État récapitulatif et par corps des militaires entrés à l'ambulance de la 2ᵉ division pendant la guerre.

	Entrés.	Morts.		Entrés.	Morts.
État-major général.	3	»	*Report.*	6	»
2ᵉ voltigeurs de la garde. . .	3	»	15ᵉ régiment de ligne..	84	»
A reporter.	6	»	*A reporter.*	90	»

	Entrés.	Morts.		Entrés.	Morts.
Report.	90	»	*Report.*	453	1
21° régiment de ligne.	107	1	10° bat. de chasseurs à pied.	59	1
33° *idem*	13	»	17° *idem*	15	»
34° *idem*	15	»	1er rég. de zouaves.	53	»
37° *idem*	11	»	5° rég. de hussards.	1	»
61° *idem*	70	»	2° rég. de chass. d'Afrique.	1	»
67° *idem*	1	»	8° régiment d'artillerie.	9	1
71° *idem*	1	»	10° *idem*	8	»
74° *idem*	43	»	11° *idem*	4	»
78° *idem*	2	»	État-major du génie.	1	»
84° *idem*	15	»	1er régiment du génie.	3	»
91° *idem*	3	»	Train des équipages.	1	»
98° *idem*	1	»	Infirmiers militaires.	1	»
100° *idem*	81	»	Ouvriers d'administration.	2	»
			Autrichiens.	191	»
A reporter.	453	1	TOTAL.	802	3

Service de la Pharmacie. — MM. Junilhon et Renault, pharmaciens aides.

Consommation pharmaceutique.

Thé, camomille.	7 f.	80 c.	*Report.*	177 f.	43 c.
Extrait de réglisse.	30	00	Sparadrap.	19	20
Huile et camphre.	8	80	Sels de soude.	0	35
Sucre.	68	00	Pilules de sulfate de quinine.	26	00
Vin rouge.	7	20	Sulfate de zinc et ammoniaque.	0	28
Vinaigre blanc.	4	20	Alcool et alcoolat de mélisse.	47	15
Riz et amidon.	7	50	Nitrate d'argent.	16	80
Gomme arabique.	3	60	Extrait de ratanhia.	4	87
Acides tartrique, acétique, etc.	7	18	Hémostatique de Monsel.	0	18
Émétique, calomel, ipéca.	10	75	Vin d'opium.	5	60
Chloroforme.	20	00	Éponges.	5	93
Sulfate d'alumine et potasse.	0	35	Calicot.	5	60
Acétate de plomb.	1	70	Bouchons, fioles.	0	87
Nitrate de potasse.	0	35	Vessies de porc.	0	15
A reporter.	177	43	TOTAL.	310	41

Service administratif. — M. Moriceau, comptable.

Infirmiers. — Infirmier-major, 1 ; infirmiers, 10.

Dépenses générales.

Objets de pansements	311 f.	57 c.
Médicaments.	310	41
Sépultures.	»	»
Alimentation.	138	02
Chauffage, éclairage.	52	50
Blanchissage.	9	00
Entretien.	»	»
Réparation, propreté.	2	40
Frais de bureau.	52	15

876 fr. 05 c.

La dépense étant de 876 fr. 05 c. pour 427 journées de traitement, le prix de la journée est de 2 fr. 15 c. 161.

Le prix élevé de la journée tient à ce que 487 blessés, les 9 et 24 juin, ont été pansés, nourris et évacués immédiatement sans être compris dans le mouvement de l'ambulance.

Le comptable a payé en outre 220 fr. pour achat d'objets divers en faïence, grès ou bois.

AMBULANCE DE LA 3ᵉ DIVISION DU 1ᵉʳ CORPS.

Mouvement pendant la période de guerre.

	ENTRÉS		SORTIS		MORTS.	JOURNÉES de traitement.	OBSERVATIONS.
	par billet.	par éva- cuation.	par billet.	par éva- cuation.			
FRANÇAIS.							
Garde impériale....	7	»	»	6	1	6	
Troupes de ligne *...	1,263	»	24	1,211	28	1,415	* Et état-major.
Gendarmerie......	1	»	»	1	»	1	
Infirmiers, ouvriers...	5	»	1	4	»	6	
Corps étrangers.....	1	»	»	1	»	1	
	1,277	»	25	1,223	29	1,429	27 offic. 103 sous-offic.
AUTRICHIENS.							
Prisonniers.......	33	»	»	33	»	33	
	1,310	»	25	1,256	29		
	1,310		1,310			1,462	27 *id.* 103 *id.*

Ce mouvement comprend autant de fiévreux que de blessés et un vénérien.

PERSONNEL MÉDICAL.

MM. de Santi, médecin-major.
       Morelle,   id.   aide-major.
       Jean,   id.   id.
       Contrejean, id.   id.

Cette ambulance a reçu des blessés et malades :

Les 8 et 9 juin.....................	*270*	
Les 16, 17 et 18 juin...............	*57*	*1,310*
Du 21 au 30 juin..................	*491*	
Du 1ᵉʳ au 23 juillet.	*492*	

État récapitulatif et par corps des militaires blessés entrés à l'ambulance de la 3ᵉ division
du 1ᵉʳ corps pendant la guerre.

	Entrés.	Morts.		Entrés.	Morts.
État-major général......	1	»	*Report.*......	10	»
Corps d'état-major......	5	»	2ᵉ voltigeurs (garde).....	2	1
Chasseurs à pied (garde)...	4	»	3ᵉ *idem*	1	»
A reporter.	10	»	*A reporter.*.....	13	1

	Entrés.	Morts.		Entrés.	Morts.
Report.	13	1	*Report.*	1,153	29
10ᵉ bat. de chasseurs à pied.	12	1	2ᵉ chasseurs d'Afrique. . .	11	»
17ᵉ *idem* :	8	»	2ᵉ régiment d'artillerie . .	3	»
15ᵉ régiment d'infanterie. . .	9	2	5ᵉ *idem* . . .	2	»
21ᵉ *idem* . . .	14	2	6ᵉ *idem* . .	6	»
33ᵉ *idem* . . .	21	»	7ᵉ *idem* . . .	6	»
34ᵉ *idem* . . .	179	5	8ᵉ *idem* . . .	11	»
37ᵉ *idem* . . .	266	1	9ᵉ *idem* . . .	9	»
61ᵉ *idem* . . .	7	»	10ᵉ *idem* . .	3	»
74ᵉ *idem* . . .	15	2	12ᵉ *idem* . . .	8	»
78ᵉ *idem* . . .	137	»	13ᵉ *idem* . . .	7	»
84ᵉ *idem* . . .	10	2	État-major du génie.	1	»
91ᵉ *idem* . . .	3	»	1ᵉʳ régiment du génie	43	»
98ᵉ *idem* . . .	2	»	Train des équipages.	8	»
100ᵉ *idem* . . .	12	2	Gendarmerie.	1	»
1ᵉʳ régiment de zouaves. . .	443	11	12ᵉ sect. d'ouvriers d'admin.	1	»
Tirailleurs algériens.	1	»	14ᵉ *idem* .	4	»
5ᵉ régiment de hussards. . .	1	»	Prisonniers autrichiens . . .	33	»
A reporter.	1,153	29	Total.	1,310	29

Service de la Pharmacie. — M. Parant, pharmacien aide.

Consommation pharmaceutique.

Thé..	3 f.	60 c.	*Report.*	183 f.	77 c.
Extrait de réglisse.	12	00	Pilules de sulfate de quinine. . .	90	74
Café et citrons.	33	58	Sulfate de soude.	0	40
Orge et riz.	34	37	Chloroforme et éther..	4	17
Pain.	0	35	Émétique et ipéca.	1	98
Vin.	10	80	Sous-nitrate de bismuth.	1	05
Vinaigre.	1	75	Alcool et alcoolés	18	92
Sucre..	79	00	Extrait de ratanhia et d'opium. .	5	60
Acides tartrique et acétique. . .	1	77	Farine de moutarde.	4	90
Amadou.	0	20	Sparadrap.	11	52
Gomme arabique..	1	71	Vins médicinaux.	3	20
Huile et cire.	4	57	Bouchons et fioles.	1	43
Ammoniaque..	0	07			
A reporter.	183	77	Total.	327	70

Service administratif. — M. Rio, adjudant en 1ᵉʳ.

Infirmiers. — Infirmiers-majors, 2 ; infirmiers, 15.

Dépenses générales.

Objets de pansements..	501 f.	30 c.
Médicaments	327	70
Sépultures..	»	»
Alimentation..	675	09
Chauffage, éclairage..	66	13
Blanchissage..	10	20
Entretien, réparation, propreté.	51	00
Frais de bureau.	90	90

1,722 fr. 32 c.

Le nombre des journées étant de 1,462 pour une dépense de 1,722 fr. 32 c., le prix de la journée est de 1 fr. 17 c. 64.

Le comptable a payé en outre une somme de 365 fr. 90 c. non applicable au prix de la journée et ainsi répartie :

Fanion d'ambulance.	5 fr.	00 c.
50 brancards sans bretelles à 6 fr. 50 c.	324	00
4 Cadenas.	3	00
Objets divers.	32	90

365 fr. 90 c.

AMBULANCE DE LA DIVISION DE CAVALERIE DU 1er CORPS.

Mouvement pendant la période de guerre.

	ENTRÉS		SORTIS		MORTS.	JOURNÉES de traitement.	OBSERVATIONS.	
	par billet.	par évacuation.	par billet.	par évacuation.				
FRANÇAIS.								
Infanterie de ligne. . .	»	19	»	19	»	48		
Cavalerie.	31	3	»	34	»	50		
Artillerie, génie.. . . .	2	3	»	5	»	12		
Équipages militaires. .	1	»	»	1	»	1		
Infirmiers ouvriers. . .	1	2	»	3	»	5		
Train auxiliaire.. . . .	1	»	»	1	»	1		
	36	27	»	63	»	117	2 offic.	3 sous-offic.
AUTRICHIENS.								
Prisonniers.	486	»	»	486	»	»	15 *id.*	» *id.*
	522	27	»	549	»			
	549		549		117		17 *id.*	3 *id.*

Les blessés autrichiens prisonniers ont été évacués immédiatement après pansements et ne figurent que pour mémoire. Ils ont été trouvés disséminés dans les maisons de Guidizzolo après la bataille de Solférino.

PERSONNEL MÉDICAL.

MM. Petitgand, médecin-major.
Cocud, id. aide-major.

État récapitulatif et par corps des militaires blessés entrés à l'ambulance de la division de cavalerie du 1er corps pendant la guerre.

	Entrés.	Morts.		Entrés.	Morts.
1er rég. de grenadiers (garde).	1	»	Report.	8	»
Chasseurs à cheval (garde). .	1	»	64e régiment de ligne.. . . .	1	»
1er tirailleurs algériens. . . .	1	»	65e idem	1	»
6e bat. de chasseurs à pied. .	1	»	70e idem	1	»
6e régiment de ligne.. . . .	1	»	85e idem	1	»
34e idem	1	»	86e idem	1	»
45e idem	1	»	88e idem	1	»
55e idem	1	»	94e idem	1	»
A reporter.	8	»	A reporter..	15	»

	Entrés.	Morts.		Entrés.	Morts.
Report.	15	»	*Report.*	53	»
98e régiment de ligne.	2	»	4e régiment d'artillerie.	1	»
100e *idem*	1	»	7e *idem*	1	»
19e bat. de chass. à pied.	2	»	16e *idem*	2	»
1er chasseurs d'Afrique.	10	»	2e comp. d'ouvriers du génie.	1	»
2e *idem*	1	»	Train des équipages milit.	1	»
3e *idem*	7	»	Infirmiers militaires.	1	»
5e régiment de hussards.	13	»	Ouvriers d'administration.	2	»
7e *idem*	2	»	Train auxiliaire.	1	»
			Prisonniers.	486	»
A reporter.	53	»	TOTAL.	549	»

Service de la Pharmacie. — M. Musculus, pharmacien aide.

Consommation pharmaceutique.

Citrons.	24 f. 00 c.		*Report.*	74 f. 16 c.	
Riz.	1	40	Chloroforme, éther.	6	20
Vin.	25	20	Alcool et alcoolés.	3	40
Sucre.	20	00	Pilules de sulfate de quinine.	4	35
Amadou.	1	20	Extrait d'opium.	0	90
Gomme arabique.	0	90	Sparadrap.	11	52
Huile.	1	18	Sous-acétate de plomb.	0	04
Acide acétique.	0	20	Hémostatique de Bonafous.	0	16
Ammoniaque.	0	04	Bouchons.	0	13
Émétique.	0	04			
A reporter.	74	16	TOTAL.	100	86

Service administratif. — M. Dassonville, adjudant en 1er.

Infirmiers. — Infirmier-major, 1 ; infirmiers, 6.

Dépenses générales.

Objets de pansements.	84 f. 03 c.	
Médicaments.	100	86
Sépultures.	»	»
Alimentation.	89	69
Chauffage, éclairage.	16	50
Blanchissage.	4	50
Entretien, réparation, propreté.	»	»
Frais de bureau.	23	10

318 fr. 68 c.

Le nombre des journées étant de 117 pour une dépense de 318 fr. 68 c., le prix de la journée est de 2 fr. 72 c. 376.

2e CORPS.

Maréchal DE MAC MAHON, duc de Magenta, commandant en chef.

M. PÉRIER, médecin en chef du 2e corps.

AMBULANCE DU QUARTIER GÉNÉRAL.

Mouvement pendant la période de guerre.

	ENTRÉS		SORTIS		MORTS.	JOURNÉES de traitement.	OBSERVATIONS.
	par billet.	par évacuation.	par billet.	par évacuation.			
FRANÇAIS.							
Garde impériale.. . . .	46	5	»	51	»	77	1 officier.
Troupes de ligne. . . .	486	154	»	636	4	812	25 *id.*
	532	159	»	687	4	889	
SARDES.							
Sans désignat. d'armes.	1	»	»	1	»	1	» *id.*
AUTRICHIENS.							
Prisonniers.	310	22	»	330	2	562	» *id.*
	843	181	»	1,018	6		26 *id.* 46 sous-offic.
	1,024		1,024			1,452	

Ce mouvement comprend avec les blessés 10 fiévreux et 1 vénérien.

Les ambulances du 2e corps ont donné des soins, comme l'indique la corres-pondance du médecin en chef, à beaucoup d'autres blessés qui, n'ayant pas séjourné dans ces ambulances, ne figurent pas dans ce mouvement officiel à l'appui de la comptabilité.

Mouvement des blessés et malades du 2e corps seulement, envoyés aux hôpitaux depuis l'entrée en campagne jusqu'au 30 juin.

	Restants.	Entrés.	Sortis	Évacués.	Morts.	Restants.
De l'entrée en Piémont au 31 mai. .	»	843	116	»	6	721
Du 1er au 10 juin.	721	1,650	120	»	76	2.175
Du 11 au 20 id..	2,175	559	270	»	6	2.458
Du 21 au 30 id..	2,458	1,885	198	»	32	4.168
		4,937	704	»	120	

PERSONNEL MÉDICAL.

MM. Brault, médecin-major.
    Balech,   id.   aide-major, détaché à Milan.
    Bédié,   id.   id.   id.   aux hôpitaux de Marseille.
    Hamel,   id.   id.   id.   à Brescia.
    Muller,   id.   id.

État récapitulatif et par corps des militaires blessés entrés à l'ambulance du quartier général du 2e corps pendant la guerre.

	Entrés.	Morts.
État-major.	2	»
État-major de l'artillerie.	1	»
1er grenadiers (garde).	2	»
2e idem	16	»
1er voltigeurs (garde).	8	»
2e idem	12	»
3e idem	5	»
4e idem	2	»
Chasseurs à pied (garde).	4	»
Zouaves (garde).	1	»
Artillerie de la garde.	1	»
2e régiment d'artillerie.	1	»
6e idem	1	»
7e idem	3	»
11e idem	1	»
12e idem	1	»
15e idem	3	»
1er régiment du génie.	1	»
2e idem	6	»
41e régiment de ligne	1	»
45e idem	62	»
52e idem	56	»
55e idem	1	»
65e idem	107	1
A reporter.	298	1
Report.	298	1
70e régiment de ligne.	77	»
71e idem	20	»
72e idem	19	»
86e idem	4	»
90e idem	3	»
91e idem	11	»
98e idem	7	»
6e bat. de chasseurs à pied.	3	1
11e idem	21	»
17e idem	1	»
5e hussards.	5	»
4e chasseurs à cheval.	2	»
7e idem	2	»
2e zouaves.	64	1
1er légion étrangère.	11	»
2e idem	47	»
1er tirailleurs algériens.	4	»
3e idem	3	»
Régim. provisre (tiraill. alg.).	81	1
3e chasseurs d'Afrique.	7	»
4e idem	1	»
Sardes.	1	»
Prisonniers autrichiens.	332	2
TOTAL.	1,024	6

Service de la Pharmacie. — M. Benoit, pharmacien-major (27 juin).

Consommation pharmaceutique.

Café.	29 f.	00 c.
Vin.	72	00
Vinaigre.	3	00
Sucre.	142	00
Chloroforme.	41	00
Pilules de sulfate de quinine.	18	00
A reporter.	305	00
Report.	305 f.	00 c.
Alcoolés aromatiques.	5	17
Extrait d'opium.	0	90
Sparadrap.	0	69
Nitrate d'argent.	0	50
Bouchons.	0	75
TOTAL.	313	01

Service administratif. — M. Juving, comptable de 1re classe.

Infirmiers. — Infirmiers-majors, 3 ; infirmiers, 22.

Dépenses générales.

Objets de pansements.	1,629 f.	82 c.
Médicaments.	313	01
Sépultures.	»	»
Alimentation.	1,384	81
Chauffage, éclairage.	120	64
Blanchissage.	26	00
Entretien, réparation, propreté.	347	00
Frais de bureau.	77	30

3,898 fr. 58 c.

La dépense étant de 3,898 fr. 58 c. pour 1452 journées de traitement, le prix de la journée est de 2 fr. 68 c. 4.

Le comptable a payé en outre une somme de 516 fr. non applicable au prix de la journée et ainsi répartie :

1 fanion d'ambulance.	20 f.	00 c.
150 brancards à 2 fr.	300	00
Toile de coton pour bandes roulées.	180	00
Tonneaux pour comestibles.	16	00

516 fr. 00 c.

AMBULANCE DE LA 1re DIVISION DU 2e CORPS.

Mouvement pendant la période de guerre.

	ENTRÉS		SORTIS		MORTS.	JOURNÉES de traitement.	OBSERVATIONS.
	par billet.	par évacuation.	par billet.	par évacuation.			
FRANÇAIS.							
État-major.	2	»	»	2	»	3	2 officiers.
Garde impériale	28	»	»	28	»	7	
Infanterie de ligne. . .	843	»	»	838	5	796	46 *id.*
Cavalerie.	45	»	»	41	4	17	
Artillerie, génie.. . . .	55	»	»	55	»	71	
Équipages militaires. .	10	»	»	10	»	6	
Corps étrangers.. . . .	273	»	»	269	4	365	
Infirmiers, ouvriers.. .	3	»	»	3	»	3	
	1,259	»	»	1,246	13	1,268	
AUTRICHIENS.							
Prisonniers.	164	»	»	158	6	227	
	1,423	»	»	1,404	19		48 *id.* 47 sous-offic.
	1,423			1,423		1,495	

Ce mouvement comprend, avec les blessés, 46 fiévreux et 8 vénériens.

PERSONNEL MÉDICAL.

MM. Bécane, médecin-major.
Chaumeron, médecin aide-major.
Spire, id. id.
Costa, id. id. détaché à Come.

Le 4 juin, cette ambulance était établie à Casate ;
Le 24 id. id. id. dans une ferme de Médole.

État récapitulatif et par corps des militaires blessés entrés à l'ambulance de la 1re division du 2e corps pendant la guerre.

	Entrés.	Morts.		Entrés.	Morts.
1er rég. de grenadiers (garde).	2	»	*Report.*	21	»
1er rég. de voltigeurs (garde).	15	»	Bat. de chass. à pied (garde).	4	»
2e *idem* .	4	»	Rég. de zouaves (garde). . . .	1	»
A reporter..	21	»	*A reporter.* . . .	26	»

	Entrés.	Morts.		Entrés.	Morts.
Report.	26	»	*Report*.	1,154	9
Rég. de ch. à cheval (garde).	1	»	7e rég. de chass. à cheval.	13	»
2e comp. du génie (garde).	1	»	5e régiment de hussards. . .	6	2
43e régiment de ligne	1	»	7e *idem* . . .	1	1
45e *idem*	255	2	1er rég. de chass. d'Afrique.	4	»
52e *idem*	3	»	3e *idem* .	11	1
53e *idem*	1	»	2e régiment d'artillerie. . .	2	»
55e *idem*	3	»	7e *idem* . . .	7	»
62e *idem*	1	»	9e *idem* . . .	4	»
65e *idem*	62	»	10e *idem* . . .	7	»
70e *idem*	110	»	11e *idem* . . .	8	»
71e *idem*	79	2	12e *idem* . .	4	»
72e *idem*	144	1	13e *idem* . . .	2	»
73e *idem*	1	»	15e *idem* . . .	5	»
74e *idem*	1	»	16e *idem* . . .	1	»
80e *idem*	1	»	Etat-major du génie.	1	»
86e *idem*	5	»	2e régiment du génie. . . .	14	»
91e *idem*	23	»	3e esc. du train des équip.	1	»
98e *idem*	14	»	5e *idem* .	9	»
2e régiment de zouaves. . .	31	»	Etat-major général.	2	»
11e bat. de chasseurs à pied.	8	»	Infirmiers.	1	»
2e régiment étranger. . . .	17	1	Ouvriers d'administration. . .	2	»
Régiment de tirailleurs. . . .	256	3	Prisonniers autrichiens. . . .	164	6
4e rég. de chass. à cheval.	10	»			
A reporter.	1,154	9	TOTAL.	1,423	19

Service de la Pharmacie. — M. Villetard, pharmacien aide.

Consommation pharmaceutique.

	f.	c.		f.	c.
Thé et camomille.	5	70	*Report*.	415	44
Extrait de réglisse.	30	00	Alcool.	1	60
Café, citrons.	7	46	Sparadrap.	4	80
Riz.	7	00	Vins médicinaux.	4	80
Vin rouge.	162	00	Pommade mercurielle.	1	25
Vinaigre.	7	00	Extrait de ratanhia.	4	00
Sucre.	105	00	Nitrate d'argent.	3	36
Acide tartrique	4	45	Eponges.	5	94
Émétique et ipéca.	6	28	Calicot.	1	40
Chloroforme.	20	00	Bouchons, fioles.	3	17
Pilules de sulfate de quinine. . .	60	00	Vessies de porc	0	15
Sulfate de soude	1	55			
A reporter.	416	44	TOTAL.	446	91

Service administratif. — M. Appert, adjudant.

Infirmiers. — Infirmier-major, 1; infirmiers, 9.

Dépenses générales.

Objets de pansements.	451 f. 20 c.	
Médicaments..	446 91	
Sépultures..	» »	
Alimentation..	736 60	1,880 fr. 90 c.
Chauffage, éclairage..	154 69	
Blanchissage..	9 00	
Entretien, réparation, propreté.	50 00	
Frais de bureau.	32 50	

La dépense étant de 1,880 fr. 90 c. pour 1,495 journées de traitement, le prix de la journée est de 1 fr. 25 c. 810.

AMBULANCE DE LA 2ᵉ DIVISION DU 2ᵉ CORPS.

Mouvement pendant la période de guerre.

	ENTRÉS		SORTIS		MORTS.	JOURNÉES de traitement.	OBSERVATIONS
	par billet.	par évacuation.	par billet.	par évacuation.			
FRANÇAIS.							
Infanterie de ligne. . .	1,371	»	»	1,365	6	1,233	
Cavalerie.	8	»	»	8	»	4	
Artillerie, génie.. . . .	42	»	»	42	»	18	
Équipages militaires. .	7	»	»	7	»	5	
Infirmiers, ouvriers.. .	5	»	»	5	»	1	
Corps étrangers.	17	»	»	17	»	»	
	1,450	»	»	1,444	6	1,261	33 offic. 20 sous-offic.
AUTRICHIENS.							
Prisonniers.	4,947	»	»	4,933	14	7,205	27 *id.* » *id.*
	6,397	»	»	6,377	20		
	6,397			6,397		8,466	60 *id.* 20 *id.*

Ce mouvement comprend avec les blessés 65 fiévreux et 4 vénériens.

PERSONNEL MÉDICAL.

MM. Corne, médecin-major.
  Renard, id.
  Rollet, médecin aide-major.
  David de l'Estrade, médecin aide-major, détaché à Milan.

Le 4 juin, cette ambulance était établie à Marcallo et Magenta.
Le 24 id.   id.   id. à Médole.

État récapitulatif et par corps des militaires blessés entrés à l'ambulance de la 2ᵉ division du 2ᵉ corps pendant la guerre.

	Entrés.	Morts.		Entrés.	Morts.
45ᵉ régiment de ligne	57	»	*Report.*	909	2
65ᵉ *idem*	21	»	11ᵉ bat. de chasseurs à pied.	103	»
71ᵉ *idem*	238	2	2ᵉ zouaves.	160	3
72ᵉ *idem*	593	»	1ᵉʳ étranger.	9	»
A reporter.	909	2	*A reporter.*	1,184	5

	Entrés.	Morts.		Entrés.	Morts.
Report.	1,181	5	*Report.*	1,416	6
2ᵉ étranger.	190	1	12ᵉ régiment d'artillerie. . .	2	»
Tirailleurs algériens.	17	»	13ᵉ *idem* . . .	7	»
4ᵉ de chasseurs à cheval. .	7	»	15ᵉ *idem* . . .	4	»
7ᵉ *idem* . .	1	»	1ᵉʳ rég. du génie.	9	»
7ᵉ régiment d'artillerie. . .	2	»	Ouvriers d'administration. .	5	»
9ᵉ *idem* . . .	6	»	3ᵉ esc. du train des équipag.	3	»
10ᵉ *idem* . . .	7	»	5ᵉ *idem* .	4	»
11ᵉ *idem* . . .	5	»	Prisonniers autrichiens. . . .	4,947	14
A reporter.	1,416	6	Total.	6,397	20

Service de la Pharmacie. — MM. Truquet, pharmacien aide.

Fontaine,   id.   (27 juin).

Consommation pharmaceutique.

	f.	c.			f.	c.
Thé..	1	20	*Report.*	733	30
Café.	226	20	Acétate de plomb.	1	40
Extrait de réglisse.	80	00	Alcool.	461	50
Sucre..	330	00	Alcoolés aromatiques.	6	56
Gomme arabique..	9	00	Emplâtre-vésicatoire.	1	00
Huile et cire.	18	65	Extrait d'opium et de ratanhia.	3	80
Amadou.	0	10	Ipéca.	1	90
Aloès et camphre	4	82	Farine de moutarde.	15	00
Acide tartrique..	2	42	Quinquina jaune	8	40
Ammoniaque, chlorure de chaux.	0	57	Sparadrap.	34	80
Éther..	1	29	Dextrine.	2	00
Iodure de potassium..	7	75	Axonge..	56	00
Pilules de sulfate de quinine.. . .	50	50	Vessies de porc.	0	15
Sulfate de soude..	0	80	Bouchons et fioles..	2	34
A reporter.	733	30	Total.	1,328	15

Service administratif. — M. Delorme, comptable.

Infirmiers. — Infirmier-major, 1 ; infirmiers soldats, 9.

Dépenses générales.

	f.	c.	
Objets de pansements.	487	07	
Médicaments..	1,328	15	
Sépultures.	»	»	
Alimentation.	649	98	2,861 fr. 00 c.
Chauffage, éclairage.	85	30	
Blanchissage.	181	10	
Entretien, réparation, propreté. . .	21	60	
Frais de bureau.	107	80	

La dépense étant de 2,861 fr. pour 8,466 journées de traitement, le prix de la journée est de 0 fr. 33 c. 7.

Le comptable a donné 14 fr. à 14 voltigeurs de la garde pour avoir ramené à Magenta, après la bataille, plusieurs voitures de vivres égarées dans les champs. . . . . 14 f. 00 c. }
　　　　Fanion d'ambulance. . . . . 16 00 }　30 fr. 00 c.

AMBULANCE DE LA DIVISION DE CAVALERIE DU 2ᵉ CORPS.

Mouvement pendant la période de guerre.

	ENTRÉS		SORTIS		MORTS.	JOURNÉES de traitement.	OBSERVATIONS.
	par billet.	par évacuation.	par billet.	par évacuation.			
FRANÇAIS.							
Garde impériale.. . . .	33	»	»	33	»	75	
Troupes de ligne. . . .	353	»	1	352	»	584	
Gendarmerie.	2	»	»	2	»	2	
Infirmiers ouvriers. . .	1	»	»	1	»	2	
Employés civils.. . . .	1	»	»	1	»	2	
	390	»	1	389	»	665	3 offic. 16 sous-offic.
AUTRICHIENS.							
Prisonniers.	184	»	»	178	6	480	7 *id.* » *id.*
	574	»	1	567	6		
	574		574			1,145	10 *id.* 16 *id.*

Ce mouvement comprend, avec les blessés, 51 fiévreux et 1 vénérien.

PERSONNEL MÉDICAL.

MM. Cordier, médecin-major.

Milliot,   id.   aide-major.

Rol,   id.   id.

Le 4 juin, cette ambulance était établie à Cascina Nuova.

Le 24 juin,   id.   id.   à San Cassiano, près de Cavriana.

État récapitulatif et par corps des militaires blessés entrés à l'ambulance de la division de cavalerie pendant la guerre.

	Entrés.	Morts.		Entrés.	Morts.
1ᵉʳ de grenadiers (garde).	5	»	*Report.*	33	»
1ᵉʳ de voltigeurs (garde). . .	14	»	45ᵉ régiment de ligne	30	»
2ᵉ *idem* . . .	5	»	52ᵉ *idem*	3	»
3ᵉ *idem* . . .	2	»	65ᵉ *idem*	8	»
4ᵉ *idem* . . .	6	»	70ᵉ *idem*	9	»
Chasseurs à cheval.	1	»	72ᵉ *idem*	8	»
A reporter.	33	»	*A reporter.*	91	»

	Entrés.	Morts.		Entrés.	Morts.
Report.	91	»	*Report.*	368	»
78ᵉ régiment de ligne	3	»	1ᵉʳ régiment d'artillerie	1	»
91ᵉ idem	4	»	2ᵉ idem	5	»
98ᵉ idem	2	»	3ᵉ idem	4	»
10ᵉ bat. de chasseurs à pied.	2	»	5ᵉ idem	1	»
11ᵉ idem	4	»	6ᵉ idem	3	»
1ᵉʳ régiment de zouaves..	17	»	7ᵉ idem	2	»
2ᵉ idem	2	»	11ᵉ idem	1	»
Tirailleurs algériens.	126	»	13ᵉ idem	1	»
1ᵉʳ régiment étranger.	2	»	Ouvriers d'administration..	1	»
2ᵉ idem	2	»	3ᵉ escadron du train..	1	»
4ᵉ de chasseurs à cheval.	12	»	5ᵉ idem	1	»
7ᵉ idem	99	»	Employés civils.	1	»
Gendarmerie.	2	»	Prisonniers de guerre.	184	6
A reporter.	368	»	TOTAL.	574	6

Service de la Pharmacie. — M. Marcailhou, pharmacien aide.

Consommation pharmaceutique.

Thé.	6 f.	00 c.	*Report.*	309 f.	75 c.
Café.	43	50	Pilules de sulfate de quinine..	25	20
Vin.	50	40	Sulfate de soude.	1	00
Citrons.	19	50	Alcool.	30	40
Extrait de réglisse.	4	50	Alcoolés aromatiques.	1	20
Sucre.	154	00	Extrait d'opium	1	35
Riz.	7	00	Ipéca.	3	80
Gomme arabique.	3	60	Vinaigre.	4	20
Huile et camphre.	6	45	Sparadrap.	5	60
Émétique	0	13	Cérat.	6	00
Chloroforme, éther.	14	43	Bouchons et fioles.	1	26
Calomel.	0	24			
A reporter.	309	75	TOTAL.	399	76

Service administratif. — M. Mestres, adjudant.

Infirmiers. — Infirmier-major, 1; infirmiers soldats, 6.

Dépenses générales.

Objets de pansements.	387 f.	50 c.
Médicaments.	399	76
Sépultures.	»	»
Alimentation	568	54
Chauffage, éclairage.	135	05
Blanchissage.	6	00
Entretien, réparation, propreté.	23	40
Frais de bureau.	39	50

1,559 fr. 75 c.

La dépense étant de 1,559 fr. 75 c. pour 1,145 journées de traitement, le prix de la journée est de 1 fr. 36 c. 21.

Le comptable a payé, en outre, une somme de 21 fr. non applicable au prix de la journée ainsi répartie :

1 fanion d'ambulance. . . . .   6 fr. ⎞
Objets divers   15   ⎟ 21 fr.

3e CORPS.

Maréchal Canrobert, commandant en chef.

M. Thomas, médecin en chef du 3e corps.

AMBULANCE DU QUARTIER GÉNÉRAL DU 3e CORPS.

Mouvement pendant la période de guerre.

	ENTRÉS		SORTIS		MORTS.	JOURNÉES de traitement.	OBSERVATIONS.	
	par billet.	par évacuation.	par billet.	par évacuation.				
FRANÇAIS.								
Troupes de ligne. . . .	513	165	»	657	27	686		
Artillerie.	1	»	»	1	»	»		
Génie.	»	1	»	1	»	»		
Corps étrangers.. . . .	1	»	»	1	»	»		
	521	166	»	660	27	686	19 offic.	31 sous-offic.
AUTRICHIENS.								
Prisonniers.	304	56	»	329	31	407	7 *id.*	» *id.*
	825	222	»	989	58			
	1,047		1,047			1,093	26 *id.*	31 *id.*

Ce mouvement comprend, avec les blessés, 5 fiévreux.

PERSONNEL MÉDICAL.

MM. Quesnoy, médecin–major.
     Aspol,   id.   détaché à Milan.
     Casses,   id.
     Tessier, médecin aide–major,   id.   à Brescia.

Le 24 juin, cette ambulance s'est établie dans une église du village de Médole, à l'extrémité la plus voisine de l'action.

Le personnel médical du 3e corps a varié beaucoup ; l'état de répartition des services, arrêté à Pontecurone, le 26 mai, par M. l'intendant Mallarmé, n'est pas conforme aux états produits depuis par le médecin en chef de ce corps.

État récapitulatif et par corps des militaires blessés entrés à l'ambulance du quartier général du 3e corps pendant la guerre.

	Entrés.	Morts.		Entrés.	Morts.
2e régiment de ligne	23	2	*Report.*	572	21
6e idem	28	»	88e régiment de ligne	1	»
8e idem	14	»	90e idem	12	2
11e idem	4	»	5e bat. de chasseurs à pied.	5	»
14e idem	1	»	6e idem	13	2
23e idem	9	1	8e idem	2	»
30e idem	43	1	15e idem	5	1
41e idem	1	»	19e idem	50	1
43e idem	89	2	2e régiment de hussards.	1	»
44e idem	27	1	5e idem	1	»
46e idem	5	»	2e de chasseurs à cheval.	1	»
49e idem	72	3	3e de chasseurs d'Afrique.	1	»
52e idem	4	»	7e rég. d'artillerie	1	»
53e idem	25	»	9e idem	1	»
55e idem	78	4	12e idem	1	»
56e idem	10	»	13e idem	3	»
59e idem	1	»	Tirailleurs algériens.	1	»
64e idem	1	»	Inconnus, infanterie.	14	»
73e idem	33	»	— artillerie.	1	»
76e idem	22	1	— génie.	1	»
85e idem	29	4	Prisonniers autrichiens.	360	31
86e idem	53	2			
A reporter.	572	21	TOTAL.	1,047	58

Service de la Pharmacie. — M. Rateau, pharmacien aide (27 juin).

Consommation pharmaceutique.

Thé, camomille, sureau.	7 f.	41 c.	*Report.*	188	40
Extrait de réglisse.	32	10	Amidon.	0	10
Sucre.	42	00	Sulfate de soude et d'alumine.	0	43
Citrons.	1	20	Acétate de plomb.	1	01
Gomme arabique.	1	58	Pilules de sulfate de quinine.	77	47
Vin rouge.	45	00	Alcool.	6	00
Huile et cire.	14	00	Alcoolés aromatiques.	3	77
Amadou.	2	20	Nitrate d'argent.	21	00
Éponges.	5	94	Extrait d'opium et de ratanhia.	17	50
Hémostatique de Monsel	0	18	Calomel.	0	70
Vin d'opium.	5	60	Farine de lin et de moutarde.	10	76
Acide tartrique.	1	18	Sparadrap.	56	16
Ammoniaque.	0	11	Taffetas d'Angleterre.	4	00
Chloroforme, éther.	28	97	Bouchons et fioles.	2	28
Iodure de potassium.	0	93	Vessies de porc.	0	15
A reporter.	188	40	TOTAL.	389	73

État signé par M. Coytier, officier d'administration.

Service administratif. — M. Coytier, comptable.

Infirmiers. — Infirmiers-majors, 4 ; infirmiers, 22.

Dépenses générales.

Objets de pansements....................	1,007 f. 95 c.	
Médicaments........................	389	73
Sépultures.........................	»	»
Alimentation.......................	145	36
Chauffage, éclairage..................	78	24
Blanchissage.......................	8	50
Entretien, réparation, propreté...........	163	49
Frais de bureau.....................	21	10

1,804 fr. 37 c.

La dépense étant de 1,804 fr. 37 c. pour 1,093 journées de traitement, le prix de la journée est de 1 fr. 66 c.

Le comptable a payé en outre une somme de 171 fr. non applicable au prix de la journée pour :

9 Fanions d'ambulance à 19 fr............... 171 fr.

Étapes et séjours de l'ambulance du quartier général du 3e corps depuis le 19 mai jusqu'au 10 août.

19 mai.	— Tortone.		27 juin.	— Solferino.
25 *id.*	— Pontecurone.		28 *id.*	— Goïto.
26 *id.*	— Tortone.		1er juillet.	— Valeggio.
27 *id.*	— Alexandrie.		10 *id.*	— Volta.
28 *id.*	— Casale.		17 *id.*	— Castelluchio.
1er juin.	— Verceil.		18 *id.*	— Marcaria.
2 *id.*	— Palestro.		20 *id.*	— Casalmaggiore.
3 *id.*	— Novare.		25 *id.*	— Cincia di Botti.
4 *id.*	— Pontevecchio di Magenta.		26 *id.*	— Cremone.
6 *id.*	— Abiategrasso.		27 *id.*	— Pizzighettone.
7 *id.*	— Gagiano.		28 *id.*	— Plaisance.
8 *id.*	— Milan.		29 *id.*	— Castello San Giovanni.
11 *id.*	— Melzo.		30 *id.*	— Stradella.
12 *id.*	— Treviglio.		3 août.	— San Guiletta.
13 *id.*	— Mozanica.		4 *id.*	— Voghera.
14 *id.*	— Fontanella.		5 *id.*	— Tortone.
16 *id.*	— Soncino.		6 *id.*	— Novi.
17 *id.*	— Mairano.		8 *id.*	— Bonio.
18 *id.*	— Poncaralle.		9 *id.*	— San Quirico.
21 *id.*	— Mezzano.		10 *id.*	— Gênes.
24 *id.*	— Médole.			

*Note relative aux blessés autrichiens recueillis à l'ambulance du quartier général
du 3e corps.*

PALESTRO. — Les divisions du 3e corps traversaient la Sésia et n'avaient pas
encore établi leurs bivouacs, qu'une partie de l'ambulance du quartier général
s'était déjà installée dans l'église du village et dans une ferme voisine, pour y
recevoir les blessés français et autrichiens. Les ambulances de l'armée piémontaise fonctionnaient, depuis la veille, dans différentes maisons du village, où
étaient encore groupés, avec les blessés de la journée, ceux qui avaient été
fournis la veille pendant la lutte de la division piémontaise contre les forces
autrichiennes qui occupaient Palestro.

Quoique le nombre des blessés autrichiens fût grand, le lendemain, avant midi,
ils étaient tous évacués sur Verceil, le concours qu'avaient prêté les médecins des
divisions ayant permis de faire promptement tout ce que réclamait l'état des
blessés.

Dans cette circonstance, les officiers autrichiens blessés ont été réunis dans une
des maisons du village; je fus appelé pour donner des soins à quelques-uns d'entre
eux. Une seule des blessures que j'ai remarquées offrait de la gravité : c'était une
fracture comminutive des deux os de l'avant-bras à la partie moyenne, chez un
capitaine d'artillerie. Avant d'appliquer le premier appareil, je me contentai d'enlever quelques esquilles détachées. On avait déjà fait connaître à ces officiers
qu'ils seraient promptement dirigés sur Verceil, et j'ai pensé que dans l'hôpital
où il serait conduit, le blessé serait mieux placé pour un examen attentif de sa
blessure.

MAGENTA. — L'ambulance du quartier général du 3e corps fut établie, pendant
la nuit, dans une grande ferme du village de Ponte-Vecchio di Magenta. Ce point
avait été le théâtre d'une lutte acharnée; les efforts des combattants se portaient sur
le village lui-même, qui fut pris et repris sept fois : aussi, dès qu'on vit l'ambulance
installée, les blessés y affluèrent. Un grand nombre, des Français surtout, ayant
déjà été enlevés et dirigés sur les ambulances de la garde, presque tous les blessés
autrichiens, tombés pendant la lutte sur le terrain planté de vignes de la rive
droite du Naviglio, furent transportés à cette ambulance, et leur nombre s'accrut
encore beaucoup le lendemain matin à la suite du combat de la division Trochu. Les Autrichiens, forcés de battre en retraite, laissèrent le plus grand
nombre de leurs blessés, qui furent conduits à l'ambulance du quartier général du
3e corps.

Les moyens de transport étant insuffisants pour évacuer promptement sur
Novare tous les blessés, je gardai deux jours ceux qui peuplaient l'ambulance, et le
6 au soir les derniers étaient dirigés sur les hôpitaux voisins.

SOLFERINO. — Le 3e corps, venu de Mezzano, arrive à Médole, vers neuf heures du matin. Les ambulances des divisions du 4e corps étaient déjà établies dans les églises et les grandes maisons du village. Blessés français et autrichiens y étaient confondus. Ces derniers, cependant, n'étaient pas très-nombreux, eu égard à l'importance du combat, et l'on supposait que, malgré notre marche incessante en avant, les Autrichiens avaient eu le temps d'enlever presque tous leurs blessés. Cependant, à Rebecco, où le combat avait été pendant longtemps très-acharné, nous trouvâmes beaucoup de blessés autrichiens abandonnés, et le 25 au matin, quand je me rendis à Rebecco, auprès du maréchal Canrobert, le capitaine piémontais Vimercati, qui venait de pousser une reconnaissance jusqu'au village de Guidizzolo, informait le maréchal qu'un grand nombre de blessés autrichiens avaient été laissés dans ce village pendant la retraite, et que deux de leurs médecins partageaient volontairement avec eux leur captivité. Je fus immédiatement envoyé par le maréchal à Guidizollo. J'y trouvai, en effet, dans les appartements et dépendances du château, de 1,000 à 1,100 blessés, officiers et soldats, et je me mis en relation avec les médecins de l'armée autrichienne. J'appris d'eux que leurs approvisionnements en linge et médicaments pour pansements étaient épuisés. Ces deux médecins dévoués ne demandaient pas d'aides. Ils étaient heureux de consacrer tous leurs instants du jour et de la nuit au soulagement de leurs blessés; ils ne demandaient que des objets de pansements. J'étais autorisé à leur donner, de la part du maréchal, l'assurance que dès qu'on le pourrait, tous les blessés seraient dirigés sur les hôpitaux voisins et qu'en attendant ce moment, qui ne pouvait être long, on pourvoirait à tout ce dont ils avaient besoin, et je fis connaître aussi aux officiers blessés l'objet de ma mission. J'en rendis compte au maréchal Canrobert, et, une heure après, un fourgon entier, garni de pièces d'appareil nécessaires pour 2,000 pansements, était envoyé ainsi que des vivres à Guidizzolo, et le même jour l'évacuation de ces blessés commença.

Dans cette circonstance, les blessés autrichiens, les officiers surtout qui parlaient le français, se sont montrés touchés de cette attention du maréchal Canrobert, et m'ont chargé de lui en transmettre toute leur reconnaissance.

Dans mes relations avec les blessés autrichiens, je les ai tous trouvés pleins de douceur et de résignation; supportant avec courage toutes les opérations qui leur étaient proposés. Il était facile de voir que leur état moral était influencé par l'idée de la captivité et le chagrin, pour tout soldat, inséparable d'une défaite; mais ils étaient rassurés par les soins dont nous les entourions, et qu'ils voyaient être les mêmes que ceux dont nos propres blessés étaient l'objet.

QUESNOY, médecin major.

AMBULANCE DE LA 1re DIVISION DU 3e CORPS.

Mouvement pendant la période de guerre.

	ENTRÉS		SORTIS		MORTS.	JOURNÉES de traitement.	OBSERVATIONS.
	par billet.	par évacuation.	par billet.	par évacuation.			
FRANÇAIS.							
Garde impériale. . . .	16	»	1	14	1	12	
Troupes de ligne. . . .	856	10	6	838	22	814	
Artillerie, génie	58	1	1	58	»	80	
Gendarmerie.	3	»	»	3	»	3	
Ouvriers civils.	1	»	»	1	»	1	
	934	11	8	914	23	910	17 offic. 22 sous-offic.
SARDES.							
Armes diverses.	19	»	»	19	»	»	
AUTRICHIENS.							
Prisonniers.	545	»	»	545	»	444	7 *id.* » *id.*
	1,498	11	8	1,478	23		
	1,509		1,509			1,354	24 *id.* 22 *id.*

Ce mouvement comprend, avec les blessés, 66 fiévreux, 6 vénériens et 1 ga—
leux.

PERSONNEL MÉDICAL.

MM. Coblence, médecin-major.
  Ropert, id. aide-major.
  Billon, id. id.
  Delaunay, id. id.

Le 24 juin, cette ambulance s'est établie dans un moulin dit del Follo, en
avant de Médole, et pendant la nuit elle s'est transportée dans une ferme du village
de Rebecco, puis à Guidizzolo.

État récapitulatif et par corps des militaires blessés entrés à l'ambulance de la 1re division du 3e corps pendant la guerre.

	Entrés.	Morts.
1er rég. de grenadiers (garde).	4	»
3e idem	1	»
Zouaves de la garde	11	1
2e rég. de cuirassiers (garde).	1	»
2e régiment de ligne	12	»
6e idem	6	»
8e idem	2	»
11e idem	6	»
14e idem	5	»
23e idem	139	1
30e idem	5	»
41e idem	135	»
43e idem	7	»
44e idem	4	1
45e idem	4	»
46e idem	6	»
49e idem	24	2
52e idem	4	1
53e idem	6	»
55e idem	1	»
56e idem	86	»
70e idem	22	»
73e idem	5	»
76e idem	4	»
78e idem	1	»
84e idem	1	»
85e idem	11	1
86e idem	4	»
A reporter	517	7

	Entrés.	Morts.
Report	517	7
88e régiment de ligne	2	1
90e idem	156	4
5e bat. de chasseurs à pied	2	»
6e idem	5	»
8e idem	79	2
18e idem	1	»
Gendarmerie	3	»
2e régiment du génie	11	»
Tirailleurs indigènes	5	»
2e rég. de zouaves	4	1
3e idem	88	8
1er régiment d'artillerie	6	»
3e idem	1	»
6e idem	2	»
7e idem	13	»
8e idem	12	»
12e idem	14	»
2e rég. de hussards	4	»
7e idem	4	»
1er rég. de lanciers	1	»
4e idem	1	»
Ouvriers d'administration	2	»
2e escadron du train	8	»
4e idem	3	»
Sardes	19	»
Civil italien	1	»
Prisonniers autrichiens	545	»
TOTAL	1,509	23

Service de la Pharmacie. — M. Soulé, pharmacien aide (27 juin).

Consommation pharmaceutique.

Tilleul, sureau, fleurs pectorales	2 f.	22 c.
Feuilles de séné	0	13
Extrait de réglisse	37	90
Riz	0	70
Sucre	56	80
Pain	2	65
Vin	36	00
Hydrolat de fleurs d'oranger	0	40
Vinaigre	0	30
Amadou	2	68
Amidon	0	05
Conserves de roses	0	16
A reporter	139	99

Report	139 f.	99 c.
Huile, cire, gomme, camphre	18	78
Acides tartrique et sulfurique	1	70
Calomel, bichlorure de mercure	0	30
Ammoniaque, chlorure de chaux	0	49
Chloroforme, éther	5	02
Nitrate d'argent	8	40
Sulfate de soude	0	35
Idem d'alumine et de potasse	0	03
Idem de zinc	0	01
Pilules de sulfate de quinine	3	23
Alcool	5	42
A reporter	183	72

Report.	183 f. 72 c.		Report.	190 f. 00 c.
Alcoolés aromatiques	5 72		Sparadrap	15 84
Acétate de plomb	0 09		Percaline agglutinative	5 40
Nitrate de potasse	0 07		Hémostatique de Bonafous	1 81
Émétique et kermès	0 51		Cérat	1 08
Pommade mercurielle	1 25		Bouchons et fioles	3 60
Farine de lin et de moutarde	16 19			
A reporter	190 00		Total	235 28

Service administratif. — M. Guérard, adjudant.

Infirmiers. — Infirmiers-majors, 3; infirmiers, 18.

Dépenses générales.

Objets de pansements	507 f. 16 c.	
Médicaments	235 28	
Sépultures	11 00	
Alimentation	893 00	1,873 fr. 82 c.
Chauffage, éclairage	67 17	
Blanchissage	10 25	
Entretien, réparation, propreté	96 94	
Frais de bureau	52 59	

La dépense étant de 1,873 fr. 82 c. pour 1,354 journées de traitement, le prix de la journée est de 1 fr. 37 c. 7.

Le comptable a payé en outre une somme de 50 fr. non applicable au prix de la journée pour indemnité à deux adjudants d'administration accompagnant des évacuations de malades.

AMBULANCE DE LA 2ᵉ DIVISION DU 3ᵉ CORPS.

Mouvement pendant la période de guerre.

	ENTRÉS		SORTIS		MORTS.	JOURNÉES de traitement.	OBSERVATIONS.
	par billet.	par évacuation.	par billet.	par évacuation.			
FRANÇAIS.							
Garde impériale. . . .	5	»	»	5	»	6	
Troupes de ligne. . . .	670	»	3	662	4	1,363	15 officiers.
Gendarmerie.	1	»	»	1	»	»	
Corps étrangers.	1	»	»	2	»	2	
	677	»	3	670	4	1,371	15 *id.*　34 sous-offic.
AUTRICHIENS.							
Prisonniers.	172	»	»	172	»	279	4 *id.*　6 *id.*
	849	»	3	842	4		
	849		849			1,650	19 *id.*　40 *id.*

Ce mouvement comprend, avec les blessés, 44 fiévreux.

PERSONNEL MÉDICAL.

MM. Lacronique,　　　médecin-major.
　Navarre,　　　　　id.
　Guirard,　　　　　médecin aide-major.
　Raoul des Longchamps,　id.

Le 24 juin, cette ambulance s'est établie à Médole, au Castello, dans la salle de spectacle et ses dépendances.

Le 9 juillet, elle s'est établie à Cerlungo, dans la maison du médecin de la localité.

État récapitulatif et par corps des militaires entrés à l'ambulance de la 2ᵉ division du 3ᵉ corps pendant la guerre.

	Entrés.	Morts.		Entrés.	Morts.
Zouaves de la garde.	2	»	Report.	18	»
3ᵉ rég. de grenadiers (garde).	3	»	6ᵉ bat. de chasseurs à pied.	3	»
3ᵉ régiment de zouaves . . .	12	»	8ᵉ　　idem　　.	5	»
5ᵉ bat. de chasseurs à pied. .	1	»	15ᵉ　　idem　　.	6	»
A reporter.	18	»	*A reporter.*	32	»

	Entrés.	Morts.		Entrés.	Morts.
Report	32	»	*Report*	557	4
19° bat. de chasseurs à pied.	69	1	86° régiment de ligne	23	»
2° régiment de ligne	17	1	88° idem	42	»
6° idem	29	1	90° idem	2	»
8° idem	7	»	2° régiment de turcos	1	»
23° idem	6	»	3° régiment du génie	4	»
30° idem	12	»	7° régiment d'artillerie	3	»
43° idem	121	»	8° idem	8	»
44° idem	62	»	10° idem	1	»
49° idem	23	1	12° idem	3	»
52° idem	5	»	13° idem	2	»
53° idem	18	»	2° régiment de chasseurs.	1	»
55° idem	78	»	5° régiment de hussards	3	»
56° idem	3	»	Gendarmerie impériale	1	»
64° idem	52	»	Train des équipages milit.	1	»
73° idem	6	»	Inconnus	26	»
76° idem	13	»	Prisonniers autrichiens	172	»
85° idem	3	»			
A reporter	557	4	TOTAL	849	4

Service de la Pharmacie. — M. Senaux, pharmacien aide (27 juin).

Consommation pharmaceutique.

Thé	8 f.	40 c.	*Report*	207 f.	17 c.
Citrons	10	50	Nitrate de potasse	0	35
Café	5	80	Alcool	29	70
Sucre	104	97	Sulfate de quinine	7	25
Riz et amidon	4	00	Poudre de quinquina	1	40
Vin rouge	49	10	Emplâtre-vésicatoire	1	60
Amadou	1	68	Opium et alcoolés	49	58
Gomme arabique	5	40	Hémostatique de Monsel	0	32
Huile et cire	14	57	Sparadrap	38	52
Acide sulfurique	0	04	Percaline agglutinative	0	16
Ammoniaque	0	45	Bouchons et papier	1	20
Chloroforme et éther	2	26	Vessies de porc	0	15
A reporter	207	17	TOTAL	337	40

Service administratif. — M. Blondel, comptable.

Infirmiers. — Infirmiers-majors, 2 ; infirmiers, 15.

Dépenses générales.

Objets de pansements	464 f. 25 c.
Médicaments	337 40
Sépultures	» »
Alimentation	636 20
Chauffage, éclairage	36 92
Entretien, réparation, propreté	54 85
Blanchissage	3 75
Frais de bureau	75 48

} 1,608 fr. 05 c.

La dépense étant de 1,608 fr. 05 c. pour 1,650 journées de traitement, le prix de la journée est de 0 fr. 97 c. 506.

AMBULANCE DE LA 3ᵉ DIVISION DU 3ᵉ CORPS.

Mouvement pendant la période de guerre.

	ENTRÉS		SORTIS		MORTS.	JOURNÉES de traitement.	OBSERVATIONS.
	par billet.	par éva-cuation.	par billet.	par éva-cuation.			
FRANÇAIS.							
Garde impériale.. . . .	2	1	»	3	»	5	
Troupes de ligne. . . .	1,731	127	571	1,269	18	8,914	21 officiers.
Infirmiers, ouvriers.. .	14	»	3	11	»	63	
Train auxiliaire.. . . .	1	»	1	»	»	6	
	1,748	128	575	1,283	18	8,988	21 *id.* 44 sous-offic.
AUTRICHIENS. Prisonniers.	104	»	»	103	1	103	2 *id.* » *id.*
	1,852	128	575	1,386	19		
	1,980		1,980			9,091	23 *id.* 44 *id.*

Ce mouvement comprend, avec les blessés, 96 fiévreux, 21 vénériens et 5 galeux.

PERSONNEL MÉDICAL.

MM. Gerrier,　médecin-major ;　　détaché à Brescia.
　　　Lèques,　　　id.　aide-major.
　　　Riolacci,　　id.　　id.　　　id.
　　　Libermann, id.　　id.　　　id.

Le 24 juin, cette ambulance s'est établie à Médole, dans la maison du syndic.

État récapitulatif et par corps des militaires blessés entrés à l'ambulance de la 3ᵉ division du 3ᵉ corps pendant la guerre.

	Entrés.	Morts.			Entrés.	Morts.
1ᵉʳ rég. de grenadiers (garde).	2	»	Report.		136	»
3ᵉ　　　　idem .	1	»	2ᵉ régiment de ligne		12	»
6ᵉ bat. de chasseurs à pied..	4	»	6ᵉ　　idem		9	»
15ᵉ　　　idem .	1	»	8ᵉ　　idem		3	»
18ᵉ　　　idem .	123	»	11ᵉ　　idem		392	5
19ᵉ　　　idem .	5	»	14ᵉ　　idem		363	3
A reporter.	136	»	A reporter.		915	8

	Entrés.	Morts.		Entrés.	Morts.
Report.	915	8	*Report.*	1,688	18
30ᵉ régiment de ligne	11	»	2ᵉ régiment de hussards	3	»
41ᵉ idem	1	»	7ᵉ idem	5	»
43ᵉ idem	4	»	5ᵉ régiment d'artillerie	4	»
44ᵉ idem	3	1	7ᵉ idem	2	»
46ᵉ idem	272	3	8ᵉ idem	2	»
49ᵉ idem	30	»	9ᵉ idem	47	»
52ᵉ idem	2	»	11ᵉ idem	41	»
53ᵉ idem	17	»	12ᵉ idem	1	»
55ᵉ idem	44	»	15ᵉ idem	1	»
56ᵉ idem	2	»	2ᵉ régiment du génie	28	»
59ᵉ idem	355	3	2ᵉ esc. du train des équip.	4	»
64ᵉ idem	1	»	3ᵉ idem	12	»
68ᵉ idem	1	1	4ᵉ idem	1	»
70ᵉ idem	1	1	5ᵉ idem	22	»
73ᵉ idem	5	»	3ᵉ sect. d'ouvriers d'admin.	7	»
76ᵉ idem	10	»	9ᵉ idem	6	»
85ᵉ idem	3	1	Infirmiers militaires	1	»
86ᵉ idem	8	»	Transports auxiliaires	1	»
88ᵉ idem	2	»	Prisonniers autrichiens	104	1
3ᵉ rég. de chass. d'Afrique	1	»			
A reporter.	1,688	18	Total.	1,980	19

Service de la Pharmacie. — M. Gallimardet, pharmacien aide (27 juin).

Consommation pharmaceutique.

Thé, tilleul, camomille	5 f. 53 c.	*Report.*	1,941 f.	86 c.
Espèces aromatiques	0 40	Sparadrap	16	32
Extrait de réglisse	87 30	Percaline agglutinative	2	80
Citrons	195 00	Hémostatique de Monsel	0	96
Sucre	551 00	Éponges	14	25
Riz et amidon	6 11	Carbonate de fer et iode	0	62
Vin rouge	111 04	Sulfate de magnésie	3	37
Lait	120 75	Calomel, bichlorure de mercure	0	52
Œufs	12 00	Acétate de plomb	1	84
Glace	18 00	Cérat	2	67
Amadou	1 32	Sulfate d'alumine, potasse	0	09
Gomme arabique	39 37	Émétique, kermès	1	14
Huile, cire, camphre	1 86	Sous-nitrate de bismuth	3	15
Acide tartrique	6 66	Nitrate d'argent	45	10
Ammoniaque, chlorure de chaux	0 79	Emplâtre-vésicatoire	8	80
Chloroforme, éther	25 79	Eau de fleur d'oranger, etc.	0	20
Nitrate de potasse, sels divers	7 91	Extrait d'opium, ratanhia	13	10
Alcoolats de mélisse, etc.	2 36	Pommade mercurielle	4	07
Pilules et sulfate de quinine	645 90	Ipéca	11	49
Alcool	61 25	Farine de lin et de moutarde	13	34
Poudre de quinquina	41 52	Dextrine	6	80
A reporter.	1,941 86	Bouchons, fioles, papier	31	95
		Total.	2,124	44

État signé par l'adjudant d'administration.

Service administratif. — M. Buffet, adjudant.

Infirmiers. — Infirmiers-majors, 3; infirmiers, 17.

Dépenses générales.

Objets de pansements.	834 f.	71 c.
Médicaments.	2,124	44
Sépultures.	100	80
Alimentation.	9,235	19
Chauffage, éclairage.	331	84
Blanchissage.	137	25
Entretien, réparation, propreté.	194	75
Frais de bureau.	217	17

13,176 fr. 15 c.

La dépense étant de 13,176 fr. 15 c. pour 9,091 journées de traitement, le prix de la journée est de : 2 fr. 39 c. 5 pour les officiers;

2 fr. 37 c. 3 pour la troupe.

AMBULANCE DE LA DIVISION DE CAVALERIE DU 3ᵉ CORPS.

Mouvement pendant la période de guerre.

	ENTRÉS		SORTIS		MORTS.	JOURNÉES de traitement.	OBSERVATIONS.
	par billet.	par évacuation.	par billet.	par évacuation.			
FRANÇAIS.							
Infanterie........	147	»	»	138	9	141	6 officiers.
Cavalerie........	48	»	11	36	1	173	1 *id.*
Artillerie, génie.. ...	6	»	»	6	»	15	
AUTRICHIENS.	201	»	11	180	10	329	7 *id.* 19 sous-offic.
Prisonniers.......	85	»	»	85	»	15	1 *id.* » *id.*
	286	»	11	265	10		
	286		286			344	8 *id.* 19 *id.*

Ce mouvement comprend, avec les blessés, 21 fiévreux et 5 vénériens.

PERSONNEL MÉDICAL.

MM. Buschaert, médecin-major.
Petitbon,   id.   aide-major.
Scoutetten,   id.   id.

État récapitulatif et par corps des militaires blessés entrés à l'ambulance de la division de cavalerie du 3ᵉ corps pendant la guerre.

	Entrés.	Morts.		Entrés.	Morts.
2ᵉ régiment d'infanterie. . .	6	»	*Report.*	122	9
6ᵉ *idem* . . .	12	1	6ᵉ bat. de chasseurs à pied.	2	»
8ᵉ *idem* . . .	6	1	15ᵉ *idem* .	1	»
30ᵉ *idem* . . .	17	1	18ᵉ *idem* .	1	»
43ᵉ *idem* . . .	5	»	19ᵉ *idem* .	2	»
44ᵉ *idem* . . .	4	»	9ᵉ régiment d'artillerie. . .	1	»
49ᵉ *idem* . . .	32	1	15ᵉ *idem* . . .	5	»
53ᵉ *idem* . . .	5	»	1ᵉʳ régiment de lanciers.. .	9	»
55ᵉ *idem* . . .	15	2	4ᵉ *idem* . . .	12	»
73ᵉ *idem* . . .	8	»	2ᵉ régiment de chasseurs. .	1	»
76ᵉ *idem* . . .	4	»	2ᵉ régiment de hussards.. .	17	»
85ᵉ *idem* . . .	2	»	5ᵉ *idem* . . .	2	1
86ᵉ *idem* . . .	23	3	7ᵉ *idem* . . .	7	»
5ᵉ bat. de chasseurs à pied.	2	»	Prisonniers autrichiens.. . .	85	»
A reporter.	122	9	TOTAL.	286	10

Service de la Pharmacie. — M. Aveline, pharmacien aide (27 juin).

Consommation pharmaceutique.

Camomille et amandes douces..	2 f.	81 c.	*Report.*	94 f.	81 c.
Extrait de réglisse.	12	00	Iodure de potassium.	1	55
Citrons.	11	23	Sulfate de soude	0	36
Sucre.	26	00	Alcool.	3	30
Vin rouge	12	98	Alcoolés aromatiques.	5	22
Gomme arabique.	3	60	Nitrate d'argent.	2	52
Amadou.	0	40	Extrait d'opium.	0	45
Aloès et camphre	1	39	Cannelle, ipéca, quinquina...	4	34
Huile et cire.	11	72	Poudre hémostatique	0	24
Chloroforme, éther..	11	90	Mélange solidifiable.	0	64
Ammoniaque..	0	23	Sparadrap.	26	16
Calomel.	0	12	Pain, riz, amidon.	3	75
Acétate de plomb	0	27	Vinaigre.	0	35
Nitrate de potasse.	0	14	Bouchons et fioles.	0	62
A reporter.	94	81	TOTAL.	144	31

Pour le pharmacien, l'adjudant comptable.

Service administratif. — M. Lalondre, adjudant.

Infirmiers. — Infirmiers-majors, 2; infirmiers, 8.

Dépenses générales.

Objets de pansements.	190 f.	98 c.
Médicaments.	144	31
Sépultures.	10	00
Alimentation.	157	19
Chauffage, éclairage.	22	42
Blanchissage.	6	10
Entretien, réparation, propreté.		85
Frais de bureau.	48	30

582 fr. 15 c.

La dépense étant de 582 fr. 15 c. pour 344 journées de traitement, le prix de la journée est de 1 fr. 69 c. 229.

4ᵉ CORPS.

Maréchal Niel, commandant en chef.

M. Fenin, médecin principal, médecin en chef du 4ᵉ corps.

AMBULANCE DU QUARTIER GÉNÉRAL.

Mouvement pendant la période de guerre.

	ENTRÉS		SORTIS		MORTS.	JOURNÉES de traitement.	OBSERVATIONS.
	par billet.	par évacuation.	par billet.	par évacuation.			
FRANÇAIS.							
Garde impériale.. . . .	80	»	»	80	»	80	
Troupes de ligne. . . .	669	»	1	648	20	983	15 officiers.
Artillerie, génie.. . . .	3	»	»	3	»	4	1 *id.*
Gendarmerie.	2	»	»	2	»	1	
	754	»	1	733	20	1,068	16 *id.* 16 sous-offic.
AUTRICHIENS.							
Prisonniers.	43	»	»	36	7	69	4 *id.* » *id.*
	797	»	1	769	27		
	797		797			1,137	20 *id.* 16 *id.*

L'ambulance a reçu en plus, soigné et nourri 190 blessés évacués immédiatement et non compris dans le mouvement ci-dessus.

PERSONNEL MÉDICAL.

MM. Renard, médecin-major.

Armand, id.

Mutel, médecin aide-major.

Tirard, id.

État récapitulatif et par corps des militaires blessés entrés à l'ambulance du quartier général du 4e corps pendant la guerre.

	Entrés.	Morts.		Entrés.	Morts.
1er grenadiers (garde). . . .	10	»	*Report.*	654	20
2e idem	4	»	6e bat. de chasseurs à pied.	14	»
3e idem	49	»	8e idem .	15	»
Zouaves (garde).	17	»	15e idem .	31	»
2e régiment de ligne. . . .	17	»	Gendarmerie.	2	»
6e idem	74	4	6e régiment de cuirassiers..	1	»
8e idem	106	1	2e régiment de chasseurs. .	4	»
23e idem	15	»	10e idem . .	4	»
30e idem	115	4	1er régiment d'artillerie. . .	1	»
43e idem	1	1	2e idem . . .	1	»
49e idem	81	2	5e idem . . .	1	»
52e idem	20	»	6e idem . . .	2	»
53e idem	23	1	11e idem . . .	1	»
55e idem	16	1	12e idem . . .	7	»
73e idem	10	»	13e idem . . .	7	»
76e idem	17	»	15e idem . . .	3	»
85e idem	10	»	3e régiment du génie. . . .	4	»
86e idem	5	1	8e section d'ouvriers.. . . .	1	»
90e idem	11	»	12e idem	1	»
5e bat. de chasseurs à pied..	53	5	Prisonniers autrichiens. . .	43	7
A reporter..	654	20	TOTAL.	797	27

Service de la Pharmacie. — M. Leprieur, pharmacien-major (27 juin).

Consommation pharmaceutique.

	f.	c.			f.	c.
Extrait de réglisse.	30	00	*Report.*	125	36
Riz.	20	33	Alun.	0	07
Sucre..	34	00	Cérat	1	80
Amadou.	0	40	Chlorure d'oxyde de sodium...	1	00
Cire.	0	46	Pommade mercurielle.	5	00
Onguent styrax..	0	75	Ipéca..	3	00
Acides tartrique, acétique, sul-			Sparadrap.	0	48
furique..	5	25	Nitrate d'argent.	3	36
Ammoniaque..	0	07	Extrait d'opium	4	50
Chloroforme.	23	00	Poudre hémostatique..	0	08
Calomel.	0	80	Percaline agglutinative..	0	32
Acétate de plomb.	0	08	Perchlorure de fer.	10	00
Sulfate de soude.	0	40	Vinaigre.	2	80
Alcoolés aromatiques.	9	82	Bouchons..	2	63
A reporter.	125	36	TOTAL.	161	20

Service administratif. — MM. Frey, comptable, du 7 mai au 9 juillet.

                Collin,   id.   du 10 juillet au 2 août.

Infirmiers. — Infirmier-major, 2 ; infirmiers, 15.

Dépenses générales.

Objets de pansements.	451 f.	05 c.
Médicaments.	161	20
Sépultures.	40	50
Alimentation.	1,056	47
Chauffage, éclairage.	123	40
Blanchissage.	20	00
Entretien, réparation, propreté. . .	1,166	94
Frais de bureau.	55	99

           3,075 fr. 55 c.

La dépense étant de 3,075 fr. 55 c. pour 1,137 journées de traitement, le prix de la journée est de 2 fr. 51 c. 815 pendant la première période, et de 4 fr. 17 c. 7 pendant la seconde.

Le prix élevé de la journée de la seconde période tient à ce que 190 malades ont été nourris et soignés au compte de l'ambulance sans être compris dans le mouvement et évacués à la fin de la journée.

AMBULANCE DE LA 1ʳᵉ DIVISION DU 4ᵉ CORPS.

Mouvement pendant la période de guerre.

	ENTRÉS		SORTIS		MORTS.	JOURNÉES de traitement.	OBSERVATIONS.	
	par billet.	par évacuation.	par billet.	par évacuation.				
FRANÇAIS.								
État-major.	1	»	»	1	»	1	1 officier.	
Garde impériale.. . . .	40	»	»	40	»	40	1 *id.*	
Troupes de ligne. . . .	1,150	»	20	1,121	9	1,624	25 *id.*	
Infirmiers, ouvriers.. .	2	»	1	1	»	3		
Corps étrangers.. . . .	3	»	»	3	»	»		
	1,196	»	21	1,166	9	1,668	27 *id.*	53 sous-offic.
AUTRICHIENS.								
Prisonniers.	213	»	»	213	»	275		
	1,409	»	21	1,379	9			
	1,409		1,409			1,943	27 *id.*	53 *id.*

Ce mouvement comprend, avec les blessés, 166 fiévreux et 4 vénériens.

PERSONNEL MÉDICAL.

MM. Lemarchand, médecin-major.
       Hervé,   id.   aide-major, détaché à Milan.
       Bessières,   id.   id.
       Widal,   id.   id.

État récapitulatif et par corps des militaires blessés entrés à l'ambulance de la 1ᵉ division du 4ᵉ corps pendant la guerre.

	Entrés.	Morts.		Entrés.	Morts.
État-major.	1	»	*Report.*	72	»
1ᵉʳ rég. de grenadiers (garde).	2	»	6ᵉ régiment de ligne.. . . .	198	2
2ᵉ *idem* .	1	»	8ᵉ *idem*	166	2
3ᵉ *idem* .	28	»	23ᵉ *idem*	14	»
Zouaves (garde).	8	»	30ᵉ *idem*	139	2
Chasseurs à cheval (garde).	1	»	43ᵉ *idem*	1	1
2ᵉ régiment de ligne.	29	»	44ᵉ *idem*	2	»
3ᵉ *idem*	2	»	49ᵉ *idem*	154	»
A reporter.	72	»	*A reporter.*	746	7

	Entrés.	Morts.		Entrés.	Morts.
Report.	746	7	*Report.*	1,065	9
52ᵉ régiment de ligne..	24	»	2ᵉ régiment de hussards..	3	»
53ᵉ idem	22	»	5ᵉ idem	1	»
55ᵉ idem	24	»	2ᵉ rég. de chass. à cheval..	23	»
56ᵉ idem	1	»	10ᵉ idem	11	»
73ᵉ idem	17	»	3ᵉ régiment d'artillerie.	5	»
76ᵉ idem	12	1	5ᵉ idem	1	»
85ᵉ idem	41	»	9ᵉ idem	2	»
86ᵉ idem	22	»	10ᵉ idem	3	»
90ᵉ idem	7	»	11ᵉ idem	6	»
5ᵉ bat. de chasseurs à pied.	83	1	12ᵉ idem	20	»
6ᵉ idem	35	»	13ᵉ idem	17	»
8ᵉ idem	5	»	15ᵉ idem	7	»
15ᵉ idem	23	»	3ᵉ régiment du génie.	24	»
2ᵉ régiment de tirailleurs.	1	»	Train des équipages.	6	»
3ᵉ idem	2	»	Infirmiers militaires.	2	»
			Prisonniers autrichiens..	213	»
A reporter.	1,065	9	TOTAL.	1,409	9

Service de la Pharmacie. — M. Babeau, pharmacien aide (27 juin).

Consommation pharmaceutique.

	f.	c.		f.	c.
Thé..	3	60	*Report.*	240	76
Racines de réglisse..	2	80	Pilules et sulfate de quinine.	99	47
Extrait de réglisse.	39	00	Alcool.	20	00
Orge et riz.	47	37	Alcoolés aromatiques..	15	11
Sucre..	100	00	Alun..	0	14
Amadou.	1	12	Nitrate d'argent.	3	36
Gomme arabique..	5	40	Cérat..	9	00
Camphre.	0	41	Extrait d'opium	3	60
Acides tartrique, acétique, sulfu-			Ipéca..	7	60
rique..	13	03	Farine de lin et de moutarde..	10	76
Ammoniaque..	0	17	Poudre hémostatique	0	28
Émétique	0	40	Mélange solidifiable.	2	24
Sous-nitrate de bismuth.	2	10	Sparadrap.	53	52
Chloroforme.	19	40	Percaline agglutinative..	1	52
Sulfate de magnésie et de soude.	3	10	Bouchons..	0	07
Acétate de plomb.	2	86			
A reporter.	240	76	TOTAL.	467	43

Service administratif. — M. de Peretti, adjudant.

Infirmiers. — Infirmiers-majors, 3; infirmiers, 16.

Dépenses générales.

	f.	c.	
Objets de pansements.	441	32	
Médicaments..	467	43	
Sépultures..	»	»	
Alimentation.	951	19	1,980 fr. 26 c.
Chauffage, éclairage..	38	37	
Blanchissage..	1	10	
Entretien, réparation, propreté.	7	00	
Frais de bureau.	73	85	

La dépense étant de 1,980 fr. 26 c. pour 1,943 journées de traitement, le prix de la journée est de 1 fr. 01 c. 9.

Le comptable a payé, en outre, la somme de 732 fr. 60 c. non applicable au prix de la journée pour :

   60 brancards à 12 fr. 21 c. . . . . . . 732 fr. 60 c.

AMBULANCE DE LA 2ᵉ DIVISION DU 4ᵉ CORPS.

Mouvement pendant la période de guerre.

	ENTRÉS		SORTIS		MORTS.	JOURNÉES de traitement.	OBSERVATIONS.		
	par billet.	par évacuation.	par billet.	par évacuation.					
FRANÇAIS.									
État-major.	1	»	»	1	»	1	1 officier.		
Garde impériale	5	69	5	69	»	34			
Troupes de ligne. . . .	2,019	125	55	2,081	8	2,010	38	*id.*	
Gendarmerie.	2	1	1	2	»	4			
Infirmiers, ouvriers.. .	»	2	2	»	»	2			
Corps étrangers.. . . .	»	2	»	2	»	1			
	2,027	199	63	2,155	8	2,052	39	*id.*	98 sous-offic.
AUTRICHIENS.									
Prisonniers.	798	»	»	786	12	1,454			
	2,825	199	63	2,941	20				
	3,024		3,024			3,506	39	*id.* 98	*id.*

Ce mouvement comprend, avec les blessés, 492 fiévreux et 2 vénériens.

PERSONNEL MÉDICAL.

MM. Gueury, médecin-major.
    Molard,   id.   aide-major.
    Vézien,   id.   id.
    Buffet,   id.   id.

Le 4 juin, cette ambulance s'est établie à Ponte-Nuovo;
Le 25 id.   id.   id.   dans l'église de Médole.

État récapitulatif et par corps des militaires blessés entrés à l'ambulance de la 2ᵉ division du 4ᵉ corps pendant la guerre.

	Entrés.	Morts.		Entrés.	Morts.
État-major général.	1	»	Report.	13	»
1ᵉʳ rég. de voltigeurs (garde).	7	»	3ᵉ rég. de voltigeurs (garde).	12	»
2ᵉ *idem*	5	»	4ᵉ *idem*	12	»
A *reporter*..	13	»	A *reporter*.	37	»

	Entrés.	Morts.		Entrés.	Morts.
Report.	37	»	*Report.*	1,855	2
Chasseurs à pied (garde).	1	»	1er régiment de lanciers.	6	»
Artillerie (garde).	16	»	2e régiment de chasseurs.	32	»
Lanciers (garde).	2	»	10e *idem*	3	»
Dragons (garde).	1	»	4e escadron du train.	1	»
1er cuirassiers (garde).	1	»	5e *idem*	2	1
2e *idem*	2	»	5e régiment de hussards.	2	»
Train (garde)	3	»	1er rég. de chass. d'Afrique.	1	»
Guides (garde).	2	»	3e *idem*	1	»
Chasseurs à cheval (garde).	4	»	7e régiment de hussards.	3	»
2e régiment de ligne.	20	»	2e *idem*	22	»
6e *idem*	53	»	1er régiment d'artillerie.	1	»
8e *idem*	122	»	2e *idem*	2	»
15e *idem*	1	»	3e *idem*	7	»
18e *idem*	2	»	5e *idem*	3	»
21e *idem*	2	»	6e *idem*	6	»
23e *idem*	6	»	7e *idem*	1	»
30e *idem*	39	»	8e *idem*	22	1
41e *idem*	2	»	9e *idem*	27	»
43e *idem*	16	»	10e *idem*	1	»
44e *idem*	14	»	11e *idem*	4	»
49e *idem*	79	»	12e *idem*	5	»
52e *idem*	249	»	13e *idem*	9	»
53e *idem*	12	»	15e *idem*	13	»
55e *idem*	30	»	5e bat. de chass. à pied.	12	»
56e *idem*	5	»	6e *idem*	129	2
61e *idem*	18	»	8e *idem*	4	»
64e *idem*	10	»	10e *idem*	3	»
65e *idem*	1	»	15e *idem*	6	»
70e *idem*	1	»	19e *idem*	5	»
71e *idem*	2	»	1er tirailleurs algériens.	2	»
72e *idem*	1	»	1er zouaves.	1	»
73e *idem*	339	»	2e sect. d'ouvriers d'admin.	1	»
75e *idem*	1	»	8e *idem*	3	»
76e *idem*	7	»	12e *idem*	1	»
85e *idem*	323	»	1er régiment du génie.	23	2
86e *idem*	419	2	3e *idem*	3	»
88e *idem*	2	»	Gendarmerie.	3	»
90e *idem*	2	»	Civils (vivres-viande).	1	»
99e *idem*	1	»	Prisonniers autrichiens.	798	12
100e *idem*	7	»			
A reporter.	1,855	2	Total.	3,024	20

Service de la Pharmacie. — M. Cauvet, pharmacien aide.

Consommation pharmaceutique.

Thé, camomille, tilleul.	11 f. 12 c.		*Report.*	70 f. 42 c.	
Extrait de réglisse.	39	00	Citrons.	16	25
Café.	20	30	Orge.	4	50
A reporter.	70	42	*A reporter.*	91	17

Report.	91 f. 17 c.		Report.	330 f. 97 c.
Vin..	35	10	Alcool.	14	82
Sucre	104	00	Alcoolés aromatiques.	12	95
Gomme arabique..	4	05	Pommade mercurielle.	0	75
Camphre..	1	23	Hémostatique de Bonafous.. . .	0	24
Huile et cire.	10	99	Sparadrap.	39	60
Acides tartrique et acétique. . .	8	22	Ipéca..	5	61
Bichlorure de mercure..	0	01	Farine de lin, de moutarde. . .	8	56
Nitrate d'argent.	1	68	Son de froment.	1	12
Acétate de plomb	0	79	Vinaigre.	2	80
Sulfate de cuivre..	0	12	Extrait d'opium..	11	70
Sulfate de magnésie, d'alumine,			Cérat..	8	15
potasse..	2	08	Bouchons et fioles.	0	30
Sulfate de quinine.	52	48	Amadou.	2	40
Ammoniaque..	0	07	Carbonate de soude.	1	20
Émétique..	0	07	Hydrolé hémostatique..	0	04
Chloroforme, éther..	18	91	Styrax.	0	15
A reporter.	330	97	Total.	441	36

Service administratif. — M. Bouquet, comptable.

Infirmiers. —Infirmiers–majors, 2; infirmiers, 25.

Dépenses générales.

Objets de pansements.	1,321 f. 80 c.	
Médicaments..	441	36
Sépultures..	»	»
Alimentation..	1,765	93
Chauffage, éclairage..	194	00
Blanchissage..	19	20
Entretien, réparation, propreté.	235	70
Frais de bureau.	89	60

4,067 fr. 59 c.

La dépense étant de 4,067 fr. 59 c. pour 3,506 journées de traitement, le prix de la journée est de 1 fr. 16 c. 017.

Le comptable a payé, en outre, la somme de 813 fr. 60 c. non applicable au prix de la journée et ainsi répartie :

70 brancards sans bretelles, à 10 fr.	700 f. 00 c.	
1 fanion d'ambulance.	3	00
20 cadenas à 1 fr..	20	00
Objets divers, cuvettes, pots, etc.	30	60
Remboursé à M. Peire, adjudant d'administration,		
pour frais de nourriture de 79 malades, en route,		
évacués le 16 juillet, de Borghetto sur Crémone.	60	00

813 fr. 60 c.

AMBULANCE DE LA 3ᵉ DIVISION DU 4ᵉ CORPS.

Mouvement pendant la période de guerre.

	ENTRÉS		SORTIS		MORTS.	JOURNÉES de traitement.	OBSERVATIONS.	
	par billet.	par évacuation.	par billet.	par évacuation.				
FRANÇAIS.								
Garde impériale.. . . .	16	»	» .	16	»	16		
Troupes de ligne. . . .	1,254	»	12	1,222	20	1,867	43 officiers.	
Gendarmerie.	1	»	»	1	»	2		
Corps étrangers.. . . .	2	»	»	2	»	2		
AUTRICHIENS.	1,273	»	12	1,241	20	1,887	43 *id.*	78 sous-offic.
Prisonniers.	366	»	»	366	»	695		
	1,639	»	12	1,607	20			
	1,639		1,639			2,582	43 *id.*	78 *id.*

Ce mouvement comprend, avec les blessés, 523 fiévreux, 21 vénériens et 4 galeux.

PERSONNEL MÉDICAL.

MM. Lefebvre, médecin-major.
　　　Ruef, 　　　id. 　　aide-major, détaché à Turin.
　　　Perréon, 　id. 　　id.
　　　Alix, 　　　id. 　　id.

État récapitulatif et par corps des militaires blessés entrés à l'ambulance de la 3ᵃ division du 4ᵉ corps pendant la guerre.

	Entrés.	Morts.		Entrés.	Morts.
1ᵉʳ de grenadiers (garde).	3	»	*Report*.	331	3
2ᵉ　　　*idem*　　.	5	»	30ᵉ régiment de ligne.. . . .	18	1
3ᵉ　　　*idem*　　..	5	»	43ᵉ　　*idem*　. . . .	4	»
Zouaves.	3	»	44ᵉ　　*idem*　. . . .	15	»
45ᵉ régiment de ligne	30	»	49ᵉ　　*idem*　. . . .	44	1
2ᵉ　　　*idem*　. . . .	222	2	52ᵉ　　*idem*　. . . .	5	1
6ᵉ　　　*idem*　. . . .	31	»	53ᵉ　　*idem*　. . . .	241	2
8ᵉ　　　*idem*　. . . .	31	1	55ᵉ　　*idem*　. . . .	191	2
23ᵉ　　*idem*　. . . .	1	»	73ᵉ　　*idem*　. . . .	20	»
A reporter.	331	3	*A reporter.*	869	10

	Entrés.	Morts.		Entrés.	Morts.
Report.	869	10	*Report.*	1,238	17
76ᵉ régiment de ligne.. . . .	151	»	3ᵉ régiment du génie. . . .	15	»
85ᵉ *idem*	18	2	3ᵉ régiment d'artillerie. . .	3	1
86ᵉ *idem*	30	1	10ᵉ *idem* . . .	11	»
90ᵉ *idem*	7	»	12ᵉ *idem* . . .	5	»
5ᵉ bat. de chasseurs à pied.	10	1	13ᵉ *idem* . . .	16	2
6ᵉ *idem* .	6	»	15ᵉ *idem* . . .	6	»
15ᵉ *idem* .	121	1	Gendarmerie.	1	»
1ᵉʳ rég. de lanciers.	3	1	Train des équipages.	4	»
10ᵉ rég. de chass. à cheval. .	11	1	Tirailleurs algériens.	1	»
7ᵉ rég. de hussards.	10	»	Ouvriers d'administration.. .	1	»
1ᵉʳ chasseurs d'Afrique. . .	1	»	Infirmiers militaires.	2	»
1ᵉʳ régiment du génie. . . .	1	»	Prisonniers autrichiens. . .	366	»
A reporter.	1,238	17	TOTAL.	1,639	20

Service de la Pharmacie. — M. Montèze, pharmacien aide.

Consommation pharmaceutique.

Thé, tilleul.	9 f.	95 c.	*Report.*	366 f.	76 c.
Espèces amères et pectorales . .	20	00	Acétate de plomb.	1	70
Citrons..	2	55	Nitrate de potasse.	1	40
Orge et riz.	22	90	Sulfate de quinine.	43	50
Sucre..	113	82	Alcool.	46	40
Amidon..	3	00	Alcoolés aromatiques.	8	87
Vin rouge.	63	34	Nitrate d'argent.	31	08
Amadou.	1	60	Cérat..	9	00
Gomme arabique..	3	60	Eau distillée.	0	10
Huile, cire, térébenthine.. . . .	19	73	Emplâtre-vésicatoire.	8	40
Charbon animal, ...	0	19	Extrait d'opium.	6	30
Ammoniaque..	0	24	Hémostatique de Monsel.. . . .	0	10
Acides tartrique, acétique, etc. .	23	46	*Idem* de Bonafous.. . .	0	48
Quinquina jaune.	31	00	Mélange solidifiable.	2	88
Moutarde.	12	50	Sparadrap.	16	37
Farine de lin..	8	70	Percaline agglutinative	2	72
Émétique..	0	09	Vinaigre.	2	80
Oxyde de calcium.	1	00	Styrax.	0	75
Sulfate de cuivre et de zinc. . .	0	20	Pommade mercurielle.	10	00
Chloroforme, éther..	23	68	Ipéca..	9	50
Sulfate de soude et de magnésie.	4	15	Sous-nitrate de bismuth.	1	31
Calomel, bichlorure de mercure.	1	06	Bouchons.	0	69
A reporter.	366	76	TOTAL.	571	11

Service administratif. — M. Laput, comptable.

Infirmiers. — Infirmiers-majors, 2; infirmiers, 16.

Dépenses générales.

Objets de pansements	757 f. 45 c.	
Médicaments.	571 11	
Sépultures.	» »	
Alimentation.	1,546 67	4,161 fr. 72 c.
Chauffage, éclairage.	66 47	
Blanchissage.	13 72	
Entretien, réparation, propreté	1,122 50	
Frais de bureau	83 80	

La dépense étant de 4,161 fr. 72 c. pour 2,582 journées de traitement, le prix de la journée est de 1 fr. 61 c.

Le comptable a payé, en outre, la somme de 492 fr. 16 c. non applicable au prix de la journée et ainsi répartie :

1 fanion d'ambulance.	15 fr. 00 c.	
56 brancards à 7 fr. 90 c.	442 40	492 fr. 16 c.
1 série de poids.	15 00	
Objets divers pour tisanerie.	19 76	

5ᵉ CORPS.

Prince NAPOLÉON, commandant en chef.

M. LEGOUEST, médecin-major, médecin en chef du 5ᵉ corps.

AMBULANCE DU QUARTIER GÉNÉRAL DU 5ᵉ CORPS.

Mouvement pendant la période de guerre.

	ENTRÉS		SORTIS		MORTS.	JOURNÉES de traitement.	OBSERVATIONS.
	par billet.	par évacuation.	par billet.	par évacuation.			
FRANÇAIS.							
Garde impériale	2	»	»	2	»	4	
Troupes de ligne. . . .	28	»	10	14	4	99	
Cavalerie.	1	»	»	1	»	1	
Artillerie et génie.. . .	23	»	5	18	»	69	3 sous-officiers.
Équipages militaires. .	1	»	»	1	»	4	
Infirmiers, ouvriers.. .	2	»	»	2	»	9	
Corps étrangers.	1	»	»	1	»	5	
	58	»	15	39	4		
	58		58			191	

Ce mouvement ne comprend pas de blessés par l'ennemi, mais seulement des fiévreux, 14 vénériens et 7 galeux.

PERSONNEL MÉDICAL.

MM. Vincent, médecin-major.
    Morand,   id.   aide-major.
    Mouillac, id.   id.
    Herbecq, id.   id.

État récapitulatif et par corps des militaires blessés entrés à l'ambulance du quartier général du 5ᵉ corps pendant la guerre.

	Entrés.	Morts.		Entrés.	Morts.
Artillerie à cheval (garde). .	2	»	*Report.*	11	»
18ᵉ régiment d'infanterie. . .	7	»	75ᵉ régiment d'infanterie. . .	1	»
26ᵉ *idem* . . .	2	»	80ᵉ *idem* . . .	4	»
A reporter. . . .	11	»	*A reporter.*	16	»

	Entrés.	Morts.		Entrés.	Morts.
Report.	16	»	*Report.*	43	4
82ᵉ régiment d'infanterie. . .	1	»	8ᵉ régiment d'artillerie . . .	1	»
89ᵉ *idem* . . .	4	1	9ᵉ *idem* . . .	4	»
93ᵉ *idem* . . .	2	1	11ᵒ *idem* . . .	3	»
99ᵉ *idem* . . .	5	2	13ᵒ *idem* . . .	1	»
14ᵉ bat. de chasseurs à pied.	2	»	14ᵉ *idem* . . .	2	»
2ᵉ rég. de tiraill. algériens.	1	»	8ᵉ régiment de hussards. . .	1	»
3ᵉ régiment du génie. . . .	9	»	Train des équipages.	1	»
2ᵉ régiment d'artillerie . . .	1	»	Ouvriers d'administration. .	1	»
6ᵉ *idem* . . .	2	»	Infirmiers.	1	»
A reporter.	43	4	Total.	58	4

Service de la Pharmacie. — MM. Gillet, pharmacien-major.

Dupuis,   id.   (27 juin).

Consommation pharmaceutique.

Non indiquée, mais peu importante et comprise dans la dépense des objets de pansements.

Service administratif.

MM. Mées, principal comptable, du 20 mai au 5 juillet.

Collin, comptable, du 6 juillet au 30 août.

Infirmiers. — Infirmiers-majors, 3 ; infirmiers, 19.

Dépenses générales.

Objets de pansements.. .	} 71 f. 15 c.	
Médicaments.		
Sépultures.	» »	
Alimentation.	131 06	
Chauffage, éclairage. . . .	5 .00	301 fr. 71 c.
Blanchissage.	1 00	
Entretien, réparation, propreté.. .	48 00	
Frais de bureau.. . . .	45 50	

La dépense étant de 301 fr. 71 c. pour 191 journées de traitement, le prix de la journée est de 1 fr. 57 c. 959.

AMBULANCE DE LA 1re DIVISION DU 5e CORPS.

Mouvement pendant la période de guerre.

	ENTRÉS		SORTIS		MORTS.	JOURNÉES de traitement.	OBSERVATIONS.
	par billet.	par éva-cuation.	par billet.	par éva-cuation.			
FRANÇAIS.							
Troupes de ligne. . . .	616	»	41	571	4	1,098	
Gendarmerie.	1	»	1	»	»	3	
Infirmiers, ouvriers.. .	5	»	2	3	»	11	
	622	»	44	574	4		
	622		622			1,112	10 offic. 16 sous-offic.

Ce mouvement comprend un petit nombre de blessés, des fiévreux, 22 vénériens et 4 galeux.

PERSONNEL MÉDICAL.

MM. Pallier, médecin–major.
     Paret,   id.   aide–major.
     Gronnier, id.   id.
     Douin,   id.   id.

État récapitulatif et par corps des militaires entrés à l'ambulance de la 1re division du 5e corps pendant la guerre.

	Entrés.	Morts.		Entrés.	Morts.
26e régiment de ligne. . . .	1	»	*Report.*	572	3
42e *idem*	1	»	4e rég. d'artillerie.	1	»
73e *idem*	7	»	7e *idem*	16	»
75e *idem*	96	»	8e *idem*	5	»
89e *idem*	115	1	13e *idem*	1	1
93e *idem*	175	1	14e *idem*	5	»
99e *idem*	99	1	2e régiment du génie. . . .	14	»
3e régiment de zouaves. . . .	73	»	3e *idem*	2	»
5e escadron du train.	4	»	Gendarmerie.	1	»
3e régiment d'artillerie. . . .	1	»	Infirmiers..	5	»
A reporter.	572	3	TOTAL.	622	4

Service de la Pharmacie. — M. Paradis, pharmacien aide.

Consommation pharmaceutique.

Thé	4 f.	80 c.	*Report.*	297 f.	88 c.
Extrait de réglisse	30	00	Pilules de sulfate de quinine	24	30
Citrons	7	50	Sulfate de soude	0	50
Riz	2	10	Acétate de plomb	0	35
Vin rouge	65	70	Alcool	8	00
Sucre	166	00	Alcoolés aromatiques	3	00
Amadou	0	40	Extrait d'opium	9	00
Huile et graisse	0	55	Pommade mercurielle	1	00
Camphre	0	20	Ipéca	1	90
Acides tartrique, acétique	6	77	Poudre hémostatique	0	04
Ammoniaque	0	07	Sparadrap	8	64
Émétique	0	22	Percaline agglutinative	0	32
Chloroforme, éther	12	77	Vinaigre	3	50
Calomel	0	80	Bouchons et fioles	0	24
A reporter	297	88	Total	358	67

Service administratif. — M. Landes, adjudant.

Infirmiers. — Infirmiers-majors, 3; infirmiers, 17.

Dépenses générales.

Objets de pansements	68 f.	00 c.
Médicaments	358	67
Sépultures	»	»
Alimentation	697	34
Chauffage, éclairage	6	00
Blanchissage	»	»
Entretien, réparation, propreté	59	00
Frais de bureau	37	20

} 1,226 fr. 21 c.

La dépense étant de 1,226 fr. 21 c. pour 1,112 journées de traitement, le prix de la journée est de 1 fr. 10 c. 7.

Le comptable a payé en outre la somme de 150 fr. 90 c. non applicable au prix de la journée et ainsi répartie :

A Mayati, aubergiste à Piadena, le 24 juin, pour nourriture de blessés de passage dans cette ville et évacués sur Crémone	18 f.	90 c.
A la municipalité de Piadena, pour 64 kilogrammes de viande fournis à des blessés du 24 juin, de passage dans cette ville et évacués sur Crémone	64	00
A des ouvrières employées à la préparation du linge à pansements, provenant de dons faits par les habitants de Piadena	36	00
Pour objets divers, vases en faïence	32	00

} 150 fr. 90 c.

AMBULANCE DE LA 2ᵉ DIVISION DU 5ᵉ CORPS.

Mouvement pendant la période de guerre.

	ENTRÉS		SORTIS		MORTS.	JOURNÉES de traitement.	OBSERVATIONS.
	par billet.	par éva-cuation.	par billet.	par éva-cuation.			
FRANÇAIS.							
Infanterie..........	879	1	24	853	3	1,619	
Cavalerie.........	4	»	»	4	»	13	
Gendarmerie......	2	»	»	2	»	2	
Artillerie , génie. ...	80	»	2	78	»	168	
Train des équipages..	4	»	1	3	»	9	
Infirmiers, ouvriers...	7	»	1	6	»	13	
Préposés aux vivres-viande........	2	»	1	1	»	7	
	978	1	29	947	3	1,831	
AUTRICHIENS.							
Prisonniers......	1	»	»	»	1	»	
	979	1	29	947	4		
	980		980			1,831	9 officiers. 16 sous-offic.

Ce mouvement ne comprend que des fiévreux, 60 vénériens et 7 galeux.

PERSONNEL MÉDICAL.

MM. Philippe, médecin-major,   détaché à Livourne.
    Courbet,   id.   aide-major,   id.   à Plaisance.
    Marlier,   id.   id.   id.   à Novare.
    Cavaroz,   id.   id.   id.   à Bergame.

État récapitulatif et par corps des militaires entrés à l'ambulance de la 2ᵉ division du 5ᵉ corps pendant la guerre.

	Entrés.	Morts.		Entrés.	Morts.
18ᵉ, 26ᵉ, 72ᵉ, 75ᵉ, 80ᵉ, 82ᵉ, 85ᵉ, 89ᵉ et 99ᵉ rég. d'infanterie, 14ᵉ bat. de chass. à pied et 2ᵉ rég. de zouaves.....	880	3	*Report.........*	959	3
			2ᵉ et 3ᵉ rég. du génie.....	5	»
			Gendarmerie..........	2	»
4ᵉ rég. de lanciers et 6ᵉ rég. de hussards.........	4	»	1ᵉʳ et 5ᵉ escadrons du train..	4	»
5ᵉ, 6ᵉ, 9ᵉ, 10ᵉ, 13ᵉ, 14ᵉ et 17ᵉ régiments d'artillerie....	75	»	Infirm. milit., 10ᵉ et 12ᵉ sect. d'ouvriers d'administrat. .	7	»
			Préposés des vivres-viande..	2	»
			Prisonnier autrichien....	1	»
A reporter.....	959	3	TOTAL..........	980	3

Service de la Pharmacie. — M. Mullet, pharmacien aide (27 juin).

Consommation pharmaceutique.

Citrons.	19 f. 80 c.	*Report.*	30 f. 25 c.
Sucre.	10 00	Riz.	0 84
Orge.	0 45	Sangsues.	1 80
A reporter.	30 25	TOTAL.	32 89

État signé par le comptable.

Service administratif. — MM. Collin, comptable, du 19 mai au 5 juillet.
Gelée, adjudant, du 6 juillet au 30 septembre.

Infirmiers. — Infirmiers-majors, 2 ; infirmiers, 15.

Dépenses générales.

Objets de pansements.	338 f. 11 c.	
Médicaments.	32 89	
Sépultures.	» »	
Alimentation.	457 87	912 fr. 77 c.
Chauffage, éclairage.	15 12	
Blanchissage.	3 83	
Entretien, réparation, propreté.	3 90	
Frais de bureau.	61 05	

La dépense étant de 912 fr. 77 c. pour 1,831 journées de traitement, le prix de la journée est de : 0 fr. 85 c. 5 du 19 mai au 5 juillet ;
0 fr. 47 c. 444 du 6 juillet au 30 septembre.

Le comptable a payé en outre la somme de 31 fr. non applicable au prix de la journée pour :

Haches, ustensiles divers.   31 fr.

AMBULANCE DE LA BRIGADE DE CAVALERIE DU 5ᵉ CORPS.

Mouvement pendant la période de guerre.

FRANÇAIS.	ENTRÉS		SORTIS		MORTS.	JOURNÉES de traitement.	OBSERVATIONS.
	par billet.	par évacuation.	par billet.	par évacuation.			
Infanterie..	1	»	»	»	1	»	
Cavalerie.	124	»	7	126	1	338	
Artillerie, génie.. . . .	14	»	1	10	3	56	
Équipages militaires. .	1	»	»	1	»	4	
Infirmiers..	2	»	»	2	»	9	
	152	»	8	139	5		
	152		152			407	

Ce mouvement ne comprend que quelques blessés ordinaires, des fiévreux et 9 vénériens.

PERSONNEL MÉDICAL.

MM. Daga,   médecin-major,   détaché à l'artillerie.
    Bigot,   id. aide-major,   id.
    Hattute,   id. id.
    Vernay,   id. id.

État récapitulatif et par corps des militaires blessés entrés à l'ambulance de la brigade de cavalerie du 5ᵉ corps pendant la guerre.

	Entrés.	Morts.		Entrés.	Morts.
99ᵉ régiment de ligne.. . . .	1	1	*Report.*	136	2
6ᵉ régiment de hussards.. .	98	1	14ᵉ régiment d'artillerie. . .	13	3
8ᵉ *idem* . . .	36	»	Train des équipages milit.. .	1	»
4ᵉ régiment d'artillerie. . .	1	»	Infirmiers militaires..	2	»
A reporter.	136	2	Total.	152	5

Service de la Pharmacie. — M. Berquier, pharmacien aide.

Consommation pharmaceutique.

Non indiquée, insignifiante et comprise dans la somme portée aux objets de pansements.

I.   *89

Service administratif. — M. Audibert, adjudant.

Infirmiers. — Infirmiers-majors, 2 ; infirmiers, 8.

Dépenses générales.

Objets de pansements . . . . }	106 f. 89 c.	
Médicaments. . . . . }		
Sépultures.	» »	
Alimentation.	172 54	
Chauffage, éclairage.	10 61	318 fr. 84 c.
Blanchissage.	» »	
Entretien, réparation, propreté.	» »	
Frais de bureau..	28 80	

La dépense étant de 318 fr. 84 c. pour 407 journées de traitement, le prix de la journée est de 0 fr. 78 c. 339.

État récapitulatif des mouvements des ambulances, Français, Italiens et Autrichiens.

AMBULANCES.		ENTRÉS		SORTIS		Morts.	JOURNÉES DE TRAITEMENT par nature de maladies.				
		par billet.	par évacuation.	par billet.	par évacuation.		Blessés	Fiévreux.	Vénériens.	Galeux.	TOTAL.
Grand quartier général impérial...		6,707	»	»	6,598	109	9,825	»	»	»	9,825
Garde impériale.	Quartier général.	1,743	»	»	1,716	27	3,070	»	»	»	3,070
—	1re div. d'infanterie.	262	»	»	262	2	209	184	99	2	494
—	2e —	436	»	8	428	»	39	154	7	2	202
—	Divis. de cavalerie.	314	»	»	310	4	249	77	44	4	344
1er corps.	Quartier général.	952	»	»	929	23	395	»	»	»	395
—	1re div. d'infanterie.	922	»	114	789	19	846	1,858	40	»	2,744
—	2e —	802	»	18	784	3	76	345	6	»	427
—	3e —	1,340	»	25	1,256	29	649	808	5	»	1,462
—	Divis. de cavalerie.	522	27	»	549	»	37	74	6	»	117
2e corps.	Quartier général.	843	184	»	1,018	6	1,373	75	4	»	1,452
—	1re div. d'infanterie.	1,423	»	»	1,404	19	752	743	30	»	1,495
—	2e —	6,397	»	»	6,377	20	7,988	469	9	»	8,466
—	Divis. de cavalerie.	574	»	1	567	6	1,007	436	2	»	1,445
3e corps.	Quartier général.	825	222	»	989	58	1,080	13	»	»	1,093
—	1re div. d'infanterie.	1,498	11	8	1,478	23	699	623	30	2	1,354
—	2e —	849	»	3	842	4	1,171	479	»	»	1,650
—	3e —	1,852	128	575	4,386	19	557	8,407	99	28	9,091
—	Divis. de cavalerie.	286	»	11	265	10	166	160	18	»	344
4e corps.	Quartier général.	797	»	1	769	27	1,009	128	»	»	1,137
—	1re div. d'infanterie.	1,409	»	21	1,379	9	682	1,242	19	»	1,943
—	2e —	2,825	199	63	2,941	20	2,535	969	2	»	3,506
—	3e —	1,639	»	12	1,607	20	1,520	1,037	21	4	2,582
5e corps.	Quartier général.	58	»	15	39	4	19	152	13	7	191
—	1re div. d'infanterie.	622	»	44	574	4	87	992	29	4	1,112
—	2e —	979	1	29	947	4	84	1,675	65	7	1,831
—	Brigade de cavalerie	152	»	8	139	5	36	362	9	»	407
		36,998	769	956	36,337	474					
		37,767		37,767			36,160	21,129	497	57	57,843

État récapitulatif du service des ambulances par nationalités.

AMBULANCES.	FRANÇAIS		PIÉMONTAIS		AUTRICHIENS		TOTAL.		OBSERVATIONS.
	Entrés.	Morts.	Entrés.	Morts.	Entrés.	Morts.	Entrés.	Morts.	
Grand quartier général impérial...	1,775	58	»	»	4,932	51	6,707	109	Il a été reçu provisoirement à nos ambulances un plus grand nombre de Sardes, mais ils ont été évacués immédiatement après premiers secours.
Quartier général de la garde.....	932	27	»	»	811	»	1,743	27	
1re division d'infanterie, garde....	230	2	»	»	32	»	262	2	
2e — —.....	366	»	»	»	70	»	436	»	
Division de cavalerie, garde.....	237	4	»	»	77	»	314	4	
Quartier général, 1er corps......	485	5	»	»	467	18	952	23	
1re division d'infanterie, 1er corps..	899	19	»	»	23	»	922	19	
2e — —.....	611	3	»	»	191	»	802	3	
3e — —.....	1,277	29	»	»	33	»	1,310	29	
Division de cavalerie........	63	»	»	»	486	»	549	»	
Quartier général, 2e corps......	694	4	1	»	332	2	1,024	6	
1re division d'infanterie, 2e corps...	1,259	13	»	»	164	6	1,423	19	
2e — —.....	1,450	6	»	»	4,947	14	6,397	20	
Division de cavalerie........	390	»	»	»	184	6	574	6	
Quartier général, 3e corps......	687	27	»	»	360	31	1,047	58	
1re division d'infanterie, 3e corps..	945	23	19	»	545	»	1,509	23	
2e — —.....	677	4	»	»	172	»	849	4	
3e — —.....	1,876	18	»	»	104	1	1,980	19	
Division de cavalerie........	204	10	»	»	85	»	286	10	
Quartier général, 4e corps......	754	20	»	»	43	7	797	27	
1re division d'infanterie, 4e corps..	1,196	9	»	»	213	»	1,409	9	
2e — —.....	2,226	8	»	»	798	12	3,024	20	
3e — —.....	1,273	20	»	»	366	»	1,639	20	
Quartier général, 5e corps......	58	4	»	»	»	»	58	4	
1re division d'infanterie, 5e corps..	622	4	»	»	»	»	622	4	
2e — —.....	979	3	»	»	1	»	980	4	
Brigade de cavalerie........	152	5	»	»	»	»	152	5	
	25,333	325	20	»	12,444	149	37,767	474	

Entrés...... 37,767 — 474 morts.

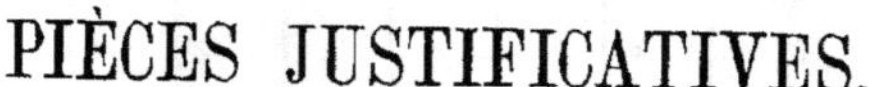

PIÈCES JUSTIFICATIVES.

PIÈCES JUSTIFICATIVES

SE RATTACHANT A NOTRE RAPPORT

SUR LE

SERVICE MÉDICO-CHIRURGICAL PENDANT LA CAMPAGNE D'ORIENT

ET CLASSÉES PAR ORDRE CHRONOLOGIQUE.

Cette correspondance rétrospective, comme celle plus récente du médecin en chef baron Larrey pendant la campagne d'Italie, démontre la nécessité d'une réforme radicale dans l'organisation et les attributions du corps de santé de l'armée. Elle prouve que ce corps, organisé comme corps spécial, subordonné au commandement, est appelé à rendre d'immenses services en réduisant le nombre des malades et, par conséquent, les dépenses hospitalières et la mortalité; elle prouve enfin qu'il ne peut atteindre le but réel de son institution qu'autant qu'il aura l'initiative et l'autorité indispensables pour prévenir et combattre à propos les maladies des armées.

Après lecture de cette correspondance, on sera convaincu que si les prévisions des médecins inspecteurs Michel Lévy et Baudens, celles du médecin en chef Scrive, celles non moins sérieuses de tous les médecins des hôpitaux avaient été comprises à temps, ou que, si au lieu de conseiller et de solliciter des mesures urgentes, ces médecins avaient pu agir, le choléra, le scorbut, la pourriture d'hôpital et le typhus auraient été sinon complétement évités, du moins conjurés et que de nombreuses victimes auraient été épargnées.

N° 1. — Gallipoli, 4 mai 1854. M. le président du conseil de santé,

Arrivé ici le 1ᵉʳ mai, j'ai trouvé les médecins qui m'ont précédé dans une situation morale peu satisfaisante par suite de la position qui leur a été faite :

en effet, ils ont été entassés dans un étroit local (27 médecins de tous grades dans un espace de 14 mètres carrés). On leur a refusé des ordonnances, et ils ont été obligés d'aller eux-mêmes aux magasins chercher leurs rations de vivres, de faire leur cuisine, et même de panser leurs chevaux et d'aller aux fourrages. Je me suis empressé de prendre vigoureusement en main les intérêts du corps ; j'espère relever tous ces courages abattus et rétablir l'état normal, si l'administration veut bien m'aider un peu. Mais déjà M. Heysch, médecin-major, me remet à l'instant sa demande de retraite ; MM. Gleizès et Miche, médecins aides-majors, donnent leur démission, et je crains que cela ne s'arrête pas là. — On a établi trois hopitaux : 1° à Nagara, sur la côte d'Asie, dans un ancien lazaret, assez convenable et assez salubre, au dire du pharmacien en chef qui y est allé ; 2° à Gallipoli, dans quatre maisons contiguës, très-mal disposées ; 3° à Rodosto, sur la côte européenne de la mer de Marmara. En somme, les conditions dans lesquelles se trouvent ces établissements improvisés sont détestables, et je crains que malgré la plus grande vigilance, il ne nous arrive quelque malheur : aussi ai-je demandé avec instance d'évacuer promptement les malades pour éviter l'encombrement. — SCRIVE, médecin en chef de l'armée d'Orient.

N° 2. — Gallipoli, 14 mai 1854. M. le président du conseil de santé,

Le médecin en chef de l'hôpital militaire établi à Gallipoli nous a adressé un rapport sur la fâcheuse installation de l'établissement inférieur. Nous sommes convaincu de la réalité des dangers auxquels sont exposés les malades qui s'y trouvent déjà. Nous déclinons toute responsabilité en appelant l'attention sur les inconvénients graves et nombreux que nous constatons. Depuis l'arrivée des troupes, les malades sont couchés sur des nattes ou des matelas en contact avec un plancher vermoulu, spongieux, qu'il est impossible de laver, car le bois pourri absorberait les eaux et les matières putrides, et donnerait lieu à une infection continue autant qu'à une humidité permanente. L'aération est impossible, la plupart des pièces n'ayant qu'une seule ouverture et un cubage d'air évidemment au-dessous des besoins. Les latrines sont attenantes aux chambres et infectes. La tisanerie est placée dans un hangar obscur, non pavé, et qui sert de passage pour entrer dans l'hôpital, et, la boisson des malades est livrée à tout venant. L'air manque partout, et les vénériens occupent sous toile un petit jardin intérieur qui aurait dû servir de promenoir. Nos conclusions sont que cet hôpital doit être évacué dans le plus bref délai, car la chaleur arrive, et une épidémie nous menace dans ces maisons où l'encombrement s'ajoute aux plus mauvaises conditions locales..... — SCRIVE, médecin en chef de l'armée d'Orient.

Nº 3. — Gallipoli, 3 juin. M. l'intendant en chef de l'armée,

J'ai déjà eu plusieurs fois l'honneur de vous entretenir des diverses mesures qui me paraissent devoir assurer le service de l'armée d'Orient; maintenant que j'ai pu apprécier les ressources du pays, je viens vous soumettre un plan d'ensemble dont la réalisation se prêtera à toutes les éventualités. En calculant, sur un maximum de dix malades pour cent de l'effectif, soit 4000 malades, il est indispensable d'avoir à sa disposition au moins trois grands centres hospitaliers établis sur des bases très-larges, pour débarrasser facilement les hôpitaux temporaires des lignes plus rapprochées du théâtre de la guerre. Il est également indispensable que l'un de ces grands centres ne soit pas trop éloigné des lignes avancées et qu'il puisse communiquer aisément et rapidement avec les deux autres, pour assurer le service des évacuations. L'un de ces derniers doit être à Constantinople, pour communiquer par mer avec les ports du littoral; l'autre enfin devrait être à Smyrne, où se trouve une grande caserne qu'il serait facile de transformer (*ce projet n'ayant pas été adopté, les Anglais nos alliés ont immédiatement établi un de leurs hôpitaux à Smyrne*); ce qui permettrait, en cas d'encombrement, d'opérer des évacuations assez promptes sur France et d'éviter ces agglomérations désastreuses qui engendrent les maladies des armées. Que les opérations militaires aient lieu sur la ligne du Danube ou plus loin, plusieurs lignes d'hôpitaux temporaires, se déplaçant suivant les mouvements des troupes, assureront le reflux régulier des malades sur les grands centres, où ils trouveront un nombre de places toujours suffisant. Je vous prie de prendre ce projet en considération, et, si vous l'adoptez, d'en hâter l'exécution par tous les moyens possibles. — Scrive, médecin en chef de l'armée d'Orient.

Nº 4. — Varna, 3 juillet 1854. M. l'intendant en chef de l'armée,

..... Un soldat du 42ᵉ de ligne, entré ce matin à l'hôpital de Varna, est mort en quelques heures. Il n'y a pas le moindre doute à établir sur la nature de la maladie : cet homme est mort du choléra. Ce fait serait sans grande importance, s'il était isolé; mais déjà un fait semblable s'est produit, il y a quelques jours, à Varna, avant l'arrivée du quartier général, et M. le Dʳ Rizet, médecin aide-major arrivant de Marseille sur le *Thabor*, nous rend compte que deux militaires du 5ᵉ léger, embarqués avec lui, ont été atteints de choléra en route et déposés à l'hôpital de Malte. Enfin, M. le Dʳ Fleschut, médecin-major au 9ᵉ bataillon de chasseurs à pied, s'empresse de nous informer que plusieurs hommes de ce bataillon sont atteints de coliques avec diarrhée, altération des traits, algidité et petitesse du pouls. D'après ces faits bien constatés, nous devons supposer que les troupes arrivant de Marseille et de Toulon, où le choléra s'est manifesté, ont subi l'influence de la constitution médicale de ces deux villes. En conséquence, pour arrêter les progrès d'un fléau dont l'invasion nous paraît inévitable et pour en atténuer les effets, nous proposons l'adoption des mesures suivantes : 1º choisir pour ces troupes et à quelques kilomètres de distance des camps établis, un campement sur le penchant d'une colline regardant la mer ; 2° donner à ce campement une étendue plus grande que celle indiquée par la castramétation réglementaire ; 3° diminuer le nombre des hommes de la même tente ; 4° surveiller les cantines, n'admettre que des denrées de bonne qualité, défendre la vente des fruits du pays ; 5° faire des distributions d'eau-de-vie pour être mélangée à l'eau de boisson ; 6° faire visiter immédiatement par les médecins de régiments les hommes qui accuseront la plus légère indisposition ; 7° surveiller avec soin l'alimentation, les soins de propreté et le port de la ceinture de flanelle ; 8° ne faire faire aux hommes que le service rigoureusement indispensable, car, ainsi que nous le déclare M. le Dʳ Bruneau, médecin-major, le 42ᵉ de ligne a versé dans les quatre premières divisions de l'armée les hommes robustes qu'il possédait et a immédiatement reçu en remplacement de jeunes soldats tout récemment incorporés et offrant aux causes morbides beaucoup plus de prise que les vieux soldats. — SCRIVE, médecin en chef de l'armée d'Orient.

N° 5. — Varna, 8 juillet 1854. M. le président du conseil de santé,

..... Grâce aux ordonnances que M. le maréchal a bien voulu nous accorder et aux chevaux alloués aux médecins-majors de 2ᵉ classe et aux aides-majors, les ambulances ont pu être organisées. Chaque médecin a maintenant à sa disposition un cheval pour lui, un mulet pour ses bagages et un soldat pour prendre soin du tout. Mais avant d'arriver à ce résultat, j'ai éprouvé bien des ennuis, rencontré bien des obstacles, et, je dois l'avouer, j'ai quelquefois été bien près de me décourager. Enfin, puisant de nouvelles forces dans la justice de la cause que je défendais, je suis revenu si souvent à la charge que j'ai obtenu ce qui était indispensable pour assurer le service. Comme je le prévoyais, voilà encore M. le médecin-major Seisz qui demande à faire valoir ses droits à la retraite et à rentrer en France. — SCRIVE, médecin en chef de l'armée d'Orient.

N° 6. — Constantinople, 12 juillet 1854. M. le président du conseil de santé,

..... Mon avis est de multiplier les hôpitaux de cinq à six cents malades à Constantinople, devenue la base du système des évacuations par suite de la concentration de notre armée à Varna ; j'ai pris à cette fin des renseignements, et j'ai fait connaître au maréchal, comme à l'intendant, une série de bâtiments situés sur le Bosphore, dans la corne d'or et à l'entrée de la mer de Marmara, bâtiments que, d'après l'avis de l'ambassade française, il serait possible d'obtenir du gouvernement ottoman. Cette mesure va devenir urgente..... A Constantinople s'installe sous mes yeux l'hôpital grandiose de Péra, véritable palais..... on l'a coté à 2,100 lits ! agglomération formidable ; j'ai déjà protesté auprès du général et de l'intendant contre ce projet d'accumulation de malades sous un ciel qui punit par l'infection ou par la contagion les grandes infractions à l'hygiène..... Je décline la responsabilité de l'encombrement relatif qui se produira. — MICHEL LÉVY, médecin inspecteur du service de santé de l'armée d'Orient.

N° 7. — Constantinople, 12 juillet 1854. M. le maréchal Saint-Arnaud, commandant en chef,

..... Il est à craindre que les deux petits hôpitaux de Gallipoli, enclavés dans les constructions d'une ville délabrée et sans police sanitaire, ne se convertissent en foyers cholériques qui rayonneront sur la population civile ; ils sont d'ailleurs trop éloignés du camp pour le traitement d'une maladie qui marche avec une rapidité trop souvent fatale et n'offre à l'utile intervention du médecin qu'une période de courte durée. Il faudrait donc rechercher plus près du camp quelques maisons qui seraient exclusivement réservées au traitement des cholériques, de manière à isoler en même temps cette catégorie de malades qui exigent des soins si particuliers et qui infectent promptement une atmosphère circonscrite. C'est au commandement et à l'administration de faire valoir pratiquement ces indications ; mon rôle se borne à les formuler ici respectueusement..... Qu'une commission sanitaire française procède énergiquement à l'assainissement de Gallipoli et le choléra y trouvera peu d'aliment. Une autre garantie d'atténuation de toutes les maladies, c'est une sage limitation du nombre des malades à réunir dans le même établissement. Que Votre Excellence me permette cet aveu : je suis effrayé de la fixation de 2100 malades pour l'hôpital de Péra. Ce bel édifice, si bien situé, si bien installé..... ne sera bientôt qu'un vaste foyer d'infection. 500 à 600 malades par hôpital, tel est le chiffre que l'expérience autorise ; en le portant à 800, on atteint une limite de risques qui se traduisent fréquemment par des manifestations de pourriture, de gangrène, d'érysipèle, de diphthérite, de typhus, etc. etc.; au delà, et les chaleurs aidant, plus de sécurité, plus de salubrité; surveillance difficile ; responsabilité médicale et administrative dispersée et se dérobant dans les multiples détails et les difficultés réelles de la situation. Multiplier les hôpitaux en limitant leur effectif de malades, telle est l'indication souveraine de notre situation ; et, je demande pardon à Votre Excellence d'y insister, parce qu'elle engage ma responsabilité dans la proportion de ma compétence, des informations officieuses m'autorisent à croire qu'il sera facile d'organiser ici un certain nombre d'hôpitaux dans ces conditions.....
— MICHEL LÉVY, inspecteur du service de santé.

N° 8. — Varna, 3 août 1854. — M. le maréchal, ministre de la guerre,

« Le choléra s'appesantit sur l'armée d'Orient. Varna compte déjà 978 cas dont 485 suivis de mort, 479 en traitement et 14 guérisons. La seule journée du 2 août a fourni 148 entrants et 48 décès..... J'ai la conviction que l'épidémie aurait été plus funeste encore, sans les mesures que nous avons prises pour diminuer le nombre des malades à l'hôpital et pour procurer à toutes les affections qui n'exigent pas absolument l'abri d'une salle hospitalière, le bienfait du traitement à l'air libre. A cet effet, un hôpital sous des tentes doubles a été établi pour 400 malades sur le plateau de Franca, à une distance convenable du camp de la 4ᵉ division, ce qui a permis de réduire l'effectif de l'hôpital de 760 à 344 malades. La réussite de ce premier essai nous a décidés, M. l'intendant et moi, à créer un second hôpital sous tentes à 1 kilomètre de distance du premier. L'hôpital de Varna était devenu un foyer de propagation cholérique, et cette mesure était devenue nécessaire pour suffire au mouvement des malades. Enfin nous venons d'établir aussi sous tentes et sur un autre point du plateau qui domine Varna, à une distance convenable du camp, un hôpital de cholériques qui ne pourra donner de résultats plus fâcheux que celui de Varna..... Gallipoli est toujours dans la même situation ; on y compte maintenant plus de 1000 cas de choléra et 578 décès ; les données numériques sont peu exactes, mais plutôt au-dessous qu'au-dessus de la réalité ; la mort des médecins, des comptables, de tous les infirmiers-majors et de 20 à 25 infirmiers n'a pas permis, pendant quelque temps de compter exactement les entrées et les décès. Beaucoup de malades se sont échappés de l'hôpital ; la population civile a fu...... les médecins portaient eux-mêmes d'un hôpital à l'autre, et par les rues, les bidons de tisane et les appareils à médicaments ; partout ils se sont multipliés et prodigués pour suppléer à leur insuffisance numérique..... J'ai sollicité la mise à l'ordre de l'armée des médecins qui tiennent une si admirable conduite dans cette épidémie ; M. le maréchal commandant en chef, pensant qu'il était inopportun d'appeler l'attention de l'armée sur l'existence du choléra, a adressé à M. l'intendant une lettre de félicitations pour tous ceux qui concourent au service des cholériques, et cette lettre leur a été communiquée par la voie administrative ; il compte provoquer plus tard votre juste rémunération en leur faveur ; permettez-moi d'affirmer ici qu'elle ne saurait être trop libérale envers des hommes de tant d'abnégation et de ferme courage, en présence des plus cruelles souffrances, et aux prises avec les difficultés d'une situation si exceptionnelle..... — MICHEL LÉVY, inspecteur du service de santé.

Nº 9. — Varna, 3 août 1854. — M. le Président du conseil de santé,

Nous sommes ici dans une situation grave ; le choléra exerce de grands ravages ; il constitue des foyers nombreux et il n'épargne pas les divisions en marche. Les trois premières, parties d'ici pour Kustendjé, en sont infectées, et, comme elles reviennent, je redoute un accroissement épidémique. Je vous envoie une copie de mon rapport au ministre, qui vous donnera le seul détail que j'ai actuellement le temps de vous adresser. Vous verrez les pertes douloureuses qui ont frappé notre corps. Nos médecins se conduisent admirablement, au milieu des circonstances les plus contraires à la régularité du traitement..... les ressources de toute nature ont été insuffisantes ; Constantinople refusant de recevoir des évacuations de malades de Varna, il nous faut ici multiplier les hôpitaux et fatiguer le personnel des ambulances avant les événements de guerre qui lui préparent d'autres épreuves. — Quelques changements ont été effectués sur ma demande dans la répartition du personnel ; les autres sont consentis en principe, et nous attendons le retour des trois premières divisions pour compléter..... — MICHEL LÉVY, inspecteur du service de santé.

N° 10. — Varna, 4 août. — M. l'Intendant,

« L'extension que prend l'épidémie cholérique me décide à vous proposer quelques mesures propres à en atténuer les ravages ; les frais qu'elles entraîneront seront largement compensés par la diminution très-probable du nombre des malades et des victimes :

1° Le contraste de plus en plus marqué des températures de jour et de nuit exige qu'au lieu de la demi-couverture de campement, le soldat sous la tente reçoive la couverture entière ; les ressources des magasins permettent d'étendre cette amélioration à la très-grande majorité des militaires campés.

2° Dès six heures du soir, ils doivent mettre la capote par-dessus le vêtement du jour ; ils éviteront ainsi pendant la soirée des refroidissements qui produisent la diarrhée, et par suite disposent à l'atteinte du choléra.

3° La ration de viande, portée déjà à 300 grammes, doit l'être à 350 ; on sait l'énorme déchet de la viande par la décoction qui fournit le bouillon ; il est au moins de 50 p. 100 ; la viande de ce pays, moins dense, moins musculeuse, perd encore plus ; elle contient beaucoup de parties peu nutritives ; l'augmentation proposée compensera en partie ces pertes et non-valeurs dans la nourriture journalière du soldat, qui puisera dans un régime plus substantiel une plus grande force de résistance aux causes de maladies.

4° L'usage de l'eau pure en grande quantité est l'une des causes les plus générales de diarrhée parmi les militaires ; le mélange de l'eau et du café, légèrement édulcoré, est, au contraire, une boisson agréable, tonique ; elle désaltère mieux. Nous proposons donc d'allouer aux soldats une seconde ration de sucre et de café par jour. La première servira, comme par le passé, à faire la soupe au café pour le matin avant l'exercice ; la seconde devra servir au mélange indiqué pour la boisson du jour, surtout au retour des corvées ou des promenades. Cette allocation serait faite sans préjudice pour la ration de vin qui est accordée trois fois par semaine, et qu'il convient de continuer même avec le vin du pays, attendu que le mélange d'eau et de vin est aussi une boisson salubre et qu'une légère dose d'alcoolique étendu entretient les forces digestives et profite à la constitution ; elle contribue d'ailleurs à varier un peu les impressions du régime si uniforme du soldat en cette contrée.

5° C'est dans ce même et double but qu'on doit lui recommander d'épicer

sa nourriture ; le riz surtout exige cet assaisonnement pour plaire souvent à l'estomac.

6° Après avoir ainsi donné au soldat de nouvelles preuves de sa sollicitude pour
son état sanitaire, l'autorité devra s'exercer plus énergiquement pour la répression
de l'ivrognerie. Il faut que le soldat sache, il faut qu'officiers et sous-officiers lui
répètent que l'ivrognerie est en ce moment surtout un péril de mort; le choléra
frappe impitoyablement ceux qui s'enivrent, c'est ce que l'expérience de 1832 et
de 1849 a démontré. L'épidémie n'étant plus un secret pour personne, qu'on
avertisse donc les soldats en termes nets et clairs.

7° Qu'on rappelle aussi journellement aux soldats la nécessité de dénoncer à leurs
médecins les premiers symptômes, les premières souffrances quelles qu'elles soient,
qui les atteignent, et surtout la diarrhée, les coliques, les lassitudes générales
avec mal de tête. Il y aura à se rendre compte attentivement de l'influence de
chaque campement, et l'expérience des huit premiers jours d'occupation conduira
à des déterminations de maintien ou de changement de ces campements. Dès maintenant, je dois faire remarquer que la division de cavalerie fournissant un assez
grand nombre de malades, il sera utile de la déplacer. Des explorations pourraient
être faites à cette fin par qui de droit..... Je vous serai obligé de mettre cette lettre
sous les yeux de M. le maréchal commandant en chef, etc..... — MICHEL LÉVY, inspecteur du service de santé.

N° 11. — Varna, 25 juillet 1854. M. le président du conseil de santé,

..... C'est donc Varna qui concentre aujourd'hui le plus d'éléments morbides,
toutes choses égales d'ailleurs. Et, de fait, Varna est à mes yeux le poste le plus
insalubre de tous ceux que l'armée d'Orient occupe. Une atmosphère miasmatique
pèse sur la ville, qui recèle un nombre prodigieux de foyers de putréfaction organique, sans compter l'encombrement des hommes et des animaux; elle est enveloppée presque journellement par les vapeurs de la mer Noire. Les hauteurs qui la
dominent, plus salubres, n'échappent cependant pas à l'influence hygrométrique
excessive de ce climat, ni aux émanations des marais et du lac de la Dewna.

Après le choléra, fièvres intermitentes et rémittentes avec les troubles digestifs
qui sont inévitables sous ce climat, et avec le régime de l'armée.

Varna n'est pas une station où il soit prudent de maintenir longtemps une
grande agglomération militaire... — MICHEL LÉVY, inspecteur du service de santé.

N° 12. — Varna, 9 août 1854. M. le président du conseil de santé,

La situation de l'armée à Varna est toujours grave au point de vue sanitaire, et
un épisode véritablement désastreux est venu la compliquer.

Les trois premières divisions, envoyées dans la direction de Kustendjé, ont vu
le choléra se développer dans leurs rangs. La 3e division a le moins souffert, et à

son retour à Varna, ne nous a envoyé que 28 cholériques à l'hôpital ; elle en avait perdu 17 en route. La 2ᵉ division a évacué, le 6 août au soir sur Varna, 400 malades dont 150 cholériques. Mais c'est sur la 1ʳᵉ division que le fléau a sévi avec une intensité exceptionnelle : le 4 août, elle nous a envoyé par mer 1,150 cholériques ; le 5 août, 600 cholériques et le 8, 150 cholériques. L'évacuation du 5 comprenait, outre les cholériques, 600 autres malades ; celle du 8 apportait 1,050 malades et valétudinaires ; 122 avaient succombé pendant la traversée, et le *Magellan*, l'un des deux navires qui ont porté ces malades à Varna, a été gravement atteint par le choléra dans son équipage.

Là ne se bornent pas les pertes et déchets qui ont frappé la 1ʳᵉ division : 80 de ses malades ont succombé à bord du *Descartes*, du *Lavoisier*, du *Pluton*, et le Dʳ Raoult-Deslongchamps, aide-major de l'ambulance de la 1ʳᵉ division, qui accompagnait ces évacuations, estime à 800 le nombre des morts laissés à Kustendjé.....

Pendant que ces évacuations se succédaient ici à bref intervalle, les troupes restées à Varna et dans les environs n'ont cessé de fournir beaucoup d'entrants aux hôpitaux. Vous pouvez apprécier nos embarras, nos difficultés en présence de besoins subits, disproportionnés avec les ressources en matériel et en personnel. J'ai suggéré alors l'idée de créer des hôpitaux de cholériques sous des tentes doubles, dans des emplacements salubres, sous le vent de la mer, à une distance suffisante de la ville et des camps pour qu'on n'eût pas à redouter la multiplicité des foyers d'infection. Antérieurement j'avais déjà fait placer sous des tentes les cholériques convalescents de l'hôpital de Varna, et les bons effets de cette mesure m'ont encouragé à proposer l'autre.....

Dans le premier moment de l'encombrement si soudain, si considérable de tant de malades et de cholériques dont beaucoup ont expiré en débarquant et pendant leur translation, j'avais proposé de transformer, pour douze ou quinze jours, deux navires de la flotte en hôpitaux flottants ; cette idée n'a pu être mise à exécution, par suite de considérations que j'ignore : j'ai appris, depuis, que les Anglais ont établi deux hôpitaux flottants, pratique qui leur est familière et que notre médecine navale a quelquefois imitée. Je ne puis que regretter que mon initiative n'ait pu obtenir autant d'efficacité que celle de l'inspecteur général du service de santé anglais.

..... Il reste aujourd'hui dans l'intérieur de Varna 659 cholériques. Depuis un mois l'hôpital de la ville a reçu 1648 cas, dont 918 ont été mortels. L'hôpital sous tentes n° 2 des cholériques, ouvert le 6 août avec 586 malades, n'en a perdu encore que 50, a déjà fait sortir 157 convalescents et espère deux tiers de guérisons sur les restants..... — MICHEL LÉVY, inspecteur du service de santé.

N° 13. — Varna, 14 août 1854. M. le maréchal, ministre de la guerre,

Une communication confidentielle me décide à appeler votre attention sur les ressources dont nous disposons ici en personnel et en matériel pour l'exécution du service de santé. Ces ressources sont manifestement insuffisantes, s'il s'agit de pourvoir aux conséquences chirurgicales et médicales d'une expédition en Crimée, et plus particulièrement du siége de Sébastopol. L'énergie de la résistance prévue de l'ennemi est une base d'évaluation du nombre des blessés qui s'accumuleront dans les ambulances et hôpitaux temporaires, pendant la durée des opérations de guerre. Après le terme de celles-ci, le climat, la saison, les fatigues et les privations subies, la constitution physique d'un grand nombre de nos soldats, les excès mêmes auxquels ils sont entraînés, seront autant de causes de maladies internes : or, ni cette chirurgie active, ni cette médecine épidémique qui lui fera suite, ne peuvent être assurées par le cadre actuel, et par l'approvisionnement existant en mobilier, ustensiles, etc., etc. Le choléra en absorbe la majeure partie ; et si le mouvement sur Sébastopol doit s'effectuer avant un mois, il n'est pas probable que la situation sanitaire soit assez modifiée à Varna pour permettre d'en distraire le personnel et le matériel qui, même alors qu'ils seraient disponibles en totalité, ne répondraient pas entièrement aux exigences de l'expédition projetée.

Il n'est pas moins nécessaire de procurer, en vue de cette entreprise militaire, des navires-hôpitaux à l'armée d'Orient. L'agglomération des blessés et des malades à Sébastopol serait un immense danger pour elle ; l'expérience que nous avons faite à Varna nous défend d'en faire un dépôt d'évacuation de nos malades ; les locaux dont nous y disposons suffiront à peine à la garnison qui y sera laissée, et la saison ne comportera plus aucun établissement sous tentes. C'est donc sur le Bosphore et à Constantinople que l'armée de Sébastopol devra diriger ses blessés, ses fiévreux, et un système régulier de communications devra s'établir entre ces points, à l'aide de navires appropriés..... MICHEL LÉVY, inspecteur du service de santé.

P. S. — L'influence cholérique s'est étendue à la flotte ; le *Montebello* compte déjà de nombreuses victimes (350 cas de choléra et 73 décès, sur un équipage de 1,200 hommes), ainsi que d'autres vaisseaux mouillés à Varna et à Baltchik ; les navires de commerce, nolisés pour les transports, participent à cette maladivité.

La marche de cette épidémie dans l'Orient ne laisse aucun doute sur sa tendance à se propager par voie d'infection, et l'activité de celle-ci est en raison directe de la densité des agglomérations humaines : or, c'est à bord des navires chargés de troupes qu'existe, au maximum, la densité humaine. Je n'ai pas manqué d'édifier à cet égard M. l'intendant de l'armée, et j'espère encore que l'occasion me sera donnée de porter le même avis directement à la connaissance de M. le maréchal commandant en chef.

N° 14. — Varna, 14 août 1854. M. le président du conseil de santé,

Au milieu des travaux et des obligations très-nombreuses qui se disputent ma journée, je n'ai d'autre moyen de tenir le conseil de santé au courant des faits qui intéressent le service de santé de l'armée d'Orient qu'en lui adressant la copie ci-jointe des documents que j'envoie au ministre. Ils vous diront la situation. La 1re division a subi un véritable désastre ; elle est réduite de plus de 4,000 hommes ; et combien de valétudinaires parmi ceux qui restent sous les armes ! c'est qu'en temps d'épidémie, on ne brave pas impunément les grandes lois de l'hygiène. Partie après la manifestation du choléra à Varna et sur le plateau des camps, emportant avec elle les germes de la maladie, soumise à des marches continues, à des températures excessives, campée au voisinage de marais, n'ayant parfois à son usage que des eaux glaciales de puits profonds ou des eaux saumâtres, elle a été témoin et victime d'une explosion violente de choléra qui s'est rapidement étendue aux divers corps dont elle se compose. Retenue d'après mes conseils à Baltchick, elle profite des avantages hygiéniques d'un bon campement avec des sources d'eaux salubres, et se reconstitue lentement. Dans quelques jours elle sera ramenée sur les hauteurs de Varna, où les 2e et 3e divisions ont repris leurs campements, modifiés d'après mes indications. Vous savez qu'elles ont beaucoup moins souffert, et l'épidémie, sans les épargner, s'atténue dans leurs rangs..... Il n'y a pas à se le dissimuler : des cas de typhus sont observés dans plusieurs de nos hôpitaux ; puissent-ils ne pas se multiplier ! d'autres cholériques présentent, dans la phase de réaction, une rémittence qui m'a paru solliciter l'emploi du sulfate de quinine, et ce médicament, le quinquina même, conseillés par moi à nos collaborateurs, ont donné d'utiles résultats. C'est ainsi que l'une des maladies épidémiques les plus accentuées, les plus originales, le choléra se réfracte cependant et se modifie suivant le milieu où il se développe ; Varna, terre de typhus et de fièvres paludiques, devait lui imprimer un cachet local ; la thérapeutique en profite. Mais le fait le plus saillant, le plus remarquable, le plus fertile aussi en applications salutaires, c'est le parallèle du traitement des cholériques dans les hôpitaux ordinaires et de leur traitement sous les tentes. J'aurai plus tard, je l'espère, l'occasion de fixer à ce sujet votre attention. C'est merveille que l'amélioration rapide des cas de choléra sous les tentes, que la marche heureuse des convalescences sous la tente. Le bénéfice de l'air libre et pur, en circulation perpétuelle autour et dans l'intérieur des tentes, ne ressort nulle part avec plus de puissance..... —MICHEL LÉVY, inspecteur du service de santé.

N° 15. — Varna, 19 août 1854. M. le maréchal, ministre de la guerre,

Les bâtiments du premier hôpital intérieur de Varna étant devenus un foyer d'infection, j'ai provoqué leur évacuation, et les cholériques, qui s'y trouvaient dans de mauvaises conditions, ont été placés sous des tentes doubles sur un petit plateau qui

I.

aboutit à l'enceinte des fortifications. Deux jours à peine sont écoulés, que déjà le bénéfice de cette mesure se prononce jusqu'à l'évidence et vient confirmer une fois de plus la grande et salutaire expérience du traitement des cholériques à l'air libre. La médecine n'aurait-elle produit à l'armée d'Orient que la démonstration de ce fait hygiénique et thérapeutique, qu'elle aurait déjà bien mérité de la science et de l'humanité. Je me félicite de l'avoir provoqué, car la première mesure de cet ordre a été le passage des cholériques, convalescents du premier hôpital où ils languissaient, sous les tentes, où leur rétablissement s'est complété avec rapidité, et cette mesure, que j'ai suggérée, a été le point de départ de la création des hôpitaux de cholériques sous toiles à l'air libre.....

..... Quant aux éventualités de médecine et de chirurgie très-active qui se rattachent aux préparatifs et aux embarquements dont Varna est témoin en ce moment, je ne puis que me référer aux observations que j'ai eu l'honneur de soumettre à Votre Excellence. Non-seulement le personnel médico-chirurgical est insuffisant, mais il ne paraît pas qu'on ait tenu compte, pour l'établir, des chances de maladie et de mortalité qui l'atteignent toujours en campagne dans une proportion très-considérable : l'expérience n'a déjà que trop démontré cette cause de déchet.

..... Il me reste à remplir un devoir que j'ai contracté envers M. le docteur Hahn, mourant du choléra, qui l'a frappé dans une division de cholériques dont il était chargé à l'hôpital de Varna. Il laisse un fils en âge d'être placé dans un lycée; il m'a supplié de solliciter pour lui une bourse auprès de Sa Majesté l'Empereur. M. Hahn était un médecin distingué, un serviteur consciencieux jusqu'à la minutie; malade déjà, il a continué son service de cholériques; il est le quatorzième médecin de l'armée d'Orient qui succombe sur la brèche de l'épidémie ; une pension à sa veuve sans fortune, une bourse à l'orphelin du médecin-major, voilà ce que j'implore, voilà ce que nous attendons de votre généreuse sollicitude pour les médecins militaires qui n'ont pas besoin de la stimulation des spectateurs pour déployer dans les salles infectes des hôpitaux le courage du soldat et la pieuse ferveur du prêtre. — MICHEL LÉVY, inspecteur du service de santé.

N° 16. — Varna, 24 août 1854. M. le maréchal, ministre de la guerre,

..... De concert avec M. l'intendant de l'armée, j'ai fait une répartition définitive du personnel médical dans les hôpitaux et ambulances en vue d'une prochaine expédition par mer; la situation sanitaire de Varna ne permet pas encore de compléter le personnel des 4e et 5e divisions et de la division de cavalerie. L'insuffisance du personnel ne ressort pas moins dans le cadre du quartier général et dans les hôpitaux de Constantinople destinés à recevoir les évacuations de blessés et de fiévreux. Le tableau que j'ai l'honneur de joindre à cette dépêche me dispense d'autres détails. Qu'il me soit permis seulement d'ajouter que le personnel de santé notifié par la voie officielle n'est pas arrivé en totalité et que les vides produits par la mort de nombreux médecins et par la maladie des autres n'ont pas été comblés. Enfin dix régiments privés de leurs majors n'ont pour assurer leur service en campagne qu'un seul aide-major. Il est fort à craindre que les éventualités chirurgicales qui se rattachent à l'expédition dont les préparatifs se terminent ne soient en disproportion avec les forces physiques et morales du personnel de santé appelé à y faire face. Je n'ai pas laissé ignorer à qui de droit cette situation et la responsabilité qui en peut découler. — MICHEL LÉVY, inspecteur du service de santé.

N° 17. — Varna, 29 août 1854. M. le maréchal, ministre de la guerre,

..... Et quant au service de santé, il n'est plus temps d'insister sur l'insuffisance du personnel; mais Votre Excellence peut être assurée qu'il est animé d'un zèle qui triplera ses forces. Les ambulances divisionnaires sont constituées. M. l'intendant a compris l'utilité de nombreux changements dans la répartition des praticiens suivant leur spécialité professionnelle, mais le quartier général sera presque dégarni. Il manquera une réserve d'officiers de santé pour réparer les pertes, etc. Varna, Constantinople, Gallipoli, resteront en souffrance. Avec l'autorisation de l'intendant, j'ai écrit à M. le docteur Fauvel à Constantinople pour le prier de nous aider à trouver des auxiliaires parmi les médecins français et étrangers qui exercent dans cette ville; mais un nouvel envoi de vingt médecins militaires au moins serait une mesure plus efficace..... — MICHEL LÉVY, inspecteur du service de santé.

N° 18. — Varna, 31 août 1854. M. le maréchal, ministre de la guerre,

..... Depuis mon arrivée en Orient, je n'ai cessé d'insister auprès des autorités supérieures de l'armée sur la nécessité de pousser rapidement à Constantinople l'organisation de plusieurs hôpitaux en vue des éventualités. Aujourd'hui ces éventualités sont à la veille de s'accomplir sur une formidable échelle, sans que les dispositions soient prises pour y faire face. Il pourrait advenir pour les blessés de la Crimée, comme il y a un mois pour les cholériques de la Dobrudska, qu'il fallût les recevoir sous des abris improvisés, avec un matériel très-insuffisant; or la saison avance et les blessés ont beaucoup à redouter des variations brusques de température qui sont le caractère de ce climat.....

M. le maréchal et M. l'intendant paraissent vouloir me laisser le soin d'aviser ou de contribuer aux préparatifs de cette grande épreuve du service de santé; mais, réduit à une intervention purement consultative, je crains que le temps ne manque à mes efforts, l'efficacité à mes propositions, au milieu des tiraillements et de la division de toutes les forces administratives sur les détails d'un vaste embarquement.

Dans ce pays de torpeur et d'inertie, il existe une industrie : la construction des baraques ; les villes turques, sans excepter la capitale, ne sont que baraques : aussi s'élèvent-elles avec autant de célérité que de bonne entente de l'économie intérieure des habitations. J'ai conseillé l'établissement d'hôpitaux en baraques sur les côtes du Bosphore, de préférence sur la côte salubre et mieux abritée d'Asie. M. l'intendant adopte ce parti. A quand l'exécution ?

J'ai eu l'honneur d'informer Votre Excellence que j'avais proposé à M. l'intendant de recourir à la réquisition de médecins civils ou militaires ottomans de Constantinople pour suppléer à l'insuffisance de notre personnel déjà diminué d'un dixième par le choléra. M. le maréchal Saint-Arnaud a attaché à cette affaire le concours de l'ambassade ; on n'a rien obtenu. L'école de médecine militaire de Galata ne peut suffire aux demandes de l'armée ottomane, et quant au corps médical civil de Constantinople, il se compose d'aventuriers, de charlatans, de pseudo-docteurs et d'une très-petite minorité de praticiens honorables et sûrs qui, absorbés par de lucratives clientèles, ne peuvent accepter nos offres ou n'exigent pas moins de 6 à 800 fr. par mois.

Je sollicite aussi l'envoi supplémentaire de six boîtes à amputations, modèle n° 3, et de quatre boîtes à résections..... — Michel Lévy, inspecteur du service de santé.

N° 19. — Constantinople, 14 septembre 1854. M. le maréchal, ministre de la guerre,

Le moment n'est pas encore venu d'entretenir Votre Excellence des difficultés que ma mission a rencontrées à l'armée d'Orient.....

Je supplie Votre Excellence de croire qu'en présence de tout ce qui a été fait pour diminuer, pour annuler mes attributions, je n'ai éprouvé qu'un seul regret, celui de n'avoir pu réaliser peut-être tout le bien qu'elle attendait de moi. J'ai fait jusqu'ici, je continuerai de faire abnégation de mon individualité ; et si l'expérience de cette campagne fait ressortir les vices de l'organisation actuelle du service de santé et les embarras de son exécution, nul au moins ne s'avisera d'en imputer quelque chose aux dispositions personnelles du chef médical de l'armée d'Orient. Michel Lévy, inspecteur du service de santé.

N° 20. — Varna, 18 septembre 1854. M. le maréchal, ministre de la guerre,

..... Ainsi nos ressources réelles et actuelles de traitement ne vont pas au delà de 3,500 lits à Constantinople :

Hôpital de Péra,		1200 lits.	
Id.	Dolma-Batché,	600 id.	
Id.	Canlidjé,	200 id.	3,500 lits.
Id.	Maltépé,	250 id.	
Id.	Rami-Tchiflick,	1250 id.	

Sur ce nombre de lits, 200 seulement sont au bord du Bosphore (Canlidjé) et permettront de placer autant de blessés au sortir des bateaux, sans les soumettre aux ébranlements douloureux d'un transport en voiture ou en cacolets. Il faut évidemment augmenter cette catégorie de lits; la construction de baraques sur l'esplanade de Gulhané pour 800 malades répondrait à cette indication ; mais, approuvée d'avance par M. l'intendant de l'armée et M. le général du génie, elle rencontre aujourd'hui à Constantinople des difficultés d'exécution. J'ai rendu M. le sous-intendant et le capitaine chef du génie attentifs à l'urgence de ce complément provisoire de notre installation hospitalière à Constantinople en vue des besoins de la Crimée ; je leur ai fait constater leur responsabilité, la mienne étant épuisée par le fait de cette intervention purement consultative que j'ai rendue aussi pressante que possible.....

Une assez forte proportion de bronchites, de pleurésies et de pneumonies même, dues au contraste aigu de la température du jour et de celle des nuits , présage ce que l'expérience des médecins indigènes vérifie annuellement, ce que l'aspect de la population confirme : la multiplicité et la gravité des maladies des voies respiratoires dans cette contrée. On est frappé ici du grand nombre de bronchites chroniques, de toux opiniâtres et de facies tuberculeux. Nos soldats payeront donc un ample tribut aux affections de poitrine, si on ne règle pas avec une sage entente leur régime, leur vêtement, leur habitation. Le vin et même l'eau-de-vie devront entrer, à partir du 15 octobre, dans les distributions régulières de vivres ; une nourriture plus grasse que celle des petits bœufs de ce pays les aidera à réagir par la combustion pulmonaire. Quant au vêtement d'hiver, il a été arrêté, m'a-t-on dit, avant mon arrivée, et j'en ignore les conditions..... mais ce qu'il importe d'exécuter au plus tôt, ce sont des baraques ; l'hiver approche, et je vois avec inquiétude que nulle mesure n'est encore prise pour assurer les quartiers d'hiver. Les Anglais ont déjà fait construire à Gallipoli d'excellentes et vastes baraques qui, avec les immenses bâtiments dont ils ont pris possession à Scutari et sur le Bosphore, suffiront probablement à leur casernement d'hiver. Il aurait été nécessaire d'arrêter, même avant le départ pour la Crimée, quelques dispositions fondamentales et de laisser des instructions à exécuter pendant la durée des opérations de guerre, pour que les portions de l'armée, appelées plus tard à hiverner dans les diverses places déjà occupées en Turquie, y trouvassent un abri convenable, première condition de leur conservation. — MICHEL LÉVY, inspecteur du service de santé.

Nº 21. — Constantinople, 10 octobre 1854. M. le maréchal, ministre de la guerre,

..... Pendant mon séjour à Varna, deux fautes ont été commises ici : 1º le placement des cholériques dans des hôpitaux destinés aux blessés et où se pratiquent des opérations ; 2º leur dispersion dans quatre hôpitaux qui n'ont pas tardé à voir se développer de nouveaux cas dans les salles. J'espère beaucoup des mesures que j'ai fait adopter, non sans quelque effort, par l'administration ; elles consistent dans la création de deux hôpitaux temporaires sous tentes pour les cholériques, l'un sur le mamelon situé entre l'hôpital de Péra et le Bosphore, l'autre sur le plateau de Rami—tchiflick , en dehors et assez loin de l'hôpital de ce nom. Chacun de ces hôpitaux sera formé de deux groupes de tentes, l'un destiné aux cholériques, l'autre aux convalescents ; un service médical est spécialement constitué pour ces établissements qui, déjà prêts, vont recevoir les cholériques épars actuellement dans quatre hôpitaux, ceux de la Calypso, et tous les cas qui pourront se manifester encore dans les salles..... Mes recommandations au sujet des baraques de Gulhané n'ont pas été suivies, au grand détriment de la salubrité. Au lieu de 20 mètres entre deux baraques, il n'y en a que 12 ; occupées par des blessés, les uns opérés, tous en suppuration, les baraques ainsi rapprochées s'infecteront réciproquement ; au lieu de 4 mètres de hauteur, elles n'ont sur les côtés que 3 mètres 25 ; il n'y aura pas 2 mètres d'intervalle entre les deux rangées de lits, on n'y verra pas clair, etc. Si elles sont conformes à un modèle, il faut réformer le modèle sur lequel on n'a certainement pas consulté un hygiéniste compétent. Le bel et merveilleux emplacement de Gulhané dans les jardins du vieux sérail aurait mérité un meilleur emploi. — MICHEL LÉVY, inspecteur du service de santé.

N° 22. — Gallipoli, 10 novembre 1854, à bord du *Henri IV*. M. le président du conseil de santé,

J'ai quitté la Crimée le 3 novembre..... Le service pénible des tranchées, les corvées incessantes, la privation de sommeil par la fréquence des alertes et la presque continuité des gardes, l'insuffisante protection des tentes-abris contre la pluie, le vent ou la rosée nocturne dont l'abondance est proportionnelle à l'intensité de l'irradiation solaire du jour, un régime uniforme où dominent le biscuit et les salaisons, le manque presque absolu de vin et de légumes frais, voilà les influences qui concourent à affaiblir les constitutions déjà entamées par des souffrances antérieures, par les fatigues de la campagne. Il n'existe autour de Sébastopol, sur les plateaux que nous occupons, aucune cause apparente d'insalubrité... C'est donc surtout dans la situation de guerre, dans les influences subies antérieurement, dans le régime actuel qu'il faut chercher l'origine de l'état sanitaire..... L'amélioration du régime exige que l'approvisionnement en farines et en vin soit rehaussé sur les lieux, et c'est là ce que j'ai demandé à M. l'intendant. Eupatoria a fourni jusqu'à présent des bœufs sur pied, mais en proportion insuffisante.....

Nul doute que l'imminence morbide qui se laisse entrevoir dans l'armée ne se dissipe dès la prise de Sébastopol ; mais si, contre mon espoir, elle tendait à se renforcer, elle aurait pour expressions symptomatiques certaines formes de scorbut et de typhus. Le scorbut existe déjà sur la flotte qui a débarqué 600 marins des plus attaqués ; dans l'armée, Dieu merci ! pas un cas déclaré jusqu'au 1er novembre ; mais ce que j'ai vu le fait entrer dans mes prévisions, et j'ai donné où que de droit des avis et des avertissements en conséquence.

J'ai obtenu avant mon départ du camp de Sébastopol l'érection d'une baraque de 110 lits de plus pour les blessés du quartier général.

J'ai voulu être témoin et conducteur d'une évacuation de blessés et de malades. Je me suis embarqué avec 167 de ces intéressants militaires à bord du *Henri IV*. J'ai eu d'abord à constater que les désignations des malades à évacuer se font avec précipitation et sans un discernement suffisant ; des moribonds auraient été embarqués sans ma présence, et malgré mes éliminations, neuf décès ont eu lieu jusqu'à notre arrivée à Constantinople par une mer difficile. Nos malades sont entassés dans les navires, souvent sans paille ni foin, toujours sans matelas, la plupart n'ayant qu'une demi-couverture et plusieurs dépourvus de toute couverture. J'ai signalé ces faits à l'intendant de l'armée. De plus, j'ai protesté contre l'introduction de ce que l'on appelle demi-couverture. Des régiments arrivés en Orient avec 1500 ou 2000 couvertures de campement, ont reçu l'ordre de les couper en deux ; de là, ces demi-couvertures qui ne protégent plus suffisamment un homme contre le froid ou l'humidité des nuits. Je ne connais pas de plus funeste innovation ; faite sans l'avis des médecins, elle a eu pour prétexte l'allégement du fardeau des soldats, et pour motif réel l'insuffisance de l'approvisionnement en couvertures. Je sollicite instamment aussi, non pour la première fois, l'envoi de bateaux-hôpitaux desservis par des chirurgiens de la marine qui sont habitués à exercer leur art au milieu des gros temps de mer, et, en attendant, je demande à Son Excellence, comme au général en chef que des frégates à vapeur de la marine militaire soient chargées du transport des malades de Crimée à Constantinople. Cette question a une importance qui va grandissant dans cette saison.....

Après avoir déposé, le 5 novembre, 37 blessés à Constantinople, j'ai continué avec les autres malades ma route sur Nagara, côte d'Asie, où nous avons un hôpital que je n'avais pas encore inspecté. C'est un mauvais hôpital qu'on a eu tort de créer et qu'il faut supprimer ; bicoque turque, de figure rectangulaire, dans laquelle le génie a construit ou plutôt enclavé quatre baraques..... Des cellules destinées à un seul voyageur en quarantaine ont reçu 8 lits ! Encombrement effroyable, au prix duquel on a pu coter l'établissement à 400 ou 450 lits ; en réalité il sera plein avec 350. Les entrées et les sorties ne s'effectuent que par des voyages sur mer, au moyen des vapeurs ; point de ressources sur les lieux, si ce n'est à six kilomètres, aux Dardanelles. Pas de surveillance administrative autre que celle qui s'exerce de Gallipoli ; aussi les locaux sont mal tenus, les aliments détestables ; je dénonce au général en chef et à l'intendant les farines dont on y fait le pain des malades, pain noir, indigeste, insalubre. L'impuissance des médecins ne peut corriger l'inertie du comptable de cet hôpital écarté, foyer d'abus inévitables. Il faut le supprimer, telle est ma conclusion.

A Gallipoli, où je suis revenu, on a repris l'hôpital supérieur qui a été un foyer de choléra, et replacé des malades dans des baraques dont le sol a été imprégné par les déjections cholériques..... Permettez-moi de dire l'admiration de l'armée pour nos médecins ; au terme de cette guerre d'Orient elle applaudira à tout ce qui sera fait pour sortir le corps médical du malaise et de l'abaissement où l'a jeté le décret du 23 mars 1852. — MICHEL LÉVY, inspecteur directeur du service de santé de l'armée d'Orient.

N° 23. — Constantinople, 13 novembre 1854. M. le maréchal, ministre de la guerre,

J'ai quitté, le 3 novembre, la baie de Kamiesch, conduisant moi-même un convoi de blessés et de malades à Constantinople et à l'hôpital de Nagara. Ce m'a été une occasion d'inspecter cet établissement et de revoir celui de Gallipoli, double inspection dont j'aurai l'honneur de vous adresser prochainement le rapport.

Le transport des malades s'est effectué à bord du vapeur *le Henri IV* dans des conditions déplorables : point de couchage, de la paille à peine pour quelques malades, un tiers d'entre eux sans couvertures, les autres pourvus seulement d'une demi-couverture. Pour alléger le fardeau des soldats ou peut-être pour suppléer à l'insuffisance de l'approvisionnement de couvertures, on a fait couper celles-ci en deux ; de là les demi-couvertures qui ne sauraient protéger un homme en santé et à plus forte raison un malade contre le froid et l'humidité. Je ne connais pas de plus funeste innovation pour le soldat en campagne. Des navires-hôpitaux avec une installation appropriée sont devenus indispensables pour le transport de nos malades de la Crimée à Constantinople, et en attendant que ce bienfait leur advienne, j'ai demandé que des bâtiments à vapeur de la marine militaire soient affectés à ce service ; les chirurgiens de la marine peuvent seuls exercer leur art par les gros temps de la mer Noire......

L'exploration que j'ai faite de la zone occupée par nos divisions autour de Sébastopol ne m'a révélé aucune cause d'insalubrité flagrante..... et les conditions de climat et de localité n'ont rien d'insolite pour nos soldats venus de l'Afrique, de la Bulgarie ou même des régions méridionales de la France.

C'est donc dans la situation de guerre et de siége, dans les influences subies antérieurement, dans le régime actuel qu'il faut chercher l'étiologie des affections qui dominent dans l'armée. Des distributions journalières de vin , l'usage plus fréquent de pain et de viande fraîche, des vêtements chauds, des abris surtout contre les intempéries, sont les moyens de prévenir un plus large développement de maladies destructives. Il importe aussi de ne diriger sur la Crimée que des soldats robustes et formés ; les faibles y périront.

..... Tel est, dans les conditions de l'organisation actuelle du service de santé, le triste lot des médecins que le fonctionnaire le plus élevé de leur hiérarchie, investi de votre haute délégation, disparaît cependant derrière les fonctionnaires de l'intendance, et, après avoir prodigué son initiative, ses idées, son action compétente dans les circonstances critiques ou difficiles, il est réduit à informer lui-même Votre Excellence de ses gestes et faits et à corriger par des revendications pénibles le maléfice de l'oubli officiel et de l'absorption administrative.....

L'art. 835 (non aboli) du règlement du 1ᵉʳ avril 1831 ne permet au médecin de prescrire la portion entière d'aliments que trois jours de suite; il existe dans tous les hôpitaux de l'armée d'Orient un grand nombre de malades et de valétudinaires profondément débilités qui exigent une nourriture réparatrice et abondante; je sollicite de Votre Excellence l'autorisation, pour nos médecins, de prescrire indéfiniment cette quantité d'aliments sans recourir pour chaque malade à la fatigante formalité des demandes motivées d'autorisation de la part des sous-intendants.....
— MICHEL LÉVY, inspecteur du service de santé.

N° 24. — Constantinople, 14 novembre 1854. M. l'intendant,

Je ne suis revenu ici que depuis hier 13, *le Henri IV* ayant été retenu cinq jours en chargement à Gallipoli..... Il n'y a de bon à Nagara que les quatre baraques qu'on aurait pu construire à Gallipoli; les cellules de quarantaine, destinées à un seul voyageur, sont encombrées de 8 lits..... la propreté et la nourriture y laissent à désirer; j'ai vu un pain noir, plat, lourd, indigeste, d'un goût peu franc, fait avec des farines envoyées de Gallipoli, du riz mêlé de poussière et à grains brisés, des farines mal blutées, surchargées de son, etc.

A Gallipoli, on a repris possession des baraques de l'hôpital supérieur, qui, enclavées, mal entourées, mal construites, ont été un foyer de choléra. On a passé outre à l'avis des médecins qui s'opposaient à cette mesure, sur laquelle je n'ai pas été consulté. A quoi bon la présence d'un inspecteur médical à l'armée d'Orient? Il y avait à Gallipoli 182 malades, et à Nagara 129; j'ai emmené, avec l'approbation de M. le sous-intendant, trois médecins à Constantinople, où nous avons à constituer un personnel médical pour les nouveaux hôpitaux de Gulhané et de Daoud Pacha.....

Canlidjé a souffert des intempéries; on a cru à son insalubrité et on a parlé de l'évacuer; je m'y suis transporté hier avec M. de Missy, et j'ai vérifié l'inexactitude ou l'exagération de quelques appréciations. Canlidjé a été gâté par un comptable qui a laissé les locaux se salir au delà de toute expression, et l'infection qui s'en est emparée est un résultat de l'incurie de cet agent de l'administration; il va être remplacé, ce que j'avais vainement demandé il y a deux mois bientôt, et Canlidjé deviendra salubre.....

La lettre que vous m'avez fait l'honneur de m'écrire, en date du 3 novembre, répète une erreur au sujet de la commission délivrée par moi à M. Scoutteten; elle l'attachait purement et simplement au quartier général, sans lui conférer un titre de chefferie qui ne pouvait lui venir de mon humble origine.....

Il est du reste très-inutile de conserver à l'armée d'Orient un inspecteur

<table><tr><td>I.</td><td>92</td></tr></table>

médical pour annuler son initiative dans la répartition des médecins..... Votre initiative pour l'augmentation de la ration prouve encore mieux l'inutilité de mes interventions; et comme, d'après le rapport imprimé au *Moniteur* du 5 octobre, je suis étranger à la reconstitution des ambulances; comme je n'ai point provoqué auprès de vous l'organisation hospitalière de Ramitchiflick ; comme je n'ai point pressé l'obtention de l'hôpital de Dolma Batché ni indiqué la réparation des locaux ; comme je n'ai point pris possession du terrain de Gulhané, dont la première indication vient de M. Fauvel, et où j'ai déterminé sur place l'assiette des baraques et des annexes ; bref, comme mon rôle est si secondaire, et accessoire et subalternisé à celui des sous-intendants qui ont seuls la conception et l'organisation du service de santé, vous trouverez naturel et peu regrettable que je demande prochainement mon rappel en France à Son Excellence le ministre de la guerre. — MICHEL LÉVY, inspecteur du service de santé.

Nº 25. — Constantinople, 16 novembre 1854. M. l'inspecteur,

L'état d'épuisement dans lequel tombent un grand nombre d'hommes venus de Crimée a déterminé les médecins chargés des différents services à demander l'introduction de plusieurs aliments susceptibles de modifier promptement la composition du sang, de rendre les forces qui ont disparu, et d'accorder une troisième panade aux hommes blessés à la bouche, etc.

Après des lenteurs regrettables, cette demande a été accueillie par M. l'intendant, le 2 novembre, mais pour être mise à exécution seulement le 8. Ainsi que vous le verrez, ces améliorations, si impérieusement réclamées par les circonstances, n'ont été accordées qu'à la condition de supprimer 25 grammes de viande sur la portion de chaque homme ; portion qui se trouve ainsi réduite de 250 grammes à 225. Cette réduction, faite sans l'avis préalable du médecin en chef, est regrettable ; en effet, dans les hôpitaux où se trouvent beaucoup de blessés, la nourriture a besoin d'être substantielle et abondante ; et, ce qui peut se faire pour des fiévreux, quelquefois mis à la diète, ne peut avoir lieu pour des blessés.

La nature de la viande qu'on se procure à Constantinople est loin de présenter les qualités de celle que l'on trouve habituellement en France ; cette viande est maigre, les fibres musculaires sont molles et perdent beaucoup à la cuisson ; le déchet est si considérable qu'il atteint 45 0/0 après défalcation des os, des ligaments, des substances fibreuses, des graisses et autres parties rebelles à la digestion. En France cette défalcation n'atteint pas habituellement 30 0/0. Ces considérations me font insister vivement pour que la portion de viande distribuée aux blessés ne soit pas réduite sur la totalité des hommes. Si l'on veut absolument faire une réduction, je demande qu'elle ne porte que sur les malades qui reçoivent le supplément indiqué ci-dessus. — Dʳ SCOUTTETEN, médecin en chef de l'hôpital de Péra.

N° 26.—Constantinople, 17 novembre 1854. M. le maréchal, ministre de la guerre,

J'ai l'honneur de déférer à la haute appréciation de Votre Excellence une mesure fâcheuse prise par M. l'intendant au sujet de l'alimentation des blessés et malades, mesure qui réduit à 225 grammes la quantité de viande à mettre à la marmite pour chaque malade dans un pays où la viande n'a pas la valeur nutritive de celle de France, et pour des malades presque tous épuisés, anémiés par les privations et les fatigues.

J'ose prier Votre Excellence de maintenir la ration de viande au taux de 250 grammes pour les malades de l'armée d'Orient, nonobstant les additions exceptionnelles au tarif du régime alimentaire, qui ont été accordées le 2 novembre par M. l'intendant, et qui, prescrites seulement à un certain nombre de malades affaiblis, ne sauraient compenser pour eux ni pour les autres malades la réduction de la quantité de viande. Donner d'une main et retirer de l'autre, ce n'est pas faire acte de libéralité, et une certaine libéralité d'alimentation sera, dans la situation actuelle des malades et blessés de l'armée d'Orient, une économie réelle par la réduction du nombre des journées d'hôpital. — MICHEL LÉVY, inspecteur du service de santé.

N° 27.—Constantinople, 20 novembre 1854. M. le maréchal, ministre de la guerre,

L'épuisement de ma santé par cinq mois de luttes au milieu des circonstances les plus pénibles et les plus critiques, et, d'un autre côté, la régularisation à peu près complète du service médical de l'armée, me font désirer que Votre Excellence veuille bien mettre un terme à ma mission. Celle-ci d'ailleurs devient chaque jour plus difficile à concilier avec l'action de l'intendance, telle qu'elle entend l'exercer, en vertu de la législation existante, jusque dans un ordre de faits qui échappe à son appréciation.

Tant que les circonstances ont commandé l'abnégation, je me suis tu ; j'ai subi, au grand détriment de l'autorité qui est la base nécessaire de toutes les hiérarchies, toutes les conséquences de la non-assimilation et de ma relégation hors du cercle des chefs de service. Tandis que les généraux d'artillerie et du génie répartissent à leur gré les officiers de leurs armes, l'inspecteur-directeur médical de l'armée d'Orient, bien qu'investi de votre délégation, est contraint, pour donner force exécutoire à ses désignations, de les soumettre à la sanction de M. l'intendant, qui n'a pas qualité pour discerner la spécialité professionnelle des officiers de santé et leurs aptitudes particulières aux diverses positions du service. A la vérité, cette approbation préalable n'avait jamais été qu'une sorte de formalité, mais il m'a été réservé de la voir refuser à l'une de mes désignations les plus justifiées.....

D'autres faits se sont produits..... Ainsi, Votre Excellence a reçu, recevra probablement encore des mémoires de proposition en faveur de médecins de régiments, des ambulances et des hôpitaux, mémoires établis sans ma participation, malgré l'article 23 du décret du 23 mars 1852 et le paragraphe 13 de vos instructions en date du 15 juin dernier, relatives à ma mission. L'intendant de Constantinople refuse de me laisser transmettre directement aux médecins les ordres de service que je leur délivre *sous son approbation*. Le même fonctionnaire est informé des évacuations de malades de la Crimée par l'intendant de Crimée, qui ne m'en donne pas avis, de sorte que je ne puis toujours constituer en temps utile le personnel nécessaire aux nouveaux services à improviser.

..... Autre difficulté : un nouvel intendant est à Constantinople ; sa mission ne m'a pas été notifiée, il ignore mes instructions. Celles-ci me rattachent à M. le général en chef et à M. l'intendant de l'armée. Or, si, comme il me l'a écrit, ce nouvel intendant a sous ses ordres le personnel médical de Constantinople, comment lier le jeu de mes attributions à cette dualité administrative ? Dans la répartition d'un personnel dispersé et mobile suivant les besoins locaux, comment faire cadrer le droit de l'intendant de Constantinople avec celui de l'intendant de l'armée, alors que la présence de ce dernier en Crimée m'oblige déjà à négocier avec MM. les sous-intendants de Varna, de Gallipoli, etc., les mutations dont surgit la nécessité ?

Placé entre deux intendants, l'un en Crimée, l'autre à Constantinople, forcé de traiter deux fois les mêmes questions, et ne disposant du personnel qu'avec l'autorisation successive, alterne ou simultanée de ces deux fonctionnaires, je rencontre des embarras et des impossibilités qui m'ôtent jusqu'à l'espoir de régler à la satisfaction de tous les intérêts ce délicat mécanisme du service de santé.

La lettre si honorable que Votre Excellence a daigné m'écrire en date du 4 de ce mois prouve qu'elle a déjà compris, de loin, une partie des difficultés qui m'entourent. Il m'est doux de voir qu'elle apprécie le calme et le sentiment moral que j'ai appliqués à l'accomplissement de ma mission..... Le corps de santé donne l'exemple de l'obéissance comme celui du dévouement, et si quelque chose pouvait troubler son courage et sa sérénité au milieu de labeurs aussi continus que pénibles, ce serait le spectacle trop prolongé de la résignation de son inspecteur, chef direct du corps médical et privé d'une action directe sur lui, ballotté entre deux intendants, disputant aux sous-intendants un peu d'initiative et d'autorité, fatiguant par ses recours Votre Excellence ou le général en chef, réduit à constater fréquemment l'insuffisance de bonnes intentions et de l'intervention consultative ou persuasive dans un service qui exige, comme tous les autres, les fermes et directes impulsions d'un pouvoir compétent.

Qu'il me soit donc permis d'exposer à Votre Excellence l'état de ma santé, qui ne me laisse pas la force de continuer une sorte d'expérience où j'ai épuisé, sous les enseignes d'une direction purement nominale, ce que j'ai de prudence, de réserve et d'humilité.

Je rentrerai, si vous daignez m'y autoriser, avec le regret de n'avoir pas fait en Orient tout le bien que vous paraissiez attendre de moi, mais avec la conviction d'avoir fait tout ce que l'organisation actuelle m'a permis de faire, et, j'ajoute, avec la certitude de ne pouvoir rester ici plus longtemps sans conflits. — MICHEL LÉVY, inspecteur du service de santé.

N° 28. — Constantinople, 23 novembre 1854. M. le maréchal, ministre de la guerre,

L'hôpital de Gulhané a reçu, les 21, 22 et 23 de ce mois, trois évacuations de blessés, de fiévreux et de marins scorbutiques de la Crimée, voire même quelques cholériques.

Ni M. l'intendant de l'armée, ni M. l'intendant de Constantinople ne m'ont donné avis de ces évacuations; je n'ai eu connaissance de celle du 23 qu'en me rendant à Gulhané.

Je n'ai pas été consulté sur le choix des locaux à occuper, ni sur la répartition des malades : aussi, blessés, scorbutiques, fiévreux, etc., ont été portés pêle-mêle à Gulhané, comme l'autre jour à Péra.....

..... L'inspecteur inspecte, contrôle médicalement en votre nom, et rend compte à Votre Excellence ; chargé de la direction du service médical aux armées, il organise et dirige (Instruct. minist. du 15 juin 1854), il n'exerce pas l'art de ses propres mains, à titre permanent, dans un hôpital ou dans une ambulance ; il n'est donc pas sous l'autorité de l'intendance; comme celle-ci, il est votre délégué, et c'est de l'autorité du ministre qu'il relève. A ce prix seulement, l'inspection médicale conserve son caractère, son efficacité, son indépendance dans les localités qu'il parcourt, et le jour où ce fonctionnaire sera le subordonné de tous les intendants en vertu d'une interprétation forcée de l'art. 1er du décret, devenu aussi le subordonné de tous les sous-intendants et adjoints par une conséquence très-rationnelle, quel devient son rôle, son utilité?

..... Depuis plus de cinq mois, je m'ingéniais à écarter de mon chemin les questions de prérogatives et d'attribution; il restera établi que je ne les ai pas soulevées le premier ; M. l'intendant de l'armée m'a réduit à vous signaler une mesure qui porte atteinte au service et à mon ascendant moral. Il était réservé à M. l'intendant de Constantinople de multiplier ici pour moi les froissements et les difficultés. Après avoir adressé par écrit de dures menaces de punition à un éminent vétéran de la chirurgie, tel que M. Scoutteten, qui a tout quitté pour accourir en Orient, il se hâte d'établir sa supériorité hiérarchique vis-à-vis d'un inspecteur qui n'est allé au-devant d'aucune définition de ce genre et qui n'acceptera que les solutions souveraines de Votre Excellence, après avoir exposé dans l'intérêt réel du service, non par excitation d'amour-propre, les considérations qui protégent la difficile, l'ingrate mission d'un inspecteur médical aux armées. — MICHEL LÉVY, inspec eur du service de santé.

N° 29. — Constantinople, 29 novembre 1854. M. le maréchal, ministre de la guerre,

Dès le mois de juillet dernier, j'ai eu l'honneur de signaler à Votre Excellence, ainsi qu'à M. le commandant en chef et à M. l'intendant de l'armée, les dangers des grandes agglomérations de malades, à l'occasion de l'installation de l'hôpital de Péra, qu'il s'agissait de porter à 1,800 ou même 2,100 lits. Depuis que cet hôpital compte plus de 1,200 malades, l'infection purulente s'y multiplie chez les blessés, les opérations y sont entourées de plus de risques, la mortalité augmente ; quatre officiers ont succombé en trois jours..... et, pour achever la démonstration de la cause réelle de cette insalubrité croissante, l'hôpital de Dolma-Batché, placé à 400 mètres de celui de Péra, sur la même hauteur, mais limité à un effectif de 500 malades, continue ses succès et ses guérisons.

Des deux côtés, même talent, mêmes soins, même propreté, même régime, mêmes malades ; une seule différence, le chiffre des malades ; mais l'expérience a depuis longtemps démontré qu'au-dessus de 800 malades, les hôpitaux s'infectent malgré toutes les précautions, avec nos blessés et nos opérés en suppuration, avec nos dyssentériques et les scorbutiques de la marine. Cette accumulation de malades peut, d'un moment à l'autre, engendrer des affections contagieuses et meurtrières.

Si je n'étais pas ici un directeur purement nominal du service de santé, j'aurais les droits et l'initiative nécessaires pour prévenir de pareils dangers ; mais j'ai dû me borner à les notifier à M. l'intendant, qui me répond placidement : « *Je les déplore avec vous, mais le moment ne me paraît pas venu d'y apporter le remède que vous indiquez.* » J'avais conseillé d'arrêter à 1,200 ou 1,250 le nombre des malades à Péra, de rendre disponibles quelques locaux pour déplacer les services les plus infectés, et livrer aux fumigations et à une ventilation active les salles momentanément abandonnées, etc.

On m'objecte la diminution et peut-être l'insuffisance des ressources hospitalières par suite des évacuations réitérées de la Crimée et de celles qui sont à prévoir. Mais, depuis cinq mois bientôt, j'insiste pour l'accroissement de ces ressources, pour l'obtention d'autres locaux, pour la création d'hôpitaux en baraques ; j'ai indiqué Smyrne en hiver, Metelin toute l'année comme pouvant recevoir nos malades dans des établissements qui exigent peu de frais d'installation ; depuis deux mois, je presse l'achèvement de l'excellent hôpital en baraques de Gulhané ; j'insiste sur la nécessité des évacuations sur France, etc.

Gulhané et Dolma-Batché existent parce que, en l'absence d'un intendant divisionnaire à Constantinople, j'ai pris, au commencement de septembre, l'initiative des demandes et démarches. Aujourd'hui, relégué derrière un intendant et un général de brigade, réduit à discuter leurs idées, à réfuter leurs vues, à bégayer les miennes par une interminable et fastidieuse correspondance quand il leur plaît de me consulter, je remplis tout au plus les fonctions d'un médecin principal et je n'ai plus qu'à repousser toute responsabilité dans les effets ultérieurs d'une direction incompétente qui réduit la mienne à néant, tout en provoquant mes avis officiels et officieux dans la mesure qui lui convient.

Daoud-Pacha aura 1,200 lits de malades au 1er étage ; son rez-de-chaussée loge 1,500 soldats convalescents, sa cour est encombrée de tentes-abris qu'habitent d'autres militaires sortis de convalescence. Voilà un hôpital créé contre mon avis et malgré mes résistances..... La suite édifiera Votre Excellence sur les résultats de cette expérience. Daoud-Pacha est à 6 kilomètres du fond de la Corne d'Or; on y arrive par des chemins difficiles, je plains les malades condamnés à ce laborieux et double transport en caïque et sur cacolets ou voitures, sans compter les effets certains d'une infection ultérieure.

M. l'intendant persiste à me refuser les commissions que je soumets à son approbation et croirait attenter à l'autorité du sous-intendant en les laissant parvenir aux médecins par mon intermédiaire.

L'expérience de l'armée d'Orient démontrera à tout jamais, et avec une invincible évidence, qu'en temps de guerre, au moins, les immenses questions de subsistances, de transports, de campement et d'habillement, de solde et de contrôle, de matériel et d'approvisionnement des hôpitaux et ambulances, suffisent à toute l'activité du corps si distingué de l'intendance, et qu'il lui est impossible de cumuler utilement, avec ces attributions si difficiles et complexes, la direction du service de santé et le commandement du corps spécial qui en a la conception et l'exécution professionnelles.....

Votre Excellence m'écrit : « *Votre mission consiste à organiser et à diriger.* » En réalité, ma mission a consisté le plus souvent, en dehors des circonstances épidémiques qui m'ont valu plus de latitude et d'initiative, à m'épuiser en communications latérales, en suggestions officieuses, en avis consultatifs, en prévisions presque toujours contestées ou écartées, et presque toujours justifiées. Mais quand il s'est agi de direction, je me suis trouvé à la suite de MM. les sous-intendants, paralysé par les revendications d'autorité administrative; M. l'intendant m'a en outre signifié sa supériorité de grade, à moi fonctionnaire sans grade assimilé, et très-explicitement ses prétentions disciplinaires..... — MICHEL LÉVY, inspecteur du service de santé.

N° 30. — Constantinople, 30 novembre 1854. M. le président du conseil de santé,

..... L'hôpital de Péra, depuis qu'il a franchi la limite de 1,100 malades, commence à donner beaucoup de cas d'infection purulente; il compte aujourd'hui plus de 1,300 lits occupés. J'ai protesté contre cette accumulation; j'ai écrit, raisonné, discuté; mais il y a un intendant qui se contente de déplorer placidement les faits et passe outre. Mon action se brise contre les obstacles administratifs échelonnés sur plusieurs rangs de fonctionnaires..... De là complexité et difficulté des relations, autorité disputée, retards, etc..... Je ne puis ni ne veux supporter une situation qui ne me permet plus d'être utile aussi sûrement que par le passé ; déjà, à un point de vue général, la situation ancienne, excellente pour mon individualité, laissait beaucoup à désirer pour la position officielle ; celle d'aujourd'hui me paraît inconvenante et illogique. De là, mes lettres du 20 et du 25 novembre au ministre ; je vous en adresse les copies ci-incluses ; j'en écris, par le courrier de ce jour, une autre non moins grave et nette ; vous en recevrez également la copie par le prochain courrier.

Ces lettres sont des actes ; ces actes importent au conseil, à l'inspection autant qu'à ma personne, ou plutôt ils ne sont motivés que par l'intérêt du service et celui des institutions ; car, en ce qui concerne ma personne, on m'accorderait ici comme en Crimée, comme à Varna, toute l'influence, tous les égards propres à donner l'illusion d'une grande position ; mais il faut voir le fond, aller aux principes, et c'est ce qui m'a décidé à ces sérieuses et décisives communications au ministre. Au reste, si le conseil de santé a pris la peine de suivre la série de mes actes et communications officielles, il y reconnaîtra la suite logique et l'enchaînement que j'y ai mis. Pendant les épidémies et sous le coup du péril, je n'ai songé qu'à être utile..... Le moment est tout venu de déduire les conséquences des prémisses, et puisque l'intendance sort aujourd'hui de l'espèce d'attitude passive et déférente où elle est restée envers le chef médical de l'armée, puisqu'elle a provoqué la lutte, je l'accepte et je pose à M. le ministre les termes des conflits soulevés ; j'ai foi en ses lumières et en sa sagesse. Il m'écrivait avant mon départ de Paris : « Si le décret est mauvais on le revisera ; si la position n'est pas ce qu'elle doit être, on l'améliorera ; mais que la révision ne précède pas l'expérience. » L'expérience de six mois en Orient est décisive..... — MICHEL LÉVY, inspecteur du service de santé.

Nº 31. — Constantinople, 10 décembre 1854. M. le président du conseil de santé,

L'armée subit, en Crimée, un déchet considérable.

..... Les principales causes de maladie et de mortalité dans l'armée d'Orient sont, dans l'ordre de leur importance, les suivantes :

1º La composition des contingents envoyés en Orient, le nombre considérable des jeunes soldats, la faiblesse de constitution de la plupart d'entre eux ;

2º Les fatigues et les veilles excessives, continues ;

3º L'insuffisance des abris ; la tente-abri ne répond pas aux exigences de ce climat ; la demi-couverture est une innovation fatale ;

4º Alimentation uniforme, non assez tonique ni réparatrice (demi-ration de pain tous les deux jours ; pain toujours humide, souvent compacte, salaisons, vin rare, etc.) ;

5° Mauvais système d'évacuations ou plutôt omission de toutes les règles hygiéniques qui doivent présider à cette opération, toujours organisée et dirigée sans le concours des médecins, réduits à déplorer des maux sans remède. Des centaines de malades entassés à bord des navires, sans paille ni foin, la plupart sans couvertures, tel est le spectacle qui s'est répété fréquemment sous nos yeux, malgré nos réclamations.

Indications à remplir.

1° Régler la composition des troupes destinées à l'armée d'Orient; n'y envoyer que des soldats formés, âgés de plus de 23 ans, ils résisteront mieux; les prendre de préférence parmi les corps de troupes en Afrique; les zouaves et les tirailleurs algériens ont mieux résisté;

2° Défendre l'usage de la demi-couverture; augmenter les ressources en campement et en couvertures; ajouter aux vêtements d'hiver un caban léger en toile imperméable, pour protéger le soldat contre les pluies;

3° Assurer, pendant l'hiver, à chaque homme, une ration journalière de vin et d'eau-de-vie; rendre plus fréquentes les distributions de pain frais. Vu la difficulté d'établir et d'entretenir en Crimée un parc suffisant de bœufs, expédier à l'armée des quantités considérables de légumes conserves Chollet (julienne, choux) pour corriger l'usage forcé des salaisons; approvisionner les ambulances divisionnaires et régimentaires de bœuf-conserves. J'ai dégusté, au Conseil de salubrité de la ville de Paris, une conserve de bœuf américain excellente et qui se vend à bas prix;

4° Mettre à la disposition de l'armée des bateaux disposés en hôpitaux; deux frégates à vapeur conviendront le mieux à cet usage;

5° Renforcer le personnel médical qui a perdu seize médecins par le choléra et qui en compte plusieurs autres gravement malades. Le service de santé est tendu; il peut devenir très-difficile et presque impossible, sans un nouveau contingent. Les trois nouvelles divisions sont arrivées sans médecins d'ambulance; les hôpitaux nouveaux, au nombre de trois, dont je poursuis la création à Constantinople, auront aussi besoin d'un personnel médical;

6° Donner au chef du service de santé de l'armée le droit de disposer de ses subordonnés pour les besoins du service, sans l'approbation préalable de l'intendant, mais sauf avis à ce fonctionnaire. Dans les conditions actuelles de fonctionnement, il y a des retards, des lenteurs, des difficultés préjudiciables aux malades, sans autre avantage, sans aucun but évident que de constater partout et toujours la dépendance du corps médical envers l'intendance militaire. Pour appeler à Constantinople un médecin inutile à Gallipoli, il me faut prendre en Crimée l'attache de l'intendant de l'armée. — Michel Lévy, inspecteur du service de santé.

I.93

N° 32. — Constantinople, 16 décembre 1854. — M. le maréchal, ministre de la guerre,

Une circulaire ministérielle du 2 novembre 1842 appelle les officiers de santé en chef des hôpitaux à concourir, avec les officiers d'administration, à la formation du tableau d'avancement et de gratifications en faveur des infirmiers.

M. Scoutteten, médecin en chef de l'hôpital de Péra, ayant eu à réclamer l'exercice de ce droit, il lui a été répondu par M. le sous-intendant et de la part de M. l'intendant de Constantinople, que la susdite circulaire n'avait pas de caractère officiel.

M. Scoutteten me demande de donner suite à sa réclamation ; je pense qu'au lieu de la déférer à M. le général en chef, il convient de la soumettre à Votre Excellence, puisqu'il s'agit du degré de validité d'une circulaire émanée de l'autorité ministérielle.....

Au terme du règlement du 1er avril 1831, les officiers de santé des hôpitaux ont le droit de provoquer la punition des infirmiers ; pourquoi ne pourraient-ils provoquer leur récompense, au même titre que le comptable ? et, s'il est évident que le soin des malades est le but essentiel de l'institution des infirmiers militaires, il ne l'est pas moins que les médecins sont tous les jours témoins et juges de la manière dont les malades sont soignés ; leur appréciation, sans exclure celle des officiers comptables, est au moins aussi compétente, aussi éclairée..... — MICHEL LÉVY, inspecteur du service de santé.

N° 33. — Constantinople, 20 décembre 1854. M. le maréchal, ministre de la guerre,

..... Vos instructions du 15 juin (§ 9) me déclarent le chef immédiat et direct des officiers de santé en ce qui concerne l'hygiène : le médecin en chef de l'hôpital de Daoud Pacha m'ayant signalé les mauvaises conditions hygiéniques de cet établissement, je me suis empressé d'édifier à cet égard M. l'intendant, qui, tout en me remerciant, reproche à ce médecin en chef de ne s'être pas adressé à M. le sous-intendant, probablement plus expert en hygiène. C'est à l'aide de l'article 5 du décret du 23 mars 1853 que l'on arrive à ces acerbités administratives, qui auront pour effet de rendre les médecins muets envers moi, réservant, en premier ressort, à MM. les sous-intendants, l'appréciation des éléments de la salubrité hospitalière.... — MICHEL LÉVY, inspecteur du service de santé.

N° 34. — Constantinople, 9 janvier 1855. A Son Altesse Impériale le Prince Napoléon.

Note demandée, sur la situation du corps de santé militaire.

Il ne faut pas que l'apparente régularité du service de santé à l'armée d'Orient serve à justifier le maintien de l'organisation actuelle du corps médical militaire, organisation qui repose sur le principe de sa subordination complète aux officiers de l'intendance. (Décret du 23 mars 1852.)

Dans nos hôpitaux, il y a des difficultés, des tiraillements et des luttes; il y a une fâcheuse complication de chefferies qui résulte de la juxtaposition d'un médecin, d'un pharmacien, d'un comptable et de la superposition d'un sous-intendant. — Et si, malgré ces conditions, la régularité existe, si les luttes n'éclatent point au dehors, c'est grâce à l'abnégation des médecins.

Partout l'intendance s'interpose entre le service de santé et le commandement, au point que les généraux de division sont renseignés par les sous-intendants sur l'état sanitaire de leurs troupes, au lieu de l'être par le médecin en chef de leur ambulance, où se reflètent toutes les influences morbides et où l'observation de chaque jour suggère d'importantes indications.

La répartition du personnel médical aux armées, confiée à un médecin en chef ou à un inspecteur, ne devient exécutoire que par l'approbation d'un intendant. De là, des pertes de temps, des correspondances, des conflits; car l'intendant peut ne pas approuver, et c'est ce qui est arrivé plusieurs fois en Orient : on ose affirmer que ces refus n'ont pas été motivés par les véritables intérêts du service.

Le commandement du corps médical étant dévolu à l'intendance, il en résulte que sa hiérarchie propre n'est pas effective, manque de sanction et d'autorité. De là aussi l'étrange spectacle des doyens de la médecine militaire, dirigés, commandés, punis par les novices de l'intendance; l'initiative de leur rémunération appartenant à celle-ci, ils n'ont l'espoir d'atteindre les plus justes récompenses qu'à force de ménagements et de concessions qui ne profitent pas aux malades.

Ce n'est pas tout : l'article 5 du décret, par un artifice de définition de la police hospitalière, confère aux sous-intendants des attributions qui sont évidemment du ressort de la médecine et de l'hygiène, et peut motiver leur ingérence dans toutes les questions de salubrité, à l'exclusion de l'autorité médicale supérieure. C'est ce qui est arrivé plusieurs fois à l'armée d'Orient.

Au demeurant, ce qui mérite éloge, c'est l'ensemble des moyens d'exécution dans le service hospitalier de l'armée; mais derrière ce matériel, dans les hôpitaux, dans les ambulances, il y a un corps médical qui souffre, abaissé, entravé, comprimé, glorifié aux jours d'épreuve, oublié le lendemain.

Le malaise de ce corps, la difficulté qu'il y aura de plus en plus à le recruter, les embarras de son fonctionnement, ont deux causes, exigent deux remèdes que voici :

1° L'action de sa hiérarchie sur elle-même, le commandement du corps par ses propres chefs;

2° L'équivalence des positions de cette hiérarchie à celle de la hiérarchie militaire, sous le rapport honorifique et rémunératoire.

Dans le système actuel, le corps médical, commandé par les fonctionnaires de l'intendance, est représenté au ministère de la guerre, en même temps que les comptables et les infirmiers, par un bureau dit des hôpitaux, compris dans la direction de l'administration. Le directeur étant un intendant, il s'ensuit que le ministre de la guerre n'a aucun contact immédiat avec le corps médical, ne connaît ses sentiments, ses besoins, ses intérêts, que par l'intermédiaire d'un intendant : aussi peut-on affirmer que peu de ministres ont été mis à même d'approfondir la situation du service de santé et celle du corps qui en est chargé.

Que la médecine militaire s'administre comme l'artillerie, comme le génie; qu'elle ait une hiérarchie réelle ; qu'elle ait à côté de son comité consultatif, au ministère, un chef ou directeur travaillant avec le ministre et ayant charge de l'éclairer avec compétence, et aussitôt cette hiérarchie se consolide, se dégage des étreintes d'une domination incompétente et hétérogène ; la discipline, le bon ordre y gagnent; les malades trouvent des médecins qui n'ont plus à calculer les chances de froissements et de conflits administratifs susceptibles de nuire à leur avancement; d'inutiles formalités sont supprimées en campagne, et l'unité de direction est acquise avec l'autorité de la compétence. — MICHEL LÉVY, inspecteur du service de santé.

N° 35. — Constantinople, 18 janvier 1855. M. le président du conseil de santé,

..... Les 6e, 7e et 8e divisions envoyées en Crimée se composent en grande partie de très-jeunes soldats : ils sont arrivés non pourvus des vêtements d'hiver qui ont été distribués aux anciennes divisions ; de plus, ils n'ont trouvé d'abord à se loger que sous des tentes-abris qui n'abritent aucunement contre les froids rigoureux qui, depuis près de vingt jours, sévissent sur le littoral du Bosphore et de la mer Noire. De là, un grand nombre de maladies et surtout de congélations à divers degrés. En étudiant de près les éléments de cette situation, on reconnaît qu'elle n'a en soi rien d'insolite et qu'elle est tout simplement l'expression des influences de saison et de climat, et de celles qui procèdent des conditions actuelles de campement, d'habillement, d'alimentation et de travaux..... Bref, tout est cause d'épuisement pour les soldats..... Leur nourriture, souvent mal préparée, mal cuite, où dominent les salaisons, n'est pas de nature à maintenir exactement la balance entre le déchet et le gain journalier de l'organisme. Là où la dépense de force est énorme pour l'accomplissement des devoirs militaires, on doit s'attendre à ne pas voir exécuter les prescriptions hygiéniques qui sont plus de prévoyance que d'utilité immédiate. Les cadavres des chevaux jonchent par centaines les plateaux où campe l'armée ; des ravins en sont comblés. Les immondices s'accumulent au voisinage des tentes. Ce sont autant de foyers qui resteront, si je puis ainsi dire, à l'état latent et disponibles pendant l'hiver, mais qui, aux premiers rayons du printemps, fermenteront ensemble et mêleront leurs émanations à celles des eaux plus ou moins stagnantes, déjà réunies sous forme de neige ou de glace dans les nombreux plis et dépressions des terrains peu perméables et à peine tapissés d'une couche mince de terre végétale.....

J'ai proposé à M. le général en chef de faire donner à chaque bataillon le nombre de planches nécessaires pour la construction d'une baraque-chauffoir où les hommes auraient pu s'abriter le jour, sécher leurs effets et où les plus fatigués auraient pu s'étendre la nuit, les diverses tentes restant ce qu'elles sont, l'habitation normale de campagne. Ce projet aurait pu s'exécuter rapidement, grâce à l'énorme quantité de planches qui existent à Constantinople dans les magasins du commerce.

...... D'un autre côté, j'ai donné, il y a deux mois, à M. l'intendant de Crimée, le conseil d'établir sur la plage de Kamiesch un hôpital d'évacuation : cette mesure devait permettre de régulariser les évacuations des ambulances divisionnaires sur celle de la plage, et les évacuations depuis ce point jusqu'aux hôpitaux de Constantinople, en facilitant un triage préalable des malades et leur réunion à Kamiesch, sous un abri et dans des conditions passables en attendant le moment de leur embarquement qui ne se ferait plus avec une précipitation regrettable. En un mot, l'ordre et le ménagement des malades devenaient ainsi possibles dans une opération assez compliquée et laborieuse qui s'est toujours faite sous le coup de l'urgence. Les circonstances ont amené M. l'intendant à faire ce que j'avais proposé, et Kamiesch aura bientôt un hôpital en baraques.

Trois divisions sont arrivées sans ambulances..... En attendant, j'ai conseillé au général en chef et à l'intendant : 1° d'emprunter aux bataillons de chasseurs qui ont deux médecins, l'un d'entre eux pour l'appliquer au service des nouvelles ambulances; 2° d'y appliquer aussi les six médecins employés à Kamiesch, en les remplaçant dans ce dernier service par les chirurgiens des bâtiments de guerre mouillés dans cette baie. M. Marrouin, chirurgien en chef de la flotte, m'a offert son concours pour cet objet; mais tandis que ce distingué chef de la médecine navale règle et dirige, je n'ai qu'un pouvoir consultatif; j'ai conseillé, j'ai écrit; mon rôle est épuisé..... — MICHEL LÉVY, inspecteur du service de santé.

N° 36. — Constantinople, 5 mars 1855. M. le président du conseil de santé,

..... Grand est le délabrement des malades qui nous arrivent de Crimée; la plupart sont anémiques, scorbutiques; toutes les affections qui se développent dans les organisations détériorées prennent un caractère de gravité considérable. Les cas de typhus se montrent çà et là..... Je tâcherai de vous envoyer la copie de ma correspondance avec l'intendant; elle vous donnera la preuve que toutes les indications d'hygiène et de prophylaxie sont formulées en temps utile, renouvelées avec insistance, quelquefois suivies d'effet. Mais les circonstances deviennent si graves, les préoccupations si multiples, l'administration si tiraillée, la médecine par elle-même si restreinte dans son action, les bras si occupés et même si fatigués, que la préservation qui, dans les masses combattantes, est le prix d'un effort continu, n'est presque plus possible; et désormais, dans les conditions d'un campement d hiver qui date de plus de quatre mois, il faut compter plus sur les effets d'une saison meilleure et de la reprise des opérations actives que sur quelques modifications tardives du régime, etc. Je ne cesse pourtant de rendre l'autorité attentive aux ressources et aux indications d'hygiène.

Mais c'est le personnel surtout qui est insuffisant, ici comme en Crimée. Les ambulances se dégarnissent par suite des maladies; de nouveaux hôpitaux restent sans médecins. La besogne est ici pour nos collaborateurs triple, quadruple du taux réglementaire..... La mort les décime, les maladies nous privent de beaucoup d'entre eux..... Les éventualités militaires et sanglantes ont pris de telles proportions qu'on ne saurait y pourvoir trop largement, si l'on ne veut pas avoir le désolant spectacle des blessés sans pansements, des malades sans assistance.

..... Quoi qu'il en soit, l'expérience a conduit tout le monde, général en chef, intendant, à reconnaître que le corps de santé ne pouvait, à l'armée, obéir à deux directions divergentes; d'une part, les fonctionnaires de l'intendance revendiquant tout le bénéfice du décret du 23 mars 1852, qui les constitue chefs réels et immédiats, dirigeant le personnel et le service; et, d'autre part, l'inspecteur médical, fort de ses instructions, des principes généraux de discipline et de hiérarchie fort de sa compétence, réclamant aussi la conduite du service et du corps de santé, sous la seule condition de l'entente avec l'intendant..... En signalant des imperfections, des difficultés dans le système de notre fonctionnement, je savais que je soulèverais des susceptibilités, des craintes, peut-être plus encore, une lutte qui finirait par une victoire ou par une défaite. Je me serais réjoui pour nos malades du succès de mes efforts; je me résigne personnellement à la position de vaincu. — MICHEL LÉVY, inspecteur du service de santé.

N° 37. — Constantinople, 12 mars 1855. M. le président du conseil de santé,

J'ai la douleur de vous annoncer de nouvelles et regrettables pertes dans notre corps médical d'Orient. Voilà 26 médecins morts depuis l'ouverture de la campagne ! aucun corps d'officiers n'a fait de pareilles pertes ! ..... Mais, à cause même du beau temps, des foyers de putréfaction multiples, jusqu'alors arrêtés par le froid, entrent en activité. Je ne cesse d'exciter par des lettres motivées l'attention du général en chef et de l'intendant. J'ai recommandé l'abandon des taupinières ou excavations que j'ai prédit devoir être autant de nids à typhus et à scorbut; j'ai demandé avec instance le rétablissement des tentes sur le niveau du sol, l'ensevelissement des cadavres d'animaux sous une couche de chaux, etc. : j'ai rédigé une instruction hygiénique sur le scorbut; je réclame l'évacuation immédiate des scorbutiques sur Constantinople; j'ai pressé auprès de l'intendant en mission ici, l'envoi en Crimée de pommes de terre, oignons, citrons, huile et vinaigre, moutarde, etc., etc.

..... Le service est de plus en plus tendu, à Constantinople comme en

Crimée, par l'insuffisance énorme du personnel ; j'ai décidé l'envoi de 8 médecins d'ici pour la Crimée ; je savais le surcroît de besogne qui en résulterait pour mes collaborateurs des hôpitaux de Constantinople ; mais le service des ambulances est à pourvoir en premier lieu. Plus de médecins requis ! L'inspecteur général du service médical anglais, M. Cumming, leur donne 450 fr. par mois ; ils n'en reçoivent que 200 chez nous ; encore cette solde est-elle de 50 fr. supérieure à celle de nos sous-aides et aides-majors de 2e classe. — MICHEL LÉVY, inspecteur du service de santé.

N° 38. — Constantinople, 15 mars 1855. M. le président du conseil de santé,

..... Vu la pénurie du personnel, j'ai obtenu qu'un certain nombre de sous-officiers fussent exercés à la tenue du cahier de visite ; si, comme je l'espère, cette mesure s'étend à tous les services, elle mettra à notre disposition 30 aides-majors pour les soins immédiats et professionnels des malades. Il est bien désirable de réglementer cette innovation, de la consacrer ; on ne comprend pas qu'un docteur en médecine, un aide-major, soit absorbé par une tenue d'écritures plus adminis-tratives que médicales. — MICHEL LÉVY, inspecteur du service de santé.

N° 39. — Constantinople, 1er avril 1855. *Note sur le régime de la troupe à l'occasion de l'arrivée de la garde au camp de Lebend-Tchiflick et de Maslack.*

La localité choisie pour le camp répond parfaitement aux convenances hygié-niques d'une agglomération militaire. Située à deux lieues de Constantinople, à une lieue du Bosphore, isolée par conséquent des centres d'habitation, elle présente une série d'ondulations, très-favorables à l'établissement des tentes et des baraques, séparées par des ravins peu profonds qui ont tous assez de pente pour ne pas retenir les eaux pluviales. Le sol est argileux, recouvert d'une couche mince d'humus ; de là sa sécheresse. Dans les plis et dépressions, la terre végétale a plus d'épaisseur et permet quelques cultures potagères, clair-semées ; nulle trace de végétation marécageuse, point d'eaux stagnantes. On n'aura à redouter sur cette crête, qui court presque parallèlement au Bosphore, que les effets de l'irradiation solaire pendant les mois les plus chauds ; mais, d'une part, les tentes turques, les baraques et des consignes intelligentes aideront à en préserver nos troupes ; d'autre part, le camp orienté dans la direction de la mer Noire qu'on découvre d'assez près sur la hauteur de Maslack, siège du quartier général, sera rafraîchi par les vents du nord qui soufflent le plus habituellement en été.

Le camp sera approvisionné sur tous les points de son étendue par l'excellente eau des sources de Belgrade qui alimentent les fontaines de Constantinople ; les aqueducs qui l'y conduisent avoisinent le camp ; des réservoirs et des fontaines permettront de satisfaire à tous les besoins, sans imposer aux soldats une corvée pénible de plus.

Les dispositions prises par M. le colonel baron de Béville, et qu'il a bien voulu m'expliquer sur les lieux, assurent à chaque fraction du corps d'armée un emplacement aussi commode que salubre. J'ai appelé spécialement son attention sur l'établissement des annexes qui peuvent compromettre, par leur proximité, l'état sanitaire des troupes : cuisines, boucheries, abattoirs, latrines. La configuration du terrain très-accidenté facilite ces installations, permet de les masquer, etc.; mais il faudra veiller à prévenir les accumulations de matières et de débris putrescibles dans les gorges et ravins, si multipliés dans les environs du camp; les enfouir sous une couche de chaux sera une nécessité dont l'oubli pourrait coûter cher sous ce climat. Les fumiers des écuries devront être brûlés ; cette mesure, que j'ai provoquée dans le camp de Varna, n'est pas moins impérieuse que l'enfouissement des débris d'abattoirs et des immondices des latrines.

Le service de santé devra comporter, dès l'ouverture du camp, la même organisation et le même fonctionnement que sur le pied de guerre. Les hôpitaux de Constantinople sont trop éloignés pour que l'on puisse y transporter les malades du camp sans danger pour beaucoup, sans inconvénients graves pour tous. D'ailleurs, ces hôpitaux, institués pour recevoir les malades de la Crimée, n'offriraient pas de places en nombre suffisant pour ceux du camp de Maslack. Il faudrait donc en créer de nouveaux pour ce dernier service. Or, les emplacements manquent à Péra, faubourg le plus rapproché. On comprend d'ailleurs l'avantage qu'il y a à constituer immédiatement pour le corps d'armée un service de santé qui, au jour de son départ pour la Crimée, n'ait à subir aucune modification..... Les ambulances des deux divisions seront utilement réunies sur une terrasse occupée autrefois par la caserne des janissaires ; elle est bien exposée, bien isolée, au centre des deux divisions, entourée de murs, plantée d'une rangée de platanes qui fourniront aux malades un ombrage bien apprécié en été; elle a deux réservoirs d'eau. On y élèvera commodément des baraques pour 1,200 malades, soit 5 ou 6 pour 100 de malades pour les deux divisions. Cette proportion me paraît suffisante : 1º parce qu'il y aura de bonnes ambulances régimentaires ; 2º parce qu'il s'agit de troupes fraîches, placées dans d'excellentes conditions ; 3º parce que le camp n'étant pas destiné à durer jusqu'à la fin de l'été, les troupes n'y passeront que la période la plus salubre de la saison chaude, avril, mai et juin.

La garde impériale aura une ambulance divisionnaire distincte dont la place est marquée près de Maslack.....

Avec une localité salubre, un camp bien ordonné et une saison aussi favorable que les mois d'avril, mai et juin, les maladies ne proviendront que du régime. Il faut donc le régler avec une libérale sagesse. Le soldat résiste d'autant mieux aux privations et aux fatigues qu'il a plus de forces en réserve. De là, le précepte de le ménager et de le bien nourrir toutes les fois et tant qu'il est possible. Cette possibilité existe au camp. Le biscuit ne se digère pas comme le pain; les salaisons sont une ressource en cas de nécessité ; l'eau-de-vie ne convient pas en été, à moins de la délayer dans de l'eau, et ce mélange ne vaut pas le vin. Il faut donc écarter ces denrées ou produits de l'alimentation du camp. Le bœuf de ce pays n'est pas l'équivalent de celui de France ; il faut donc en augmenter la ration, et, comme le mouton a plus de qualité, distribuer fréquemment de la viande de mouton. Le riz fatigue à la longue ; il entre dans la ration journalière de campagne ; on doit chercher à le remplacer deux ou trois fois par semaine.

De 4 heures du soir à 10 heures du lendemain, l'intervalle d'abstinence est trop long pour le soldat, surtout en été, où les grands exercices ont lieu le matin. A 4 heures du soir, il fait trop chaud en ce climat pour prendre un repas.

Voici le régime que je conseille :

Soupe au café le matin, avant la prise d'armes ; repas à 10 heures et à 5 heures ;

Pain frais tous les jours ;

Viande fraîche de bœuf trois ou quatre fois par semaine ; la ration devra être de 350 grammes. Viande de mouton les autres jours, 300 grammes par ration.

Riz, quatre fois par semaine au plus ; on devra en surveiller la cuisson, qui se fait mal ; les Turcs y excellent ; cuit à leur mode, avec le mouton, il constitue un aliment aussi sain qu'agréable.

Deux fois par semaine, des haricots secs qu'on trouve ici à bas prix ; ceux de Trébizonde sont excellents ; avec ce légume sec, il faut distribuer une ration d'huile et de vinaigre pour le faire manger en salade.

Une fois par semaine, des pommes de terre, des banias (espèce de mauve très-agréable, très-saine, très-usitée et à vil prix), et, à défaut d'un légume frais, une distribution d'oignons ; on fera ce jour-là une soupe à l'oignon et du mouton rôti ou grillé.

Distribuer trois fois par semaine de la moutarde, comme on le fait à bord des bâtiments de l'État, et la faire préparer par les soldats pour l'assaisonnement de leur nourriture. Dans un climat qui affaiblit les organes digestifs, ce sera une bonne addition aux repas.

Une ration de vin tous les jours. Pas d'eau-de-vie de cantine, en défendre la vente dans le camp. — MICHEL LÉVY, inspecteur du service de santé.

Nº 40. — Constantinople, 5 avril 1855. Note au général en chef sur la mortalité du mois de mars.

M. le général en chef a désiré connaître les causes auxquelles il faut attribuer le grand nombre de décès survenus du 15 au 20 mars dans les hôpitaux de Constantinople. La mortalité de cette période de cinq jours n'a rien d'exceptionnel ; elle

I.   94 a été à peu près aussi considérable pendant toute la durée du mois de mars. Nous avons compté :

> Du 1er au 10 mars.		695 morts pour 4,751 entrants.
> Du 10 au 20	id.		665	id.	pour 3,046	id.
> Du 20 au 31	id.		530	id.	pour 2,628	id.

Le 1er mars, il restait en traitement dans nos hôpitaux, 7,400 malades; 10,425 y sont entrés du 1er au 31 mars; les décès se sont élevés à 1,890. Proportion : 1 sur 8 malades.

Le mois précédent a donné les résultats suivants :

Présents le 1er février.	Entrés pendant le mois.	Morts.	Proportion des décès.
5,915	9,428	1,577	1 sur 9,5

Il y avait le 1er janvier :

Présents le 1er janvier.	Entrés pendant le mois.	Morts.	Proportion des décès.
4,055	5,851	663	1 sur 14,9

Ainsi, la mortalité dans le 1er trimestre a suivi une progression croissante; mais cette progression est plus marquée en février qu'en mars ; elle a augmenté de 5,4 en février et seulement de 0,8 en mars. C'est qu'une partie des décès notés en février proviennent de malades reçus en janvier, comme la mortalité de mars se rapporte partiellement aux malades évacués de Crimée en janvier et en février; elle présente des catégories très-significatives :

Sur 1,890 décès observés en mars,

1,604 sont dus aux affections typhiques, dyssentériques, scorbutiques, cholériques, etc.,

286 sont dus aux affections chirurgicales.

Ces dernières sont en grande majorité des lésions de congélation, indépendantes du feu de l'ennemi; déjà, en février, nous avons eu à déplorer 218 décès par cette même cause.

Les circonstances qui expliquent l'accroissement progressif de la mortalité sont les suivantes :

1° La gravité des maladies évacuées de la Crimée, le délabrement des hommes qui en sont atteints, les diarrhées chroniques avec débilitation profonde de l'organisme, les diverses formes de scorbut, les dyssenteries chroniques avec œdème des membres inférieurs, les affections broncho-pulmonaires chez des sujets épuisés, les gangrènes par congélation, des *états typhiques qui doivent faire craindre un développement ultérieur du typhus,* des blessures par armes à feu presque à bout portant et accompagnées de larges déchirements des parties molles qui ne tardent pas à se mortifier.

2° Les mauvaises conditions de la traversée, les malades étant peu couverts, soumis à des soins insuffisants, à un régime mal approprié, quelquefois sans pansements faute de linge, comme cela est arrivé encore récemment sur *le New-York*, parti de Kamiesch le 2 avril, avec 450 malades, dont 150 blessés.

3° L'agglomération des malades. *Je n'ai cessé, depuis mon arrivée en Orient, de faire ressortir les dangers qu'elle entraîne.* Les fixations administratives, fondées sur la nécessité, ne sont pas les fixations hygiéniques. Dès qu'on occupe salles et corridors d'un hôpital, l'insalubrité s'y développe. Celui de Péra a donné d'assez bons résultats avec 1,000 malades; depuis qu'il a reçu 1,650 malades ou blessés, les plaies y dégénèrent; l'infection purulente, la pourriture d'hôpital, les affections typhoïdes s'y manifestent. Telle est, parmi les malades agglomérés, la puissance d'infection, qu'elle atteint même ceux des baraques qui n'en contiennent que 50 à 60. A l'hôpital en baraque de Gulhané, 17 blessés ont contracté la fièvre typhoïde pendant le mois de mars.

4° Les évacuations répétées et nécessaires sur la France enlèvent aux hôpitaux les cas qui, sans compromettre la vie, déterminent des non-valeurs durables pour le service. Ce sont autant d'épurations qui ont pour effet de ne laisser dans les salles qu'un résidu de maladies graves, non susceptibles de transport, et dont beaucoup sont incurables. De là, dans les services, une sorte de concentration d'éléments morbides, foyer plus énergique d'infection.

5° Le personnel médical n'ayant jamais été proportionné à l'effectif des malades, les visites ont été et sont encore en partie trop étendues; l'attention s'épuise, la surveillance devient impossible; les infirmiers sont en nombre insuffisant, inexpérimentés; les infirmiers auxiliaires sont pris parmi les convalescents; les uns et les autres tombent malades, et le service devient plus difficile pour ceux qui résistent.

Les mesures à prendre pour la diminution de la mortalité dans nos hôpitaux consisteraient :

1° A envoyer les malades de Crimée à Constantinople, avant la détérioration profonde de leur constitution ;

2° A améliorer, à bord des navires de transport, le couchage, le régime et les soins ;

3° A désencombrer les hôpitaux, à abandonner les corridors, à espacer largement les lits. Pour faciliter cette mesure, je conseillerai, dès le mois de mai, de placer un certain nombre de malades sous des tentes au voisinage des hôpitaux de Ramitchiflick et de Maltépé ;

4° A combattre activement les causes toujours renaissantes d'insalubrité dans les hôpitaux, au moyen d'une aération continue, des fumigations avec le chlorure de chaux, et de l'arrosage des latrines et des chaises percées avec la solution de persulfate de fer ;

5° A proportionner le personnel médical et administratif à l'importance des services.

..... Je rends dès aujourd'hui l'autorité attentive au développement inévitable des fièvres intermittentes et rémittentes, des fièvres typhiques et à la recrudescence de l'épidémie diarrhéique et dyssentérique.

Telle est la perspective médicale de la saison d'été. Je la redoute d'autant plus que la plupart des sujets qui seront soumis à cette épreuve auront déja dépensé une partie de leur force de réaction dans les souffrances de l'hiver et subi dans leur constitution un certain degré d'altération. — Michel Lévy, inspecteur du service de santé.

N° 41. — Constantinople, 12 avril 1855. M. le président du conseil de santé.

..... Le ministre vient de m'annoncer qu'il a mis fin à ma mission en Orient, et qu'il m'autorise à rentrer en France. Je prends des dispositions pour ne laisser derrière moi aucune difficulté, aucun embarras. M. Scrive, médecin en chef, adressera au conseil de santé, tous les dix jours, un rapport sommaire sur les ambulances et leur mouvement ; M. Morgues, chargé de la centralisation médicale à Constantinople, fera de même pour les hôpitaux de cette ville. M. Scrive devra, en outre, envoyer au conseil de santé les rapports sanitaires des corps de troupes. Il n'aura pas le temps de les résumer, de les récapituler, et il y aura profit pour le conseil à lire les documents originaux, émanés des médecins régimentaires ; c'est un côté très-important de la situation. — Michel Lévy, inspecteur du service de santé.

[Les rapports d'ensemble du 15 avril au mois d'octobre 1855 n'ont pas été établis en Orient, et il y a eu une lacune de six mois entre l'inspection de M. Michel Lévy et celle de M. Baudens.]

N° 41 *bis*. — M. le maréchal, ministre de la guerre à M. l'inspecteur médical Baudens, 16 juillet 1855.

« Il faut que vous mettiez à profit l'importante mission qui vous a été confiée en Orient ; il faut que vous rédigiez un mémoire qui mentionne ce que vous avez vu, l'état de nos hôpitaux militaires, de nos ambulances, la comparaison de nos établissements de santé à l'armée d'Orient avec ce qu'ils étaient dans nos précédentes guerres ; les efforts du service hospitalier, tout ce que nos médecins ont déployé de zèle, de dévouement, d'intelligence et de cœur. Vous traiterez des maladies qui ont régné, de celles qu'il faut craindre, des moyens mis en pratique pour les prévenir ou pour en assurer la guérison ; vous parlerez des opérations chirurgicales, de leur succès, de leur fatale issue ; vous voyez comment je comprends la chose.

Vous ferez connaître vos vues sur l'organisation actuelle du service de santé, sur son fonctionnement dans nos hôpitaux, à l'armée, à l'intérieur ; sur les améliorations qui pourraient être réalisées. J'attacherais un grand prix à connaître vos idées à cet égard. L'armée anglaise, l'armée sarde pourront vous fournir des comparaisons et peut-être des enseignements.

Ce sont des faits qu'il nous faut, des appréciations larges et élevées.....

Je ne prétends pas vous tracer un plan ; mais vous voyez, mon cher docteur, ce que je désire de vous. Je ne crois pas que depuis longtemps un médecin inspecteur se soit trouvé en si belle situation pour rendre un véritable service à la science. — Maréchal VAILLANT.

Nº 42. — Quartier général devant Sébastopol, 20 octobre 1855. M. le maréchal ministre de la guerre,

Si l'armée entière doit passer l'hiver en Crimée, ce sera une impérieuse nécessité de convertir sans retard les ambulances divisionnaires en hôpitaux temporaires ; il suffirait pour cela d'augmenter le nombre des baraques et d'abandonner les tentes si précieuses en été. Des hôpitaux pour 6,000 malades, ayant comme annexes les infirmeries régimentaires, assureraient le service de santé. Les évacuations sur Constantinople, jusqu'en ces derniers temps si fréquentes, souvent si regrettables pour les malades, surtout dans les gros temps, et si onéreuses pour le Trésor, ne seraient plus que l'exception. Les hôpitaux de Constantinople, qui ont tant besoin d'être assainis par le repos, deviendraient des ressources en réserve sur un plan secondaire.

..... On peut à peu de frais se pourvoir ici amplement de baraques..... Les exigences du long et glorieux siége de Sébastopol ont heureusement cessé. On entend bien encore le canon, mais les boulets sont à peu près inoffensifs. Le moment est venu de s'occuper très-activement des moyens d'abriter contre les rigueurs de l'hiver les soldats à l'héroïsme desquels la France, qui honore tous les genres de vertu, élèvera sans doute un jour un monument digne d'elle. — BAUDENS, inspecteur du service de santé.

Nº 43. — Quartier général devant Sébastopol, 10 novembre 1855. M. le maréchal ministre de la guerre,

..... On ne se fera jamais une trop haute idée des services que la science médicale peut rendre à une armée en campagne, de l'influence qu'elle peut exercer sur les vicissitudes d'une guerre. Ses conseils, qui ne sont pas toujours demandés ni écoutés tant que la souffrance et la mort n'en font pas cruellement sentir l'utilité, sauveraient bien des hommes qui perdent une vie dont le pays a besoin. Conserver ses soldats, transportés à grand'peine, est le premier intérêt d'une nation qui fait une guerre lointaine ; c'est aussi le meilleur gage d'un succès définitif. Les maladies tuent plus d'hommes que le fer et la poudre, et il est souvent facile de prévenir ces maladies par de simples précautions hygiéniques. — BAUDENS, inspecteur du service de santé.

N° 44. — Quartier général devant Sébastopol, 10 novembre 1855. M. le maréchal, ministre de la guerre.

Ma mission me préoccupe vivement, au triple point de vue de la nourriture, des abris et des vêtements. L'armée n'aura plus, il est vrai, à supporter les misères des tranchées; mais, au lieu de vieux soldats, elle compte aujourd'hui un tiers, sinon moitié, de recrues, de jeunes soldats imberbes, ayant au plus un an de service. L'hiver dernier, chaque homme de corvée aux tranchées recevait une haute-paye de 0 fr. 50 cent. par jour pour travaux de siége. Cette ressource fera défaut en grande partie au préjudice des ordinaires.

Ce qui manque, ce sont les légumes frais. C'est à l'absence de légumes frais, au froid humide des habitations, aux nuits d'insomnie passées dans les tranchées, qu'est due l'apparition du scorbut, dont l'armée se débarrasse si difficilement. Pour suppléer au défaut de légumes, il faut envoyer en abondance des conserves juliennes, les meilleures de toutes les conserves légumineuses pour l'usage du soldat ; de la choucroûte, des pommes de terre et des oignons. Des graines pour ensemencer des jardins potagers, surtout des graines de radis, devraient être distribuées aux compagnies. Il conviendrait de pourvoir les ordinaires de condiments, clous de girofle, poivre long, muscade, feuilles de laurier..... Des chargements de citrons et d'oranges, dirigés sur la Crimée, seraient nécessaires pour combattre et même pour prévenir les affections scorbutiques. Les acides végétaux font depuis longtemps défaut à l'armée.....

..... La tente-abri est tout à fait insuffisante pour l'hivernage ; elle est d'ailleurs trop courte, et laisse passer les pieds des hommes ; on la remplacerait avantageusement par la tente conique, modèle turc, de toutes, la plus chaude et la plus solide contre les coups de vent. Les tentes doivent toujours être assez espacées pour qu'on puisse, quand le temps le permet, les changer de place tous les quatre jours au moins.....

Si l'on aidait un peu le soldat, il s'aiderait lui-même..... Il faudrait protéger les hommes contre la persistance des pluies et leur donner le moyen de sécher leurs vêtements imprégnés d'humidité. Faute de feu, ils les portent quelquefois humides pendant plus d'une semaine. C'est là une cause de maladies nombreuses.....

La capote criméenne a rendu les plus grands services ; il est urgent d'en pourvoir tous les soldats..... La ceinture de flanelle est indispensable pour prévenir et arrêter les diarrhées si fréquentes et qui dégénèrent si facilement en dyssenteries souvent très-graves..... On distribue aux soldats, pour l'hiver, une deuxième demi-couverture, afin de compléter la demi-couverture laissée à leur disposition pendant l'été..... J'ai la conviction qu'elle serait avantageusement remplacée par une chemise de laine de couleur comme en portent les Anglais. La chemise de flanelle entretient une chaleur douce et uniforme. Il en faudrait deux par homme, à 4 fr. l'une, total 8 fr., à peu près le prix d'une demi-couverture. L'homme serait moins chargé, et il aurait constamment sur la peau un vêtement chaud et parfaitement hygiénique..... Les chaussons sont bien utiles, ils ont le précieux avantage, pendant la nuit, de préserver les pieds du froid et de prévenir les congélations.— Baudens, inspecteur du service de santé de l'armée d'Orient.

N° 45. — Constantinople, 9 janvier 1856. M. le médecin inspecteur,

M. le général de division, commandant militaire, me charge de me concerter avec vous pour assurer l'exécution des ordres de M. le maréchal commandant en chef, relativement à l'établissement immédiat d'une sorte de dépôt de convalescents à Constantinople, destiné aux soldats trop faibles pour supporter les rigueurs d'un hiver en Crimée.

Cette mesure ayant été adoptée sur votre proposition, j'ai l'honneur de vous prier de me faire connaître l'emplacement du terrain qui vous semble le plus propre à l'installation de ce dépôt, les conditions dans lesquelles vous jugez qu'il devra être placé, tant pour l'exécution du service médical que pour l'adoption d'un régime particulier, s'il y a lieu. Il m'est indispensable de connaître votre opinion sur ces différentes questions pour indiquer au général Larchey les mesures administratives à prendre, afin de réaliser le mieux les intentions de M. le maréchal commandant en chef.

Vous jugerez peut-être comme moi de l'utilité d'une conférence à laquelle seraient appelés à prendre part le sous-intendant militaire et M. le Dr Thomas. — Angot, intendant militaire.

N° 46. — Constantinople, 29 janvier 1856. M. l'inspecteur Baudens,

..... Nous étions à l'hôpital de Daoud-Pacha dans des conditions sanitaires très-satisfaisantes, à la date du 21 décembre; mais les affections de mauvais caractère n'ont pas tardé à se présenter à mesure que les malades évacués de Crimée devenaient plus nombreux, surtout dès que ce chiffre a dépassé certaines limites. L'observation attentive des faits démontre péremptoirement que l'encombrement dans les salles mal aérées, mal éclairées, privées de feu, est la cause principale de notre situation actuelle.

Le 21 décembre, 525 malades présents; tout allait bien; mortalité pendant le mois, 40.

Le 1er janvier, 869 malades présents; l'état sanitaire se maintient dans des conditions convenables, parce que les mauvaises salles n'étaient pas encore encombrées.

Le 20 janvier, 1,140 malades présents; mortalité du mois jusqu'à ce jour, 100. C'est précisément à dater de ce moment que le typhus a commencé à sévir; il avait fallu rapprocher les lits.

Depuis 15 jours, cent trente et quelques cas sont éclos. Les individus atteints étaient presque tous des convalescents. Rare le 11, assez développé le 21, le mal s'accroît rapidement suivant pas à pas les progrès de l'encombrement dans les salles seulement, car les malades placés dans les galeries, où l'air est sans cesse renouvelé, ne sont pas atteints. — Dr GARREAU, médecin en chef de l'hôpital de Daoud-Pacha.

N° 47. — Constantinople, 5 février 1856. M. le maréchal, commandant en chef.

..... Il s'agissait de déployer des mesures énergiques, sans quoi la mortalité eût été sans limite. Les principaux remèdes étaient l'isolement et l'aération des malades. J'insistai vivement auprès de l'intendant militaire pour qu'on plaçât les typhiques dans des salles spéciales, où l'on pût distribuer l'air libéralement. C'était en même temps soustraire les autres malades aux dangers de la contagion. Il fallait aussi créer de nouveaux hôpitaux sous baraques pour empêcher l'encombrement, trouver 5,000 places et pouvoir loger dans chaque baraque des camps de Maslak quatre typhiques seulement au lieu de 8 malades ordinaires.....

Pendant ce temps, nos alliés, les Anglais, nous offrirent des ressources de toute nature en personnel et en matériel. Le général Storks nous proposait d'aller installer dans un de nos camps un hôpital complet pour 1,000 malades, de nourrir même et de traiter ces malades si on le désirait. Quoi que nous fassions, disait-il, nous ne nous acquitterons jamais de ce que les Français ont fait pour nous l'an dernier.

Ce qu'il fallait, c'étaient l'espace, l'air pur. J'insistai encore sur l'installation des baraques. — BAUDENS, inspecteur du service de santé.

N° 48. — Constantinople, 8 février 1856. M. l'inspecteur,

Du 1er au 31 janvier, 13,520 malades ont été traités dans nos hôpitaux de Constantinople :

Blessés par le feu de l'ennemi	895	
Id. par d'autres causes	504	13,520
Hommes atteints de congélation.	1,073	
Fiévreux venant de la Crimée et de la garnison. .	11,048	

Depuis le commencement de janvier, les évacuations de Crimée sont devenues plus fréquentes et plus nombreuses que dans les mois précédents, et le chiffre des malades a rapidement dépassé les prévisions de l'administration, qui, comptant sur la persistance de l'état sanitaire de novembre, avait supprimé les hôpitaux de l'école préparatoire de Maslak, n° 1, et diminué d'un tiers le nombre des lits dans les autres établissements.

A part quelques anciens blessés retenus dans les ambulances depuis la prise de Sébastopol, et quelques centaines d'hommes atteints de congélation, on ne compte parmi les évacués du mois que des fiévreux atteints de scorbut, de diarrhée ou dyssenterie chronique et de typhus. Le scorbut est, pour ainsi dire, la maladie exclusive des fiévreux arrivés de Crimée depuis un mois ; il existe chez tous comme maladie unique ou comme complication des autres affections. Beaucoup présentent les symptômes de la cachexie la plus avancée, anémie profonde, bouffissure générale, ulcération fongueuse des gencives, infiltrations sanguines et douloureuses des membres, épanchements dans le tissu cellulaire, le péritoine, la plèvre, œdème pulmonaire, diarrhée presque toujours sanguinolente, etc., etc. Les diarrhées et les dyssenteries chroniques sont toujours nombreuses, rebelles et très-meurtrières.....

Le typhus menace de prendre les proportions d'une grande épidémie ; on l'observe principalement chez les malades arrivant de Crimée, où nos soldats vivent au milieu des conditions les plus propres à son développement..... Le séjour dans nos salles d'un certain nombre d'individus atteints de cette maladie infectieuse a établi une véritable endémie typhique dont la fâcheuse influence s'exerce actuellement sur les malades anciens, sur les infirmiers, les sœurs de charité et les médecins.....

Nous avons eu rarement à constater une période prodromale..... presque toujours nous l'avons vue débuter brusquement par un frisson initial, suivi de fièvre ardente et de céphalalgie frontale, remplacée bientôt par un délire furieux ou tranquille, suivant le degré de susceptibilité nerveuse des malades, et peut-être celui de l'intoxication. La stupeur et la prostration générale suivent de près ces premiers symptômes, et souvent la stupeur se montre, dès la fin du premier jour, chez les malades débilités ; celle-ci, caractérisée par une prostration extrême, par un abattement indéfinissable de la face, constitue un des symptômes pathologiques du typhus. La surdité l'accompagne dans la majorité des cas.

Pendant toute la durée de la fièvre, la peau reste sèche et brûlante ; souvent elle se couvre de pétéchies, rares chez les malades dont la constitution, détériorée par des affections antérieures, manque de force pour réagir et faire naître la période d'élimination. Cette éruption, discrète ou confluente, rosée, pourprée ou brune, apparaissant du premier au troisième jour, diffère de la tache rosée lenticulaire de la fièvre typhoïde, par sa forme, qui se rapproche de l'exanthème de la rougeole, par la précocité de son apparition, et par sa durée, qui est rarement de plus de quatre jours.

La soif est en rapport avec l'intensité de la fièvre ; assez souvent la langue reste nette et humide, et ce n'est guère que dans les cas très-graves prolongés, ou chez les scorbutiques, qu'elle se couvre d'enduits limoneux ou fuligineux. Nous l'avons vue parfois d'une couleur rouge de sang, coïncidant avec une sécheresse

I.95

extrême et une incertitude de mouvements remarquable. Le plus souvent le ventre conserve sa souplesse et sa sensibilité normales. Quand il est le siége de la douleur, celle-ci est fugace, légère, disséminée sur toute la surface de l'abdomen ou fixée sous la région sous-ombilicale ; rarement elle se fait sentir exclusivement dans la fosse iliaque droite, et la crépitation dans cette cavité n'existe que chez les malades déjà atteints de diarrhée. La constipation est l'état le plus ordinaire des typhiques, et le météorisme, si fréquent dans les fièvres typhoïdes, est chez eux un accident rare.

Le poumon des scorbutiques atteints de typhus devient fréquemment le siége de congestions qui s'annoncent par de la dyspnée, de l'oppression et des râles variables. Cette forme pectorale du typhus est généralement plus grave et plus meurtrière que les formes abdominales et encéphaliques.

Tantôt le pouls est large, dur et fréquent, surtout au début ; d'autres fois il est petit, vif, accéléré (à 130), et se maintient dans cet état jusqu'à la fin de la maladie. Dans le plus grand nombre de cas, il devient mou et dépressible. Dans les cas graves, arrivés à la période ultime, il est filiforme et misérable. Il varie, du reste, suivant la constitution de l'individu. Les hémorrhagies nasales sont communes chez nos typhiques ; rarement elles apparaissent avant le quatrième jour ; plus rarement encore elles se montrent dans la période prodromale, quand elle existe, ou au début, comme dans la fièvre typhoïde.

La durée moyenne de cette maladie peut être estimée à huit jours ; fréquemment elle se termine dans le cours du premier septénaire, rarement elle dépasse le deuxième. Les typhus graves qui se prolongent au delà de ce terme revêtent quelquefois des formes très-semblables à celles de la fièvre typhoïde ; la bouche se sèche, la langue et les gencives se couvrent de fuliginosités, le ventre se ballonne, la fosse iliaque droite devient douloureuse et le siége d'une crépitation manifeste, et, enfin, la diarrhée apparaît. Plus tard, surviennent le coma, l'abolition de la sensibilité générale, des fonctions des sens qui achèvent d'établir une ressemblance frappante entre ces deux affections.

Souvent la terminaison du typhus est aussi brusque que son invasion ; il n'est pas rare en effet de voir des typhus s'aggraver tout à coup, déterminer la mort en quelques heures, et des typhus très-graves s'amender et se terminer brusquement par le retour à la santé. Chez un bon nombre de typhiques, nous avons vu la maladie se juger par des sueurs fétides, ayant l'odeur de paille pourrie, des flux intestinaux et des parotidites. Ces abcès parotidiens ont plus d'une fois modifié sa marche d'une manière favorable, notamment chez un de nos aides-majors, atteint de typhus grave, dont la convalescence n'a été réellement décidée que par l'apparition d'un abcès de ce genre.

Quelle que soit la cause de la solution heureuse de la maladie, les convalescences marchent avec une rapidité et une régularité dont le contraste est frappant avec la lenteur et l'irrégularité presque fatale des fièvres typhoïdes. Cette différence dans la marche de la convalescence s'explique par la diversité des lésions intestinales propres à chacune d'elles. Ainsi, chez les typhiques décédés après avoir été atteints au milieu des conditions de la santé la plus complète, nous avons simplement rencontré dans le tube intestinal des colorations rouges et jaunes, disposées par plaques ou par bandes; l'injection de la muqueuse avec de nombreuses arborisations; de la psorentérie, et quelques plaques de Peyer pointillées ou réticulées, état qui se retrouve à la suite d'une foule d'affections de nature différente, et dont on conteste le caractère morbide. Nous n'avons jamais trouvé ni les plaques gaufrées, fongueuses, pustuleuses, ulcéreuses ou gangréneuses, ni l'engorgement des ganglions mésentériques, ni aucune autre lésion spéciale à la fièvre typhoïde.

Cette maladie, dont je viens d'indiquer les principaux symptômes, a une tendance extrême à se propager de proche en proche. Ainsi, nous l'avons vue, dans nos salles, se communiquer d'un premier malade à ses voisins, aux infirmiers, aux sœurs de charité, aux médecins; nous l'avons constatée chez des personnes dont l'âge est considéré comme un préservatif de la fièvre typhoïde, chez des jeunes gens notoirement connus pour avoir été atteints et guéris de cette affection.....

Le typhus, longtemps stationnaire, a pris tout à coup des proportions considérables. Pendant la première quinzaine de janvier, le nombre des malades atteints n'a pas dépassé 100; maintenant, il s'élève à 1,600. Jusqu'à présent, il a épargné les officiers de l'armée; il sévit au contraire très-rigoureusement sur les médecins, les sœurs de charité, les aumôniers et les infirmiers attachés aux ambulances et aux hôpitaux..... — Dr Thomas, médecin principal, médecin en chef des hôpitaux de Constantinople.

N° 49. — Constantinople, 11 février 1856. M. le maréchal commandant en chef,

Les rapports qui m'arrivent de la Crimée annoncent une grande élévation dans le chiffre des soldats entrés aux hôpitaux en même temps que le typhus décime les médecins. J'ai l'honneur de prier Votre Excellence de me permettre de lui soumettre à cette occasion quelques réflexions inspirées par l'intérêt du service.

L'augmentation du nombre des malades était prévue. Une armée dont l'effectif est doublé depuis un an, qui compte un grand nombre de jeunes soldats, devait, ainsi que je l'ai exprimé dans mes précédents rapports, amener pendant les rigueurs de l'hiver une population considérable dans les ambulances. C'est en vue de cette éventualité que chaque infirmerie régimentaire a dû recevoir deux baraques, et que 6,000 matelas, destinés à remplacer les nattes sur lesquelles couchaient les malades, ont été envoyés en Crimée. Ces sages mesures ne suffisant pas néanmoins pour renoncer complétement à mettre sous tente des malades qui n'ont pour literie qu'une natte et une ou deux couvertures, beaucoup ont eu les pieds gelés et nous sont arrivés de Crimée dans le plus triste état.

Encore bien, je le suppose du moins, qu'on n'ait recours aux tentes qu'en cas d'absolue nécessité, il est bon de rappeler combien ces abris, excellents en été, peuvent devenir pernicieux pendant l'hiver. Quand elles sont hermétiquement fermées pour préserver du froid, l'air non renouvelé se charge de miasmes délétères qui produisent les fièvres typhoïdes, sinon le typhus. Quand elles sont ouvertes, la congélation s'empare des hommes anémiques et épuisés qui s'y trouvent. Un vice de l'installation de ces tentes a été de les trop rapprocher ; elles ne doivent couvrir que le tiers du terrain à occuper, afin de pouvoir les changer de place quand le temps le permet, et neutraliser ainsi les petits foyers d'infection dont elles deviennent bien vite le siége.

Les baraques-ambulances, encombrées de soldats gravement malades, s'infectent rapidement..... Indépendamment des autres mesures déjà conseillées, il faudrait, pour les assainir, faire chaque jour des fumigations chlorurées et aromatiques..... Les plantes aromatiques desséchées abondent sur le marché de Constantinople, il serait facile d'en envoyer un chargement en Crimée.....

L'accumulation des malades venus de Crimée dans nos hôpitaux de Constantinople en a modifié défavorablement les conditions hygiéniques, en raison surtout de la gravité des affections. Ordinairement, sur cent malades, dix seulement sont en danger ; ici, ces termes sont renversés..... Ce sont des scorbutiques à l'haleine infecte ; des dyssentériques, des typhiques aux émanations contagieuses. L'intoxication miasmatique de nos hôpitaux a développé une foule d'accidents. Pour y mettre un terme, j'ai proposé la réouverture des hôpitaux supprimés et la création d'autres établissements, d'une contenance de 5,000 lits, dans les baraques des camps situés à Maslak ; les malades y seront au large, dans un site salubre et bien ventilé.

La preuve que, pour arrêter le typhus, il suffit de placer les malades dans un milieu non infecté, se voit au dépôt de convalescents installé dans une partie des camps de Maslak. Sur 1,000 hommes, pas un seul n'a encore présenté de traces de typhus. Les convalescences marchent rapidement ; 15 hommes seulement ont dû rentrer à l'hôpital, et 19 sont à l'infirmerie.

Metelin aurait été une ressource providentielle pour les scorbutiques, à cause de son beau climat, de ses eaux thermales et de l'abondance des légumes.

Votre Excellence sait qu'il y a, à petite distance de Constantinople, des baraques pour loger environ 25,000 hommes, et qu'en vingt-quatre heures il est facile de convertir ces baraques en bons hôpitaux. Ces ressources permettraient d'entrer largement dans la voie des évacuations de malades, et de nous envoyer les soldats malingres de l'armée, ainsi que je l'ai proposé.....

Le personnel médical, qui vit dans le milieu contagieux des malades, paie un large tribut au typhus ; plusieurs viennent encore de succomber (onze depuis le 1er janvier), et vingt-cinq sont en traitement aux hôpitaux de Constantinople ; je ne peux indiquer exactement le nombre de ceux qui sont malades en Crimée.

Votre Excellence remarquera avec satisfaction que pas un seul officier de troupe n'a présenté encore de trace de typhus, ce qui prouve qu'il est, en quelque sorte, emprisonné dans les hôpitaux, et qu'il ne se propage pas dans les camps par contagion, bien qu'il y prenne naissance spontanément sous la tente. — BAUDENS, inspecteur du service de santé.

N° 50. — Constantinople, 28 février 1856. M. le maréchal, ministre de la guerre,

La marche du typhus continue à être ascendante. Il se déclare, en moyenne, 150 nouveaux cas par jour dans les hôpitaux de Constantinople. Il y a, dans certains hôpitaux, une situation grave, tendue ; il faut y apporter un prompt remède. Le meilleur est simple : de l'air, toujours de l'air, encore de l'air pur et renouvelé. Pour cela, il nous faut plus d'espace ; il faut bien vite transporter la moitié de notre population hospitalière sous les baraques inoccupées de Maslak, y faire un grand campement, un grand bivouac. Voilà ce que je dis et écris du matin au soir à qui de droit.

On me promet, pour le 1er mars, 2,000 places sous baraques (j'en avais demandé 5,000) ; ce sera très-insuffisant, d'autant plus qu'il nous vient de Crimée de nombreuses évacuations.

Une erreur qui se propage parmi nos autorités et que je m'efforce de détruire, parce qu'elle pourrait avoir de déplorables conséquences, c'est de comparer le typhus au choléra, et de croire que le mal disparaîtra de lui-même. Le choléra, dont on ignore la cause, a une marche ascendante que rien n'a encore pu arrêter ; arrivé à son maximum d'intensité, il décroît et s'éloigne spontanément. Le typhus, au contraire, dont on connaît la cause productrice, la misère, persiste jusqu'à ce que celle-ci ait disparu. Son élément est le miasme humain devenu contagieux, et dont le foyer a d'autant plus d'intensité qu'un plus grand nombre de typhiques sont accumulés sur un même point.

C'est pour avoir négligé les grandes mesures de prophylaxie, ou pour n'avoir pu les employer, qu'on a vu, pendant les guerres de l'Empire, le typhus prendre ces grandes proportions qui ont jeté l'effroi dans l'esprit des populations. Tel a été le typhus de Mayence.....

Nous avons des baraques pour loger 25,000 soldats ; elles attendent une population ! Hâtons-nous de les occuper.

Ouvrir des baraques au fur et à mesure que les malades nous arrivent de la Crimée, ce n'est pas atteindre le but ; c'est se laisser envahir tout doucement par les flots de la marée montante.

.....Pourquoi n'allons-nous pas plus vite ? C'est apparemment qu'il y a dans l'exécution des difficultés dont je ne me rends pas un compte exact. Ainsi, j'ai entendu, dans une de nos conférences, M. l'intendant objecter à mon projet la défense ministérielle de faire des ambulances hors de la Crimée. Le conseil est facile, je le conçois, à qui n'a pas de responsabilité : aussi je n'ose pas me plaindre, tout en déplorant la situation qui m'est faite.....

Trois médecins, atteints du typhus, ont succombé dans la journée du 26 : un principal, un major et un aide-major. Six autres sont atteints depuis hier et cependant nul n'hésite, chacun fera son devoir jusqu'au bout.

Au moment de fermer cette lettre, M. le général Larchey me donne connaissance d'une dépêche ministérielle reçue à l'instant. Votre Excellence prescrit d'envoyer à Constantinople les soldats malingres des régiments de Crimée. Cette mesure, M. le maréchal, pouvait être bonne quand je l'ai conseillée ; ces malingres sont aujourd'hui des malades. Nous allons leur ouvrir largement les portes des camps de Maslak, qui bientôt, je l'espère, seront convertis en établissements hospitaliers. — Baudens, inspecteur du service de santé.

Nº 51. — Constantinople, 29 février 1856. M. le maréchal commandant en chef,

J'ai l'honneur d'adresser à Votre Excellence un rapport sur la marche du typhus, pendant ces derniers jours, dans nos hôpitaux de Constantinople. Il vous permettra, avec les documents qui vous sont remis directement en Crimée, d'apprécier l'état sanitaire de l'armée..... Ces bulletins sont instructifs ; les voici à partir du 20 de ce mois :

	NOMBRE des typhiques aux hôpitaux.	CAS SURVENUS dans les 24 heures.	GUÉRIS.	MORTS.
20 février..	1,450	62	4	36
21 id.	1,517	111	10	44
22 id.	1,586	168	9	62
23 id.	1,556	105	27	41
24 id.	1,615	128	8	43
25 id.	1,706	166	15	40
26 id.	1,826	188	7	46
27 id.	1,848	137	50	56
28 id.	1,927	168	39	50
29 id.	1,969	181	79	61

Le flot épidémique monte. Il suffit de jeter les yeux sur ce tableau des nouveaux cas déclarés jour par jour pour se convaincre de la contagion du typhus et de la nécessité de prendre au plus vite toutes les mesures de prophylaxie nécessaires pour la limiter..... Par un bonheur providentiel, nous avons, dans les camps aux environs de Constantinople, des baraques vides pour loger 25,000 hommes. Ces baraques, parfaitement installées sur de hauts plateaux, sont dans d'excellentes conditions hygiéniques. Transportons-y de suite la moitié de notre population hospitalière, 5,000 malades, et je réponds d'arrêter ici la marche et la mortalité du typhus presque immédiatement..... Toute médication, quelle qu'en soit la vertu, échouera fatalement si la première condition, celle du désencombrement, n'est pas remplie. Pour cela, j'ai demandé simplement des ambulances, quelques literies, des paillasses même auraient suffi pour des besoins éventuels..... Cette mesure paraît présenter de grandes difficultés d'exécution.

Nous obtiendrons plus tard 5,000 places sous baraques, pour satisfaire à des besoins nouveaux au fur et à mesure qu'ils se produiront. En agissant ainsi, on se laisse pousser par la nécessité, on ne la devance pas; on se trouve un jour envahi par les malades au lieu d'avoir prévenu la maladie.

Pardon, M. le maréchal, de m'exprimer ainsi sans détour. Je dois la vérité à Votre Excellence; homme d'action, chirurgien d'ambulance, je voudrais partir avec quelques caissons et mes malades, comme pour une étape, et aller établir un grand bivouac dans les camps inoccupés. L'administration, seule responsable, ne peut, je le conçois, aller si vite.....

Quant au personnel de santé, bien que réduit par la mortalité et les maladies, il fait son devoir avec abnégation et redouble d'efforts. Sur ce champ de bataille des médecins militaires, combien déjà sont morts et combien y en a-t-il de blessés! (Je donne le nom de *blessés* aux médecins qui ont contracté le typhus auprès des malades et qui ont survécu.) Quand le moment sera venu, j'appellerai votre haute bienveillance sur un personnel qui, depuis le commencement de la campagne, a eu la bonne fortune de se concilier de plus en plus les honorables sympathies de l'armée. — BAUDENS, inspecteur du service de santé.

N° 52. — Constantinople, 3 mars 1856. M. le maréchal, ministre de la guerre,

La contagion continue ses progrès. Il en sera ainsi tant que nous ne serons pas arrivés à porter dans les baraques des camps inoccupés la moitié de nos malades des hôpitaux.

Des 5,000 places que je réclame, j'en ai obtenu 1,000; nous avons pu ainsi opérer un peu de vide dans nos hôpitaux, et immédiatement s'est produite une diminution dans le chiffre des nouveaux cas déclarés. En effet, le 1er mars, ce chiffre était tombé à 93. Malheureusement le répit n'a duré qu'un instant. De nouveaux malades évacués de Crimée sont venus encombrer nos hôpitaux, au point qu'il a fallu envahir les salles réservées aux malades les plus gravement atteints. Le chiffre des nouveaux cas a été alors le plus élevé que nous ayons encore vu, celui de 257 en vingt-quatre heures..... J'ai beaucoup de peine à détruire dans l'esprit du commandement et de l'administration une espèce de sécurité grosse de dangers. On croit que le typhus, venu de Sébastópol, disparaîtra à Constantinople dès qu'il n'y sera plus importé de Crimée. Il résulterait de là qu'il n'y aurait pas trop à se préoccuper ici de l'épidémie. En attendant, la contagion produit ses rapides effets dans nos hôpitaux de Constantinople..... On me promet plus de places sous baraques à mesure que des besoins nouveaux se produiront. Il est évident qu'on se laisse pousser par la nécessité, on ne la devance pas, on se trouvera un jour envahi, impuissant! — BAUDENS, inspecteur du service de santé.

N° 53. — Constantinople, 6 mars 1856. M. le maréchal,

Je crois devoir vous adresser une récapitulation mensuelle de notre situation hospitalière comme développement du typhus depuis le 1er juin 1855 jusqu'au 29 février 1856 :

	Crimée et hôpitaux externes.		Hôpitaux de Constantinople.	
	Typhiques.	Morts.	Typhiques.	Morts.
Juin 1855. . . .	6	5	»	»
Juillet.	77	9	»	»
Août.	18	14	»	»
Septembre. . . .	5	3	»	»
Octobre.	10	4	»	»
Novembre. . . .	11	6	5	2
Décembre. . . .	734	323	41	9
Janvier 1856. . .	1,523	464	1,662	765
Février..	3,402	1,435	4,432	2,904

Nous perdons chaque jour du terrain, et cependant le fléau s'arrêtera, j'en ai la conviction, dès que nous pourrons prendre possession des baraques du camp de Maslak.

Nuit et jour tous nos médecins valides restent auprès des typhiques; 46 d'entre eux sont déjà morts du typhus qu'ils bravent intrépidement et ils prouvent ainsi leur dévouement à l'armée et leur courage professionnel. — Dr BAUDENS, inspecteur du service de santé.

Tableau comparatif de la situation hospitalière des armées Française et Anglaise pendant le mois de février 1856.

ARMÉE FRANÇAISE (Effectif, 132,000 hommes).			ARMÉE ANGLAISE (Effectif, 70,000 hommes).		
	Entrés.	Morts.		Entrés.	Morts.
Blessés et malades divers. .	11,732	1,190	Blessés et malades divers.	3,984	43
Typhiques.	7,834	4,339	Typhiques.	0	0
Scorbutiques.	6,772	349	Scorbutiques.	34	0
Total.	26,338	5,878	Total.	4,018	43

[A la suite du rapport de M. Baudens, une dépêche télégraphique adressée au général Larchey à Constantinople par M. le maréchal, ministre de la guerre, se termine ainsi : « faites tout ce que demande M. Baudens. »]

N° 54. — Constantinople, 9 mars 1856. M. le maréchal,

Je vais me rendre en Crimée, je pars aujourd'hui même, et je viens vous rendre compte d'une situation nouvelle très-grave : M. Girette, directeur des bateaux à vapeur des Messageries impériales qui transportent en grande partie nos malades de la Crimée à Constantinople et de cette ville à Marseille, vient de me faire la communication suivante qui est de la plus grande importance : « Le typhus exerce tant de ravages sur les navires de la compagnie, infectés par de continuelles évacuations de malades, que le service des courriers va se trouver forcément interrompu dans peu de jours sur toute la ligne de Sébastopol à Marseille. Beaucoup de matelots, de chauffeurs et d'officiers sont morts du typhus, d'autres sont en traitement et il me paraît extrêmement difficile de les remplacer.» Je livre à votre haute appréciation cette nouvelle qui vient à l'appui de toutes nos dépêches et de l'insistance que je devais mettre dans mes demandes réitérées. — Dr BAUDENS, inspecteur du service de santé.

N° 55. — Grand quartier général, au camp devant Sébastopol, 12 mars 1856,
M. l'inspecteur,

Je donne des ordres pour que toutes vos prescriptions soient immédiatement exécutées dans les régiments et dans les ambulances. — Maréchal PÉLISSIER.

N° 56. — Paris, 15 mars 1856. M. l'inspecteur,

J'attends avec bien de l'anxiété des nouvelles de notre état sanitaire. Dites à vos camarades du service de santé que je les remercie ; ce mot dit tout. L'Empereur connaît les nouvelle preuves de leur zèle, de leur courage, de leur abnégation. Il a toujours compté sur les médecins militaires ; mais sa foi en leur dévouement s'est accrue depuis qu'il sait toute l'énergie qu'ils montrent en ce moment. Je vous envoie quelques sœurs de charité, 200 infirmiers, 20 aides, voilà du renfort, puisse-t-il ne pas servir ! A Marseille, à Toulon, il y a de l'émotion ; rien de sérieux encore, mais des craintes. Nous mettons à profit les bonnes et prudentes dispositions que vous avez prises dans votre tournée en Provence. L'Empereur m'a écrit ce matin. Me parlant de l'état sanitaire de l'armée, il ajoute : « Ce qui est essentiel, c'est d'établir le plus vite possible les ambulances sous baraques que réclame M. Baudens ; donnez des ordres pressants en conséquence. » Je ne puis faire mieux que de vous rapporter les mots mêmes de l'Empereur. J'ai écrit par le télégraphe et par lettre au général Larchey ; je lui ai prescrit de mettre à Maslak tout ce qu'on pourrait y installer de malades ; je lui ai dit de régler avec les médecins et en dehors de toutes les prescriptions écrites l'alimentation des malades ; il a pleins pouvoirs, et j'approuverai tout ce qu'il fera.

Les prisonniers russes étaient en parfait état de santé à l'île de Prinkipo. Je me demande si, après qu'ils seront partis pour retourner en Russie, ce qui a peut-être déjà eu lieu, nous ne pourrions pas y installer une ambulance...

J'ai fait écrire que j'accordais un supplément d'allocation aux médecins, — supplément de 100 fr. par mois (1). Je termine en renouvelant la recommandation de garder à Constantinople tous les malades dont l'évacuation ne sera pas commandée par le défaut de local ou par le manque de moyens sanitaires. — Maréchal VAILLANT.

N° 57. — Quartier général, au camp devant Sébastopol, 28 mars 1856. M. le maréchal, commandant en chef,

Les mesures conseillées dans mes rapports pour combattre le typhus, et que votre Excellence a prescrit d'exécuter immédiatement dans les régiments et les ambulances, portent leurs fruits.

Dans la dernière dizaine, le chiffre des entrées aux ambulances présente une réduction de 500 sur celui de la dizaine précédente et les affections sont moins graves. Il y a un dixième de diminution dans la mortalité en Crimée. Les affections scorbutiques ne figurent plus dans nos ambulances à la date du 20 mars que pour 649, par suite des évacuations ; aussi nos hôpitaux de Constantinople ont-ils sur 10,000 malades, 4,000 scorbutiques. Le scorbut peuple encore en grande partie nos infirmeries régimentaires ; mais le mal s'amoindrit sensiblement sous l'influence des distributions de légumes frais et du retour du soleil. Du jus de limon antiscorbutique, préparé d'après la méthode anglaise, va être mis à la disposition des médecins de l'armée. Je compte sur son efficacité.

Voilà pour la situation générale. Examinons maintenant l'état du typhus

Le typhus a toujours un pied dans les camps, l'autre dans nos ambulances ; il se maintient comme une menace suspendue sur l'armée. Ce qu'il est permis de constater, c'est le plus grand nombre de guérisons, c'est que le médecin est dans un milieu moins défavorable et que son impuissance est moins marquée. Ainsi pour les 11 derniers jours, nous comptons 283 cas de guérison sur une mortalité de 699. Le chiffre général n'a pas beaucoup augmenté ; il était le 16 mars de 1,457, il est le 26 de 1,606. Il faut noter que depuis le 17 de ce mois, il n'a plus été évacué sur Constantinople un seul homme atteint de typhus.

---

(1) Le décret organique de 1852 ayant supprimé la solde de guerre affectée jusque-là au corps des médecins militaires, il en était résulté des privations compromettantes pour leur santé. Le ministre de la guerre, dont j'avais éveillé l'attention sur ce fâcheux état de choses, voulut bien, sous la forme d'un supplément d'allocation, modifier la situation créée par le décret. — BAUDENS.

283 guérisons pour 11 jours, quand depuis le 1er janvier, chaque dizaine n'a offert que les chiffres suivants de guéris : 7 — 14 — 23 — 36 — 27 — 62 — 45 ; c'est sans doute un bon résultat comparatif; mais ce chiffre 283, mis en regard d'une mortalité de 699, est encore bien affligeant. Il démontre péremptoirement qu'il faut redoubler d'efforts et obtenir l'exécution rigoureuse de toutes les mesures de prophylaxie conseillées dans les régiments et les ambulances.

Dans les ambulances, l'isolement des typhiques est devenu à peu près général : les châlits arrivent; la désinfection par les fumigations chlorurées se généralisent. Deux ambulances seront abandonnées, d'après vos ordres, pour cause d'infection, dès que seront terminées celles dont Votre Excellence a ordonné la création.

Une mesure que je considère comme urgente, c'est de compléter l'évacuation dans le plus bref délai de tous les malades non typhiques représentés aujourd'hui encore par le chiffre de 2,500. Chaque jour il se développe en moyenne, dans nos ambulances, 50 cas de typhus sur des hommes entrés pour d'autres maladies. C'est 1,500 typhiques par mois, et sur lesquels porte, d'après les résultats actuels, une mortalité de 1,000. Ce serait donc 1,500 typhiques en moins par mois, si, dans nos ambulances, il n'y avait plus que des malades de cette catégorie. On créerait de petits hôpitaux sous tente à 300 mètres des ambulances actuelles, pour l'admission temporaire des nouveaux malades non typhiques qui devraient être évacués. Cette mesure aurait aussi pour résultat de rassurer le moral des soldats qui, en ce moment, ont horreur des ambulances et de la contagion du typhus.

Le jour où nous n'aurons plus à traiter que les typhiques venus des corps, notre situation sera singulièrement soulagée. En moyenne les corps nous fournissent par jour 70 hommes atteints par l'épidémie. Les guérisons et la mortalité feraient aisément équilibre à ce chiffre, même dans les conditions actuelles.

Déjà, j'ai eu l'honneur d'exposer à Votre Excellence qu'en conservant en Crimée tous les hommes atteints de typhus, c'était écarter de la flotte et des hôpitaux de Constantinople le danger de l'infection..... Il ne faut pas oublier qu'un moyen certain de prévenir le développement du typhus dans les divisions consiste à changer l'assiette des camps dès qu'on le peut..... Toute la crête des montagnes qui bordent la mer entre Balaklava et Kamiesch offre, au point de vue de l'hygiène, des bivouacs de prédilection. Je comprends tout ce que ces fréquentes mutations peuvent avoir de pénible et même de vexatoire, pour quiconque n'en saisit pas toute l'importance; mais le soldat qui, seul avec les médecins, fait tous les frais du typhus, y applaudira, comme ces derniers, de grand cœur.

Si ce conseil n'est pas suivi, M. le maréchal, le typhus se propagera à bord des bâtiments, et comme il n'y aura pas moyen d'isoler les hommes atteints, l'infection pourra prendre de grandes proportions ; une lourde responsabilité pèserait sur le médecin qui n'aurait pas averti, et sur l'autorité si elle ne tenait pas compte des conseils donnés.

Le typhus dure tant que persistent les causes qui l'ont engendré, et le danger de ne pas l'étouffer en germe, de le laisser grandir, c'est qu'après être né spontanément, il se développe rapidement par infection et s'étend aux masses..... C'est parce que j'ai la conviction intime que ces malheurs ne se produiront pas, si nous le voulons, que j'insiste tant, non pour éclairer Votre Excellence, mais pour convaincre ces hommes que je vois, ignorants des préceptes les plus élémentaires de l'hygiène, vivre dans l'insouciance du présent et se draper en quelque sorte du fatalisme du musulman.

Est-ce à dire qu'il faille s'effrayer? Nullement. La peur est une mauvaise conseillère ; mais il faut veiller et prévoir. De cette façon on est certain de n'être jamais pris au dépourvu, et l'on domine toujours la situation, quelle qu'elle soit.

D'ailleurs le typhus n'existât-il pas, qu'il y aurait encore avantage à observer religieusement les règles de l'hygiène qui assure la santé des armées.

Pour moi, je suis complétement rassuré, parce que j'ai foi dans le concours éclairé et actif du commandement et dans la sagesse des mesures déjà prises par le ministre de la guerre..... — Dr BAUDENS, inspecteur du service de santé.

N° 58. — Paris, 5 avril 1856. Mon cher docteur,

Je ne vous remercie plus des soins que vous prenez, du zèle que vous déployez dans l'intérêt de nos pauvres malades; ce serait par trop me répéter.

Je pense comme vous qu'il faut se hâter de lever nos camps insalubres, placés sur un terrain infecté de miasmes, et aller le plus tôt possible sur les hauteurs que vous indiquez. Je compte sur la sollicitude du maréchal Pélissier pour donner bientôt des ordres en ce sens.

Nous nous préoccupons beaucoup du retour de l'armée en France. Les accidents déjà nombreux de typhus survenus à Marseille, à Toulon et à bord de nos navires, sont bien de nature à nous faire faire de sérieuses réflexions. Voici ce que j'ai indiqué à M. le général de Rostolan. Nous avons à l'île Sainte-Marguerite un hôpital pour 4 à 500 malades, et en même temps sous baraques ou sous tentes des lits pour 4 à 5,000 hommes. Au Frioul, où nous avons déjà un hôpital, je ferai établir un camp de 4 à 5,000 hommes. Enfin, dans une des îles d'Hyères, ou dans la presqu'île de Gyen, je fais créer un troisième hôpital, et trois camps pour 10 ou 12,000 hommes.

Nos navires se débarrasseront de leurs hommes malades ou bien portants dans l'un ou l'autre de ces établissements.

Les hommes valides resteront huit, dix jours, davantage si cela est nécessaire, sous la tente; ils se promèneront, se baigneront, seront bien nourris, verront les côtes de France, et enfin toutes les conditions de rétablissement seront réunies autant que possible. Après cette espèce de quarantaine, on amènera à Marseille ou à Toulon tous ceux qui auront bien supporté cette épreuve, et on les dirigera sur leurs garnisons définitives. Voilà les mesures que je fais étudier en ce moment. Les reconnaissances que vous avez faites dans les localités que je viens d'indiquer nous sont très-utiles. — Maréchal VAILLANT.

N° 59. — Constantinople, 14 avril 1856. M. le maréchal,

A mon arrivée à Constantinople, je trouve encore 3,622 scorbutiques dans les hôpitaux et 1,379 typhiques. La mortalité des dix derniers jours n'a été que de 620, c'est une réduction de plus d'un tiers sur la dizaine précédente. Les prisonniers russes ont été évacués de l'île de Prinkipo que j'ai été visiter avant-hier. J'y ai reconnu un site d'une salubrité parfaite que les Russes n'ont pas occupé. Il est facile d'y établir 300 tentes sur la lisière d'un bois de pins. Mon intention, si Votre Excellence veut bien lui donner son approbation, serait d'y envoyer une partie de la population scorbutique de nos hôpitaux. A 6 hommes par tente on arrive au chiffre de 1,800.

L'installation sera simple; quelques planches juxta-posées élevées à dix centimètres du sol serviront de plancher et de lit de camp ; des matelas et à leur défaut des paillasses et des couvertures complèteront le mobilier de cette installation provisoire.

L'air de la campagne, actuellement en pleine végétation ; la liberté de courir dans les bois, d'aller pêcher sur le bord de la mer, une nourriture en grande partie végétale donneront des résultats qu'il n'est pas permis d'attendre dans nos hôpitaux. J'estime que chaque mois, on pourra envoyer à Prinkipo 1,800 nouveaux scorbutiques ; nous ne renverrons les convalescents en France qu'après leur avoir fait subir cette salutaire quarantaine d'un mois ; on évitera ainsi sûrement l'apparition du typhus pendant la traversée et l'on pourra grâce à cet accroissement de ressources, réaliser, sans plus l'interrompre, la séparation si indispensable des typhiques et des non typhiques. On pourrait confier le service de ces 1,800 scorbutiques aux huit médecins de Crimée qui sont en ce moment convalescents du typhus et qui de longtemps ne peuvent être soumis aux nouvelles chances de l'infection typhique. A Prinkipo, ils feraient de la villégiature et retrouveraient la santé en même temps qu'ils seraient chargés de la rendre à nos scorbutiques. — Dr BAUDENS, inspecteur du service de santé.

EXTRAITS DE LA CORRESPONDANCE DU Dr SCRIVE,

MÉDECIN EN CHEF DE L'ARMÉE EN CRIMÉE.

N° 60. — Les causes qui ont déterminé notre état sanitaire actuel ont été prévues ainsi que leur résultat inévitable. Il y a plusieurs mois, M. l'inspecteur Baudens a écrit au ministre de la guerre que les conditions hygiéniques dans lesquelles l'armée allait se trouver pendant l'hiver rendraient les maladies plus nombreuses et plus graves. Ces prévisions se sont malheureusement réalisées. — Dr Scrive, médecin en chef.

N° 61. — Le service hospitalier des anglais profite de l'influence favorable d'une direction absolue par le corps médical, qui a le droit d'exprimer les besoins éprouvés, en même temps que celui d'y satisfaire largement, sous sa responsabilité; aussi devons-nous convenir que, réduits au strict nécessaire, nous sommes bien pauvres dans notre hospitalisation, devant le luxe et le confort des établissements de nos voisins et alliés. — Dr Scrive, médecin en chef.

N° 62. — Dans les camps anglais; ..... l'alimentation dont nous avons pu juger, ne laisse rien à désirer aux points de vue de la qualité, de la variété et de la quantité..... Était-il possible de faire jouir l'armée française de si magnifiques avantages? Je réponds négativement, parce que les règles fondamentales du système que la France a adopté, s'y refusent formellement..... Mais l'expérience qui est acquise par ces cruelles épreuves ne peut être perdue, j'en suis certain : elle servira, entre les mains paternelles du pouvoir, à modifier ce qu'il y a de défectueux dans les rouages de notre système et tirera parti des faits accomplis dans l'intérêt bien entendu de l'existence du soldat en campagne. Ne pas profiter de ces enseignements serait un crime de lèse-humanité. — Dr Scrive, médecin en chef.

N° 63. — Les faits que nous venons d'exposer contiennent un grand enseignement et témoignent que la force de résistance contre les maladies spéciales et destructives des armées, n'est pas suffisante chez nos soldats; ils démontrent que dans toute guerre future, analogue à celle qui vient de se terminer, si l'on veut éviter les pertes nombreuses et cruelles, que nos énergiques mesures d'hygiène ont seulement palliées, il est urgent de travailler activement à doter dès à présent et dans l'intérêt de l'avenir, l'armée française de sages institutions d'hygiène préservatrice, destinées à modifier avantageusement et à faire disparaître les conditions défectueuses ou vicieuses que présente notre système sous le rapport des vivres, des abris et de tous les besoins, en général, des soldats d'une armée. — Dr Scrive, médecin en chef.

N° 64. — Le médecin militaire a pour mission d'avertir l'autorité que les conditions insalubres et misérables de l'existence des soldats d'une armée font pressentir l'invasion prochaine du typhus et qu'il y a nécessité impérieuse de prendre des mesures prophylactiques, efficaces pour prévenir cette terrible invasion. Si la situation des troupes, par suite d'une impossibilité matérielle que les actes de guerre peuvent entraîner, ne peut être modifiée avantageusement, et si le typhus doit faire fatalement explosion, il doit conseiller les mesures les plus énergiques de l'hygiène pour atténuer les progrès d'un mal inévitable et empêcher sa propagation sur une vaste échelle. Le médecin ne peut que conseiller; le conseil donné, il n'est plus responsable. — Dr Scrive, médecin en chef.

N° 65. — Avec de pareilles conditions, qui sont faites pour favoriser la contagion, est-il possible, même avec les soins les plus éclairés, les mieux entendus et les plus dévoués, est-il possible, dis-je, d'obtenir des résultats comparables à ceux de nos voisins où tout vient en aide au médecin.

En quatre mois, 47,800 hommes d'une armée de 145,000, sont entrés dans nos ambulances pour maladies; 9,000 sont morts; un nombre égal parmi les malades qui ont été évacués, a peut-être succombé dans les hôpitaux de Constantinople et de France.

En présence de ces faits, on éprouve une impression pénible, et l'on est en droit de s'étonner qu'au xixe siècle on n'emploie pas les moyens certains de prévenir l'exagération de semblables pertes dans l'armée, ou au moins de les réduire à des proportions normales. — Dr Scrive, médecin en chef.

N° 66. — Le climat de Crimée est salubre, et aucune influence spéciale des divers points du territoire occupé par nos troupes n'a produit de maladies sérieuses... Il n'y a pas d'officiers malades, et s'ils ne sont pas atteints des maladies des soldats, c'est qu'ils sont convenablement abrités et bien nourris. Actuellement nous sommes encore une fois et plus fortement éprouvés que par le passé, parce que l'hiver a été rigoureux; parce que l'état de guerre ne comporte pas de protection complétement efficace, à l'égard de nos soldats, contre le froid; parce que le séjour prolongé dans des abris insalubres, et une alimentation non variée, grossière et de médiocre qualité, ont fortement ébranlé ou compromis la constitution du plus grand nombre. — Dʳ SCRIVE, médecin en chef.

N⁰ 67. — A l'égard du traitement général du typhus, qu'on soit bien persuadé que ce n'est pas de la médecine qu'il y a seulement à faire, mais de l'hygiène, beaucoup d'hygiène, toujours de l'hygiène sur une vaste échelle. — Dʳ SCRIVE, médecin en chef.

N⁰ 68. — Il y a aussi une réforme à introduire dans la nature des vivres de guerre à l'usage du soldat français..... Les progrès incessants de la chimie alimentaire ont fourni des ressources précieuses dont les approvisionnements de guerre profiteront, au grand avantage de la santé des troupes. — Dʳ SCRIVE, médecin en chef.

N⁰ 69. — Les vivres de guerre laissent beaucoup à désirer : l'alimentation n'est pas assez variée ; nous manquons de végétaux frais qu'on ne peut pas trouver en Crimée ; de plus elle est souvent grossière et de difficile digestion. — Dʳ SCRIVE, médecin en chef.

N⁰ 70. — Cette situation fâcheuse, au moment où l'armée avait besoin de tout son monde, était due surtout à l'usage prolongé des vivres de guerre qui constituent une alimentation indigeste, peu variée et insuffisante. Elle était due aux fatigues du service, aux émotions dépressives et à des privations de tout genre. Les influences climatériques n'y étaient pour rien ; car à cette époque elles étaient des plus favorables. — Dʳ SCRIVE, médecin en chef.

N⁰ 71. — Les vivres de guerre constituent une nourriture grossière qui finit par fatiguer les estomacs les plus robustes..... Dans l'alimentation de guerre, ce qu'il y a surtout à regretter, c'est l'uniformité et l'absence de végétaux frais..... On distribue, il est vrai, de temps en temps, des juliennes-conserves, mais la quantité dévolue à chaque soldat est complètement insuffisante. — Dʳ SCRIVE, médecin en chef.

N⁰ 72. — Cette épreuve de notre armée n'échappera pas à la sage prévoyance du grand chef de notre nation, et sa vigilante sollicitude, en ordonnant des modifications avantageuses à l'alimentation de la troupe, fera cesser les pertes considérables de nos armées. — Dʳ SCRIVE, médecin en chef.

N⁰ 73. — L'installation plus que médiocre de nos infirmeries contrastait désavantageusement avec celle des infirmeries anglaises qui étaient luxueusement

constituées..... Les Anglais, qui avaient reçu une terrible leçon, au début de la
guerre, avaient au second hivernage, pris une superbe revanche. — Dr SCRIVE, médecin en chef.

N° 74. — Le personnel médical des ambulances principalement a été soumis
à de rudes et pénibles épreuves, par suite des difficultés de sa vie matérielle, des
fatigues exagérées et des nombreux dangers de son service. Les médecins des
régiments vivent en commun avec les officiers; il résulte de cette association que
leurs plus impérieux besoins sont aisément satisfaits. Tandis que le petit groupe de
médecins constituant le personnel d'une ambulance divisionnaire est complétement
isolé et ordinairement dépourvu de toute ressource; s'il a besoin d'aide ou de secours, il ne peut avoir recours qu'au sous-intendant, chef administratif de l'ambulance, étranger au corps de santé, ayant bonne intention, mais n'ayant pas le plus
souvent le temps de s'occuper des intérêts du corps médical, comme le ferait un
chef appartenant à ce corps ayant la responsabilité de la direction et de la protection à donner à ses subordonnés. Aussi, malgré toute la bonne volonté des sous-
intendants divisionnaires, les médecins sous leur direction ont éprouvé, dans leur
existence matérielle, de vives souffrances et de grandes privations que l'éloignement et la multiplicité des affaires de ces chefs administratifs empêchaient de
constater et de soulager. — Dr SCRIVE, médecin en chef.

N° 75. — Les déplorables influences morbides qui frappent trop souvent
notre personnel sont l'objet de ma plus vive sollicitude; je ne cesse d'insister sur
la stricte exécution des mesures d'hygiène destinées à prévenir le danger, mais malheureusement on ne suit pas toujours mes conseils, et le nombre de nos camarades
victimes de leur zèle augmente chaque jour. Depuis un mois, nous avons beaucoup
de peine à faire convenablement marcher le service de nos ambulances, composées, comme elles le sont, en grande partie de jeunes stagiaires qui n'ont aucune
idée de la vie en campagne; j'en ai déjà plusieurs de malades, d'autres commencent
à prendre de la nostalgie; quelques-uns sont peu disciplinés et difficiles à conduire :
c'est une véritable misère pour tout le monde. — Dr SCRIVE, médecin en chef.

N° 76. — Nos terribles épreuves de la fin de l'hiver continuent encore; les
médecins surtout subissent l'influence morbide du milieu dans lequel ils sont obligés de vivre, afin de satisfaire aux exigences du service..... Ce qui nous gêne, c'est
le petit nombre de médecins valides; quant à ceux qui n'ont pas résisté, le nombre
en est déjà grand. Le personnel médical voit des vides nombreux se faire dans ses
rangs, et, par son courage, son énergie et son zèle dévoué jusqu'à la plus complète
abnégation, il ne cesse d'être l'objet de l'admiration de l'armée. — Dr SCRIVE, médecin en chef.

Nᵒ 77. — Au prix des plus grands sacrifices, le médecin militaire a souvent montré qu'il avait aussi son genre d'héroïsme et que de même que le combattant, il ne recule devant aucun obstacle, devant aucun des dangers qui l'environnent au champ de bataille, à la tranchée, à l'ambulance et surtout à l'hôpital. Par son mérite scientifique, son initiative intelligente, son zèle ardent, son dévouement et son abnégation, le corps médical militaire s'est élevé au degré le plus considérable d'honorabilité qu'un corps savant puisse acquérir. Malheureusement toute conquête coûte très-cher et de nombreuses pertes de dignes médecins, morts sur leur champ de bataille sont à déplorer. 82 ont payé de leur vie la glorification du corps de santé dont ils étaient les membres militants. Le corps médical, fidèle à ses traditions, a cent fois bien mérité de la science, de l'armée et du pays. Il mériterait encore davantage pour l'avenir, si l'Empereur dans sa sollicitude paternelle voulait bien prendre en considération la noble conduite des médecins d'armée, leurs pertes excessives et donner au corps une organisation libérale et digne, en rapport avec les services rendus et la position sociale réelle du médecin. — Dʳ Schve, médecin en chef.

TABLE DES MATIÈRES DU PREMIER VOLUME.

Pages.

Pages.

Paris.—Imp. de Cosse et J. Dumaine, rue Christine, 2.

* 9 7 8 2 0 1 2 8 6 9 2 6 4 *